Sandoz Atlas

Klinische Hämatologie

Sandoz Atlas

Klinische Hämatologie

Prof. Dr. med. A. Victor Hoffbrand
Leiter der Hämatologischen Abteilung
Royal Free Hospital und School of Medicine
London, GB

Prof. Dr. med. John E. Pettit
Direktor, Pearson Laboratory
Christchurch, Neuseeland

ehemals außerordentlicher Professor für Hämatologie
Medical School der Universität Otago
Dunedin, Neuseeland

unter Mitarbeit von
Dr. med. Rudolf W. Schmidt
stellvertretender Leiter der Klinischen Forschung
Sandoz AG, Basel, Schweiz

ehemals Konsiliararzt für Hämatologie
Medizinische Universitätspoliklinik
Basel, Schweiz

Sandoz AG, Basel
Gower Medical Publishing, London, New York

Verteilung durch:	Sandoz AG Division Pharma CH–4002 Basel Schweiz

British Library, Publikationsdaten im Katalog:

Hoffbrand, A.V. (Allan Victor)
 Sandoz Atlas Klinische Hämatologie
 1. Medizin. Hämatologie
 I. Titel II. Pettit, J.E.
 616.1′5

ISBN: 0-397-44605-5 (Lippincott/Gower)

Library of Congress Catalogue: Nr. 88-81416

Redaktion:	Marion Jowett David Goodfellow Leslie Smillie
Uebersetzung:	Dr. med. habil. Richard Budde Pathologisches Institut der Universität Freiburg i.Br.
Design:	Ann-Josie Down
Illustration:	Marie McNestry Ann-Josie Down
Zeichnungen:	Marion Tasker
Umschlag und graphisches Design:	Heinz Karrer
Druck:	Cayfosa Industria Grafica, Spanien
Fotolithos:	Bright Arts (HK) Ltd., Hong Kong
Satz:	I.C. Dawkins (typesetters) Ltd., London
Schriftbild:	Rotation

©Copyright 1989 by Gower Medical Publishing, 34–42 Cleveland Street,
London W1P 5FB, England.
Alle Rechte vorbehalten. Auch Teile des Werkes dürfen nur mit schriftlicher
Genehmigung des Verlages wiedergegeben werden. Das Gleiche gilt
für jede Art der Speicherung oder Uebermittlung (mechanisch, fotografisch,
elektronisch oder in anderer Form).

Geleitwort

1952 erschien die erste und 1972 die zweite Auflage der *Hämatologischen Tafeln Sandoz*, welche vom inzwischen verstorbenen und unvergeßlichen Dr. Eric Undritz verfaßt und zusammengestellt worden waren. Obwohl das Werk längst vergriffen ist, besteht weiterhin eine rege Nachfrage. Aufgrund der wesentlichen Fortschritte, die seither in der Hämatologie zu verzeichnen sind, zum Beispiel auf den Gebieten der Molekularbiologie und der Immunologie, konnte jedoch nicht an eine Neuauflage der *Tafeln* gedacht werden. Wir haben uns deshalb entschlossen, einen neuen Atlas herauszugeben. Gelegenheit dazu bot *Haematology Illustrated* von A.V. Hoffbrand und J.E. Pettit. Eine Überarbeitung zusammen mit den Autoren ergab den vorliegenden *Sandoz-Atlas Klinische Hämatologie*. Im Vergleich zu den früheren *Hämatologischen Tafeln* vermittelt der neue Atlas nicht nur morphologische, sondern gleichzeitig auch klinische Aspekte hämatologischer Erkrankungen, die in zahlreichen Bildern eindrücklich festgehalten sind. Durch die Herausgabe des *Sandoz-Atlas Klinische Hämatologie* möchten wir einen Beitrag an die Verbreitung von neuesten medizinischen Erkenntnissen leisten. Wir hoffen, daß auch dieser *Sandoz-Atlas* ein ebenso oft konsultiertes und wertvolles Nachschlagewerk in Klinik, Praxis und Labor werden wird, wie dies die *Hämatologischen Tafeln* gewesen sind.

Wir danken Gower Publishing für die ausgezeichnete Präsentation der deutschen Ausgabe. Herrn Dr. R. Budde danken wir für die sorgfältige Übersetzung und Frau Dr. U. Hellerich und Frau R. Gill-Stauffer für die Korrektorarbeit.

Sandoz AG

Vorwort

Die beiden von Dr. Erik Undritz verfassten und illustrierten Ausgaben der *Hämatologischen Tafeln Sandoz* vermittelten einen breiten Überblick über die Zytologie der Blut- und Knochenmarkzellen beim Gesunden und bei den verschiedenen Blutkrankheiten. Seither wurden zahlreiche andere ausgezeichnete Atlanten der hämatologischen Morphologie publiziert. Doch hat sich die Hämatologie zu einer zunehmend komplexen klinischen Disziplin mit einer grossen Zahl an klinischen Symptomen entwickelt. Zudem verwendet der Hämatologe zur Diagnosestellung und Festlegung der Behandlung viele hochspezialisierte, invasive und nicht-invasive Methoden. Ziel des vorliegenden *Sandoz Atlas Klinische Hämatologie* ist es, in Abbildungen klinische Symptome, Morphologie von Blut und Knochenmark, spezielle Labortests sowie Röntgenaufnahmen, Computertomogramme und Isotopen-Szintigramme bei Blutkrankheiten aufzuzeigen. Ausserdem werden die neueren Techniken der Oberflächenmembran-Markierung mittels monoklonaler Antikörper und DNA-Sonden vorgestellt, die bei der Diagnose von Hämoglobinopathien und anderen genetischen Krankheiten wie auch von erworbenen klonalen Blutkrankheiten einen hohen Stellenwert besitzen. Auf die Behandlungsprinzipien wird kurz eingegangen. Jedes Kapitel beinhaltet einige grundlegende biologische und biochemische Aspekte der besprochenen Krankheiten. Das erste Kapitel behandelt die normale Hämatopoese. Dieser Atlas wendet sich in erster Linie an praktizierende und angehende Ärzte und Hämatologen. Er sollte auch ein nützliches Nachschlagewerk für Allgemeinpraktiker, Medizinstudenten und für das Laborpersonal sein.

Die Abbildungen stammen weitgehend aus unserer über viele Jahre entstandenen Sammlung. Unsere Kollegen vom Royal Free Hospital und Dunedin Hospital haben uns grosszügig Abbildungen aus ihren Fachgebieten zur Verfügung gestellt. Wir sind ihnen wie auch vielen anderen Spezialisten aus der ganzen Welt für die Unterstützung mit Ratschlägen und Abbildungen zu Dank verpflichtet. Besonders dankbar sind wir Herrn Professor D. Catovsky, der die meisten elektronenmikroskopischen Abbildungen und andere wertvolle Unterlagen lieferte wie auch Herrn Professor A. Polliak für die im letzten Kapitel gezeigten rasterelektronenmikroskopischen Aufnahmen. Auf der nächsten Seite sind alle diejenigen aufgeführt, die Diapositive, Röntgenaufnahmen oder andere Abbildungen beigetragen haben. Viele der hier gezeigten Illustrationen stammen aus dem Buch *Clinical Haematology Illustrated*, das 1987 bei Churchill Livingstone erschienen ist.

Für die Mithilfe und die technischen Hinweise bei der Erstellung vieler klinischer Schemata sind wir Herrn Cedric Gilson und Herrn Richard Bowlby vom 'Department Medical Illustration, Royal Free Hospital', Herrn Derek Bircham vom 'Department Medical Illustration, Otago Medical School' und ihren Mitarbeitern besonders dankbar. Frau J. Wilkinson, Fräulein C. Dew, Frau M. Evans und Fräulein R. Neilson, die das Manuskript geschrieben haben, danken wir für die sachkundige und freundliche Mitarbeit.

Eine Zusammenstellung wie die vorliegende kann nie vollständig sein. Wir bitten deshalb für jegliche wichtige Auslassung um Nachsicht. Wir hoffen jedoch gerne, dass die Kollegen aus der ganzen Welt bereit sind, uns Vorschläge für neue Abbildungen in einer nachfolgenden Ausgabe mitzuteilen und wenn möglich, uns auch entsprechende Unterlagen zur Verfügung zu stellen.

Wir möchten Frau Marion Jowett und Herrn David Goodfellow als Redaktoren, Fräulein Fiona Foley und den Mitarbeitern von Gower Medical Publishing für ihre fachkundige Mitarbeit sowie den grossen Einsatz für dieses Buch danken. Ebenso sind wir Fräulein Sharyn Wong, der früheren Redaktorin, dankbar. Schliesslich freuen wir uns, dass Herr Ch. Studer und Sandoz Basel sich entschlossen haben, unser Werk zu unterstützen.

A.V.H. & J.E.P. London, 1988

Verdankungen

Nachfolgend sind diejenigen aufgeführt, die uns Fotographien, Röntgenaufnahmen oder andere Illustrationen zur Verfügung gestellt oder uns wertvolle Ratschläge erteilt haben.

Royal Free Hospital and School of Medicine

Dr. L. Berger
Dr. M.K. Brenner
Dr. D. Campana
Dr. R. Dick
Dr. G.E. Francis
Mr M. Gilmore
Mr J. Griffiths
Dr. S. Hamilton-Dutoit
Mr G. Hazelhurst
Dr. A. Hilson
Mr P.J. Humphries
Dr. R.A. Hutton
Mrs B.F.A. Jackson
Prof. G. Janossy
Dr. P.B.A. Kernoff
Dr. S.M. Knowles
Dr. G. Kontoghiorges
Dr. J.E. McLaughlin
Dr. D. Nag
Dr. J.D. Norton
Dr. U. O'Callaghan
Mr A.B. Parsonson
Dr. R.E. Pounder
Dr. H.G. Prentice
Dr. I. Sarkany
Prof. P.J. Scheuer
Dr. L.M. Secker-Walker
Dr. M.R. Taheri
Dr. E.G.D. Tuddenham
Dr. P.O.G. Wilson
Dr. B. Wonke

Otago Medical School

Dr. L. Beale
Dr. B.B. Berkeley
Prof. J.B. Blennerhassett
Prof. V. Chadwick
Dr. N.W. Fitzgerald
Dr. M.D. Holdaway
Mr J.E. Lucas
Prof. J.C. Parr

Andere Spitäler und Medical Schools

Dr. M. Arrabel
Dr. A.S. Awidi
Dr. M. Bilter
Dr. K.F. Bradstock
Dr. P.G. Bullough
Prof. D. Catovsky
Prof. J.M. Chessells
Dr. M. Chilosi
Dr. J.W. Clark
Dr. C.R. Dowding
Dr. Y.S. Erosan
Dr. L. Fry
Dr. H. Furze
Dr. M.Y. Gordon
Dr. I.M. Hann
Mr J.W. Keeling
Dr. R.I. Levinsky
Prof. G. Luccarelli
Dr. S.J. Machin
Dr. I. Magnus
Dr. D.Y. Mason
Dr. E. Matutes
Dr. J.V. Melo
Dr. M.R. Moore
Mr L. Nilsson
Dr. J. Old
Dr. G. Pizzolo
Prof. A. Polliack
Dr A. Price
Mrs D. Robinson
Prof. C.H. Rodeck
Prof. J. Rowley
Dr. G. Serjeant
Prof. H. Stein
Dr. P.C. Srivastava
Dr. J.S. Stewart
Dr. S.L. Thein
Prof. D. Todd
Dr. V.J. Vigorita
Prof. D.J. Weatherall
Dr. I.V.D. Weller

Inhaltsverzeichnis

Geleitwort	v
Vorwort	v
Verdankungen	vi

1 Normale Hämatopoese und Blutzellen — 1

Hämatopoetische Stammzellen und Vorläuferzellen — 2

Hämatologische Wachstumsfaktoren — 4

Lymphokine und Monokine — 4
Interleukin-1 — 4
Interleukin-2 — 4
Interferone — 4
Tumornekrose-Faktor und Lymphotoxin — 4
B-Zell stimulierender Faktor-1 (IL-4) — 5
B-Zell-Wachstumsfaktor (IL-5) — 5
B-Zell-Differenzierungsfaktor (IL-6) — 5
Migrations-hemmender Faktor — 7

Interaktionen zwischen Zellmembran und Wachstumsfaktoren — 7

Onkogene — 7

Knochenmarkuntersuchung — 9
Erythropoese — 10
Granulopoese und Monozytenbildung — 13
Megakaryozyten- und Thrombozyten-Bildung — 14
Lymphozyten und Plasmazellen — 14
Bestimmung des Eisengehaltes — 14
Osteoblasten und Osteoklasten — 14
Zellen in Mitose — 14

Periphere Blutzellen — 16

Erythrozyten — 18

Granulozyten — 20
Neutrophile (Polymorphkernige) — 20
Eosinophile — 20
Basophile — 20

Mononukleäres Phagozytensystem — 21
Monozyten — 21
Retikuloendotheliales System: Phagozyten und Antigen-präsentierende Zellen — 21

Lymphozyten — 22
T-Zellen — 22
B-Zellen — 23
"Null"-Zellen: "Natural killer cells" (sogenannte natürliche Killerzellen – NK) — 24
Proliferation und Differenzierung von Lymphozyten — 26
Lymphozytenzirkulation — 29

Humanes Leukozyten-Antigen-(HLA-) System — 29

Weitere humane Leukozyten-Antigene — 31

2 Hypochrome Anämien — 33

Eisenmangel-Anämie — 34
Blut- und Knochenmarkbefunde — 36
Ursachen des Eisenmangels — 38

Sideroblastische Anämie — 40

Bleivergiftung — 44

Differentialdiagnose der hypochromen, mikrozytären Anämien — 44

Die Porphyrien — 44
Kongenitale erythropoetische Porphyrie (CEP) — 45
Kongenitale erythropoetische Protoporphyrie (CEPP) — 46

3 Megaloblastische Anämien — 48

Klinisches Bild — 50
Hämatologische Parameter und Morphologie des Blutausstrichs — 50
Knochenmarkmorphologie — 52

Ursachen der megaloblastischen Anämie — 56
Vitamin B_{12}-Mangel — 56
Folsäuremangel — 58
Störungen des Vitamin B_{12}- und Folsäure-Stoffwechsels — 60
Weitere Ursachen — 60

Behandlung der megaloblastischen Anämie — 60

Ursachen der Makrozytose ohne megaloblastische Anämie — 62

4 Hämolytische Anämie — 63

Hereditäre hämolytische Anämie — 66
Die normale Erythrozytenmembran — 66
Erythrozyten Blutgruppenantigene — 67
Hereditäre Sphärozytose — 68
Hereditäre Elliptozytose — 70
Andere seltene vererbte Defekte der Erythrozytenmembran — 71
Normaler Erythrozytenstoffwechsel — 71
Glucose-6-Phosphatdehydrogenase-Mangel — 72
Pyruvatkinase-Mangel — 72
Pyrimidin-5-nukleotidase-Mangel — 72

Inhaltsverzeichnis

Erworbene hämolytische Anämien	72
Autoimmunhämolytische Anämien	72
Arzneimittelbedingte immunhämolytische Anämie	76
Isoimmunhämolytische Anämie	76
Erythrozytenfragmentations-Syndrome	76
Sekundäre hämolytische Anämien	78
Paroxysmale nächtliche Hämoglobinurie (PNH)	78
Andere hämolytische Anämien	79

5 Thalassämien und Hämoglobinopathien — 81

Thalassämien	82
Beta-Thalassaemia major	85
Beta-Thalassaemia intermedia	90
Beta-Thalassaemia-Trait	90
Pränatale Diagnostik	90
Alpha-Thalassämie	90
Die Hämoglobinopathien	93
Sichelzellanämie	93
Weitere Hämoglobinopathien	98
Fetales Hämoglobin	98

6 Aplastische, dyserythropoetische und sekundäre Anämien – Knochenmarktransplantation — 99

Aplastische Anämie	100
Kongenitale aplastische Anämie	103
Knochenmarkbefunde	103
Ferrokinetische Untersuchungen	104
Behandlung	104
Erythroblastophthise (red cell aplasia)	106
Kongenitale dyserythropoetische Anämien	107
Sekundäre Anämien	109
Knochenmarktransplantation	110
Komplikationen von Knochenmarktransplantaten	113
Graft-versus-host-Disease (GVHD)	114

7 Leukozytenanomalien — 118

Angeborene Anomalien der Leukozytenmorphologie	118
Pelger–Huët-Anomalie	118
May–Hegglin-Anomalie	118
Chédiak–Higashi-Syndrom	118
Alder (Alder–Reilly)-Anomalie	119
Mucopolysaccharidosen VI und VII	119
Andere Ursachen lymphozytärer Vakuolenbildungen	119
Leukozytose	120
Neutrophile Leukozytose (Neutrophilie)	120
Eosinophile Leukozytose (Eosinophilie)	120
Monozytose und basophile Leukozytose	122
Leukämoide Reaktion	122
Leukoerythroblastisches Blutbild	122
Neutropenie	122
Felty-Syndrom	124
Lymphozytose	124
Infektiöse Mononukleose	124
Primäre Immundefekt-Syndrome	128
Erworbenes Immundefektsyndrom (AIDS)	130

8 Akute Leukämien — 135

Klinisches Bild	135
Mikroskopisches Bild	139
Akute myeloische Leukämie	139
Akute lymphatische Leukämie	140
Zytochemie	142
Immunologische Marker	145
Elektronenmikroskopie	148
Kongenitale akute Leukämie	148
Zytogenetik	148
Therapie	150

9 Chronische Leukämien und Myelodysplasien — 153

Chronische lymphatische Leukämie	154
Prolymphozytenleukämie (PLL)	158
Chronische T-Zell-Lymphozytose (large granular lymphocyte leukaemia – grosse-granuläre-Lymphozyten-Leukämie)	161
Haarzell-Leukämie (HZL – leukämische Retikuloendotheliose)	161
Chronische myeloische Leukämie	163
Klinisches Bild	163
Behandlung	164
Philadelphia-negative CML	166
Myelodysplastische Syndrome	167
Myelokathexis	172

Inhaltsverzeichnis

10 Maligne Lymphome — 173

Morbus Hodgkin (Lymphogranulomatose) — 174
Histologie — 176
Staging-Maßnahmen — 178
Behandlung — 181

Non-Hodgkin-Lymphome — 181
Klinisches Bild — 181
Klassifikation — 182
Behandlung — 188
(Afrikanisches) Burkitt-Lymphom — 189
Mycosis fungoides und Sézary-Syndrom — 189
Adulte T-Zell-Lymphom/Leukämie-Gruppe — 191
T-Zonen-Lymphom — 193
Lymphoepitheloides (Lennert-) Lymphom — 193
Angioimmunoblastische Lymphadenopathie — 194

Echte histiozytische Lymphome und andere histiozytische Proliferationen — 194

Lienales Lymphom mit villösen Lymphozyten — 200

11 Myelom und Plasmazelldyskrasien — 201

Multiples Myelom — 202
Behandlung — 207

Andere Plasmazell-Neoplasien — 208
Solitäres Plasmozytom des Knochens — 208
Weichteilplasmozytom — 209

Makroglobulinämie Waldenström — 209

Weitere Ursachen von Paraproteinämien — 210
Benigne monoklonale Gammopathie — 210
Schwerketten-Krankheiten (heavy chain diseases – HCD) — 211

12 Myeloproliferative Erkrankungen — 213

Polycythaemia vera — 214

Osteomyelofibrose (OMF) — 218

Essentielle Thrombozythämie — 222

Leukämische Transformation bei Polycythaemia vera und Osteomyelofibrose — 225

Akute Myelofibrose — 226

13 Vaskuläre und thrombozytäre hämorrhagische Diathesen — 227

Hämostase und hämorrhagische Diathesen — 228

Vaskuläre hämorrhagische Diathesen — 230
Hereditäre Teleangiektasie (Osler–Rendu) — 230
Ehlers–Danlos-Syndrom — 230
Purpura senilis — 231
Skorbut — 231
Purpura bei abnormen Proteinen — 231
Allergische Purpura — 231
Parainfektiöse Purpura — 232

Thrombozytäre hämorrhagische Diathesen — 232
Thrombozytopenie — 233
Immunthrombozytopenische Purpura (ITP) — 234
Disseminierte intravaskuläre Gerinnung und thrombotisch-thrombozytopenische Purpura — 235
Plättchenfunktionsstörungen — 236

14 Gerinnungsstörungen — 239

Der Gerinnungsablauf — 240

Hereditäre Gerinnungsstörungen — 240
Hämophilie — 241
Willebrand–Jürgens-Syndrom — 246
Andere hereditäre Gerinnungsstörungen — 246

Angeborene Koagulopathien mit Thromboseneigung — 246
Protein C-Mangel — 246
Protein S-Mangel — 247
Antithrombin III-Mangel — 247

Erworbene Gerinnungsstörungen — 248
Lebererkrankungen — 248
Antikoagulantien-Überdosierung — 249
Disseminierte intravaskuläre Gerinnung — 249
Erworbene Inhibitoren der Gerinnungsfaktoren — 251

15 Knochenmark bei nicht-hämatologischen Erkrankungen — 253

Knochenmarkmetastasen — 254

Mastzellretikulose — 257

Granulomatöse Erkrankungen — 258
Sarkoidose — 258
Tuberkulose — 259
Weitere Granulome — 261

Inhaltsverzeichnis

Kala-Azar (viszerale Leishmaniose)	261
Andere Infektionen	261
Morbus Gaucher	261
Morbus Niemann–Pick	261
Syndrom der meerblauen (sea-blue) Histiozyten	263
Zystinose	263
Osteopetrosis (Albers–Schönberg oder Marmorknochenkrankheit)	265
Amyloidose	266
Renale Osteodystrophie und Osteomalazie	268
Morbus Paget (ostitis deformans)	268
Anorexia nervosa	269
Primäre Oxalurie	270

16 Im Blut diagnostizierbare parasitäre Infektionen — 271

Malaria	272
Babesiosis	276
Trypanosomiasis	276
Filariasis Bancrofti	276
Loiasis	277
Bartonellosis	278
Rückfallfieber	278

17 Raster-Elektronenmikroskopie der Blutzellen — 279

Weitere Literatur	286
Sachverzeichnis	287

Normale Hämatopoese und Blutzellen

1 Normale Hämatopoese und Blutzellen

HÄMATOPOETISCHE STAMMZELLEN UND VORLÄUFERZELLEN

Hämatopoetische Stammzellen haben die Fähigkeit zur Autoreproduktion und, nach Zellteilung und Differenzierung, zur Bildung von Vorläuferzellen für die Hauptzellinien des Knochenmarks (erythropoetisch, granulopoetisch und monozytopoetisch, megakaryozytopoetisch, lymphopoetisch) (*Abb. 1.1*). Die frühen Progenitorzellen sind multipotent; aus diesen entstehen nach Zellteilung und Differenzierung reifere Vorläuferzellen, die für eine, zwei oder drei Zellinien determiniert sind. Die meisten Untersuchungsergebnisse weisen darauf hin, daß die hämatopoetischen Stamm- und Vorläuferzellen morphologisch kleinen bis mittelgroßen Lymphozyten entsprechen.

Das Knochenmark verfügt über ein zelluläres Stroma und eine extrazelluläre Matrix, welche die geeignete Mikroumgebung für das Wachstum der Stammzellen bilden (*Abb. 1.2* und *1.3*). Auch in vitro kann in Langzeitkulturen eine Stromaschicht gezüchtet

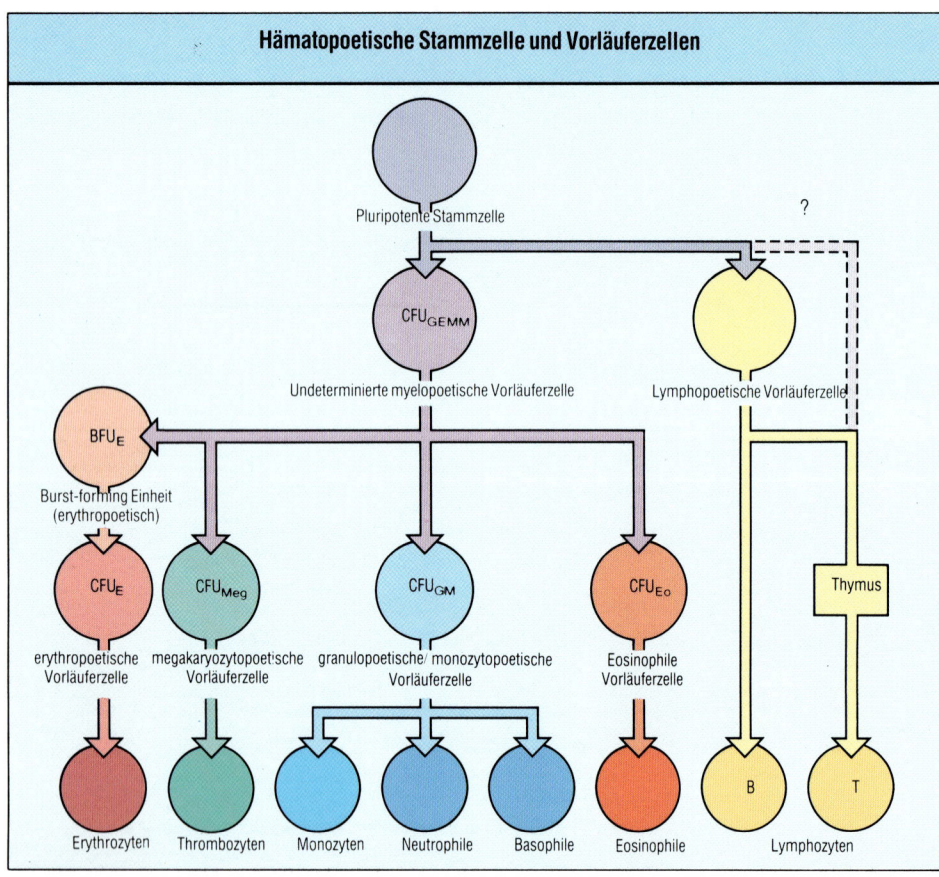

Abb. 1.1
Hämatopoetische Stamm- und Vorläuferzellen: Pluripotente Stammzelle des Knochenmarks und die sich davon ableitenden Zellinien. Die verschiedenen Vorläuferzellen können mit Hilfe von Kulturen in halbsoliden Medien aus der Art der daraus hervorgehenden Kolonie identifiziert werden.
CFU = Kolonie-bildende Einheit (colony-forming unit); GEMM = gemischt granulopoetisch/ erythropoetisch/monozytopoetisch/megakaryozytopoetisch; E = erythropoetisch; Meg = megakaryozytopoetisch; Eo = eosinophil; BFU = burst-forming unit.

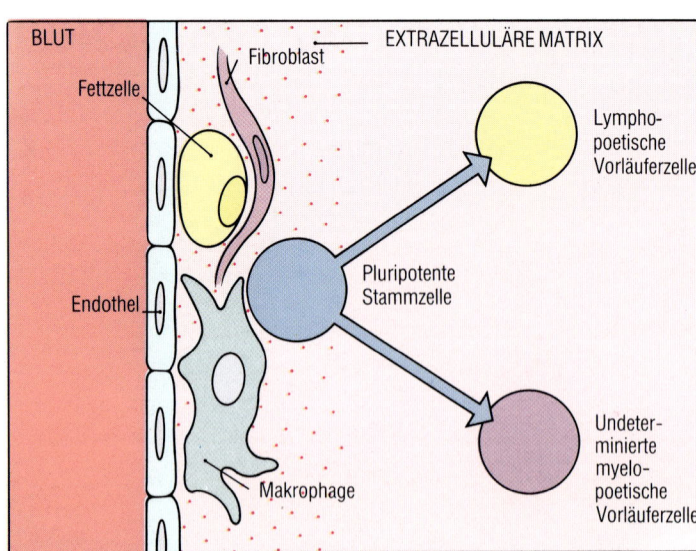

Abb. 1.2
Die Hämatopoese benötigt eine geeignete Mikroumgebung, die aus einem zellulären Stroma und einer extrazellulären Matrix aufgebaut ist, auf denen Stammzellen wachsen und sich teilen können. Wahrscheinlich existieren spezifische Erkennungs- und Anlagerungsstellen; extrazelluläre Glykoproteine und andere Stoffe sind an dieser Bindung beteiligt.

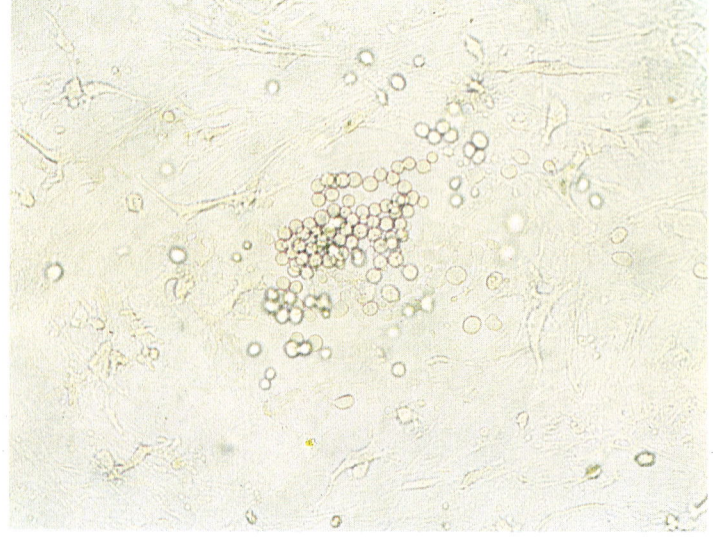

Abb. 1.3
Blastenkolonie: Sie entsteht durch Zusatz von normalen menschlichen Knochenmarkzellen auf vorgebildete, gezüchtete Markstromazellen. Die Zellen der Blastenkolonie haften den Stromakulturen an und werden zur Proliferation und Koloniebildung stimuliert. Die länglichen Zellen im Hintergrund sind fibroblastenähnliche Zellen und Makrophagen der Stromaschicht.
Freundlicherweise von Dr. M. Y. Gordon und Dr. C. R. Dowding überlassen.

werden, auf der hämatopoetische Zellen wachsen. Ebenso sind der embryonale Dottersack und die fetale Milz und Leber ein geeignetes "microenvironment" für das Wachstum und die Replikation der Stammzellen. Vorläuferzellen sind morphologisch zwar nicht von anderen lymphoiden Zellen zu unterscheiden, können aber mit Hilfe von Knochenmarkkulturen nachgewiesen werden. Die menschliche pluripotente Stammzelle läßt sich selbst in vitro nicht züchten; sie bildet jedoch in der Milz einer bestrahlten Maus Kolonien. Bisher wurden mehrere Kultursysteme entwickelt, in denen die determinierten Vorläuferzellen der hämatopoetischen Hauptzellinien wachsen können (Abb. 1.3–1.7).

Die Vorläuferzellen werden in Kulturmedien als koloniebildende Einheiten (colony forming units — CFU) bezeichnet. Für die frühesten identifizierbaren hämatopoetischen Vorläuferzellen, aus denen sich Granulozyten, Erythroblasten, Monozyten und Megakaryozyten entwickeln, sind die Abkürzungen CFU_{GEMM} oder CFU_{mix} üblich. CFU_{GM} (Granulozyten und Monozyten), CFU_{Eo} (Eosinophile), CFU_E (Erythrozyten) und CFU_{Meg} (Megakaryozyten) stellen reifere und spezialisiertere Vorläuferzellen dar. BFU_E (burst-forming unit, erythroid) bezeichnet eine frühere erythropoetische Progenitorzelle als CFU_E (Abb. 1.7).

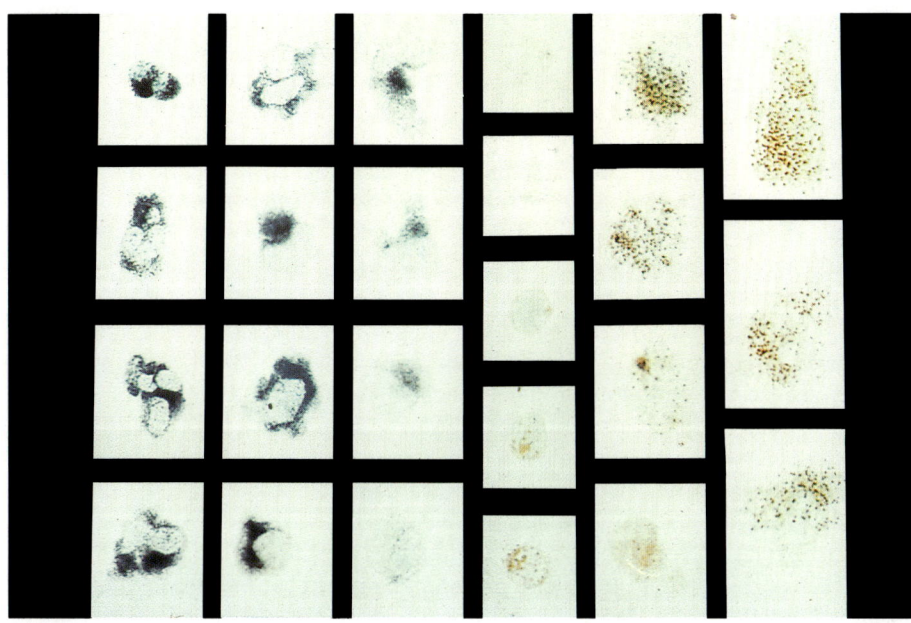

Abb. 1.4
Knochenmarkkultur: Die Zellen von gemischten Granulozyten/Makrophagen-Kolonien können mittels der Doppelesterase-Methode unterschieden werden. Während die Chloracetatesterase-(CAE-)Aktivität in den granulopoetischen Zellen durch ein blaues Reaktionsprodukt erkennbar ist, führt die unspezifische Esterase (NSE) zu einer bernsteinbraunen Anfärbung der Makrophagen-Linie. Freundlicherweise von Dr. G. E. Francis überlassen.

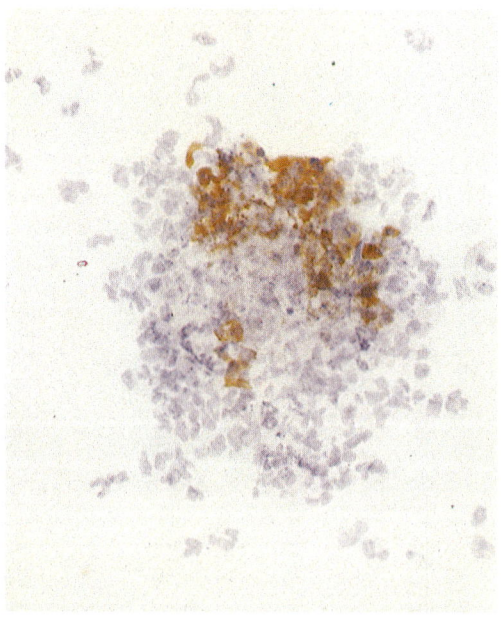

Abb. 1.5
Knochenmarkkultur: Gemischte Granulozyten/ Erythrozyten-Kolonie. Hämoglobinenthaltende Zellen sind mit o-Dianisidin (rötlich-braun) angefärbt. Die Neutrophilen weisen lediglich die Hämatoxylin-Gegenfärbung auf. Freundlicherweise von Dr. G. E. Francis überlassen.

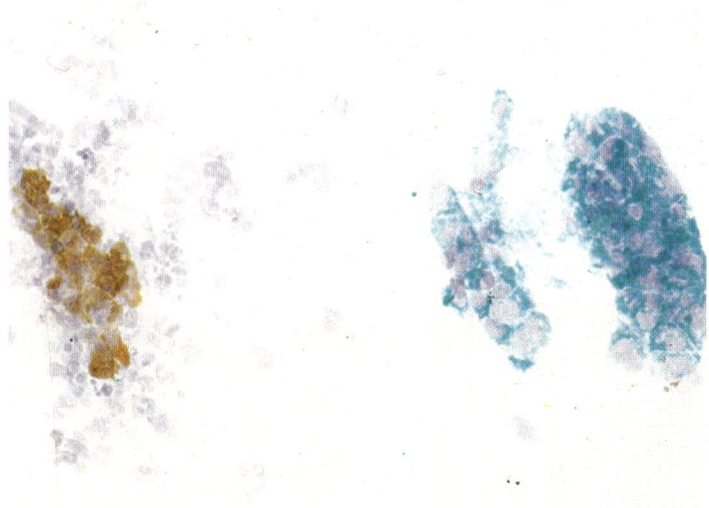

Abb. 1.6
Knochenmarkkultur: Gemischte Granulozyten/Erythrozyten-Kolonie neben einer Eosinophilen-Kolonie. Luxol fast blue-Färbung. Freundlicherweise von Dr. G. E. Francis überlassen.

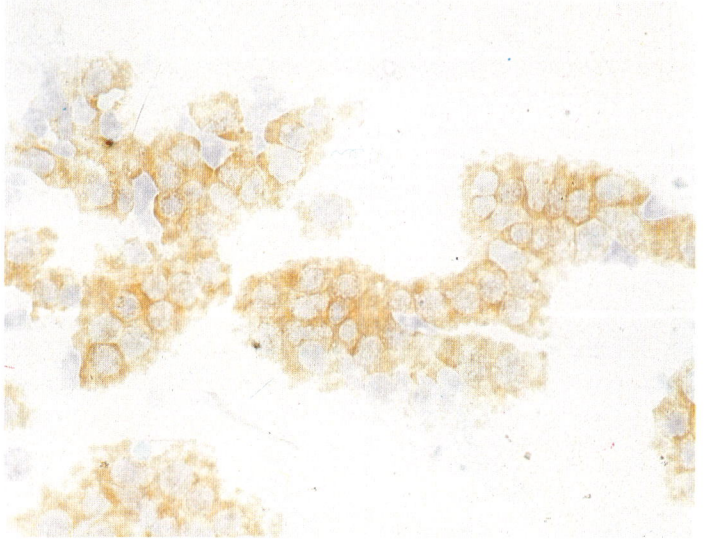

Abb. 1.7
Knochenmark-Kultur: Ein erythropoetischer "burst". Dieser Typ der multizentrischen Kolonie entwickelt sich aus einer einzelnen Zelle mit der Bezeichnung "burst-forming unit, erythroid" (BFU_E). Sowohl Erythropoetin als auch multi-CSF (BPA, IL-3), das aus Phytohaemagglutinin- (PHA-) stimulierten Lymphozyten oder anderen Quellen stammt, fördern die Kulturen. Freundlicherweise von Dr. G. E. Francis überlassen.

Die Proliferation der Stammzellen und Vorläuferzellen wird von hormonähnlichen Wachstums- und Differenzierungsfaktoren gesteuert, die von den Stromazellen der Mikroumgebung und von den hämatopoetischen Zellen selbst gebildet werden, z.B. koloniestimulierende Faktoren, Interleukine und Erythropoetin (*Abb. 1.8*). Diese wirken entweder lokal oder über den systemischen K...slauf.

HÄMATOLOGISCHE WACHSTUMSFAKTOREN

Diese Glykoproteine sind für die Autoreproduktion der Stammzellen und die Proliferation und Differenzierung der liniendeterminierten Vorläuferzellen von Bedeutung. Darüber hinaus beeinflussen sie die Funktion reifer Zellen und steigern die Bildung von Leukozyten bei Infektionen oder von Erythrozyten bei Anämien. Einige von ihnen werden als koloniestimulierende Faktoren (colony-stimulating factors = CSFs) bezeichnet, da sie in vitro die Bildung von Zellkolonien aus Vorläuferzellen induzieren. Je nach Haupttyp der gebildeten Kolonie wird dabei ein Präfix hinzugesetzt (z. B. G-CSF für granulopoetische Kolonien). Neuere Untersuchungen haben allerdings ergeben, daß diese Faktoren ein breites Spektrum mit überlappenden Wirkungen aufweisen (*Abb. 1.9*).

Multi-CSF (IL-3) und GM-CSF sind nicht linienspezifisch; ihr Wirkungsspektrum betrifft die gesamte Hämatopoese, da sie pluripotente und frühe Vorläuferzellen beeinflussen und sowohl für die Autoreproduktion als auch für die Differenzierung erforderlich sind. G-CSF, M-CSF und Erythropoetin stimulieren reifere Zellen und werden nicht in der gesamten Hämatopoese sondern nur in späteren Stadien der einzelnen Linien benötigt. CSFs stammen aus Knochenmarkstromazellen (Fibroblasten und Endothelien), Lymphozyten und Makrophagen. IL-1 und TNF aus Monozyten (siehe unten) induzieren wahrscheinlich sowohl fixe Markstromazellen als auch T-Lymphozyten und Makrophagen zur Bildung von multi-CSF und GM-CSF (*Abb. 1.9*). Alle diese Zellarten sind außerdem in der Lage G-CSF, M-CSF und Eo-CSF zu bilden.

Erythropoetin (MG des Polypeptids: 18 400; bei vollständiger Glykosylierung: 34 000 bis 39 000) stammt aus der Niere und wird als Reaktion auf eine Anoxie sezerniert, z. B. bei Anämie oder Aufenthalt in großen Höhen. Es aktiviert die Erythropoese vorwiegend auf der Stufe der determinierten CFU_E; auch ein Teil der BFU_E-Vorläuferzellen reagiert auf Erythropoetin, indem sie zur Proliferation und schließlich zur Differenzierung angeregt werden.

LYMPHOKINE UND MONOKINE

Diese Glykoproteine, die von Lymphozyten und Monozyten (Makrophagen) gebildet werden, beeinflussen Hämatopoese, Immunantwort und infektions- sowie tumorassoziierte Reaktionen. Sie haben komplexe Wechselwirkungen und werden hier nur kurz beschrieben.

Interleukin-1

IL-1 ist ein Zytokin mit einem MG von 17 000, das von aktivierten Makrophagen aber auch von Endothelzellen, Astrozyten, Fibroblasten und T-Zellen in zwei Formen, alpha und beta, im Verhältnis 1 : 10 gebildet wird. Sowohl α- als auch β-IL-1 sind biologisch aktiv und zeigen ein breites Wirkungsspektrum auf die Mobilisierung und Stimulierung von Zellen bei Entzündungsreaktionen, Wundheilung, Immunantwort und in frühen Stadien der Hämatopoese. *Abb. 1.10* gibt einige Funktionen von IL-1 wieder; es dient als endogenes Pyrogen und aktiviert Lymphozyten, Neutrophile, andere Makrophagen sowie "natürliche Killer-Zellen" (NK-Zellen). Weiterhin induziert es die Proliferation von Osteoklasten, Fibroblasten, epithelialen, endothelialen und synovialen Zellen. Außerdem verstärkt es die Expression der MHC Klasse II-Antigene. Die Synthese von Prostaglandinen und Kollagenase wird gesteigert. Eine wesentliche Wirkung auf die Hämatopoese besteht in der Stimulierung von Markstromazellen zur Sekretion von CSFs.

Interleukin-2

Dieses Glykoprotein mit einem MG von 17 000 fördert die Proliferation von T-Lymphozyten und in geringerem Umfang von B-Zellen und Monozyten. Es beeinflußt zytotoxische Funktionen, indem es die Proliferation und Aktivierung von sog. NK-Zellen stimuliert. Der IL-2-Rezeptor besteht aus zwei Proteinen, von denen eines mit den monoklonalen Antikörpern der CD 25-Gruppe reagiert; anti-Tac ist davon das bekannteste.

Interferone

Interferone sind Proteine, die von vielen verschiedenen Zellen als Antwort auf eine Virusinfektion synthetisiert werden. Sie hemmen die Virusreplikation in anderen Zellen, indem sie die Synthese von neuer zellulärer RNA und von Proteinen induzieren. α-Interferon besitzt ein MG von 16 000 bis 20 000 und besteht aus einer Gruppe von Proteinen, die von unterschiedlichen Genen kodiert werden. Die biologischen Funktionen werden über die Aktivierung des Enzyms 2'5'-Oligoadenylat-Synthetase und die Induktion der Protein-Phosphokinase gesteuert. Innerhalb des Immunsystems hat Interferon unterschiedliche Aufgaben. Es erhöht die NK- und andere zytotoxische Effektor-Aktivitäten, während die Lymphozytenproliferation gehemmt und die Expression von Zelloberflächenantigenen verändert wird.

γ-Interferon wird von T-Lymphozyten als Reaktion auf IL-1 und IL-2 gebildet. Es aktiviert NK-Zellen und fördert im Rahmen seiner weitreichenden Funktionen die Expression von Klasse II-Antigenen auf B- und T-Zellen, Antigen-präsentierenden Zellen, Endothelien, Epithelien und anderen Zellen außerhalb des Immunsystems. Außerdem regt es Makrophagen zur Phagozytose sowie zur Sekretion von IL-1 an und weist darüber hinaus ausgeprägte, direkte wachstumshemmende Eigenschaften auf.

Tumornekrose-Faktor und Lymphotoxin

Bei dem Tumornekrose-Faktor (tumor necrosis factor = TNF) handelt es sich um ein Protein mit einem MG von 17 000, welches von Makrophagen und sog. natürlichen Killer-Zellen gebildet wird. TNF ist in der Lage, eine Reihe von malignen Zellen (bei geringerer Wirkung auf die entsprechenden normalen Zellen), einige Parasiten und frühe Knochenmarkvorläuferzellen zu lysieren. Ähnlich dem IL-1 übernimmt er Aufgaben als Entzündungsmediator, indem er die Bildung von Kollagenase und Prostaglandinen sowie die Aktivierung von Neutrophilen, Eosinophilen und Monozyten fördert. Möglicherweise beeinflußt er auch den Endotoxinschock und die Entstehung der Kachexie ("Cachectin"). Von CD 4^+- und CD 8^+-Lymphozyten wird ein Mediator mit enger Homologie zum TNF gebildet, der als Lymphotoxin bekannt ist; er weist ein ähnliches Wirkungsspektrum wie TNF auf.

Normale Hämatopoese und Blutzellen 1

B-Zell stimulierender Faktor-1 (IL-4)

Der B-Zell stimulierende Faktor-1 (B cell stimulating factor -1 = BCSF-1) wird von T-Zellen gebildet. Er induziert die Expression von Klasse II-Antigenen auf ruhenden B-Zellen und bewirkt die Proliferation bereits aktivierter B-Zellen. BCSF-1 beeinflußt auch myeloische Zellen und T-Zellen.

B-Zell-Wachstumsfaktor (IL-5)

Der B-Zell-Wachstumsfaktor (B cell growth factor = BCGF; BCSF-2) wirkt bei Mäusen auf späte Stadien der B-Zell-Differenzierung und induziert wahrscheinlich Antigen-stimulierte B-Zellen zur Bildung von spezifischen Antikörpern, auch in Abwesenheit von T-Zellen. Beim Menschen dient er als Wachstumsfaktor für Eosinophile.

B-Zell-Differenzierungsfaktor (IL-6)

Der B-Zell-Differenzierungsfaktor (B cell differentiation factor = BCDF) ist mit β-, d.h. B-Interferon identisch und fördert die Differenzierung von B-Zellen, die bereits durch BCSF aktiviert wurden, zu Immunglobulin-sezernierenden Zellen. Außerdem besitzt er eine schwache antivirale Aktivität.

Stromazellen	Extrazelluläre Matrix	Wachstumsfaktoren		Monokine und Lymphokine
Makrophagen	Fibronektin	Multipotent	Determiniert	Interleukin-1
Fibroblasten	Laminin	Multi-CSF	G-CSF	Interleukin-2
Retikulumzellen	Kollagen	(Interleukin-3; BPA)	M-CSF (CSF-1)	Interferone, α und γ
Fettzellen	Proteoglykane	GM-CSF	Eo-CSF	Tumornekrose-Faktor
Endothelzellen	(saure Mukopolysaccharide)		Erythropoetin	B-Zellen stimulierender Faktor-1 (IL-4)
			? Thrombopoetin	B-Zellen-Wachstumsfaktor (IL-5)
				B-Zellen-Differenzierungsfaktor (IL-6)
				Migration-hemmender Faktor
		CSF = Colony-stimulating factor		
		BPA = Burst-promoting activity		

Abb. 1.8
Für die Hämatopoese wichtige Faktoren: Stromazellen, extrazelluläre Matrix, Wachstumsfaktoren, Monokine und Lymphokine.

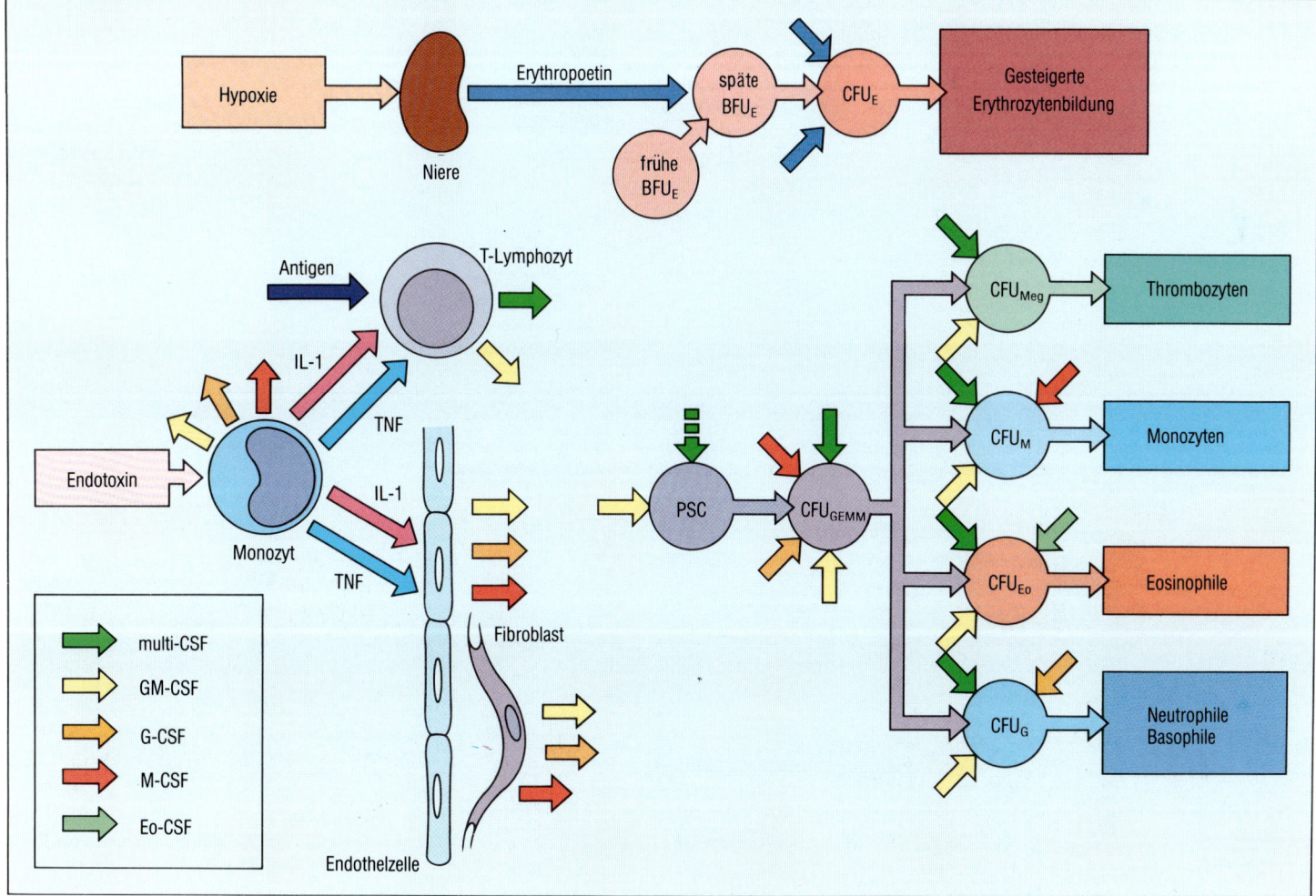

Abb. 1.9
Steuerung der Hämatopoese: Schematische Darstellung einer Aktivierung der Leukopoese durch Endotoxin (z. B. bei einer Entzündung) und der Erythropoese durch Hypoxie. Wahrscheinlich weisen endotheliale und fibroblastäre Zellen in normalem, ruhendem Zustand eine Basissekretion von GM-CSF und G-CSF auf, die durch die bei Infektionen freigesetzten Monokine TNF und IL-1 stark gesteigert wird. IL-1 und TNF stimulieren auch T-Zellen, während Antigene T-Zellen direkt aktivieren können. Die Wirkung von multi-CSF auf humane pluripotente Stammzellen ist nicht gesichert.

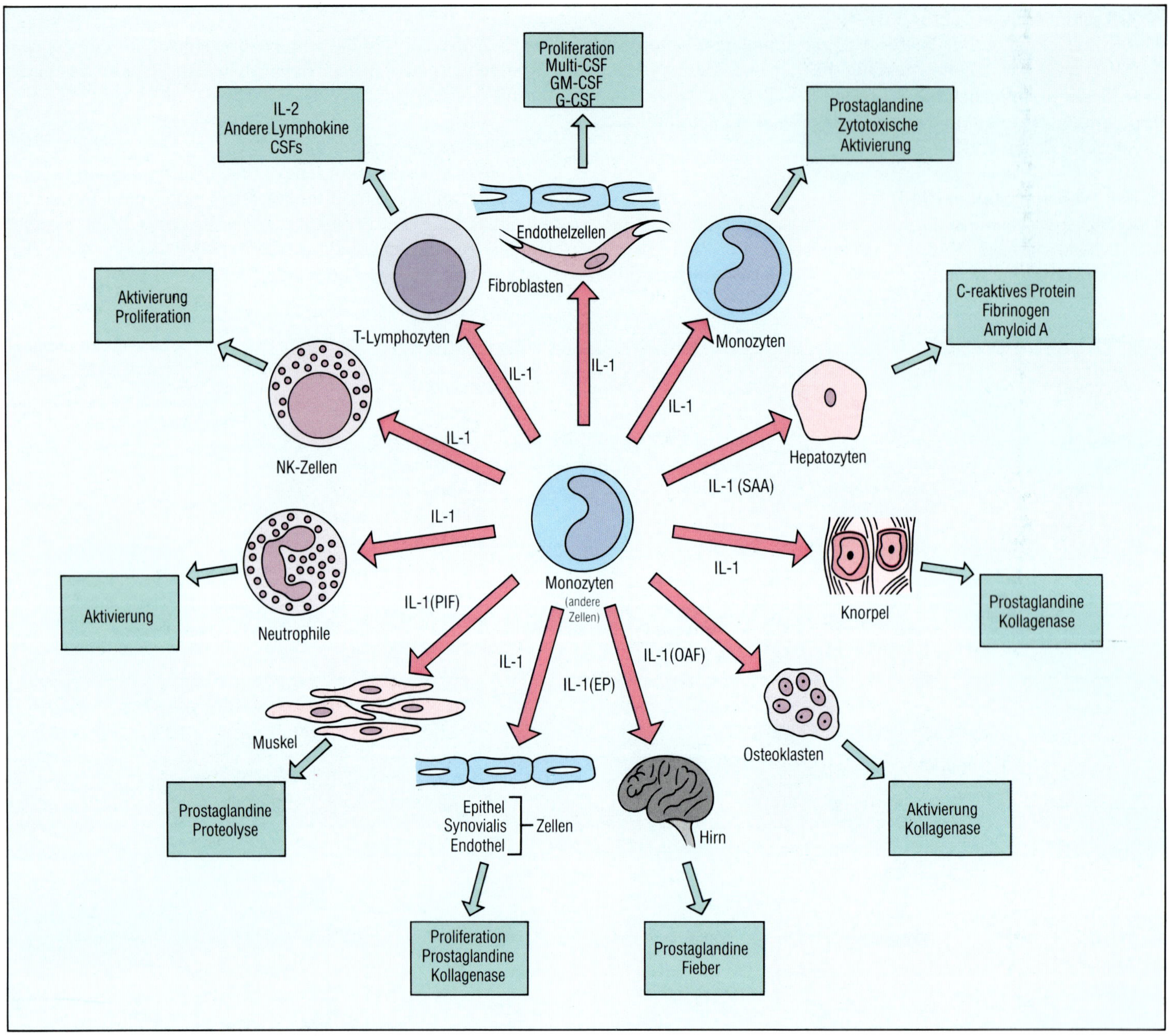

1 Normale Hämatopoese und Blutzellen

Abb. 1.10
Schematische Darstellung einiger Wirkungen von IL-1 auf Zielzellen und Gewebe. OAF = Osteoklasten-aktivierender Faktor; SAA = Serumamyloid A; PIF = Proteolyse-induzierender Faktor; EP = endogenes Pyrogen. Modifiziert nach Oppenheim et al. Immunology Today, 7, 45–56, 1986.

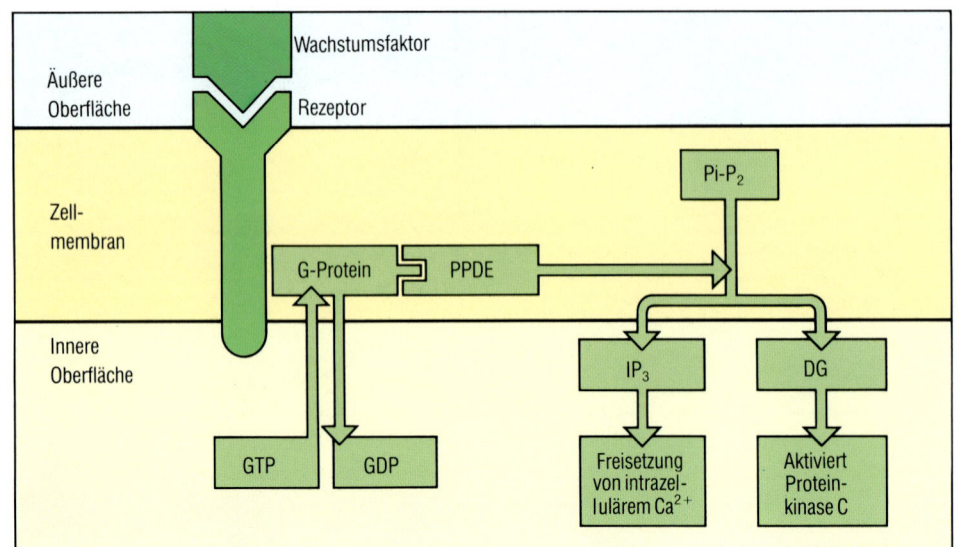

Abb. 1.11
Ein hypothetischer Reaktionsweg bei der Übermittlung eines Wachstumsfaktor-Signals von der Zellmembran zum Zellinneren. Die Bindung eines Wachstumsfaktors an seinen Rezeptor führt zur Konformationsänderung eines GTP-bindenden (G)-Proteins, welches seinerseits PPDE dazu aktiviert, DG und IP_3 aus der Lipidmembran freizusetzen. Der Mechanismus, über den die Signale dem Kern mitgeteilt werden, ist ungeklärt. Möglicherweise spielen Zytoskelett-Proteine eine Rolle. Die Hydrolyse von GTP durch die dem G-Protein eigene GTPase-Aktivität schwächt das Signal ab. Auch andere Reaktionswege zur Freisetzung von DG sind bekannt; der Einstrom von extrazellulärem Calzium wird durch einen anderen sekundären Messenger, dem Inositol-Tetraphosphat (IP_4), stimuliert. Pi-P_2 = Phosphatidylinositol-Biphosphat.

Migrations-hemmender Faktor

Der Migrations-hemmende Faktor (migration inhibition factor = MIF) wird von T-Lymphozyten freigesetzt und reduziert die Migration von Makrophagen, so daß diese am Ort der Entzündung oder des Tumors verbleiben. Der Makrophagen-aktivierende Faktor (macrophage activating factor = MAF), der wahrscheinlich mit γ-Interferon identisch ist, und der chemotaktische Faktor für Makrophagen sind von Lymphozyten gebildete, MIF-ähnliche Mediatoren.

INTERAKTIONEN ZWISCHEN ZELLMEMBRAN UND WACHSTUMSFAKTOREN

Erkenntnisse über den Mechanismus, durch den das Proliferations- oder Differenzierungssignal von einem extrazellulären Faktor über die Zellmembran zum Kern vermittelt wird, sind erst in letzter Zeit gewonnen worden (Abb. 1.11). Die Bindung des Wachstumsfaktors an einen spezifischen Rezeptor auf der Zelloberfläche bewirkt ein transmembranäres Signal. Ein Reaktionsweg besteht darin, daß das Enzym Phosphatidylinositol-Biphosphat-Phosphodiesterase (PPDE), eine Phospholipase, aktiviert wird um Membranlipide abzubauen, wodurch die sekundären Messenger Diacylglycerol (DG) und Inositoltriphosphat (IP_3) freigesetzt werden. Ein GTP-bindendes (G)-Protein wirkt dabei möglicherweise als Vermittler zwischen dem Membranrezeptor und dem Enzym PPDE. Dieses G-Protein wird durch die Bindung an GTP aktiviert; der G-Protein/GTP-Komplex hydrolysiert durch seine GTPase-Aktivität das GTP zu GDP, wodurch GTP wieder in seine inaktive Form zurückgeführt wird. DG aktiviert das Enzym Proteinkinase C, welches seinerseits Proteine hauptsächlich an Threonin- und Serinresten phosphoryliert. IP_3 führt zur Freisetzung von intrazellulären Calciumionen. Der exakte Weg, auf dem diese beiden biochemischen Reaktionen anschließend eine Signalübertragung zum Kern auslösen, ist unbekannt. Möglicherweise spielen dabei intrazytoplasmatische Filamente, wie Intermediärfilamente, Aktin und Tubulin, als solid-state-Elemente für die Überleitung eine Rolle.

Die Bindung eines Wachstumsfaktors an seinen Membran-Rezeptor kann auch zur Aktivierung der Adenylatcyclase in der Zellmembran führen und auf diese Weise den Spiegel von intrazellulärem zyklischem AMP erhöhen; dieses kann eine zelluläre Reaktion hervorrufen. Es bleibt offen, inwieweit diese allgemeinen biochemischen Reaktionswege bei verschiedenen Zelltypen, Wachstumsfaktoren und Rezeptoren variieren. Es ist offensichtlich, daß bei einigen Systemen Tyrosinkinase-Enzyme, die Proteine an Tyrosinresten phosphorylieren und auf zellulären Onkogenen codiert sein können, in diese Reaktionen miteinbezogen sind.

ONKOGENE

Untersuchungen mit tierischen RNA-Tumorviren haben ergeben, daß diese vielfach Gene, sog. virale Onkogene (v-oncs) besitzen, welche in der Kultur benigne in maligne Zellen transformieren können. Menschliche und andere eukaryote Zellen enthalten Gene, sogenannte zelluläre Proto-Onkogene (c-oncs), mit enger Homologie zu viralen Onkogenen. Proto-Onkogene zeichnen sich durch eine hohe Konstanz in der Evolution der Vertebraten aus und codieren im allgemeinen für solche Proteine, die an der Zellproliferation und Differenzierung beteiligt sind (Abb. 1.12). Eine Klasse von Onkogenen codiert für den Wachstumsfaktor oder Rezeptor-ähnliche Moleküle, z. B. v-sis für die β-Kette des Wachstumsfaktors aus Thrombozyten, erb-B für den Rezeptor des epidermalen Wachstumsfaktors und fms für den M-CSF-Rezeptor, der für die Autophosphorylierung von Tyrosin verantwortlich ist (Abb. 1.13). Andere codieren für: Proteintyrosin-Kinasen, z. B. abl, fes, ros, src und yes; Protein-Serin/Threonin-Kinasen, z. B. mos und raf; oder für GTP-bindende Proteine, z. B. H-ras, K-ras und N-ras. Ungeklärt sind die spezifischen Funktionen anderer Onkogene, z. B. myc, ets oder fos, deren Proteinprodukte im Kern lokalisiert sind.

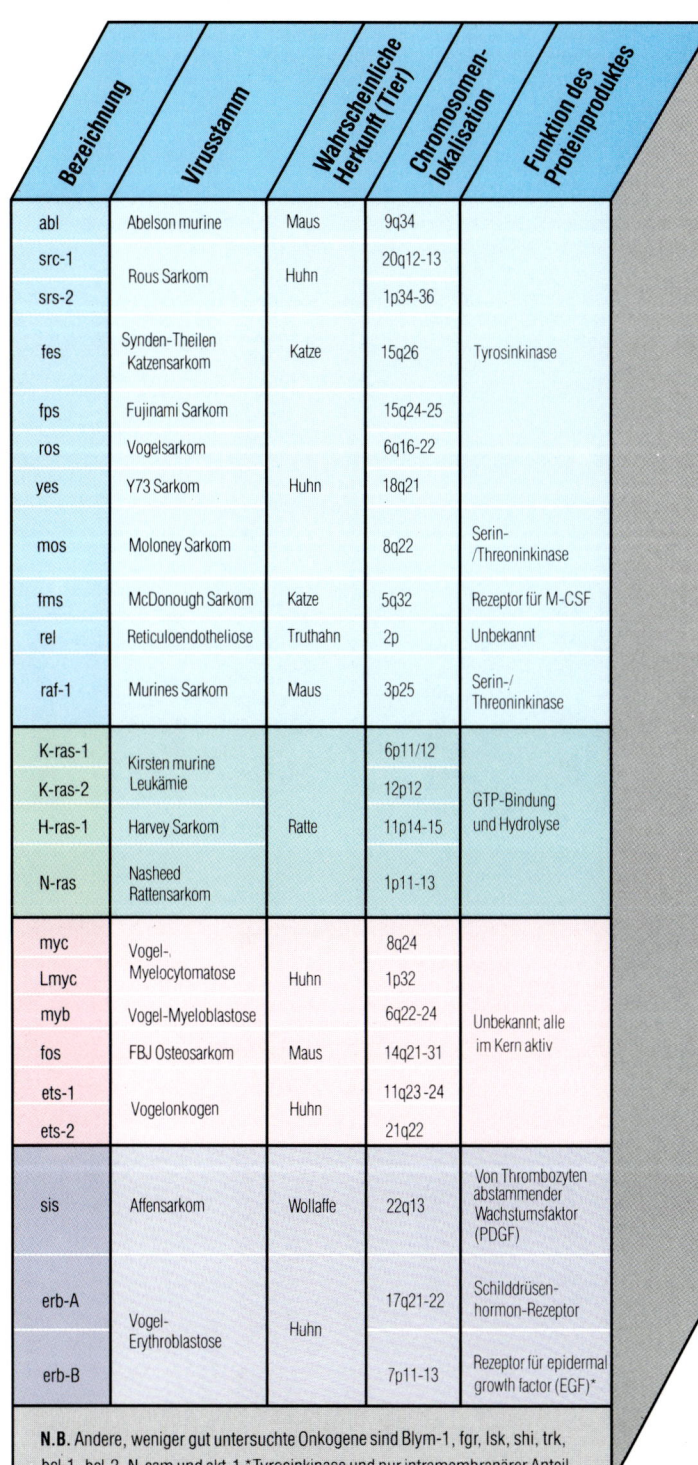

Abb. 1.12
Onkogene, Virusstamm, wahrscheinliche tierische Herkunft. Chromosomenlokalisation und, soweit bekannt, die Funktionen ihres Proteinproduktes.

1 Normale Hämatopoese und Blutzellen

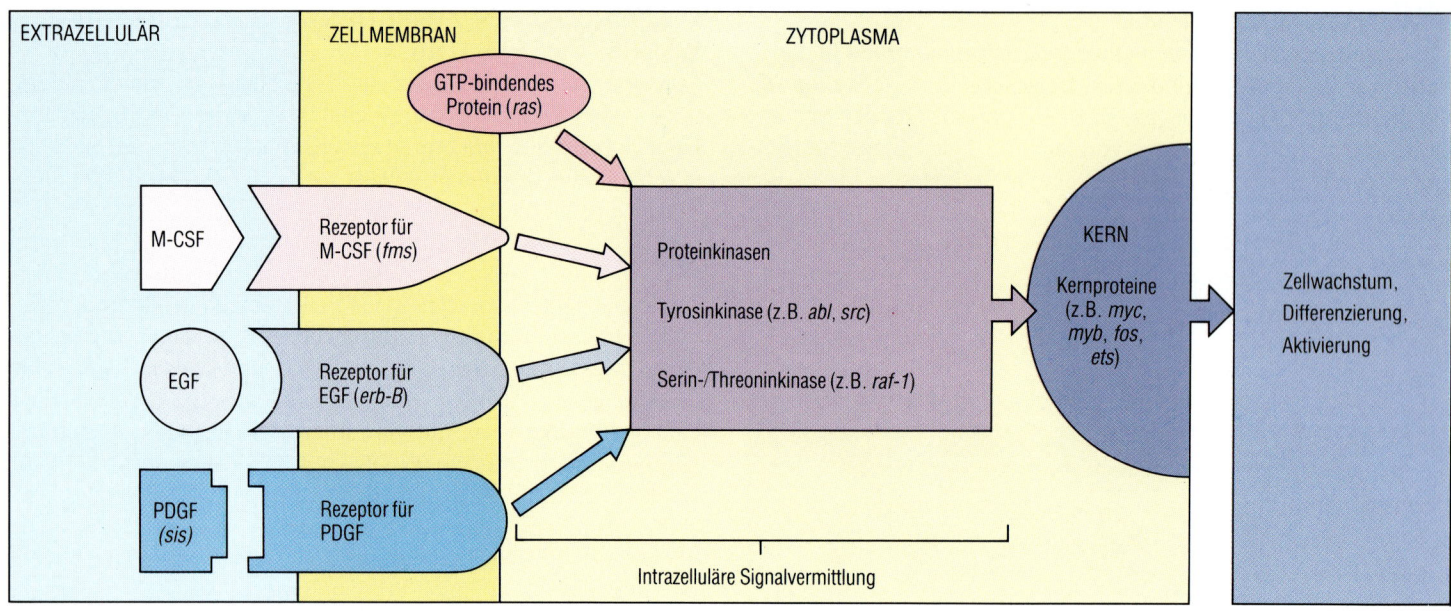

Abb. 1.13
Beispiele von Produkten zellulärer Proto-Onkogene, die an verschiedenen Stellen solcher Reaktionswege wirken, die für die Übermittlung von Wachstumssignalen durch die Zellmembran zum Kern verantwortlich sind. Abkürzungen siehe Abb. 1.12.

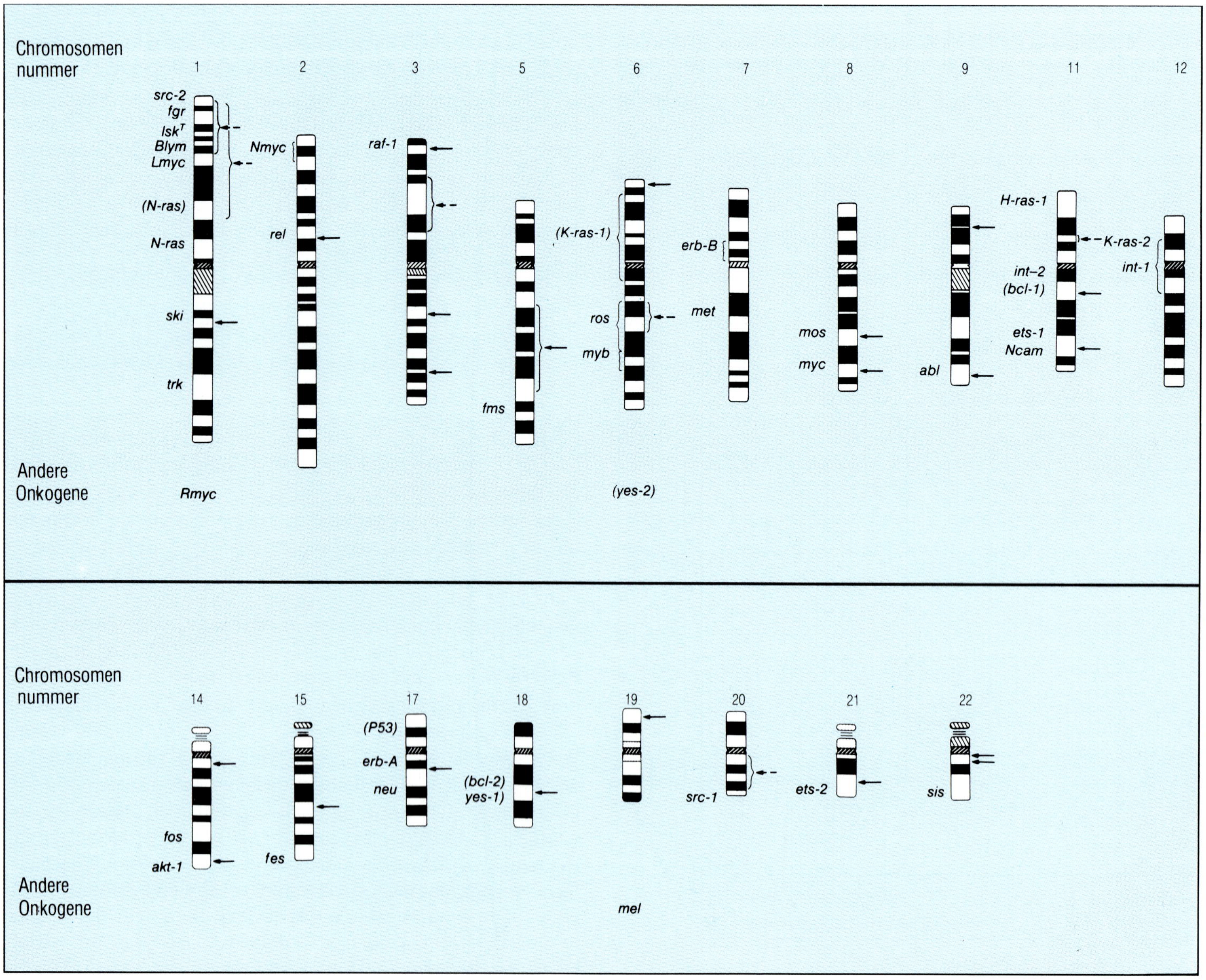

Abb. 1.14
Lokalisation menschlicher Proto-Onkogene und transformierender Faktoren. Abkürzungen siehe Abb. 1.12. Die Pfeile markieren häufige Bruchstellen bei hämatopoetischen Neoplasien. Freundlicherweise von Prof. J. Rowley überlassen.

Normale Hämatopoese und Blutzellen 1

Die Aktivierung von zellulären Onkogenen durch Punktmutation, Genamplifikation, Translokation oder Insertion eines neuen Promotors durch ein Retrovirus ("Promotor-Insertion") kann zur Verstärkung und unkontrollierten Expression dieser Onkogene führen und für die maligne Zelltransformation von Bedeutung sein.

Die Lokalisation zahlreicher Onkogene im menschlichen Genom ist inzwischen bekannt (Abb. 1.14). Es ist auch offensichtlich, daß die zytogenetischen Aberrationen bei vielen akuten und chronischen Leukämien oder bei Myelodysplasie mit der Verschiebung von Onkogenen innerhalb des Genoms und der damit verbundenen abnormen Expression in Zusammenhang stehen. Bei einigen lymphatischen Neoplasien können diese Translokationen zu einer unmittelbaren Nachbarschaft von Immunglobulin- oder T-Zellrezeptor-Genen und Onkogenen führen. Die Gene für GM-CSF, IL-3, M-CSF sowie den PDGF- und den M-CSF-Rezeptor sind auf Chromosom 5q lokalisiert; G-CSF ist auf 17q codiert. In leukämischen und myelodysplastischen Zellen können Deletionen und Translokationen dieser Loci auftreten.

KNOCHENMARKUNTERSUCHUNG

Ausstriche von Knochenmarkaspiraten erlauben die Identifizierung von zytologischen Details in den reifenden Zellen (Abb. 1.15 und 1.16). Nach Bestimmung der prozentualen Verteilung der verschiedenen Zelltypen (Abb. 1.17) wird die Morphologie der einzelnen Zellen beurteilt und nach knochenmarkfremden Elementen gesucht, z.B. nach Tumorzellen eines metastasierenden Carcinoms. Auch der Eisengehalt kann bewertet werden (siehe Abb. 1.38).

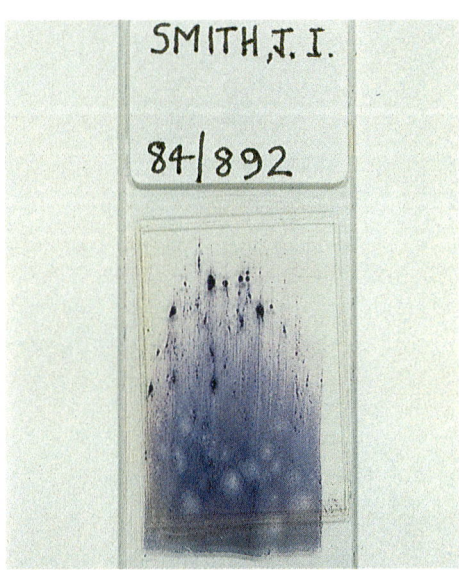

Abb. 1.15
Knochenmarkaspirat: Dieses normale Aspirat wurde ausgestrichen, getrocknet und nach May-Grünwald/Giemsa gefärbt. Die Markbröckel sind am Ende des Ausstriches deutlich sichtbar.

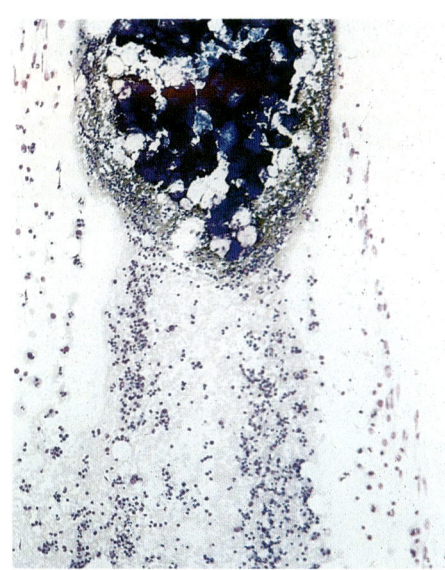

Abb. 1.16
Normales Markfragment und Zellausstriche: Der Markbröckel (links) enthält hämatopoetische Zellen, retikulo-endotheliale Stromazellen und einige Fettzellen. Beim Ausstreichen verteilen sich die einzelnen Zellen aller hämatopoetischen Linien "schweifartig" hinter den Markfragmenten; (rechts) stärkere Vergrößerung.

Normale Zellzusammensetzung im Knochenmark			
Zellen	Prozent	Zellen	Prozent
Proerythroblasten	0,5–5,0	Myeloblasten	0,1–3,5
Erythroblasten basophile polychromatische pyknotische	1–3 2–20 2–10	Promyelozyten	0,5–5,0
		Myelozyten neutrophile eosinophile basophile	5–20 0,1–3,0 0–0,5
Megakaryozyten	0,1–0,5		
Lymphozyten	5–20	Metamyelozyten und Stabkernige	10–30
Plasmazellen	0–3,5		
Monozyten	0–0,2	Segmentkernige neutrophile eosinophile basophile	7–25 0,2–3,0 0–0,5
Makrophagen	0–2		

Abb. 1.17
Normale Zellzusammensetzung im Knochenmark: Das normale Verhältnis von Granulo-: Erythropoese schwankt zwischen 2,5:1 und 15:1. Die verschiedenen Farben dienen zur Kennzeichnung der Hauptgruppen der hämatopoetischen Zellinien.

1 Normale Hämatopoese und Blutzellen

Mittels der Nadelbiopsie-Technik gewinnt man Gewebsproben aus Knochen und Mark, die nach Entkalkung für die Histologie aufgearbeitet werden (*Abb. 1.18 – 1.20*). Sie eignen sich besonders zur Beurteilung von Markarchitektur sowie Zellgehalt und ermöglichen am zuverlässigsten den Nachweis von Markinfiltraten.

Erythropoese
Abb. 1.21 zeigt schematisch die Kern- und Zytoplasmaveränderungen während der Erythropoese. Die früheste im Mark identifizierbare erythropoetische Zelle ist der Proerythroblast, eine große Zelle mit dunkelblauem Zytoplasma und feinretikulärer Chromatinstruktur (*Abb. 1.22*). Kinetische Untersuchungen haben ergeben, daß zwischen dem Proerythroblasten und dem späten, sich nicht mehr teilenden Erythroblasten vier Zellzyklen erfolgen.

Mit der Reifung werden die Erythroblasten kontinuierlich kleiner, während ihr Hämoglobingehalt stetig ansteigt, wodurch das Zytoplasma polychromatisch wird; das Kernchromatin verdichtet sich zunehmend. Man unterscheidet in der Entwicklung der Erythroblasten basophile (frühe), polychromatische (intermediäre) und pyknotische (späte) Stadien (*Abb. 1.23* und *1.24*).

Der Kern wird schließlich aus dem späten Erythroblasten noch innerhalb des Markes ausgeschleust, wodurch ein Retikulozyt entsteht, der noch etwas ribosomale RNA (*Abb. 1.25*) enthält und zur Hämoglobinsynthese fähig ist. Diese Zelle verbringt ein bis

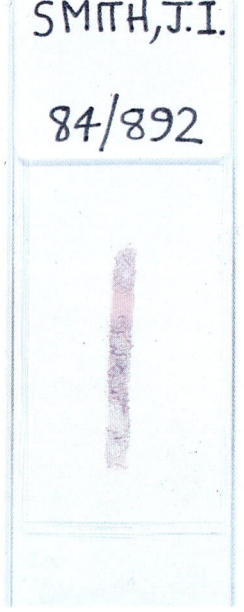

Abb. 1.18
Normale Nadelbiopsie: Makroskopischer Aspekt eines histologischen Schnittpräparats einer Nadelbiopsie aus dem hinteren Beckenkamm. Hämatoxylin-Eosin-Färbung.

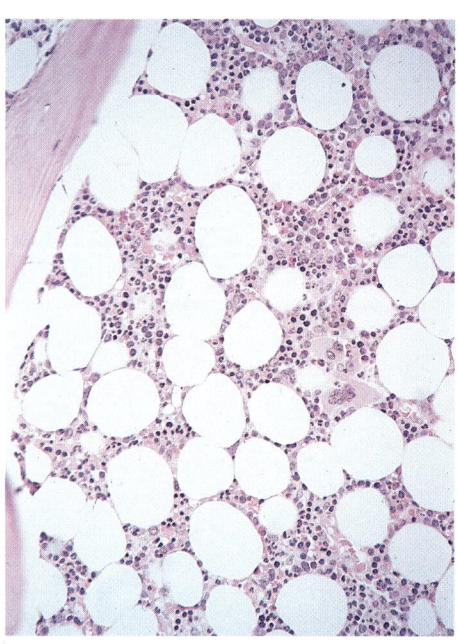

Abb. 1.19
Normale Nadelbiopsie: Typisches histologisches Bild aus dem hinteren Beckenkamm. Etwa die Hälfte der Markräume werden von hämatopoetischem Gewebe und die andere Hälfte von Fettzellen eingenommen. Hämatoxylin-Eosin-Färbung.

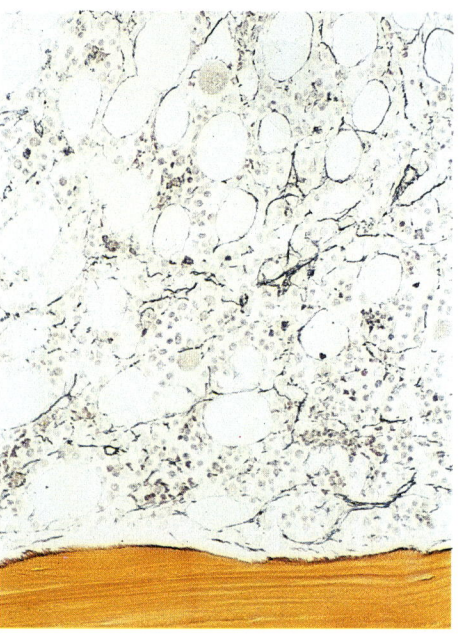

Abb. 1.20
Normale Nadelbiopsie: Die Retikulinfasern sind dünn und zart; sie umgeben die hämatopoetischen Zellen mit einem Netzwerk. Silberimprägnation.

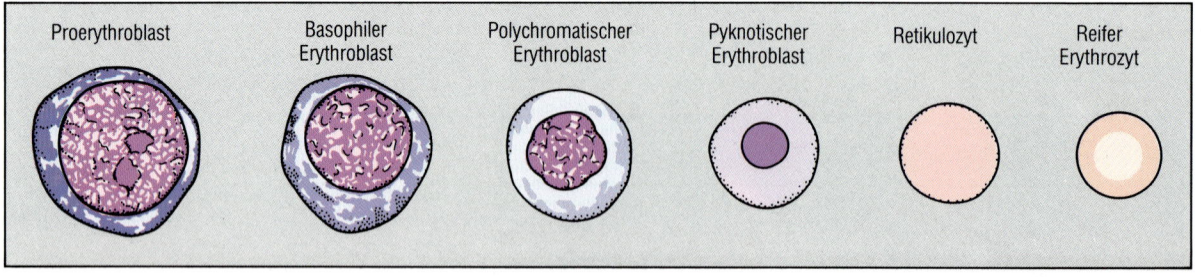

Abb. 1.21
Differenzierung und Reifung der erythropoetischen Zellinie.

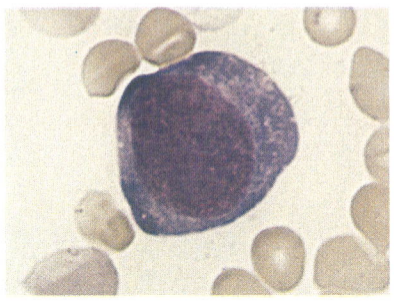
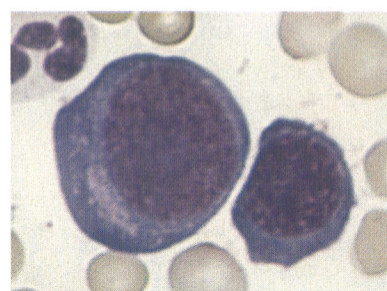
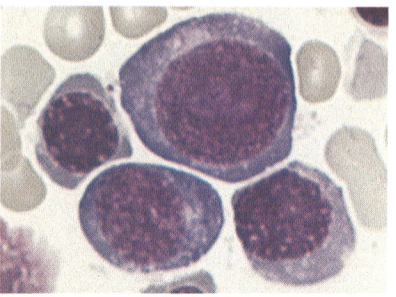

Abb. 1.22
Erythropoese: Proerythroblasten und kleinere basophile sowie polychromatische Erythroblasten.

Normale Hämatopoese und Blutzellen 1

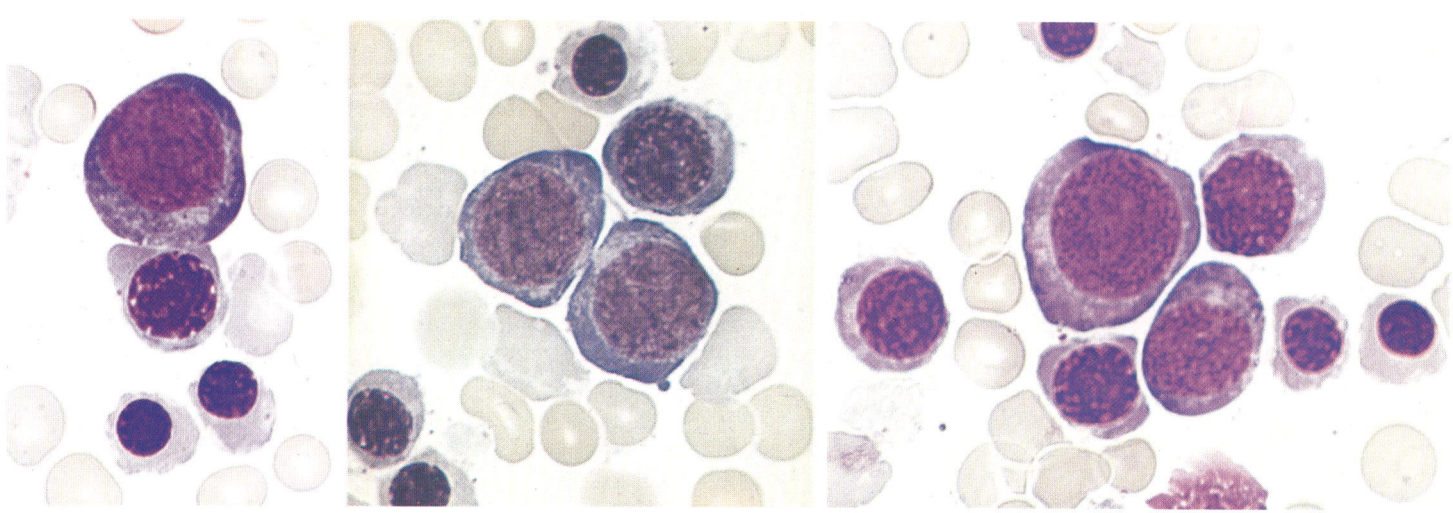

Abb. 1.23
Erythropoese: (Links) Von oben nach unten ein basophiler, ein polychromatischer und zwei pyknotische Erythroblasten; (Mitte und rechts) weitere basophile, polychromatische und pyknotische Erythroblasten.

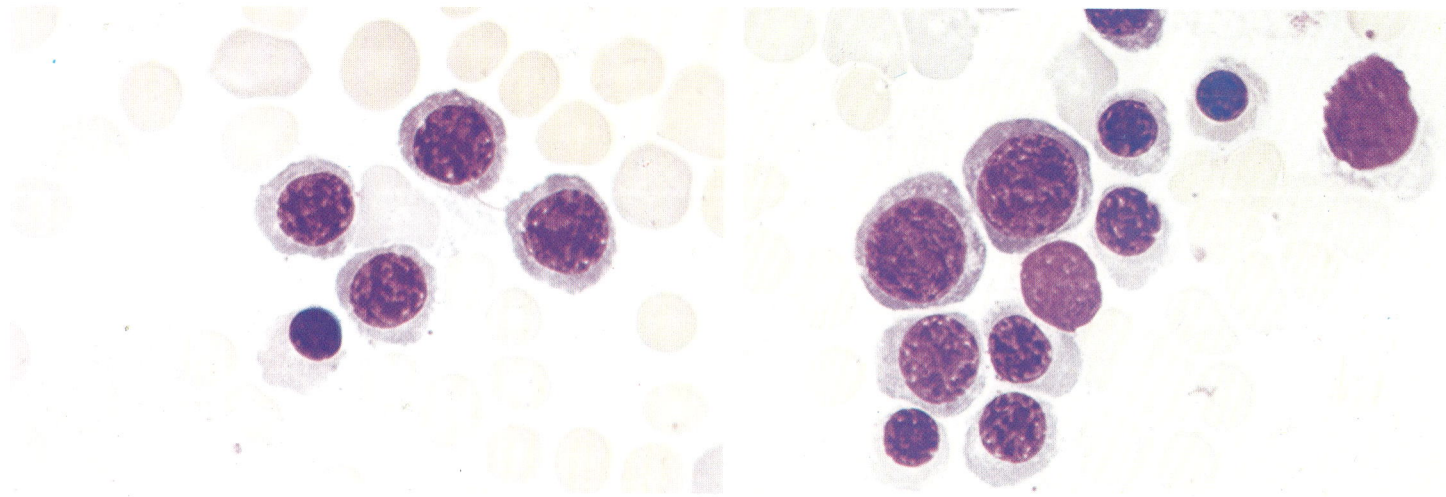

Abb. 1.24
Erythropoese: Polychromatische und pyknotische Erythroblasten.

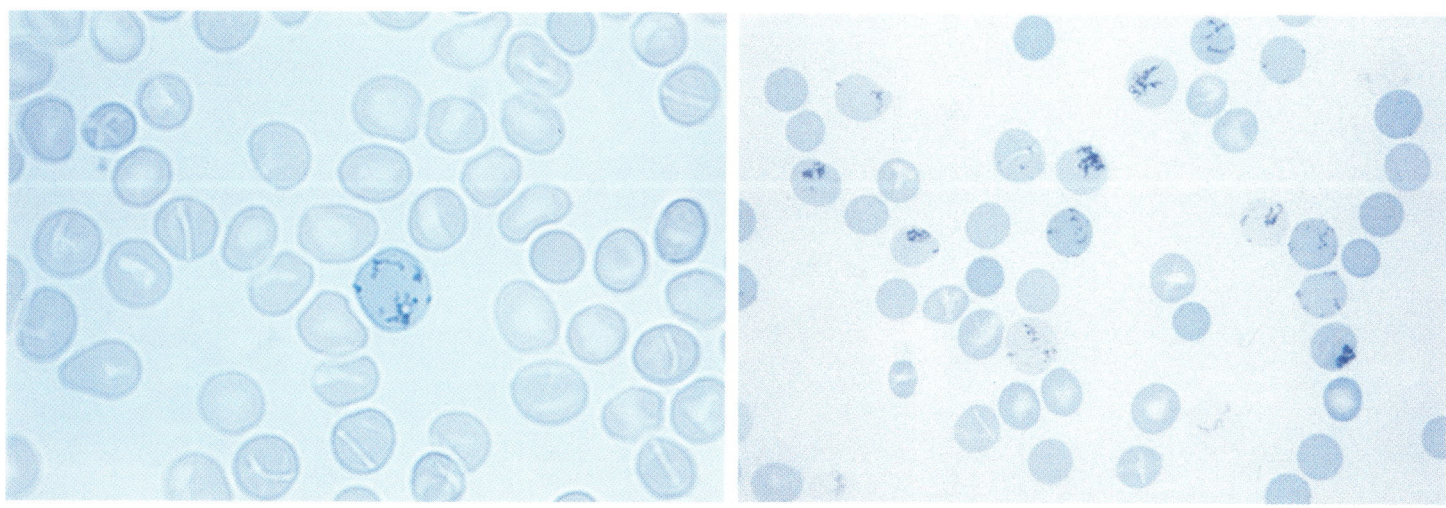

Abb. 1.25
Retikulozyten: Das retikuläre Material (präzipitierte RNA und Proteine) ist im normalen Blut (links) nach Supravital-Färbung mit Neu-Methylenblau gut sichtbar; (rechts) bei autoimmunhämolytischer Anämie.

1 Normale Hämatopoese und Blutzellen

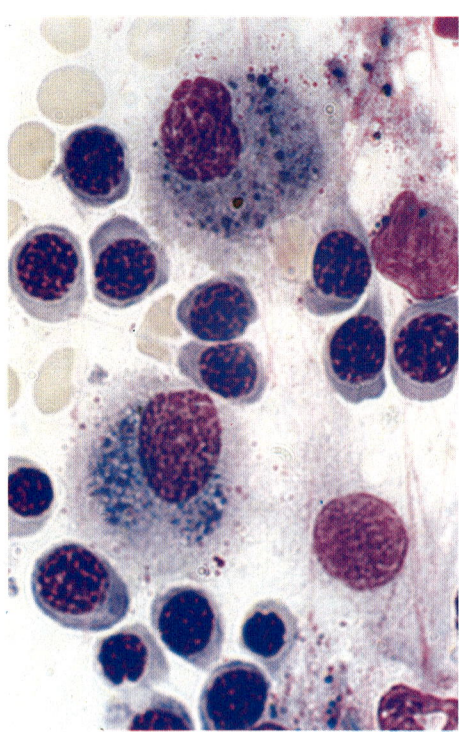

Abb. 1.26
Knochenmarkmakrophagen: Enger Kontakt zwischen zwei pigmentierten Makrophagen und polychromatischen Normoblasten.

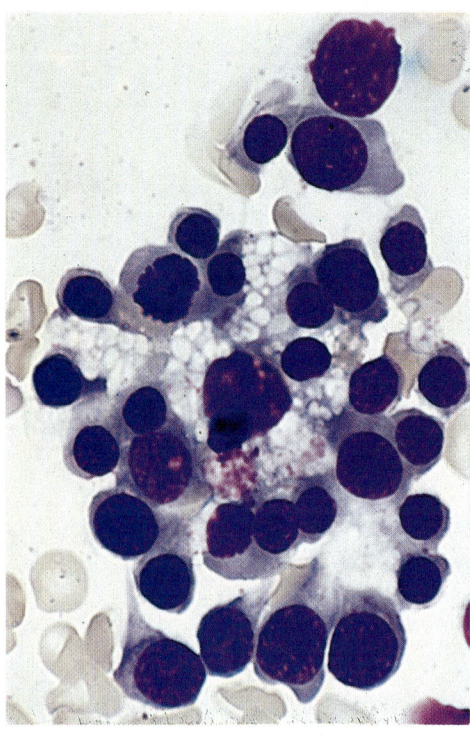

Abb. 1.27
Erythroblasten/Makrophagen-Nester: Erythroblasten in dichter Anordnung um zentrale Makrophagen mit zytoplasmatischen Fettvakuolen.

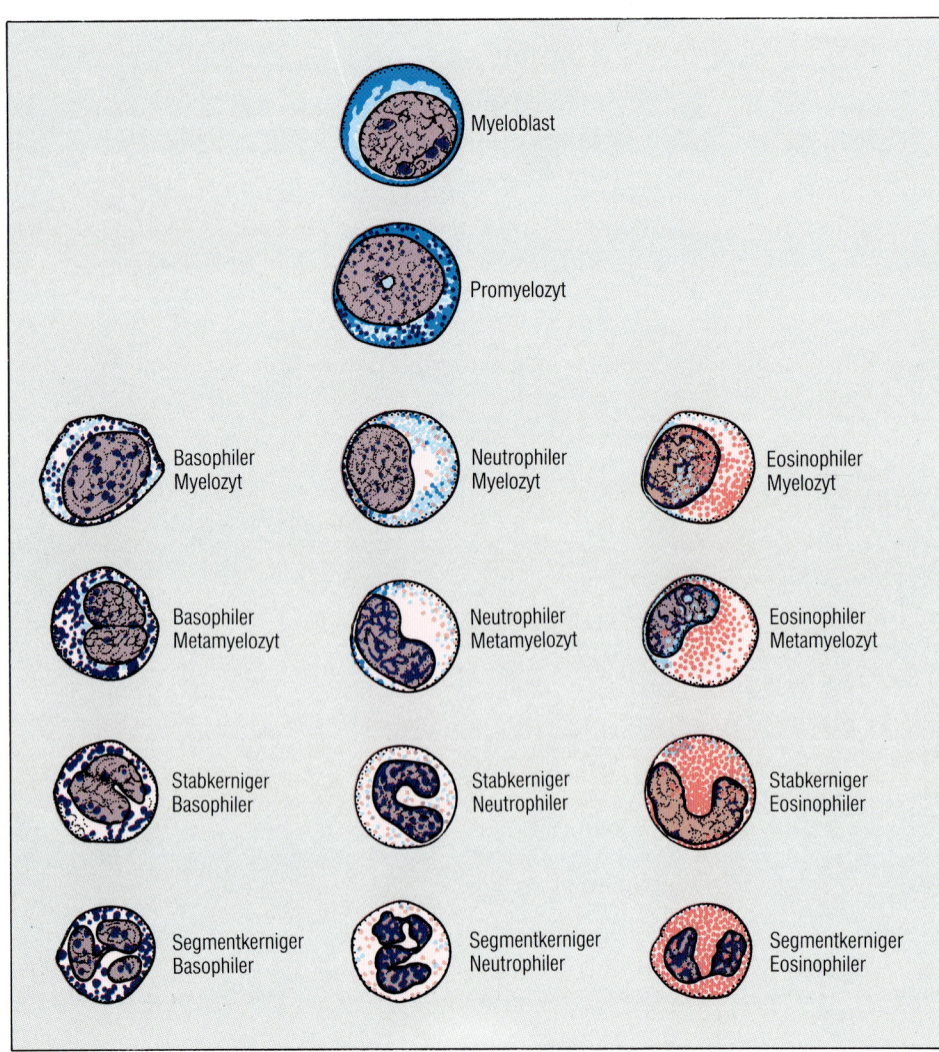

Abb. 1.28
Differenzierung und Reifung der granulopoetischen Reihe: Auf Myeloblasten und Promyelozyten folgen drei verschiedene Zellreihen mit unterschiedlicher Sekundärgranulation und Kernmorphologie.

zwei Tage im Mark und dann weitere ein bis zwei Tage im peripheren Blut und in der Milz, wo die RNA vollständig eliminiert wird und ein orthochromatischer d.h. rosa-farbener Erythrozyt (rotes Blutkörperchen; Ery) entsteht. Im Knochenmark stehen die Erythroblasten in engem Kontakt mit den sie ernährenden Makrophagen (Abb. 1.26 und 1.27).

Granulopoese und Monozytenbildung
In der Granulopoese (Abb. 1.28) ist die früheste identifizierbare Zelle der granulozytären Reihe der Myeloblast. Nach Teilung und Differenzierung können folgende Reifungsstadien unterschieden werden: Promyelozyt (mit Primärgranula), Myelozyt, Metamyelozyt, stabkerniger und segmentkerniger oder reifer Granulozyt (Abb. 1.29 – 1.32). Spezifische (Sekundär-) Granula (neutrophile, eosinophile oder basophile) erscheinen vom Promyelozytenstadium an.

Entsprechend dem Überwiegen der Neutrophilen unter den peripheren Blutgranulozyten bilden im Mark neutrophile Vorläuferzellen die Mehrheit der granulozytären Vorstufen; daneben sind auch einige eosinophile und seltene basophile Vorstufen nachweisbar. Monozyten und ihre Vorläufer, die Monoblasten und Promonozyten, finden sich im normalen Mark nur in kleiner Zahl.

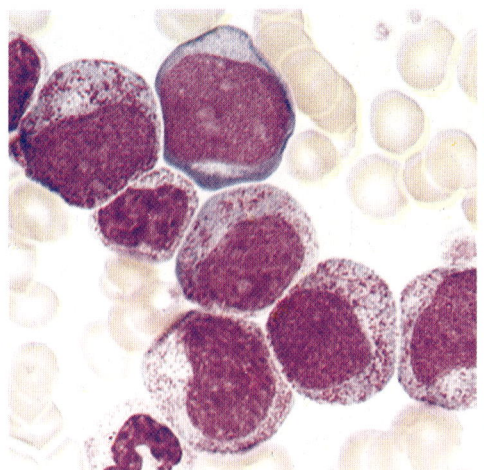
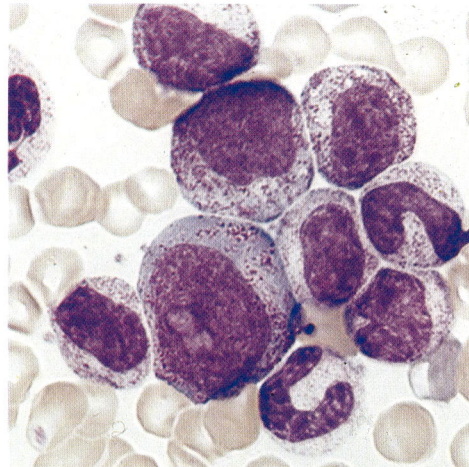

Abb. 1.29
Granulopoese: (Links) Ein Myeloblast, späte Promyelozyten und Myelozyten; (rechts) ein Promyelozyt, Myelozyten und Metamyelozyten.

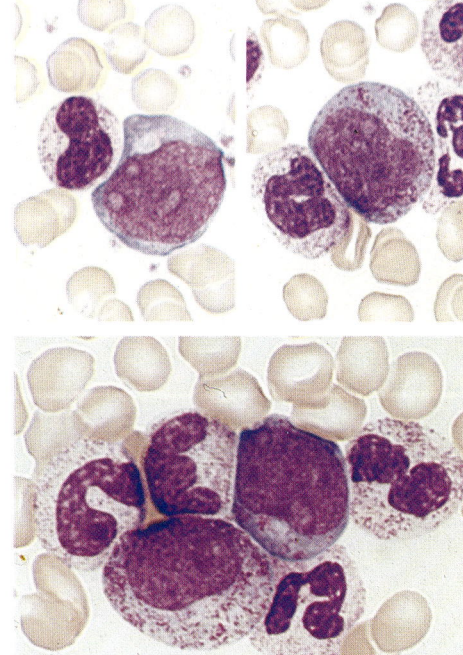
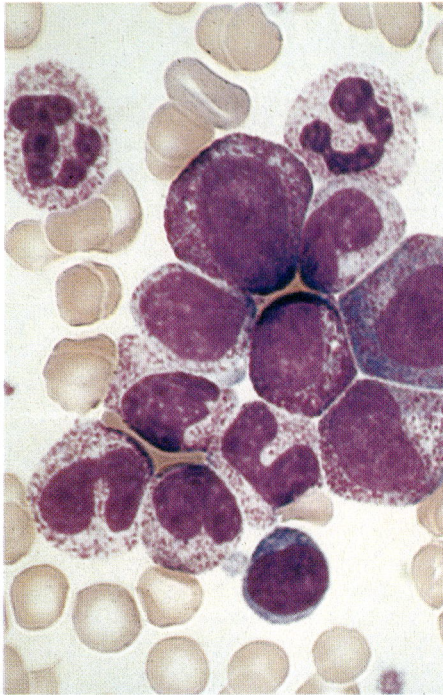
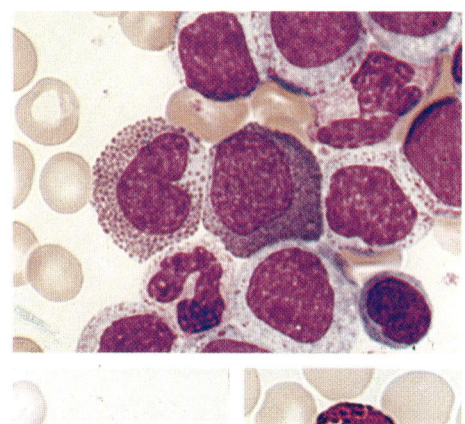
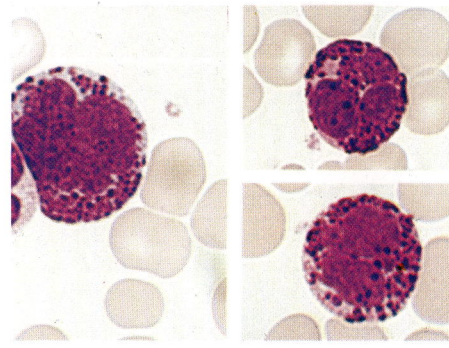

Abb. 1.30
Granulopoese: (Oben links) Ein Myeloblast und (oben rechts) ein Promyelozyt; (unten) ein früher Promyelozyt, Myelozyt, Metamyelozyt und stabkernige Neutrophile.

Abb. 1.31
Granulopoese: Zellsequenz von Myelozyten über Metamyelozyten und Stabkernige zu einem einzelnen segmentkernigen Neutrophilen.

Abb. 1.32
Granulopoese: (Oben) Ein eosinophiler Myelozyt und Metamyelozyt; (unten links) ein basophiler Myelozyt; (unten rechts) reifere Basophile.

1 Normale Hämatopoese und Blutzellen

Megakaryozyten- und Thrombozyten-Bildung

Die früheste, kleine Vorläuferzelle der megakaryozytären Reihe kann vom Myeloblasten nur mit Hilfe elektronenmikroskopischer oder immunologischer Methoden abgegrenzt werden. Der Megakaryozyt reift durch endomitotische, synchrone Kernteilungen; das Zytoplasmavolumen nimmt in dem Maße zu wie die Kernzahl als Vielfaches von 2 ansteigt. Diese polyploiden Zellen enthalten 4, 8, 16 oder 32 Chromosomensätze. Die weitere Kernteilung und das Zellwachstum können in verschiedenen Entwicklungsstadien, meist auf der 4N-, 8N- oder 16N-Stufe, stehenbleiben. Im Zytoplasma entwickeln sich Granula und Thrombozyten werden gebildet (Abb. 1.33 – 1.35).

Lymphozyten und Plasmazellen

Wenngleich das Knochenmark der Hauptort für die Entstehung primärer undeterminierter Lymphozyten ist, wird die Mehrzahl der zirkulierenden Lymphozyten (reife T- und B-Zellen) in den peripheren lymphatischen Organen (Lymphknoten, Milz, Thymus und lymphatisches Gewebe des Gastrointestinal- und Respirationstraktes) gebildet. Lymphozyten machen normalerweise weniger als 10 Prozent der normalen Knochenmarkzellen aus; Vorläufer-Lymphoblasten sind nur schwer von anderen blastären Elementen zu unterscheiden. Isolierte Plasmazellen (Abb. 1.36 und 1.37) kommen in einer Häufigkeit von bis zu 4 Prozent der normalen Zellpopulation des Markes vor und können in Ausstrichen problemlos identifiziert werden.

Bestimmung des Eisengehaltes

Zur Bestimmung des Eisengehaltes wird an Knochenmarkausstrichen die Perls-Reaktion durchgeführt. Die Gewebs- (Makrophagen-)Speicher beurteilt man am besten in den Markbröckeln; normalerweise enthält etwa 1/3 der reifenden Erythroblasten 1 – 2 Sideringranula (Abb. 1.38).

Osteoblasten und Osteoklasten

Gelegentlich können bei der Knochenmarkuntersuchung Osteoblasten und Osteoklasten beobachtet werden (Abb. 1.39 und 1.40). Bei Auftreten in großer Zahl können sie mit Zellen metastasierender Tumoren verwechselt werden.

Zellen in Mitose

Obwohl es sich beim Knochenmark um ein Gewebe mit einer sehr hohen mitotischen Aktivität handelt, kommen in normalen Knochenmarkausstrichen nur selten Zellen in Teilung vor (Abb. 1.41).

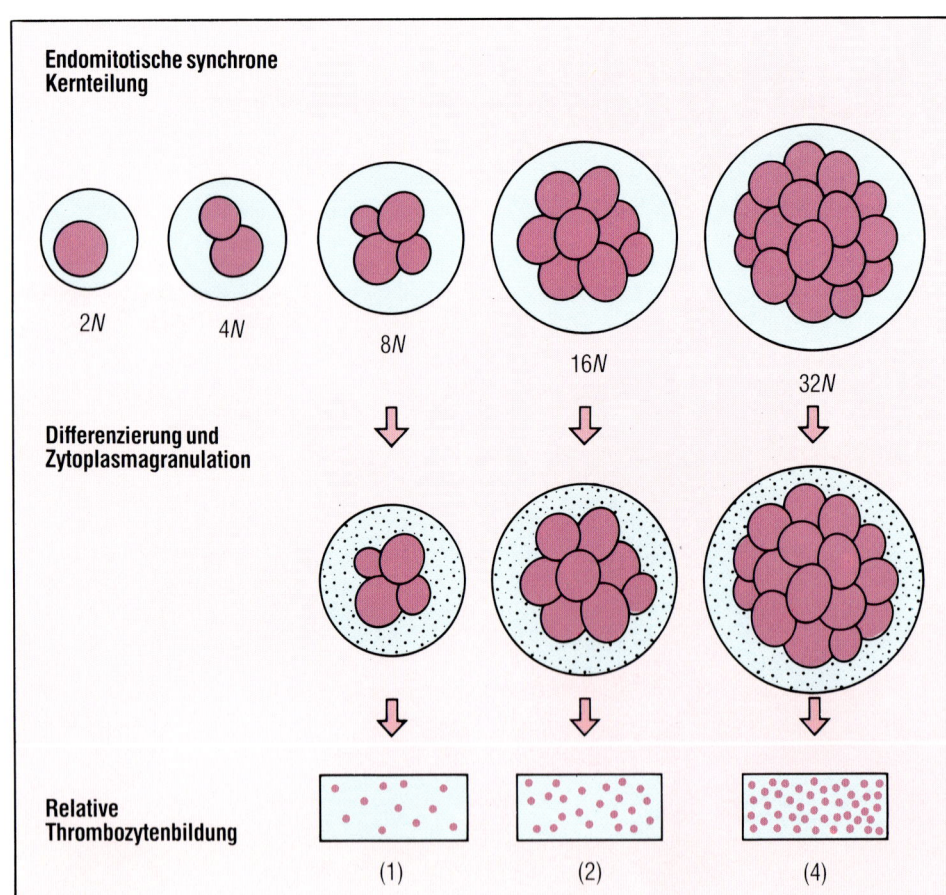

Abb. 1.33
Megakaryozytenentwicklung und Thrombozytenbildung: Jede Kerneinheit besitzt zwei Chromosomensätze. N = Anzahl der Chromosomensätze oder "Ploidie".

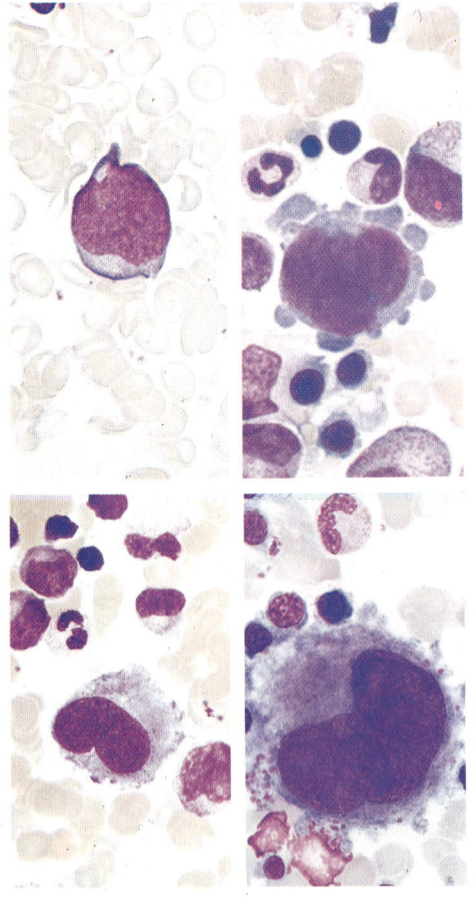

Abb. 1.34
Megakaryozytäre Entwicklung: (Oben) Megakaryoblasten mit Nucleoli; (unten links) ein früher bisegmentierter Megakaryozyt ohne erkennbare Zytoplasmagranulation; (unten rechts) ein größerer Megakaryozyt mit deutlicher früher Zytoplasmagranulation.

Normale Hämatopoese und Blutzellen 1

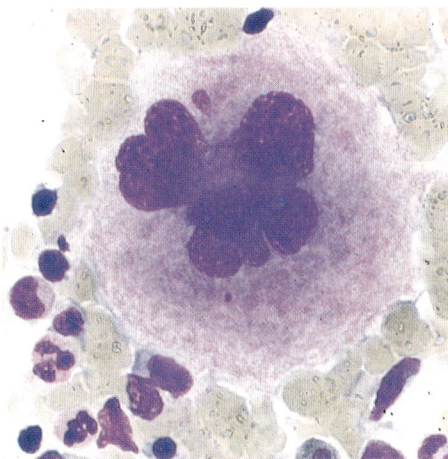

Abb. 1.35
Megakaryozyt: Reifer Megakaryozyt mit zahlreichen Kernsegmenten und ausgeprägter Zytoplasmagranulation.

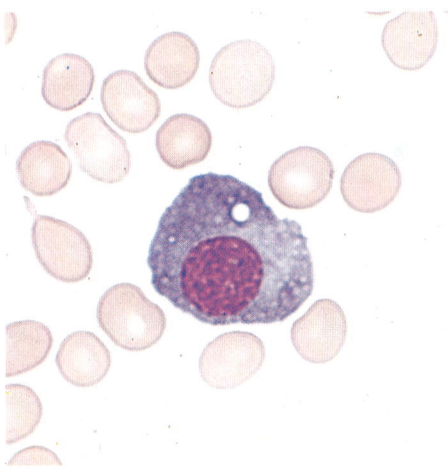

Abb. 1.36
Plasmazelle mit typischem exzentrischem Kern, basophilem Zytoplasma und deutlicher perinukleärer Aufhellung (Hof); im Zytoplasma eine einzelne Vakuole.

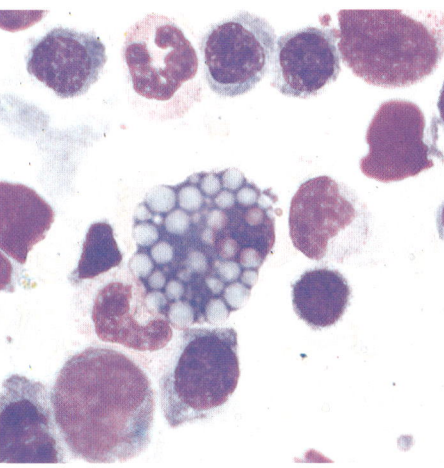

Abb. 1.37
Plasmazelle: Diese Form enthält zahlreiche kugelige Zytoplasmaeinschlüsse und wird gelegentlich als "Mottzelle" oder "Morulazelle" bezeichnet.

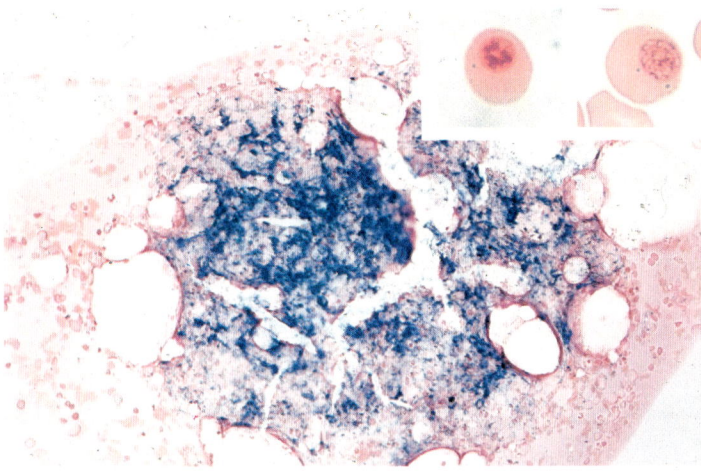

Abb. 1.38
Bestimmung des Eisenpigmentgehaltes im Knochenmark: Markbröckel zum Eisennachweis mit der Perls-Reaktion gefärbt. Die starke Berliner-Blau-Reaktion markiert Eisen als Hämosiderin in den Makrophagen des retikulo-endothelialen Systems; (Inset) in den Ausstrichen sind einige Erythroblasten mit zwei oder drei Berliner-Blau-positiven Sideringranula nachweisbar.

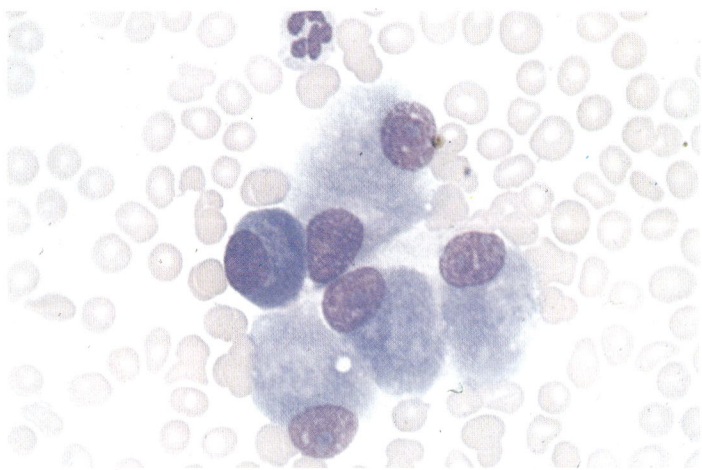

Abb. 1.39
Osteoblasten: Eine Gruppe von fünf Osteoblasten und eine Plasmazelle (auf der linken Seite) sowie ein Neutrophiler (ganz oben) zum Vergleich. Osteoblasten sind große Zellen, die Plasmazellen ähneln; ihre Chromatinstruktur ist jedoch stärker aufgelockert, das Zytoplasma weniger basophil; sie treten oft in Gruppen auf.

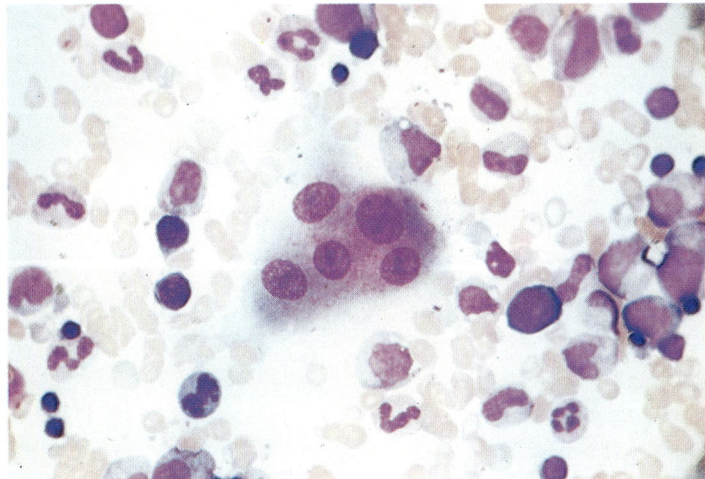

Abb. 1.40
Osteoklasten: Die mehrkernigen Zellen werden gelegentlich in normalen Markaspiraten beobachtet. Im Gegensatz zu Megakaryozyten sind die Kerne der Osteoklasten gewöhnlich voneinander getrennt, rund oder oval und enthalten vielfach Nukleolen.

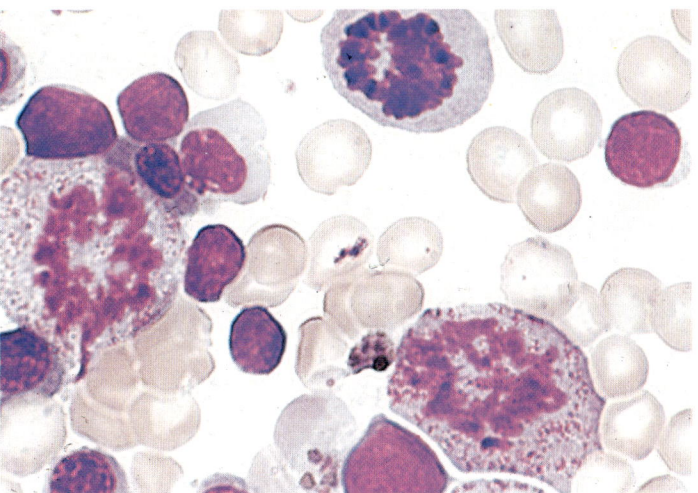

Abb. 1.41
Mitosen: Drei Zellen, ein später basophiler Erythroblast (oberer Bildrand) und zwei Myelozyten in Metaphase. Nur ein kleiner Teil der normalen Markzellen wird in Mitose angetroffen.

1 Normale Hämatopoese und Blutzellen

PERIPHERE BLUTZELLEN

Bei Bluterkrankungen besteht die erste diagnostische Maßnahme meist in der Blutzellzählung mit Bestimmung verschiedener Parameter (*Abb. 1.42*) und der Auswertung des Blutausstrichs. In der Regel werden die Objektträger mit den Blutausstrichen (*Abb. 1.43*) einer der Romanowsky-Färbungen unterzogen (z. B. May-Grünwald/Giemsa oder Wright).

Normale hämatologische Parameter	
Hämoglobin (Hb)	♂ 13,5 – 17,5 g/dl ♀ 11,5 – 15,5 g/dl
Erythrozyten (Ery)	♂ 4,5 – 6,5 × 10^{12}/l ♀ 3,9 – 5,6 × 10^{12}/l
Hämatokrit (PCV)	♂ 40 – 52 % ♀ 36 – 48 %
MCV	80 – 95 fl
MCH	27 – 34 pg
MCHC	30 – 35 g/dl
Retikulozyten	0,5 – 20 ‰
Leukozyten	
Gesamt	4,0 – 11,0 × 10^9/l
Neutrophile	2,5 – 7,5 × 10^9/l
Lymphozyten	1,5 – 3,5 × 10^9/l
Monozyten	0,2 – 0,8 × 10^9/l
Eosinophile	0,04 – 0,44 × 10^9/l
Basophile	0,01 – 0,1 × 10^9/l
Thrombozyten	150 – 400 × 10^9/l

Abb. 1.42
Normalwerte hämatologischer Parameter bei Erwachsenen.

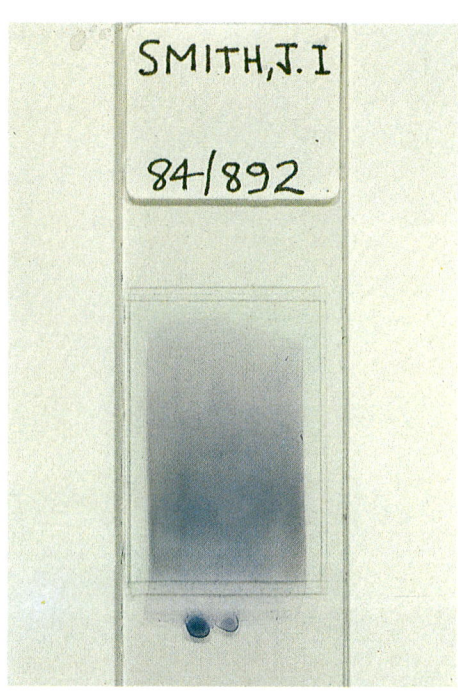

Abb. 1.43
Peripherer Blutausstrich: Gläserner Objektträger mit einem gut ausgebreiteten Blutausstrich, nach May-Grünwald/Giemsa gefärbt.

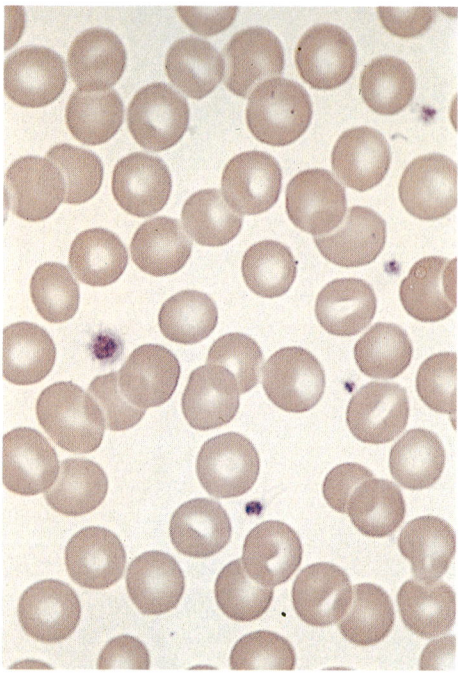

Abb. 1.44
Normale Erythrozyten: Durchmesser 7 – 8 μm mit geringen Unterschieden in Zellgröße und Form. Die Mehrzahl der Erythrozyten weist eine zentrale Aufhellung auf. Auch Thrombozyten (Durchmesser 1 – 3 μm) sind nachweisbar.

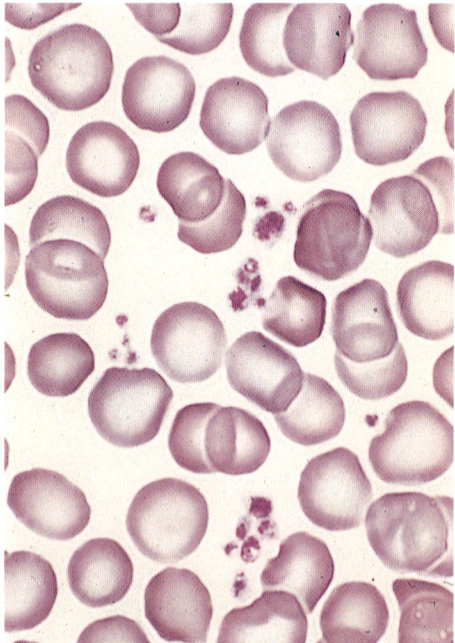

Abb. 1.45
Normale Thrombozyten: In diesem aus der Fingerbeere gewonnenen Blutausstrich sind die Thrombozyten zu kleinen Verbänden agglutiniert. Es handelt sich dabei um ein normales Phänomen, wenn das Blut vor dem Ausstreichen nicht mit Antikoagulantien versetzt wurde.

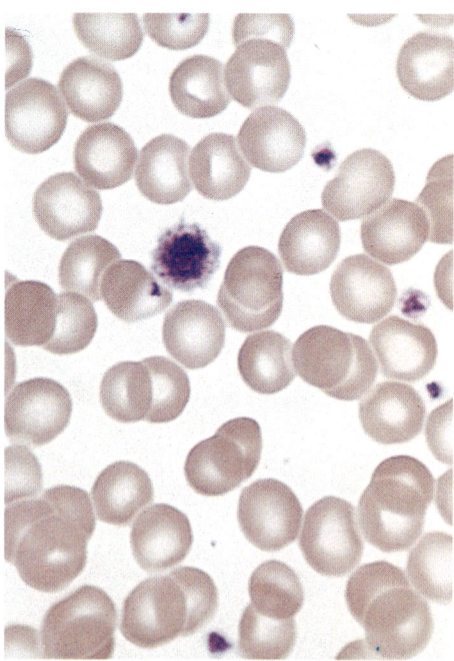

Abb. 1.46
Normale Thrombozyten: Diese Thrombozyten weisen stärkere Größenunterschiede als jene von Abb. 1.45 auf. Die Größten messen etwa 6 μm im Durchmesser. Thrombozyten dieser Größe werden nur selten in normalen Blutausstrichen gefunden.

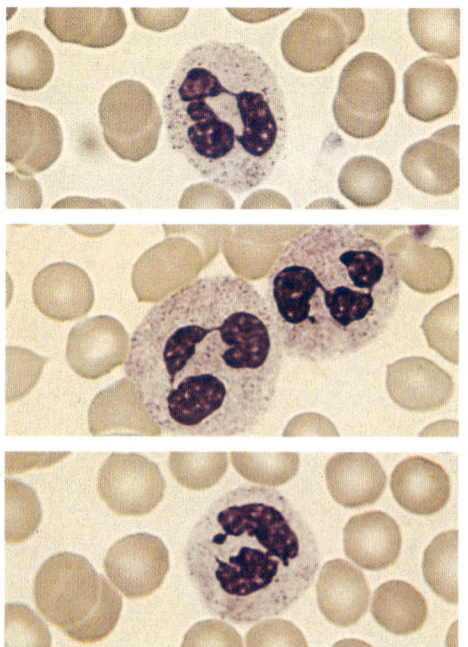

Abb. 1.47
Normale Neutrophile: Reife Formen mit typischen Kernsegmenten und zarten Chromatinbrücken dazwischen; normale reife Neutrophile können bis zu fünf Segmente aufweisen; (unten) aus einem Kernsegment entspringt eine Chromatinausstülpung ("drumstick"), die für Neutrophile einer weiblichen Person charakteristisch und auf die Anwesenheit zweier X-Chromosomen zurückzuführen ist.

Normale Hämatopoese und Blutzellen 1

Im normalen peripheren Blutausstrich sind die Erythrozyten rund und weitgehend gleich groß mit einem mittleren Zelldurchmesser von 8 μm. Sie zeigen nur geringe Unterschiede in Größe (Anisozytose) und Form (Poikilozytose) (*Abb. 1.44*). Die ideale Stelle zur Untersuchung des Blutausstriches liegt dort, wo die Erythrozyten sich eben berühren oder wenig überlappen; ihre zentrale Aufhellung wird durch die bikonkave Form hervorgerufen.

Thrombozyten erscheinen als granuläre, basophile Elemente mit einem mittleren Durchmesser von 1–2 μm (*Abb. 1.44* und *1.45*). Gelegentlich sind auch größere Thrombozyten mit einem Durchmesser von bis zu 7 μm nachweisbar (*Abb. 1.46*). Das Volumen der Thrombozyten verkleinert sich im Laufe ihrer Reifung und Alterung in der Blutzirkulation.

Bei der Untersuchung des Blutausstrichs werden Zahl und Morphologie der Leukozyten bestimmt und ein Differentialblutbild erstellt, falls dieses nicht durch ein elektronisches Zählgerät erfolgt. *Abb. 1.47 – 1.53* zeigen typische Leukozyten im normalen Blut.

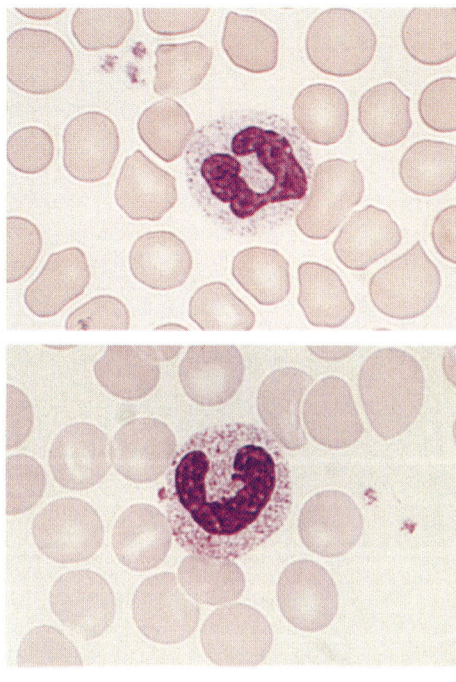

Abb. 1.48
Normale stabkernige Neutrophile: Die Kernsegmentierung dieser weniger reifen Zellen ist unvollständig.

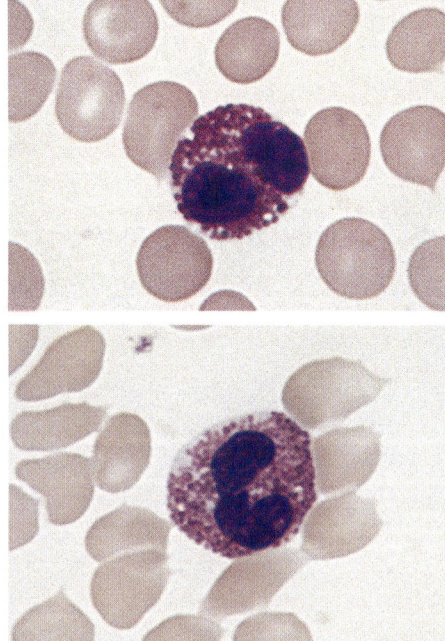

Abb. 1.49
Normale Eosinophile: Die Zellen verfügen über zwei Kernsegmente und die typische, grobe eosinophile Zytoplasmagranulation.

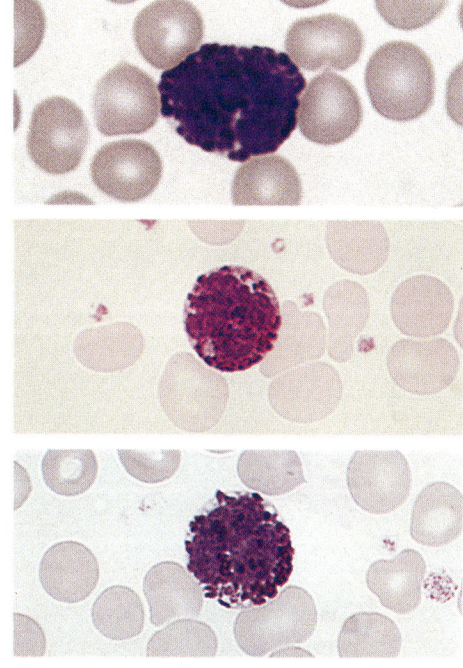

Abb. 1.50
Basophile: Die groben basophilen Granula dieser Zellen liegen häufig über dem Kern, so daß die Einzelheiten seiner segmentierten Struktur nicht genau zu erkennen sind. Basophile kommen im normalen Blutausstrich selten vor.

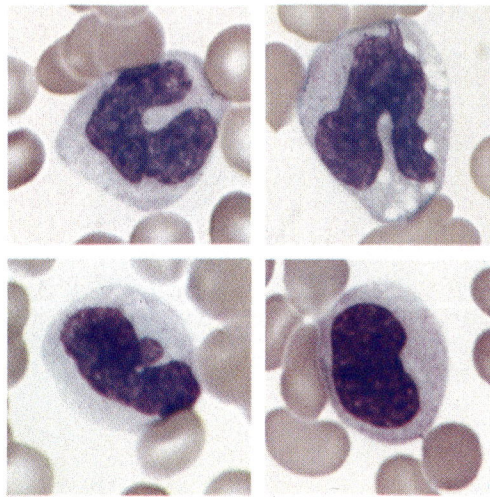

Abb. 1.51
Monozyten: In der Regel handelt es sich dabei um die größten Leukozyten des normalen peripheren Blutes. Der Kern ist meist gefaltet oder gebuchtet und zeigt eine mittelfeine Chromatinstruktur. Das Zytoplasma zeichnet sich typischerweise durch ein graues, milchglasartiges Aussehen mit zarten Azurgranula aus. Einige Zellen (oben rechts) verfügen über auffällige Zytoplasmavakuolen.

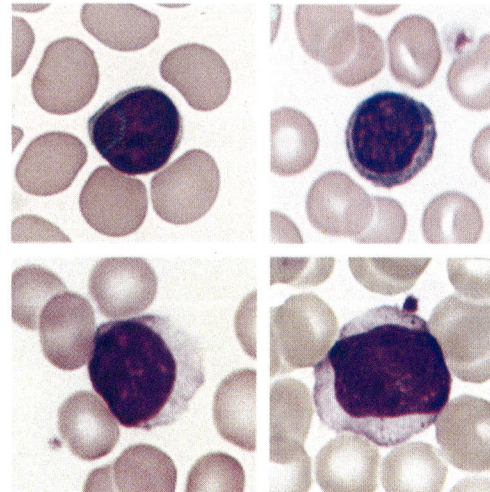

Abb. 1.52
Lymphozyten: (Oben) Normale kleine Lymphozyten besitzen einen Durchmesser von 7–12 μm und sind durch ein schmales, hellblaues Zytoplasma sowie einen zentralen runden Kern mit dichter, amorpher Chromatinstruktur gekennzeichnet. Einige Lymphozyten (unten) messen bis zu 20 μm im Durchmesser; noch größere Formen können im Verlauf virusbedingter oder anderer Infektionen beobachtet werden.

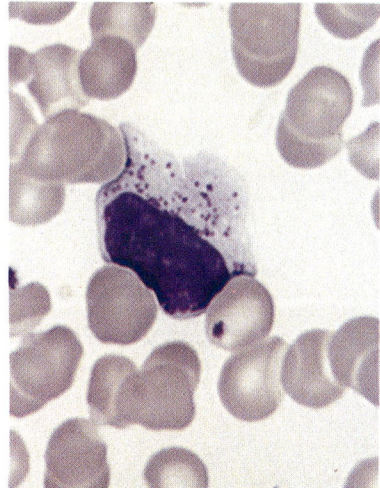

Abb. 1.53
Großer granulärer Lymphozyt (large granular lymphocyte = LGL): Diese Zellen mit lymphoidem Aussehen und zahlreichen Azurgranula setzen sich wahrscheinlich sowohl aus Lymphozyten (CD 8$^+$) als auch aus Elementen myeloischer Herkunft zusammen, die sog. natürliche Killer-(NK-) Eigenschaften besitzen.

1 Normale Hämatopoese und Blutzellen

Sehr selten findet man in Blutausstrichen Epithel- oder Endothelzellen (*Abb. 1.54* und *1.55*). Diese Elemente wurden bei der Venenpunktion aspiriert und stammen von der Haut oder der Gefäßwand. Die Rosettenbildung von Thrombozyten um Neutrophile (*Abb. 1.56*) und Neutrophilenaggregate (*Abb. 1.57*) sind weitere seltene Phänomene und meist ohne klinische Relevanz.

ERYTHROZYTEN

Die Hauptfunktion der Erythrozyten besteht im Transport von Sauerstoff zu den Geweben und im Rücktransport von Kohlendioxid von den Geweben zur Lunge. Für diesen Gasaustausch ist vor allem das Protein Hämoglobin verantwortlich. Das wichtigste Hämoglobinmolekül des Erwachsenen (Hb A) besitzt ein MG von 68 000 und setzt sich aus zwei alpha- und zwei beta-Polypeptidketten (α_2, β_2) zusammen, wobei jede eine eigene Häm-Gruppe besitzt. HbF (α_2, γ_2) und HbA$_2$ (α_2, δ_2) kommen nur in kleinen Mengen vor (*Abb. 1.58*). In der Embryonalzeit werden die Hämoglobine Gower 1 (ζ_2, ε_2), Portland (ζ_2, γ_2) und Gower 2 (α_2, ε_2) gebildet, während beim Fetus HbF überwiegt. Man unterscheidet zwei Typen von γ-Ketten (Aγ und Gγ), je nachdem ob die Stellung 136 mit Alanin bzw. Glycin besetzt ist.

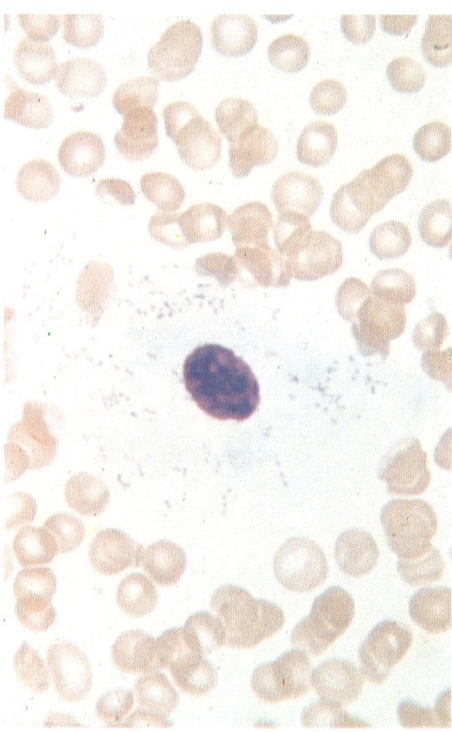

Abb. 1.54
Epithelzelle: In normalen Blutausstrichen finden sich vereinzelt isolierte Plattenepithelien. Die sehr großen Zellen sind ein Artefakt und wurden bei der Venenpunktion aus der Haut aspiriert.

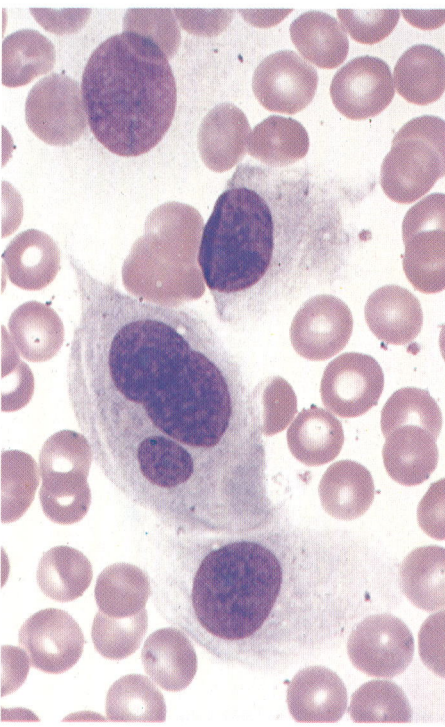

Abb. 1.55
Endothelzellen: Isolierte Gruppen von Gefäßendothelien kommen in normalen Blutausstrichen nur selten vor. Die Zellen wurden von der Venenintima bei der Venenpunktion losgelöst.

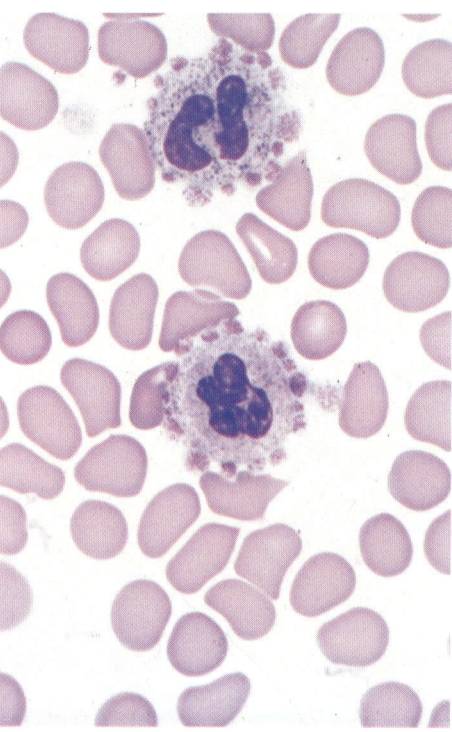

Abb. 1.56
Anlagerung von Thrombozyten an Neutrophile: Die vereinzelt nachweisbare Rosettenbildung von Thrombozyten um Neutrophile stellt ein interessantes, jedoch bisher ungeklärtes Phänomen in Blutausstrichen dar. Es tritt nur bei Zusatz von Äthylendiamin-tetraessigsäure (EDTA) als Antikoagulans auf.

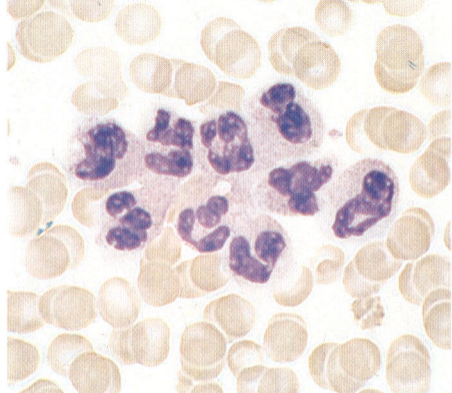

Abb. 1.57
Agglutination von Neutrophilen: Gruppen von aggregierten Neutrophilen in Blutausstrichen sind ebenfalls ein seltenes und ungeklärtes Phänomen. Es wird manchmal bei Patienten mit Virusinfektionen beobachtet.

	Synthetisierte Globinketten	
Embryo	ζ_2, ε_2	Gower 1
Embryo	ζ_2, γ_2	Portland
Embryo	α_2, ε_2	Gower 2
Fetus	α_2, γ_2	Hb F
Erwachsener	α_2, δ_2	Hb A$_2$
Erwachsener	α_2, β_2	Hb A

Abb. 1.58
Hämoglobine in Embryo, Fetus und beim Erwachsenen: Die beiden Gene für die ζ- und α-Ketten sind auf Chromosom 16 lokalisiert, während sich diejenigen sowohl für die Aγ- und Gγ-Ketten als auch die für ε-, δ- und β-Ketten auf Chromosom 11 befinden (siehe auch Kapitel 5).

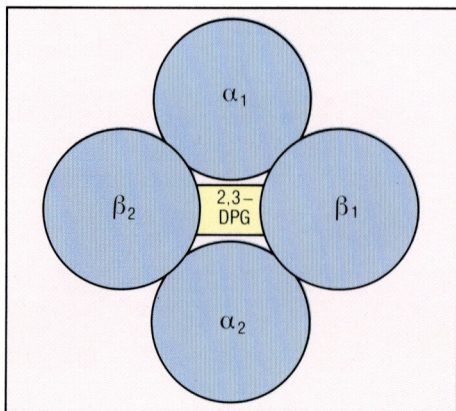

Abb. 1.59
Normales Erwachsenen-Hämoglobin A: Es besteht aus zwei α- und zwei β-Ketten. 2,3-DPG paßt in eine Tasche zwischen den β-Ketten und verdrängt den Sauerstoff.

Normale Hämatopoese und Blutzellen 1

Die Häm-Synthese erfolgt hauptsächlich in den Mitochondrien durch eine Reihe von biochemischen Reaktionen mit Glycin und Succinyl-CoA als Ausgangssubstraten; die Globinketten werden auf Polyribosomen zusammengesetzt (siehe *Abb. 2.1*). Zwei Drittel des Gesamthämoglobingehaltes der Zelle wird im Erythroblasten-, der Rest im Retikulozyten-Stadium synthetisiert.

Bei der Aufnahme und Abgabe von Sauerstoff durch das Hämoglobinmolekül kommt es zu einer gegenseitigen Verschiebung der einzelnen Globinketten. Wenn Sauerstoff freigesetzt wird, entfernen sich die beiden beta-Ketten voneinander und ermöglichen so die Einlagerung von 2,3-Diphosphoglycerat (2,3-DPG), einem Stoffwechselprodukt der Glykolyse (*Abb. 1.59*). Dieser Prozeß führt zu einer Verminderung der Sauerstoffaffinität des Hämoglobinmoleküls und erleichtert die Abgabe von Sauerstoff an die Gewebe. Er ist auch für den sigmoiden Verlauf der Sauerstoff-Dissoziationskurve verantwortlich (*Abb. 1.60*, links).

Für einen erfolgreichen Gasaustausch muß der flexible, bikonkave Erythrozyt mit einem Durchmesser von 8 µm die Mikrozirkulation passieren, deren kleinster Gefäßdurchmesser nur 3,5 µm beträgt; das rote Blutkörperchen hat darüber hinaus die Aufgabe, das Hämoglobin vor Oxidation zu bewahren und ein osmotisches Gleichgewicht zu garantieren, obwohl es über eine an sich undichte Membran und einen osmotischen Druck verfügt, der etwa das Fünffache desjenigen im Plasma beträgt. Da der reife Erythrozyt keine Mitochondrien und keine Enzyme der oxidativen Phosphorylierung besitzt, ist er für seine Energieversorgung mit ATP auf die Glykolyse (siehe *Abb. 4.25*) angewiesen, um Volumen, Form und Flexibilität aufrechtzuerhalten. Die Zelle ist weiterhin in der Lage, Reduktionsmittel in Form von NADH über den Glykolyse-Weg und in Form von NADPH über den Pentosephosphat-Zyklus zu erzeugen (siehe *Abb. 4.25*). Die Eisenatome liegen im normalen Hämoglobin als zweiwertiges (Ferro-)Eisen vor. Die Methämoglobinreduktase-Enzyme verwenden NADH oder NADPH um Methämoglobin zu reduzieren, welches dreiwertiges Eisen enthält und normalerweise im Lebensverlauf des Erythrozyten entsteht. Ein Mangel an NADH-Methämoglobinreduktase führt zu einem Anstieg des Methämoglobins bis auf 30 Prozent und einer daraus folgenden Verminderung der Hämoglobin-Sauerstoffsättigung (*Abb. 1.60*, rechts).

Der Rapoport-Luebering-Zyklus (siehe *Abb. 4.26*) steuert die Konzentration von 2,3-DPG, das für die Freisetzung von Sauerstoff aus dem Hämoglobin-Tetramer essentiell ist. Da Enzyme im reifen Erythrozyten nicht ersetzt werden können, kommt es mit der Zellalterung zu einer stetigen Verschlechterung des Erythrozyten-Stoffwechsels. Nach einer mittleren Überlebensspanne von 120 Tagen im Blutkreislauf, in deren Verlauf die Zelle schätzungsweise 300 Meilen intravaskulär zurückgelegt hat, werden die alten Erythrozyten durch Makrophagen des retikuloendothelialen Systems extravaskulär abgebaut (siehe *Abb. 4.1*).

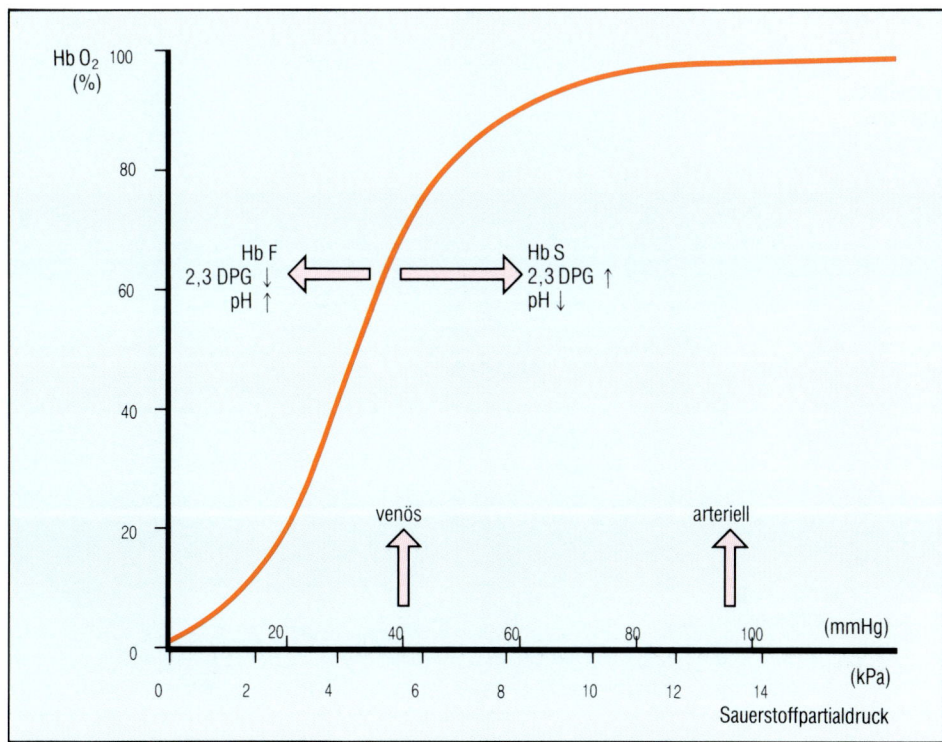 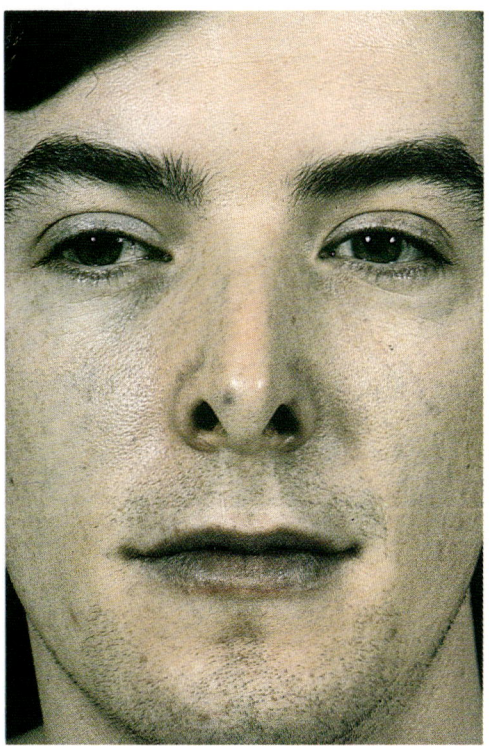

Abb. 1.60
Hämoglobin-Sauerstoff-Dissoziation: (Links) Normale sigmoide Kurve; auf der Ordinate die Sauerstoffsättigung des Hämoglobin, auf der Abszisse der Sauerstoffpartialdruck, dem das Hämoglobin ausgesetzt ist. Die Kurve wird nach links verschoben (weniger Sauerstoff wird bei jedem gegebenen P_aO_2 freigesetzt), wenn 2,3 – DPG vermindert, der ph-Wert erhöht (Bohr-Effekt) oder wenn HbA durch HbF oder durch ein Hb mit hoher Sauerstoffaffinität ersetzt ist. Die Kurve ist andererseits bei folgenden Gegebenheiten nach rechts verschoben: Anstieg von (dem Hb angelagerten) 2,3-DPG, Abfall des pH-Wertes, Ersatz von HbA durch HbS oder ein HbM (in dem das Häm eisen in dreiwertiger Form stabilisiert ist) oder bei Oxidation von Hämoglobin zu Methämoglobin. Die Zyanose bei NADH-Methämoglobin-reduktase-Mangel (rechts) ist durch eine typische schiefergraue Farbe gekennzeichnet, hier bei einem 22-jährigen Mann mit normalen Blutzellwerten.

1 Normale Hämatopoese und Blutzellen

GRANULOZYTEN

Alle Zellen dieser Gruppe (Neutrophile, Eosinophile und Basophile) spielen eine wichtige Rolle bei der Entzündung. Sie sind in erster Linie Phagozyten und gemeinsam mit Lymphozyten, Antikörpern und Komplement für die Abwehr gegen Mikroorganismen verantwortlich.

Neutrophile (Polymorphkernige)

Die Bildung und Differenzierung der Neutrophilen im Knochenmark dauert 6 – 10 Tage. Zahlreiche stab- und segmentkernige Neutrophile werden im Mark als "Reservepool" zurückgehalten, der unter normalen Verhältnissen das 10- bis 15-fache der peripheren Blutneutrophilen ausmacht. Nach ihrer Freisetzung aus dem Knochenmark verbringen sie 6 – 12 Stunden in der Blutzirkulation, bevor sie ins Gewebe auswandern, wo sie als Phagozyten tätig sind. Sie überleben 2 – 4 Tage im Gewebe und werden danach bei Ausübung ihrer Abwehrfunktion oder als Folge der Alterung zerstört.

Nach chemotaktischer Anlockung wandern Phagozyten zu Entzündungsherden, wo sie infektiöse Mikroorganismen aufnehmen und sie in Phagosomen abkapseln. In die Phagosomen wird der Enzymgehalt neutrophiler Granula abgegeben (*Abb. 1.61*). Die primären Azurgranula enthalten Lysozym und andere Enzyme. Diese Enzyme sind teilweise für die Zerstörung von Bakterien verantwortlich; ein zweiter Abtötungsmechanismus beruht auf der oxidativen Schädigung durch Hydrogen-Peroxid und Superoxid, welches im Glucosestoffwechsel durch NADH und NADPH gebildet wird. Das von den Granulozyten sezernierte Lactoferrin wirkt bakteriostatisch, indem es den infizierten Zellen Eisen entzieht.

Eosinophile

Über Entstehung, Differenzierung, Zirkulation und Wanderung von Eosinophilen ist wenig bekannt; wahrscheinlich entsprechen diese Vorgänge jedoch denen bei Neutrophilen. Auch Eosinophile besitzen die Fähigkeit zur Phagozytose. Bei den Granula handelt es sich um membrangebundene Organellen mit einem "kristalloiden" Kern. Diese Zellen sind bei allergischen und parasitären Erkrankungen von besonderer Bedeutung. Nach adäquater Stimulation kann der Inhalt der Granula an große Zielstrukturen außerhalb der Zelle, wie z.B. Wurmparasiten, abgegeben werden. Eosinophile setzen darüber hinaus Histaminase und Arylsulfatase frei, welche Histamin und die "Slow-reacting substance of anaphylaxis" (SRS-A) aus Mastzellen inaktivieren.

Basophile

Obwohl sowohl Basophile als auch Gewebsmastzellen aus dem Knochenmark stammen, ist ihre Beziehung zueinander nicht völlig klar. Die Granula beider Zellen enthalten Heparin und pharmakologische Mediatoren, wie SRS-A und Histamin. Diese Substanzen werden nach Bindung eines Allergen-IgE-Komplexes an die Zelloberfläche (über Fc-Rezeptoren für IgE) freigesetzt. Mastzellen spielen eine Rolle bei der Abwehr gegen Parasiten und sind auch für zahlreiche Krankheitssymptome bei allergischen Prozessen verantwortlich.

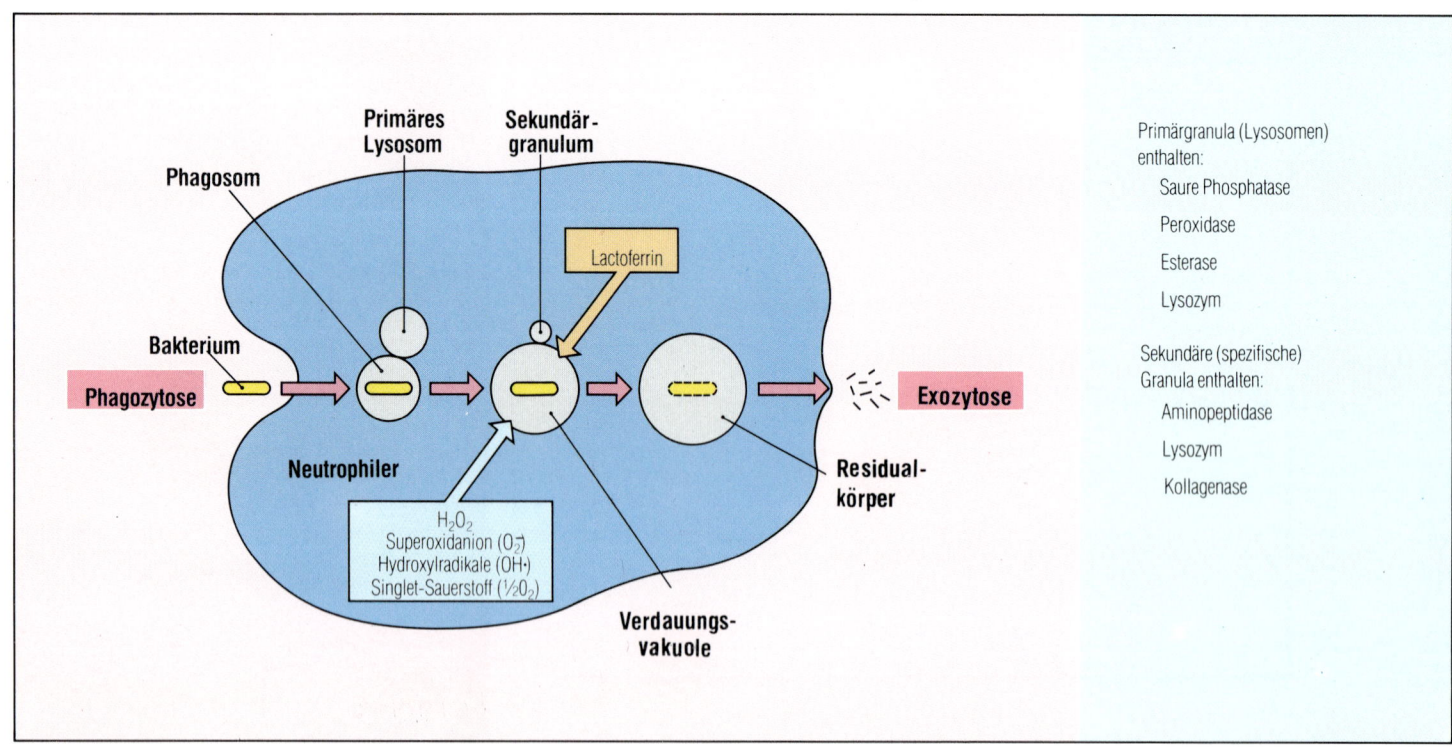

Abb. 1.61
Phagozytose und Zerstörung von Bakterien: Der Neutrophile umgibt das Bakterium durch Invagination mit einer Oberflächenmembran, woraus nach Fusion mit einem primären Lysosom ein Phagosom entsteht. Die lysosomalen Enzyme greifen das Bakterium an. Auch Sekundärgranula verschmelzen mit dem Phagosom, so daß weitere Enzyme und Lactoferrin auf den Mikroorganismus einwirken. Verschiedene Formen von aktiviertem Sauerstoff (aus dem Glucosemetabolismus) unterstützen die Abtötung der Bakterien. Unverdaute Bakterienrestprodukte werden durch Exozytose ausgeschieden.

Normale Hämatopoese und Blutzellen 1

MONONUKLEÄRES PHAGOZYTENSYSTEM
Monozyten

Monozyten verbleiben nur kurze Zeit im Knochenmark. Ihre Vorstufen (Monoblasten und Promonozyten) sind schwer von Myeloblasten und Monozyten abzugrenzen.

Die Hauptfunktion der Monozyten ist die aktive Phagozytose. Dabei werden Anlagerung und Aufnahme von Mikroorganismen durch bestimmte erregereigene Oberflächenrezeptoren (für den Fc-Anteil von IgG und für Komplement z. B. C3b) erleichtert. Monozyten verfügen zudem über weitere Oberflächenmarker, u.a. HLA-DR und Rezeptoren für Lymphokine, wie γ-Interferon und den migrationshemmenden Faktor. Die Lysosomen der Monozyten enthalten saure Hydrolasen und Peroxidase, die bei der intrazellulären Zerstörung von Mikroorganismen von Bedeutung sind. Sie bilden schließlich auch Komplement-Komponenten, Prostaglandine, Interferone, Monokine, wie Interleukin-1 und den Tumornekrosefaktor, sowie hämatopoetische Wachstumsfaktoren, z.B. die Kolonie-stimulierenden Faktoren (siehe *Abb. 1.9* und *1.10*).

Nach einer Zirkulation von 20 – 40 Stunden treten Monozyten aus dem Blut ins Gewebe über, wo sie reifen und ihre Hauptfunktionen ausüben. Ihre extravaskuläre Lebensdauer kann mehrere Monate oder manchmal sogar Jahre betragen. Man unterscheidet bei diesen Zellen phagozytische Makrophagen mit der Aufgabe, partikuläre Antigene zu beseitigen, und Antigen-präsentierende Zellen, die hauptsächlich dafür verantwortlich sind, den Lymphozyten Antigene "anzubieten" (*Abb. 1.62* und *1.63*).

Retikuloendotheliales System: Phagozyten und Antigenpräsentierende Zellen

Phagozyten monozytärer Abstammung bilden zusätzlich zu mobilen oder freien Gewebsmakrophagen in zahlreichen Organen ein Netzwerk, das retikuloendotheliale System (RES) (*Abb. 1.62*). An diesem System beteiligt sind die Kupffer-Zellen der Leber, die Alveolarmakrophagen der Lunge, die Makrophagen der veschiedenen Körperhöhlen, die Mesangiumzellen der Niere, die Mikroglia des Gehirns sowie die Makrophagen des Knochenmarks, der Milzsinus und der Lymphknoten.

Antigen-präsentierende Zellen (antigen-presenting cells = APCs) treten vor allem in Haut, Lymphknoten, Milz und Thymus auf. Die Langerhans-Zellen der Haut wandern nach Stimulation über afferente Lymphwege in die parakortikalen Zonen der zugehörigen Lymphknoten, in denen sie mit T-Zellen "interdigitieren" und ihnen die in der Haut aufgenommenen Antigene präsentieren (*Abb. 1.63*). Andere spezialisierte APCs sind die dendritischen Retikulumzellen der Keimzentren in Lymphknoten oder anderen lymphatischen Geweben sowie die interdigitierenden Retikulumzellen des Thymus.

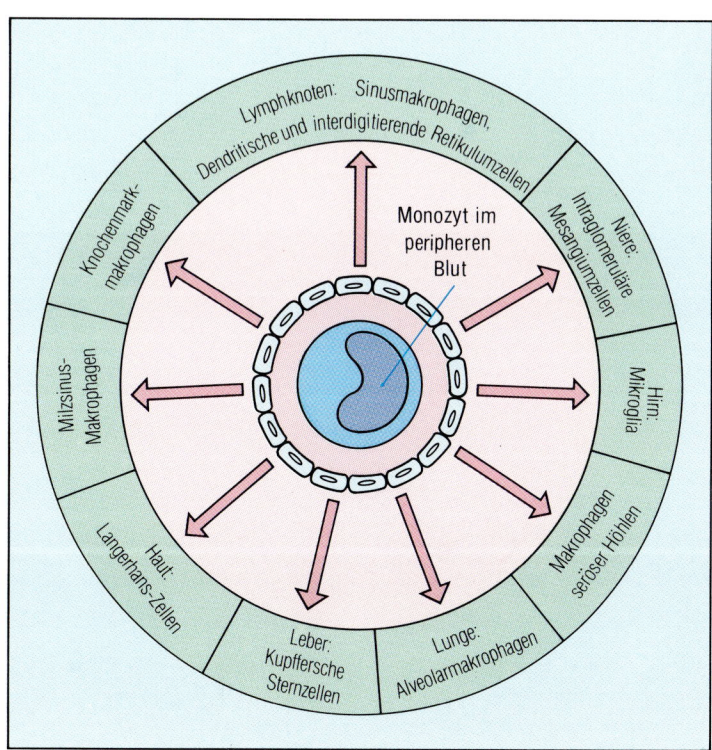

Abb. 1.62
Retikuloendotheliales System: Verteilung der Makrophagen.

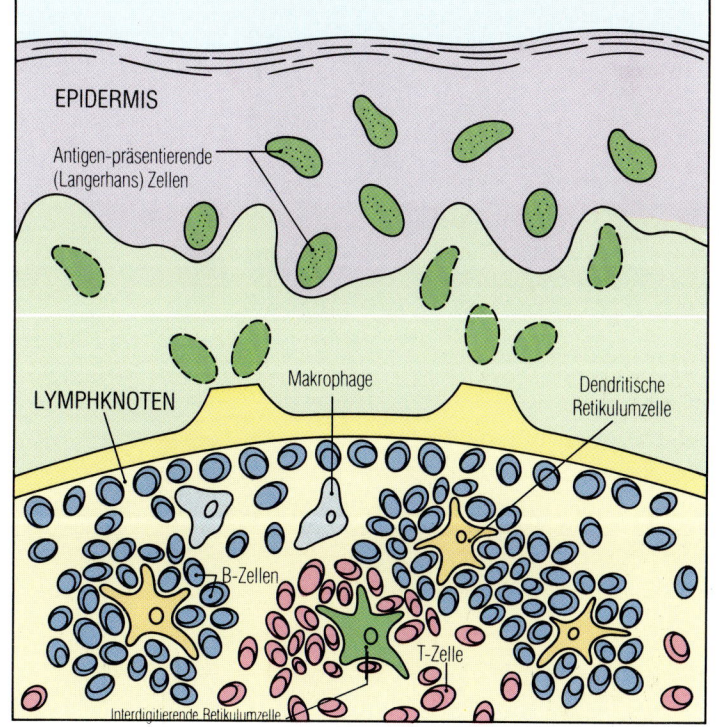

Abb. 1.63
Antigen-präsentierende Zellen in Haut und Lymphknoten: Die Langerhans-Zellen der Epidermis sind durch Birbeck-Granula (Aggregate von Granula in Tennisschläger-artiger Konfiguration) gekennzeichnet. Diese Antigen-tragenden Zellen wandern über afferente Lymphwege zu den benachbarten Lymphknoten und entwickeln sich in der T-abhängigen parakortikalen Zone zu interdigitierenden Retikulumzellen. Dendritische Retikulumzellen stammen ebenso wie Langerhans-Zellen aus dem Knochenmark und bevölkern die B-abhängigen Keimzentren.

LYMPHOZYTEN

Lymphozyten unterstützen die Phagozyten bei der Abwehr des Organismus gegen infektiöse oder andere körperfremde Agentien und sind für die Spezifität der Immunantwort verantwortlich. Sie werden im Knochenmark aus pluripotenten Stammzellen gebildet und lassen sich in zwei Hauptgruppen (T- und B-Zellen) mit verschiedenen Funktionen aufgliedern, wobei eine Unterscheidung mit konventionellen Romanowsky-Färbungen nicht möglich ist. Die Differenzierung der T-Zellen erfolgt im Thymus; B-Zellen erfahren bei Vögeln ihre Differenzierung in der Bursa Fabricii, woraus sich ihre Bezeichnung ableitet.

T-Zellen

Die zirkulierende Lymphozytenpopulation besteht zu 65–80 Prozent aus reifen T-Zellen, die durch das CD2-Antigen, den Schaferythrozyten-Rezeptor (*Abb. 1.64*), gekennzeichnet sind. Weitere Oberflächenmarker können durch indirekte Immunfluoreszenz oder Peroxidase-gekoppelte spezifische Antikörper (*Abb. 1.65*) identifiziert werden; einige dieser Antikörper dienen der Differenzierung von T-Lymphozytensubpopulationen (siehe *Abb. 1.87*).

T-Zellen werden in zwei Hauptgruppen aufgeteilt, die sich mit Hilfe monoklonaler Antikörper gegen CD8- (T8-) und CD4- (T4-)Oberflächenmembranantigene voneinander abgrenzen lassen. $CD8^+$-Zellen, die T-Zell-Hauptsubpopulation im Knochenmark, bestehen überwiegend aus Suppressor- und zytotoxischen Zellen, während im peripheren Blut $CD4^+$ – (Helfer-)Zellen überwiegen. T-Zellen verfügen über verschiedene lysosomale saure Hydrolasen, wie β-Glucuronidase und saure Phosphatase; letztere kann zytochemisch als fokales Reaktionsprodukt in der Golgi-Zone des Zytoplasmas nachgewiesen werden (*Abb. 1.66*).

Die T-Zelloberfläche weist einen Antigenrezeptor auf, der aus α-und β-Ketten jeweils mit variablen und konstanten Anteilen besteht (*Abb. 1.67*). Es gibt allerdings T-Zellsubpopulatienen, die anstelle des α-, β-Heterodimers γ-und δ-Ketten exprimieren. Die Gene dieser Polypeptid-Ketten auf den Chromosomen 14 und 7 (*Abb. 1.68*) werden bei T-Zellen in ähnlicher Weise rearrangiert wie die Immunglobulin-Gene bei B-Zellen, woraus die große Vielfalt der T-Lymphozyten resultiert. In der Nähe des T-Zellrezeptors liegt ein Proteinkomplex mit der Bezeichnung CD3-Komplex, der sich aus γ-, δ-, und ε-Ketten zusammensetzt. Dieser Komplex ist wahrscheinlich für die Übermittlung von Signalen aus der Interaktion zwischen Antigen und T-Zellrezeptor in das Zellinnere verantwortlich.

Bei der T-Zellentwicklung beginnt die Differenzierung anscheinend mit der Expression der nukleären terminalen Desoxynucleotidyltransferase (TdT) und des Oberflächenantigens CD 7 gefolgt von CD2. Das Rearrangement der T-Zellrezeptorgene erfolgt in der Reihenfolge δ, γ, β und schließlich α. Darauf werden das CD2-Antigen (das Schaferythrozyten bindet) und CD3-Antigen (ein Proteinkomplex für die Signalübermittlung vom

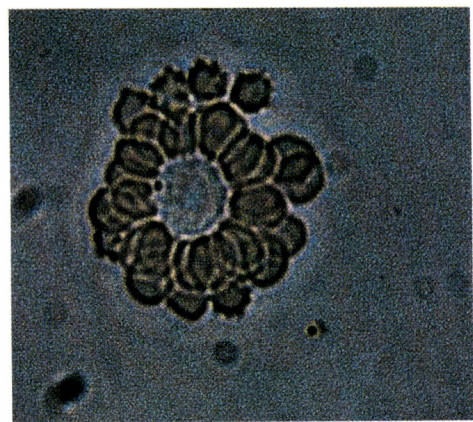
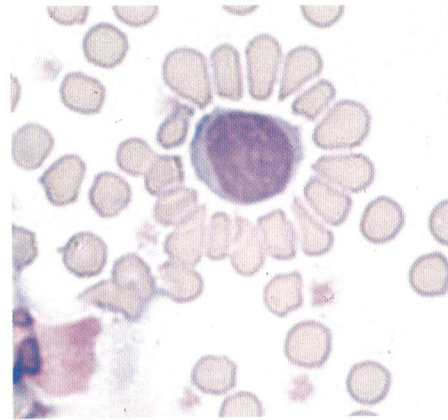

Abb. 1.64
T-Lymphozyten: Menschliche T-Lymphozyten und Schaferythrozyten binden sich nach Zentrifugierung aneinander und bilden Rosetten. (Links) Phasenkontrastmikroskopie; (rechts) May-Grünwald-Giemsa-Färbung.

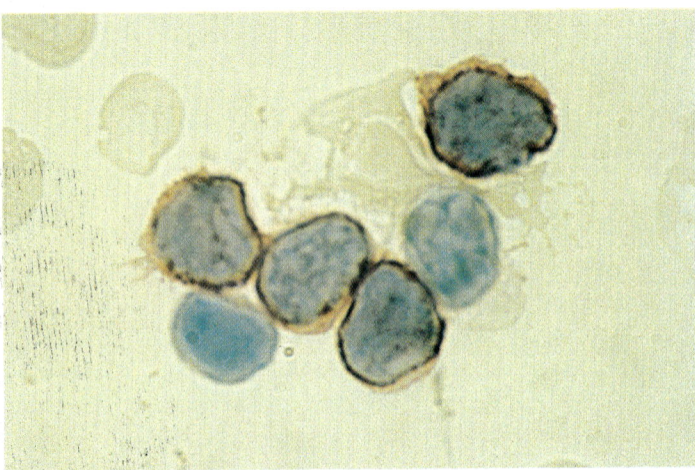

Abb. 1.65
T-Lymphozyten: Nachweis menschlicher T-Zellen durch (braune) Markierung eines Oberflächenantigens (vier der Zellen im Zentrum zeigen eine positive Reaktion). Immunperoxidase-Technik mit dem monoklonalen Antikörper OKT 11 (CD5).

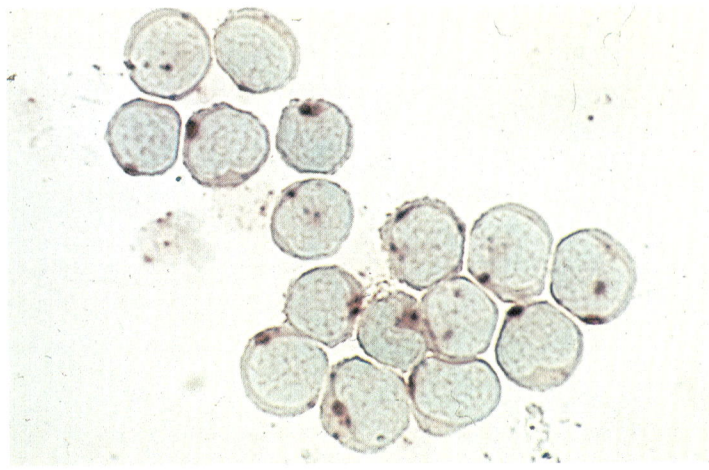

Abb. 1.66
T-Lymphozyten: In der saure Phosphatase-Reaktion zeigen die Zellen eine fokale (rote) Enzymaktivität.

Normale Hämatopoese und Blutzellen 1

T-Zellrezeptor in das Zellinnere) auf der Oberfläche exprimiert, während intrazytoplasmatisch CD3 einen der frühesten Marker darstellt. CD4- oder CD8-Antigene treten auf der Stufe der Markthymozyten nach Vollendung des T-Zellrezeptorgenrearrangements auf (Abb. 1.69).

B-Zellen

5–15 Prozent der zirkulierenden Lymphozyten gehören dieser Subpopulation an. Reife B-Zellen sind durch selbstgebildete Immunglobulinmoleküle gekennzeichnet, die in die Oberflächenmembran eingebaut werden, wo sie als Rezeptoren für spezifische Antigene fungieren. Zum Nachweis dieser oberflächengebundenen Immunglobulinmoleküle können Fluoreszein-markierte spezifische Antikörper verwendet werden (Abb. 1.70). Außerdem lassen sich B-Zellen mit monoklonalen Antikörpern gegen bestimmte Zelloberflächenantigene, z. B. CD10, CD19 (mit dem B4-Antikörper nachweisbar; Abb. 1.71) und CD20, markieren; sie exprimieren auch HLA-DR.

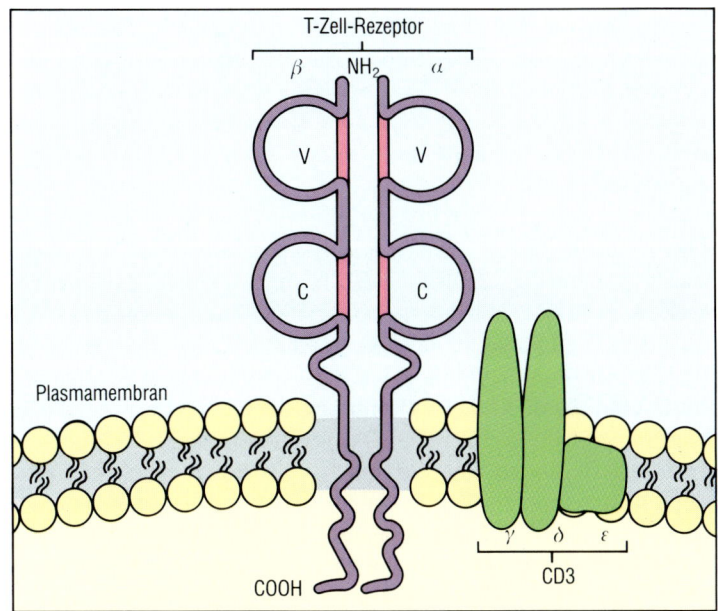

Abb. 1.67
Der T-Zell-Antigenrezeptor setzt sich aus einer α- und einer β-Kette jeweils mit variablen (V-) und konstanten (C-) Segmenten zusammen. Die Ketten verfügen über transmembranäre Bereiche, wobei ihre intrazytoplasmatischen Anteile jedoch nur sehr kurz sind. Der benachbarte CD3-Komplex ist für die Signalübermittlung in das Zellinnere verantwortlich.

Gen		Chromosom (Bande)	
Immunglobulin	schwer	14	(q32)
	leicht κ	2	(p12)
	λ	22	(q11)
T-Zell-Rezeptor	α	14	(q11)
	β	7	(q35)
	δ	7	(p14-15)
	γ	14	(q11)

Abb. 1.68
Lokalisation der Immunglobulin- und T-Zellrezeptor-Gene auf den Chromosomen.

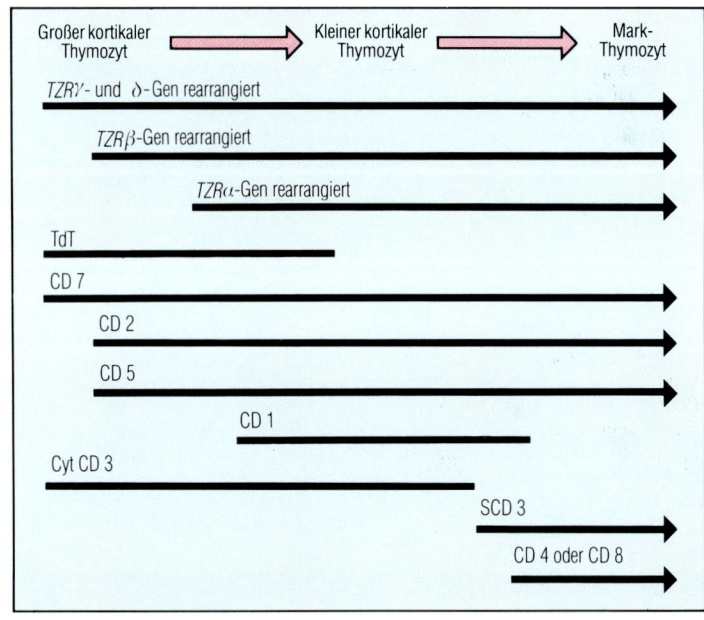

Abb. 1.69
Zeitliche Folge des Gen-Rearrangements für den T-Zellrezeptor und der Antigenexpression in der frühen T-Zellentwicklung. S = Oberflächen-; Cyt = zytoplasmatisch.

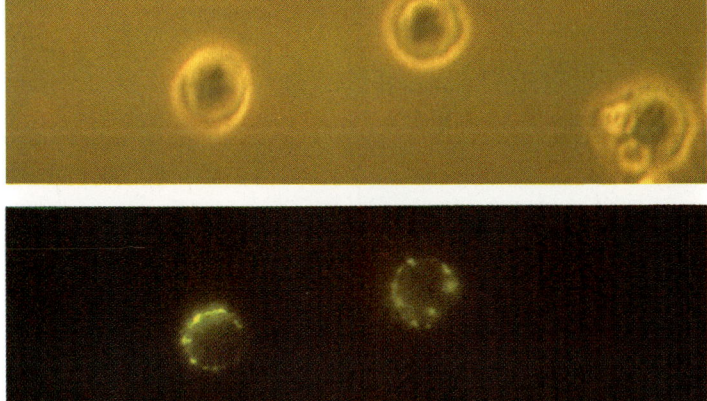

Abb. 1.70
B-Lymphozyten: (Oben) Drei Lymphozyten des peripheren Blutes im Phasenkontrastmikroskop; (unten) fleckförmige Fluoreszenz im UV-Licht nach Reaktion mit einem Fluoreszein-markierten Antihuman-Immunglobulin; zwei Zellen verfügen über Oberflächenimmunglobuline.

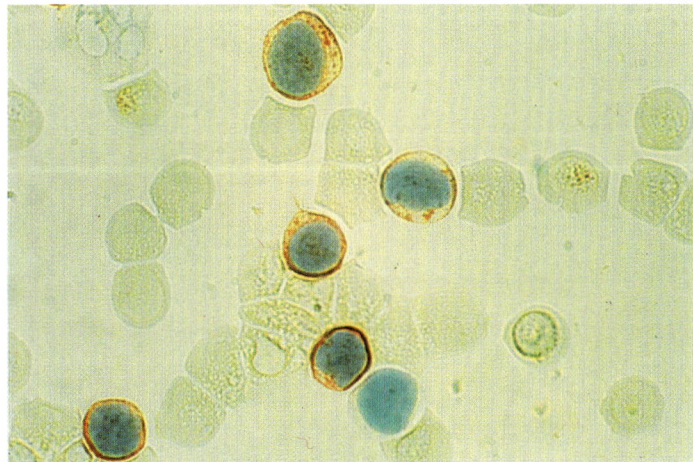

Abb. 1.71
B-Lymphozyten: Bei Anwendung der Immunperoxidase-Technik und des monoklonalen Antikörpers B4(CD19) wird der an ein Oberflächenantigen gebundene Antikörper durch eine braune Farbe markiert.

1 Normale Hämatopoese und Blutzellen

Die Oberflächenimmunglobuline sind für jeden B-Zellklon spezifisch und mit denjenigen identisch, die als Antikörper von B-Lymphozyten oder Plasmazellen sezerniert werden. Man unterscheidet fünf Immunglobulin- (Ig-)Klassen: IgM, IgD, IgG (aufgeteilt in vier Subtypen), IgE und IgA (aufgeteilt in zwei Subtypen). Jedes Immunglobulinmolekül besteht aus leichten Ketten (κ oder λ) und schweren Ketten (μ, δ, γ, ε oder α); letztere bestimmen die Immunglobulinklasse (Abb. 1.72). Sowohl die schweren als auch die leichten Ketten enthalten konstante und variable Regionen. Die Gene der schweren Ketten sind in der oben aufgeführten Reihenfolge auf Chromosom 14 und die Gene der leichten Ketten auf Chromosom 2 (κ) und 22 (λ) lokalisiert (siehe Abb. 1.68).

Die zeitliche Folge der Antigenexpression und des Genrearrangements in der frühen B-Zell-Entwicklung im Knochenmark ist in Abb. 1.73 wiedergegeben. Einige Antigene können vor den Immunglobulinen an der Zelloberfläche nachgewiesen werden. Die Immunglobuline werden dabei zuerst im Zytoplasma (in Prä-B-Zellen; Abb. 1.74) und erst danach an der Oberfläche exprimiert; früh in der B-Zellontogenese erscheint das nukleäre Enzym TdT. Durch Unterschiede im Rearrangement der Gene, die für die variablen (V-), Diversitäts-(D-), Verbindungs-(joining-J-) und konstanten (C-) Regionen codieren, wird die Vielfalt der sezernierten Immunglobuline erreicht (Abb. 1.75 und 1.76). Das Umschalten der Klassen erfolgt wahrscheinlich durch Deletion der Gene für die konstanten Regionen stromaufwärts des zu exprimierenden Gens. Die Mehrzahl der B-Zellen verfügt über HLA-DR-Antigene, die für die Regulation der Immunantwort von Bedeutung sind. Auch Komplementrezeptoren für C3b und C3d sind auf reiferen B-Zellen nachweisbar.

"Null"-Zellen: "Natural killer cells" (sogenannte natürliche Killerzellen – NK)

Eine kleine Population "lymphozytärer" Zellen, die weder T- noch B-Marker exprimieren, sind als "non-T, non-B-" Zellen oder als "third population"-Zellen bekannt; ihre Differenzierungssequenz ist nicht geklärt. Im peripheren Blut treten die meisten "Null"-Zellen als sogenannte große granulierte Lymphozyten

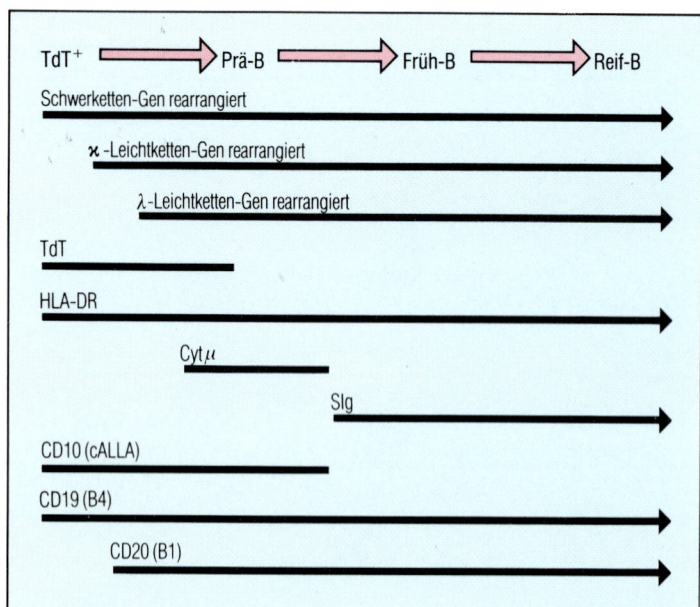

Abb. 1.72
Grundstruktur eines Immunglobulinmoleküls: Jedes Molekül besteht aus zwei Leichtketten (κ oder λ) und zwei Schwerketten, wobei jede Kette sich aus variablen (V-) und konstanten (C-) Regionen zusammensetzt. Der Antigen-Bindungsort liegt in der V-Region. Die Schwerketten (μ, δ, γ, ε oder α) determinieren die Immunglobulinklasse. IgA-Moleküle bilden Dimere, während IgM aus fünf Molekülen in Ringform aufgebaut ist. Papain spaltet die Moleküle in ein Fc-Fragment und zwei Fab-Fragmente.

Abb. 1.73
Zeitliche Folge des Immunglobulingen-Rearrangements sowie der Antigen- und Immunglobulin-Expression während der frühen B-Zellentwicklung. S = Oberflächen-, Cyt = zytoplasmatisch. Sehr frühe B-Zellen enthalten auch intrazytoplasmatisches CD 22 (siehe Kapitel 8).

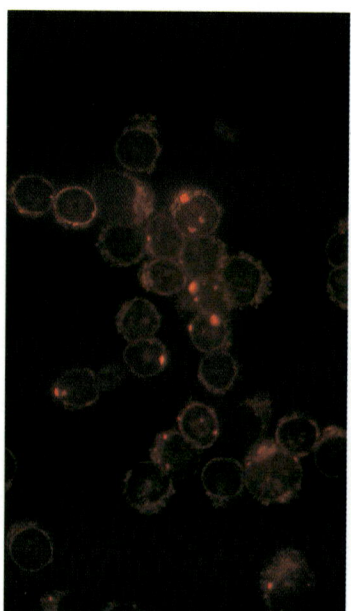 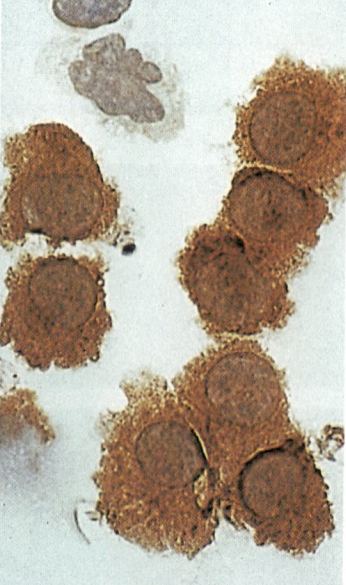

Abb. 1.74
Prä-B-Lymphozyten: Expression von intrazytoplasmatischem IgM (links) mit kristallinem Aussehen in peripheren Blutzellen eines Patienten mit chronischer lymphatischer Leukämie (indirekte Immunfluoreszenz-Technik); (rechts) Nachweis von intrazytoplasmatischem IgM mittels indirekter Immunperoxidase bei einem Fall von Haarzell-Leukämie. Freundlicherweise von Dr. J. V. Melo überlassen.

(large granular lymphocytes – LGL) auf (siehe Abb. 1.53). Funktionell besteht diese Population überwiegend aus sog. natürlichen Killer- (NK-)Zellen, die zur MHC-unabhängigen Lyse von Zielzellen fähig sind, sowie aus Zellen der Antikörper-abhängigen zellulären Zytotoxizität (antibody-dependent cellular cytotoxic (ADCC) cells); letztere besitzen die Fähigkeit, neoplastische und virusinfizierte Zellen zu beseitigen. Darüber hinaus beteiligen sich "Null"-Zellen an der Transplantatabstoßung. In der Zirkulation setzt sich ein kleiner Teil dieser Zellen aus unreifen T- oder B-Zellen sowie aus myeloischen oder erythropoetischen Vorläuferzellen zusammen. Bei NK-Zellen handelt es sich wahrscheinlich hauptsächlich um T-Zellen (CD8$^+$) sowie um Zellen der myeloischen Zellreihe. Sie werden durch Interleukin-2 und γ-Interferon zur Proliferation stimuliert.

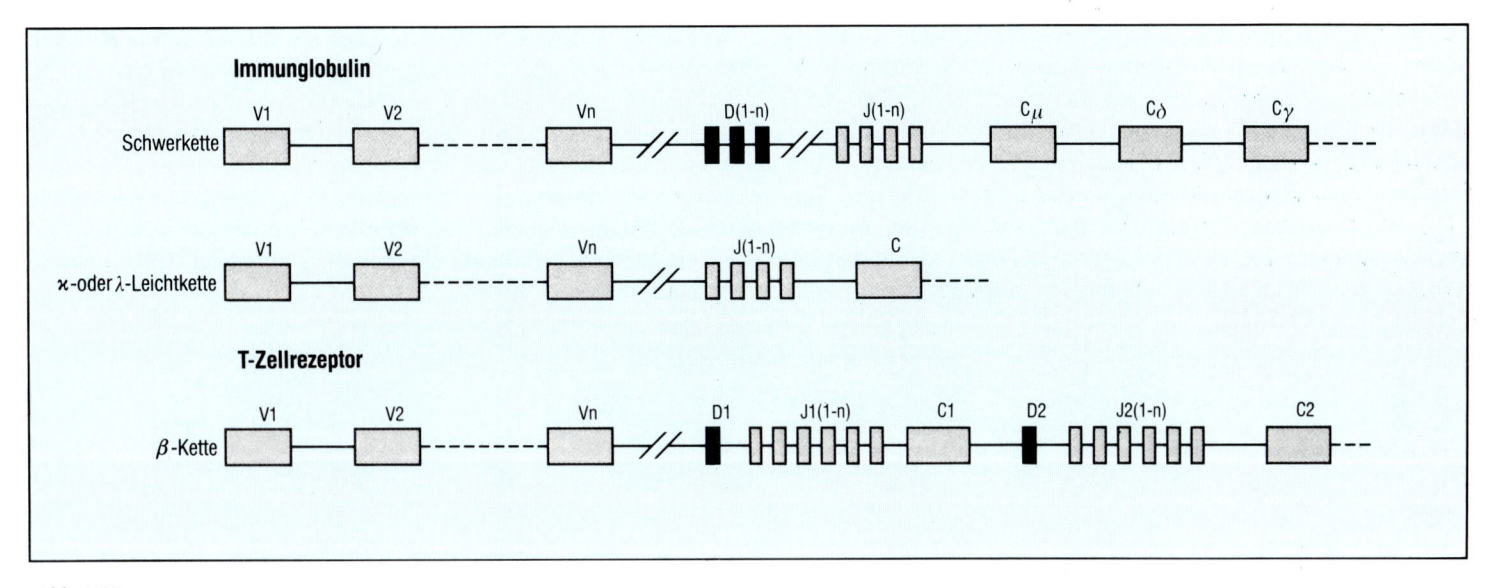

Abb. 1.75
Keimbahnanordnung von Immunglobulin-Genen (in allen Körperzellen außer B-Zellen beibehalten). Jedes Gen besteht aus Segmenten, die eine Anzahl (n) von variablen (V-), Diversitäts- (D-), Verbindungs- (J-) und konstanten (C-)Genen enthalten, wobei letztere für den Typ der gebildeten Schwerketten verantwortlich sind. Die Diversität entsteht durch die unterschiedliche Kombination von V-, D-, J-, und C-Genen (siehe Abb. 1.76).

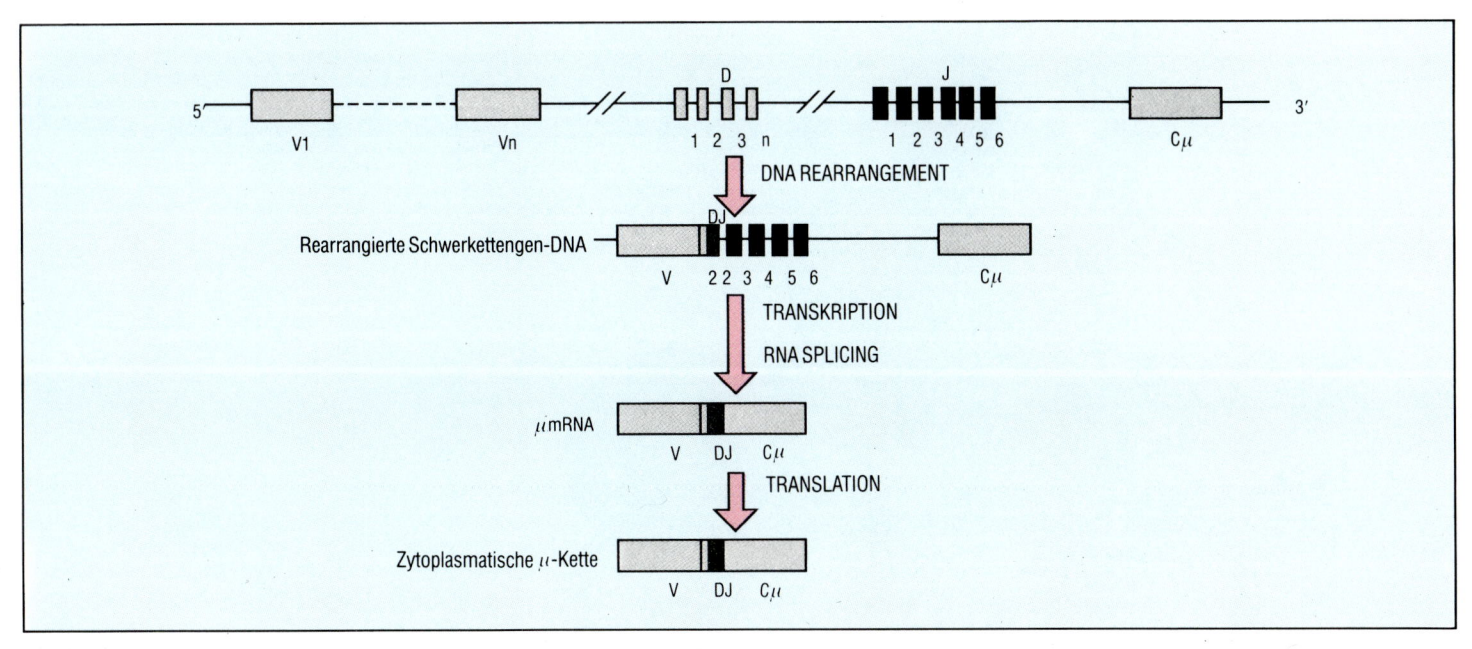

Abb. 1.76
Rearrangement eines Schwerketten-Immunglobulingens. Eines der V-Segmente wird in Kontakt mit einem D-, einem J- und einem C-Segment (in diesem Fall Cµ) gebracht, wodurch ein aktiv transskriptionsfähiges Gen entsteht, von dem die entsprechende mRNA gebildet wird. Das DJ-Rearrangement geht der VDJ-Verbindung voraus.

1 Normale Hämatopoese und Blutzellen

Proliferation und Differenzierung von Lymphozyten
Die Proliferation und Reifung von T- und B-Zellen erfolgt in reaktiven lymphatischen Geweben (Lymphknoten, Magen-Darm- und Respirationstrakt-assoziiertem lymphatischem Gewebe, Milz). Dabei bilden sowohl T- als auch B-Zellen Rezeptoren für Antigene, wodurch sie ihre Spezifität für ein einziges Antigen erwerben. Die Bindung dieser spezifischen Antigene führt in Anwesenheit von akzessorischen Zellen zur Zellaktivierung.

Antigen-präsentierende Zellen (antigen-presenting cells – APCs) treten mit solchen T-Zellen in Wechselwirkung, die über den entsprechenden Rezeptor für das jeweilige Antigen verfügen; Voraussetzung dafür ist die Erkennung des Haupthistokompatibilitäts-Komplexes (major histocompatibility complex – MHC; siehe unten) der Klasse I für $CD8^+$ – und der Klasse II für $CD4^+$ -Zellen. Gleichzeitig werden auch B-Zellen mit entsprechendem Oberflächenrezeptor (Immunglobulin) für das Antigen aktiviert (Abb. 1.77). Unter Einwirkung von Faktoren, die von den Antigen-präsentierenden Zellen (Interleukin-1) und aktivierten T-Helferzellen (Interleukin-2) freigesetzt werden (Abb. 1.78), kommt es daraufhin zur Proliferation und Differenzierung von stimulierten T- und B-Zellen. T-Helfer-Lymphozyten sezernieren auch den B-Zell-Wachstumsfaktor (B cell growth factor- BCGF), der eine B-Zell-Replikation induziert, und den B-Zell-Differenzierungsfaktor (BCDF), der B-Zellen zur Bildung von Antikörpern stimuliert und weitere Zellteilungen unterbindet. Auf diese Weise entstehen Klone von Effektor- und Gedächtnis-B-Zellen ("memory cells"). Werden letztere zu einem späteren Zeitpunkt durch ihr spezifisches Antigen stimuliert, so sind sie in der Lage, erneut und schneller zu proliferieren (Sekundärantwort).

Aktivierte T-Zellen sind für die zellvermittelte Immunantwort verantwortlich und sezernieren zahlreiche Lymphokine, z. B. Interleukin 2 und 3, α- und γ-Interferon, den migrationshemmenden Faktor, Lymphotoxine, den Tumornekrosefaktor sowie andere Mediatoren, die Killer-T-Zellen zum Angriff auf einen eindringenden Organismus oder eine Zelle aktivieren. Schließlich werden Makrophagen dazu veranlaßt, am Ort der Infektion zu verbleiben und bei der Verdauung phagozytierter Zellen mitzuwirken.

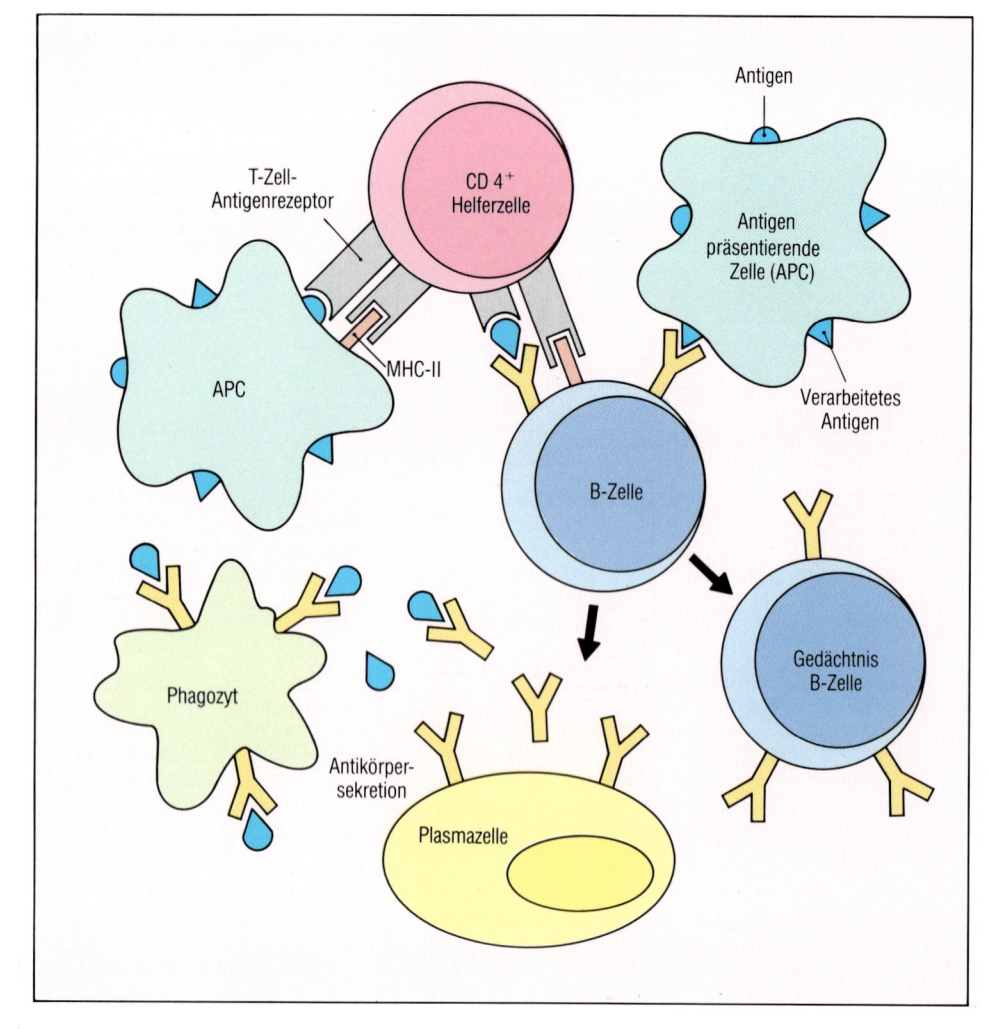

Abb. 1.77
Bei der Immunantwort erfolgt eine Interaktion zwischen einer APC und einer T-Helferzelle ($CD4^+$) mit MHC-II- und Antigen-T-Zellrezeptor-Erkennung. Gleichzeitig treten diese beiden Zellen mit einer B-Zelle in Wechselwirkung, wofür die Erkennung zwischen ihrem Oberflächenimmunglobulin und dem Antigen Voraussetzung ist. T- und B-Zellen reagieren mit verschiedenen Epitopen des Antigens. Diese Interaktionen haben eine Proliferation von T- und B-Zellklonen zur Folge (siehe Abb. 1.78), wobei die B-Zellen entweder zu Plasmazellen mit Sekretion von Antikörpern gegen das Antigen oder zu Gedächtnis-B-Zellen differenzieren. Ein Phagozyt nimmt den Antigen-Antikörper-Komplex auf.

Normale Hämatopoese und Blutzellen 1

T-Helferzellen besitzen eine wichtige Funktion bei der Einleitung der antigenabhängigen B-Zellantwort; T-Suppressorzellen schränken dagegen die B-Lymphozytenantwort ein, während zytotoxische T-Zellen in der Lage sind, als "fremd" erkannte oder virusinfizierte Zellen direkt zu schädigen (Abb. 1.79).

Aktivierte B-Zellen sind für die humorale Immunantwort verantwortlich. Zahlreiche B-Zellblasten reifen zu Plasmazellen aus, die Antikörper einer einzigen Spezifität und Immunglobulinklasse bilden und sezernieren (Abb. 1.80). Abb. 1.81 zeigt B-Lymphozyten in verschiedenen Stadien der Differenzierung und Aktivierung.

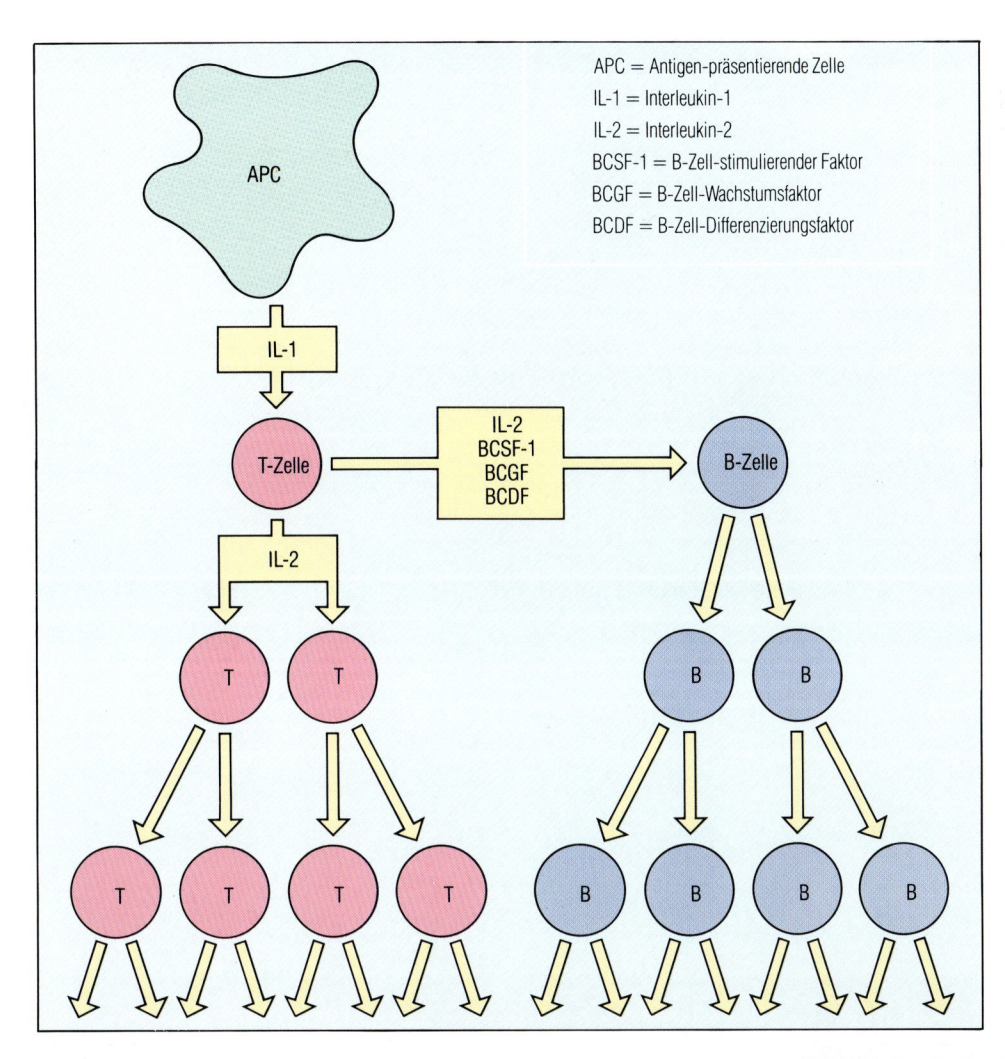

Abb. 1.78
Funktionen der Wachstums-, Stimulierungs- und Differenzierungsfaktoren von Interleukin 1 und 2 und der B-Zellen bei der Immunantwort: Die Reaktion zwischen einer APC und einer T-Zelle führt zur Sekretion von IL-1 durch die APC; IL-1 regt T-Zellen zur Freisetzung von IL-2 und dieses seinerseits T-Zellen zur Zellteilung an. Die T-Zellen sezernieren darüber hinaus BCGF und BCSF-1, die zusammen mit IL-2 die Proliferation interagierender B-Zellen induzieren. Außerdem sezernieren T-Zellen BCDF, das die Zellteilungen unterbindet und die B-Zellen zur weiteren Differenzierung und Antikörperbildung anregt. Ein Teil der B-Zellen entwickelt sich zu Gedächtniszellen, die mit beschleunigter Antwort auf einen erneuten Kontakt mit dem gleichen Antigen reagieren.

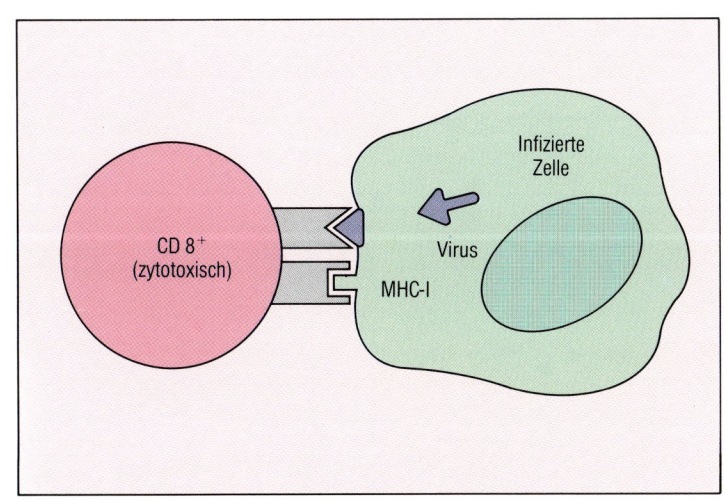

Abb. 1.79
Interaktion zwischen einer zytotoxischen T-Zelle (CD8$^+$) und einer virusinfizierten Zelle: Die CD8$^+$-Zelle vermag die virusinfizierte Zelle abzutöten, wenn sowohl eine MHC-I-Erkennung zwischen den beiden Zellen als auch eine Übereinstimmung zwischen den auf der Zelloberfläche exprimierten Virusantigenen und dem T-Zellantigen-Rezeptor auf der Oberfläche der CD8$^+$-Zelle bestehen.

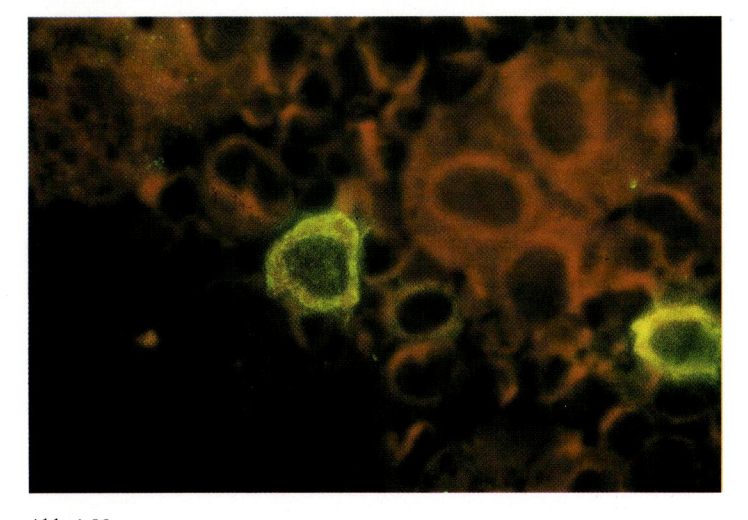

Abb. 1.80
Plasmazellen: Zwei Plasmazellen eines Knochenmarkaspirats mit ausgeprägter intrazytoplasmatischer Fluoreszenz. Fluoreszein-markiertes Anti-IgG, Gegenfärbung mit Evans-Blau.

1 Normale Hämatopoese und Blutzellen

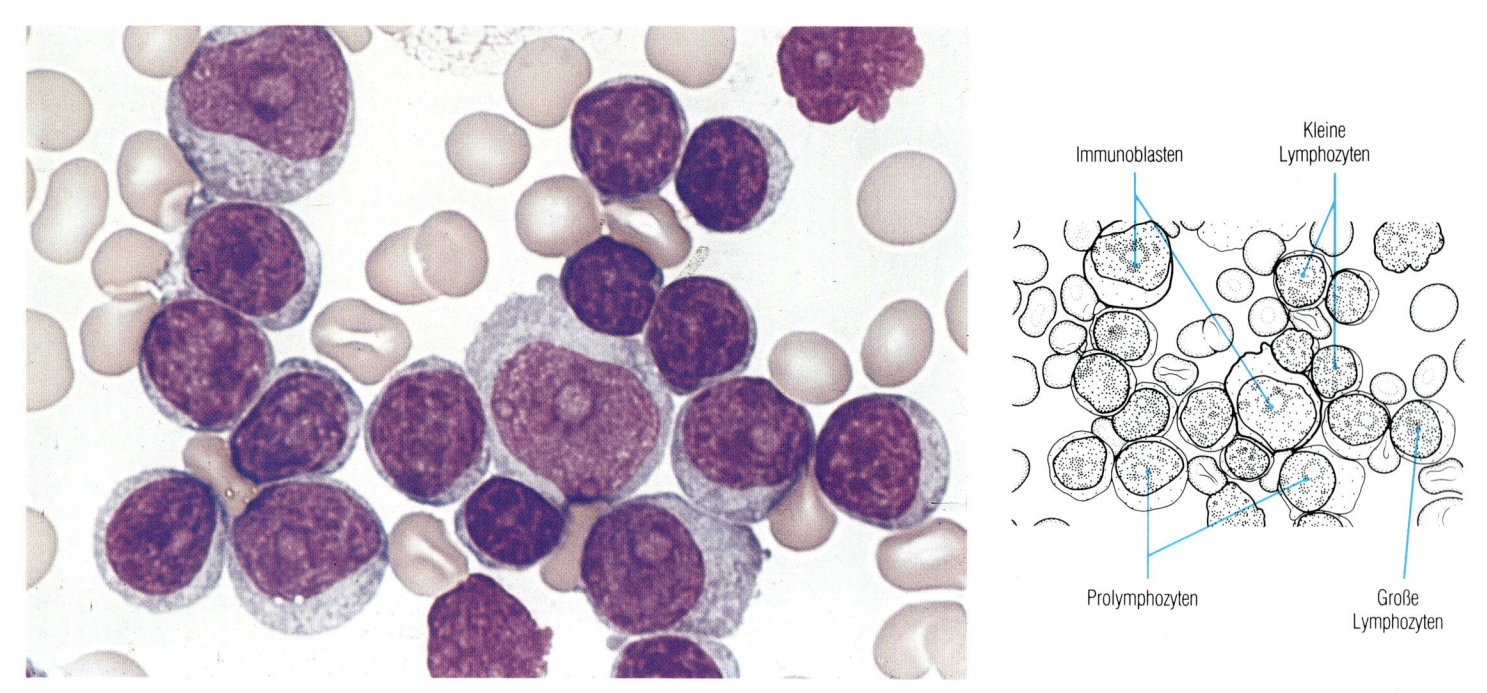

Abb. 1.81
B-Lymphozyten: Peripherer Blutausstrich eines Patienten mit chronischer lymphatischer Leukämie in prolymphozytärer Transformation. Man erkennt B-Zellen in unterschiedlichen Entwicklungsstadien. Wahrscheinlich handelt es sich bei Prolymphozyten um ein Aktivierungsstadium von B-Zellen. Freundlicherweise von Dr. J. V. Melo überlassen.

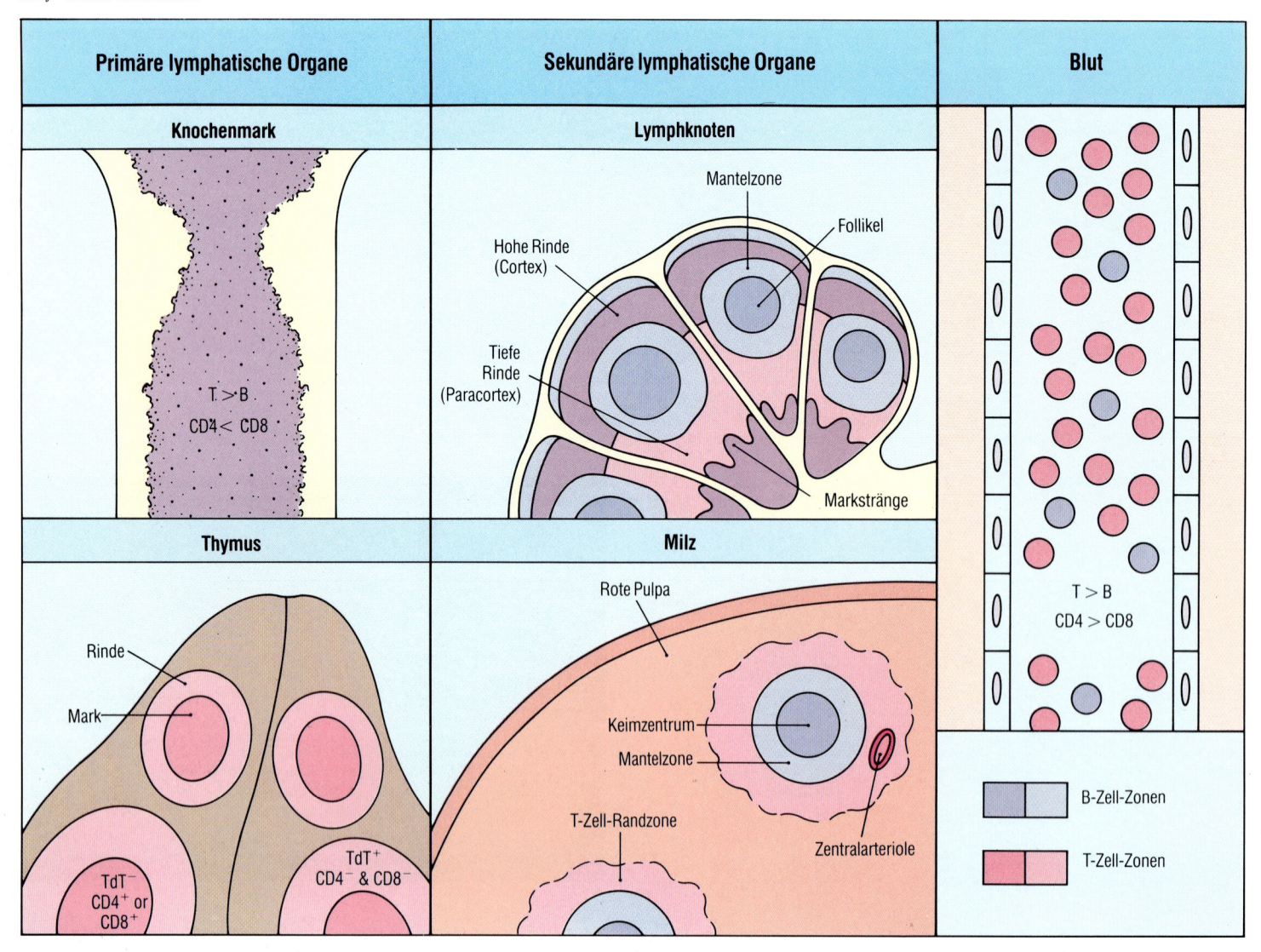

Abb. 1.82
Verteilung der Lymphozyten: Primäre und sekundäre lymphatische Organe, peripheres Blut. Vielenorts sind im Organismus Herde von sekundärem lymphatischem Gewebe nachweisbar, z. B. die Peyer'schen Plaques des Dünndarms. Die Mantelzonen in Lymphknoten und Milz enthalten auch Makrophagen und APCs, während im Paracortex zahlreiche interdigitierende Retikulumzellen (IDC) auftreten.

Lymphozytenzirkulation

Aus den primären lymphatischen Organen (Knochenmark und Thymus) wandern die Lymphozyten über das Blut durch postkapilläre Venolen in das Lymphknotenparenchym, in nicht eingekapseltes lymphatisches Gewebe und in die Milz. T-Zell-Domänen sind dabei die parakortikalen Zonen der Lymphknoten und die periarteriolären Scheiden der Milz. B-Zellen reichern sich selektiv in den Keimzentren der lymphatischen Gewebe und den subkapsulären Arealen der Rinde und den Marksträngen von Lymphknoten an (*Abb. 1.82* und *1.83*). Über die Vasa efferentia des lymphatischen Systems und den Ductus thoracicus erreichen die Zellen wieder das periphere Blut. Die durchschnittliche Dauer einer vollständigen Zirkulation beträgt etwa 10 Stunden. Die Mehrzahl der rezirkulierenden Zellen gehört der T-Klasse an. B-Zellen sind dagegen überwiegend seßhaft und halten sich lange Zeit in den lymphatischen Geweben und in der Milz auf. Viele Lymphozyten besitzen eine lange Lebensdauer und können als Gedächtniszellen mehrere Jahre überleben.

HUMANES LEUKOZYTEN-ANTIGEN-(HLA-)SYSTEM

Auf dem kurzen Arm von Chromosom 6 ist eine Gengruppe lokalisiert, die als Haupthistokompatibilitäts-Komplex (major histocompatibility complex – MHC) oder humane Leukozyten-Antigen- (HLA-)Region bekannt ist (*Abb. 1.84*).

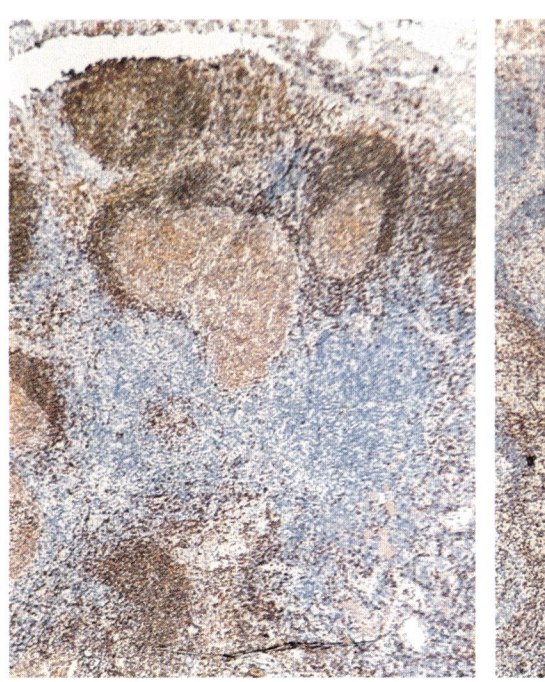

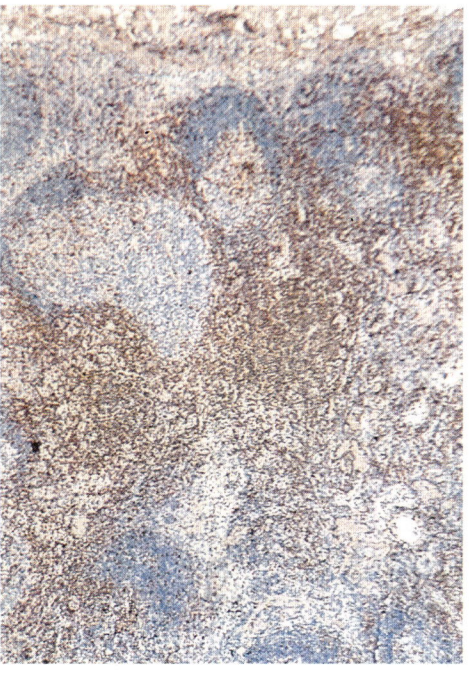

Abb. 1.83
Verteilung von B- und T-Lymphozyten. Histologische Schnittpräparate von Lymphknoten mit (links) Nachweis von B-Zellen in den Keimzentren, deren Mantelzonen (starke Anfärbung), in der subkapsulären Rinde und in den Marksträngen; (rechts) T-Zellen überwiegen in den perifollikulären Zonen der tiefen Rinde. Immunperoxidase-Technik; Reaktion mit dem monoklonalen Pan-B-Antikörper B 4 (CD 19) (links) und dem monoklonalen Pan-T-Antikörper OKT 11 (CD 2) (rechts).

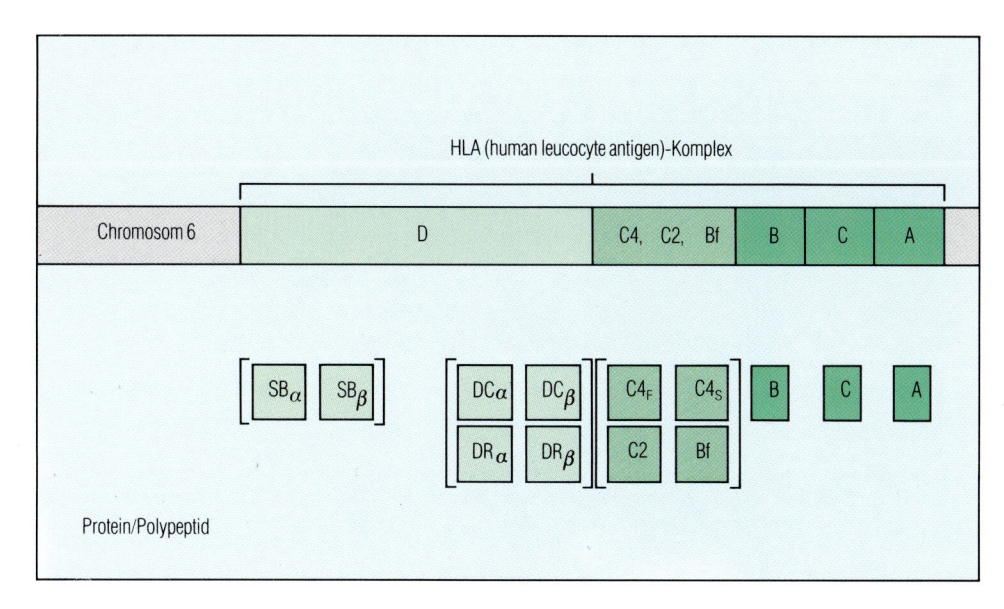

Abb. 1.84
HLA-Genkomplex auf Chromosom 6: Die Regionen B, C und A codieren für MHC-I-Moleküle; D codiert für die α- und β-Ketten der MHC-II-Proteine SB, DC und DR (mit den Spezifitäten DP, DQ bzw. DR). Die Region zwischen D und B codiert für Klasse III-Komplement-Proteine (C 3), einschließlich der Tandem-Allele von C 4 und der Gene für C 2 und Faktor B (Bf). Die Polypeptide stehen in Klammern, da ihre genaue Genanordnung unbekannt ist.

1 Normale Hämatopoese und Blutzellen

Ein Teil der Gene in dieser Region codiert für HLA-Antigen-Proteine, die auf der Membran zahlreicher kernhaltiger Zellen angetroffen werden. Diese Antigene spielen eine wesentliche Rolle bei der Transplantat-Abstoßung und sind darüber hinaus in vielerlei Hinsicht bei der immunologischen Erkennung und Immunantwort von Bedeutung.

MHC-Proteine lassen sich in drei Typen aufgliedern. Die Proteine der Klasse I bestehen aus zwei Polypeptiden, von denen das größere durch den MHC codiert wird. Die kleinere Komponente, ein β_2-Mikroglobulin, ist außerhalb des MHC codiert. Klasse II-Proteine setzen sich aus einer α- und einer β-Kette zusammen; die entsprechenden Gene liegen beide im MHC (Abb. 1.85). Bei den Klasse III-Proteinen handelt es sich um Komplement-Komponenten, die ebenfalls durch die MHC-Region codiert sind.

Die Hauptregionen des MHC-Genkomplexes tragen beim Menschen die Bezeichnung A, B, C und D. Die durch die A-, B- und C-Regionen codierten Klasse I-Proteine stellen Erkennungsantigene dar, die an der Membranoberfläche lokalisiert sind und von zytotoxischen T-Lymphozyten (CD8$^+$) identifiziert werden können. Die Gene der D-Region codieren für Klasse II-Proteine, die für die Zusammenarbeit und Interaktion zwischen T-Helfer-Lymphozyten (CD4$^+$) und Antigen-präsentierenden Zellen wichtig sind. HLA-A-, -B- und -C-Antigene kommen auf allen kernhaltigen Zellen sowie Thrombozyten vor, während die durch

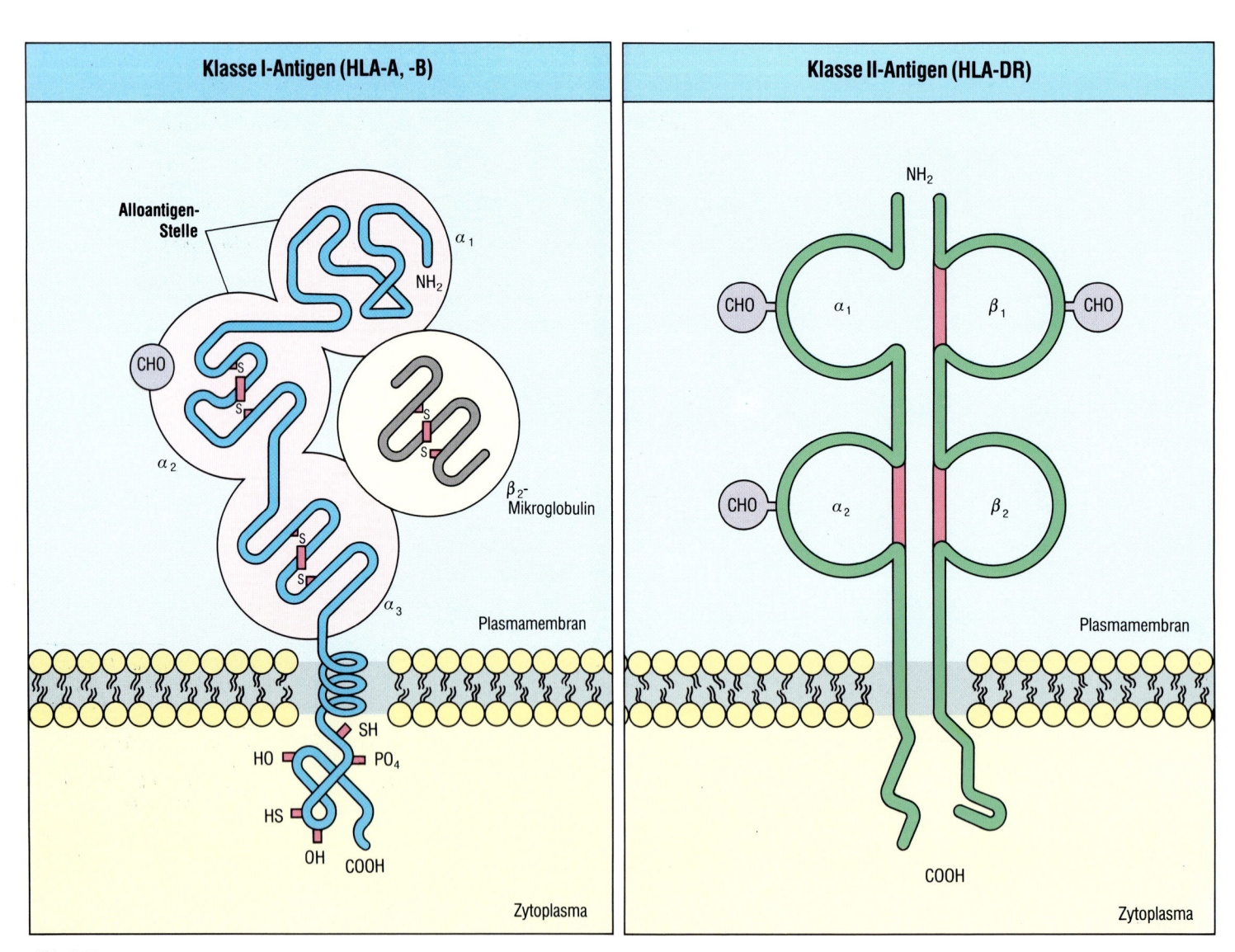

Abb. 1.85
Struktur der Klasse I- und Klasse II-HLA-Antigene in der Plasmamembran. Die durch den Klasse I MHC–codierte Kette verfügt über drei globuläre Domänen (α_1, α_2 und α_3). Ein nicht MHC-codiertes Peptid, das β_2-Mikroglobulin, steht in enger Beziehung zur α_3-Domäne. Alloantigene kommen auf den α_1- und α_2-Domänen vor. Das HLA-DR-Antigen besteht aus einem α- und einem β-Peptid, zwischen denen keine kovalente Bindung besteht. Jedes Peptid weist zwei globuläre Domänen auf, die in ihrer Struktur mit den Immunglobulin-Domänen verwandt sind.

die D-Region codierten Antigene in der Regel nur auf B-Lymphozyten, Monozyten, Makrophagen und einigen aktivierten T-Zellen nachweisbar sind.

Die HLA-A-, -B- und -C-Typisierung erfolgt gewöhnlich an peripheren Blutlymphozyten. Ursprünglich wurden die Antigene des D-Systems durch eine fehlende Reaktion in der "mixed lymphocyte-culture" (MLC) gegen seltene homozygote D-Locus-Zellen identifiziert (bei der MLC handelt es sich um einen Lymphozytenproliferationstest zum Nachweis zellgebundener Immunität). Neuerdings steht auch eine serologische Methode für die Erkennung der HLA-D-Region-Antigene zur Verfügung.

Diese Antigene werden als HLA-DR bezeichnet und in drei Untergruppen aufgegliedert: DR, DP und DQ. Die gegenwärtig bekannten HLA-Antigene sind in *Abb. 1.86* aufgelistet.

WEITERE HUMANE LEUKOZYTEN-ANTIGENE
Menschliche Leukozyten besitzen eine Vielzahl von Antigenen, die von monoklonalen Antikörpern erkannt werden. Eine Reihe dieser Antigene sind zusammen mit Beispielen für die mit ihnen reagierenden Antikörpern in *Abb. 1.87* aufgeführt. Auf die Verwendung dieser Antikörper zur Bestimmung normaler und maligner Subpopulationen hämatopoetischer Zellen wird in den folgenden Kapiteln eingegangen.

A	B		C	D	DR	DQ	DP
A1	B5	Bw50(21)	Cw1	Dw1	DR1	DQw1	DPw1
A2	B7	B51(5)	Cw2	Dw2	DR2	DQw2	DPw2
A3	B8	Bw52(5)	Cw3	Dw3	DR3	DQw3	DPw3
A9	B12	Bw53	Cw4	Dw4	DR4		DPw4
A10	B13	Bw54(w22)	Cw5	Dw5	DR5		DPw5
A11	B14	Bw55(w22)	Cw6	Dw6	DRw6		DPw6
Aw19	B15	Bw56(w22)	Cw7	Dw7	DR7		
A23(9)	B16	Bw57(17)	Cw8	Dw8	DRw8		
A24(9)	B17	Bw58(17)		Dw9	DRw9		
A25(10)	B18	Bw59		Dw10	DRw10		
A26(10)	B21	Bw60(40)		Dw11(w7)	DRw11(5)		
A28	Bw22	Bw61(40)		Dw12	DRw12(5)		
A29(w19)	B27	Bw62(15)		Dw13	DRw13(w6)		
A30(w19)	B35	Bw63(15)		Dw14	DRw14(w6)		
A31(w19)	B37	Bw64(14)		Dw15	DRw52		
A32(w19)	B38(16)	Bw65(14)		Dw16	DRw53		
Aw33(w19)	B39(16)	Bw67		Dw17(w7)			
Aw34(10)	B40	Bw70		Dw18(w6)			
Aw36	Bw41	Bw71(w70)		Dw19(w6)			
Aw43	Bw42	Bw72(w70)					
Aw66(10)	B44(12)	Bw73					
Aw66(28)	B45(12)						
Aw68(28)	Bw46						
Aw69(28)	Bw47						
	Bw48						
	B49(21)						
		Bw4					
		Bw6					

Abb. 1.86
Etablierte HLA-Spezifitäten: Definierte Spezifitäten sind mit einer Zahl bezeichnet, während noch nicht vollständig charakterisierte das Präfix "w" (Workshop) tragen. Nur bedingt definierte Spezifitäten sind in größeren Gruppen ("splits") zusammengefaßt und nach der Hauptspezifität in Klammern gesetzt. Die Antigene Bw4 und Bw6 sind sehr allgemein ("public") und schließen splits ein, die weiter untergliedert wurden.

1 Normale Hämatopoese und Blutzellen

Cluster Determinant (CD)-Antikörper gegen menschliche Leukozytenantigene

Cluster	Beispiel	MW (kD)	Hauptverteilung	Bemerkungen
CD1a	NA1/34	49	Thymozyten	Langerhans-Zellen
CD1b	NU-T2	45	Thymozyten	
CD1c	M241	43	Thymozyten	
CD2	T11	50	Pan-T-Zellen	SEC-Rezeptor
CD3	T3	28,22,20	Pan-T-Zellen	TCR-Komplex
CD4	T4	60	T-Helferzell-Subpopulation	Makrophagen
CD5	T1	67	Pan-T-Zellen	BCLL
CD6	T12	120	Pan-T-Zellen	BCLL
CD7	3A1	40	Pan-T-Zellen	FcµR
CD8	T8	32,30	T-Suppressorzellen	Nerven, Milzsinusoide
CD9	BA-2	24	Prä-B-Zellen	
CD10	J5	100	Prä-B, CALL	Niere, Darm
CD11a	LFA-1	180(95)	Leukozyten	LFA α-Kette Zelladhäsion
CD11b	Mac 1	160(95)	Monozyten, SN	
CD11c	3.9	150(95)	Monozyten, SN	
CD13	MY7,MCS2	150	Monozyten, SN	Haut, Niere u.a.
CD14	UCHM1	55	Monozyten, (SN)	DRF
CD15	Leu M1		SN, (Monozyten)	X-Hapten
CD16	MG38	50-60	SN, NK-Zellen	FcR (niedrige Affinität)
CD17	(G)035		SN, Monozyten, Thrombozyten	Lactoceramid
CD18	60.3	95	Leukozyten	LFA β-Kette
CD19	B4	90	B-Zellen	DRF
CD20	B1	35	B-Zellen	DRF
CD21	B2	180	B-Zellen	DRF, C3dR
CD22	HD39	135	B-Zellen	
CD23	MHM6	45	Aktivierte B-Zellen	DRF, IgE-Fc-Rezeptor
CD24	BA-1	45,55,65	B-Zellen, SN	
CD25	Tac	55	T-Zellen, B-Zellen, Makrophagen	IL-2-Rezeptor
CDw26	TI19-4-7	130	Aktivierte T-Zellen	
CD27	VIT14	120-155	T-Zellen, Plasmazellen	
CD28	9.3	44	T-zytotoxische Subpopulation	
CDw29	4B4	135	T-Helferzellen	SN, B-Zellen
CD30	Ki-I	90-110	Akivierte T- und B-Zellen	H-RS-Zelle
CD31	SG134	130-140	Monozyten, SN, Thrombozyten	gpIIa?
CDw32	2E1	40	Monozyten, SN, Thrombozyten	FcR (hohe Affinität)
CD33	MY9	67	Myeloische Leukämie	Myeloische Vorläufer
CD34	MY10	115	Myeloische und lymphoblastische Leukämie	Mark-Vorläuferzellen
CD35	T05	220	SN, Monozyten, DRF	C3b-Rezeptor
CD36	4C7	85	Monozyten, Thrombozyten	gpIV
CD37	BL14	40-45	Pan-B-Zellen	DRF
CD38	OKT10	45	Mehrere Zellinien	Plasmazell-Tumoren
CD39	G28-10	80	B-Zellen, Makrophagen	Blutgefässe
CDw40	G28.5	50	B-Zellen, IDC	Carcinome
CDw41	J15	115/130	Thrombozyten	gpIIb/IIIa
CDw42	HPL14	150	Thrombozyten	gpIb
CD43	G10-2	95	Leukozyten	Hirn
CD44	F10-44-2	65-85	Leukozyten	Hirn
CD45	T200	220,205,190	Leukozyten	LCA
CD45R	2H4	220,205	Leukozyten-Subpopulationen	"Restricted LCA"

Abb. 1.87
Cluster differentiation- (CD-) Antikörper gegen humane Leukozytenantigene. Zusammengestellt vom 3. Internationalen Workshop, 1986. BCLL = B-Zell chronische lymphatische Leukämie; CALL = akute lymphatische Leukämie vom "common" – (CD10$^+$)-Typ; C3dR – Rezeptor für Komplement C3d; CR1 = Komplementrezeptor; DRF = dendritische Retikulumzellen der Follikel; FcµR = Rezeptor für das Fc-Fragment von IgM; FcR = Rezeptor für das Fc-Fragment; GP = Glykoprotein; H-RS = Hodgkin- und Reed-Sternberg-Zellen; IDC = interdigitierende Retikulumzellen; LCA = common leucocyte antigen; LFA = Leukozytenfunktionsantigen; SEC = Schaferythrozyten; SN = Segmentkerniger Neutrophiler; TCR = T-Zellrezeptor; w = Workshop.

Hypochrome Anämien

2

2 Hypochrome Anämien

Die hypochromen Anämien sind durch hypochrome Erythrozyten im peripheren Blut gekennzeichnet, deren mittlerer corpusculärer Hämoglobingehalt (MCH) weniger als 27 pg beträgt. Meist handelt es sich auch um mikrozytäre Zellen (mittleres corpusculäres Volumen (MCV) unter 80 fl). Bei Verwendung manueller Methoden der Hämoglobin- und Hämatokrit- (packed cell volume-, PCV-)Bestimmung besteht auch eine Verminderung der mittleren corpusculären Hämoglobinkonzentration (MCHC) auf weniger als 32 g/dl. Diese Bestimmung ist allerdings bei Anwendung moderner elektronischer Zählgeräte von geringer Bedeutung.

Die Ursache für die Hypochromie der Erythrozyten beruht auf einem Defekt der Hämoglobinsynthese, die in *Abb. 2.1* schematisch dargestellt ist. Dieser Defekt wird in den allermeisten Fällen durch einen Eisenmangel hervorgerufen. Seltener liegt eine der folgenden Störungen zugrunde: Block im Eisenstoffwechsel (Anämie bei chronischen Grunderkrankungen), Defekt in der Protoporphyrin- und Häm- Synthese (sideroblastische Anämien), fehlerhafte Globinsynthese (Thalassämien – siehe Kapitel 5), Kristallbildung des Hämoglobins (einige andere Hämoglobinopathien, z. B. Hämoglobin C – siehe Kapitel 5). Blei kann ebenfalls zu einer hypochromen Anämie führen, indem es sowohl die Häm- als auch die Globin-Synthese hemmt. Darüber hinaus verursacht dieses Schwermetall eine Hämolyse, möglicherweise durch eine Störung des RNA-Abbaus.

EISENMANGEL-ANÄMIE

Die Symptome des Eisenmangels werden durch die Anämie (falls genügend schwer) und in manchen Fällen auch durch eine Schädigung epithelialer Gewebe hervorgerufen. Außerdem können Symptome von seiten der zugrundeliegenden Erkrankung, die zum Eisenmangel geführt hat, bestehen. Vereinzelt klagen die Patienten über ein Verlangen nach ungewöhnlicher Nahrung (Pica), z.B. Eis, Kreide oder Papier.

Eine Blässe der Schleimhäute wird gewöhnlich nur dann klinisch erkennbar, wenn der Hämoglobinspiegel auf Werte unter 9 g/dl abgesunken ist. Sie manifestiert sich an Lippen, Konjunktiven, Hautfurchen der Hohlhand und Nagelbetten (*Abb. 2.2-2.4*). Die Hautfarbe ist jedoch kein zuverlässiges Anämiezeichen, da sie sowohl vom Zustand der Hautzirkulation als auch vom Hämoglobingehalt des Blutes abhängt. Die Nägel der Patienten sind häufig gefurcht und brüchig (*Abb. 2.5*) oder weisen eine Hohlnagelbildung (Koilonychie, Spoon nails) auf (*Abb. 2.6*). Besonders bei Patienten mit schlecht sitzendem künstlichem Gebiß werden Mundwinkelrhagaden (Cheilosis) und eine Stomatitis beobachtet (*Abb. 2.7*).

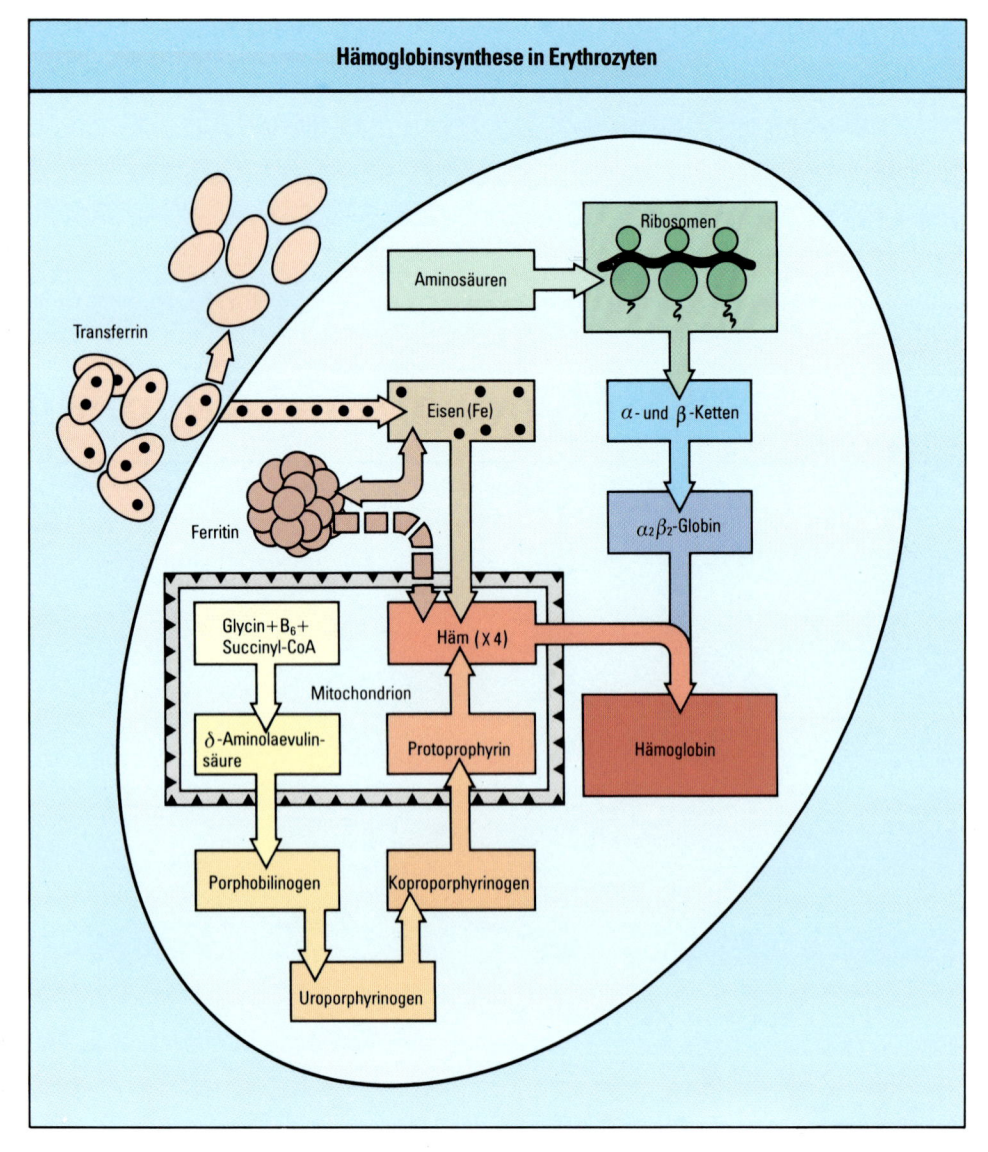

Abb. 2.1
Hämoglobinsynthese im reifenden Erythrozyten: Aus Transferrin stammendes Eisen gelangt in die Zelle und verbindet sich mit Protoporphyrin, welches aus Succinyl-CoA und Glycin in Mitochondrien synthetisiert wird, um Häm zu bilden. Ein Häm-Molekül verbindet sich mit einer der Globin-Polypeptidketten. Ein Hämoglobinmolekül besteht aus vier Häm-Globin-Einheiten. Hypochrome Anämien entstehen als Folge eines Eisenmangels oder eines Defekts in der Häm-Synthese.

Hypochrome Anämien 2

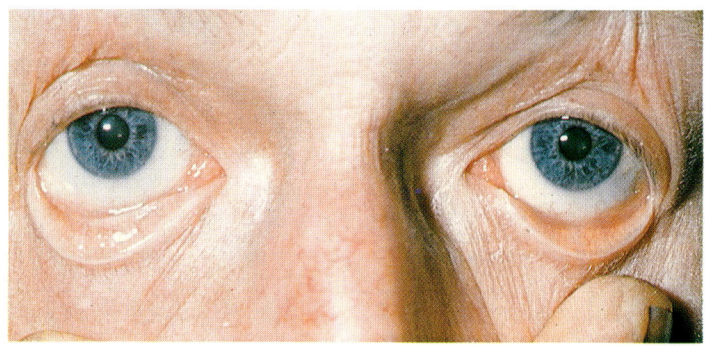

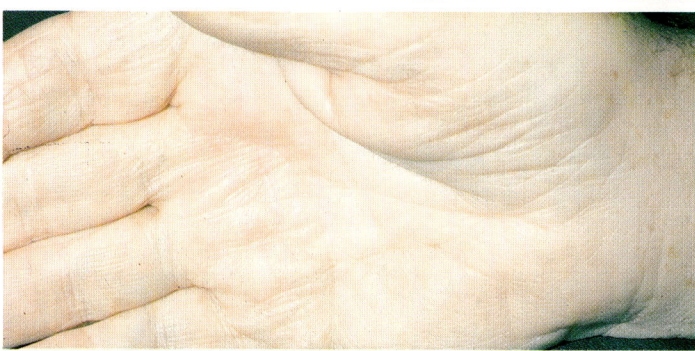

Abb. 2.2
Eisenmangel-Anämie: (Oben) Blässe der Konjunktiva. Die Schleimhautblässe wird klinisch sichtbar, wenn die Hämoglobinkonzentration unter 9.0g/dl abgesunken ist. (Unten) Blässe der Hautfurchen in der Hohlhand.

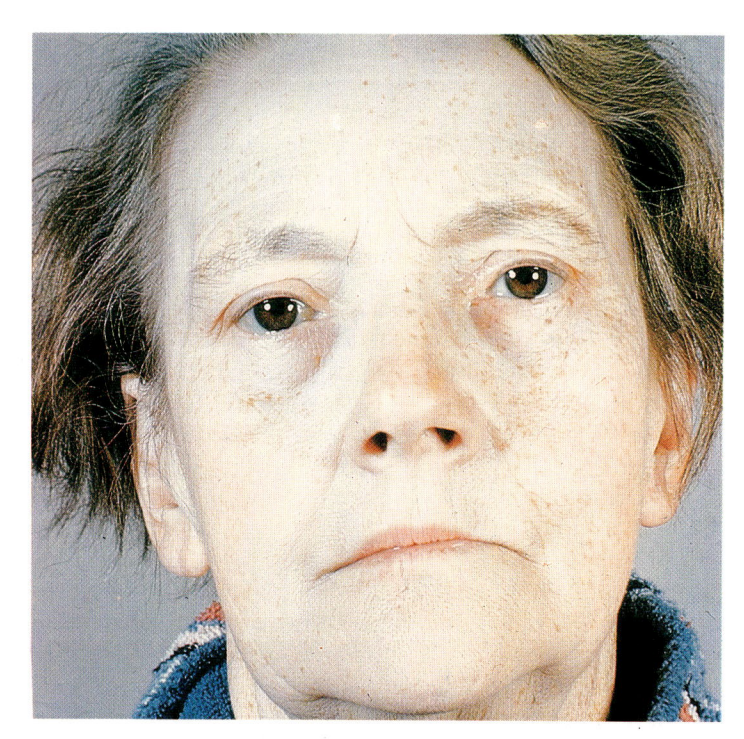

Abb. 2.3
Eisenmangel-Anämie: Blässe der Schleimhaut (Lippen) und Haut bei einer 69-jährigen Frau. Hb: 8,1g/dl; Erythrozyten: $4,13 \times 10^{12}$/l; Hämatokrit: 26,8%; MCV: 65fl; MCH: 19.6pg.

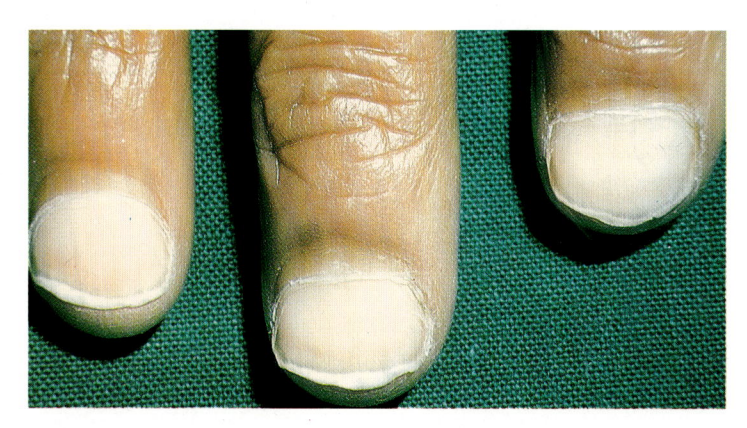

Abb. 2.4
Eisenmangel-Anämie: Ausgeprägte Blässe der Nagelbetten bei einem Patienten mit dunkler Hautfarbe. Die Nägel sind abgeflacht.

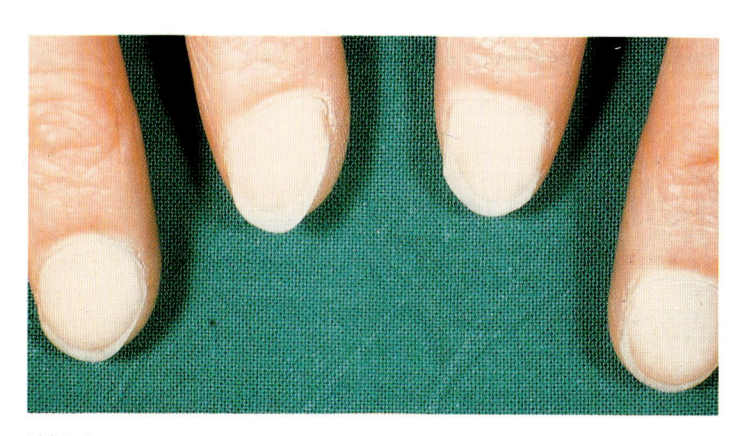

Abb. 2.5
Eisenmangel-Anämie: Eine Hohlnagelbildung fehlt zwar, jedoch sind die Nägel abgeflacht und brüchig mit ausgeprägter Blässe der Nagelbetten.

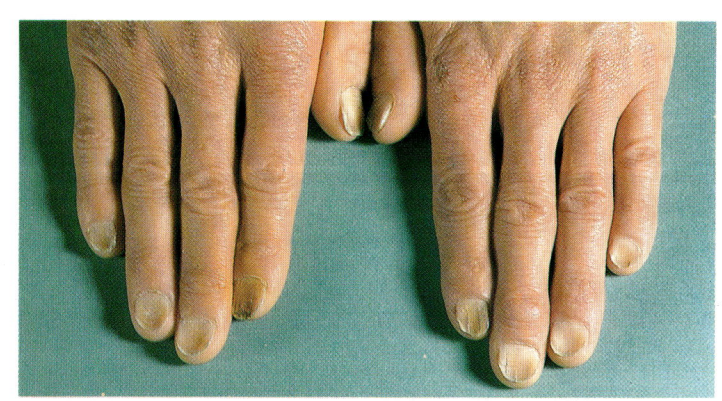

Abb. 2.6
Eisenmangel-Anämie: Hohlnagelbildung (Koilonychie). Die Nägel sind konkav, gefurcht und brüchig. Die Anämie des Patienten wurde kurzfristig durch Bluttransfusionen vor der Operation eines Coecum-Carcinoms behoben. Die Ursachen für die Nagelveränderungen bei Eisenmangel sind unklar; möglicherweise stehen sie in Zusammenhang mit dem Eisenbedarf zahlreicher Enzyme in Epithelien und anderen Zellen. Freundlicherweise von Dr. S. M. Knowles überlassen.

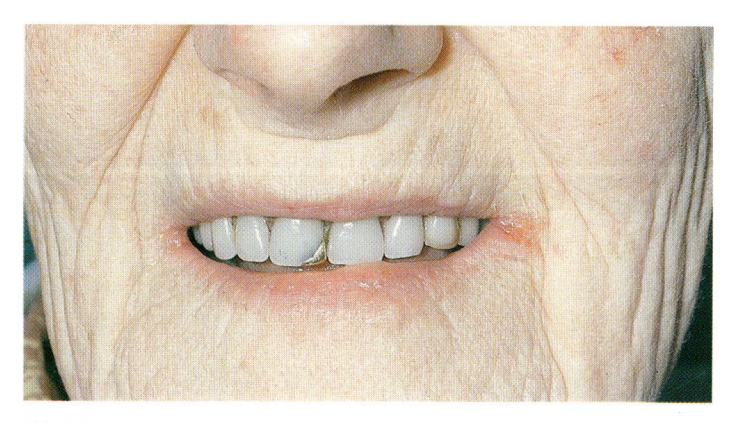

Abb. 2.7
Eisenmangel-Anämie: Mundwinkelrhagaden (Cheilosis) mit Fissuren und Ulzerationen im Bereich der Mundwinkel. Der biochemische Mechanismus ist unklar, dürfte jedoch in Analogie zu den Veränderungen der Nägel, Schleimhäute und des Pharynx stehen.

2 Hypochrome Anämien

In schweren Fällen entwickelt sich vor allem bei älteren Patienten eine atrophische Glossitis mit Verlust der Papillae filiformes (Abb. 2.8), während eine Dysphagie durch postcricoide Membranbildungen (Plummer-Vinson- oder Paterson-Kelly-Syndrom) besonders bei Frauen mittleren Alters auftritt (Abb. 2.9).

Der biochemische Mechanismus, der diesen epithelialen Veränderungen zugrundeliegt, ist unklar. Möglicherweise steht er in Zusammenhang mit einer Verminderung Häm enthaltender Enzyme, z. B. der Cytochrome, Cytochrom C-Oxidase, Succinyl-Dehydrogenase, Katalase, Peroxidase, Ribonucleotid-Reduktase, Xanthin-Oxidase und Akonitase. Bei sehr schwerer und rasch auftretender Anämie können sich retinale Blutungen entwickeln (Abb. 2.10).

Blut- und Knochenmarkbefunde

Der Blutaustrich enthält hypochrome, mikrozytäre Erythrozyten (Abb. 2.11-2.13) sowie Zellen mit abnormer Form ("Bleistift"-Zellen oder Poikilozyten mit Zigarrenform) und gelegentlich Schießscheiben-Zellen. Der Schweregrad der Erythrozytenveränderungen im Ausstrich sowie der Reduktion von MCH und MCV korrelieren mit dem Ausmaß der Anämie. Oft besteht auch eine Thrombozytose, besonders wenn eine Blutung die auslösende Ursache ist. Typische hämatologische Parameter bei einem Patienten mit Eisenmangel-Anämie sind in Abb. 2.14 wiedergegeben.

Das Knochenmark zeigt eine normale Zelldichte, wobei Normoblasten gelegentlich vermehrt sind; die reifenden Erythroblasten besitzen ein unregelmäßig begrenztes, vakuolisiertes Zytoplasma (Abb. 2.15). In der Perls-Färbung sind leere Eisenspeicher (Abb. 2.16) und ein Fehlen von Eisengranula in Erythoblasten (Abb. 2.17) nachweisbar.

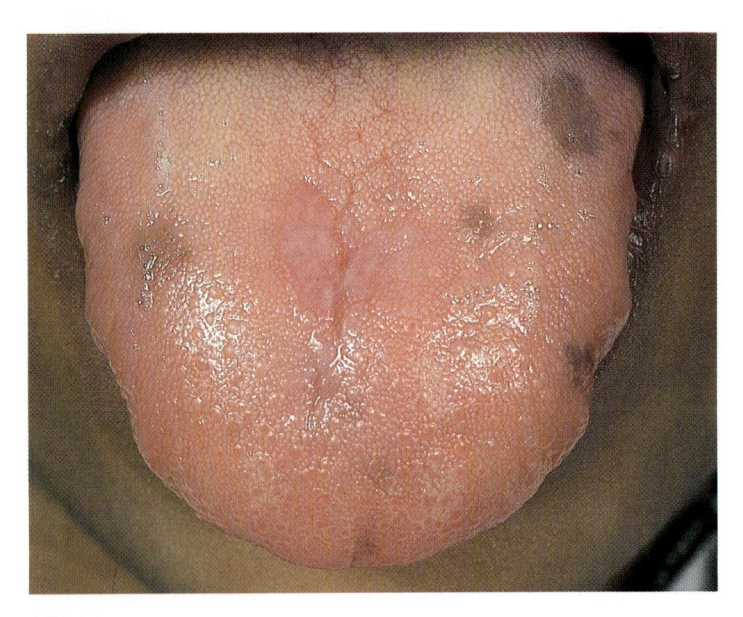

Abb. 2.8
Eisenmangel-Anämie: Glossitis. Das glatte Aussehen der Zunge mit Fissuren entsteht durch eine Abflachung und einen Verlust der Papillen.

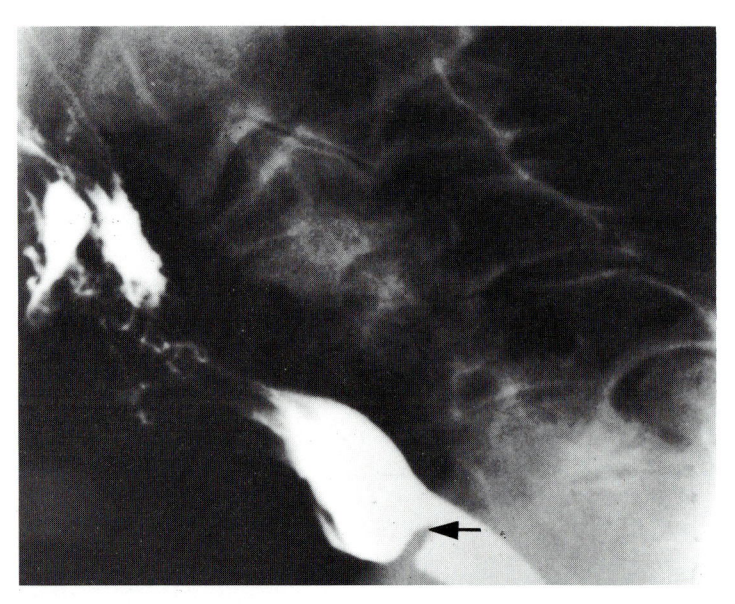

Abb. 2.9
Eisenmangel-Anämie: Bariumbreischluck-Röntgenaufnahme mit einer postcricoiden Membranfalte und dadurch hervorgerufenem Füllungsdefekt bei einer 50-jährigen Patientin mit einem Plummer-Vinson- (Paterson-Kelly-) Syndrom. Die Patientin litt an Dysphagie.

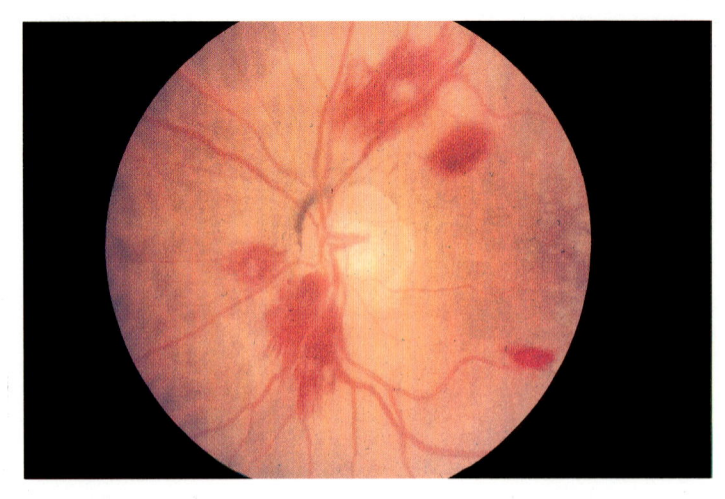

Abb. 2.10
Eisenmangel-Anämie: Multiple retinale Blutungen bei einer 25-jährigen Patientin mit chronischem Eisenmangel durch schwere Blutungen (Menorrhagien). Hb: 2,5g/dl.

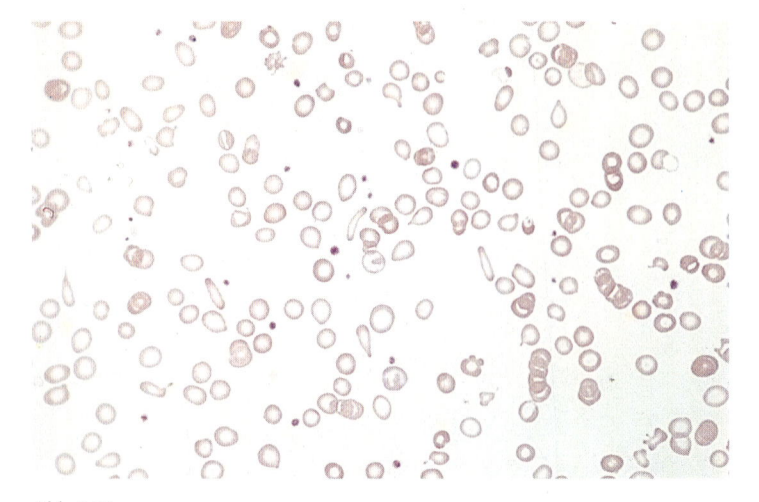

Abb. 2.11
Eisenmangel-Anämie: Schwache Vergrößerung eines peripheren Blutausstrichs. Die Erythrozyten sind hypochrom und mikrozytär. Man erkennt einige Poikilozyten, dünne, verlängerte ("Bleistift-") Zellen und vereinzelte Schießscheiben-Zellen. Außerdem zahlreiche Thrombozyten. Hb: 6.4g/dl.

Hypochrome Anämien 2

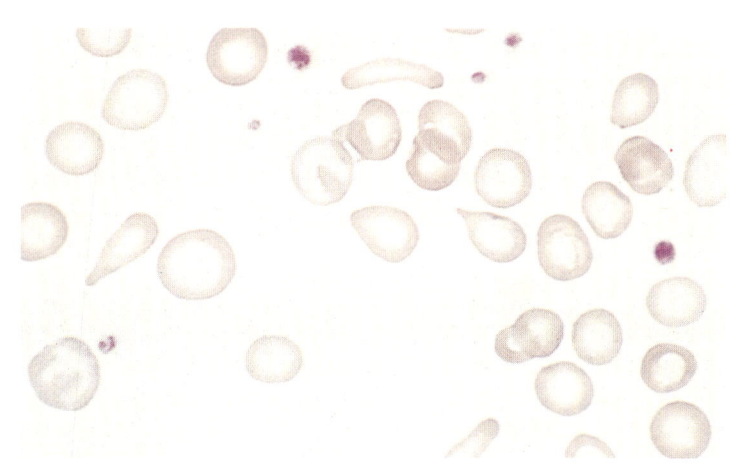

Abb. 2.12
Eisenmangel-Anämie: Starke Vergrößerung des peripheren Blutausstrichs mit hypochromen, mikrozytären Zellen und Poikilozyten.

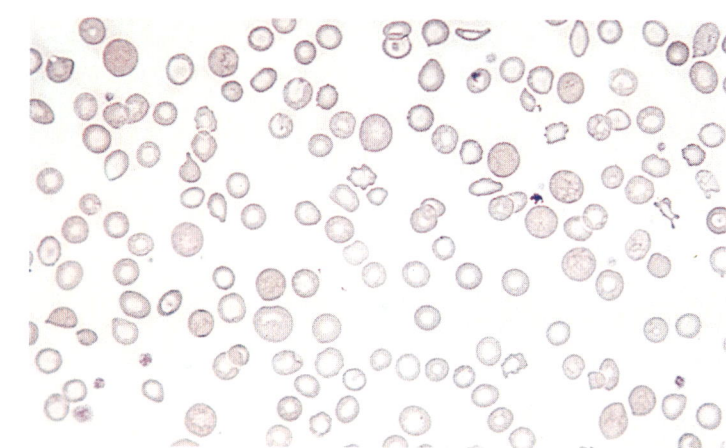

Abb. 2.13
Eisenmangel-Anämie: Schwache Vergrößerung eines peripheren Blutausstrichs unter oraler Eisentherapie. Man erkennt eine dimorphe Erythrozytenpopulation mit hypochromen, mikrozytären Zellen und Schießscheiben-Zellen neben Erythrozyten mit normalem Hämoglobingehalt und üblicher Größe sowie einigen großen, polychromatischen Zellen (neugebildete Retikulozyten mit normalem Hämoglobingehalt).

Hämatologische Parameter bei Eisenmangel	
Hb	7.5 g/dl
Erythrozyten	4.05×10^{12}/l
Hämatokrit	26%
MCV	64 fl
MCH	18.5 pg
Retikulozyten	2.6%
Leukozyten	7.5×10^{9}/l
Differentialblutbild	normal
Thrombozyten	530×10^{9}/l

Abb. 2.14
Hämatologische Parameter bei mittelschwerer Eisenmangel-Anämie (gleicher Fall wie Abb. 2.11).

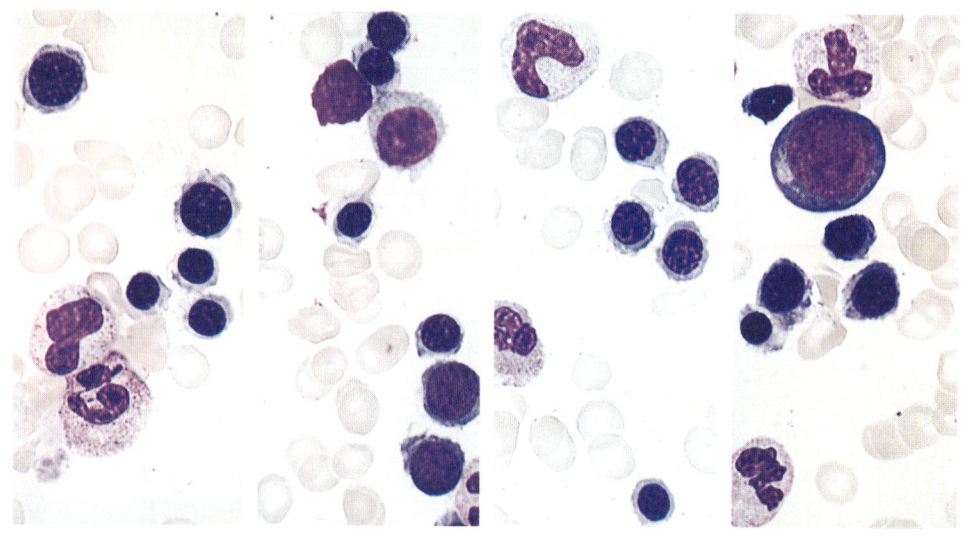

Abb. 2.15
Eisenmangel-Anämie: Knochenmarkaspirat. Das Zytoplasma der polychromatischen und pyknotischen Erythroblasten ist spärlich, vakuolisiert und von irregulärer Begrenzung. Diese Form der Erythropoese wurde als "mikronormoblastisch" beschrieben.

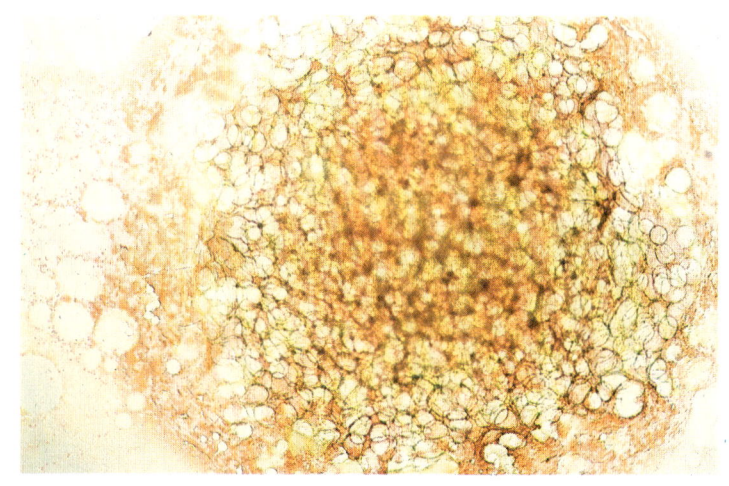

Abb. 2.16
Eisenmangel-Anämie: Knochenmarkaspirat mit Fehlen von anfärbbarem Eisen im Markbröckel. Das morphologische Bild ist bei Eisenmangel-Anämie und latentem Eisenmangel (leere Eisenspeicher ohne Anämie) ähnlich. Vergleiche Abb. 1.38 mit normal gefüllten Eisenspeichern. Perls-Färbung, Methylrot-Gegenfärbung.

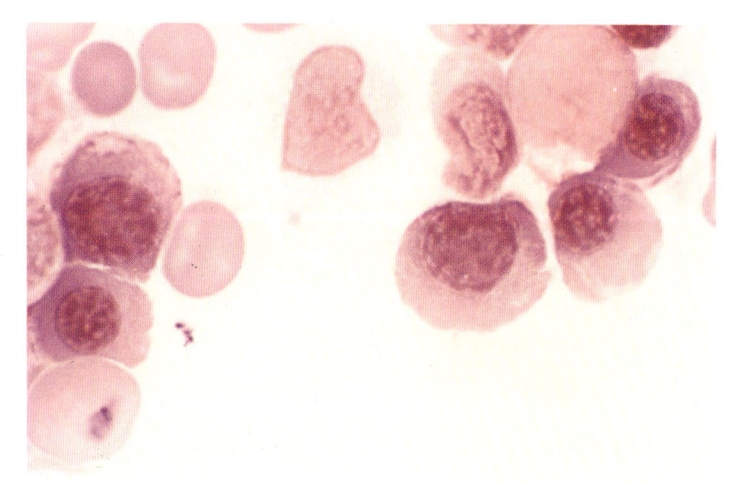

Abb. 2.17
Eisenmangel-Anämie: Knochenmarkausstrich mit fehlenden Sideringranula in reifenden Erythroblasten. Vergleiche dazu das normale Bild isoliert liegender, Berliner-Blau-positiver Granula im Zytoplasma der Erythroblasten von Abb. 1.38. Perls-Färbung, Methylrot-Gegenfärbung.

2 Hypochrome Anämien

Ursachen des Eisenmangels

Die Ursachen der Eisenmangel-Anämie sind in Abb. 2.18 aufgelistet. Etwa 2/3 des Körpereisens zirkuliert in Erythrozyten als Hämoglobin, wobei 1 Liter Blut etwa 500 mg Eisen enthält. Der nächstgrößere Eisenspeicher, der zwischen 0 und 2 g ausmacht, wird durch die Makrophagen des retikuloendothelialen Systems gebildet. Dabei liegt das Eisen gebunden an die Speicherproteine Hämosiderin (lichtmikroskopisch sichtbar) und Ferritin (nur elektronenmikroskopisch sichtbar) vor. Der Begriff "latenter Eisenmangel" bezeichnet das Fehlen von Eisen in den Speichern mit Abfall von Serumeisen und Serumferritin und Anstieg der totalen Eisenbindungskapazität (Transferrin) jedoch ohne Anämie und ohne Reduktion der Erythrozytenindizes. Das Eisen im Myoglobin und verschiedenen Enzymen macht den Rest des Körpereisens aus.

Die täglichen Eisenverluste und somit der Eisenbedarf sind bei Erwachsenen im Verhältnis zu den Körperspeichern meist klein, etwa 1 mg täglich bei Männern sowie Frauen in der Postmenopause und 1.5-3.0 mg bei menstruierenden Frauen. Auch Kinder weisen einen erhöhten Bedarf auf, bedingt durch das Wachstum und die Zunahme der Erythrozytenmenge; gleiches gilt für Frauen während der Schwangerschaft (Eisenbereitstellung für den Feten). Die häufigste Ursache für einen Eisenmangel liegt in einer Blutung, die in zahlreichen Ländern meist durch eine Hakenwurminfektion ausgelöst wird (Abb. 2.19). Dabei korreliert der

Ursachen des Eisenmangels				
Blutung	Gastrointestinaltrakt	Lunge	Versorgung des Feten	Schwangerschaft
	Hiatushernie	Lungenhämosiderose	Hämosiderinurie	Chronische intravaskuläre Hämodialyse
	Ösophagusvarizen			Paroxysmale nächtliche Hämoglobinurie
	Peptisches Ulkus	Uterus		Herzklappen-Hämolyse
	Aspirin-Einnahme	Menorrhagie		
	Hakenwurm	Ante- u. postpartal	Malabsorption	Atrophische Gastritis
	Neoplasma			Gluten-Enteropathie
	Colitis ulcerosa	Harnwege		Teilgastrektomie
	Teleangiektasien	Hämaturie		
	Angiodysplasie	Chronische Dialyse	Ungenügende Ernährung	Qualitativ minderwertige Ernährung (besonders bei vorwiegend vegetarischer Diät)
	Divertikulose			
	Hämorrhoiden	Eigenblutentnahmen		

Abb. 2.18
Ursachen der Eisenmangel-Anämie (in etwa 50% der Fälle).

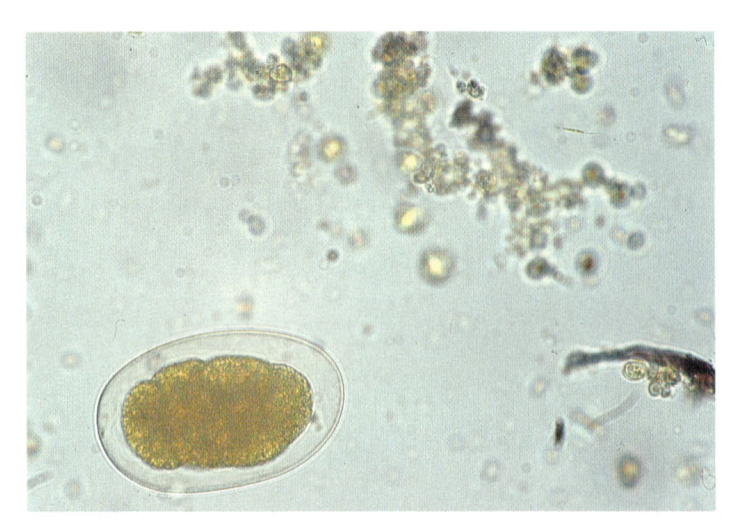

Abb. 2.19
Eisenmangel-Anämie: Ein Ei des Hakenwurms Ancylostoma duodenale, einer häufigen Ursache der Eisenmangel-Anämie in weiten Teilen der Welt. Der Blutverlust und damit der Schweregrad der Anämie korreliert mit dem Ausmaß des Wurmbefalls.

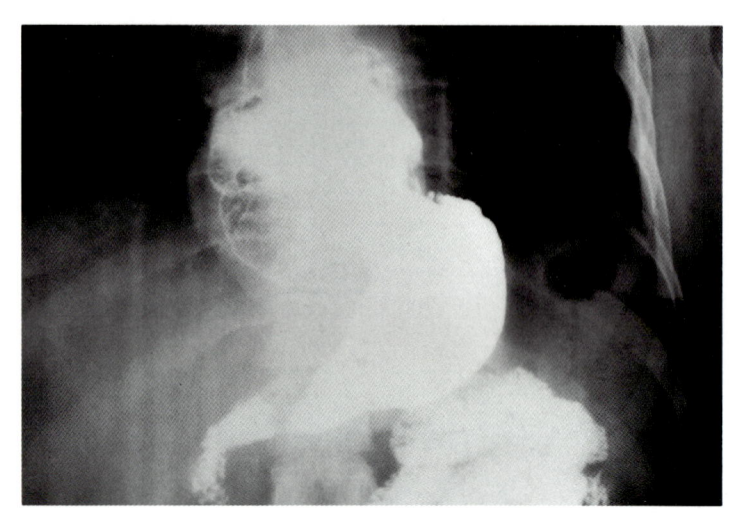

Abb. 2.20
Eisenmangel-Anämie: Bariumkontrast-Röntgenaufnahme mit einer großen Hiatushernie bei einem 55-jährigen Patienten. Bei der Endoskopie fand sich eine kleine Ulzeration als Blutungsquelle.

Blutverlust mit dem Ausmaß des Wurmbefalls. Bei Frauen sind Menorrhagien oder wiederholte Schwangerschaften ohne Eisensubstitution häufige Ursachen. Bei Männern und bei Frauen nach der Menopause ist ein Eisenmangel oft die Folge chronischer gastrointestinaler Blutungen, die in westlichen Ländern häufig durch eine Hiatushernie (Abb. 2.20), peptische Ulzera (Abb. 2.21), langdauernde Aspirineinnahme, Carcinome des Coecums oder des übrigen Colons (Abb. 2.22), eine Angiodysplasie (Abb. 2.23), Colondivertikulose oder Hämorrhoiden hervorgerufen werden. Eine Lungenhämosiderose (Abb. 2.24), chronische intravaskuläre Hämolyse, wie bei paroxysmaler nächtlicher Hämoglobinurie, und wiederholte Eigenblutentnahmen sind weitere seltene Ursachen für einen Eisenmangel.

Die normale Diät enthält in westlichen Ländern 10-15mg Eisen, von denen 5-10% resorbiert werden. Bei Eisenmangel ist die Eisenresorption erhöht; sie wird jedoch durch einige Nahrungsbestandteile, wie Phytinsäure und Phosphate, herabgesetzt. Eine mangelhafte ernährungsbedingte Eisenaufnahme kann zwar isoliert zu einem Eisenmangel führen, vor allem wenn sie über lange Jahre besteht. Häufiger geht sie jedoch mit einer zunehmenden Entleerung der Eisenspeicher einher, die dann in Kombination mit anderen Ursachen eines Eisenmangels, wie etwa starkem Blutverlust bei der Menstruation, gesteigertem Bedarf in der Schwangerschaft oder beim Wachstum in der Kindheit, zu einer Eisenmangel-Anämie führt.

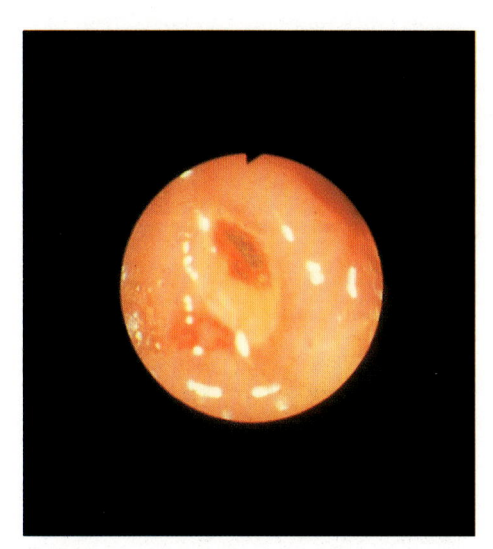

Abb. 2.21
Eisenmangel-Anämie: Endoskopischer Aspekt eines blutenden Duodenalulkus bei einem 45-jährigen Mann mit Anämie-Symptomen. Freundlicherweise von Dr. R. E. Pounder überlassen.

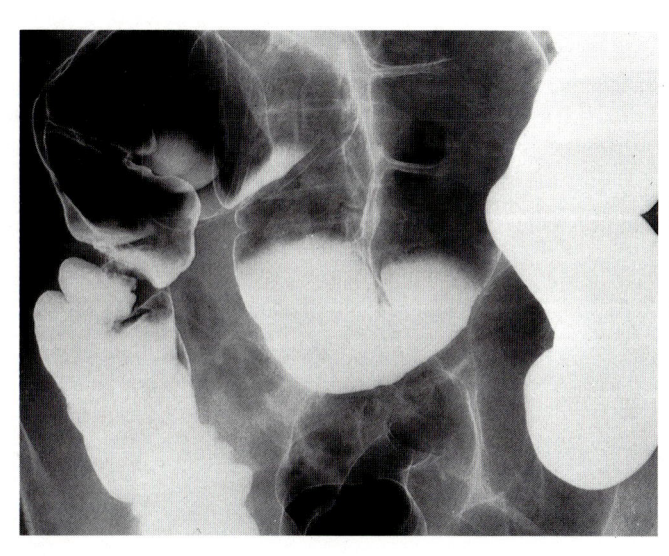

Abb. 2.22
Eisenmangel-Anämie: Colonkontrasteinlauf-Röntgenaufnahme mit einem ringförmigen Füllungsdefekt im Colon ascendens bei Adenocarcinom.

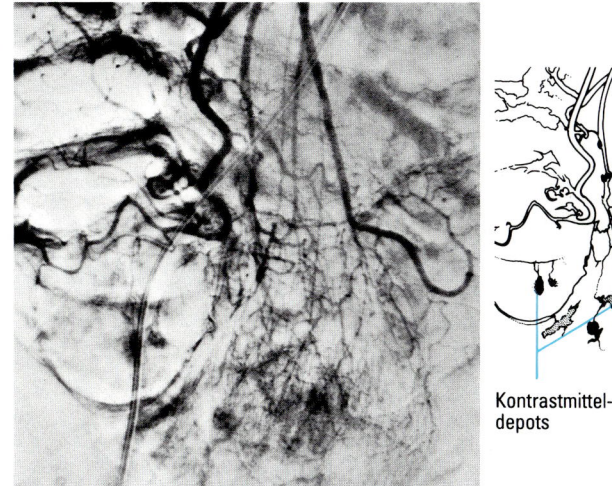

Abb. 2.23
Eisenmangel-Anämie: Coeliacographie mit zahlreichen Kontrastmitteldepots bei Angiodysplasie des terminalen Ileums und Colon ascendens. Freundlicherweise von Dr. R. Dick überlassen.

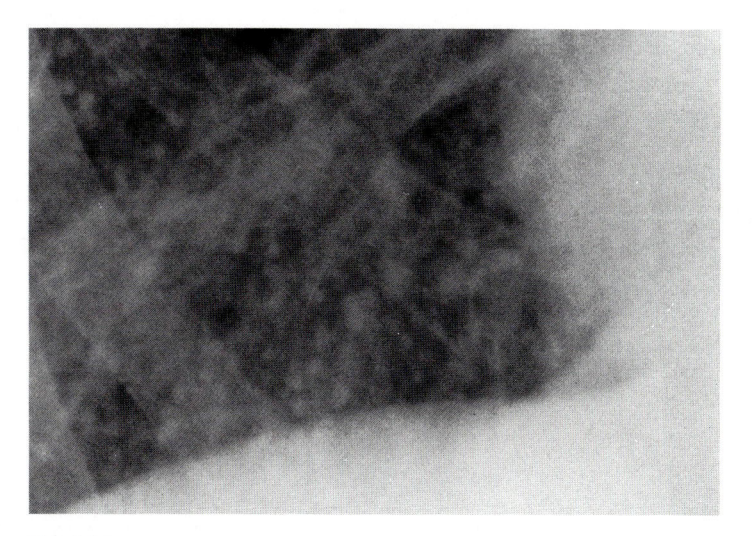

Abb. 2.24
Eisenmangel-Anämie: Thorax-Röntgenaufnahme mit diffuser, "marmorierter" Verschattung der Lunge bei pulmonaler Hämosiderose. Die Veränderung wird durch Ansammlungen eisenbeladener Makrophagen mit umgebender Fibrose hervorgerufen. Freundlicherweise von Dr. R. Dick überlassen.

2 Hypochrome Anämien

Eine Malabsorption allein ist ebenfalls eine ungewöhnliche Ursache des Eisenmangels. Selbst bei Patienten mit atrophischer Gastritis oder Zoeliakie ist oft der Eisenverlust durch gesteigerten Zellumsatz und Ausscheidung von Transferrineisen von gleicher Bedeutung wie die Malabsorption selbst. Die beiden Hauptursachen nach Gastrektomie sind Blutverlust und Malabsorption, wobei letztere vor allem das Nahrungsmitteleisen und weniger anorganisches Eisen betrifft.

Zwei Hauptziele werden bei der Behandlung des Eisenmangels verfolgt. Das erste besteht in der Erkennung der Ursache und, soweit möglich, ihrer Beseitigung. Das zweite ist die ausreichende Eisensubstitution, um die Anämie zu beseitigen und die Eisenspeicher im Gewebe wieder aufzufüllen. Beides wird am besten mit oralem Eisen erreicht, wenngleich in einzelnen Fällen parenterales Eisen notwendig ist, etwa in Form einer Eisendextran-Infusion der gesamten Dosis. Bei angemessener Eisentherapie steigt das Hämoglobin alle drei Wochen in der Größenordnung von 2 g/dl ca. (Abb. 2.25).

SIDEROBLASTISCHE ANÄMIE

Die sideroblastische Anämie ist durch das Auftreten von Ringsideroblasten im Knochenmark gekennzeichnet. Man unterscheidet kongenitale und erworbene Formen; die erworbenen Formen werden weiter untergliedert in primäre und sekundäre Subtypen, einschließlich solcher, die mit anderen Knochenmarkerkrankungen assoziiert sind (Abb. 2.26).

Die kongenitale Form tritt gewöhnlich bei Männern (Abb. 2.27) auf, was auf einen geschlechtsgebundenen Erbgang hinweist. Allerdings wird sie selten auch bei Frauen beobachtet (Abb. 2.28). Die Erythrozyten im Blutausstrich sind unterschiedlich hypochrom und mikrozytär oder dimorph (Abb. 2.29). Etwa 1/3 der kongenitalen sideroblastischen Anämien spricht auf eine Pyridoxin- (Vitamin B6-)Behandlung an, während damit bei den anderen Formen seltener eine Besserung erzielt wird.

Bei der primär erworbenen sideroblastischen Anämie besteht gewöhnlich eine Makrozytose sowie eine ausgeprägte Aniso- und Poikilozytose (Abb. 2.30). In der French-American-British- (FAB-)Klassifikation wird diese Erkrankung als eine Form der Myelodysplasie (siehe Kapitel 9) aufgefaßt. Bei einem Teil der Patienten erfolgt nach unterschiedlich vielen Jahren ein Übergang in eine akute myeloische Leukämie. In zahlreichen Fällen können bei sorgfältiger Suche pathologische Veränderungen der peripheren Leukozyten und Thrombozyten oder ihrer Vorstufen im Knochenmark nachgewiesen werden. Diejenigen Fälle mit Dysplasie aller drei hämatopoetischen Zellreihen zeigen eine weit höhere Inzidenz einer akuten myeloischen Leukämie.

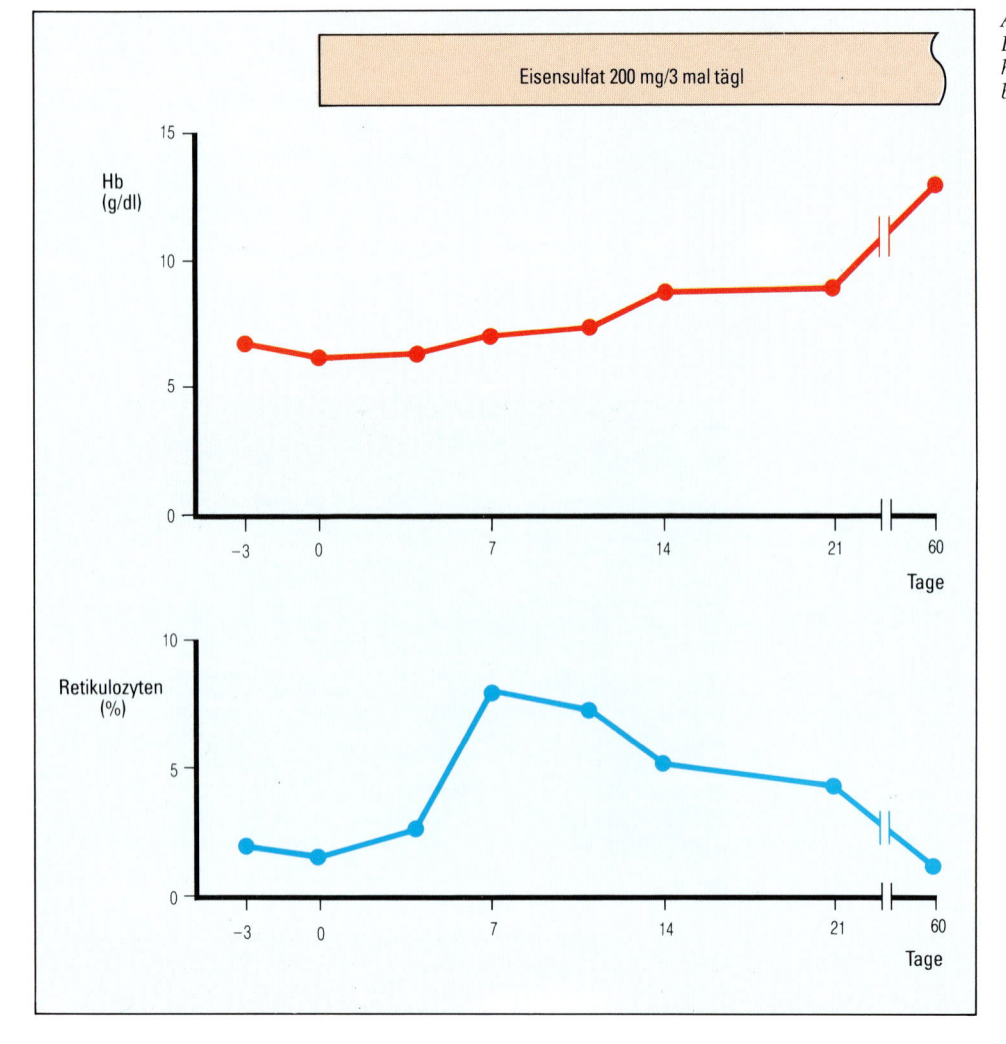

Abb. 2.25
Eisenmangel-Anämie: Typisches Ansprechen hämatologischer Parameter auf orale Eisentherapie bei einer 40-jährigen Frau mit Menorrhagien.

Hypochrome Anämien 2

Ursachen der sideroblastischen Anämie
Angeboren
Hereditär geschlechtsgebunden bei Männern auftretend
Autosomal
Erworben
Primär
Als myelodysplastisches Syndrom auch als "idiopathische erworbene sideroblastische Anämie" bezeichnet (siehe Kapitel 9)
In Verbindung mit malignen Knochenmarkerkrankungen
Akute myeloblastische Leukämie
Polycythaemia vera
Myelosklerose
Myelom
Myelodysplastische Syndrome
Sekundär
Medikamente, z.B. Isoniazid, Cycloserin
Toxine, z.B. Blei, Alkohol
Megaloblastische Anämie
Hämolytische Anämie
Schwangerschaft
Rheumatoide Arthritis
Carcinom

Abb. 2.26
Ursachen der sideroblastischen Anämie.

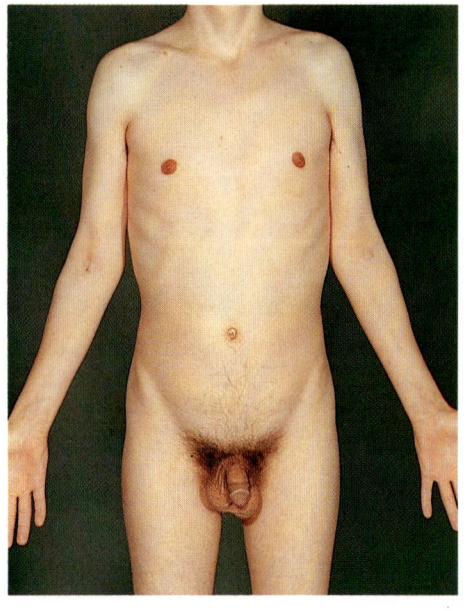

Abb. 2.27
Sideroblastische Anämie: Dieser 18jähriger Patient mit hereditärer (kongenitaler) sideroblastischer Anämie bot im Alter von 16 Jahren Symptome einer Anämie, die sich als mikrozytär und hypochrom erwies (Hb: 9,8g/dl; MCV: 75fl; MCH: 23,1pg). Im Knochenmark waren zahlreiche Ringsideroblasten nachweisbar. Körpergröße (1,75m) und Geschlechtsentwicklung waren normal. Man erkennt eine Blässe der Schleimhäute und eine beginnende Melaninpigmentierung der Haut als Folge einer Eisenüberladung. Diese war durch Bluttransfusionen bedingt, die der Patient seit Krankheitsmanifestation über einen Zeitraum von zwei Jahren erhalten hatte. Damals war das Hämoglobin spontan auf unter 6.0g/dl abgefallen. Der Patient verstarb im folgenden an einer Yersinia enterocolitica-Infektion, nachdem ihm über 500 Bluteinheiten transfundiert worden waren. Auch der ältere Bruder des Patienten war bei rezessiv geschlechtsgebundenem Erbgang erkrankt. In beiden Fällen war biochemisch ein Häm-Synthesedefekt in Erythroblasten auf der Stufe der δ-Aminolaevulinsäure-Synthetase nachweisbar.

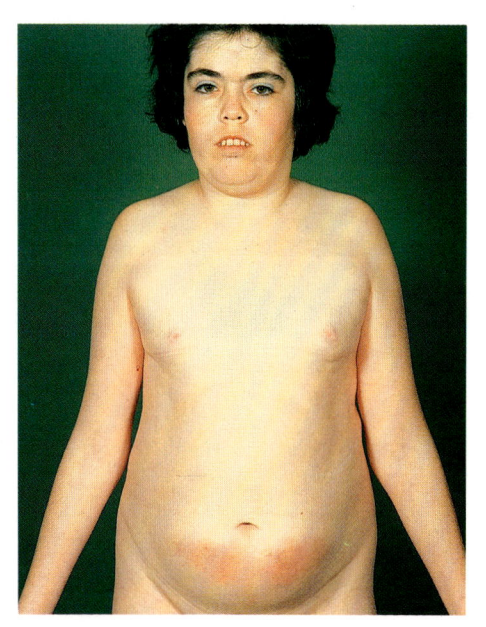

Abb. 2.28
Sideroblastische Anämie: 17jährige Frau mit kongenitaler sideroblastischer Anämie, die beim weiblichen Geschlecht nur selten auftritt. Da die Patientin seit dem Alter von drei Jahren regelmäßig Bluttransfusionen benötigte, entwickelte sich eine Eisenüberladung. Der Krankheitsverlauf war durch eine primäre Amenorrhoe, verzögerte Pubertät, fehlende Achsel- und Schambehaarung und durch eine minimale Brustentwicklung gekennzeichnet. Die Patientin weist zudem eine Thalassämie-Facies mit aufgetriebenem Schädel, prominenter Maxilla und abnorm weiten Abständen der Zähne auf. Die Hämatome im Bereich des unteren Abdomens stammen von Nadeleinstichen für regelmäßige subkutane Desferrioxamin-Infusionen.

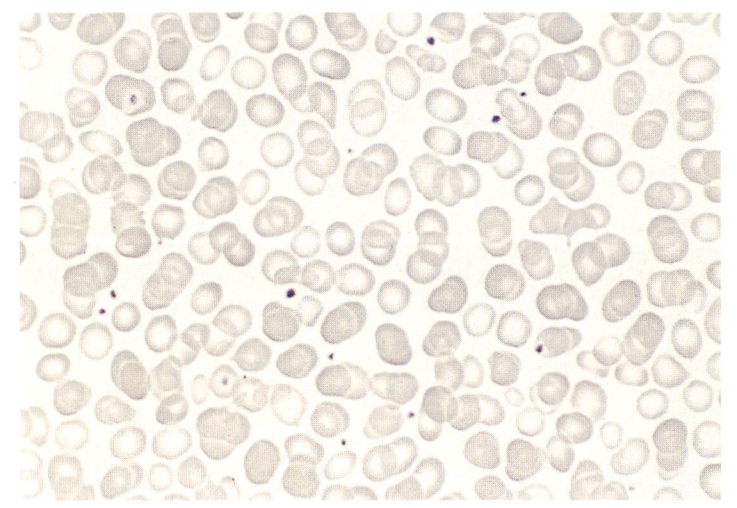

Abb. 2.29
Sideroblastische Anämie (angeboren): Peripherer Blutausstrich eines 19jährigen Mannes mit dimorpher Anämie. Die mikrozytären Zellen weisen einen verminderten Hämoglobingehalt auf; daneben finden sich normozytäre Elemente mit normalem Hämoglobingehalt. Hb: 11,5g/dl; MCV: 78fl; MCH: 25,3pg.

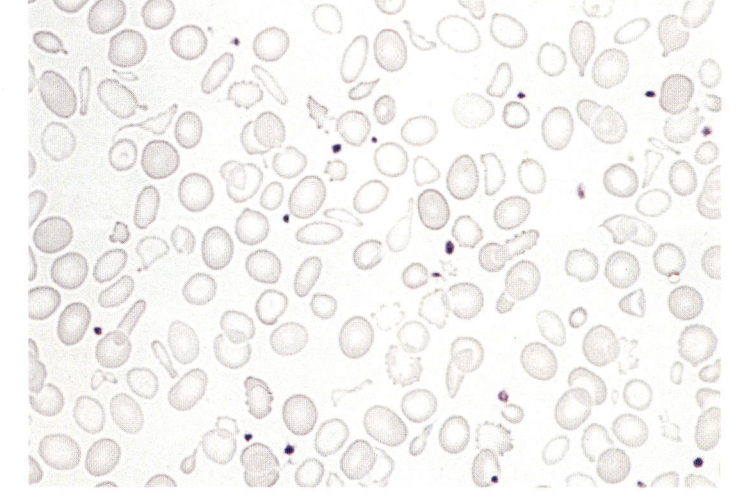

Abb. 2.30
Sideroblastische Anämie (primär erworben): Peripherer Blutausstrich eines 65-jährigen Mannes mit vorwiegend hypochromer Anämie und zahlreichen Poikilozyten. Bei dieser Form ist die Anämie meist dimorph mit einem Gesamtanstieg des MCV auf Werte oberhalb der Norm. Hb: 7,2g/dl; MCV 82fl; MCH: 26,8pg.

2 Hypochrome Anämien

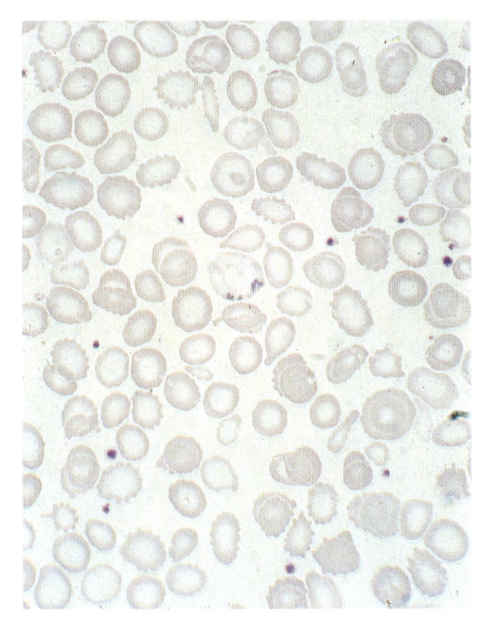

Abb. 2.31
Sideroblastische Anämie (primär erworben): Peripherer Blutausstrich nach Splenektomie mit zahlreichen Pappenheimer-Körpern in den Erythrozyten. Ihr Eisengehalt läßt sich mit der Perls-Färbung nachweisen (Sideringranula). Zusätzlich fanden sich Howell-Jolly-Körper (DNA-Reste); es bestand eine Thrombozytose (652×10^9/l).

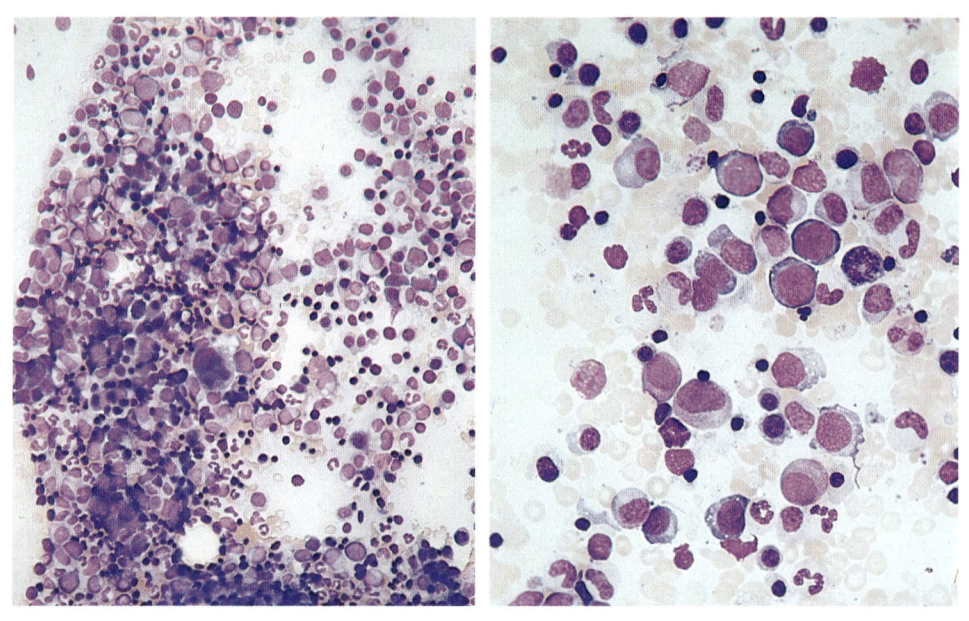

Abb. 2.32
Sideroblastische Anämie (primär erworben): (Links) Schwache Vergrößerung eines Knochenmarkaspirates mit gesteigerter Zelldichte in Markbröckel und Ausstrich; (rechts) bei stärkerer Vergrößerung erkennt man die erythropoetische Hyperplasie.

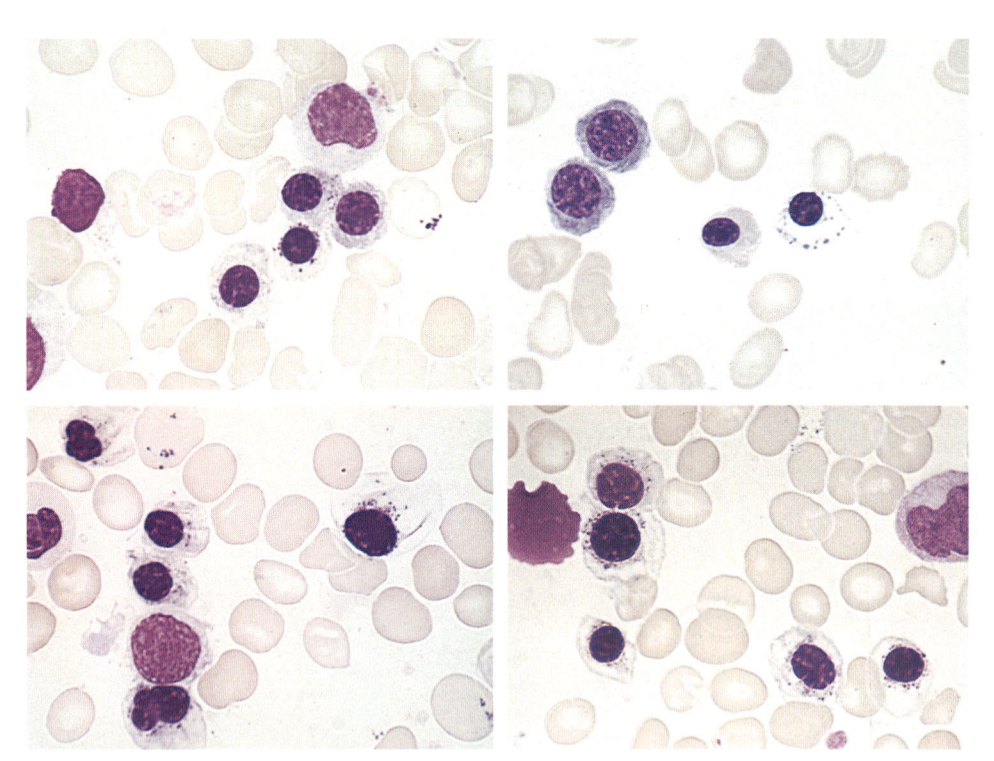

Abb. 2.33
Sideroblastische Anämie (primär erworben): Knochenmarkausstriche mit Vakuolisierung der Erythroblasten und intakten Zytoplasmagrenzen. In einigen Zellen werden die Vakuolen von stark gefärbten Zytoplasmagranula umgeben (basophile Tüpfelung). Vergl. diese Bilder mit denjenigen bei Eisenmangel-Anämie (siehe Abb. 2.15) und Thalassaemia major (siehe Abb. 5.15).

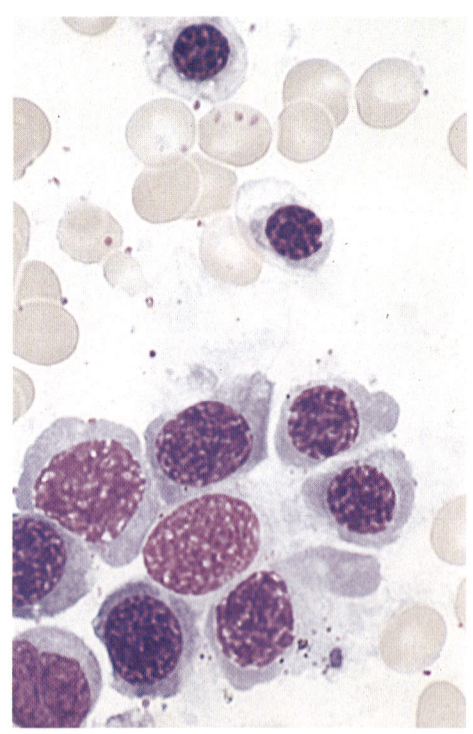

Abb. 2.34
Sideroblastische Anämie (primär erworben): Knochenmarkaspirat mit geringer Megaloblastose der Erythroblasten. Die Serumspiegel für Vitamin B_{12} und Folsäure waren normal; der Desoxyuridin-Suppressionstest war ebenfalls normal; Riesenmetamyelozyten und hypersegmentierte Granulozyten fehlten. Eine megaloblastische Reifungsstörung tritt bei 50% der Patienten mit dieser Anämieform auf. Der biochemische Mechanismus ist ungeklärt.

Hypochrome Anämien 2

Erythrozyten mit Sideringranula werden im peripheren Blut oft nach Splenektomie beobachtet (*Abb. 2.31*); sie treten jodoch auch bei vorhandener Milz auf. Im Knochenmark besteht eine erythropoetische Hyperplasie (*Abb. 2.32*) mit vakuolisierten Erythroblasten (*Abb. 2.33*).

Im Gegensatz zur angeborenen Form sind die Erythroblasten bei der primär erworbenen sideroblastischen Anämie megaloblastisch (in etwa 50% der Fälle; *Abb. 2.34*). In der Eisenfärbung stellen sich zahlreiche Ringsideroblasten (*Abb. 2.35*) dar; der Eisenpigmentgehalt der Retikulumzellen kann gesteigert sein (*Abb. 2.36*). Bei dieser Form enthalten 20-50% der Erythroblasten (oder oft mehr) zu vollständigen oder fast vollständigen Ringen angeordnete Eisengranula. Bei den sekundären Formen sind Ringsideroblasten meist weniger zahlreich.

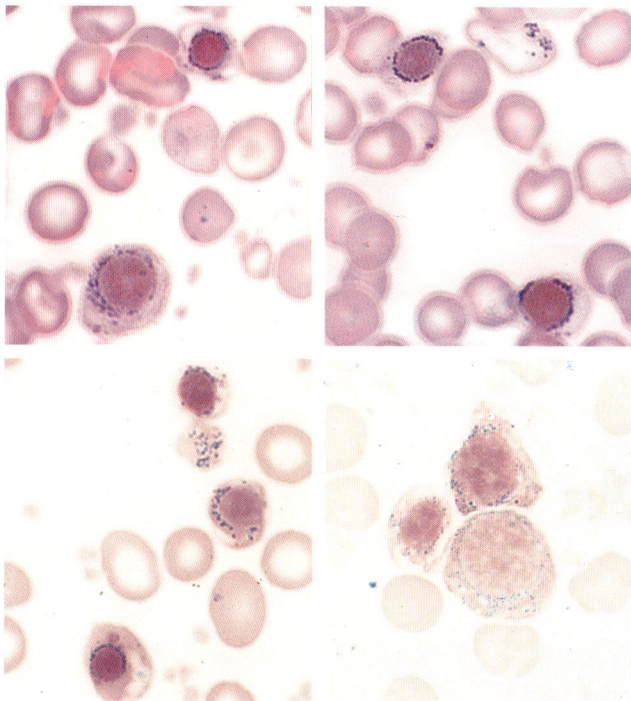

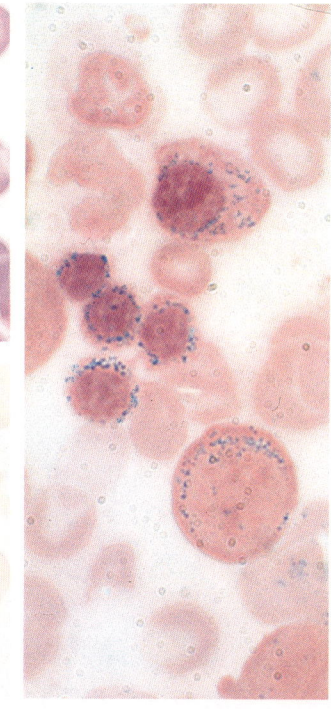

Abb. 2.35
Sideroblastische Anämie (primär erworben): Im Knochenmarkaspirat finden sich Erythroblasten mit Eisengranula, die zu vollständigen oder fast vollständigen Ringen bzw. "Halsbändern" um die Kerne angeordnet sind. Der Nachweis der Ringe erfolgt am besten in reiferen Erythroblasten, sie treten jedoch bei schweren Fällen auch in ganz frühen Erythroblasten auf. Perls-Färbung.

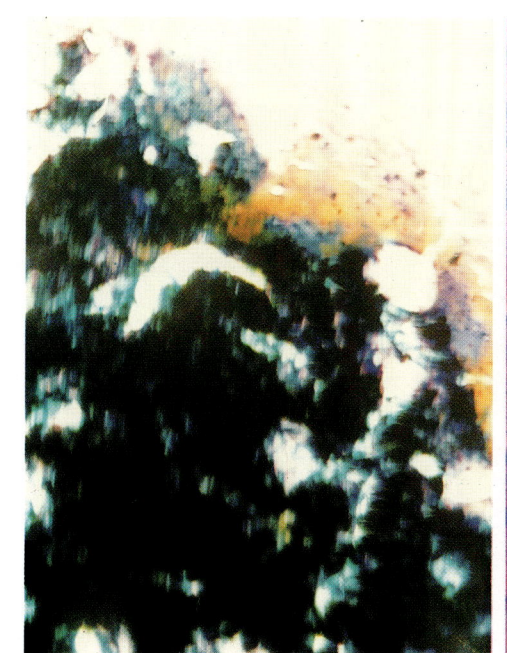

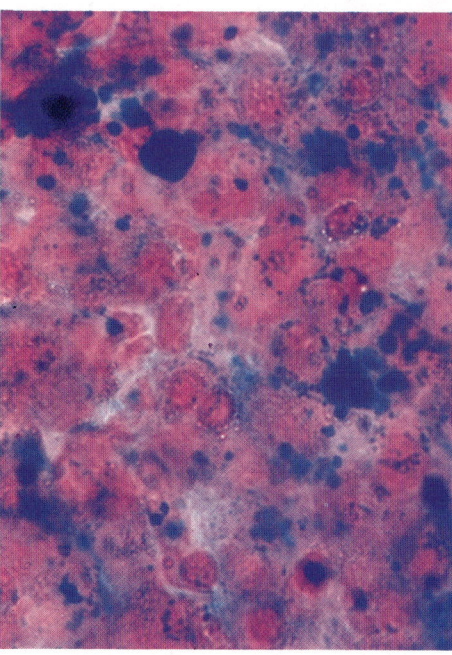

Abb. 2.36
Sideroblastische Anämie (angeboren): In der Berliner-Blau-Färbung ist der Eisengehalt der Knochenmarkfragmente (links) stark gesteigert. Das Präparat stammt von einem Patienten, der über viele Jahre transfundiert worden war, bevor die Diagnose gestellt wurde. Eine Behandlung mit Pyridoxin hatte einen befriedigenden Hämoglobinanstieg zur Folge, sodass die Eisenüberladung durch nachfolgende Aderlässe reduziert werden konnte. Die starke Vergrößerung (rechts) zeigt multiple Ringsideroblasten und einen erhöhten Eisengehalt (Hämosiderin) in Makrophagen.

2 Hypochrome Anämien

Gelegentlich spricht die sideroblastische Anämie, vor allem die angeborene Form, auf eine Vitamin B_6-(Pyridoxin-)Therapie an (*Abb. 2.37*). Die weitere Behandlung umfaßt Folsäure, Bluttransfusionen und die Verabreichung von Eisenchelatbildnern. Die Behandlung der primär erworbenen sideroblastischen Anämie entspricht derjenigen von anderen myelodysplastischen Syndromen.

BLEIVERGIFTUNG

Sie geht klinisch mit abdominellen Koliken, Obstipation, peripherer Neuropathie und Anämie einher. Darüber hinaus können ein Bleisaum am Zahnfleisch (*Abb. 2.38*), eine ausgeprägte basophile Tüpfelung im peripheren Blut (*Abb. 2.39*), eine leichte hypochrome Anämie mit Hämolyse und Ringsideroblasten im Knochenmark nachweisbar sein. Die basophile Tüpfelung entspricht Aggregaten von nicht abgebauter RNA, bedingt durch eine Hemmung des Enzyms Pyrimidin-5′-Nucleotidase (siehe *Abb. 2.40*).

DIFFERENTIALDIAGNOSE DER HYPOCHROMEN, MIKROZYTÄREN ANÄMIEN

Als Ursachen von hypochromen, mikrozytären Anämien kommen Eisenmangel, Thalassämien und andere Hämoglobinopathien, Anämien bei chronischen Grunderkrankungen, sideroblastische Anämien und Bleivergiftung in Betracht. Die einzelnen Formen können mit Spezialuntersuchungen differenziert werden, wobei an Methoden die Bestimmung des Serumeisens, der totalen Eisenbindungskapazität oder des Serumferritins, die Hämoglobinelektrophorese und, falls notwendig, Untersuchungen der α- und β-Globinkettensynthese oder die DNA-Analyse zur Verfügung stehen. Für die Diagnose einer sideroblastischen Anämie ist eine Knochenmarkuntersuchung notwendig. Ein Thalassämie-Trait kann bei hoher Erythrozytenzahl (größer als $5{,}5 \times 10^{12}$/l) und relativ niedrigen MCV- und MCH-Werten vermutet werden (siehe Kapitel 5).

DIE PORPHYRIEN

Die Hauptformen der mit Lichtdermatosen einhergehenden angeborenen Porphyrin-Synthesedefekte sind durch Störungen des hämatopoetischen Systems gekennzeichnet. Es handelt sich dabei um die kongenitale erythropoetische Porphyrie (CEP; Morbus Günther) und die kongenitale erythropoetische Protoporphyrie (CEPP). Auch wenn sie nicht zu einer hypochromen Anämie führen, sollen sie an dieser Stelle besprochen werden.

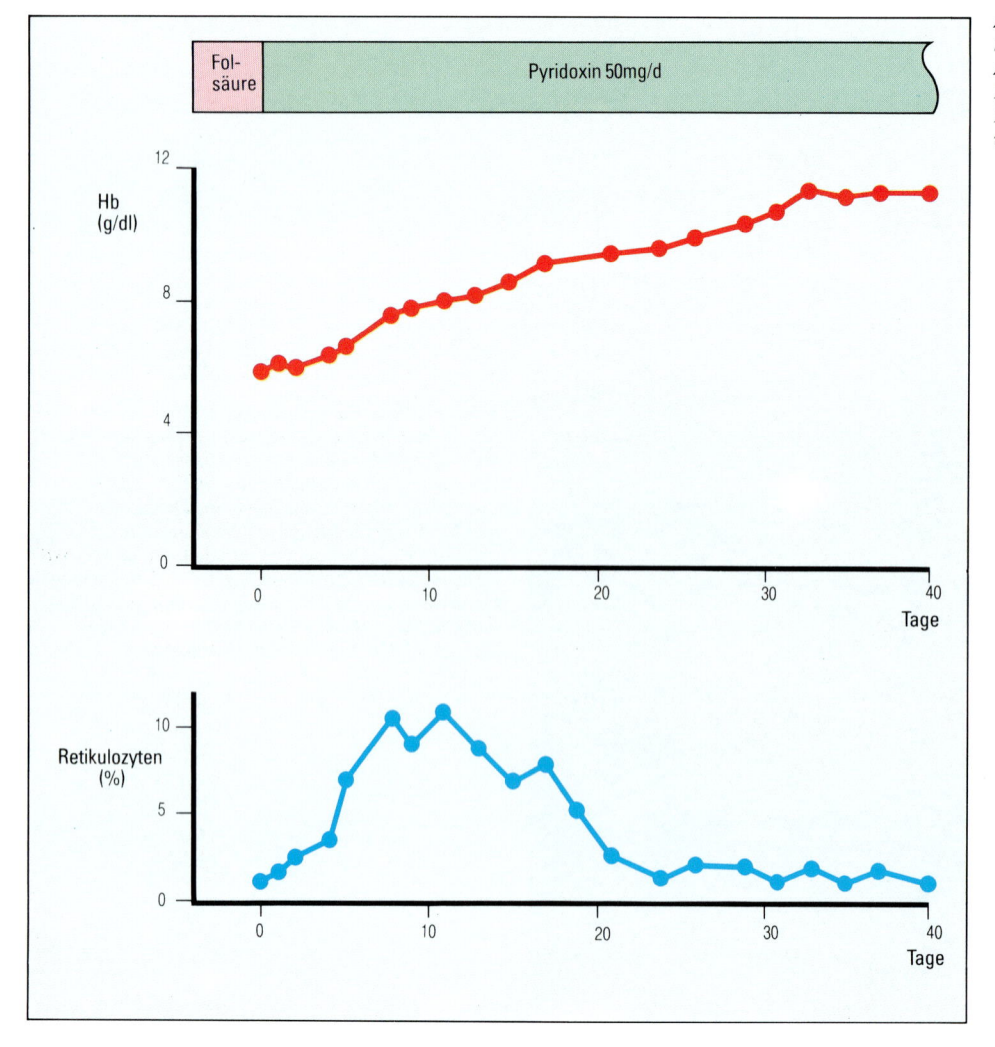

Abb. 2.37
Sideroblastische Anämie (angeboren): Typisches Ansprechen hämatologischer Parameter auf eine Pyridoxin-Therapie. Eine völlige Normalisierung des Hämoglobins wurde nicht erreicht, und es fanden sich weiterhin Ringsideroblasten im Knochenmark.

Hypochrome Anämien 2

Kongenitale erythropoetische Porphyrie (CEP)
Die CEP weist einen autosomal rezessiven Erbgang auf und ist durch eine exzessive Bildung von Uroporphyrinogen I charakterisiert, woraus die Pigmente Uroporphyrin I und Koproporphyrin I entstehen. Es liegt ein Mangel des Hämsynthese-Enzyms Uroporphyrin III-Cosynthetase zugrunde. Plasmazellen und Erythrozyten enthalten große Mengen an Uroporphyrin I, Koproporphyrin I und Protoporphyrin. Die Patienten leiden an bullösen, ulzerösen Effloreszenzen im Bereich der lichtexponierten Haut (Abb. 2.41), Hirsutismus und einer hämolytischen Anämie mit Splenomegalie.

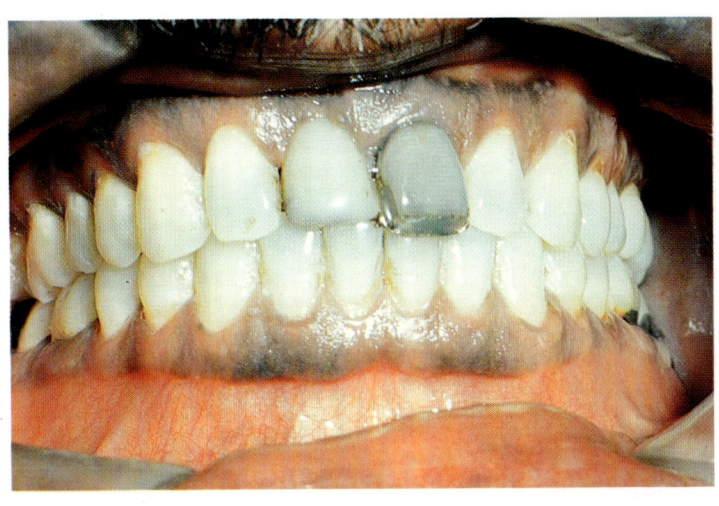

Abb. 2.38
Bleivergiftung: Bleisaum am Zahnfleisch eines jungen Mannes, der an abdominellen Koliken litt. Die Vergiftung stammte von einer längeren beruflichen Exposition gegenüber geschmolzenem Blei.

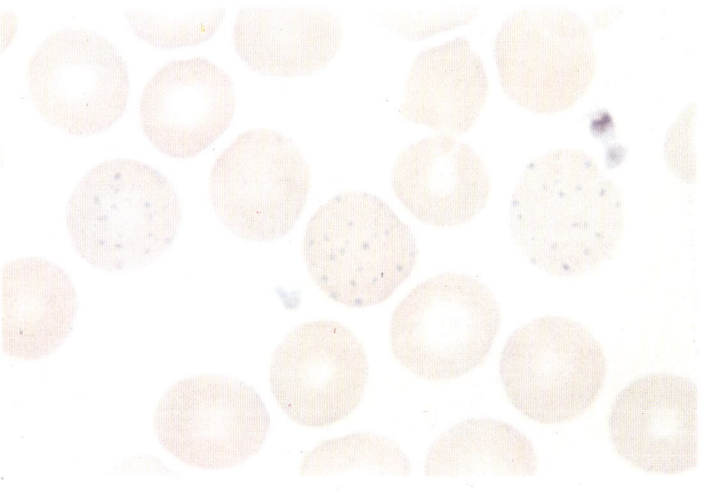

Abb. 2.39
Bleivergiftung: Peripherer Blutausstrich mit basophiler Tüpfelung, wobei es sich um Präzipitate nicht abgebauter RNA handelt. Sie wird durch eine Hemmung der Pyrimidin-5'-Nucleotidase durch Blei verursacht. Dieses Enzym ist neben anderen für den RNA-Abbau verantwortlich. Ähnliche Bilder treten auch bei hereditärem Pyrimidin-5'-Nucleotidase-Mangel auf.

Abb. 2.40
Ursachen der basophilen Tüpfelung.

Ursachen der basophilen Tüpfelung
Thalassämien (α und β)
Erworbene sideroblastische Anämie und andere Myelodysplasien
Bleivergiftung
Schwere megaloblastische Anämie
Pyrimidin-5'-Nucleotidase-Mangel
Kongenitale dyserythropoetische Anämie

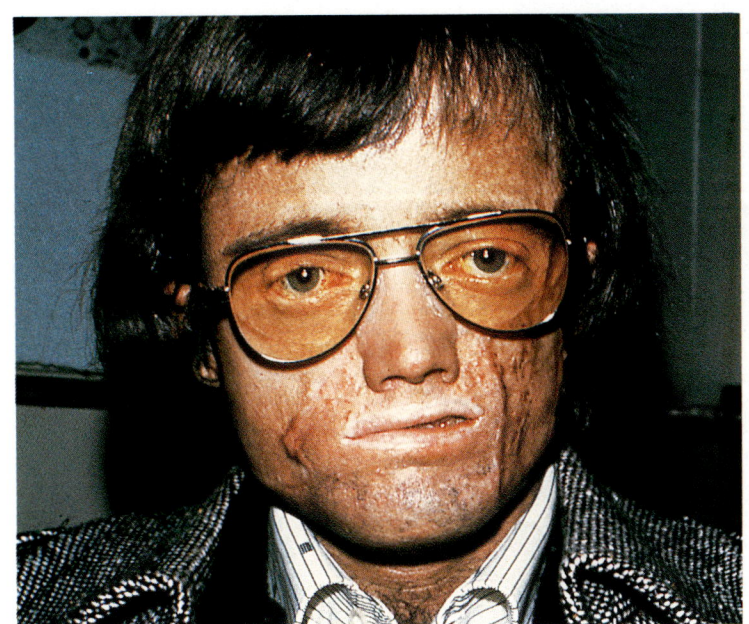

Abb. 2.41
Kongenitale erythropoetische Porphyrie: Die Diagnose der Erkrankung (Morbus Günther) wurde bei diesem 22-jährigen Patienten erstmals im Alter von 6 Jahren gestellt, obwohl Hautveränderungen bereits mit 2 Jahren vor allem im Sommer bemerkt worden waren. Es handelte sich dabei um Blasenbildungen und eine gesteigerte Empfindlichkeit exponierter Hautstellen gegenüber mechanischen Reizen, welche zur Mutilation der Extremitäten einschließlich der Nase, Ohren und Hände führte. Darüber hinaus wies der Patient eine Rotfärbung der Zähne (Erythrodontie), eine Splenomegalie und erythropoetische Hyperplasie mit fluoreszierenden Erythrozyten auf. Die Hämolyse nahm mit dem Alter zu und ging mit einer Retikulozytose einher. In diesem Falle wurde eine gesteigerte Aktivität der δ-Aminolaevulinsäure-Synthetase und eine reduzierte Aktivität der Uroporphyrinogen-Cosynthetase nachgewiesen. Im Urin fand sich eine erhöhte Ausscheidung von Uroporphyrin I und Koproporphyrin I; auch in Erythrozyten und Plasmazellen lagen diese Porphyrine in erhöhter Konzentration vor. Freundlicherweise von Dr. M. R. Moore überlassen.

2 Hypochrome Anämien

Der Urin ist rot und fluoreszierend (Abb. 2.42); auch Knochen und Zähne sind verfärbt und fluoreszieren (Abb. 2.43). Erythroblasten zeigen eine Fluoreszenz im ultravioletten Licht.

Kongenitale erythropoetische Protoporphyrie (CEPP)
Der CEPP liegt ein Defekt der Ferrochelatase (Häm-Synthetase), des terminalen Enzyms in der Häm-Synthese, zugrunde; sie wird autosomal dominant vererbt. Das exzessiv gebildete Protoporphyrin sammelt sich in Erythrozyten, in der Leber und anderen Geweben an. Die Erythroblasten fluoreszieren im ultravioletten Licht.

Auch diese Patienten leiden an einer Lichtdermatose mit Juckreiz, Ödemen und Erythemen. Urin und Zähne weisen weder eine Verfärbung noch eine Fluoreszenz auf; ebenso besteht keine hämolytische Anämie. Cholestase, Hepatitis und Leberzirrhose können zum Tod im Leberversagen führen.

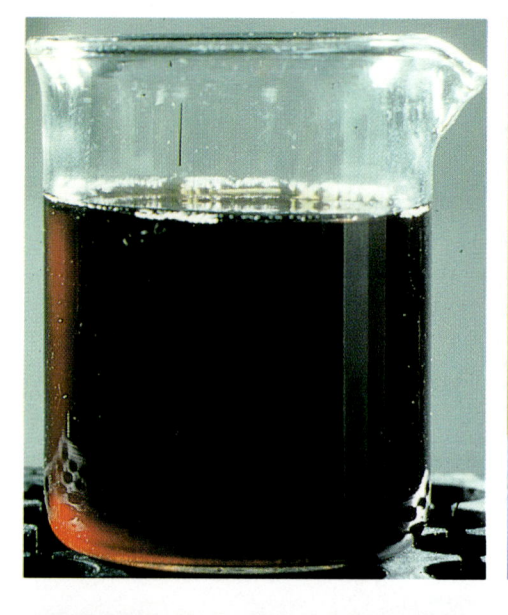

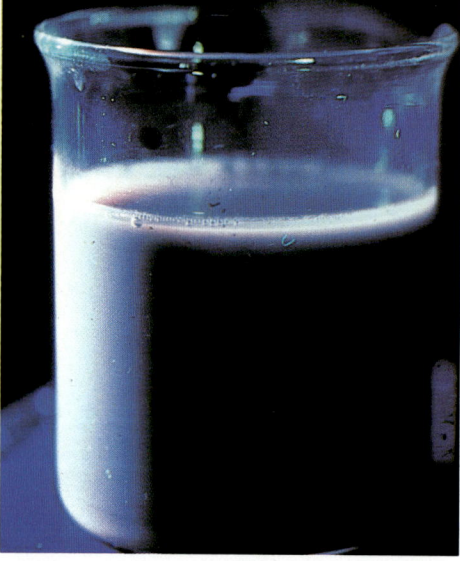

Abb. 2.42
Kongenitale erythropoetische Porphyrie: Urinprobe (links) bei Tageslicht und (rechts) im ultravioletten Licht. Freundlicherweise von Dr. M. R. Moore überlassen.

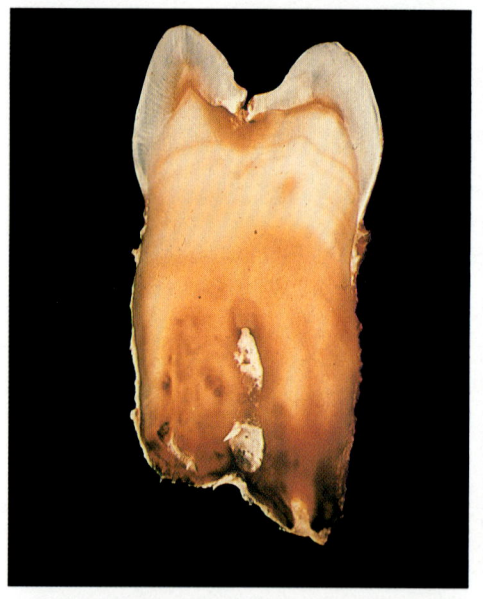

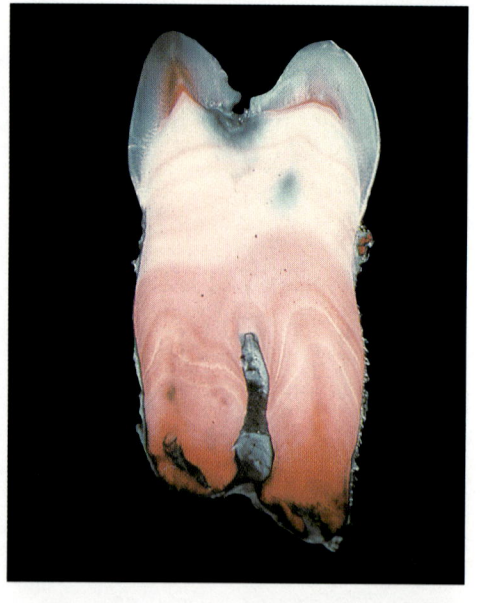

Abb. 2.43
Kongenitale erythropoetische Porphyrie: Molarzahn bei (links) normalem Licht mit brauner Verfärbung und (rechts) ultraviolettem Licht mit Fluoreszenz, vor allem im Bereich der Knochenkortikalis. Freundlicherweise von Dr. M. R. Moore überlassen.

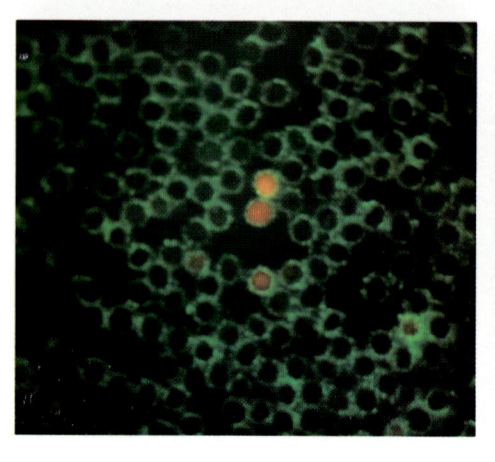

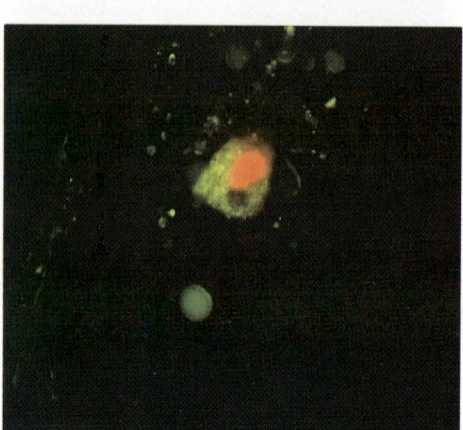

Abb. 2.44
Kongenitale erythropoetische Porphyrie: Peripherer Blutausstrich (links) und Knochenmarkaspirat (rechts) im ultravioletten Licht. Man erkennt die Kernfluoreszenz der Erythroblasten, bedingt durch große Mengen an Uroporphyrin I. Freundlicherweise von Dr. I. Magnus überlassen.

Megaloblastische Anämien

3

3 Megaloblastische Anämien

Bei den megaloblastischen Anämien handelt es sich um eine Gruppe von Erkrankungen, die sich durch ein makrozytäres Blutbild und eine megaloblastische Erythropoese auszeichnen; in *Abb.3.1*, sind die Ursachen aufgeführt. Biochemisch scheint eine DNA-Synthesestörung vorzuliegen, die durch einen Defekt an einigen Stellen der Pyrimidin- oder Purinsynthese oder auch durch eine Hemmung der DNA-Polymerisierung ausgelöst sein kann. Die Anämie wird gewöhnlich durch einen Vitamin B_{12}- oder Folsäuremangel hervorgerufen. Einige Formen, vor allem solche bei myeloischen Leukämien und Myelodysplasien, sprechen auf eine Vitamin B_{12}- und Folsäurebehandlung nicht an. In diesen Fällen ist der DNA-Synthesedefekt unbekannt.

Die Funktionen von Vitamin B_{12} und Folsäure bei der DNA-Biosynthese sind in *Abb.3.2* wiedergegeben. Ein Folsäuremangel schränkt die Thymidylatsynthese ein, die für die Pyrimidinsynthese Umsatz-begrenzend ist, da 5.10-Methylentetrahydrofolat-polyglutamat, ein Folat-Coenzym, für diese Reaktion benötigt wird. Folat-Coenzyme sind auch an zwei Schritten der Purin-Synthese beteiligt; diese scheinen jedoch für die DNA-Synthese beim Menschen normalerweise nicht reaktionsbegrenzend zu sein.

Vitamin B_{12} ist nicht unmittelbar an der DNA-Synthese beteiligt. Seine Funktion besteht in der Umwandlung von 5-Methyltetrahydrofolat (Methyl-THF), das aus dem Plasma in die Zellen gelangt, in andere Folat-Coenzyme (einschließlich aller Polyglutamat-Abkömmlinge) durch die Methionin-Synthetasereaktion. Dabei wird Homocystein zu Methionin methyliert. Gleichzeitig erfolgt bei dieser Reaktion die Abspaltung der Methylgruppe von Methyl-THF, so daß THF entsteht, welches daraufhin durch Anlagerung von Glutamatmolekülen, sowohl vor als auch nach Formylierung, in andere Folat-Coenzyme umgewandelt werden kann.

Vitamin B_{12} in der Nahrung wird durch proteolytische Enzyme von seiner Protein-Bindung getrennt und an den Intrinsic-Faktor (der von Belegzellen gebildet wird) oder an den sog. R-Binder gebunden (*Abb.3.3*). Der Intrinsic-Faktor-B_{12}-Komplex gelangt dann in das Ileum und lagert sich dort an spezifische Rezeptoren. Nach Abbau des Intrinsic-Faktors erscheint B_{12} gebunden an das Polypeptid Transcobalamin II im Pfortaderblut. Im peripheren Blut ist Vitamin B_{12} hauptsächlich an das Glykoprotein Transcobalamin I angelagert; die Abgabe des Vitamins an die Gewebe erfolgt jedoch durch Transcobalamin II. An den R-Binder gebundenes B_{12} wird nach Abbau des R-Binders durch Pankreasenzyme freigesetzt. Sowohl freies B_{12} als auch solches in der Galle kann eine Verbindung mit dem Intrinsic-Faktor eingehen.

Folsäure aus der Nahrung wird in den Enterozyten des proximalen Dünndarms zur Monoglutamat-Form dekonjugiert, vollständig reduziert und methyliert, so daß die Absorption durchwegs als Methyltetrahydrofolat erfolgt (*Abb.3.2*).

Ursachen der megaloblastischen Anämie I	Ursachen der megaloblastischen Anämie II		Ursachen der megaloblastischen Anämie III	
Vitamin B_{12}-Mangel	**Folsäure-Mangel**		**Störungen von:**	
Inadäquate Ernährung: Strenger Vegetarismus Malabsorption: Magen: Perniziöse Anämie: erworben (autoimmunologisch) und angeboren Partielle oder totale Gastrektomie Darm: Syndrom der blinden Schlinge, z.B. Jejunumdivertikulose, ileocoecale Fistel Chronische tropische Sprue Ileumresektion und M. Crohn Kongenitale spezifische Vitamin B_{12}-Resorptionsstörung mit Proteinurie (Imerslund-Gräsbeck) Fischfinnenbandwurm Medikamente, z.B. Metformin	Inadäquate Ernährung: Armut Internierung Ziegenmilch Besondere Diätformen Gesteigerter Verlust: Dialyse Herzversagen mit Blutstauung Medikamente: Antikonvulsiva Barbiturate Verschiedenes: Alkohol Lebererkrankungen	Malabsorption: Gluten-abhängige Enteropathie Dermatitis herpetiformis Tropische Sprue Kongenital spezifisch Gesteigerter Verbrauch: Schwangerschaft Unreife Gesteigerter Zellumsatz im Knochenmark, z.B. bei hämolytischer Anämie Maligne Neoplasien, z.B. Plasmozytom, Carcinom Entzündliche Erkrankungen, z.B. M. Crohn, rheumatoide Arthritis, ausgedehntes Ekzem	Vitamin B_{12}-Stoffwechsel: Angeboren: Transcobalamin II-Mangel Homocystinurie mit Methylmalonazidurie Erworben: Lachgasanästhesie Folsäure-Stoffwechsel: Angeboren: Angeborene Stoffwechseldefekte, z.B. 5-Methyltetrahydrofolattransferase-Mangel Erworben: Folsäureantagonisten, z.B. Methotrexat, Pyrimethamin	DNA-Synthese: Angeboren: Orotazidurie Lesch-Nyhan-Syndrom Dyserythropoetische Anämie Thiamin-abhängig u.a. Erworben: Medikamente, z.B. Hydroxyharnsäure, Cytosin-Arabinosid, 6-Mercaptopurin 5-Azacytidin

Abb.3.1
Ursachen der megaloblastischen Anämie.

Megaloblastische Anämien 3

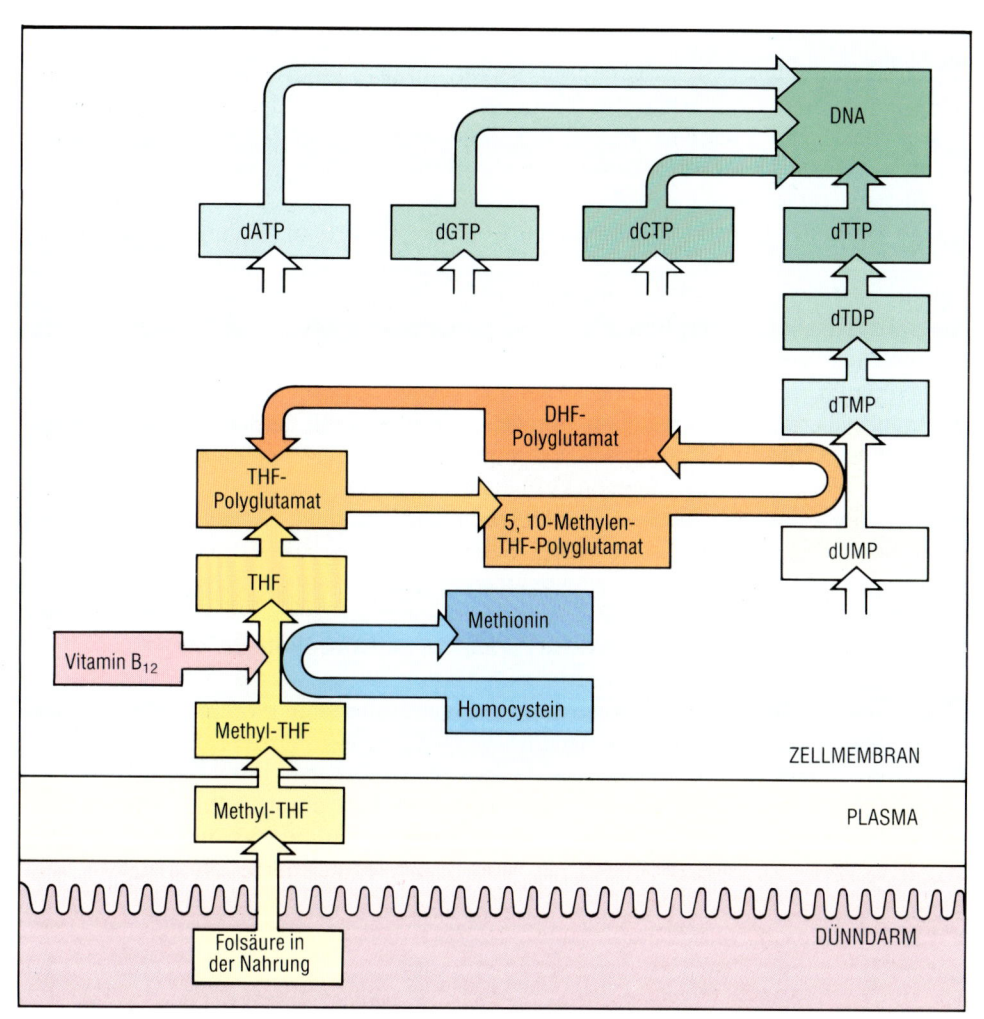

Abb. 3.2
Megaloblastische Anämie: Vermutete Funktionen von Vitamin B_{12} und Folsäure bei der DNA-Biosynthese. THF = Tetrahydrofolat; DHF = Dihydrofolat; d = Desoxyribose; U = Uracil; T = Thymin; C = Cytosin; G = Guanin; A = Adenin; MP = Monophosphat; DP = Diphosphat; TP = Triphosphat.

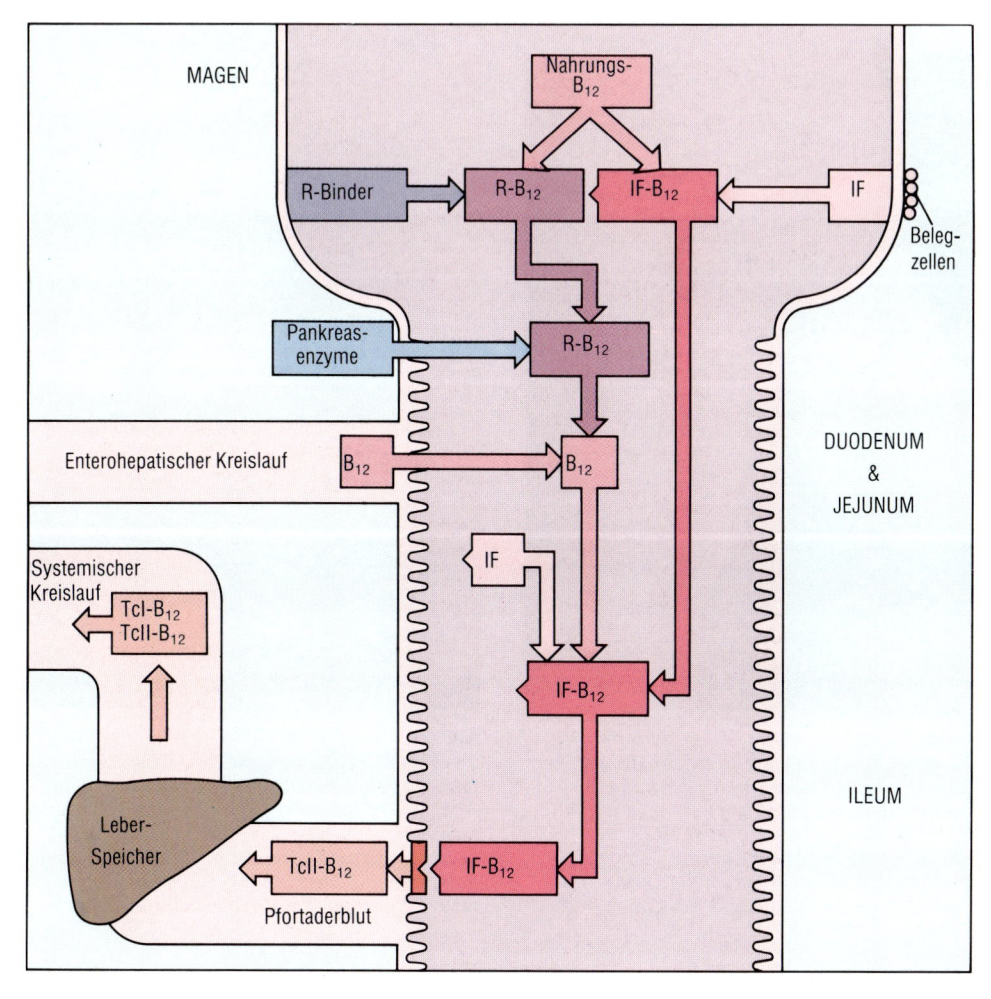

Abb. 3.3
Resorption von Vitamin B_{12}. IF = Intrinsic-Faktor; R = R-Binder; TcI = Transcobalamin I; TcII = Transcobalamin II.

3 Megaloblastische Anämien

KLINISCHES BILD

Die megaloblastische Anämie ist meist durch einen schleichenden Beginn und ein derart langsames Fortschreiten gekennzeichnet, daß die Patienten Zeit haben, sich daran zu gewöhnen. Oft suchen sie erst dann den Arzt auf, wenn die Anämie einen erheblichen Schweregrad erreicht hat, sofern nicht zufällige, aus anderen Gründen veranlaßte Blutuntersuchungen zu einer frühen Diagnose führen. Klinisch bestehen ein unterschiedlich starker Ikterus und eine Anämie, die für die zitronengelbe Hautfarbe der Patienten verantwortlich sind (Abb.3.4). Der Ikterus ist die Folge einer Vermehrung von unkonjugiertem Bilirubin, die auf den ausgeprägten intramedullären Untergang kernhaltiger roter Vorstufen ("ineffektive Erythropoese") mit Abbau des Hämoglobins in den retikulo-endothelialen Zellen zurückzuführen ist. Weitere typische Befunde umfassen einen starken Anstieg des Laktatdehydrogenase-Spiegels im Serum und eine rasche Clearance von injiziertem Radioeisen, das kaum in Erythroblasten eingebaut wird.

In schweren Fällen wird zusätzlich ein intravaskulärer Hämoglobinabbau mit Methämalbuminämie und Hämosiderinurie beobachtet. Vielfach besteht auch eine Panzytopenie; Hämatome bei Thrombozytopenie können dann die Patienten zum Arzt führen (Abb.3.5). Allerdings sind Leuko- und Thrombozytopenie selten so ausgeprägt wie bei schweren aplastischen Anämien.

Glossitis (Abb.3.6) und Mundwinkelrhagaden (Abb.3.7) entstehen durch eine gestörte Trophik der Oberflächenepithelzellen, welche mikroskopisch auch an den Schleimhäuten von Mund, Bronchien, Harnblase und Zervix nachweisbar ist.

In seltenen Fällen weist die Haut eine Melaninpigmentierung auf (Abb.3.8). Bei Vitamin B_{12}-Mangel können sich Neuropathien unterschiedlichen Schweregrades entwickeln, wie die kombinierte subakute Degeneration des Rückenmarks, die u.a. zu einer Demyelinisierung der Hinter- und Seitenstränge führt (siehe Abb.3.26), sowie Neuropathien peripherer Nerven oder des N.opticus. Die Patienten leiden an beidseitigen, symmetrischen Symptomen, die meist an den unteren Extremitäten am stärksten ausgeprägt sind und mit Kribbeln, Gangunsicherheit, Fallneigung im Dunkeln, Sensibilitätsstörungen und motorischer Schwäche einhergehen. Sehstörungen und psychiatrische Symptome treten weniger häufig auf.

Hämatologische Parameter und Morphologie des Blutausstrichs

Abb.3.9 zeigt typische hämatologische Parameter bei megaloblastischer Anämie.

Der Blutausstrich zeichnet sich durch ovale Makrozyten, Schistozyten, Poikilozyten unterschiedlicher Gestalt (Abb.3.10–3.12) und hypersegmentierte Neutrophile (mit

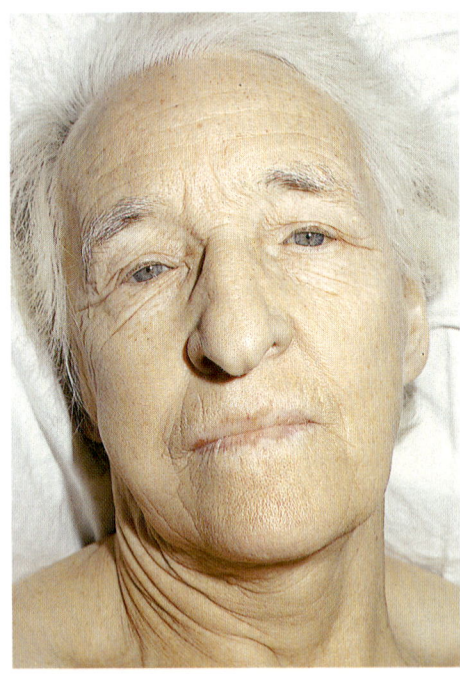

Abb.3.4
Megaloblastische Anämie: Charakteristische zitronengelbe Hautfarbe bei einer 69-jährigen Patientin mit Perniziosa und schwerer megaloblastischer Anämie (Hb: 7,0g/dl; MCV: 132fl). Die Farbe entsteht durch die Kombination von Blässe (bedingt durch die Anämie) und Ikterus (als Folge der ineffektiven Erythropoese).

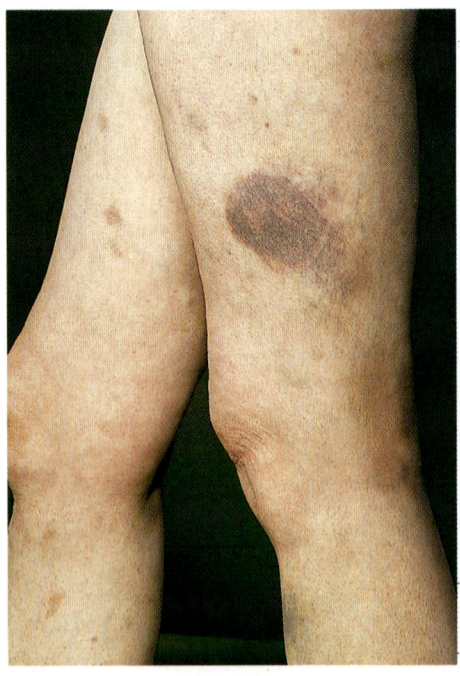

Abb.3.5
Megaloblastische Anämie: Spontane Hämatome am Oberschenkel einer 34-jährigen Patientin, die klinisch eine ausgedehnte Purpura und Menorrhagien aufwies. Sie litt an einer megaloblastischen Anämie durch nahrungsbedingten Folsäuremangel und Alkoholismus. Hb: 8,1g/dl; MCV: 115fl; Thrombozyten: $2 \times 10^9/l$.

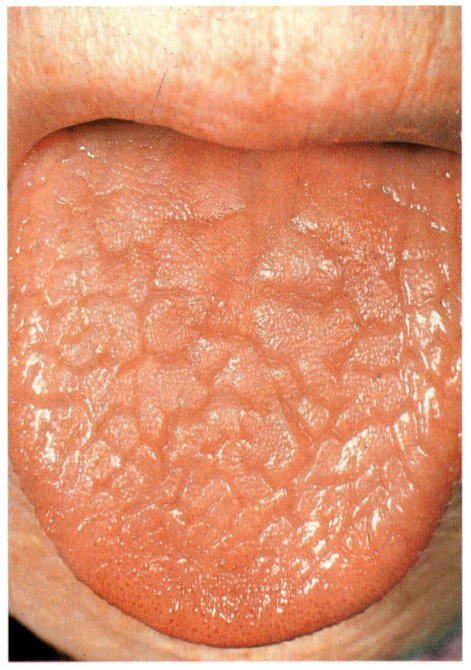

Abb.3.6
Megaloblastische Anämie: Glossitis bei einer 55-jährigen Patientin mit unbehandelter perniziöser Anämie infolge Vitamin B_{12}-Mangel. Die Zunge ist fleischrot und schmerzt, vor allem bei heißer und saurer Nahrung. Ein identisches Bild tritt auch bei Folsäuremangel auf, bedingt durch eine gestörte DNA-Synthese in den Mundschleimhautepithelien.

Megaloblastische Anämien 3

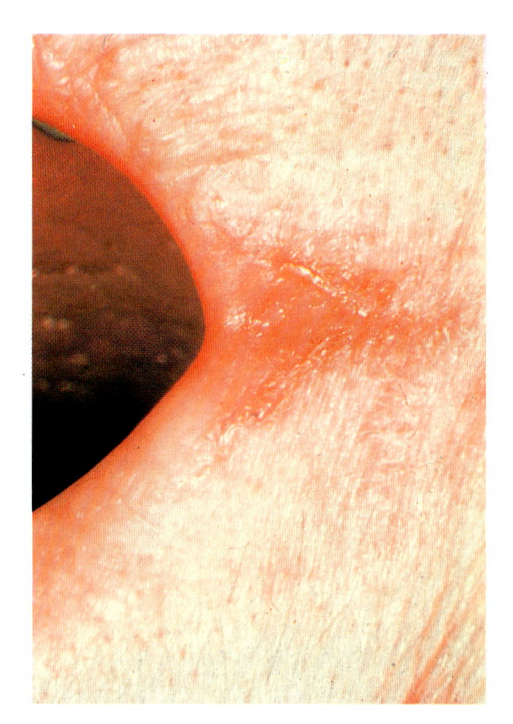

Abb. 3.7
Megaloblastische Anämie: Mundwinkelrhagaden (gleiche Patientin wie Abb. 3.6). Es wird angenommen, daß diese Veränderungen ebenfalls auf einer reduzierten Proliferation der Epithelzellen beruhen. In diesem Fall sind sie ungewöhnlich stark entwickelt.

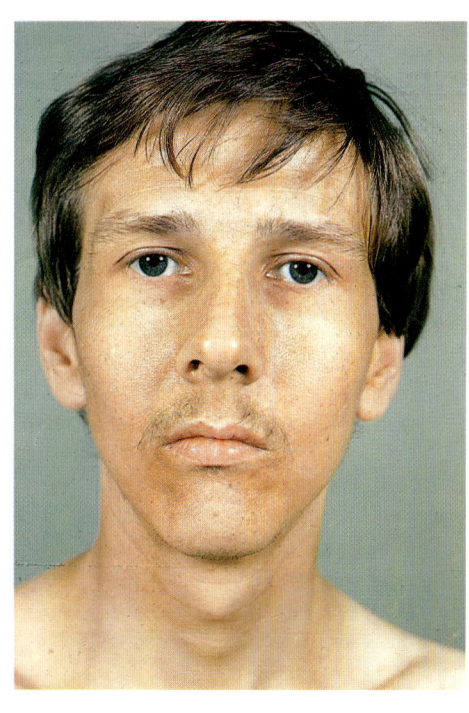

Abb. 3.8
Megaloblastische Anämie: Melaninpigmentierung der Haut bei einem 24-jährigen Patienten mit perniziöser Anämie infolge Vitamin B_{12}-Mangel. Eine gleichartige Pigmentierung war im Bereich der Nagelbetten, der Hautfalten und periorbital nachweisbar. Die Pigmentierung entwickelt sich auch bei Folsäuremangel. In beiden Fällen bildet sie sich bei entsprechender Behandlung rasch zurück. Der biochemische Mechanismus für die gesteigerte Melaninbildung ist ungeklärt.

Abb. 3.9
Typische hämatologische Parameter bei schwerer megaloblastischer Anämie (gleicher Patient wie Abb. 3.10).

Hämatologische Parameter bei schwerer megaloblastischer Anämie	
Hb	5.1 g/dl
Erythrozyten	1.4×10^{12}/l
Hämatokrit	18 %
MCV	129 fl
MCH	36.4 pg
Retikulozyten	2.5 %
Leukozyten	1.9×10^9/l
Neutrophile	63 %
Thrombozyten	53×10^9/l

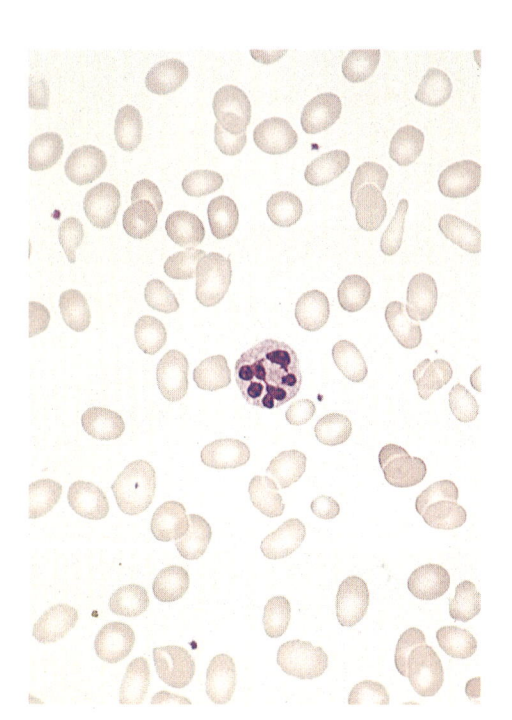

Abb. 3.10
Megaloblastische Anämie: Peripherer Blutausstrich mit ovalen Makrozyten sowie ausgeprägter Anisozytose und Poikilozytose bei schwerem Verlauf. Der Kern des Neutrophilen ist hypersegmentiert (mehr als fünf Segmente). Hb: 5,1 g/dl; MCV: 129 fl.

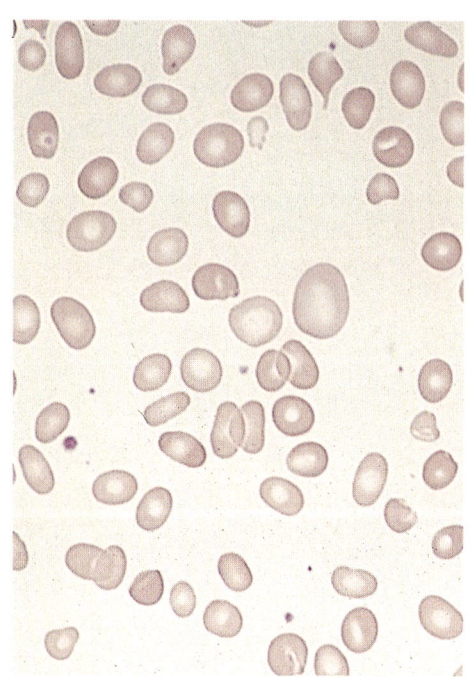

Abb. 3.11
Megaloblastische Anämie: Peripherer Blutaustrich mit ausgeprägter ovaler Makrozytose, Anisozytose und Poikilozytose. Hb: 5,4 g/dl; MCV: 130 fl.

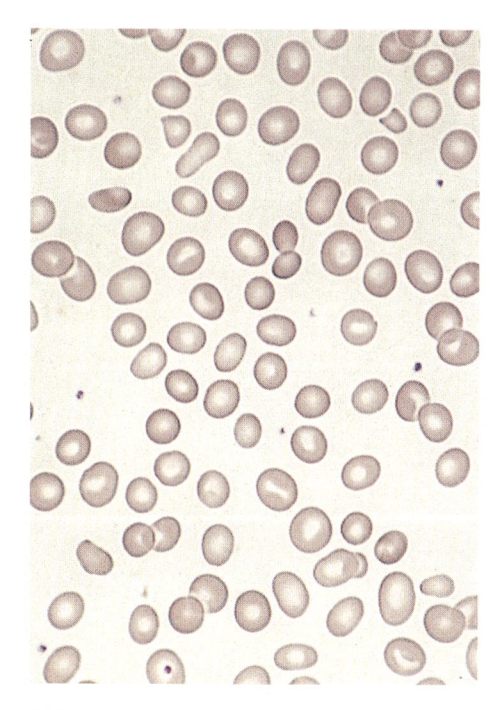

Abb. 3.12
Megaloblastische Anämie: Peripherer Blutausstrich mit mäßiggradiger Makrozytose, Anisozytose und Poikilozytose der Erythrozyten bei leichtem Verlauf. Hb: 10,5 g/dl; MCV: 112 fl.

3 Megaloblastische Anämien

mehr als fünf Segmenten; *Abb.3.10*), darunter auch Makropolyzyten (*Abb.3.13*), aus. Das Ausmaß dieser Veränderungen korreliert mit dem Schweregrad der Anämie. Bei Patienten mit starker Anämie werden Megaloblasten (aus der extramedullären Hämatopoese in Leber und Milz) in die Zirkulation ausgeschwemmt (*Abb.3.14*). Nach Milzentfernung, z.B. nach einer Gastrektomie oder bei einer Milzatrophie, die bei 15 Prozent der adulten Fälle von Gluten-induzierter Enteropathie auftritt, sind im peripheren Blut Splenektomiezeichen besonders ausgeprägt (*Abb.3.15*). Wegen der hochgradigen Schistozytose ist bei sehr schwerer Anämie das mittlere Zellvolumen normal.

Knochenmarkmorphologie
Das Knochenmark ist in schweren Fällen sehr zellreich und infolge des Untergangs reiferer Formen durch eine relative Vermehrung früher Erythroblasten charakterisiert (*Abb.3.16*). Dabei kann es zu einer Umkehr des Verhältnisses von Granulo: Erythropoese mit Überwiegen früher erythropoetischer Vorstufen kommen. Die reifenden Erythroblasten weisen eine Kern-Plasma-Reifungsdissoziation auf, wobei der Kern eine feinretikuläre, "Spitzen"-artige oder getüpfelte Chromatinstruktur beibehält, während das Zytoplasma normal ausreift und Hämoglobin bildet. Darüber hinaus sind eine Reihe dyserythropoetischer Veränderungen mit zahlreichen mehrkernigen Zellen, Kernbrücken und Howell-Jolly-Körpern in reifenden Erythroblasten und Erythrozyten nachweisbar; schließlich finden sich auch nekrobiotische Zellveränderungen (*Abb.3.17*).

Die Granulopoese ist durch stark vergrößerte (Riesenformen) und abnorm gestaltete Metamyelozyten gekennzeichnet (*Abb.3.18*) und die Megakaryozyten besitzen hypersegmentierte Kerne mit feinretikulärer Chromatinstruktur (*Abb.3.19*).

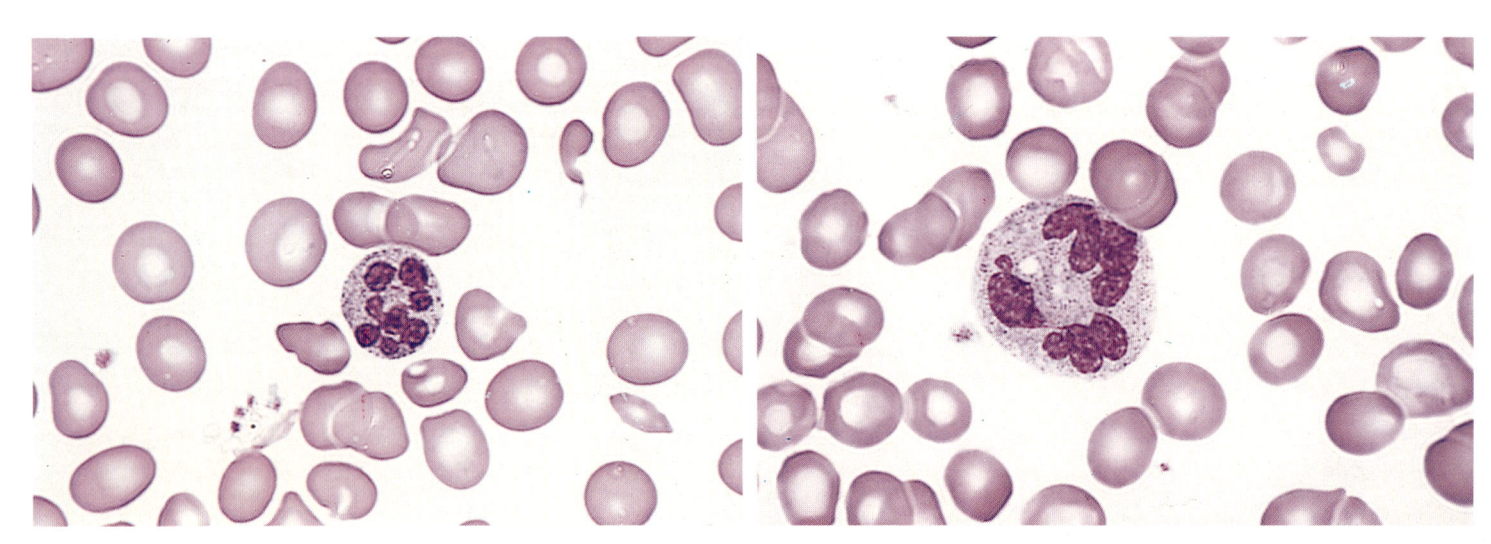

Abb.3.13
Megaloblastische Anämie: Stärkere Vergrößerungen mit (links) einem hypersegmentierten Neutrophilen und (rechts) einem hyperdiploiden Neutrophilen, auch als "Makropolyzyt" bezeichnet.

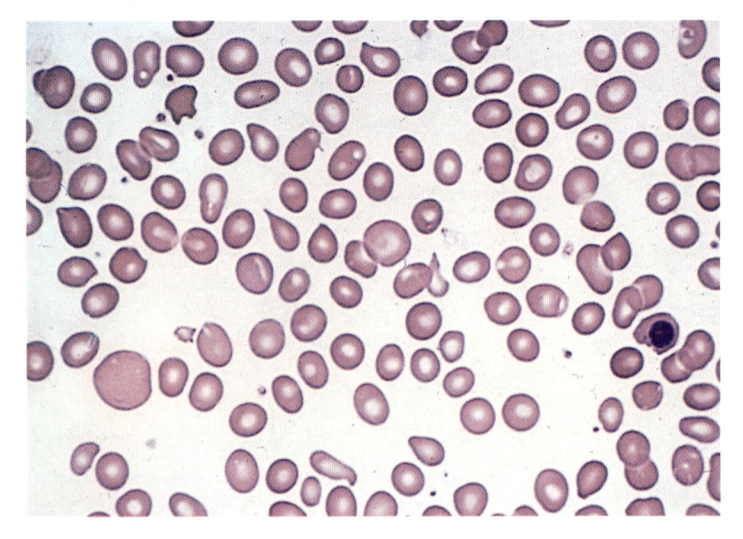

Abb.3.14
Megaloblastische Anämie: Peripherer Blutausstrich mit einem zirkulierenden orthochromatischen Megaloblasten bei schwerem Verlauf. Derartige Zellen können aus der extramedullären Hämatopoese in Milz und Leber stammen.

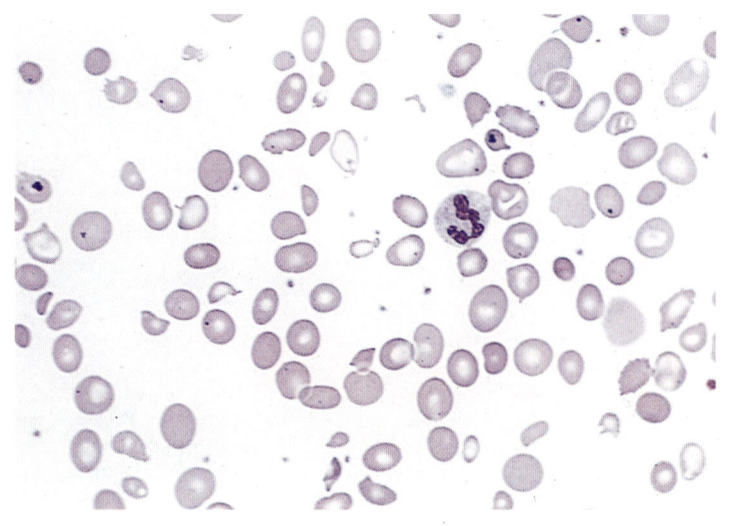

Abb.3.15
Megaloblastische Anämie und Milzatrophie: Peripherer Blutausstrich mit Howell-Jolly-Körpern (DNA-Residuen) und Pappenheimer-Körpern (aus Eisen und Proteinen bestehend). Der Patient litt an einem schweren Folsäuremangel und einer Milzatrophie bei Gluten-induzierter Enteropathie.

Megaloblastische Anämien 3

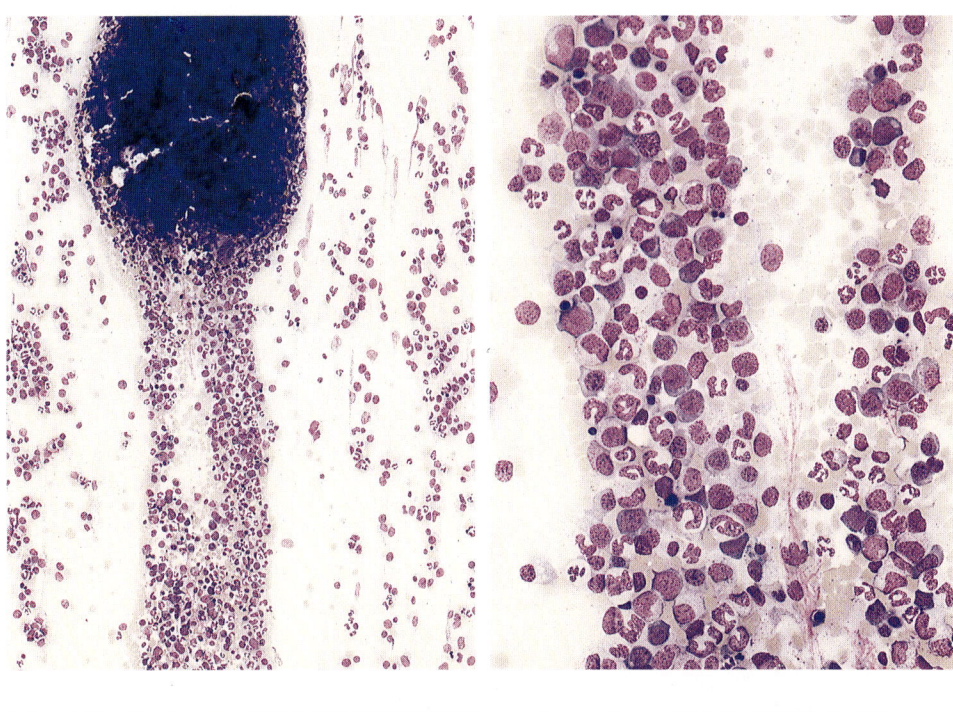

Abb. 3.16
Megaloblastische Anämie: (Links) Schwache Vergrößerung eines Knochenmarkfragmentes mit gesteigerter Zelldichte und verminderten Fettzellen; (rechts) stärkere Vergrößerung der Ausstriche mit Vermehrung unreifer Zellen, Überwiegen von erythropoetischen Vorstufen, Riesenmetamyelozyten und hypersegmentierten Neutrophilen.

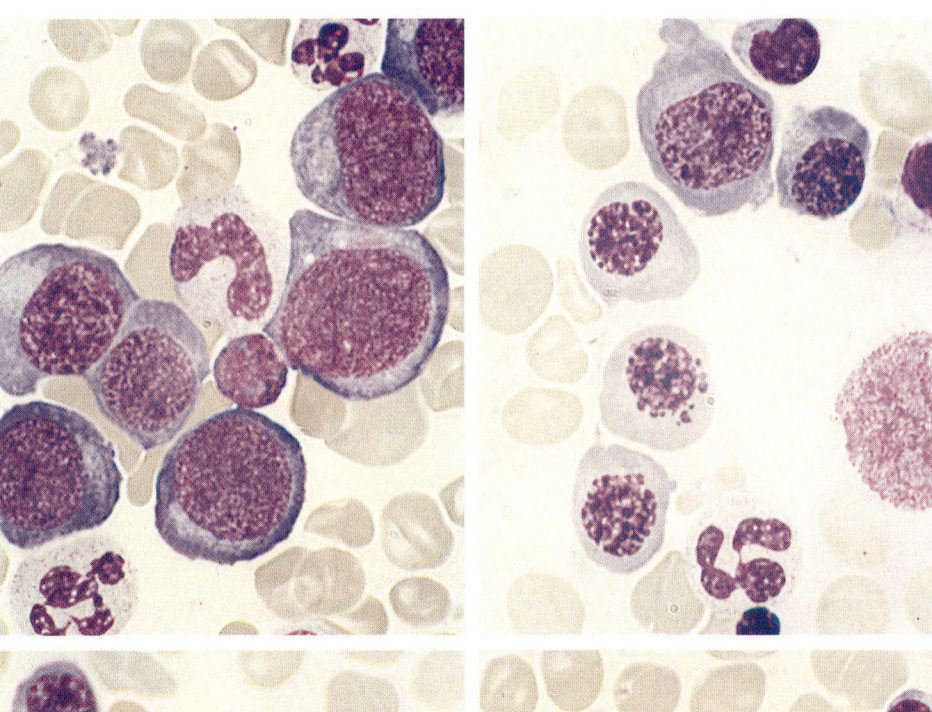

Abb. 3.17
Megaloblastische Anämie: Starke Vergrößerungen mit (oben links) Vermehrung unreifer Zellen, überwiegend Promegaloblasten; (oben rechts) Megaloblasten aller Reifungsstadien. Die Kerne verfügen über eine feinretikuläre ("Spitzen"-artige) Chromatinstruktur, während das Zytoplasma ausreift und Hämoglobin enthält (es färbt sich oxyphil an). Zwei Zellen enthalten in ihrem Zytoplasma Kern- (DNA-) Fragmente (Howell-Jolly-Körper); (unten links) zwei reife Megaloblasten mit gänzlich orthochromatischem (rosafarbenen) Zytoplasma; außerdem zwei Riesenstabkernige; (unten rechts) die orthochromatischen Zellen in Bildmitte besitzen pyknotische Kerne in Karyorrhexis, die durch eine dünne Chromatinbrücke miteinander verbunden sind.

3 Megaloblastische Anämien

In leichteren Fällen tritt die megaloblastische Reifungsstörung nur in späten Erythroblastenstufen auf, wobei die Kern-Plasma-Reifungsdissoziation nur gering ausgeprägt ist (Abb.3.20).

Diese Formen sind als megaloblastische Veränderungen "geringen Grades" oder vom "Übergangs- bzw. Intermediär-Typ" bezeichnet worden. Bei gleichzeitigem Vorliegen eines Eisenmangels und einer megaloblastischen Reifungsstörung entwickelt sich eine dimorphe Anämie mit zwei Erythrozytenpopulationen im peripheren Blut, die einerseits aus Makrozyten mit erhöhtem Hämoglobingehalt und andererseits aus hypochromen Mikrozyten bestehen (Abb.3.21, links). Dabei können die megaloblastischen Veränderungen in den Erythroblasten nur diskret ausgebildet sein, während Riesenmetamyelozyten im Knochenmark durchaus nachweisbar sind (Abb.3.21, rechts). Bei Patienten mit normalen Eisenspeichern enthalten Erythroblasten in der Regel multiple Eisengranula (Abb.3.22). In einigen Fällen, vor allem bei Alkoholabusus, treten zahlreiche Ringsideroblasten auf, die jedoch nach entsprechender Behandlung wieder verschwinden. Die Nadelbiopsie zeigt eine Vermehrung früher Vorstufen und viele Mitosen (Abb.3.23). Interessanterweise ist die Erythropoese in der frühen fetalen Periode ebenfalls megaloblastisch (Abb.3.24).

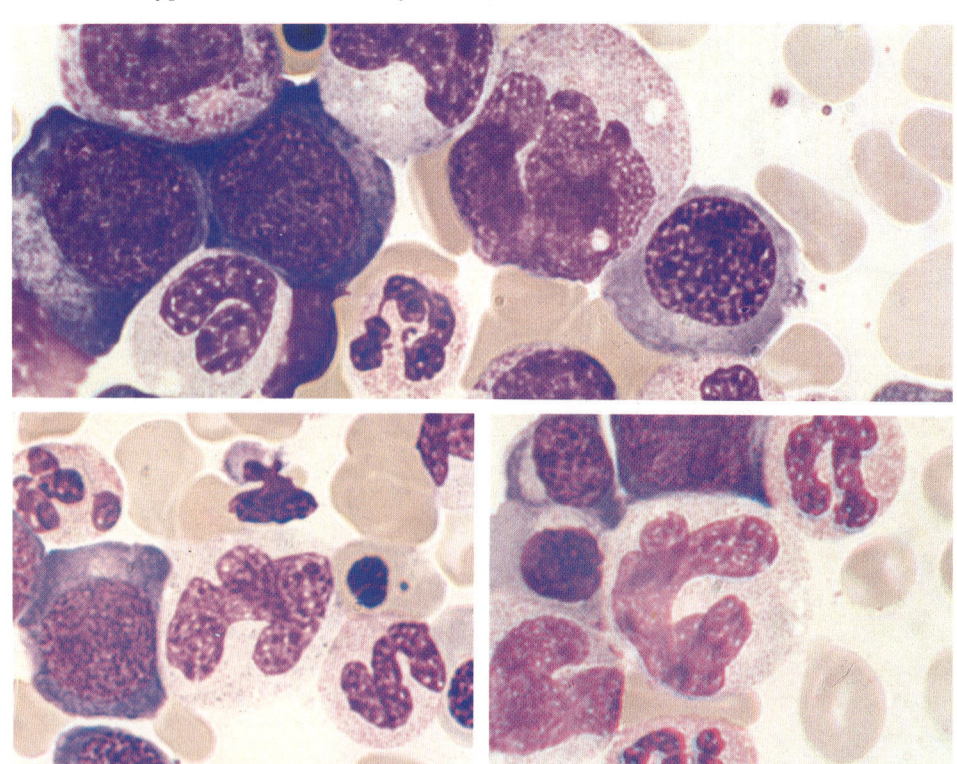

Abb.3.18
Megaloblastische Anämie: Starke Vergrößerungen mit übergroßen und abnorm gestalteten Metamyelozyten.

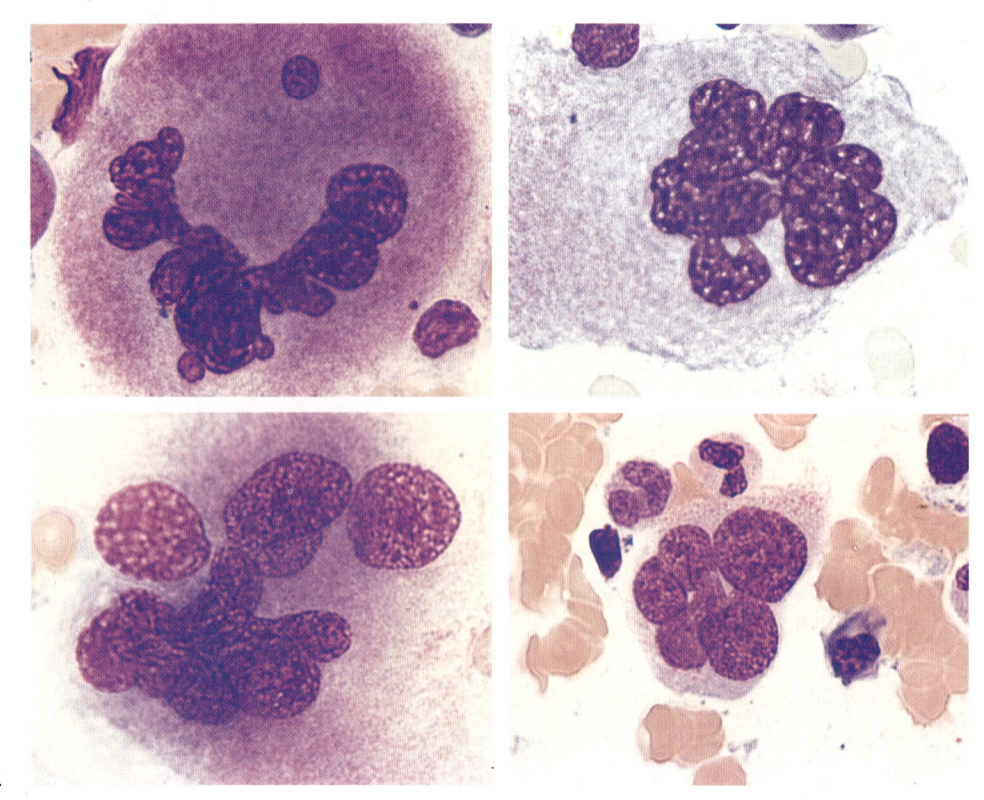

Abb.3.19
Megaloblastische Anämie: Megakaryozyten unterschiedlichen Reifegrades mit abnormer, feinretikulärer Chromatinstruktur.

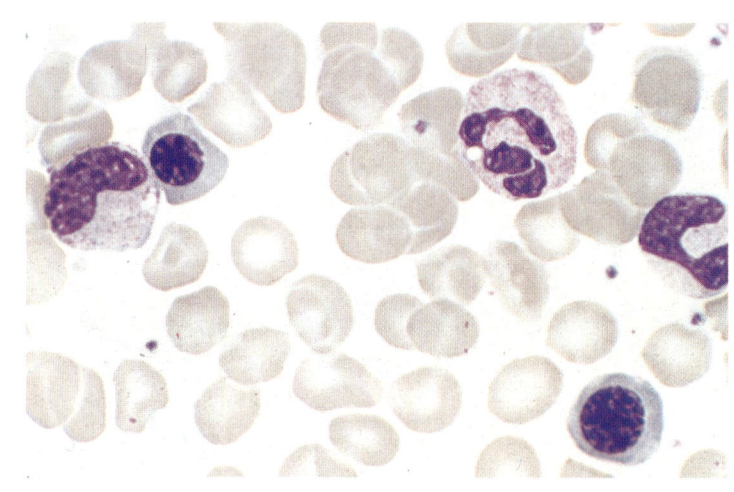

Megaloblastische Anämien 3

Abb.3.20
Megaloblastische Anämie: Knochenmarkveränderungen leichten Grades bei Vitamin B_{12}-Mangel nach partieller Gastrektomie. Die Erythroblasten weisen eine geringe Kern-Plasma-Reifungsdissoziation mit verzögerter Kernausreifung (unten rechts) auf. Die Markretikulumzellen enthielten Eisenpigment. Hb: 12,4g/dl; MCV: 105fl; Serum-Vitamin B_{12}: 80ng/l (Normbereich: 160–925ng/l); Serum-Folsäure: 10,3 µg/l (Normbereich: 6,0–21,0 µg/l).

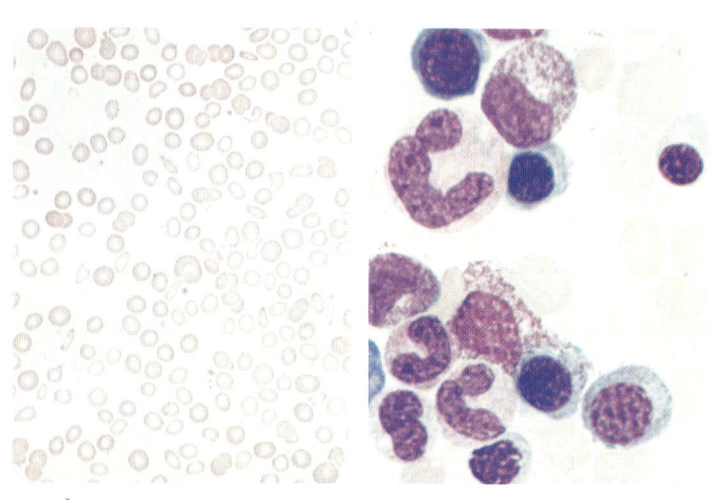

Abb.3.21
Megaloblastische Anämie: (Links) Dimorpher peripherer Blutausstrich bei Eisen- und Vitamin B_{12}-Mangel nach partieller Gastrektomie. Man erkennt eine gemischte Erythrozytenpopulation aus einerseits mikrozytären, hypochromen Zellen und andererseits Makrozyten mit erhöhtem Hämoglobingehalt. Hb: 8,0g/dl; MCV: 87fl; MCH: 27pg. Im Knochenmarkaspirat desselben Falles (rechts) sind Riesenmetamyelozyten nachweisbar, während die megaloblastische Reifungsstörung in den Erythroblasten weniger gut erkennbar ist.

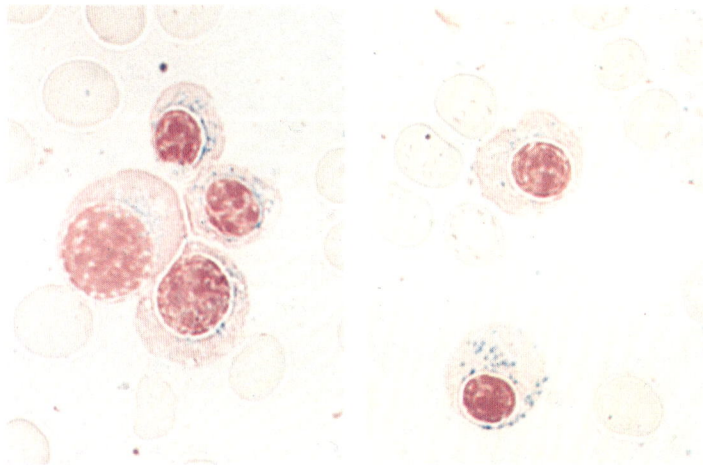

Abb.3.22
Megaloblastische Anämie: Knochenmarkaspirat bei Alkoholabusus und Folsäuremangel mit unvollständigen Ringsideroblasten, die nach Alkoholentzug und Folsäurebehandlung rasch verschwanden. Perls-Reaktion.

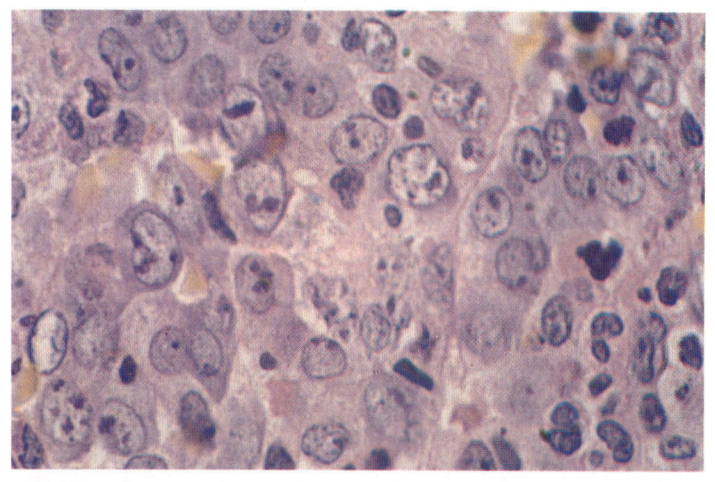

Abb.3.23
Megalobastische Anämie: Beckenkamm-Nadelbiopsie bei unbehandelter perniziöser Anämie mit zahlreichen Megaloblasten und Mitosen; die Megaloblasten besitzen eine feine, lockere Chromatinstruktur.

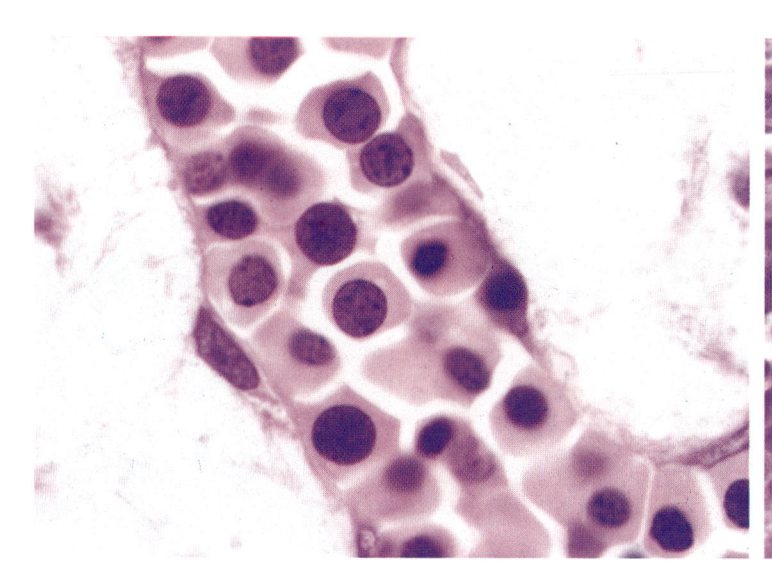

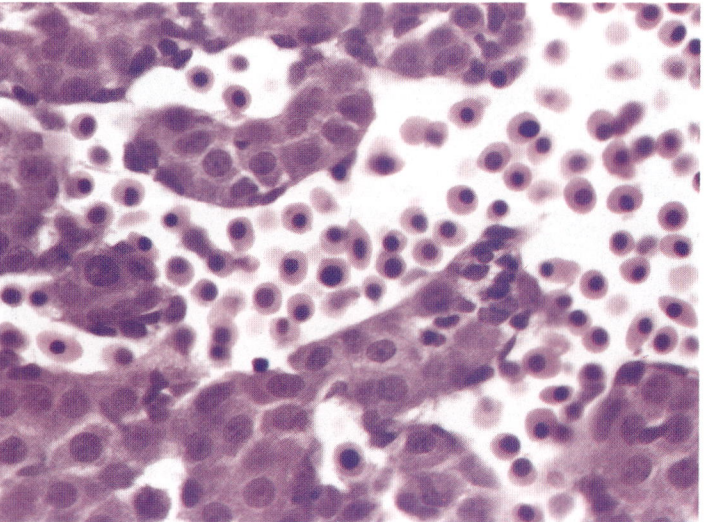

Abb.3.24
Fetale Erythropoese: Histologische Schnittpräparate (links) der Placenta mit zirkulierenden Erythroblasten, die in ihrer Kernmorphologie Megaloblasten entsprechen, und (rechts) der Leber mit extramedullärer megaloblastischer Erythropoese.

3 Megaloblastische Anämien

URSACHEN DER MEGALOBLASTISCHEN ANÄMIE
Vitamin B_{12}-Mangel

Die Menge an gespeichertem Vitamin B_{12} beträgt 2–3mg. Da der tägliche Verbrauch und somit der Bedarf 1–2µg beträgt, dauert es zwei bis vier Jahre, bis sich durch fehlende Zufuhr mit der Nahrung oder Malabsorption ein B_{12}-Mangel entwickelt. Mangelzustände durch gesteigerten Verlust oder Abbau von Vitamin B_{12} sind nicht bekannt. Das in der Anästhesie verwandte Lachgas kann das Körper-B_{12} rasch inaktivieren, indem es vollständig reduziertes Cob(I)alamin in oxidiertes Cob(II)alamin und Cob(III)alamin überführt. Bei verlängerter Exposition treten dann megaloblastische Veränderungen auf (Abb.3.25).

Während Folsäure in den meisten Nahrungsmitteln wie Früchten, Gemüsen, Getreide und tierischen Produkten enthalten ist, kommt Vitamin B_{12} nur in Nahrungsmitteln tierischer Herkunft vor. Aus diesem Grund kann strenger Vegetarismus zu einem B_{12}-Mangel führen, was am häufigsten bei Hindus beobachtet wird. Die Leber ist sowohl für Folsäure als auch für B_{12} der Hauptspeicher mit den höchsten Gewebskonzentrationen.

Ein durch den Serum-B_{12}-Spiegel verifizierter schwerer Vitamin B_{12}-Mangel muß nicht obligat mit einer schweren Anämie

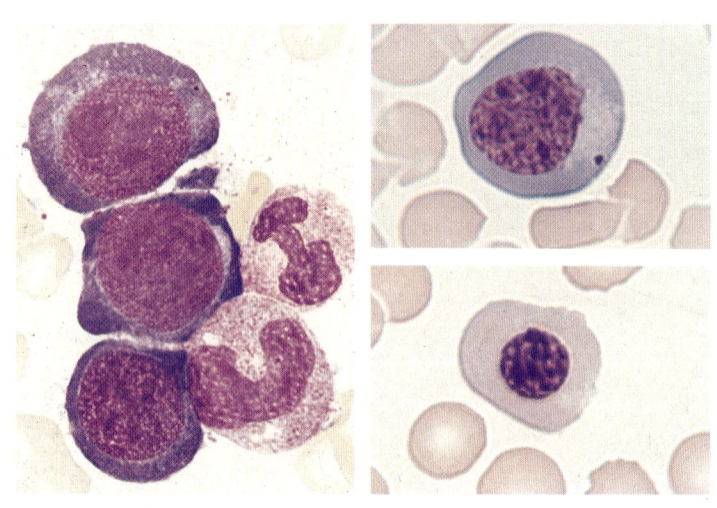

Abb.3.25
Vitamin B_{12}-Mangel: Knochenmarkaspirat mit Megaloblasten bei einem Patienten, der nach einer Herzoperation im Rahmen intensiv-medizinischer Maßnahmen über längere Zeit mit Lachgas anästhesiert wurde.

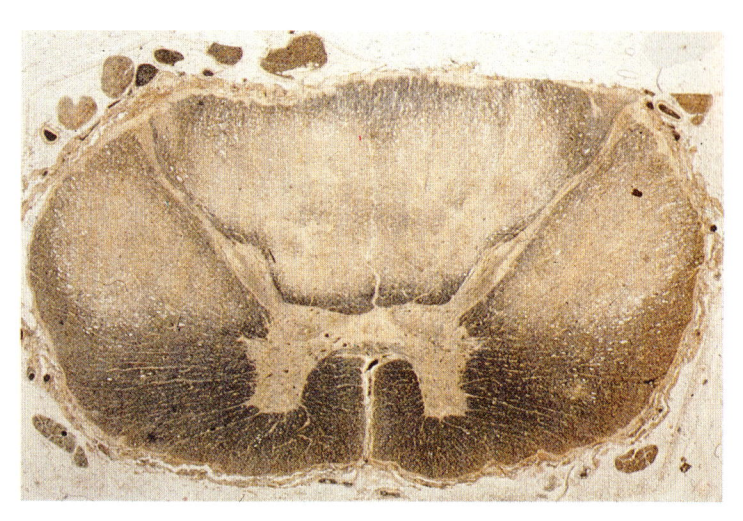

Abb.3.26
Perniziöse Anämie: Querschnitt des Rückenmarkes bei einem Patienten, der an einer schweren Vitamin B_{12}-Neuropathie (subakute kombinierte Degeneration des Rückenmarkes) litt. Man erkennt eine Demyelinisierung der Seiten- (Pyramiden-) und Hinterstränge. Weigert-Pal Färbung (Obduktionsmaterial).

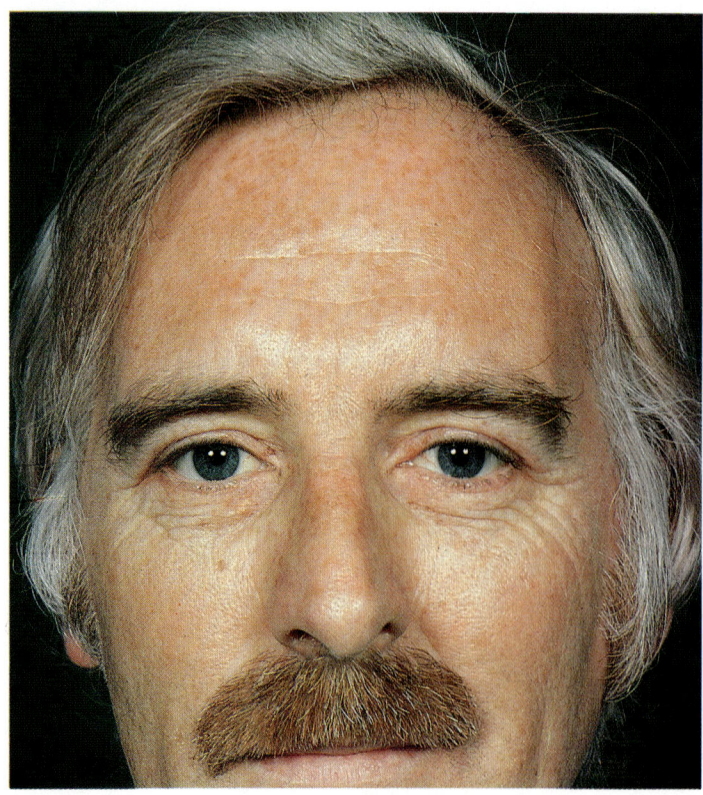

Abb.3.27
Perniziöse Anämie. 38-jähriger Patient mit vorzeitig ergrauten Haaren; er hat blaue Augen und leidet an einer Vitiligo. Diese drei Veränderungen sind bei Patienten mit einer perniziösen Anämie häufiger als bei der übrigen Bevölkerung.

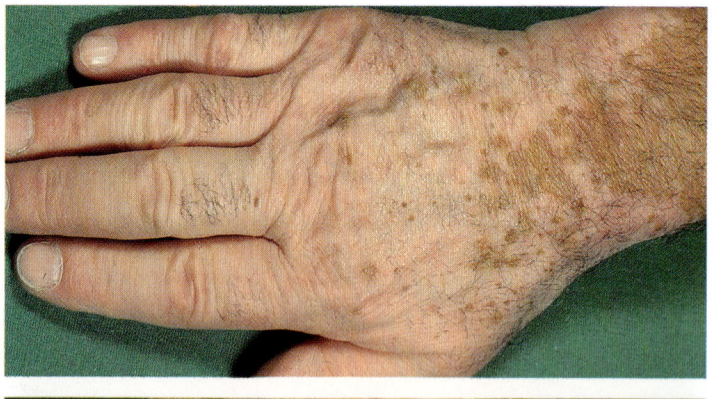

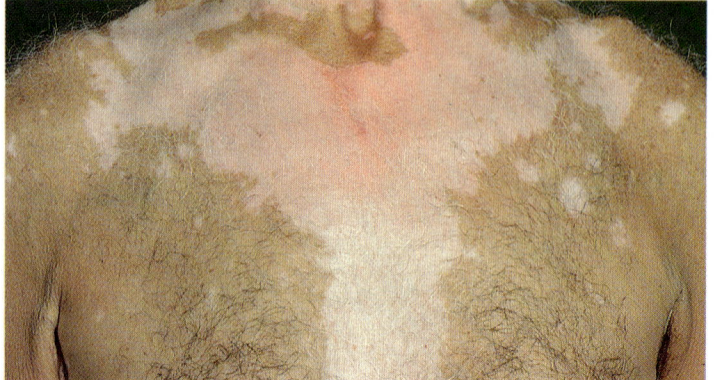

Abb.3.28
Perniziöse Anämie: Ausgeprägte Vitiligo bei einem 67-jährigen Patienten.

Megaloblastische Anämien 3

einhergehen, kann jedoch zu einer Demyelinisierung der Hinter- und Seitenstränge des Rückenmarks führen (*Abb.3.26*). Diese wird vielfach von einer peripheren Neuropathie begleitet und häufiger bei Männern als bei Frauen beobachtet, obwohl die perniziöse Anämie bevorzugt beim weiblichen Geschlecht auftritt.

Die genuine perniziöse Anämie ist in westlichen Ländern die Hauptursache eines B_{12}-Mangels und in Nord-Europa besonders häufig; grundsätzlich wird sie jedoch bei allen Rassen und in allen Ländern beobachtet. Zum klinischen Bild gehören ein vorzeitiges Ergrauen der Haare (*Abb.3.27*), Vitiligo (*Abb.3.28*), Störungen der Schilddrüsenfunktion (*Abb.3.29*) und andere organspezifische Autoimmunerkrankungen, wie M. Addison und Hypoparathyreoidismus. Die Patienten leiden an einer atrophischen Gastritis mit Achlorhydrie (*Abb.3.30*), wobei in 90 Prozent der Fälle Autoantikörper gegen Belegzellen (*Abb.3.31*) und in 50 Prozent gegen Intrinsic-Faktor im Serum nachweisbar sind. Ein Magencarcinom entwickelt sich dabei zwei- bis dreimal häufiger als in einer Kontrollpopulation (*Abb.3.32*).

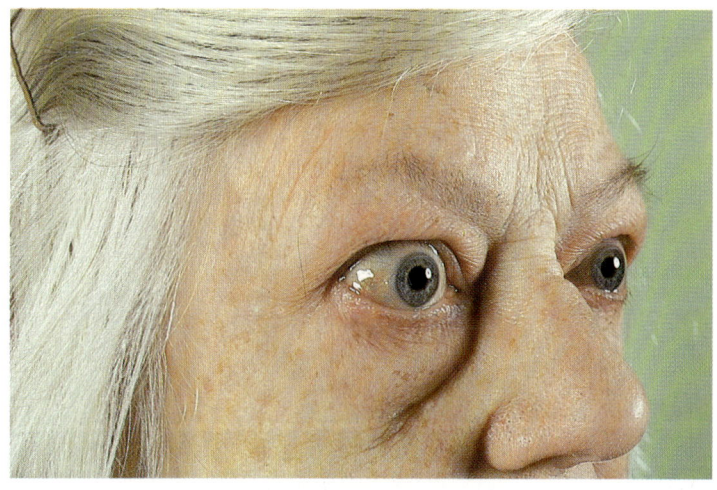

Abb.3.29
Perniziöse Anämie: Ophthalmoplegie mit Exophthalmus bei einer Patientin, die wegen einer vor sechs Jahren aufgetretenen megaloblastischen Anämie mit Vitamin B_{12}- Erhaltungsdosen behandelt wurde und ein Myxödem entwickelte.

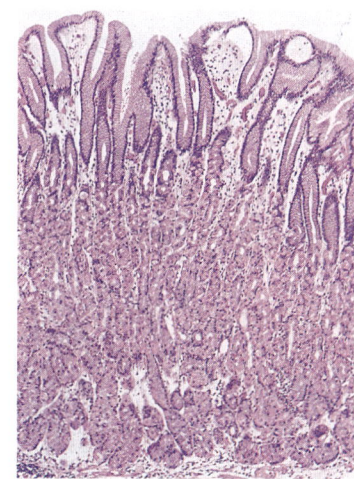

Abb.3.30
Perniziöse Anämie: Histologische Schnittpräparate des Magens (links) Normalbefund und (rechts) bei perniziöser Anämie. Man erkennt eine Atrophie aller Schleimhautschichten mit Schwund der Magendrüsen und Belegzellen sowie eine Infiltration der Lamina propria durch Lymphozyten und Plasmazellen. Freundlicherweise von Dr. J.E. McLaughlin überlassen.

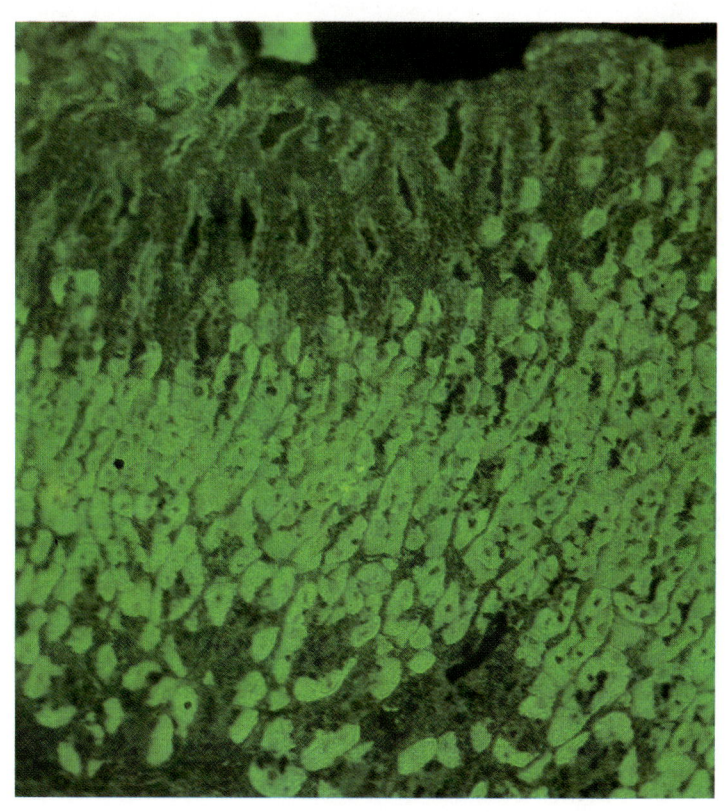

Abb.3.31
Perniziöse Anämie: Nachweis von Autoantikörpern gegen Belegzellen (indirekter Immunfluoreszenz-Test). Ein Gefrierschnitt der Magenschleimhaut (von der Ratte) wurde mit Patientenserum inkubiert, gewaschen und mit einem Fluoreszein-markierten antihumanen IgG des Kaninchens überschichtet.

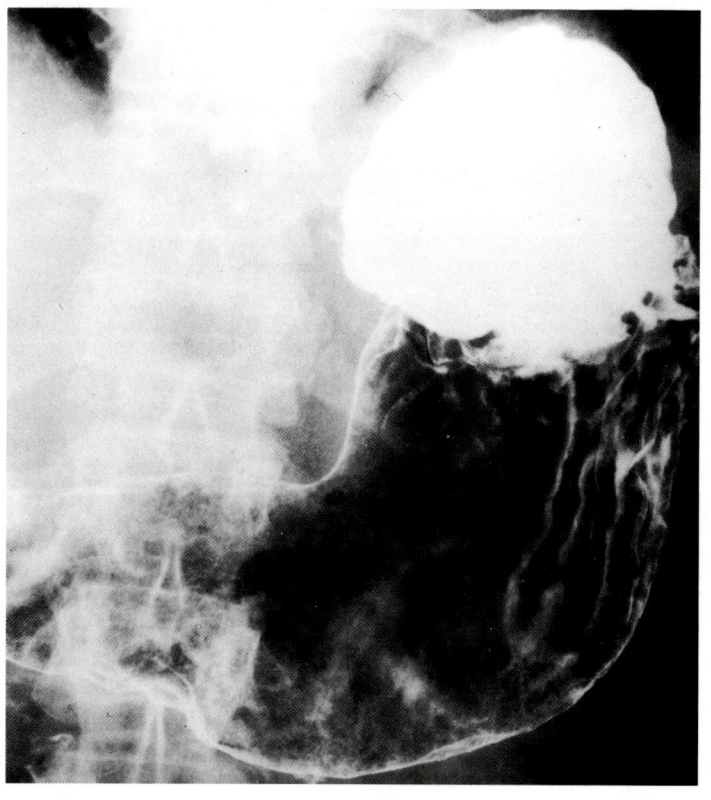

Abb.3.32
Perniziöse Anämie: Bariumbrei-Röntgenkontrastaufnahme mit Atrophie der Magenschleimhaut und einem Carcinom. Man erkennt eine Rarefizierung der Magenwand, einen Verlust des Schleimhautfaltenreliefs und einen ulzerierten Füllungsdefekt im horizontalen Teil der großen Kurvatur.

3 Megaloblastische Anämien

Schließlich können auch folgende Dünndarmveränderungen einen Vitamin B_{12}-Mangel hervorrufen: Syndrom der blinden Schlinge, z.B. im Rahmen einer Jejunumdivertikulose (Abb.3.33), ileocoecale Fisteln (Abb.3.34) und Ileumresektionen.

Folsäuremangel
Da der tägliche Folsäurebedarf 100–200µg beträgt, reichen die Speicher im Organismus (10–15mg) nur für wenige Monate aus. Diese Zeitspanne kann bei Zuständen mit gesteigertem Folatumsatz oder -abbau auch kürzer sein.

Ungenügende Zufuhr mit der Nahrung oder Malabsorption, z.B. bei Gluten-induzierter Enteropathie (Abb.3.35–3.39) oder tropischer Sprue (Abb.3.40), können einen Folsäuremangel verursachen.

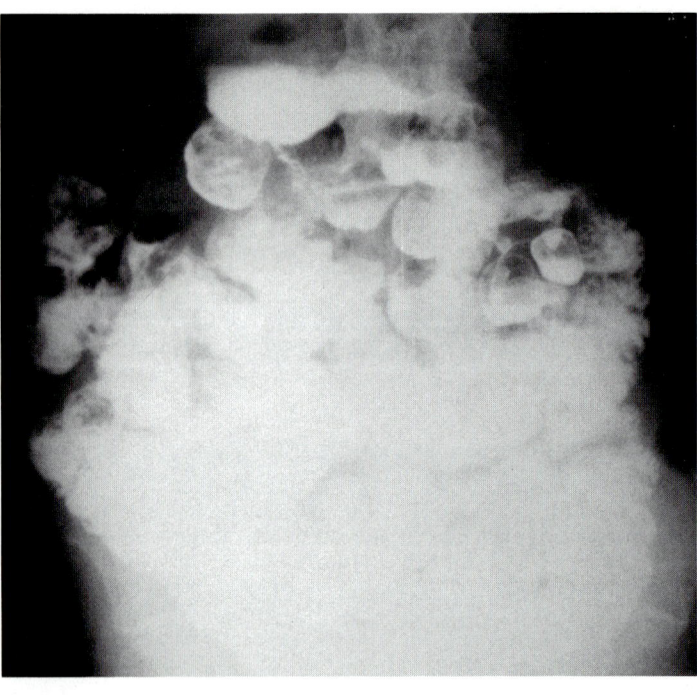

Abb.3.33
Divertikulose des Jejunums: Bariumbrei-Röntgenaufnahme eines 71-jährigen Patienten mit zahlreichen Divertikeln im Jejunum bei megaloblastischer Anämie infolge Vitamin B_{12}-Mangel. Freundlicherweise von Dr. D.Nag überlassen.

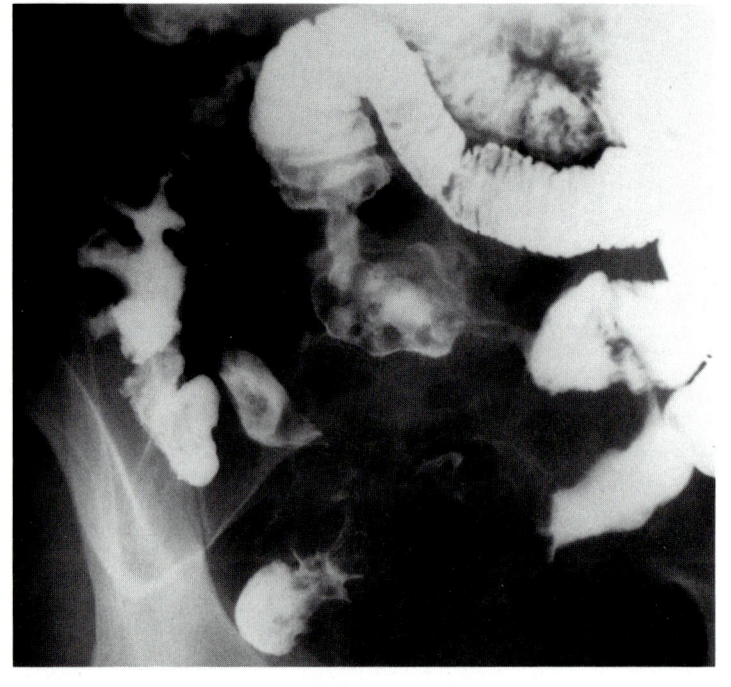

Abb.3.34
Syndrom der blinden Schlinge: Bariumkontrast-Spätaufnahme bei M. Crohn mit Füllungsdefekten im terminalen Ileum und einer deutlich sichtbaren blinden Schlinge: das Colon ascendens füllt sich vorzeitig. Bei dem Patienten bestand eine megaloblastische Anämie infolge Vitamin B_{12}-Mangel. Freundlicherweise von Dr. R. Dick überlassen.

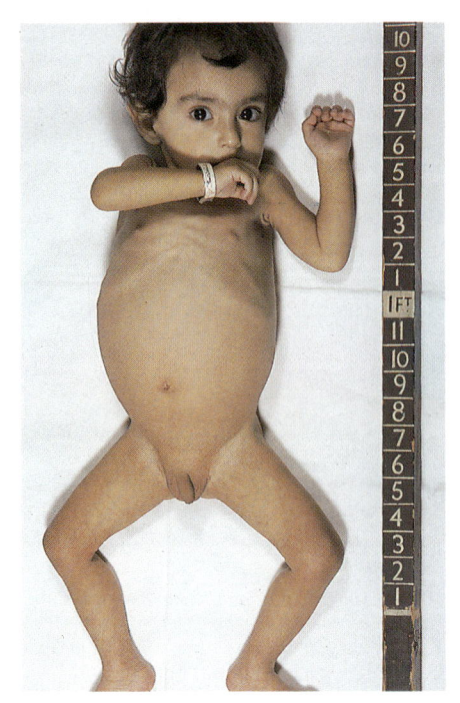

Abb.3.35
Infantile Zoeliakie: Entwicklungsstörung und Auftreibung des Abdomens bei einem 2-jährigen Kleinkind mit megaloblastischer Anämie infolge Folsäuremangel. Die Zoeliakie wurde mittels Dünndarmbiopsie bestätigt.

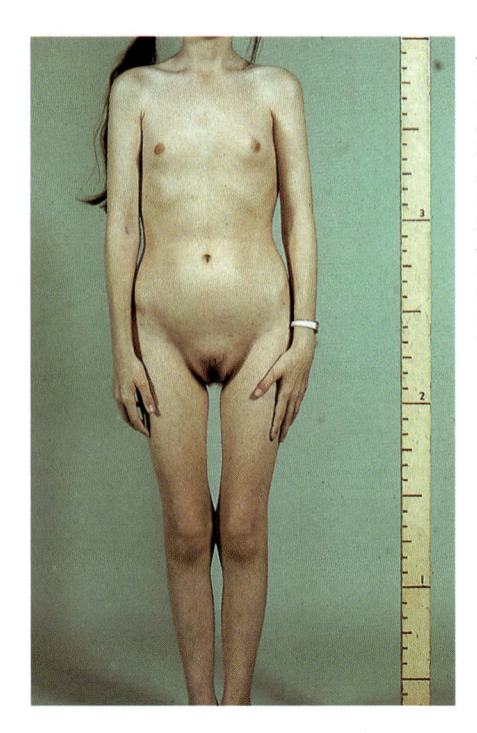

Abb.3.36
Zoeliakie: Die 16-jährige Patientin litt an einer schweren megaloblastischen Anämie infolge Folsäuremangel. Die Dünndarmbiopsie ergab die Diagnose einer Zoeliakie. Anamnestisch bestand keine Diarrhoe. Die Patientin wies eine verzögerte Pubertät und Menarche auf.

Megaloblastische Anämien 3

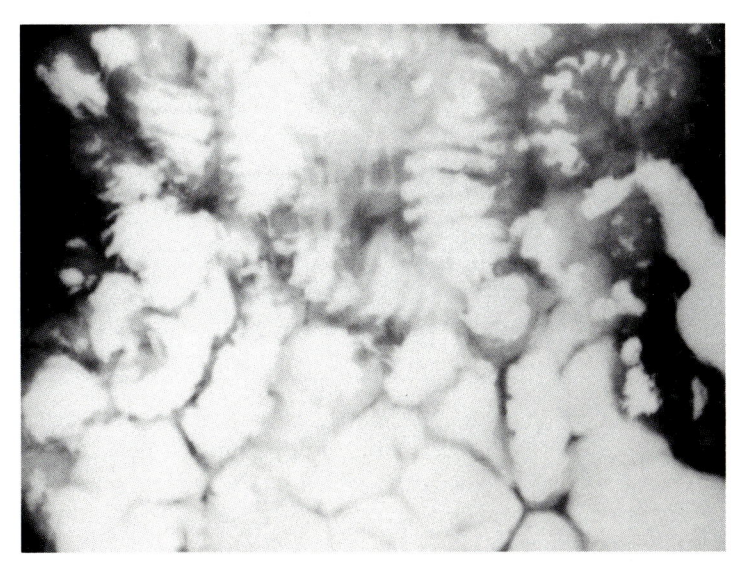

Abb. 3.37
Nichttropische Sprue: Bariumkontrast-Spätaufnahme des Dünndarms mit Kontrastmittelausflockung und Verlust des normalen Schleimhautfaltenreliefs. Freundlicherweise von Dr. D. Nag überlassen.

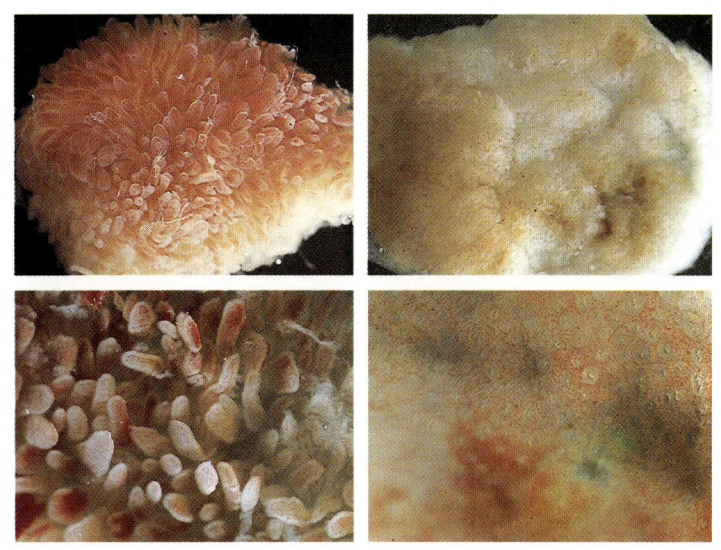

Abb. 3.38
Nichttropische Sprue: Schwache und mittlere Vergrößerungen von Jejunumbiopsien mit (links) normalen finger- bzw. blattförmigen Zotten und (rechts) abnormem mosaikartigem Schleimhautfaltenrelief und deutlich sichtbaren Kryptenöffnungen. Freundlicherweise von Dr. J.S. Stewart überlassen.

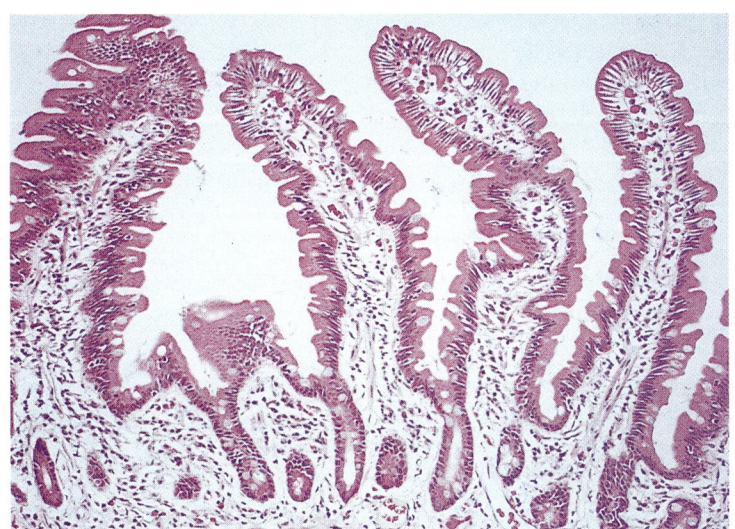

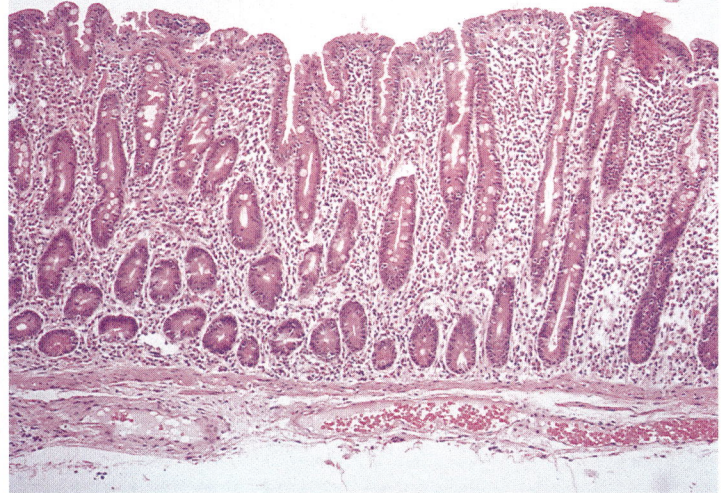

Abb. 3.39
Zoeliakie: Histologische Schnittpräparate von Jejunumbiopsien mit (links) normaler Schleimhaut und fingerförmigen Zotten und (rechts) subtotaler Zottenatrophie durch Verlust der Zotten und Kryptenhyperplasie. Freundlicherweise von Dr. A. Prince überlassen.

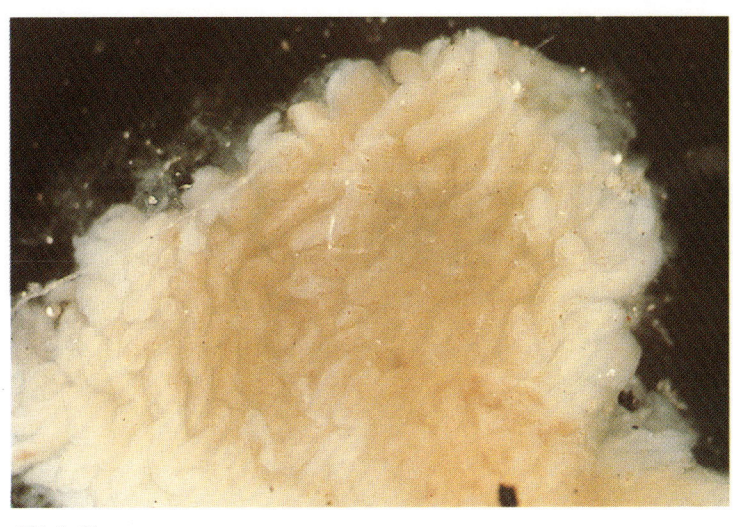

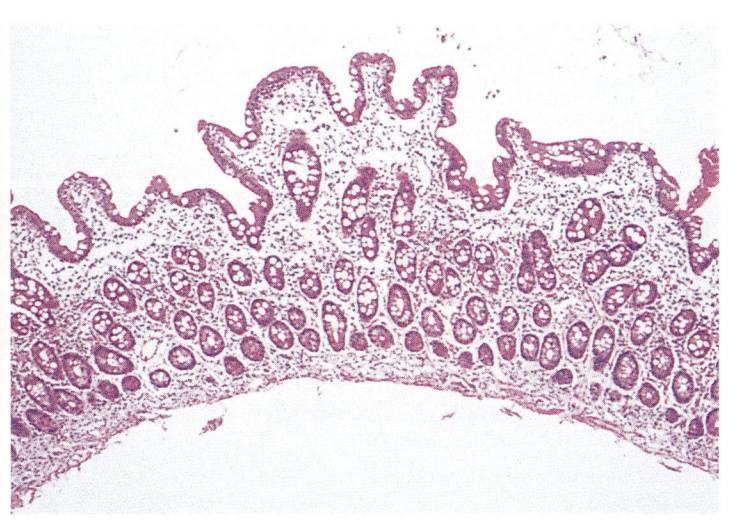

Abb. 3.40
Tropische Sprue: Seziermikroskopisches Präparat (links) einer Jejunumbiopsie mit typisch "knäuelartigem" Aussehen der Schleimhaut und (rechts) partieller Zottenatrophie im Lichtmikroskop. Freundlicherweise von Prof. V. Chadwick überlassen.

3 Megaloblastische Anämien

Die Dermatitis herpetiformis geht mit einer Gluten-induzierten Enteropathie und daher auch mit einem Folsäuremangel einher (*Abb.3.41*). Die häufigste Ursache für einen Mangel ist die Schwangerschaft, in der der tägliche Folsäurebedarf auf etwa 350µg ansteigt (Normbedarf: 100–200µg). Allerdings wird diese Komplikation aufgrund der durchgeführten Folsäureprophylaxe heute nur noch selten beobachtet. Auch Erkrankungen mit gesteigertem Zellumsatz in Knochenmark oder anderen Geweben können für einen erhöhten Folsäureverbrauch verantwortlich sein (siehe *Abb.3.1*). Die Kombination von vermehrtem Folsäurebedarf und mangelhafter Zufuhr mit der Nahrung kann dabei zu einer megaloblastischen Anämie führen.

Störungen des Vitamin B_{12}- und Folsäure-Stoffwechsels
Es handelt sich dabei um angeborene oder erworbene Anomalien. Der Transcobalamin II-Mangel ist eine autosomal-rezessive Anlage, die bei Homozygoten mit einem Defekt im B_{12}-Transport zu den Zellen des Knochenmarks und anderer Gewebe einhergeht und daher eine megaloblastische Anämie auslöst. Die Krankheit tritt in den ersten Lebensmonaten auf (*Abb.3.42*).

Darüber hinaus sind noch eine Reihe von allerdings seltenen Störungen des Folsäurestoffwechsels beschrieben worden; schließlich kann eine megaloblastische Anämie durch eine Behandlung mit Folsäureantagonisten induziert werden, welche die Dihydrofolatreduktase hemmen, wie Methotrexat oder Pyrimethamin.

Weitere Ursachen
Eine megaloblastische Anämie wird auch als Folge einer Chemotherapie mit Antimetaboliten, z.B. Hydroxyharnstoff oder Cytarabin, beobachtet; sie entspricht morphologisch weitgehend derjenigen bei Vitamin B_{12}- oder Folsäuremangel, wobei jedoch dyserythropoetische Veränderungen meist stärker entwickelt sind.

Bei der akuten myeloischen Leukämie vom M_6-Typ und bei Myelodysplasien ist die megaloblastische Reifungsstörung meist auf die Erythropoese beschränkt; Riesenmetamyelozyten, hypersegmentierte Neutrophile und andere Veränderungen der Leukopoese oder Megakaryozyten fehlen im Gegensatz zum Vitamin B_{12}- und Folsäuremangel.

Schließlich können seltene angeborene Stoffwechselerkrankungen ohne Beeinträchtigung des Vitamin B_{12}- oder Folsäuremetabolismus eine megaloblastische Anämie auslösen, wie z.B. die Orotazidurie, bei der ein Pyrimidinsynthese-Defekt besteht.

BEHANDLUNG DER MEGALOBLASTISCHEN ANÄMIE
Ein Vitamin B_{12}-Mangel wird mit Hydroxycobalamin intramuskulär oder subkutan behandelt, z.B. sechs Injektionen zu je 1 mg (*Abb.3.43*). Die Erhaltungstherapie erfolgt mit gleichen Dosen alle 3 Monate.

Die Behandlung eines Folsäuremangels besteht in täglichen Folsäuregaben per os über einen Zeitraum von 4 Monaten. Wenn die Ursache des Mangels nicht behoben werden kann, z.B. bei schwerer hämolytischer Anämie oder Osteomyelosklerose, ist eine Folsäure-Langzeittherapie erforderlich. Bei Fällen von schwerer megaloblastischer Anämie und dringender Behandlungsbedürftigkeit können beide Vitamine verabreicht werden, bis die Anämieursache abgeklärt ist.

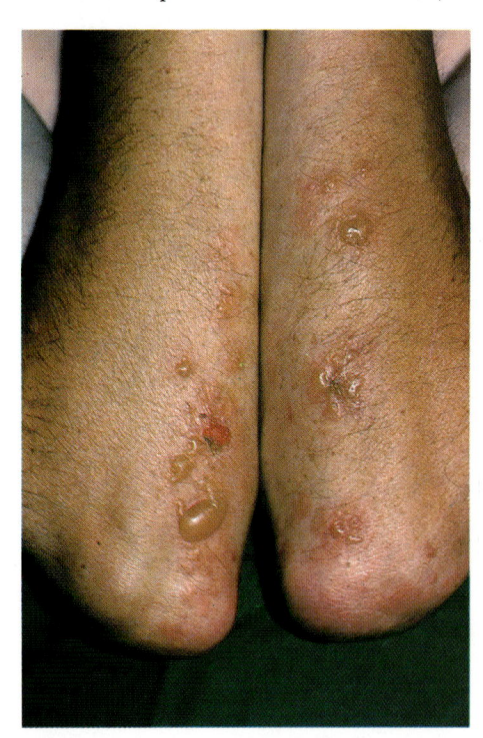

Abb.3.41
Dermatitis herpetiformis: Typische Blasen an den Streckseiten der Arme. Diese Hauterkrankung geht mit einer Gluten-induzierten Enteropathie und Folsäuremangel einher. Freundlicherweise von Dr. L. Fry überlassen.

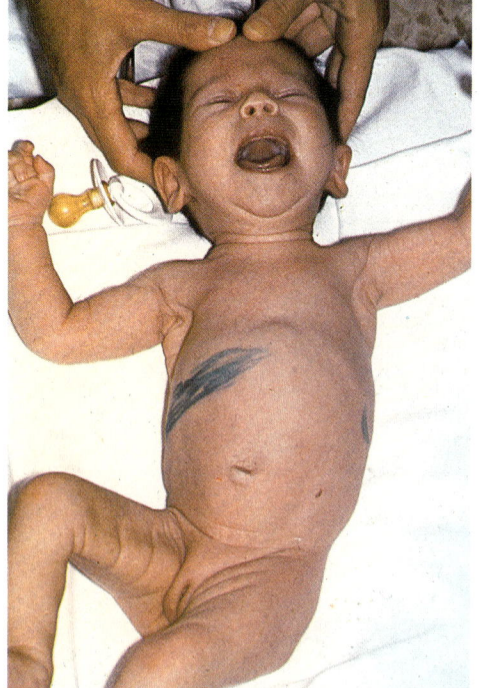

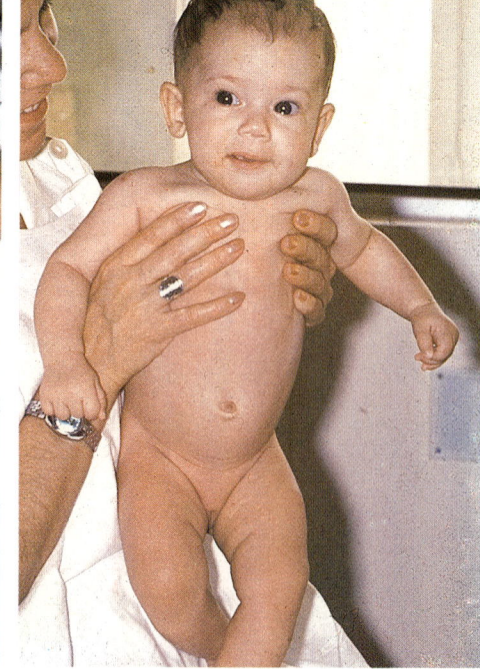

Abb.3.42
Transcobalamin II-Mangel: Das Kleinkind, (links) vor und (rechts) 6 Monate nach Behandlung, wurde am 20. Lebenstag mit Gewichtsverlust, Reizbarkeit, Blässe, Glossitis und Hepatosplenomegalie aufgenommen. Die Untersuchungen ergaben eine makrozytäre Anämie und ein megaloblastisches Knochenmark. Die Vitamin B_{12}- und Folsäurespiegel waren normal; mittels Serum-Chromatographie konnte jedoch ein Transcobalamin II-Mangel nachgewiesen werden. Der Säugling wurde mit 1 mg Hydroxycobalamin intramuskulär zweimal wöchentlich behandelt; innerhalb des 3-jährigen Beobachtungszeitraumes blieb das Kind symptomfrei. Freundlicherweise von Dr. M.C. Arrabel überlassen.

Megaloblastische Anämien 3

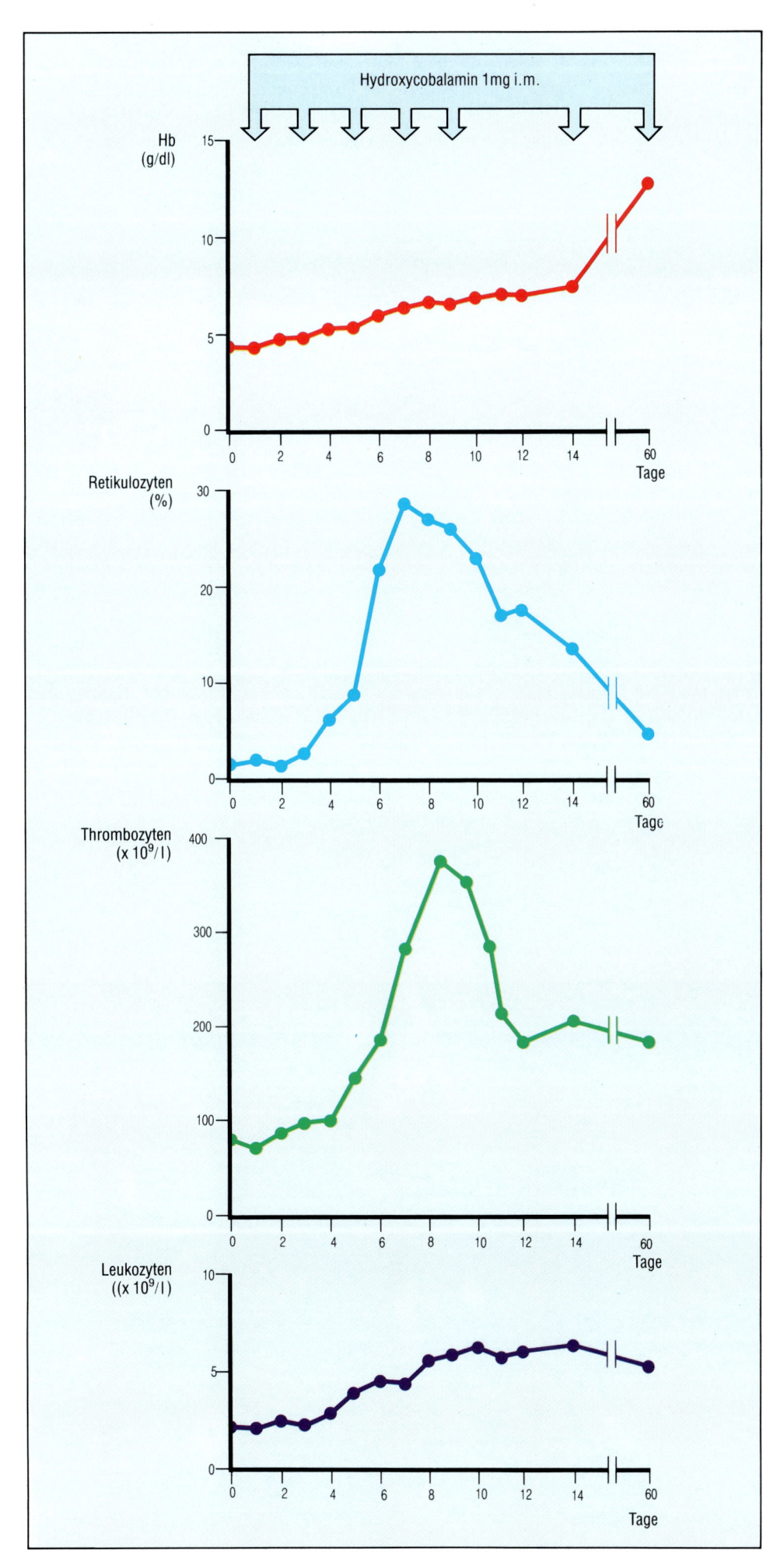

Abb. 3.43
Perniziöse Anämie: Typisches Ansprechen hämatologischer Parameter auf Vitamin B_{12}-Therapie.

3 Megaloblastische Anämien

URSACHEN DER MAKROZYTOSE OHNE MEGALOBLASTISCHE ANÄMIE

Zu einer Makrozytose der Erythrozyten können eine Reihe von Knochenmarkveränderungen führen, die mit einer Störung der Erythropoese, Auflagerungen von Lipiden auf die Erythrozytenmembran oder Veränderungen der Erythrozytengröße durch andere Mechanismen einhergehen (Abb.3.44). Bei Alkoholabusus als Ursache besteht häufig eine MCV-Erhöhung trotz fehlendem Anstieg des Hämoglobinspiegels (Abb.3.45).

Weitere Ursachen der Makrozytose
Alkohol
Lebererkrankungen
Hypothyreose
Myelodysplasie, einschließlich erworbene sideroblastische Anämie
Aplastische Anämie & Erythroblastophthise
Erhöhte Retikulozytenzahl
Hypoxie
Plasmozytom u.a. Paraproteinämien
Zytotoxische Medikamente
Schwangerschaft

Abb.3.44 Ursachen der Makrozytose ohne megaloblastische Anämie.

Hämatologische Parameter bei Alkoholabusus	
Hb	15.1 g/dl
Erythrozyten	$4.8 \times 10^{12}/l$
Hämatokrit	50%
MCV	104fl
MCH	31.5pg
Retikulozyten	1.6%
Leukozyten	$9.1 \times 10^9/l$
Differentialblutbild	normal
Thrombozyten	$310 \times 10^9/l$

Abb.3.45 Typische hämatologische Parameter bei einem 30-jährigen Patienten mit Alkoholabusus.

Hämolytische Anämie

4

4 Hämolytische Anämie

Die Hauptursache für die Anämie ist bei hämolytischen Anämien der gesteigerte Erythrozytenuntergang. Dieser erfolgt üblicherweise in den Makrophagen des retikuloendothelialen Systems, also extravaskulär, doch können einige Formen von akuter oder chronischer Hämolyse mit einem intravaskulären Erythrozytenabbau einhergehen (Abb. 4.1). Die klinischen Symptome und Laborbefunde richten sich dabei nach der Hauptlokalisation der Hämolyse.

Zusätzlich zum klinischen Symptom der Blässe zeigen viele Patienten einen leichten, wechselnden Ikterus (Abb. 4.2 und 4.3) und eine Splenomegalie (Abb. 4.4). Die gesteigerte Bilirubinproduktion kann dabei zur Entstehung von Pigmentgallensteinen führen (Abb. 4.5 und 4.6).

An Laborbefunden sind bei hämolytischer Anämie als Folge des beschleunigten Erythrozytenuntergangs ein erhöhtes unkonjugiertes Serumbilirubin sowie ein erhöhtes Sterkobilinogen in den Faeces und Urobilinogen im Urin nachweisbar; Serumhaptoglobine fehlen. Die kompensatorisch gesteigerte Erythropoese geht mit einer Retikulozytose (Abb. 4.7) und einer entsprechenden Hyperplasie im Knochenmark (Abb. 4.8) einher. Zahlreiche hämolytische Anämien sind mit typischen Veränderungen der Erythrozytenmorphologie assoziiert. Bei schweren Formen zeigt der periphere Blutausstrich eine Polychromasie der Erythrozyten (als Folge der vermehrten Retikulozyten) und einzelne Erythroblasten (aus der extramedullären Erythropoese: Abb. 4.9).

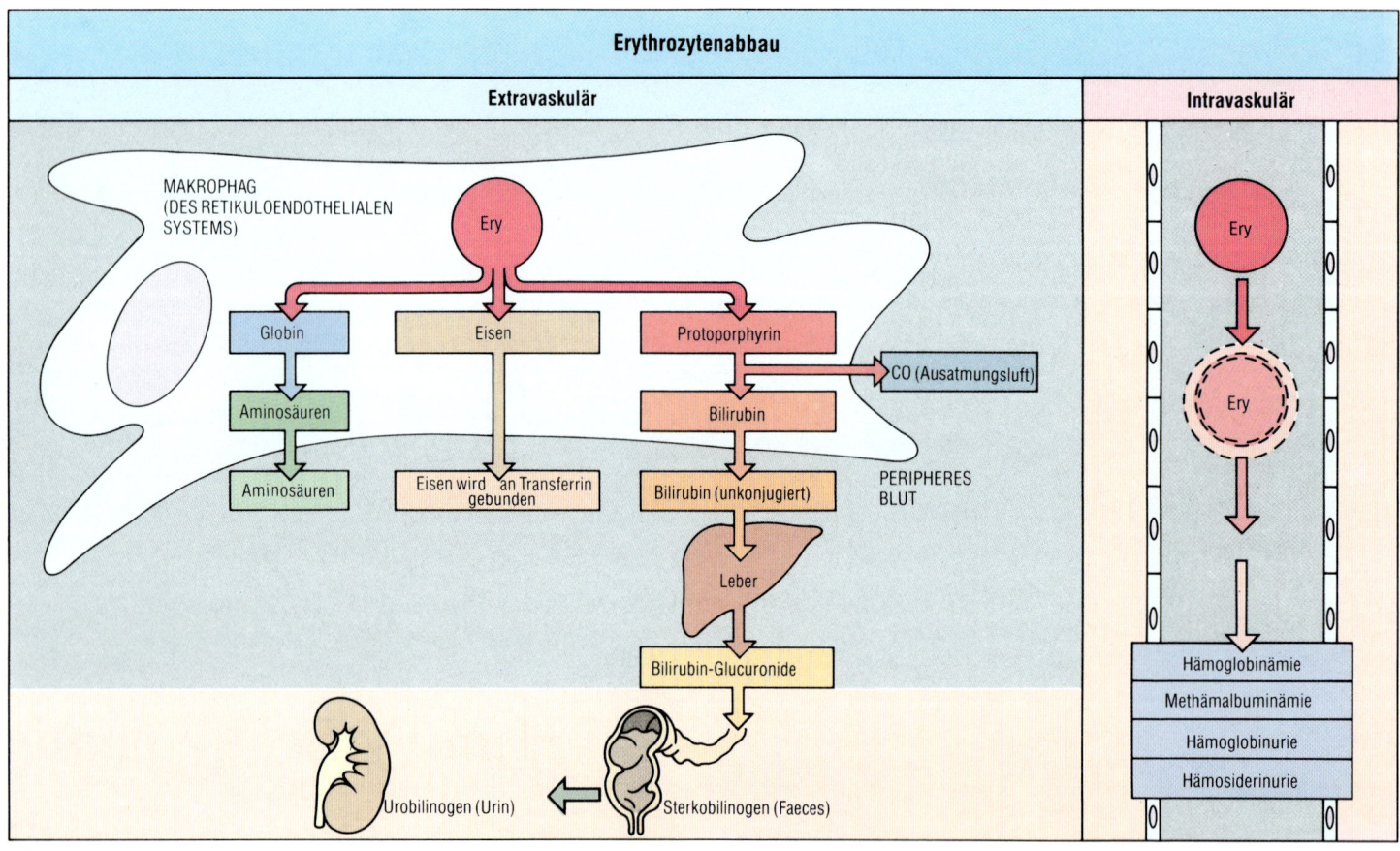

Abb. 4.1
Hämolytische Anämie: Extra- und intravaskulärer Abbau von Erythrozyten (Ery).

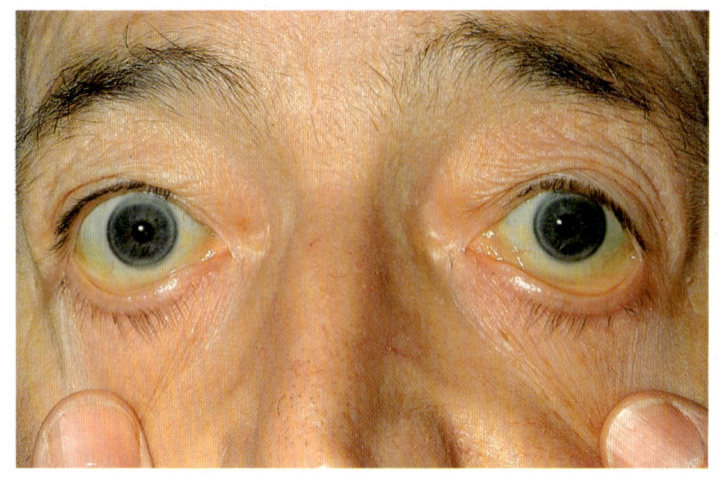

Abb. 4.2
Autoimmunhämolytische Anämie: Sklerenikterus.

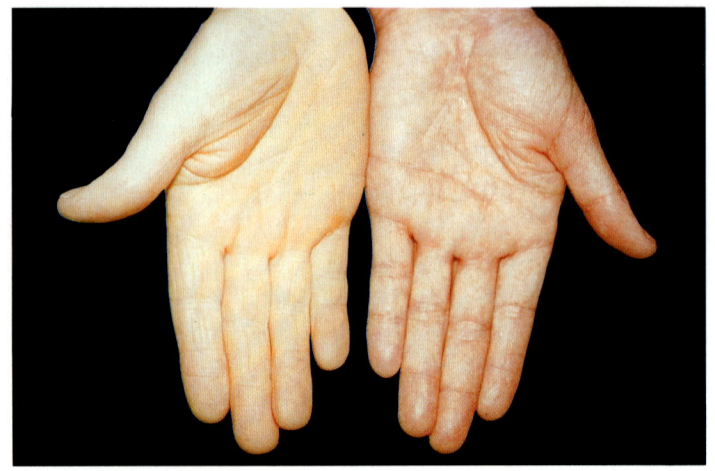

Abb. 4.3
Autoimmunhämolytische Anämie: Ikterus der Handflächenhaut (links): Zum Vergleich eine normale Hautfarbe (rechts).

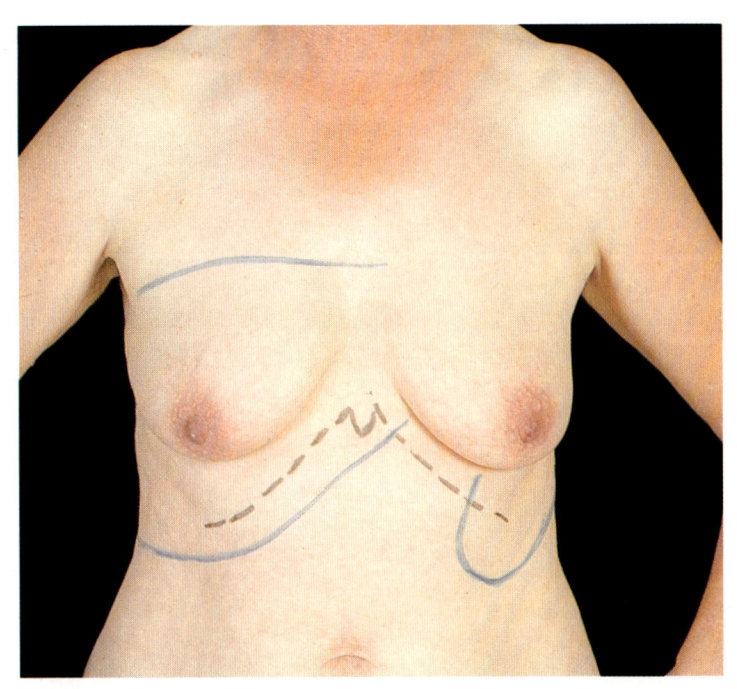

Hämolytische Anämie 4

Abb. 4.4
Hämolytische Anämie: Leichte Splenomegalie und Ikterus bei einer verzögerten hämolytischen Transfusionsreaktion.

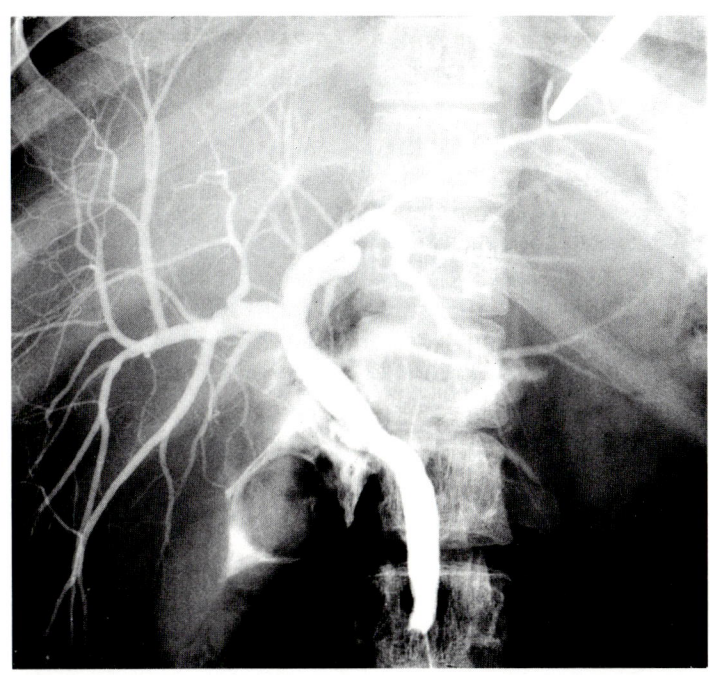

Abb. 4.5
Thalassaemia major: Intraoperatives Cholangiogramm mit erweiterten Gallenwegen. Fehlende Kontrastmitteldarstellung im distalen Teil des Ductus choledochus bei Obstruktion durch einen Gallenstein. Freundlicherweise von Dr. R. Dick überlassen.

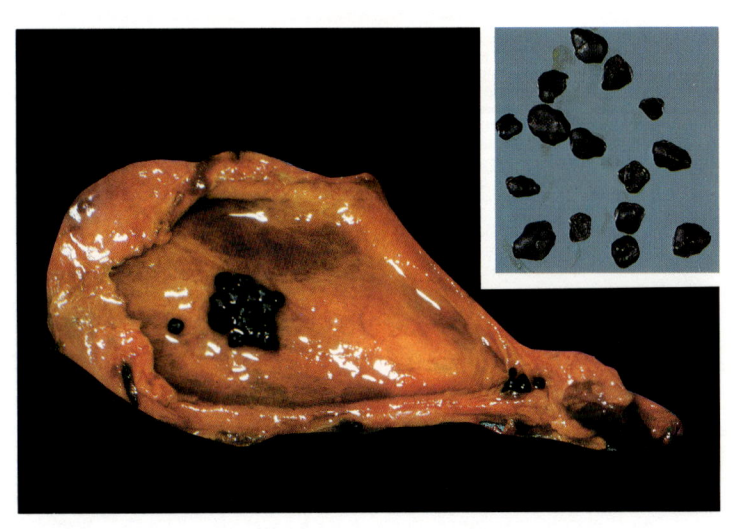

Abb. 4.6
Thalassaemia major: Geöffnete Gallenblase mit Bilirubin-Gallensteinen (Inset).

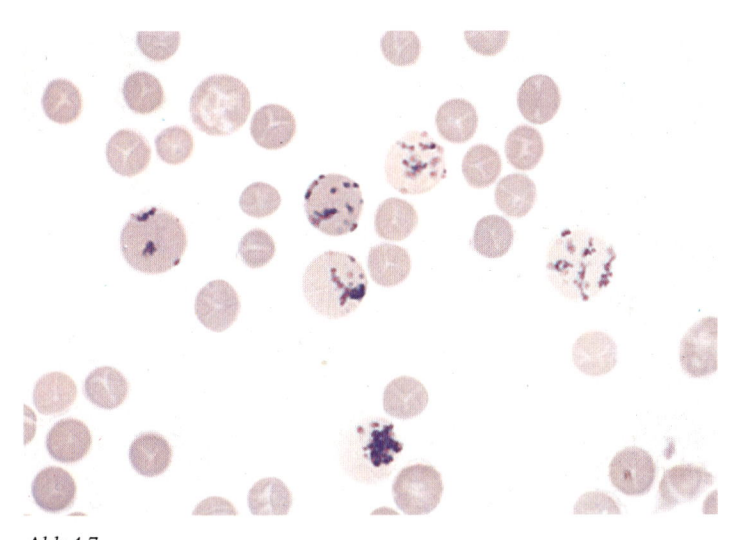

Abb. 4.7
Hämolytische Anämie: Retikulozytose. In den größeren Zellen erkennt man retikulär angeordnetes Material (präzipitierte RNA). Neu-Methylenblau-Färbung, Giemsa-Gegenfärbung.

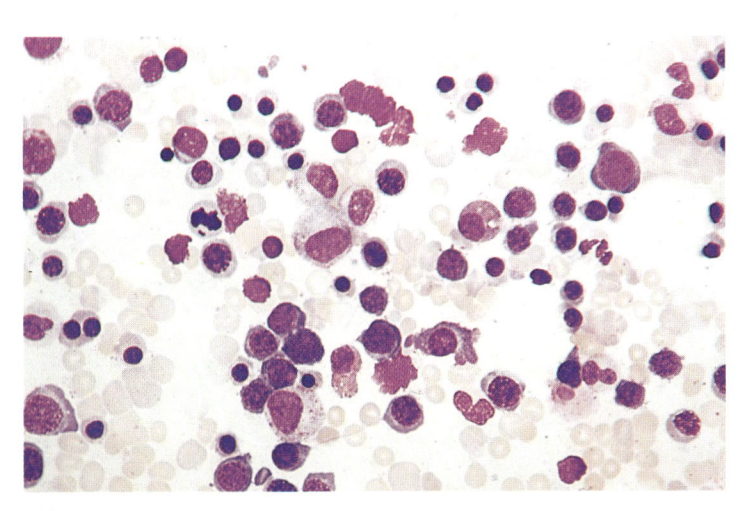

Abb. 4.8
Hämolytische Anämie: Knochenmarkausstrich mit erythropoetischer Hyperplasie und zahlreichen Erythroblasten.

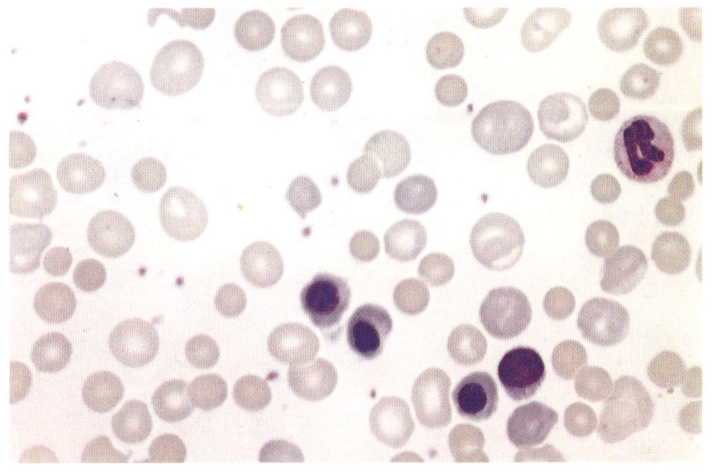

Abb. 4.9
Autoimmunhämolytische Anämie: Peripherer Blutausstrich mit Erythroblasten sowie Polychromasie und Sphärozytose der Erythrozyten.

4 Hämolytische Anämie

Bei jenen Anämieformen, die durch eine oxidative Schädigung des Hämoglobins oder anderer Erythrozytenproteine hervorgerufen werden, lassen sich bei Supravitalfärbung Heinz'sche Innenkörper nachweisen (Abb. 4.10). Ein intravaskulärer Erythrozytenuntergang wird von einer Hämoglobinämie, Hämoglobinurie (Abb. 4.11), Plasmamethämoglobinämie, Methämalbuminämie und Hämosiderinurie (Abb. 4.12) begleitet, wobein ein Ikterus gewöhnlich fehlt.

HEREDITÄRE HÄMOLYTISCHE ANÄMIE

Die hereditären hämolytischen Anämien sind meist Folge von Defekten in den Erythrozyten. Eine vereinfachte Einteilung ist in Abb. 4.13 aufgeführt; Thalassämien und Hämoglobinopathien werden in Kapitel 5 behandelt.

Die normale Erythrozytenmembran

Sie setzt sich aus einer Phospholipid-Doppelschicht mit hydrophilen Phosphatresten auf der äußeren und inneren Oberfläche, nicht polaren Fettsäureseitenketten im Zentrum sowie einem variablen Cholesterinanteil zusammen (Abb. 4.14). Proteine sind sowohl als transmembranäre integrale Bestandteile, z.B. Bande 3 und die Glycophorine A oder B, oder als periphere (extrinsische) Moleküle wie Spectrin, Actin und Banden 2.1 (Ankryn), 4.1 und 4.2, eingebaut. Die

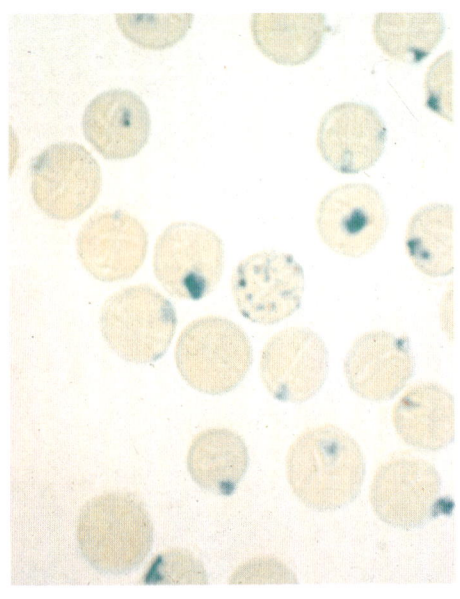

Abb.4.10
Glucose-6-Phosphat-Dehydrogenase-Mangel: Peripherer Blutausstrich mit Heinz'schen Innenkörpern in den Erythrozyten und einem einzelnen Retikulozyten. Supravitalfärbung mit Neu-Methylenblau.

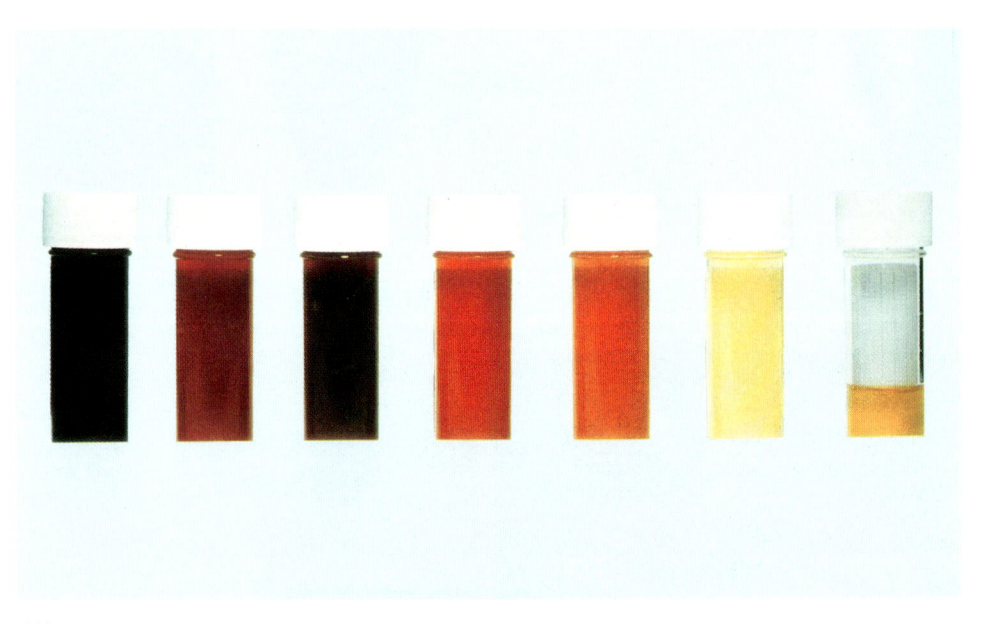

Abb.4.11
Glucose-6-Phosphat-Dehydrogenase-Mangel: Urinproben mit Hämoglobinurie in abnehmender Stärke nach einer Attacke von akuter intravaskulärer Hämolyse.

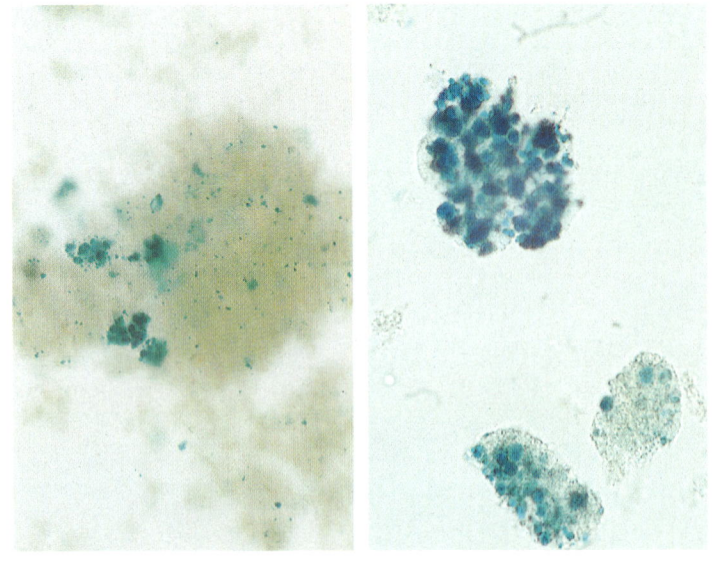

Abb.4.12
Intravaskuläre Hämolyse bei paroxysmaler nächtlicher Hämoglobinurie: Hämosiderinurie. Berliner-Blau-positives Material im Urinsediment (links) und bei stärkerer Vergrößerung in einzelnen Tubulusepithelien der Niere (rechts). Berliner-Blau-Reaktion.

Hereditäre hämolytische Anämie		
Membrandefekte	Stoffwechselstörungen	Hämoglobindefekte
Hereditäre Sphärozytose	Mangel an: Pyruvatkinase	Synthesestörung z.B. Thalassämie (α oder β)
Hereditäre Elliptozytose	Triosephosphatisomerase	Abnorme Hämoglobine z.B. HbS, HbC, instabile Hämoglobine
Hereditäre Stomatozytose u.a.	Pyrimidin-5-Nucleotidase Glucose-6-Phosphat-Dehydrogenase Glutathionsynthetase u.a.	

Abb.4.13
Ursachen der hereditären hämolytischen Anämie.

Bandennumern beziehen sich auf Coomassie-Blau-Banden in der SDS-Polyacrylamidgel-Elektrophorese.

An die Phospholipide und Proteine auf der äußeren Oberfläche sind Kohlehydratgruppen gekoppelt, welche die Blutgruppen determinieren und als Virusrezeptoren fungieren können. Spectrin kommt in zwei Formen, α und β, vor, die zu einem Heterodimer mit Haarnadelstruktur aneinandergelagert sind. Das Protein Ankryn verbindet die α-Kette des Spectrins mit der Bande 3, einem großen integralen Membranprotein, während das Schwanzende des Spectrins mit dem Protein 4.1 verbunden ist und auf diese Weise Spectrin-Oligomere bildet. Das Protein 4.1 ist darüber hinaus an Glycophorin A oder Aminophospholipide gekoppelt und dient als sekundäre Haftstelle des Zytoskeletts an die innere Oberfläche der Membran.

Erythrozyten Blutgruppenantigene
Die erythrozytäre Plasmamembran verfügt über zahlreiche verschiedene Antigendeterminanten, die meist aus an Membranproteine oder -lipide gebundenen Zuckerresten bestehen. Abb. 4.15 gibt die Struktur der wichtigsten Antigene, derjenigen des AB0-Systems, wieder.

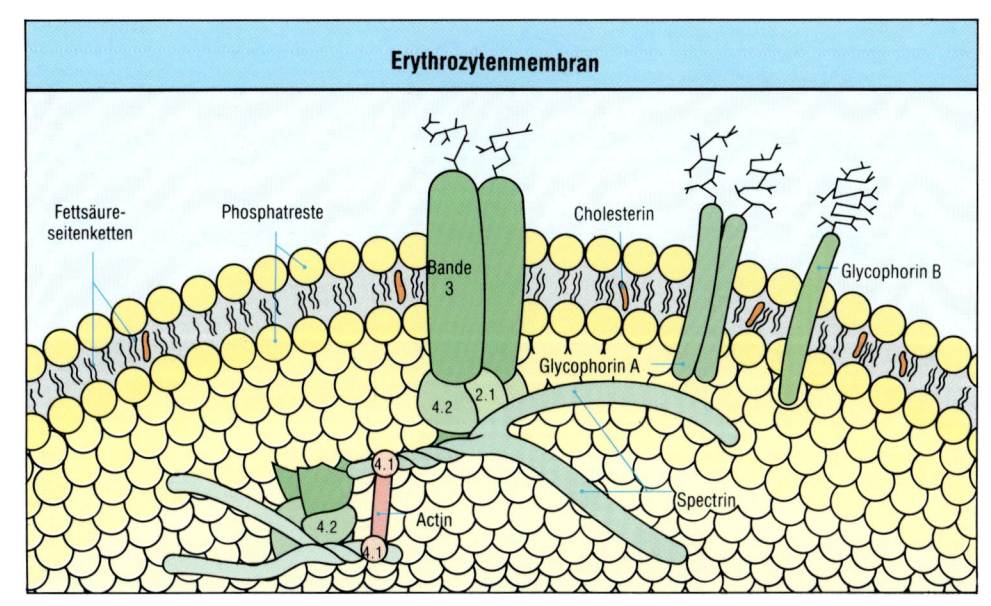

Abb.4.14
Menschliche Erythrozyten-Plasmamembran. Modifiziert nach S.L. Schrier. Recent Advances in Haematology, 3, p. 77. Edinburgh: Churchill Livingstone.

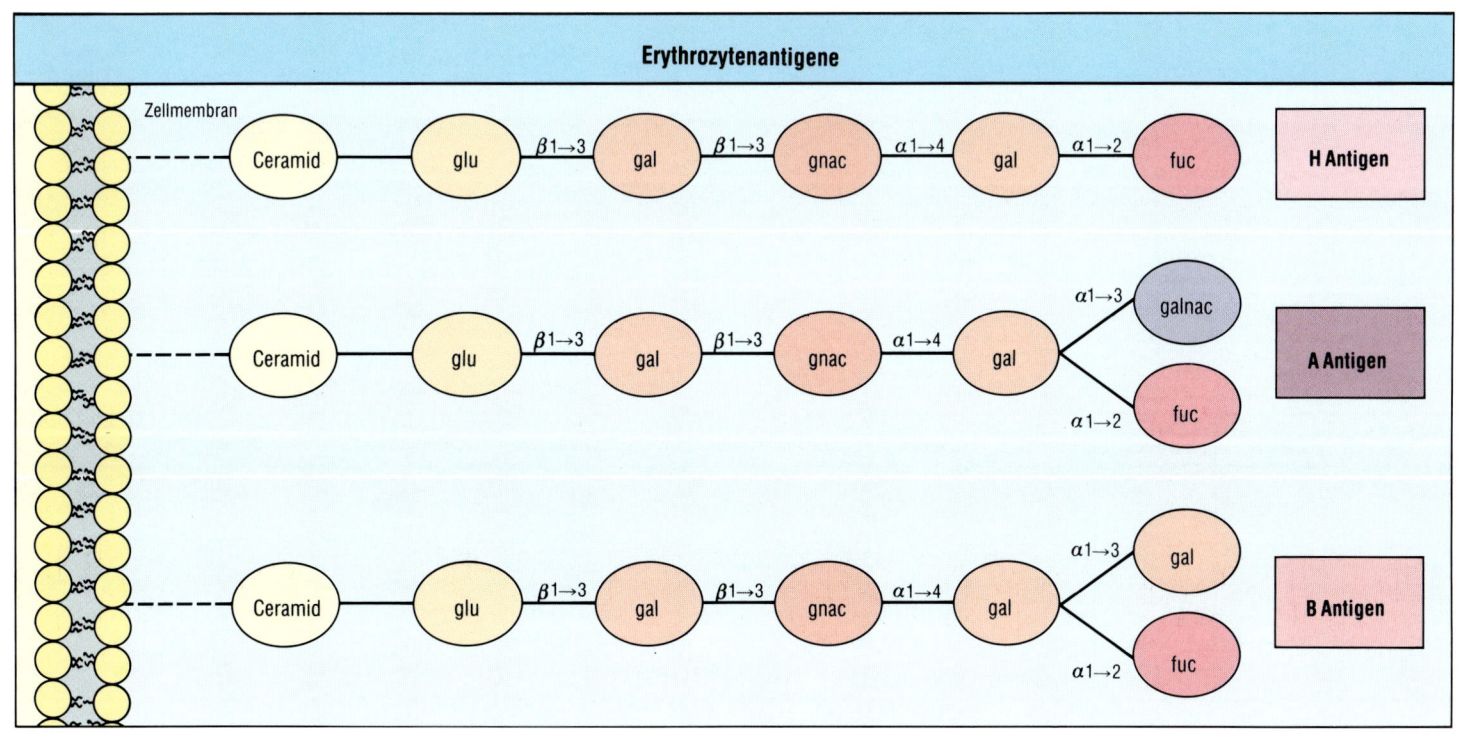

Abb.4.15
Struktur der AB0 Blutgruppenantigene. Jedes Antigen besteht aus einer Kette von Zuckern in α- oder β-Konformation, die über verschiedene Kohlenstoffatome (bezeichnet mit 1–4) miteinander verbunden sind. Das H-Antigen der Blutgruppe 0 weist am terminalen Ende ein Fucose-Molekül (fuc) auf. Das A-Antigen ist zusätzlich durch N-Acetylgalactosamin (galnac) gekennzeichnet, während das B-Antigen darüber hinaus Galactose (gal) enthält. Glu = Glucose; gnac = N-Acetylglucosamin.

4 Hämolytische Anämie

Bisher wurden über 600 verschiedene Antigene identifiziert; in *Abb. 4.16* sind die am besten charakterisierten aufgeführt. Blutgruppenantigene spielen eine wichtige Rolle bei Bluttransfusionen; außerdem können bei autoimmunhämolytischen Anämien Autoantikörper gegen sie gerichtet sein (z. B. gegen spezifische Rhesus-Antigene bei der autoimmunhämolytischen Anämie vom Wärme-Antikörpertyp und gegen das i-Antigen bei infektiöser Mononukleose).

Hereditäre Sphärozytose

Verschiedene Veränderungen der Zytoskelettproteine in der Erythrozytenmembran können zu dieser Erkrankung führen, wobei in einigen Fällen Defekte des Spectrins oder des Proteins 4.1 beschrieben wurden. Die Erythrozyten zeichnen sich durch eine stark erhöhte Membranpermeabilität mit vermehrtem Natriumeinfluß aus; Glykolyse und ATP-Umsatz sind gesteigert. Im Knochenmark werden Erythrozyten mit normaler bikonkaver Form gebildet, die jedoch während des Durchtritts

Blutgruppenantigene							
ABO	'Lewis'	I	P	Rh		MN		Lutheran	Kell
A	Le^a	I	P_1	D	CE	M	m^v	Lu^a	K
A_2	Le^b	i	P	C	D^w	N	m^A	Lu^b	$\bar{k}$
A_3		I^T	p^k	E	E^T	Hu	Sul	Lu^3	Kp^a
A_x			Luke	$\bar{c}$	Rh26	S	Sj	Lu^6	Kp^b
A_m			$\bar{p}$	$\bar{e}$	cE	$\bar{s}$	m'	Lu^8	Kp^c
B				$\bar{f}$	hr^H	He	Kam	Lu^9	Ku
B_3				$\bar{Ce}$	Rh29	Mi^a	En^aTS	Lu^{14}	Js^a
B_m				C^w	Go^a	U	En^aFS		Js^b
B_w				C^x	hr^b	M^c	En^aFR	Wahrscheinlich	K^w
H				V	Rh32	V^w	Shier	Lu^4	KL
C				E^w	Rh33	Mg	N^A	Lu^5	Ul^a
				G	Rh34	Vr	U^z	Lu^7	K11
				Rh^A	Rh35	M_1	AY	Lu^{11}	K12
				Rh^B	Be^a	Mur	FR	Lu^{16}	K13
				Rh^C	Rh37	M^e	JL	Lu^{17}	K14
				Rh^D	Rh38	Mt^a	'N'	Singleton	K16
				Hr_0	Rh39	St^a	U^x	Much	WK^a
				Hr	Rh40	Ri^a	S^D	Hughes	K18
				hr^S	Rh41	Cl^a	Can	Anton	K19
				VS	Rh42	Ny^a	Mit	Au^a	K20
				C^G		Tm	Dantu	Wj	K22
						Hut	Wr^b		
						Hil	En^aTK		
Lw	Duffy	Kidd	Xg^a	Diego	Cartwright	Scianna	Dombrock	Colton	Salis
Lw^a	Fy^a	JK^a	Xg^a	Di^a	Yt^a	Sc1	Do^a	Co^a	In^a
Lw^b	Fy^b	JK^b		Di^b	Yt^b	Sc2	Do^b	Co^b	In^b
Lw^{ab}	Fy^x	JK^3				Sc3		Co^3	
	Fy^3								
	Fy^4								
	Fy^5								

Abb. 4.16
Die am besten untersuchten Erythrozytenantigene der bekannten Blutgruppensysteme, modifiziert nach Issett, P.D. Applied Blood Group Serology, *p.612–621. 1985.*

Hämolytische Anämie 4

durch die Milz und das übrige retikuloendotheliale System Membranbestandteile verlieren. Die daraus hervorgehenden rigiden und kugeligen Zellen besitzen eine verkürzte Lebensdauer. Der Erythrozytenabbau erfolgt hauptsächlich in der Milz.

Der Erbgang ist autosomal-dominant. Klinisch bestehen meist Anämie, Ikterus und Splenomegalie. Typische Blutparameter eines Patienten mit hereditärer Sphärozytose sind in Abb. 4.17 wiedergegeben. Der periphere Blutausstrich enthält Mikrosphärozyten (Abb. 4.18); die osmotische Resistenz der Erythrozyten ist herabgesetzt (Abb. 4.19). Untersuchungen auf Autohämolyse ergeben eine verstärkte Lyse der Erythrozyten, die zumindest teilweise durch Glucose verhindert werden kann (Abb. 4.20).

Hämatologische Parameter bei hereditärer Sphärozytose	
Hb	11.0 g/dl
Erythrozyten	$4.07 \times 10^{12}/l$
Hämatokrit	33%
MCV	81 fl
MCH	27 pg
Retikulozyten	18.6%
Leukozyten	$5.5 \times 10^9/l$
Thrombozyten	$189 \times 10^9/l$

Abb. 4.17
Typische Blutparameter bei hereditärer Sphärozytose.

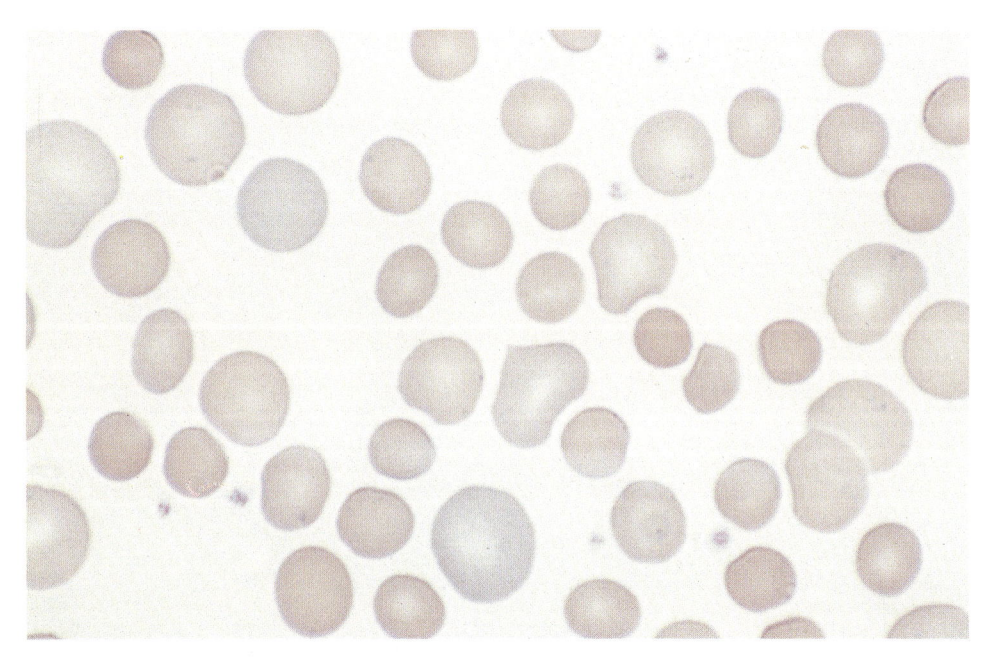

Abb. 4.18
Hereditäre Sphärozytose: Peripherer Blutausstrich mit kleineren Sphärozyten und größerer polychromatischen Erythrozyten.

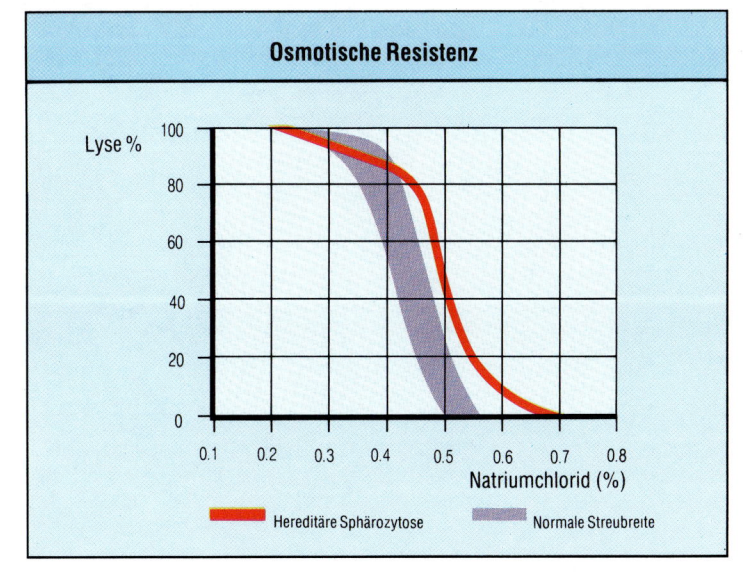

Abb. 4.19
Bestimmung der osmotischen Resistenz: Graphischer Vergleich der Erythrozytenlyse bei schwerer hereditärer Sphärozytose und in normalem Blut. Die Kurve ist, verglichen mit der normalen Streubreite, nach rechts verschoben; ein Teil der Zellen (Retikulozyten) ist jedoch osmotisch resistent.

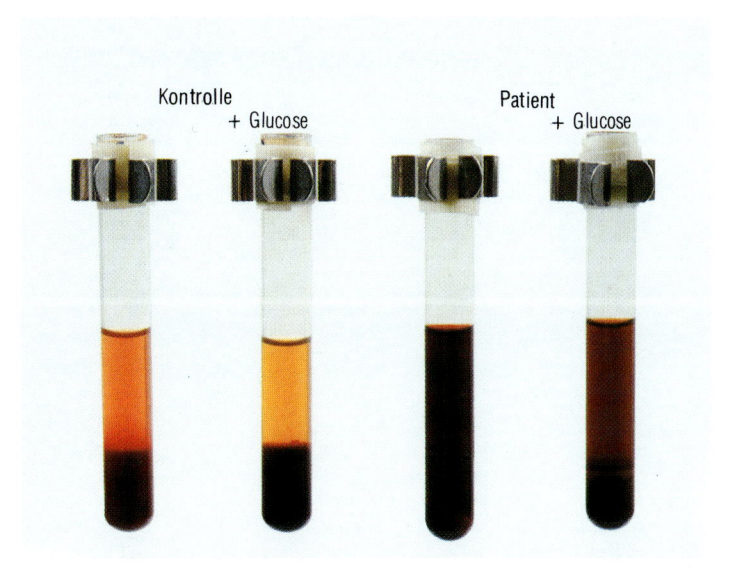

Abb. 4.20
Autohämolyse-Test: Die Erythrozyten werden in Kochsalzlösung bei 37°C 48 Stunden lang mit und ohne Zusatz von Glucose inkubiert, worauf der Umfang der Lyse bestimmt wird. Besonders bei fehlender Energieversorgung (Glucose) ist die Autohämolyse bei hereditärer Sphärozytose stark gesteigert.

4 Hämolytische Anämie

Eine bemerkenswerte Besserung der Erythrozyten-Überlebensdauer verbunden mit einem Anstieg der Hämoglobinspiegel bis zum Normbereich kann durch Splenektomie erreicht werden. In histologischen Schnittpräparaten von Milzgewebe stellen sich zahlreiche Sphärozyten in den Pulpasträngen der Milz dar (Abb. 4.21).

Hereditäre Elliptozytose
Diese Anomalie ist durch elliptische Erythrozyten im peripheren Blut gekennzeichnet (Abb. 4.22). Eine Anzahl von angeborenen Proteinstoffwechselerkrankungen, insbesondere des Spektrins oder der Bande 4.1, können diese Krankheit hervorrufen. Eine gestörte Dimer-Dimer-Interaktion bewirkt einen erhöhten Dimer-Anteil im Verhältnis zu den Spektrin Tetrameren. Bei Heterozygoten (Elliptozytose-Trait) ist das klinische Bild variabel. Während einige Patienten eine Anämie und Splenomegalie aufweisen, zeigt die Mehrheit eine nur minimale oder keine Verkürzung der Erythrozyten-Lebensdauer mit geringer oder fehlender Anämie. Bei den seltenen homozygoten Fällen (vereinzelt jedoch auch bei

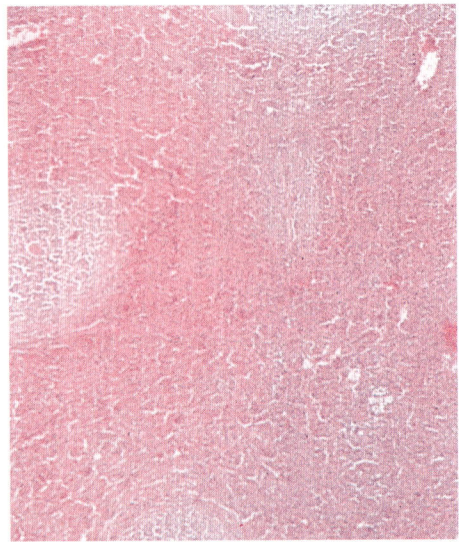

Abb. 4.21
Hereditäre Sphärozytose: Histologisches Schnittpräparat der Milz mit ausgeprägter Hyperplasie retikuloendothelialer Zellen in den Pulpasträngen, die prall mit Erythrozyten angefüllt sind.

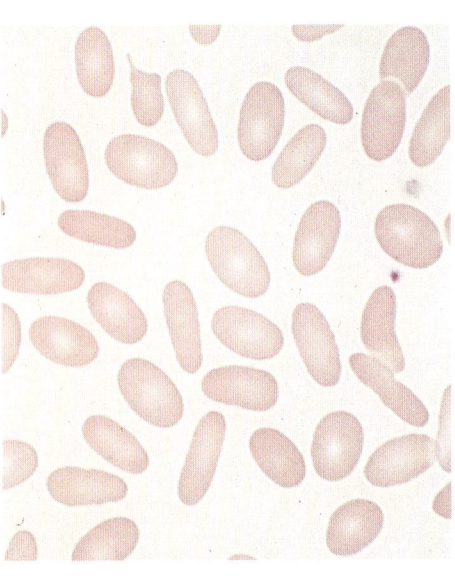

Abb. 4.22
Hereditäre Elliptozytose: Blutausstrich mit typischen elliptischen Erythrozyten.

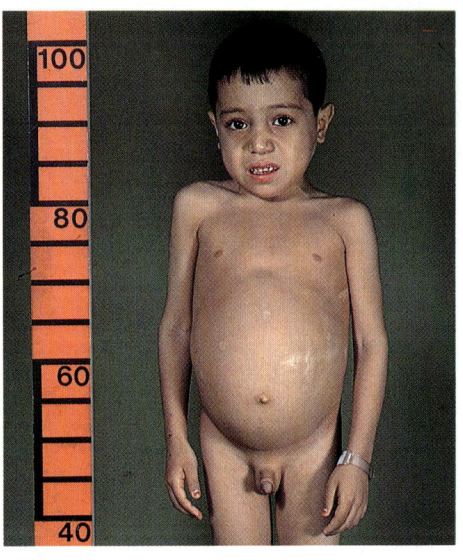

Abb. 4.23
Hereditäre Elliptozytose: Auftreibung des Abdomens durch massive Splenomegalie bei einem homozygoten Patienten. Die Gesichtsveränderungen weisen auf eine Ausdehnung der Hämatopoese in die Schädelknochen, vor allem in den Oberkiefer, hin.

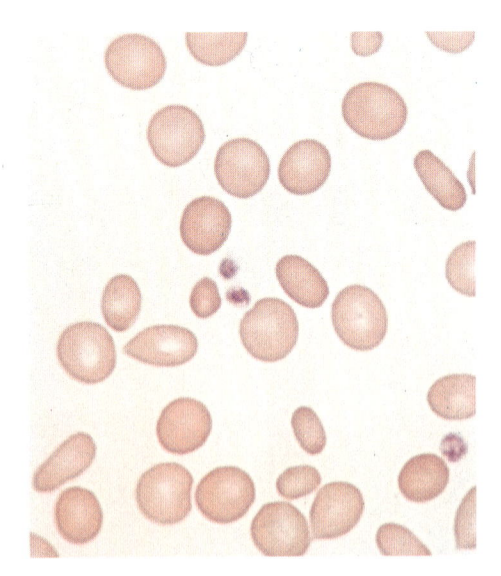

Abb. 4.24
Hereditäre Elliptozytose: Peripherer Blutausstrich des Kindes von Abb. 4.23 mit Anisozytose und Poikilozytose der Erythrozyten sowie Elliptozyten und Mikrosphärozyten (hereditäre Pyropoikilozytose).

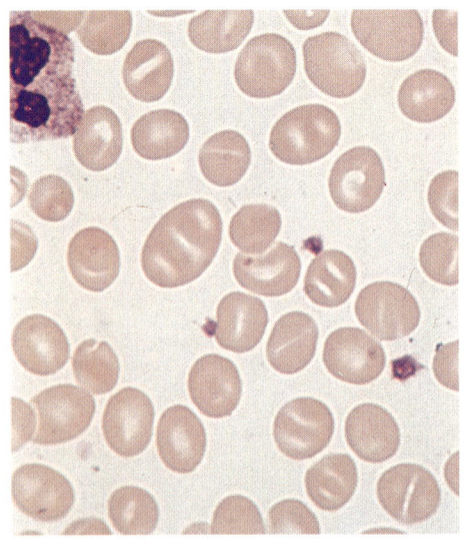

Abb. 4.25
Hereditäre Stomatozytose: Im peripheren Blutausstrich zeichnen sich zahlreiche Erythrozyten durch charakteristische fischmaulartige Einstülpungen der Membran aus. Diese weist eine gesteigerte passive Permeabilität mit exzessivem Natriumeinfluß auf.

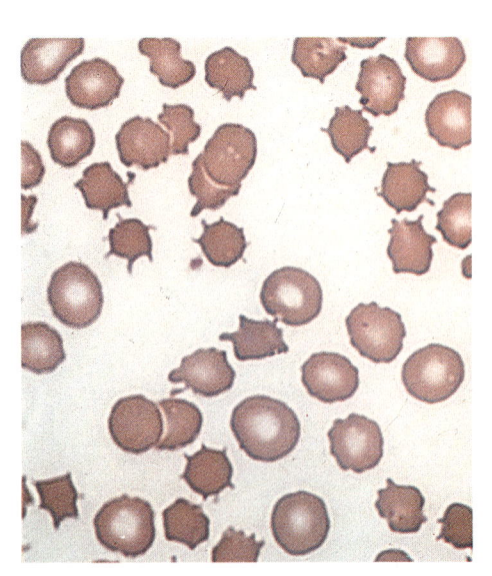

Abb. 4.26
McLeod-Phänotyp: Peripherer Blutausstrich mit ausgeprägter Akanthozytose der Erythrozyten verbunden mit der seltenen McLeod-Blutgruppe. Es liegt ein Mangel des Kell-Antigen-Vorläufers (Kx) vor.

heterozygoten) entwickelt sich eine starke Anämie mit ausgeprägter Hämolyse und Splenomegalie (Abb. 4.23) sowie bizarrer Erythrozytenmorphologie, welche als Pyropoikilozytose (Abb. 4.24) bezeichnet wird.

Andere seltene vererbte Defekte der Erythrozytenmembran
Dazu gehören die hereditäre Stomatozytose (Abb. 4.25) und die Akanthozytose in Verbindung mit dem McLeod-Blutgruppensystem (Abb. 4.26).

Normaler Erythrozytenstoffwechsel
Die Erythrozytenlebensdauer beträgt etwa 120 Tage. Während dieser Zeitspanne decken die Zellen ihren physiologischen Energiebedarf durch den Abbau von Glucose über den glycolytischen (Embden-Meyerhof-Weg) und Pentose-Phosphat-(Hexosemonophosphat-) Zyklus (Abb. 4.27). Auf diese Weise sind die Erythrozyten in der Lage, jene Energie zu gewinnen, die für die Aufrechterhaltung von Zellform und Verformbarkeit als auch von Kationen- und Wassergehalt (über Natrium- und Calciumpumpen) notwendig ist. ATP wirkt als Energiespeicher und gegebenenfalls auch als Ersatz für 2,3-Diphosphoglycerat (2,3-DPG), und trägt dadurch zur Stabilisierung der Sauerstoffdissoziationskurve bei. 2,3-DPG ist das quantitativ wichtigste Phosphat in den Erythrozyten und entsteht im Rapoport-Luebering-Zyklus der Glycolyse (Abb. 4.28). Je höher der 2,3-DPG-Gehalt der Erythrozyten ist, desto leichter wird Sauerstoff aus dem Hämoglobin freigesetzt. Auch Reduktionsmittel, wie NADH, NADPH und reduziertes Glutathion (GSH), werden erzeugt, welche Membran, Hämoglobin und andere Zellstrukturen vor oxidativer Schädigung bewahren.

Abb.4.27
Normaler Erythrozytenstoffwechsel: Embden-Meyerhof-Weg der Glycolyse und Pentosephosphat-(Hexosemonophosphat-)Zyklus.

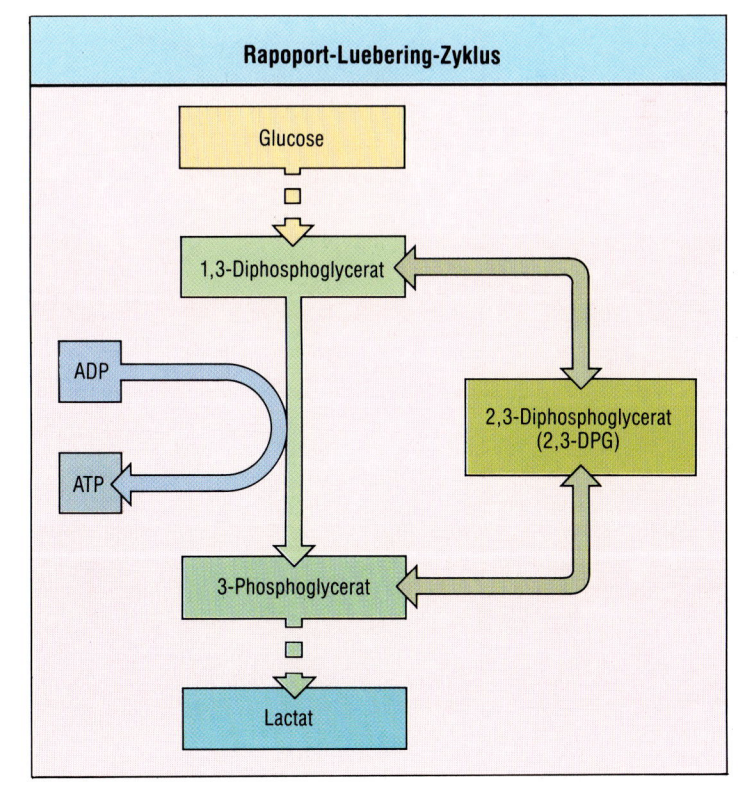

Abb.4.28
Normaler Erythrozytenstoffwechsel: Der Rapoport-Luebering-Zyklus zur Erhaltung des 2,3-DPG-Spiegels in Erythrozyten.

4 Hämolytische Anämie

Glucose-6-Phosphatdehydrogenase-Mangel
Zahlreiche vererbte Varianten des Enzyms Glucose-6-Phosphatdehydrogenase sind bekannt, wobei viele von ihnen eine verglichen mit der Norm geringere Aktivität aufweisen. Klinisch liegt meist eine akute intravaskuläre Hämolyse (Abb. 4.29) vor, ausgelöst durch einen "oxidativen Streß" (Medikamente, Fava-Bohnen), eine schwere Infektion, eine diabetische Ketoazidose oder eine Hepatitis. Die Erythrozyten zeigen ausgeprägte morphologische Veränderungen (Abb. 4.30) und Heinz'sche Innenkörper (siehe Abb. 4.10). Außerdem besteht eine Hämoglobinurie (siehe Abb. 4.11); auch ein neonataler Ikterus kann auftreten. Bei schweren Enzymdefekten kommt es zu einer chronischen nicht-sphärozytären hämolytischen Anämie. Der Erbgang ist geschlechtsgebunden.

Pyruvatkinase-Mangel
Es handelt sich dabei um den häufigsten vererbten Enzymdefekt im Glycolyseweg als Ursache einer hämolytischen Anämie. Bei den meisten Patienten zeigen die Erythrozyten keine pathognomonischen Veränderungen (Abb. 4.31); allerdings können, besonders nach Splenektomie, Akanthozyten auftreten (Abb. 4.32). Nach diesem Eingriff finden sich oft sehr hohe Retikulozytenzahlen (Abb. 4.33). Der Autohämolysetest ist pathologisch verändert, wobei eine Korrektion durch Glucose nicht zu erreichen ist. Die Diagnose wird durch spezielle Enzymuntersuchungen gestellt.

Pyrimidin-5-Nukleotidase-Mangel
Diese seltene, angeborene hämolytische Anämie geht mit einer basophilen Tüpfelung der Erythrozyten durch abnorme RNA-Residuen einher (Abb. 4.34). Normalerweise katalysiert das Enzym einen wichtigen Schritt im Abbau der retikulozytären RNA, nämlich die hydrolytische Dephosphorylierung von Pyrimidin-5'-Ribosemonophosphaten zu Pyrimidinnukleosiden, die über eine freie Diffusionskapazität verfügen. Das Enzym wird auch durch Blei gehemmt.

ERWORBENE HÄMOLYTISCHE ANÄMIEN
Die meisten erworbenen hämolytischen Anämien werden durch extracorpusculäre oder umgebungsbedingte Veränderungen hervorgerufen. Eine vereinfachte Einteilung ist in Abb. 4.35 wiedergegeben.

Autoimmunhämolytische Anämien
Diese Anämien sind durch einen positiven direkten Coombs- (Antiglobulin-) Test (Abb. 4.36) gekennzeichnet und werden in solche vom Wärme- oder Kälteantikörper-Typ aufgegliedert, je nachdem, ob der Antikörper mit den Erythrozyten bevorzugt

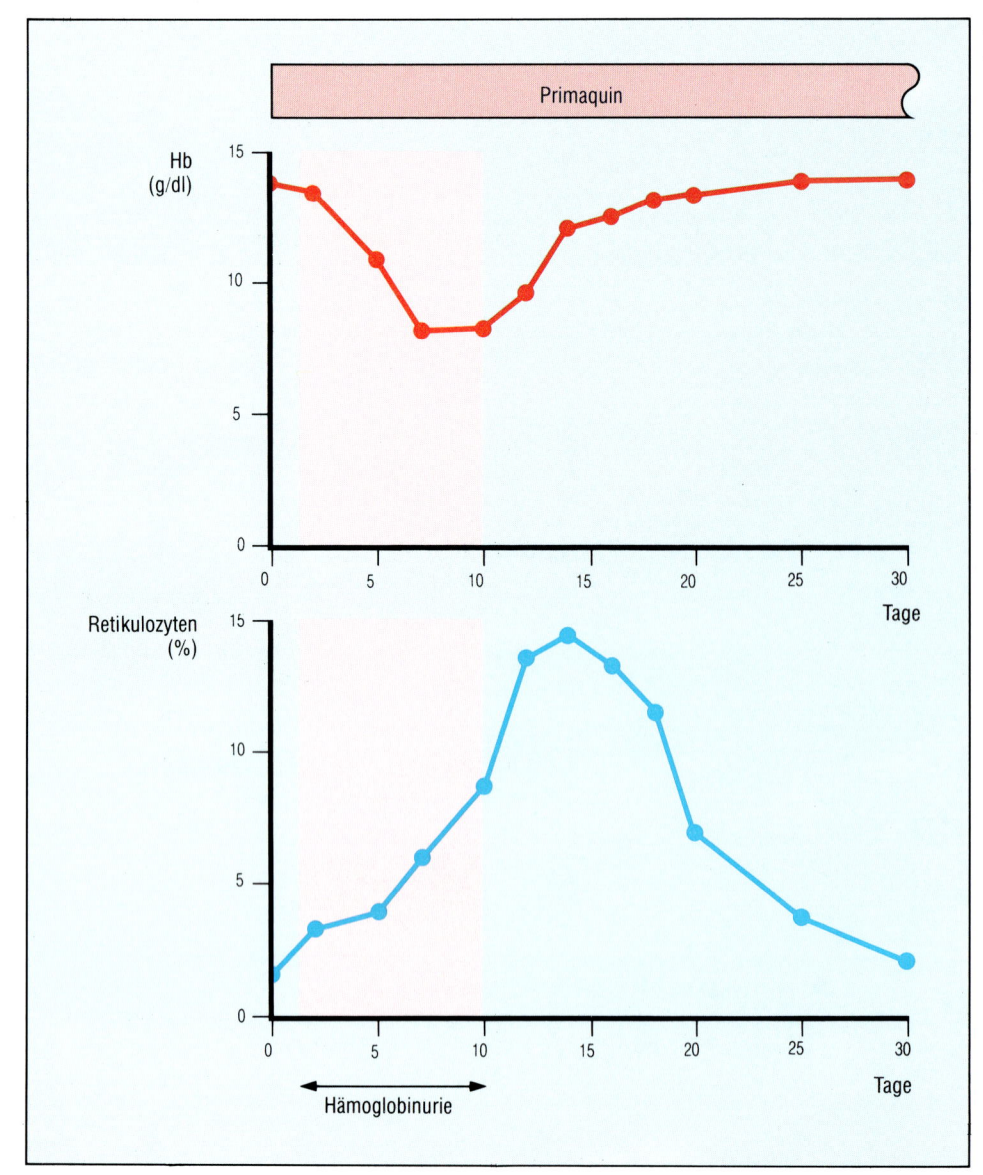

Abb. 4.29
Akute hämolytische Anämie: Sie trat während der Therapie mit dem Antimalaria-Medikament Primaquin bei einem 32-jährigen Mann mit G6PD-Mangel auf. Es bestand eine akute Hämolyse mit Hämoglobinurie. Ein rascher Retikulozytenanstieg folgte, wobei die neugebildeten Erythrozyten nicht mehr durch das Medikament hämolysiert wurden.

Hämolytische Anämie 4

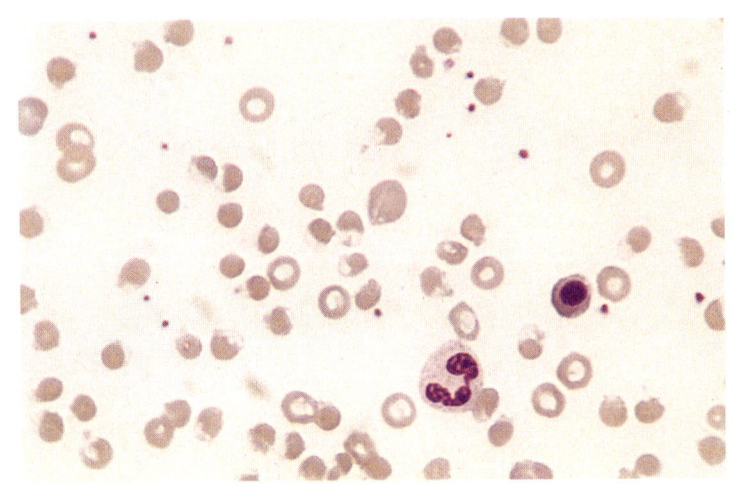

Abb. 4.30
Glucose-6-Phosphatdehydrogenase-Mangel: Nach akuter medikamenteninduzierter Hämolyse enthält der Blutausstrich einen Erythroblasten und zahlreiche geschädigte Erythrozyten, teils in Form ungleichmäßig kontrahierter Korbzellen oder fragmentierter Zellen.

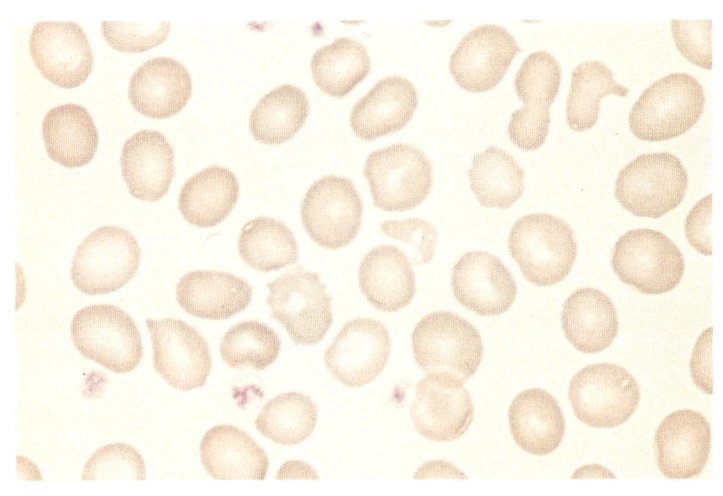

Abb. 4.31
Pyruvatkinase-Mangel: Peripherer Blutausstrich vor Splenektomie mit Anisozytose und Poikilozytose der Erythrozyten.

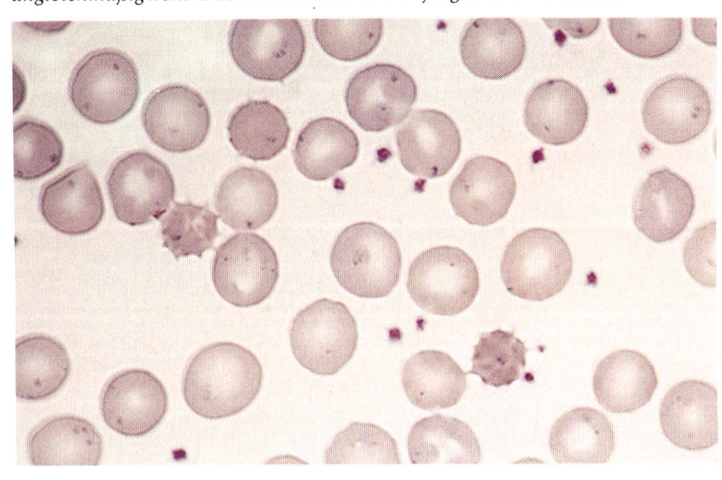

Abb. 4.32
Pyruvatkinase-Mangel: Peripherer Blutaustrich nach Splenektomie mit zwei kleinen Akanthozyten.

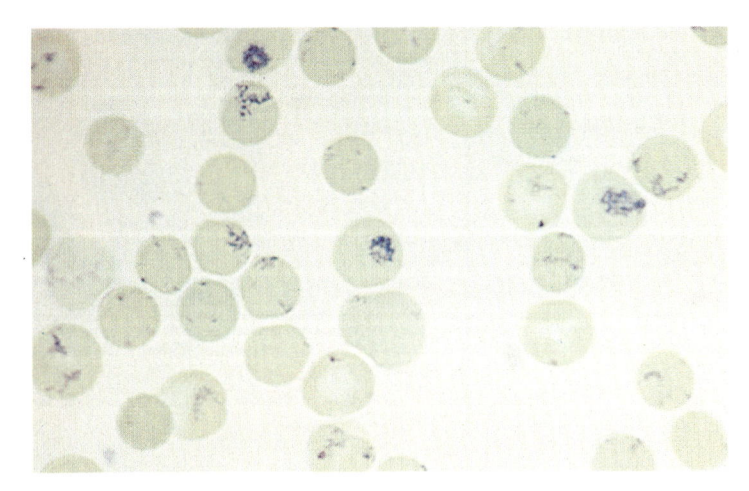

Abb. 4.33
Pyruvatkinase-Mangel: Massive Retikulozytose (über 90%) nach Splenektomie. Supravitalfärbung mit Neu-Methylenblau.

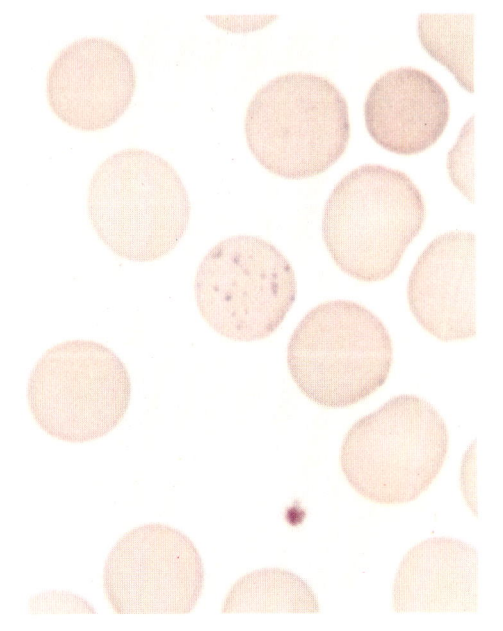

Abb. 4.34
Pyrimidin-5-Nukleotidase-Mangel: Peripherer Blutausstrich mit basophiler Tüpfelung des Erythrozyten in Bildmitte.

Erworbene hämolytische Anämien

Immunologisch:
　Autoimmunhämolytische Anämie
　Medikamentös–induzierte immunhämolytische Anämie
　Isoimmunologisch:
　　Hämolytische Transfusionsreaktion
　　Morbus haemolyticus neonatorum

Erythrozytenfragmentations-Syndrom

Hypersplenismus

Paroxysmale nächtliche Hämoglobinurie

Sekundär:
　Nierenerkrankungen
　Lebererkrankungen
　u.a.

Verschiedenes:
　Chemikalien
　Medikamente
　Infektionen
　Toxine
　Morbus Wilson

Abb. 4.35
Ursachen der erworbenen hämolytischen Anämien.

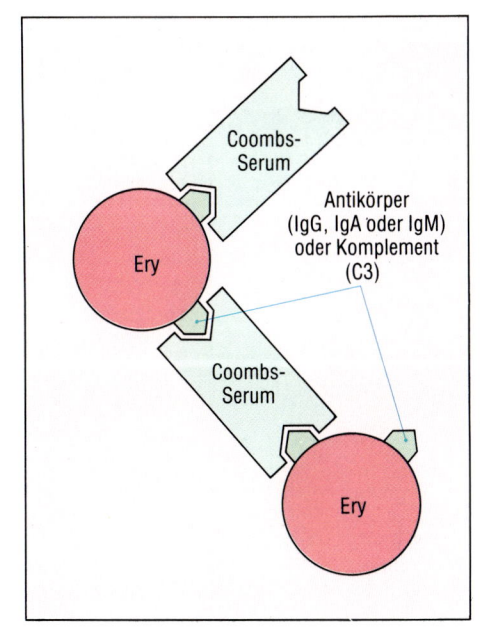

Abb. 4.36
Direkter Antiglobulin- (Coombs-)Test: Das Coombs-Serum kann ein breites Spektrum umfassen oder spezifisch gegen IgG, IgM, IgA oder Komplement (C3d) gerichtet sein. Bei Agglutination der Erythrozyten (Ery) ist der Test positiv.

4 Hämolytische Anämie

bei 37°C oder bei 4°C reagiert. Es handelt sich um erworbene Erkrankungen, die in allen Altersstufen vorkommen und zu unterschiedlich schweren hämolytischen Anämien führen; vielfach besteht eine Assoziation mit anderen Erkrankungen (*Abb. 4.37* und *4.38*). Beim Wärmeantikörper-Typ zeigt das periphere Blut gewöhnlich eine ausgeprägte Sphärozytose der Erythrozyten (*Abb. 4.39* und *4.40*). Beim Kälteantikörper-Typ liegen meist IgM-Antikörper vor, die eine intravaskuläre Hämolyse auslösen können. Eine ausgeprägte Autoagglutination der Erythrozyten läßt sich manchmal auch in Blutausstrichen beobachten (*Abb. 4.41*). Bei zahlreichen Patienten wird die Hämolyse durch kaltes Wetter verstärkt und oft von Raynaud-artigen Phänomenen begleitet (*Abb. 4.42*). In seltenen Fällen ist in Blutausstrichen eine Erythrozyten-Rosettenbildung um Neutrophile nachweisbar (*Abb. 4.43*).

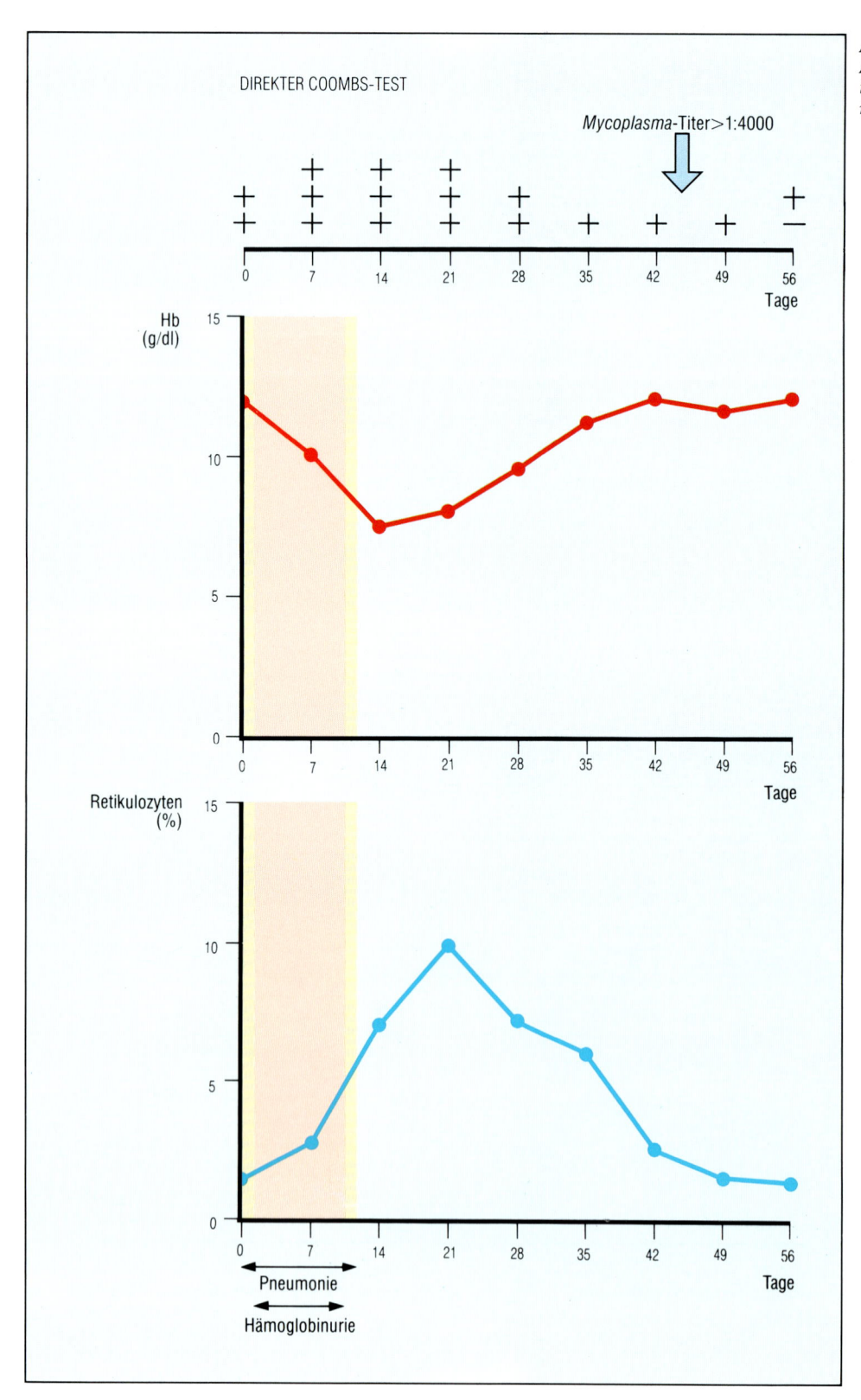

Abb. 4.37
Autoimmunhämolytische Anämie: In diesem Fall trat die Erkrankung akut im Laufe einer Infektion mit Mycoplasma pneumoniae auf.

Hämolytische Anämie 4

Autoimmunhämolytische Anämien	
Wärmeantikörper-Typ	**Kälteantikörper-Typ**
Idiopathisch	Idiopathisch
Sekundär: Systemischer Lupus erythematodes, andere Kollagenosen	Sekundär: *Mycoplasma* pneumoniae
	Infektiöse Mononukleose
Chronische lymphatische Leukämie	Maligne Lymphome
Maligne Lymphome	Paroxysmale Kältehämoglobinurie: selten, primär oder Infektions-assoziiert
Colitis ulcerosa	
Teratom des Ovars	
Medikamente, z.B Methyldopa	

Abb.4.38
Ursachen der autoimmunhämolytischen Anämien.

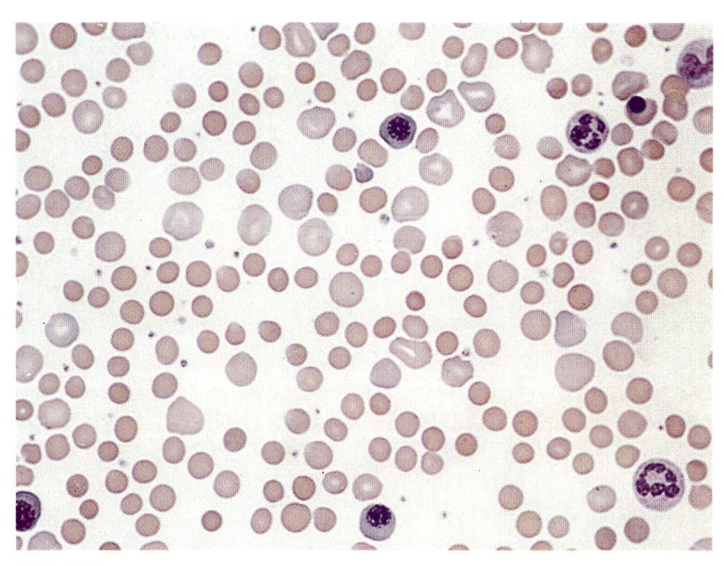

Abb.4.39
Autoimmunhämolytische Anämie: Peripherer Blutausstrich mit Erythroblasten, polychromatischen Makrozyten und ausgeprägter Sphärozytose.

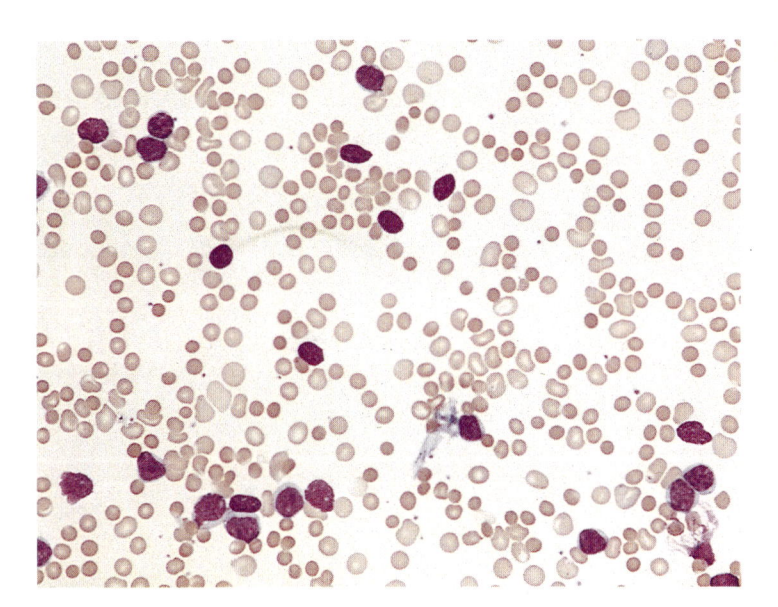

Abb.4.40
Autoimmunhämolytische Anämie bei chronischer lymphatischer Leukämie: Peripherer Blutausstrich mit Polychromasie und Sphärozytose der Erythrozyten sowie zahlreichen Lymphozyten.

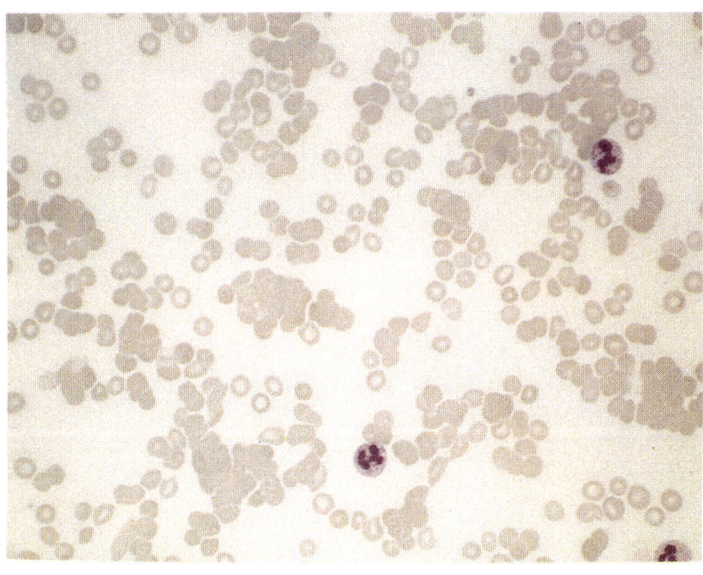

Abb.4.41
Autoimmunhämolytische Anämie (Kälteantikörper-Typ): Peripherer Blutausstrich mit Autoagglutination der Erythrozyten.

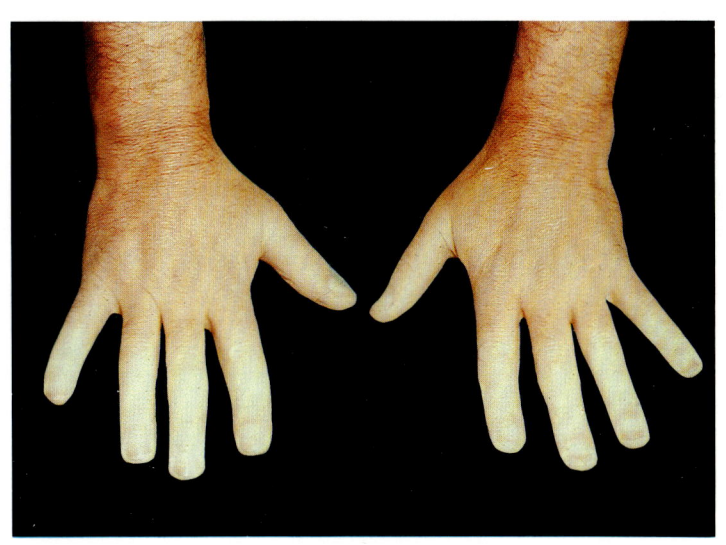

Abb.4.42
Autoimmunhämolytische Anämie (Kälteantikörper-Typ): Raynaud-Phänomen mit ausgeprägter Blässe der Finger.

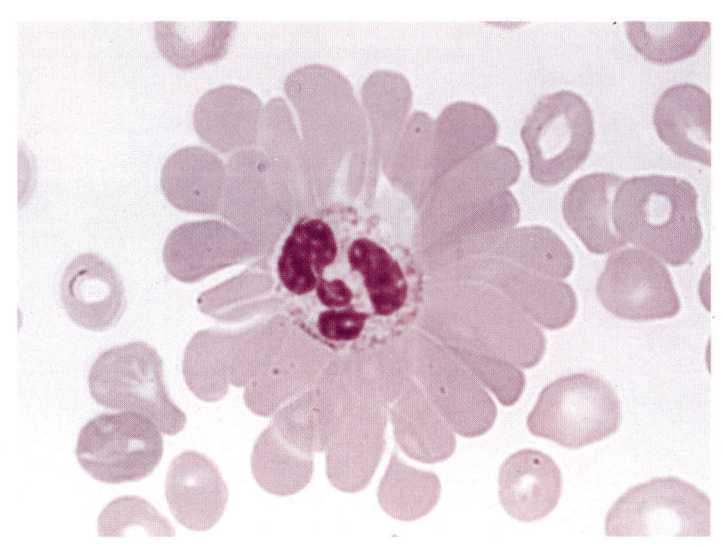

Abb.4.43
Autoimmunhämolytische Anämie: Peripherer Blutausstrich mit einer Erythrozytenrosette um einen Neutrophilen.

4 Hämolytische Anämie

Bei der autoimmunhämolytischen Anämie vom Wärmeantikörper-Typ führen hochdosierte Steroide vielfach zur Remission (Abb. 4.44); eine Splenektomie kann in denjenigen Fällen von Nutzen sein, die auf Steroide nicht befriedigend ansprechen. Patienten mit chronischer autoimmunhämolytischer Anämie vom Kälteantikörper-Typ sollten Kälte meiden. Bei einigen ist eine Besserung durch alkylierende Medikamente zu erzielen.

Arzneimittelbedingte immunhämolytische Anämie
Medikamente können mittels dreier verschiedener Immunmechanismen immunhämolytische Anämien auslösen: Bildung von Antikörpern gegen einen Erythrozytenmembran-Medikament-Komplex (Penicillin-Typ); Anlagerung eines Protein-Antikörper-Medikament-Komplexes an die Erythrozytenoberfläche (Phenacetin-Typ); (seltener) Entwicklung eines selbständigen Autoimmunprozesses (Methyldopa-Typ).

Isoimmunhämolytische Anämie
Transfusionen von inkompatiblem Blut führen vor allem bei falscher ABO-Gruppe zu schweren, meist intravaskulären Hämolysen; im Blutausstrich sind dabei gewöhnlich sowohl eine Autoagglutination als auch eine Sphärozytose nachweisbar (Abb.4.45). Der Morbus haemolyticus neonatorum, der als Folge verschiedener Blutgruppenunverträglichkeiten zwischen Mutter und Fetus entsteht, ist eine weitere Hauptursache für isoimmunhämolytische Anämien (Abb.4.46–4.48).

Erythrozytenfragmentations-Syndrome
Eine Fragmentation von Erythrozyten (mit Bildung von Schistozyten) entsteht durch direkte Schädigung der Zellen auf einer krankhaft veränderten oder körperfremden Oberfläche, z.B. einer künstlichen Herzklappe, oder durch Fibrinnetze in der Mikrozirkulation bei disseminierter intravaskulärer Gerinnung. Derartige Mikroangiopathien werden vor allem bei

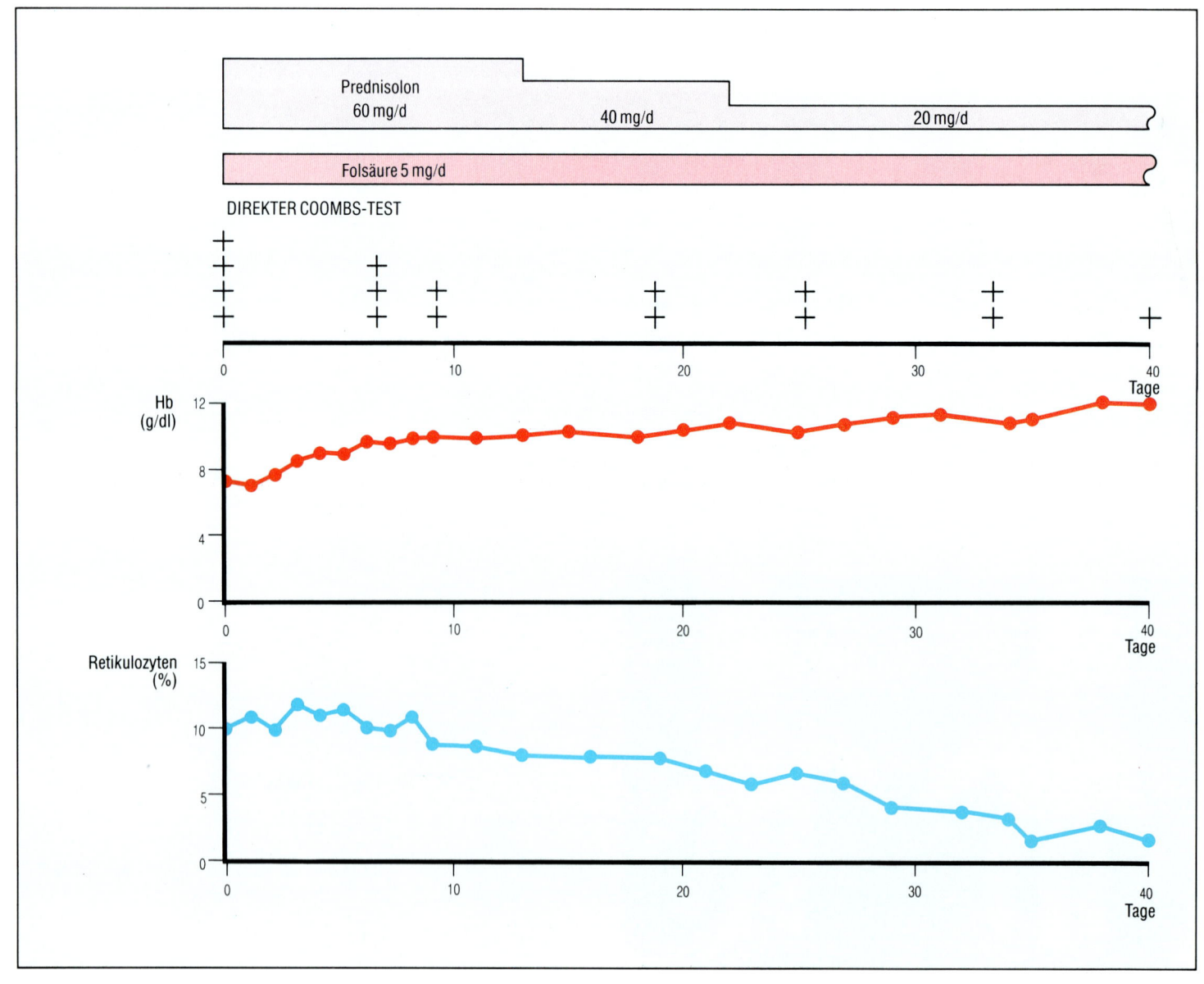

Abb.4.44
Autoimmunhämolytische Anämie (Wärmeantikörper-Typ): Ansprechen hämatologischer Parameter auf Prednisolon-Therapie.

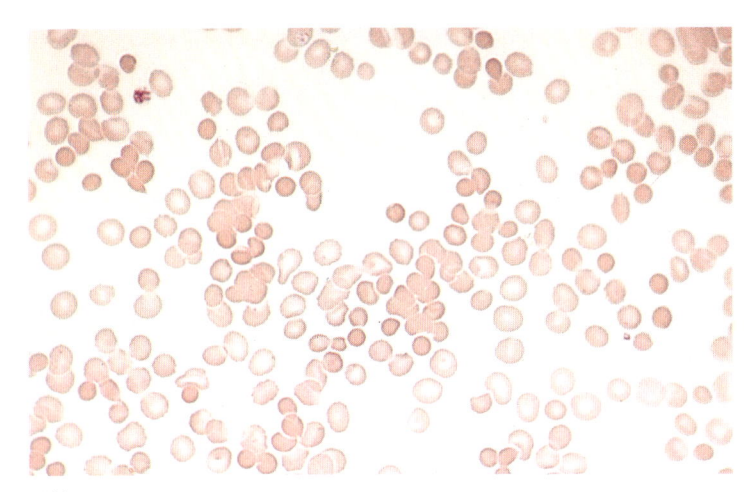

Hämolytische Anämie 4

Abb. 4.45
Transfusionsreaktion bei ABO-Inkompatibilität: Peripherer Blutausstrich mit Autoagglutination und Sphärozytose der Erythrozyten.

Blutgruppen-System	Antikörper-Häufigkeit	Morbus haemolyticus neonatorum
ABO	Sehr häufig	Kausal
Rhesus	Häufig	Kausal
Kell	Gelegentlich	Kausal
Duffy	Gelegentlich	Kausal
Kidd	Gelegentlich	Kausal
Lutheran	Selten	Kausal
Lewis	Selten	Nicht kausal
P	Selten	Nicht kausal
MNSs	Selten	Nicht kausal
Ii	Selten	Nicht kausal

Abb. 4.46
Isoimmunhämolytische Anämie: Die Hauptblutgruppensysteme und ihre Beziehung zum Morbus haemolyticus neonatorum.

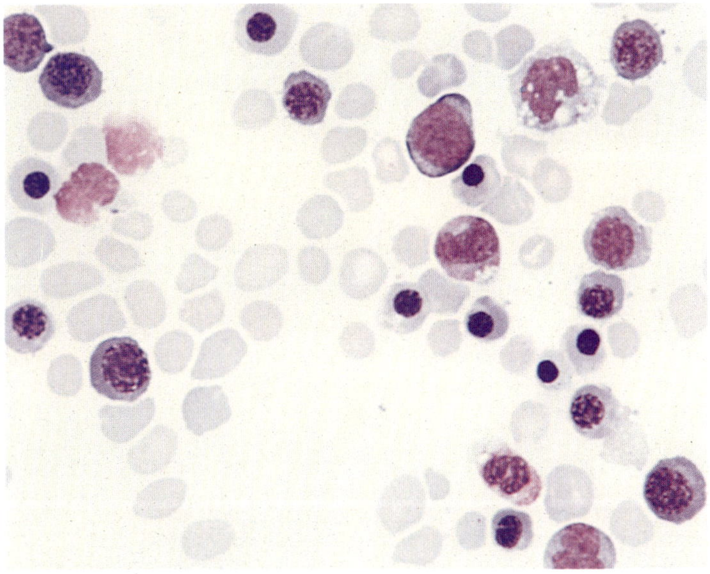

Abb. 4.47
Rhesus D-Morbus haemolyticus neonatorum (Erythroblastosis fetalis): Der periphere Blutausstrich eines Neugeborenen mit schwerer Anämie enthält zahlreiche Erythroblasten sowie Mikrosphärozyten.

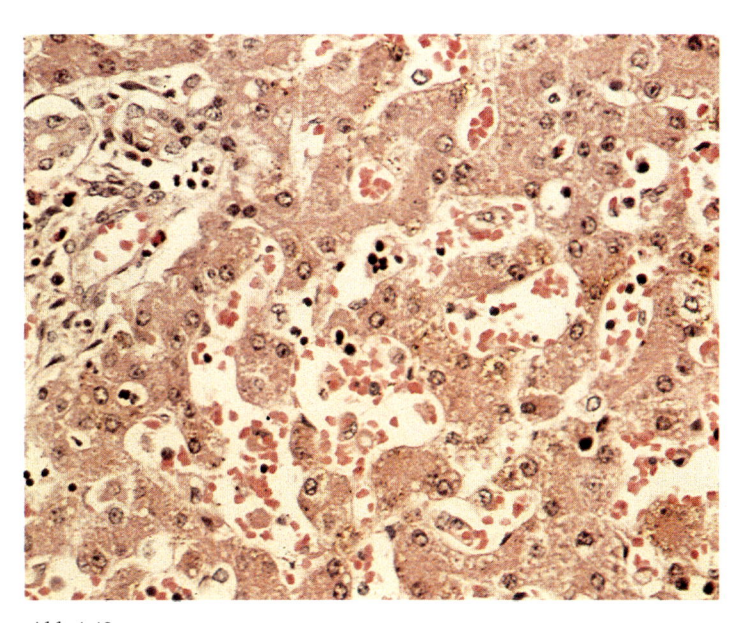

Abb. 4.48
Rhesus D-Morbus haemolyticus neonatorum: Histologisches Schnittpräparat der Leber eines verstorbenen Kleinkindes mit extramedullärer Hämatopoese in den Lebersinus.

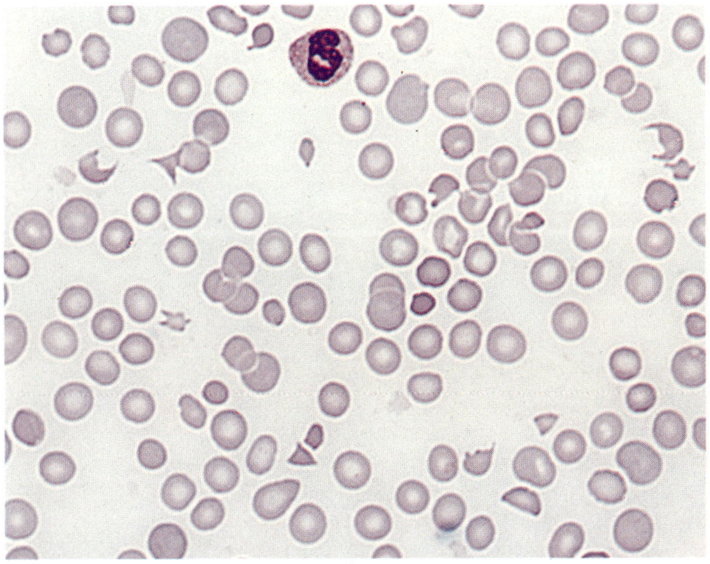

Abb. 4.49
Erythrozytenfragmentations-Syndrom: Peripherer Blutausstrich mit Schistozyten (Erythrozytenfragmenten) und Anisozytose bei ausgedehnt metastasierendem schleimbildendem Adenocarcinom.

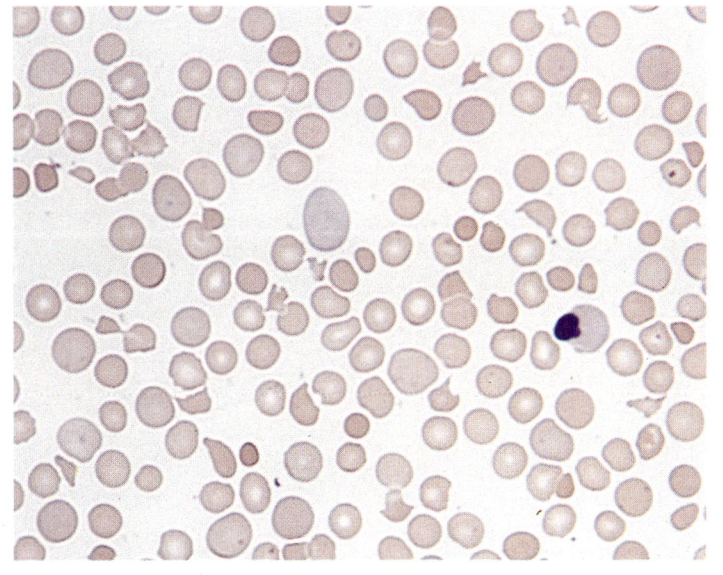

Abb. 4.50
Erythrozytenfragmentations-Syndrom: Peripherer Blutausstrich mit polychromatischen Erythrozyten und Schistozyten bei thrombotisch-thrombozytopenischer Purpura.

4 Hämolytische Anämie

schleimbildenden Adenocarcinomen (*Abb.4.49*), thrombotisch-thrombozytopenischer Purpura (*Abb.4.50*) oder hämolytisch-urämischem Syndrom beobachtet (*Abb.4.51*). Darüber hinaus kann eine mikroangiopathisch-hämolytische Anämie im Rahmen einer Gram-negativen Sepsis (*Abb.4.52*) oder malignen Hypertonie auftreten.

Sekundäre hämolytische Anämien
Bei verschiedenen systemischen Erkrankungen wird die Anämie zumindest teilweise durch eine Hämolyse verursacht.

Stachelförmige Erythrozyten (Echinozyten) und Akanthozyten werden besonders bei Nierenversagen (*Abb.4.53*, siehe auch *Abb.6.53*), eine Schießscheibenbildung der Erythrozyten bei Hämolysen in Verbindung mit Lebererkrankungen beobachtet. Bei schwerem Leberversagen kommt es häufig zu einer ausgeprägten Hämolyse mit auffälliger Akanthozytose der Erythrozyten (siehe *Abb.6.34*).

Paroxysmale nächtliche Hämoglobinurie (PNH)
Bei dieser erworbenen Erkrankung werden im Knochenmark

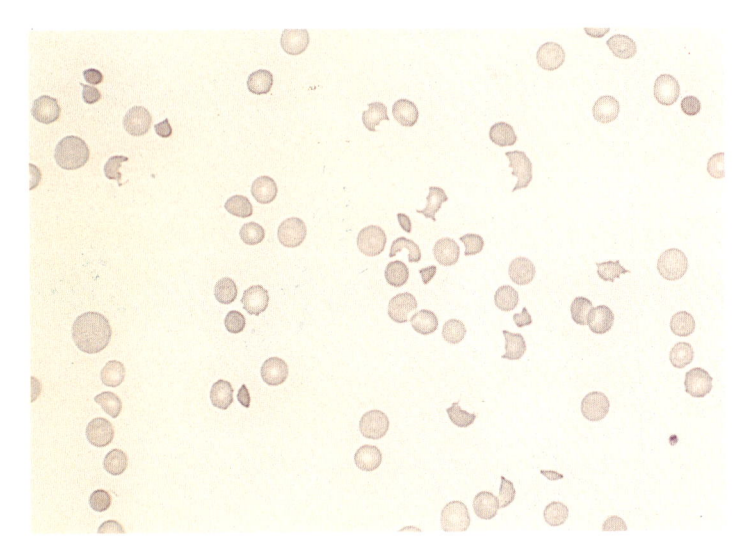

Abb.4.51
Erythrozytenfragmentations-Syndrom: Peripherer Blutausstrich bei hämolytisch-urämischem Syndrom.

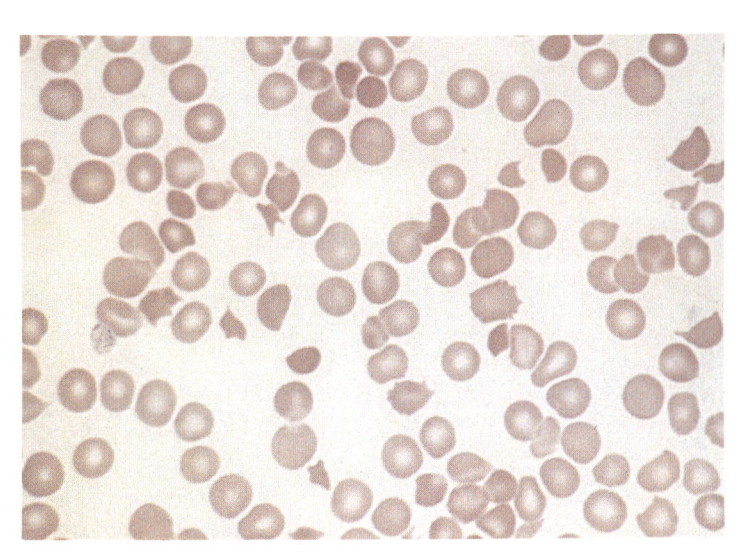

Abb.4.52
Erythrozytenfragmentations-Syndrom: Peripherer Blutausstrich mit Polychromasie der Erythrozyten und Schistozyten bei Gram-negativer Sepsis.

Hämatologische Parameter bei Paroxysmaler nächtlicher Hämoglobinurie	
Hb	8.1 g/dl
Erythrozyten	$3.73 \times 10^{12}/l$
Hämatokrit	31%
MCV	82.5 fl
MCH	26.3 pg
Retikulozyten	5.3%
Leukozyten	$2.9 \times 10^{9}/l$
Neutrophile	73%
Thrombozyten	$71 \times 10^{9}/l$

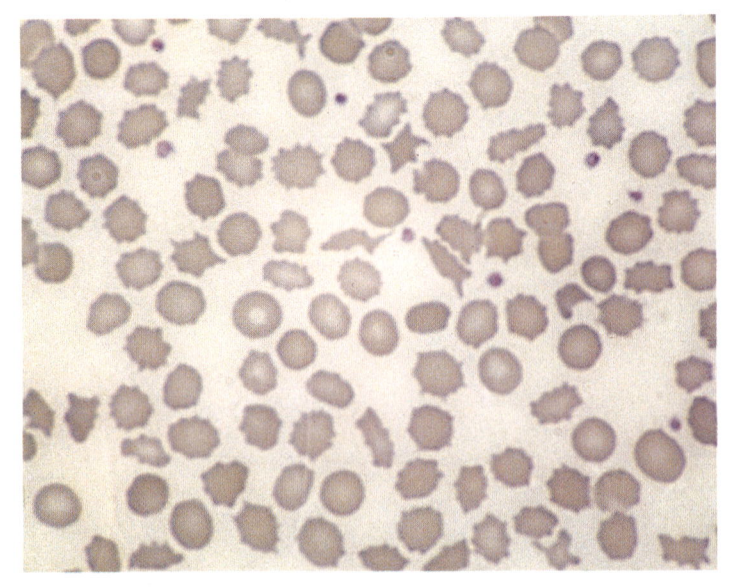

Abb.4.53
Chronisches Nierenversagen: Peripherer Blutausstrich mit Erythrozytenveränderungen in Form von Echinozyten und Akanthozyten (Zellen mit grob stachelförmiger Oberfläche).

Abb.4.54
Charakteristische Blutparameter bei paroxysmaler nächtlicher Hämoglobinurie.

Hämolytische Anämie 4

Erythrozyten mit defekter Zellmembran gebildet, welche auf eine Komplement-induzierte Hämolyse besonders empfindlich sind. Klinisch besteht eine chronische intravaskuläre Hämolyse (siehe Abb.4.11) und oft ein Eisenmangel. Das Knochenmark zeigt eine eher reduzierte Zelldichte. Die Retikulozytenzahl ist niedriger als bei anderen hämolytischen Anämien gleichen Schweregrades; eine Leuko- und Thrombopenie sind ebenfalls nicht selten (Abb.4.54). Bei zahlreichen Patienten entwickeln sich rezidivierende venöse Thrombosen, gelegentlich auch ein Budd-Chiari-Syndrom (Abb.4.55). Die Diagnose einer PNH erfolgt durch einen pathologischen Säureresistenz- und Sucrose-Hämolyse-Test (Abb.4.56).

Andere hämolytische Anämien

Im Verlauf einer Clostridien-Sepsis (Abb. 4.57) und anderer Infektionen, z.B. Malaria und Bartonellose (siehe Kapitel 16), sowie bei ausgeprägten Verbrennungen (Abb. 4.58 und 4.59), Vergiftungen mit Chemikalien, Schlangen- und Spinnenbissen können hämolytische Anämien unterschiedlichen Schweregrades auftreten. Weitere Ursachen einer Hämolyse

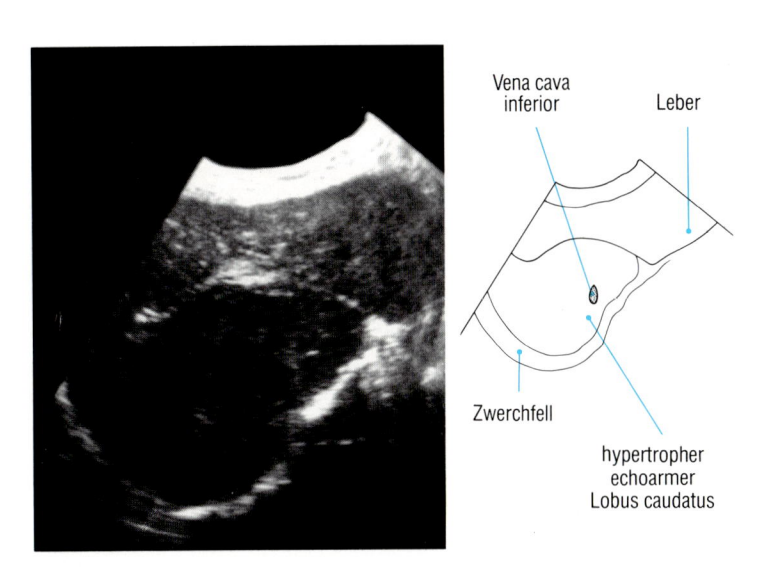

Abb.4.55
Paroxysmale nächtliche Hämoglobinurie: Ultraschalluntersuchung der Leber bei Budd-Chiari-Syndrom. Der Lobus caudatus ist hypertrophiert und spongiös; die Vena cava inferior wird dadurch bei ihrem Durchtritt komprimiert. Freundlicherweise von Dr. L. Berger überlassen.

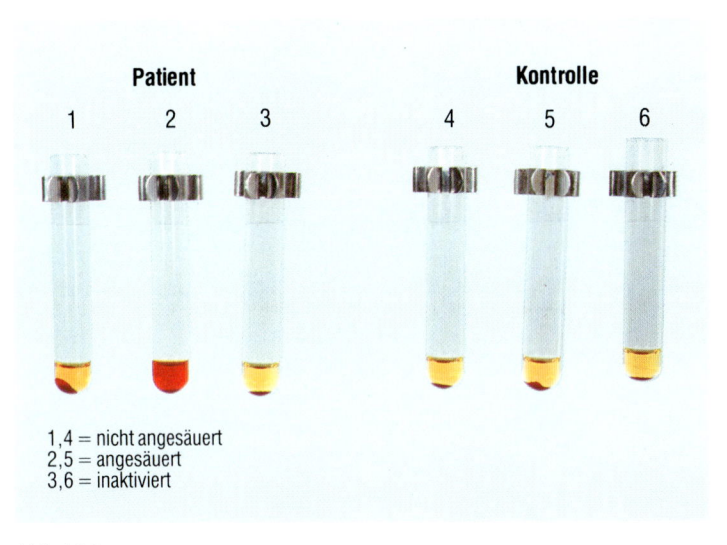

Abb.4.56
Paroxysmale nächtliche Hämoglobinurie: Säureresistenz-Test. Die betroffenen Erythrozyten (auf der linken Seite) zeigen eine ausgeprägte, komplementabhängige Lyse in frischem Serum bei 37°C und saurem pH. Eine vorherige Erhitzung des angesäuerten Serums inaktiviert Komplement und verhindert so die Lyse der betroffenen Zellen.

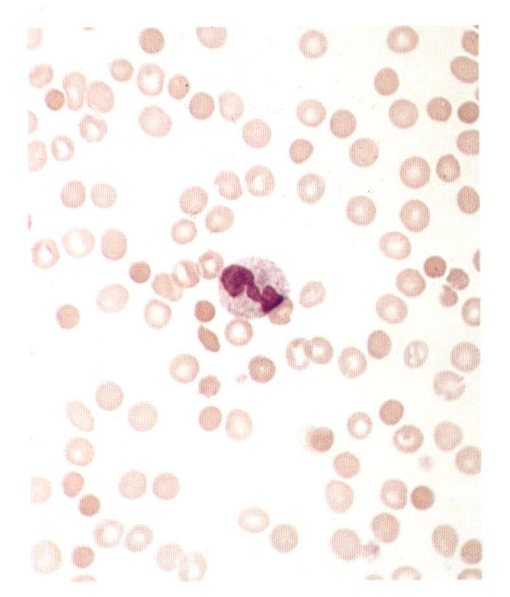

Abb.4.57
Hämolytische Anämie bei Clostridien-Sepsis: Peripherer Blutausstrich mit Sphärozytose der Erythrozyten.

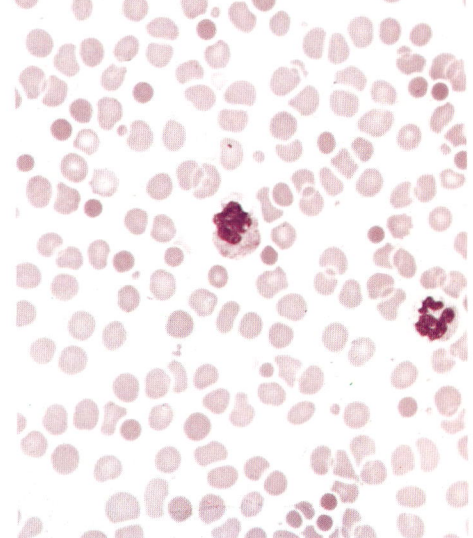

Abb.4.58
Hämolytische Anämie nach ausgedehnten Verbrennungen: Peripherer Blutausstrich mit ausgeprägter Sphärozytose einschließlich Mikrosphärozyten.

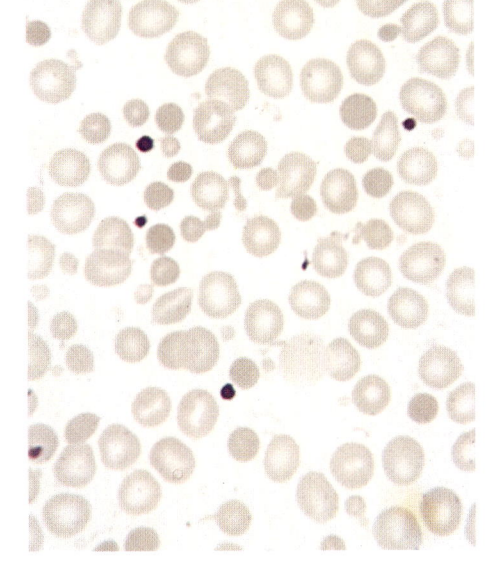

Abb.4.59
Hämolytische Anämie nach ausgedehnten Verbrennungen: Peripherer Blutausstrich mit Mikrosphärozyten, Erythrozytenschatten und Zellen mit Membranausstülpungen sowie Hantelformen.

4 Hämolytische Anämie

sind zu hohe Dosen an oxidierenden Medikamenten, z.B. Sulfasalazin (Abb. 4.60) oder Dapson (Abb. 4.61), und der Morbus Wilson, bei dem eine oxidative Schädigung der Erythrozyten durch die Kupferüberladung vermutet wird.

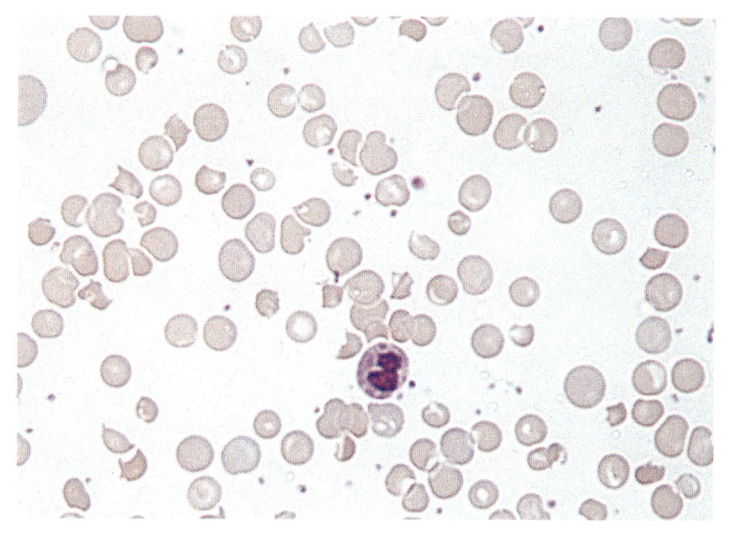

Abb. 4.60
Medikamenteninduzierte hämolytische Anämie: Peripherer Blutausstrich bei Überdosierung von Sulfasalazin. Die Erythrozyten zeigen eine Polychromasie, ungleichmäßige Einziehungen und eine gewisse Fragmentierung.

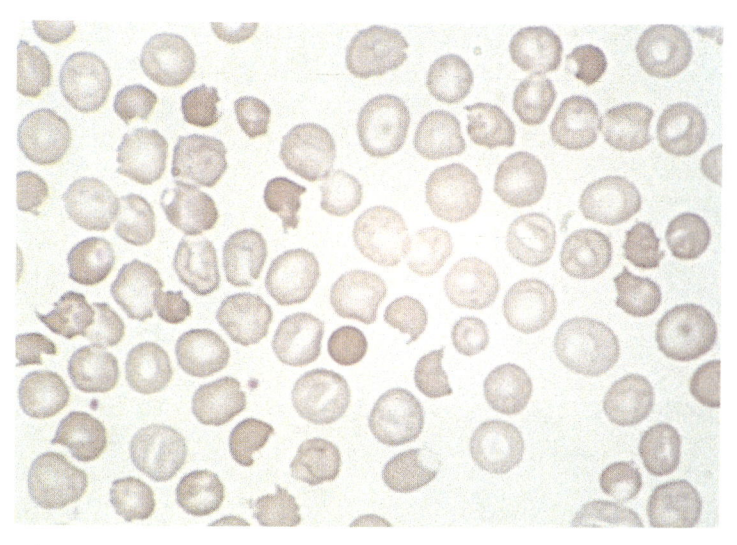

Abb. 4.61
Medikamenteninduzierte hämolytische Anämie: Peripherer Blutausstrich bei einem Fall mit hochdosierter Dapson-Behandlung wegen Dermatitis herpetiformis. Es finden sich Erythrozyten mit ungleichmäßigen Einziehungen, Schießscheibenzellen und fragmentierte Zellen. Eine einzelne Korbzelle unterhalb der Bildmitte.

Thalassämien und Hämoglobinopathien

5

5 Thalassämien und Hämoglobinopathien

THALASSÄMIEN

Die Globin-Synthese ist in zwei Gen-Gruppen auf den Chromosomen 11 und 16 kodiert (*Abb. 5.1, oben*). Jedes Gen besteht aus codierenden Regionen (Exons) und nicht codierenden Regionen (eingeschobenen Sequenzen oder Introns). Die Synthese der Globin-Moleküle erfolgt nach RNA-Transcription der jeweiligen Gene. Alle Gene verfügen über eine AG-reiche (Hogness-) Sequenz und stromaufwärts davon in der flankierenden Region über zwei Sequenzen TATA und CCAAT, die alle wichtige regulatorische Funktionen besitzen. Nach der Transcription erfolgt das RNA-Processing (Spleißen), um überflüssige RNA (aus Introns) innerhalb des codierenden Teils eines Gens zu entfernen (*Abb. 5.1, Mitte*). Die Exon/Intron-Verbindungsstellen weisen die Sequenzen GT an ihrem 5' Ende und AG an ihrem 3' Ende auf; diese Sequenzen sind für korrektes Spleißen essentiell. Das

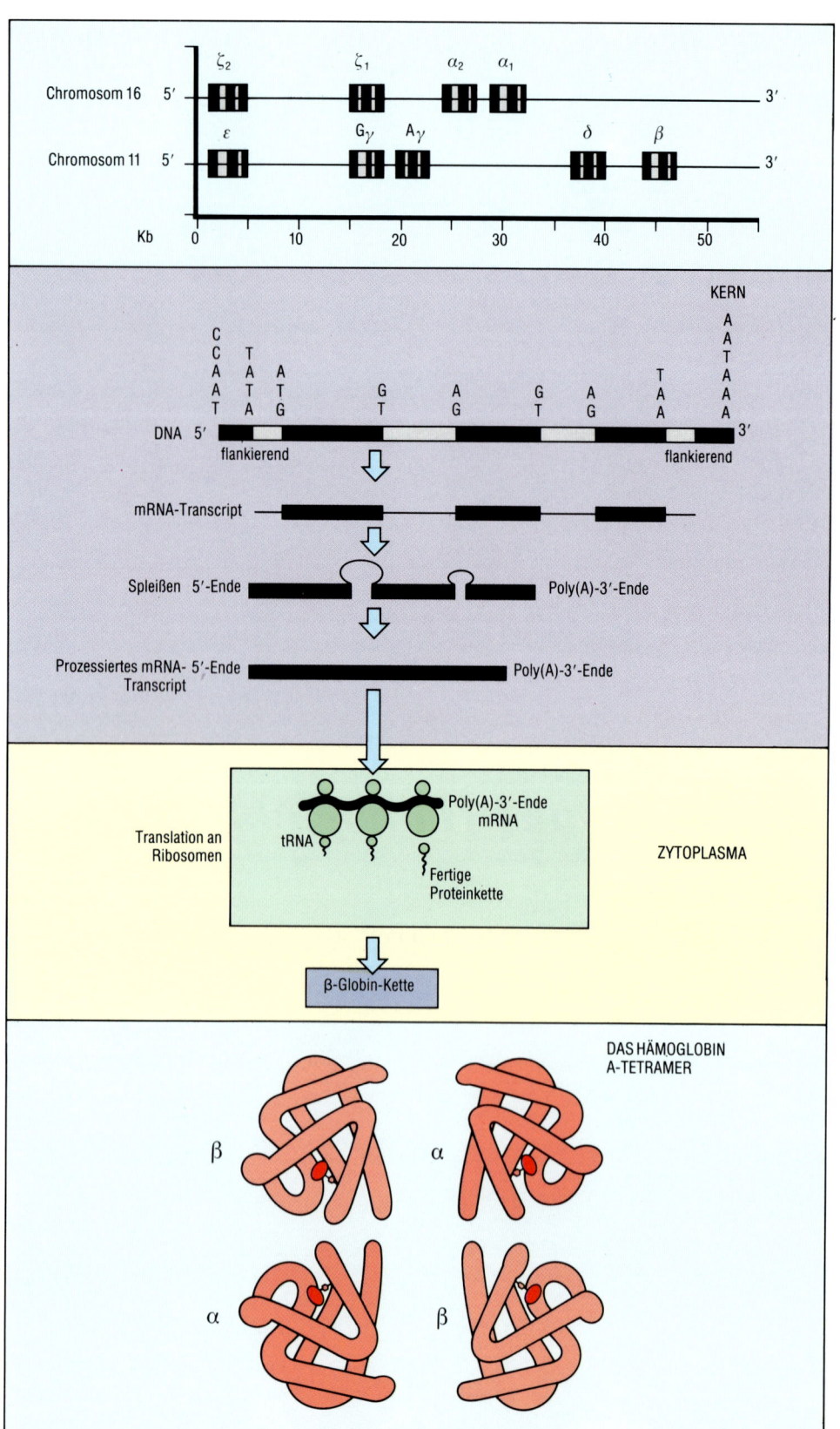

Abb. 5.1
Hämoglobin-Synthese: (Oben) Organisation der Gengruppen und ihrer kodierenden Regionen (Exons, schwarz) für die Globinketten-Synthese auf den Chromosomen 11 und 16; nicht kodierende Regionen (Introns) liegen zwischen den Exons; (Mitte) Schritte der β-Globinsynthese von der DNA bis zur endgültigen Polypeptidkette; (unten) das Hämoglobin-Tetramer, in diesem Beispiel Hb A.
A = Adenin; C = Cytosin; G = Guanin; T = Thymin; Kb = Kilobasen.

Thalassämien und Hämoglobinopathien 5

Messenger-RNA-Molekül wird durch Zusatz einer Cap-Struktur am 5' Ende und einer Reihe von Adenylatresten (dem Poly(A)-Schwanz) am 3' Ende modifiziert. Die prozessierte mRNA gelangt daraufhin ins Zytoplasma, bindet sich an Ribosomen und fungiert als Matrize für die Anlagerung geeigneter Aminosäuren durch die entsprechenden Transfer-RNAs. Schließlich verbinden sich die Aminosäuren zur endgültigen Polypeptidkette.

Jedes Hämoglobin-Molekül setzt sich aus vier Globin-Ketten zusammen (*Abb. 5.1, unten*). Bei gesunden Erwachsenen macht Hämoglobin (Hb) A (α_2, β_2) 96-97 Prozent des Gesamthämoglobins aus. Die Thalassämien bilden eine Gruppe von Erkrankungen, denen eine reduzierte Synthese der α- oder β-Ketten des Hämoglobin A zugrunde liegt (*Abb. 5.2*). Die weltweite Verteilung der Thalassämie und der häufigeren Hämoglobinopathien ist in *Abb. 5.3* wiedergegeben.

Klassifikation der Thalassämien I

Klinisch

Thalassaemia major:
- Transfusionsabhängige homozygote β^0-Thalassämie
- Homozygote β^+-Thalassämie (einige Formen)

Thalassaemia intermedia:
- Hämoglobin Lepore-Syndrome
- Homozygote $\delta\beta$-Thalassämie und hereditäre Persistenz von fetalem Hämoglobin
- Kombinationen von α- und β-Thalassämien
- Hämoglobin H-Erkrankung

Thalassaemie minor:
- β^0-Thalassämie-Trait
- $\delta\beta$-Thalassämie-Trait
- Hereditäre Persistenz von fetalem Hämoglobin
- β^+-Thalassämie-Trait
- $\alpha^1(\alpha^0)$-Thalassämie-Trait
- $\alpha^2(\alpha^+)$-Thalassämie-Trait

Klassifikation der Thalassämien II

α-Thalassämien

Bezeichnung	Haplogyp	Heterozygot	Homozygot
α-Thalassämie	$--/$	α^0-Thalassämie; niedriges MCH, MCV	Hydrops fetalis
α^1-Thalassämie Dysfunktionelle	$-\alpha^\circ/$	α^0-Thalassämie; niedriges MCH, MCV	Hydrops fetalis
α^2-Thalassämie	$-\alpha/$	α^+-Thalassämie; wenn überhaupt, nur minimale hämatologische Anomalien	Wie heterozygote α^1-Thalassämie
Non-Deletion α-Thalassämie	$\alpha\underline{\alpha}/$	Unterschiedlich	In einigen Fällen Hb H-Erkrankung
Hb-Constant Spring (CS)		0,5-1% Hb CS	Schwererer Verlauf als heterozygote α^1-Thalassämie

Die Hb H-Erkrankung entspricht der Kombination von α^1-Thalassämie (oder dysfunktioneller α-Thalassämie) und α^2-Thalassämie.

Klassifikation der Thalassämien III

β-Thalassämien

Typ	Heterozygot	Homozygot
β^0	Thalassaemia minor; Hb A$_2$: >3,5%	Thalassaemia major; Hb F: 98%; Hb A$_2$: 2%; Kein Hb A
β^+	Thalassaemia minor; Hb A$_2$: >3,5%	Thalassaemia major; Hb F: 70-80%; Hb A: 10-20%; Hb A$_2$: unterschiedlich
$\delta\beta$ und hereditäre Persistenz von fetalem Hämoglobin	Thalassaemia minor; Hb F: 5-20%; Hb A$_2$: normal oder erniedrigt	Thalassaemia intermedia; Hb F: 100%
Hb Lepore	Thalassaemia minor; Hb A: 80-90%; Hb Lepore: 10%; Hb A$_2$: vermindert	Thalassaemia major oder intermedia; Hb F: 80% Hb Lepore: 10-20%; kein Hb A oder Hb A$_2$

Abb. 5.2
Klassifikation der Thalassämien: (links) klinisch; (oben rechts) α-Thalassämien; (unten rechts) β-Thalassämien.

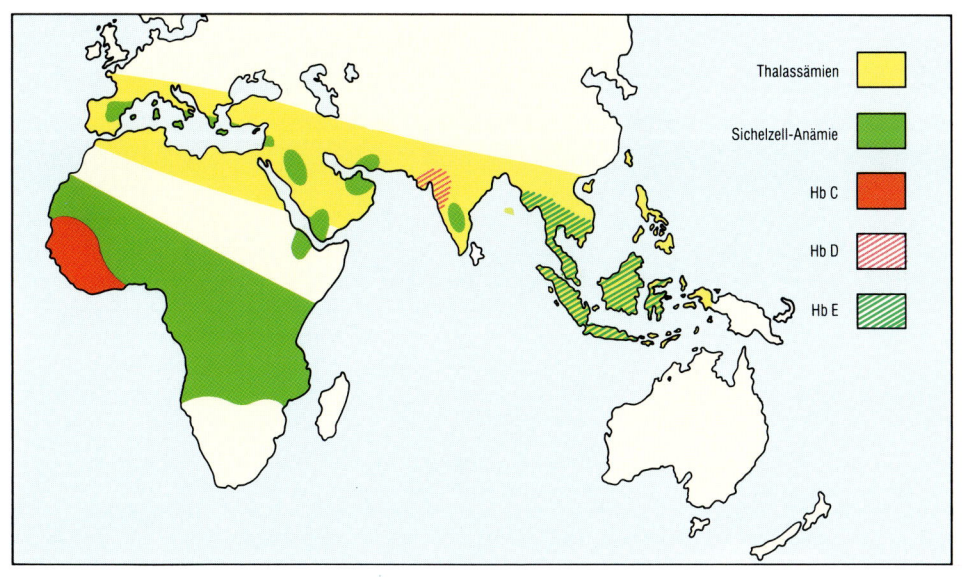

Abb. 5.3
Geographische Verteilung der Thalassämie, Sichelzell-Anämie und anderer häufiger Hämoglobinopathien. Wahrscheinlich weisen die Träger dieser Erkrankungen verglichen mit normalen Individuen einen selektiven Vorteil gegenüber Malaria auf. Die Anomalien werden auch in anderen Teilen der Erde angetroffen, wo sich Auswanderer aus Regionen mit hoher Inzidenz angesiedelt haben.

5 Thalassämien und Hämoglobinopathien

Abb. 5.4
Die verschiedenen Typen der α-Thalassämie. Die rosafarbenen Felder stellen normale Gene dar, während Gendeletionen und partiell oder vollständig inaktivierte Gene grau markiert sind.

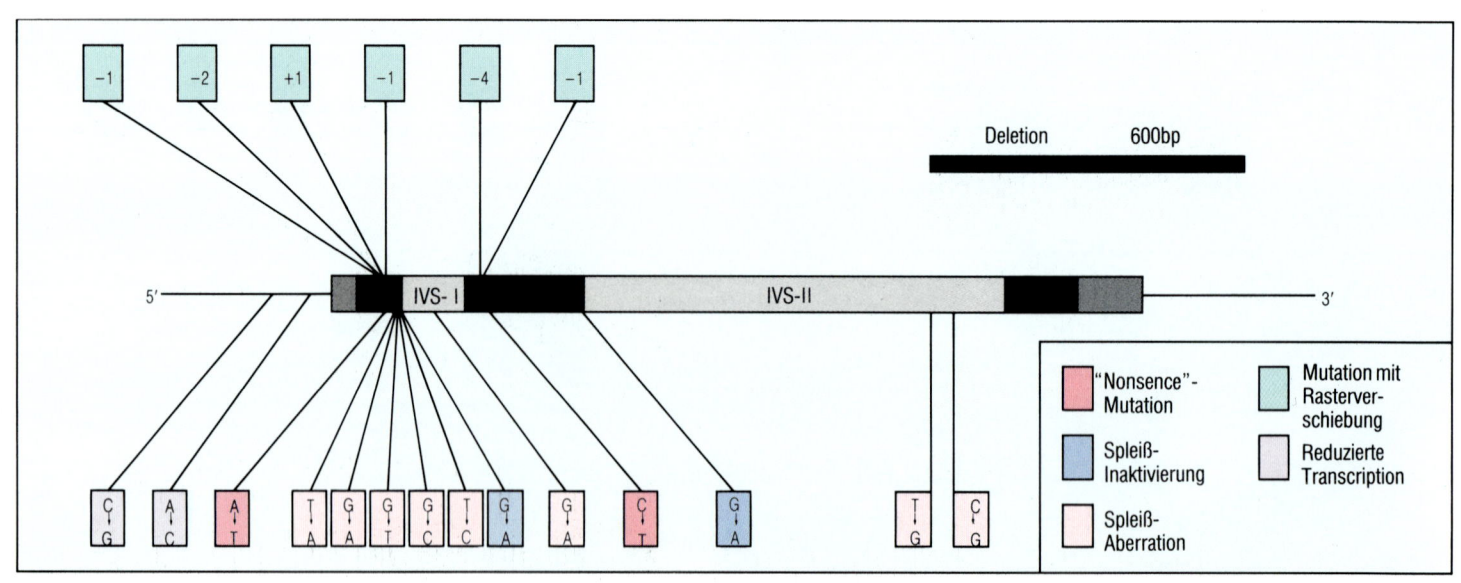

Abb. 5.5
Zusammenfassung der Mutationen bei β-Thalassämie. Es handelt sich dabei u.a. um eine Deletion von 600 Basenpaaren (bp) am 3' Ende des β-Globingens, Austausch einzelner Basen, kleine Deletionen oder Insertionen von einer oder zwei Basen in Introns, Exons oder flankierenden Regionen. Diese können eine vorzeitige, "nonsense"-Kettenbeendigung durch Bildung eines neuen Stop-Codons (z.B. UAA) oder Rasterverschiebungen, bei denen das Leseraster eine Phasenverschiebung jenseits der Läsion erfährt, bewirken. Auch Spleißanomalien, wie "splice junction"-Mutationen, die Spleißen gänzlich unterbinden, oder neue Spleißstellen innerhalb von Introns werden beobachtet, die zu anderen Spleißstellen oder zu Rasterverschiebungen führen. Mutationen in flankierenden Regionen betreffen Regulationsmechanismen, die an der Initiation der Transcription beteiligt sind und die β-Globin-Synthese reduzieren, wodurch eine Form der β$^+$-Thalassämie hervorgerufen wird. Mit Erlaubnis modifiziert aus Weatherall, D.J. Oxford Textbook of Medicine, p. 19, 112, 1987. Oxford: Oxford University Press.

Thalassämien und Hämoglobinopathien 5

Die Einteilung der α-Thalassämien erfolgt nach der Anzahl der veränderten α-Gene. α-Globin-Gene liegen in doppelter Form vor. Eine Deletion oder Inaktivierung beider α-Gene auf einem Chromosom führt zum α°-Typ; bei der leichteren α+-Form besteht eine Deletion oder ein Defekt nur eines der beiden Gene *Abb. 5.4).*

Bei der β-Thalassämie unterscheidet man eine homozygote (major) Form, bei der die β-Kettensynthese vollständig oder fast vollständig unterbleibt und eine heterozygote (minor) oder Trait-Form (Anlage-Form), bei der die Synthese nur einer der beiden β-Ketten reduziert ist. Klinisch wird noch eine intermediäre Form abgegrenzt. Bei dieser Thalassaemia intermedia kann es sich um eine leichte Variante der homozygoten β-Thalassämie, die Folge einer Wechselwirkung einer β-Thalassämie mit anderen Hämoglobinopathien oder um eine ungewöhnlich schwere Form des β-Thalassämie-Traits handeln.

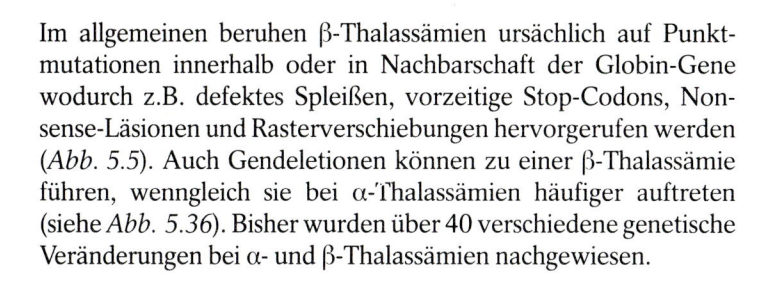

Im allgemeinen beruhen β-Thalassämien ursächlich auf Punktmutationen innerhalb oder in Nachbarschaft der Globin-Gene wodurch z.B. defektes Spleißen, vorzeitige Stop-Codons, Nonsense-Läsionen und Rasterverschiebungen hervorgerufen werden (*Abb. 5.5*). Auch Gendeletionen können zu einer β-Thalassämie führen, wenngleich sie bei α-Thalassämien häufiger auftreten (siehe *Abb. 5.36*). Bisher wurden über 40 verschiedene genetische Veränderungen bei α- und β-Thalassämien nachgewiesen.

Beta–Thalassaemia major

Das klinische Bild der β-Thalassaemia major wird durch die Kombination von schwerer Anämie und hochgradiger Steigerung der meist ineffektiven und mit exzessiver Knochenmarkaktivität sowie extramedullärer Blutbildung einhergehenden Erythropoese hervorgerufen. Wenig transfundierte Patienten zeigen meist eine Auftreibung der flachen Gesichts– und Schädelknochen (*Abb. 5.6-5.9*) und eine Ausdehnung des blutbildenden Markes in alle Knochen (*Abb. 5.10*; auch Spontanfrakturen können auftreten.

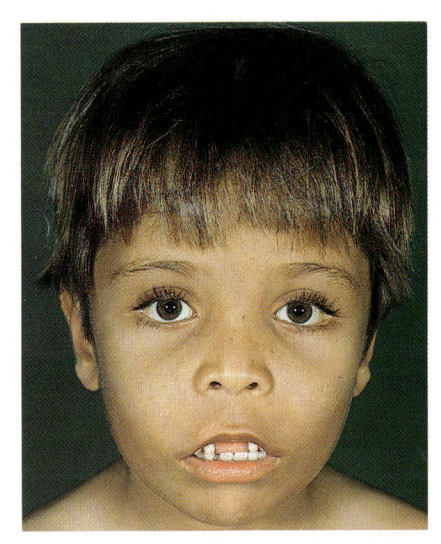

Abb. 5.6
β-*Thalassaemia major: Typische Fazies eines 7-jährigen Jungen aus dem mittleren Osten mit prominenten Oberkieferknochen und Verbreiterung des Nasensattels. Außerdem besteht eine ausgeprägte Auftreibung der frontalen und parietalen Knochen sowie der Ossa zygomatica, wodurch ein mongoloides Aussehen resultiert.*

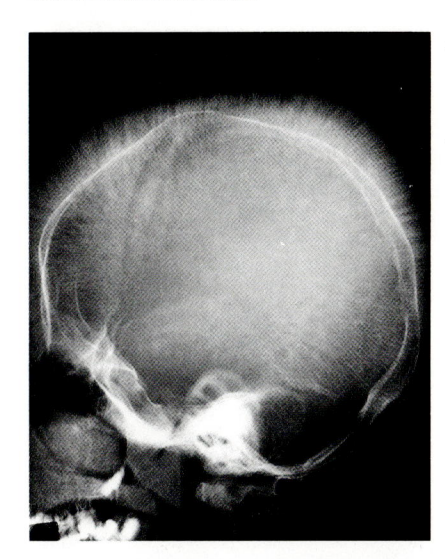

Abb. 5.7
β-*Thalassaemia major: Die laterale Röntgenaufnahme des Schädels (gleicher Fall wie Abb. 5.6) zeigt den typischen Bürstenschädelbefund mit Rarefizierung der Kortikalis und Erweiterung der Markräume.*

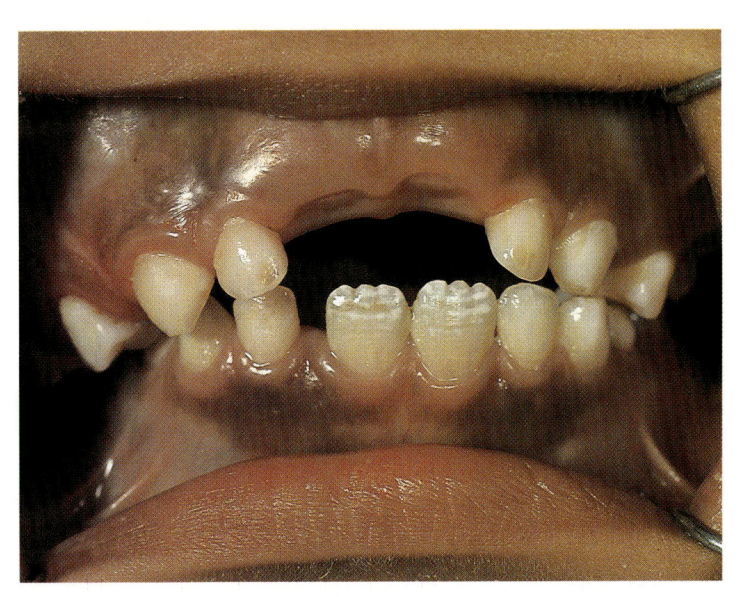

Abb. 5.8
β-*Thalassaemia major: Durch die Ausweitung der Maxilla und Mandibula stehen die Zähne auseinander (gleicher Fall wie* Abb. 5.6).

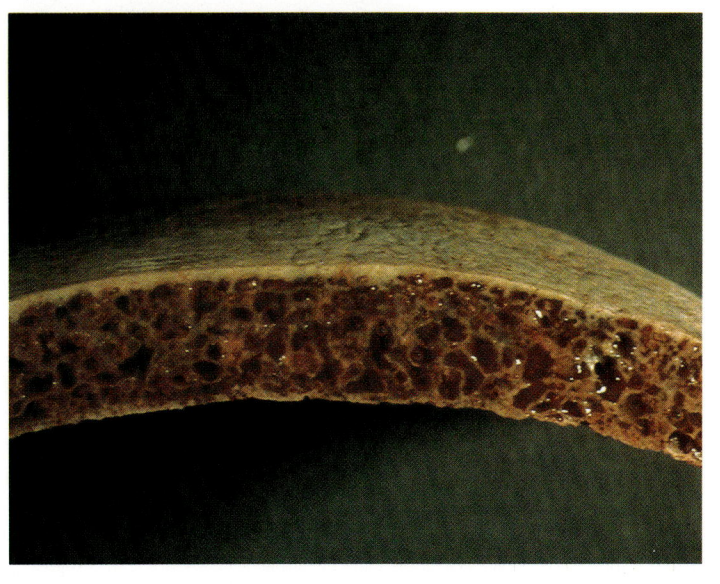

Abb. 5.9
β-*Thalassaemia major: Bei der Obduktion zeigt die Sägefläche des Schädelknochens eine ausgeprägte Verschmälerung der Kortikalis und eine offene, porotische Spongiosa. Die mahagonibraune Farbe ist die Folge ausgeprägter Eisenablagerungen im Knochenmark in Form von Hämosiderin. Freundlicherweise von Drs. P.G. Bullough und V.J. Vigorita überlassen.*

5 Thalassämien und Hämoglobinopathien

Als Folge der extramedullären Blutbildung, aber auch des gesteigerten Erythrozytenabbaus und der Eisenüberladung entwickelt sich eine Hepatosplenomegalie (Abb. 5.11 und 5.12).

Das periphere Blut enthält bei wenig transfundierten Patienten hypochrome Zellen, Schießscheiben-Zellen und Erythroblasten (Abb. 5.13). Nach Splenektomie finden sich gehäuft Erythrozyteneinschlüsse (z.B. Eisengranula und Howell-Jolly-Körper) sowie eine Thrombozytose (Abb. 5.14). Das Knochenmark weist eine erythropoetische Hyperplasie mit rosafarbenen Einschlüssen präzipitierter α-Globin-Ketten im Zytoplasma der Erythroblasten auf (Abb. 5.15). Zahlreiche Erythroblasten gehen intramedullär zugrunde und werden von Makrophagen abgebaut, deren

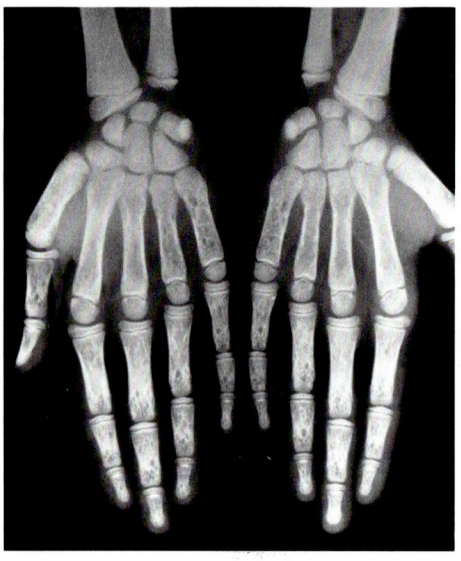

Abb. 5.10
β-Thalassaemia major: Röntgenaufnahme der Hände eines ungenügend transfundierten 7-jährigen Kindes. Man erkennt eine Rarefizierung der Kortikalis durch Erweiterung der Markräume.

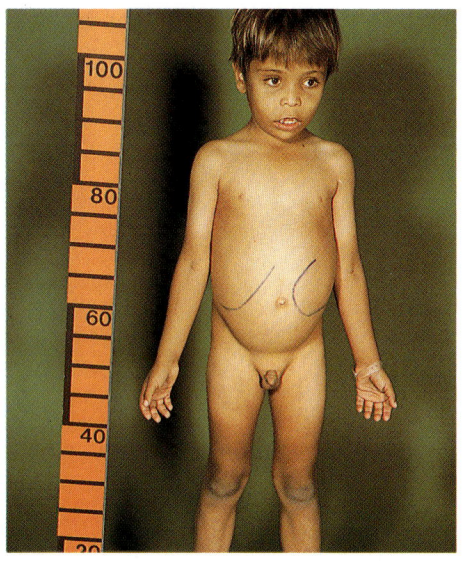

Abb. 5.11
β-Thalassaemia major: Gesamtansicht des Jungen von Abb. 5.6 mit Hepatosplenomegalie und Wachstumsretardierung. Das Kind war nicht ausreichend transfundiert worden, nachdem sich die Erkrankung im Alter von 4 Monaten durch eine Anämie manifestiert hatte.

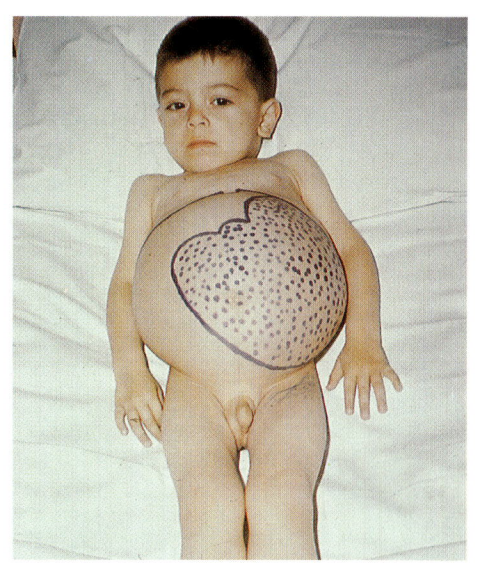

Abb. 5.12
β-Thalassaemia major: Der 4-jährige, unzureichend transfundierte Junge aus Zypern weist eine ungewöhnlich ausgeprägte Splenomegalie auf. Möglicherweise ist der Zustand durch adäquate Transfusionen partiell reversibel. Eine Splenektomie ist gewöhnlich erforderlich, sollte jedoch bis zu einem Alter von 6 Jahren hinausgeschoben werden, um das Auftreten letaler Infektionen postoperativ zu reduzieren.

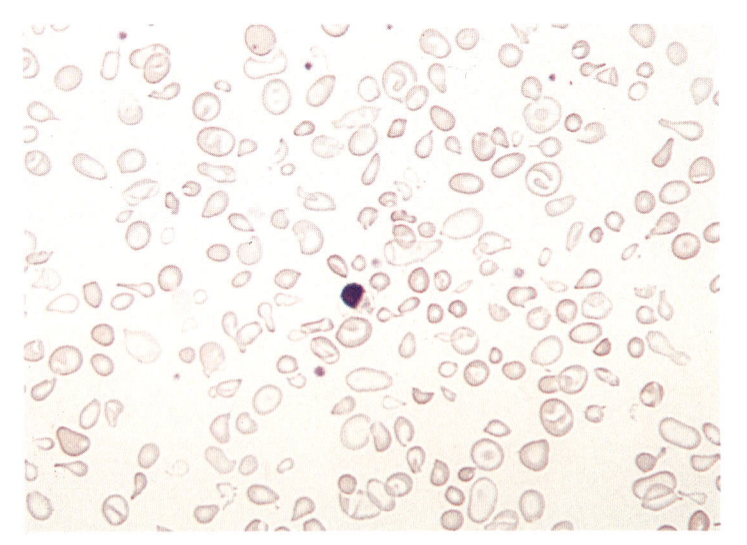

Abb. 5.13
β-Thalassaemia major: Peripherer Blutausstrich mit ausgesprochen hypochromen und mikrozytären Zellen, Schießscheiben-Zellen und einem Erythroblasten. Die wenigen normochromen Zellen stammen von einer vorangegangenen Transfusion.

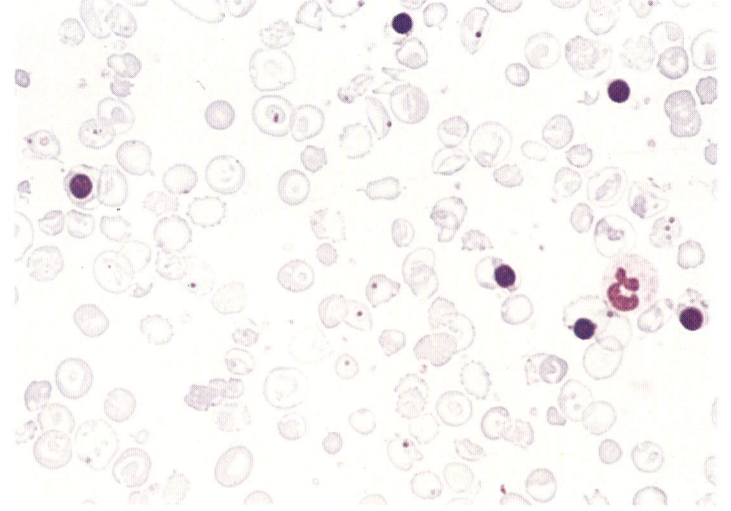

Abb. 5.14
β-Thalassaemia major: Blutausstrich nach Splenektomie mit hypochromen Zellen, Schießscheiben-Zellen und Normoblasten. Auch Pappenheimer- und Howell-Jolly-Körper sowie vermehrte Thrombozyten sind nachweisbar.

Thalassämien und Hämoglobinopathien 5

Eisenpigmentgehalt gesteigert ist. Auch reifende Erythroblasten enthalten vermehrt Eisengranula (*Abb. 5.16*).

Durch regelmäßige Transfusionen vom Manifestationsbeginn an (gewöhnlich im Alter von 6 Monaten) können die meisten Knochenveränderungen vermieden werden; der Hämoglobinspiegel sollte dabei auf Werte über 9–10g/dl gehalten werden.

Diese Maßnahmen führen jedoch zusammen mit der gesteigerten Eisenresorption zu einer Eisenüberladung. Jede Blutkonserveneinheit enthält 200–250mg Eisen, so daß nach Transfusion von 50–100 Einheiten eine Siderose mit verstärkter Pigmentierung der lichtexponierten Haut (*Abb. 5.17*), Infektanfälligkeit (*Abb. 5.18*), Wachstumsretardierung, verzögerter Geschlechtsentwicklung und Pubertät (*Abb. 5.19*) entsteht.

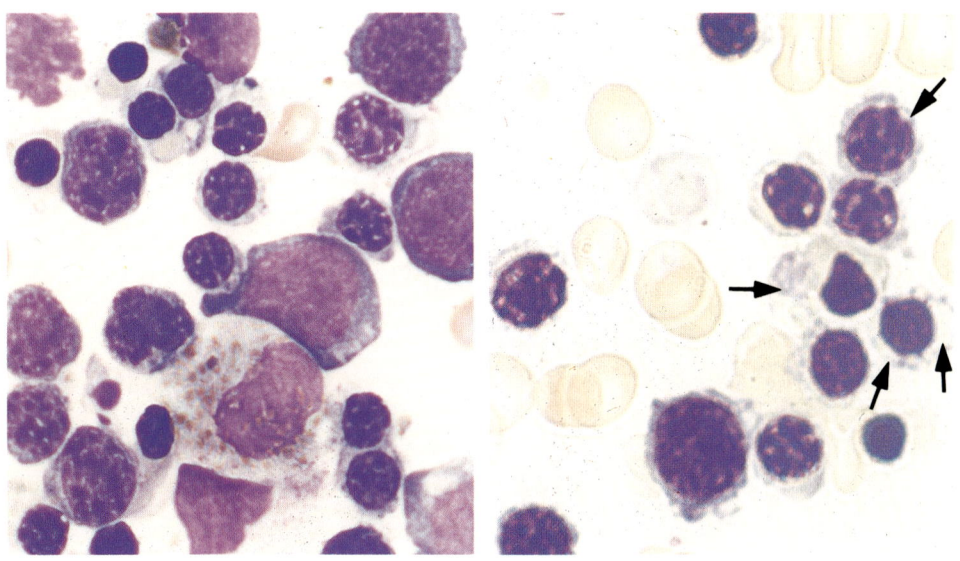

Abb. 5.15
β-Thalassaemia major: Knochenmarkausstriche (links) mit starker erythropoetischer Hyperplasie und Normoblasten mit vakuolisiertem Zytoplasma; manche Zellen zeigen regressive Veränderungen; in einem Makrophagen ist Pigment nachweisbar. Auf der rechten Seite Erythroblasten mit rosafarbenen Zytoplasmainklusionen, Präzipitaten exzessiv gebildeter α-Globinketten ("Hämoglobin-Seen; Pfeile").

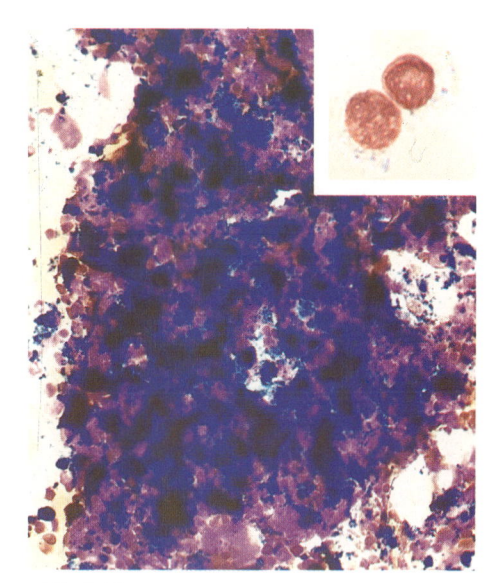

Abb. 5.16
β-Thalassaemia major: Schwache Vergrößerung einer Knochenmarkprobe mit stark gesteigerter Eisenspeicherung; das Eisen liegt in Makrophagen lichtmikroskopisch als Hämosiderin und elektronenmikroskopisch als Ferritin vor. Die Erythroblasten im Knochenmark enthalten grobe, prominente Eisengranula (Inset). Perls-Reaktion.

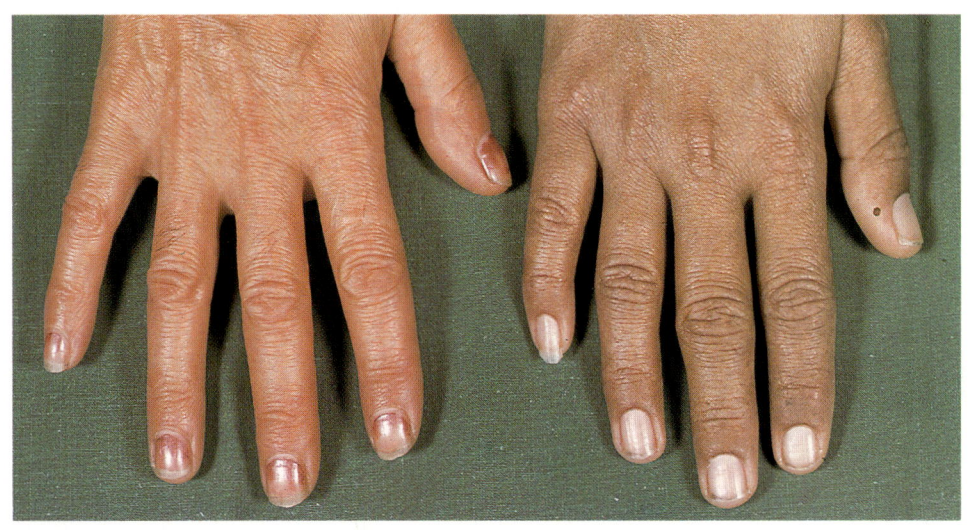

Abb. 5.17
β-Thalassaemia major: Die Hand auf der rechten Seite stammt von einem 16-jährigen männlichen Patienten und zeigt eine ausgeprägte Melanin-Pigmentierung; die Hand seiner Mutter (auf der linken Seite) weist im Gegensatz dazu eine normale Hautfarbe auf.

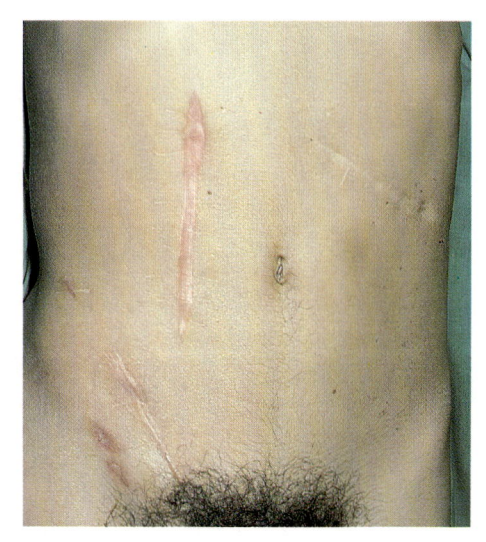

Abb. 5.18
β-Thalassaemia major: 21-jähriger Patient mit multiplen Narben nach operativen Eingriffen. Er zeigte anfangs Symptome einer akuten Appendizitis, litt jedoch an einer Yersinia enterocolitica-Infektion, die bei Patienten mit Transfusions-bedingter Eisenüberladung besonders häufig beobachtet wird. Auch eine Desferrioxamin-Therapie kann zu einer gesteigerten Anfälligkeit führen. Im Folgenden entwickelte sich ein Psoas-Abszeß.

5 Thalassämien und Hämoglobinopathien

Darüber hinaus kann es zu einer verzögerten und gestörten Knochenentwicklung (*Abb. 5.20*) und einer Schädigung und Siderose des Pankreas (*Abb. 5.21* und *5.22*), oft mit Diabetes mellitus, kommen. Durch die Siderose hervorgerufene Funktionseinschränkungen werden weiterhin in Leber (*Abb. 5.21* und *5.23*), Myokard (*Abb. 5.24* und *5.25*) und anderen endokrinen Organen, besonders in Hypothalamus, Hypophyse, Schilddrüse sowie Nebenschilddrüsen (*Abb. 5.26*) beobachtet. Auch im Knochengewebe sind Eisenablagerungen nachweisbar (*Abb. 5.27*). Schließlich besteht bei wiederholten Transfusionen die Gefahr einer Infektion mit Hepatitisviren.

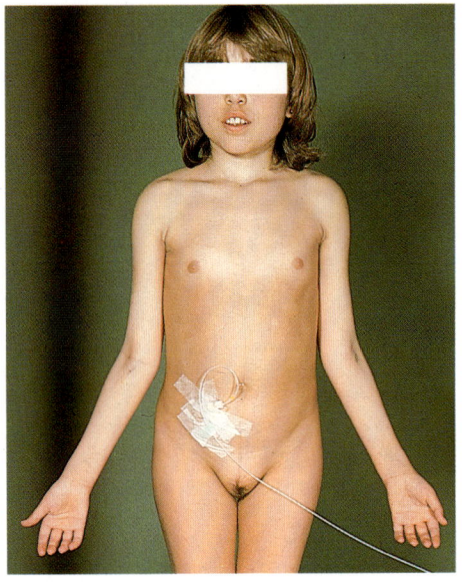

Abb. 5.19
β-Thalassaemia major: Dieses 17-jährige Mädchen weist ein reduziertes Größenwachstum (Körperlänge: 134cm) und eine verzögerte Pubertätsentwicklung auf. Da die zirkulierenden Wachstumshormonspiegel gewöhnlich im Normbereich liegen, ist die Wachstumsretardierung durch einen Defekt im Erfolgsorgan bedingt. Es werden subkutane Infusionen mit Desferrioxamin durchgeführt.

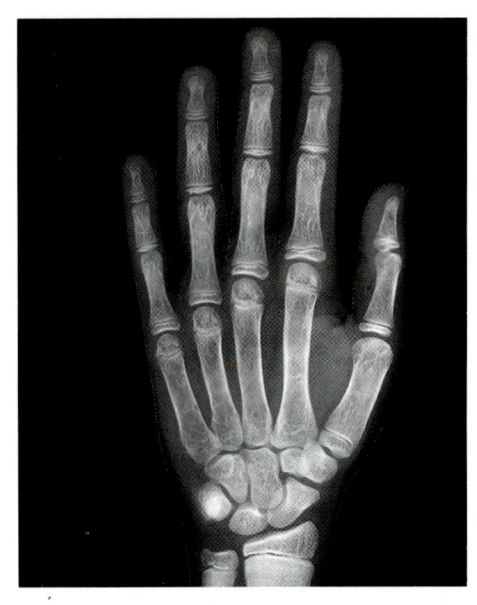

Abb. 5.20
β-Thalassaemia major: Röntgenaufnahme der Hand eines 19-jährigen männlichen Patienten. Das geschätzte Knochenalter beträgt 14 Jahre; die Epiphysenfugen sind noch nicht geschlossen. Außerdem erkennt man eine Erweiterung der Markräume durch Rarefizierung der Kortikalis und Spongiosa.

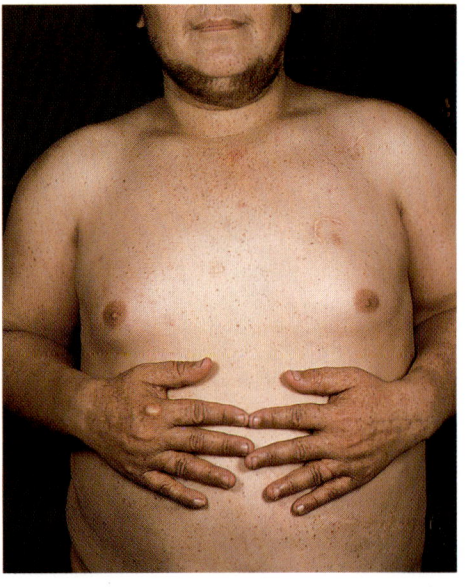

Abb. 5.21
β-Thalassaemia major: Der 37-jährige Patient wies 25 Jahre lang den Verlauf einer Thalassaemia intermedia auf, benötigte jedoch danach regelmäßig Bluttransfusionen. Man erkennt eine starke Melaninpigmentierung, einen Spider-Naevus, eine Gynäkomastie und eine Splenektomienarbe. Er leidet an einem Diabetes mellitus, einer Leberzirrhose, einer Hypothyreose und einem Hypoparathyreoidismus.

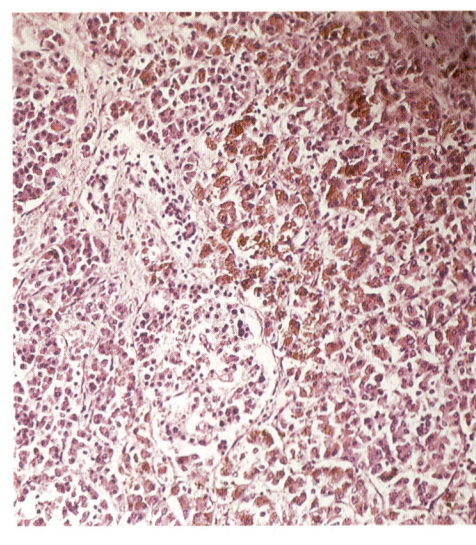

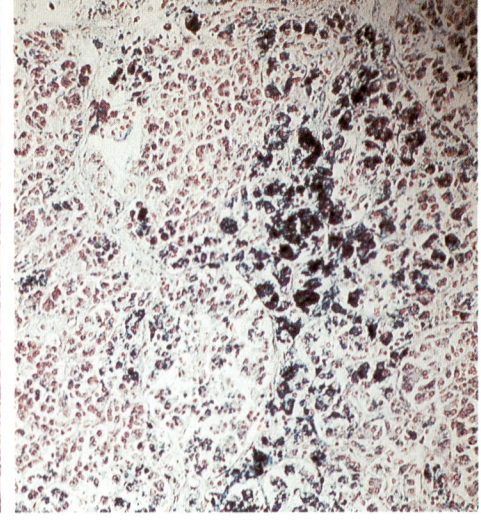

Abb. 5.22
β-Thalassaemia major: Histologische Schnittpräparate des Pankreas (links) mit Pigmentablagerungen (Hämosiderin und Lipofuszin) in Azinuszellen, Makrophagen und im Bindegewebe sowie weniger auffälligem Pigment in den Inselzellen; (rechts) grobe Eisen- (Hämosiderin-)Ablagerungen in allen Zellarten, besonders ausgeprägt in Azinuszellen. Obduktionsmaterial; H.E. (links), Perls-Reaktion (rechts).

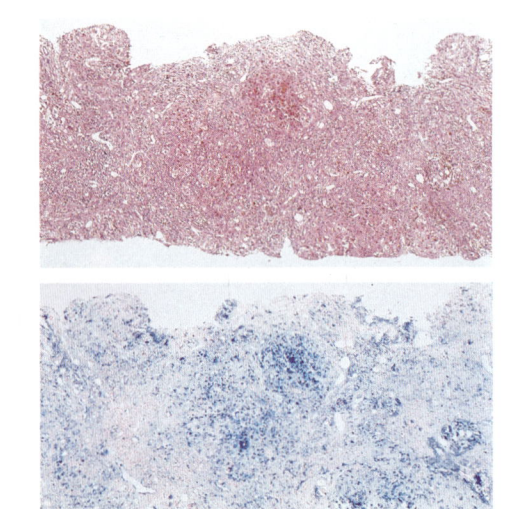

Abb. 5.23
β-Thalassaemia major: Nadelbiopsie der Leber mit (oben) Störung der normalen Architektur, portaler Fibrose und knotiger Regeneration der Leberparenchymzellen; (unten) Grad IV-Siderose mit Eisenablagerungen in den Leberparenchymzellen, Gallengangsepithelien, Makrophagen und Fibroblasten, H.E. (oben), Perls-Reaktion (unten).

Die Eisenüberladung kann durch tägliche subkutane Infusionen von Desferrioxamin wesentlich reduziert werden (siehe *Abb. 5.19*). Das Eisen wird dann als Ferrioxamin mit dem sich rot färbenden Urin und mit der Galle ausgeschieden.

Um die Anzahl der erforderlichen Transfusionen zu vermindern, kann sich eine Splenektomie als notwendig erweisen. Andere unterstützende Maßnahmen umfassen Gaben von Folsäure, Hepatitis- und Pneumokokken-Immunisierung sowie regelmäßige Penicillin-Prophylaxen. In einigen Fällen ist eine Hormonsubstitution erfoderlich. Die Thalassaemia major kann durch Knochenmark-Transplantation geheilt werden (*Abb. 5.28*).

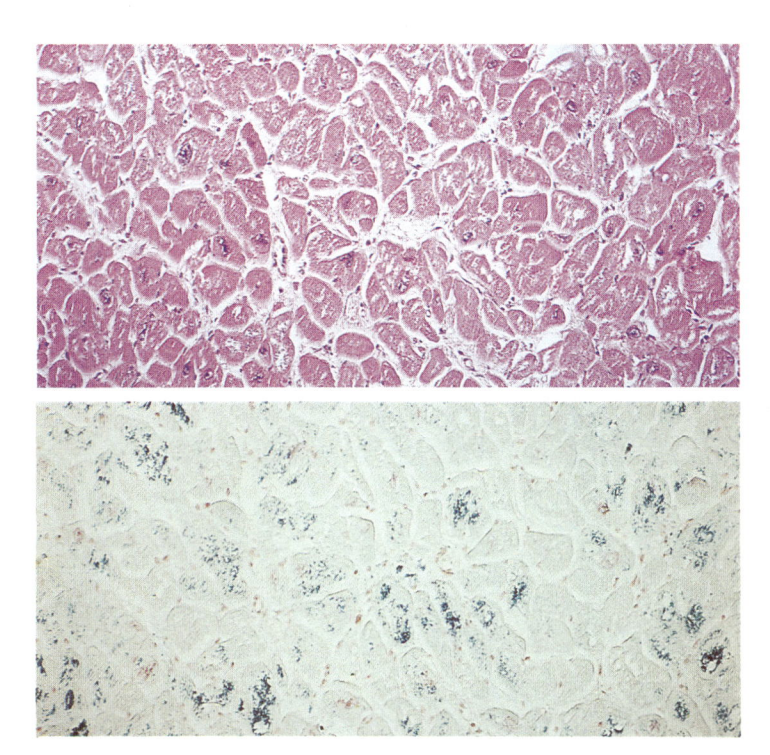

Abb. 5.24
β-Thalassaemia major: Histologische Schnittpräparate eines Autopsiemyokards mit H.E. (oben) und Perls-Reaktion (unten) gefärbt. Die einzelnen Muskelzellen enthalten ausgeprägte Eisenpigmentablagerungen. Bei Transfusions-bedingter Siderose lagert sich das Eisen vor allem im linken Ventrikel (hier gezeigt) und im interventrikulären Septum ab.

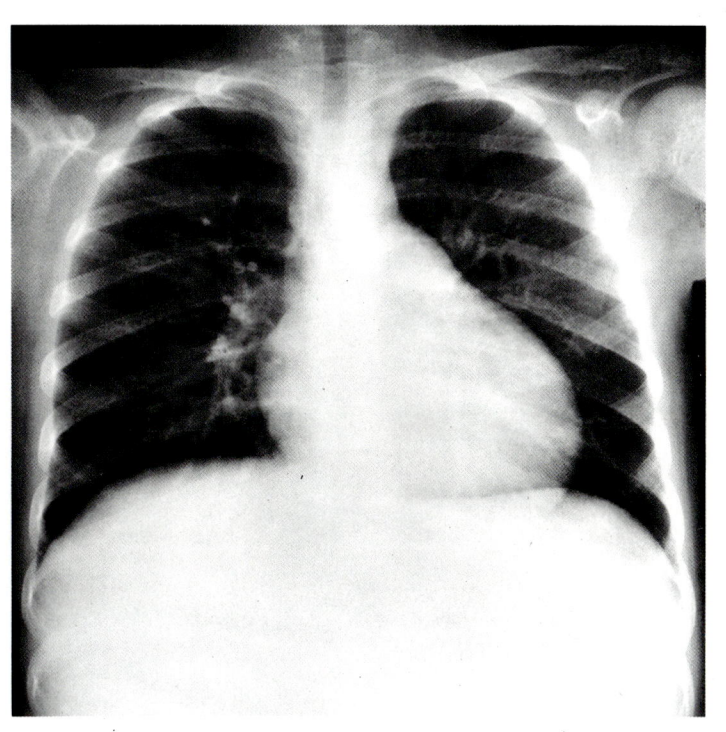

Abb. 5.25
β-Thalassaemia major: Thorax-Röntgenaufnahme mit Kardiomegalie bei chronischer Anämie und Eisenüberladung. Die Myokardhypertrophie betrifft überwiegend die Ventrikel und das Kammerseptum.

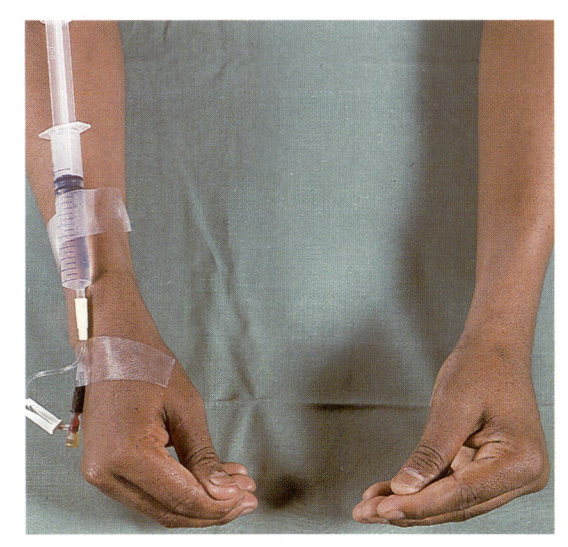

Abb. 5.26
β-Thalassaemia major: Tetanie (Trousseau'sches Zeichen) bei Hypoparathyreoidismus durch Transfusions-bedingte Eisenüberladung. Eine Calcium-Infusion wird durchgeführt. Freundlicherweise von Dr. B. Wonke überlassen.

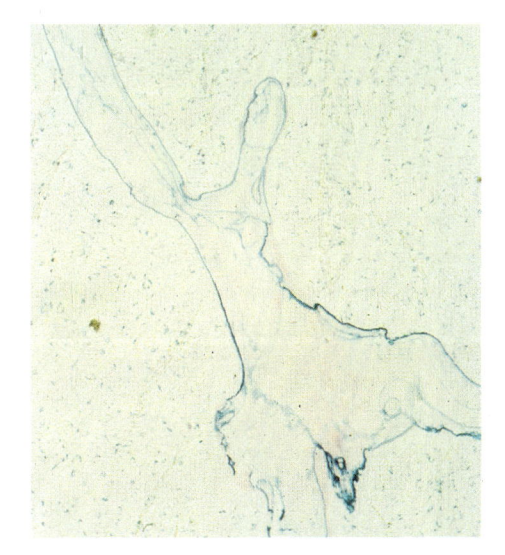

Abb. 5.27
β-Thalassaemia major: Schnittpräparat des Knochens mit Eisenablagerungen entlang den Kittlinien der Knochenbälkchen und (als Hämosiderin) in Makrophagen des gesamten Knochenmarks. Freundlicherweise von Drs. P.G. Bullough und V.J. Vigorita überlassen.

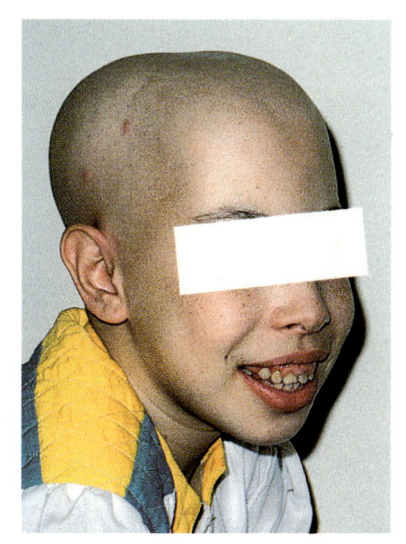

Abb. 5.28
β-Thalassaemia major: 14-jähriges Mädchen nach Transplantation von HLA-kompatiblem Knochenmark der Schwester, Haarverlust nach Chemotherapie und Auftreibung des Schädels.
Freundlicherweise von Prof. G. Luccarelli überlassen.

5 Thalassämien und Hämoglobinopathien

Beta Thalassaemia intermedia
Die β-Thalassaemia intermedia geht meist mit normalem Wachstum und normaler Entwicklung einher (Abb. 5.29), ist jedoch durch Knochendeformitäten, extramedulläre Hämatopoese (Abb. 5.30) und Eisenüberladung charakterisiert. Wahrscheinlich als Folge der Anämie-bedingten Anoxie und örtlicher Zirkulationsstörungen können wie bei Thalassaemia major, Sichelzellanämie und anderen hämolytischen Anämien Ulcera cruris entstehen. (Abb. 5.31)

Die durch gesteigerte Resorption und Bluttransfusionen bedingte Eisenüberladung wird mit Chelatbildnern und leichten Aderlässen behandelt.

Beta-Thalassämie-Trait
Bei der β-Thalassämie-Trait-Form besteht typischerweise ein hypochromes, mikrozytäres Blutbild mit hoher Erythrozytenzahl (größer als 5.5×10^{12}/l; Abb. 5.32 und 5.33).

Pränatale Diagnostik
Eine fetale Diagnostik ist dann indiziert, wenn beide Elternteile Erbmalsträger sind. Dabei gewinnt man entweder mittels Fetoskopie (Abb. 5.34, links) Blut, um darin das α/β-Ketten-Syntheseverhältnis zu bestimmen, oder durch Amniozentese oder Trophoblastbiopsie (Abb. 5.34, rechts) fetales Gewebe für die DNA-Hybridisierung (Abb. 5.35).

Alpha-Thalassämie
Gendeletionen, die zu einer α-Thalassämie führen, sind in (Abb. 5.36) wiedergegeben. In ihrer schwersten Form mit Deletion aller vier Gene ist die α-Thalassämie nicht mit dem Leben

Abb. 5.29
β-Thalassaemia intermedia: Die 29-jährige Patientin aus Zypern hatte gelegentlich Bluttransfusionen erhalten, wobei ihr Hämoglobin zwischen 6,5 und 9,0g/dl schwankte. Sie weist eine typische Thalassämie-Fazies mit ausgeprägter Auftreibung der Maxilla auf und hatte auch Pigmentgallensteine entwickelt. Die sexuelle Entwicklung und Fertilität waren nicht gestört, wie durch ihren 2-jährigen Sohn belegt.

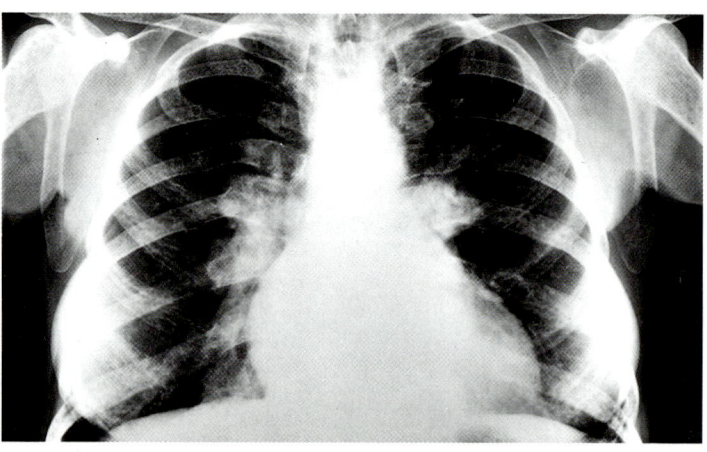

Abb. 5.30
β-Thalassaemia intermedia: Thorax-Röntgenaufnahme der Patientin von Abb. 5.29 mit Hilusverschattungen durch extramedulläre Blutbildungsherde paravertebral. Außerdem besteht eine starke Markhyperplasie in den Rippen, Claviculae und Humeri mit Verschmälerung der Kortikalis sowie eine Kyphose der Wirbelsäule.

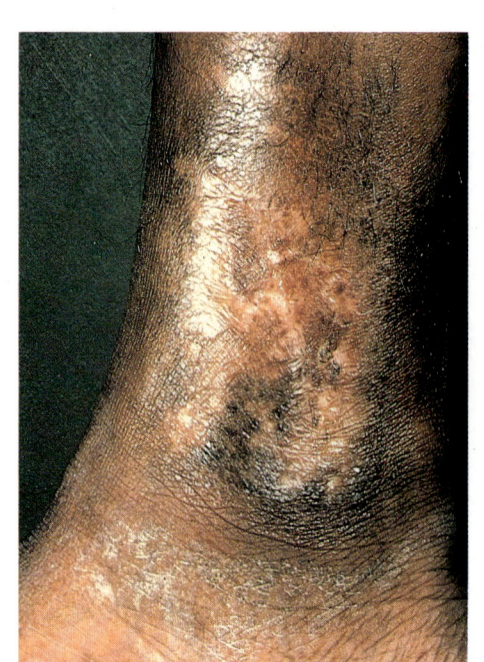

Abb. 5.31
β-Thalassaemia intermedia: Ausgeheilte Knöchelulzera bei einer normal entwickelten 28-jährigen Patientin, die bis zum Alter von 22 Jahren gelegentlicher und später zunehmender Bluttransfusionen bedurfte, so daß schließlich eine Splenektomie notwendig wurde. Man erkennt über dem medialen Malleolus örtliche Narbenresiduen und eine ungleichmäßige Pigmentierung.

Hämatologische Parameter bei β-Thalassämie-Trait	
Hb	10.8g/dl
Erythrozyten	5.81×10^{12}/l
Hämatokrit	35%
MCV	60.3fl
MCH	18.6pg
Retikulozyten	1.8%
Leukozyten	6.3×10^9/l
Thrombozyten	288×10^9/l

Abb. 5.32
Typische hämatologische Parameter einer erwachsenen Frau mit β-Thalassämie-Trait (siehe Abb. 5.33).

Thalassämien und Hämoglobinopathien 5

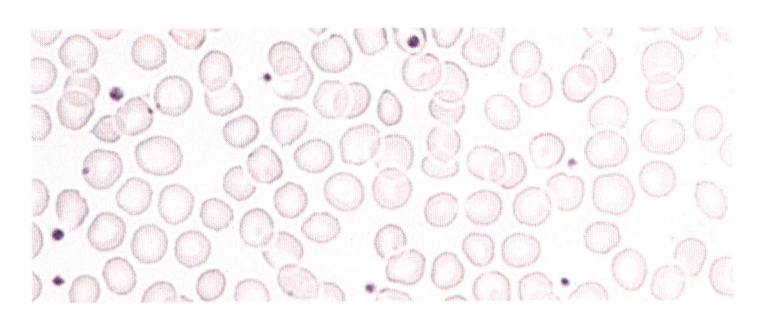

Abb. 5.33
β-Thalassämie-Trait: Peripherer Blutausstrich einer 20-jährigen Patientin aus Zypern mit mikrozytären, hypochromen Zellen sowie vereinzelten Schießscheiben-Zellen und Poikilozyten. Die Erythrozytenindices zeigen ein stark reduziertes MCV (60,3fl) und MCH (18,6pg), obwohl der Hämoglobinspiegel (10,8g/dl) und der Hämatokrit (35%) nur wenig erniedrigt sind. Die Erythrozytenzahl war auf $5,81 \times 10^{12}/l$ gesteigert; die Hämoglobin-Elektrophorese ergab ein erhöhtes Hämoglobin A_2 (4,5%) bei normalem Hämoglobin F (0,9%)

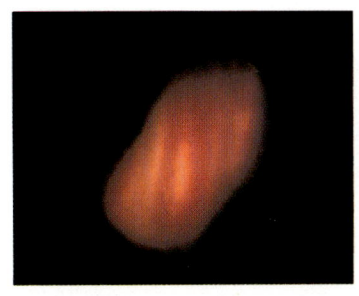

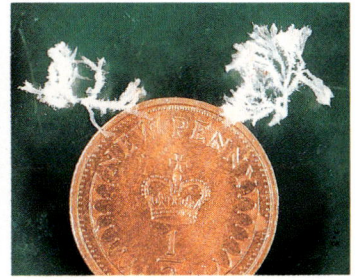

Abb. 5.34
Pränatale Diagnostik: (Links) Fetoskopische Ansicht fetaler Venen in der 14. Schwangerschaftswoche; (rechts) Chorionzotten-Biopsie eines 12 Wochen alten Feten. Freundlicherweise von C. Rodeck (links) und J.W. Keeling (rechts) überlassen.

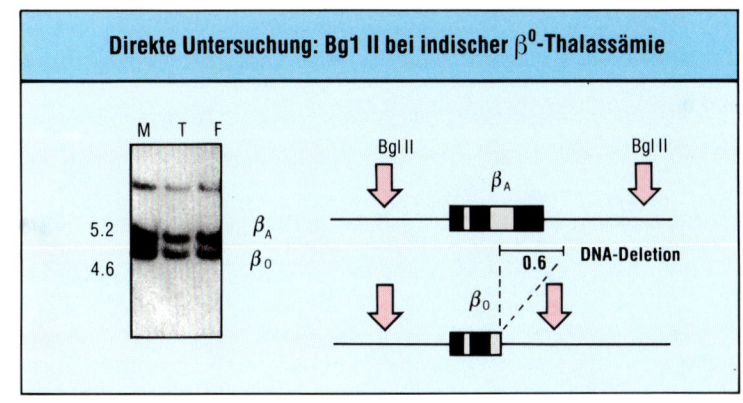

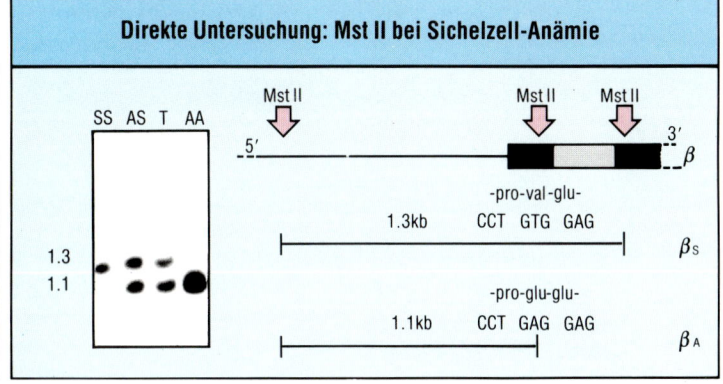

Abb. 5.35
Pränatale Diagnostik: (Links) Untersuchung der trophoblastären DNA mit Restriktionsenzymen bei indischer β°-Thalassämie. Nach Spaltung der DNA durch das Restriktionsenzym Bgl II werden die Fragmente nach ihrer Größe auf Agarosegel elektrophoretisch getrennt und auf Nitrocellulose übertragen; darauf wird eine radioaktive β-Gen-Sonde hinzugefügt. Die Autoradiographie zeigt Hybridisierung mit einem 5,2kb Fragment, wenn das Chromosom ein normales $β_A$-Gen enthält. Eine Hybridisierung mit einem 4,6kb Fragment erfolgt, wenn das Chromosom das indische β°-Gen, das eine Deletion eines 0,6kb Fragmentes aufweist, trägt. In diesem Fall besteht bei dem Fetus, wie bei beiden Eltern, ein β°-Trait. M = Mutter; T = Trophoblast; F = Vater. Bei Sichelzellanämie (rechts) wurde die DNA mit Mst II gespalten. Eine Adenin-Base im normalen β-Globin-Gen ist im Sichel-β-Globingen durch Thymin ersetzt, wodurch eine normale Restriktionsstelle für Mst II beseitigt und ein 1,3kb Fragment gebildet wird, das mit der β-Globingen-Sonde hybridisiert. Da die trophoblastäre DNA (T) in diesem Fall sowohl normale (A) als auch Sichel-(S-) Restriktionsfragmente aufweist, ist der Fetus AS (mit anderen Worten ein heterozygoter Sichelzell-Träger). Freundlicherweise von Dr. J. Old und vom Royal College of Obstetrics and Gynaecology überlassen.

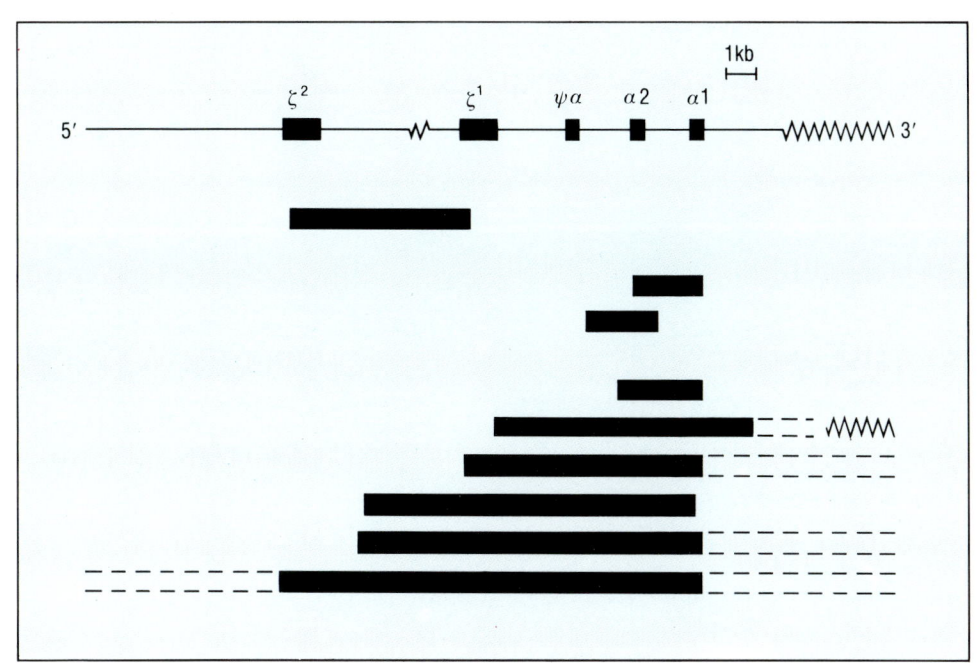

Abb. 5.36
Deletionen bei α-Thalassämie. Die fehlende DNA ist durch schwarze Balken gekennzeichnet. Eine α°-Thalassämie resultiert aus der Deletion beider verbundener α-Globingene. $α^+$-Thalassämie tritt entweder bei Deletion eines Gens des verbundenen α-Globingen-Paares oder (nicht gezeigt) bei einer Mutation, die partiell oder vollständig ein oder beide Gene inaktiviert, auf. Diese Mutationen ähneln denjenigen bei β-Thalassämie. Eine Mutation betrifft das Kettenterminationskodon TAA, wobei mit verminderter Syntheserate eine verlängerte α-Kette gebildet wird (Hämoglobin Constant Spring). ψα = Pseudoalpha-Gen. Mit Erlaubnis modifiziert aus: Weatherall, D.J., Oxford Textbook of Medicine, p.19.118. Oxford: Oxford University Press, 1987.

5 Thalassämien und Hämoglobinopathien

vereinbar; der Fetus kommt tot zur Welt oder ist an einem Hydrops fetalis schwer erkrankt (*Abb. 5.37*). Im peripheren Blut sind eine ausgeprägte Hypochromie der Erythrozyten und Erythroblasten nachweisbar (*Abb. 5.38*).

Eine Deletion von drei Genen (Hämoglobin H-Erkrankung) manifestiert sich als mittelschwere Anämie (Hb: 7,0–11,0g/dl; *Abb. 5.39*) mit Splenomegalie und hypochromen sowie mikrozytären Erythrozyten im Blutausstrich (*Abb. 5.40*). Hämoglobin H (β_4) kann mittels Spezialfäbungen (*Abb. 5.41*) oder Hämoglobin-Elektrophorese nachgewiesen werden.

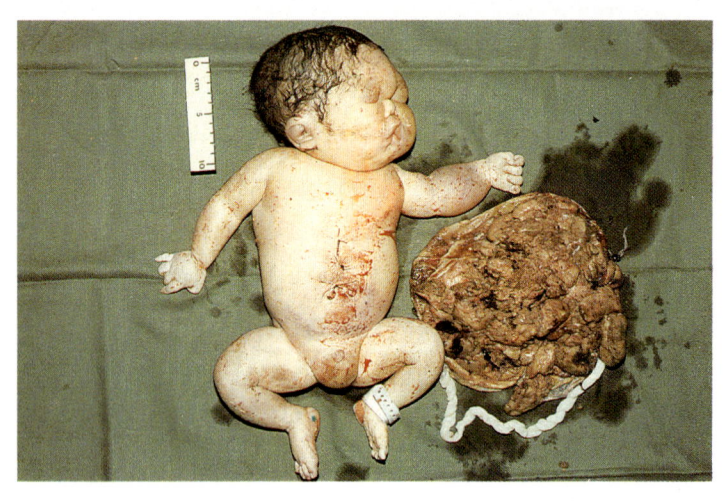

Abb. 5.37
α-Thalassämie: Hydrops fetalis bei Deletion aller vier α-Globingene (homozygote α°-Thalassämie). Das Hämoglobin liegt hauptsächlich als Hb Bart's (γ_4) vor. Der Zustand ist mit einem Leben jenseits des fetalen Stadiums nicht vereinbar. Freundlicherweise von Prof. D. Todd überlassen.

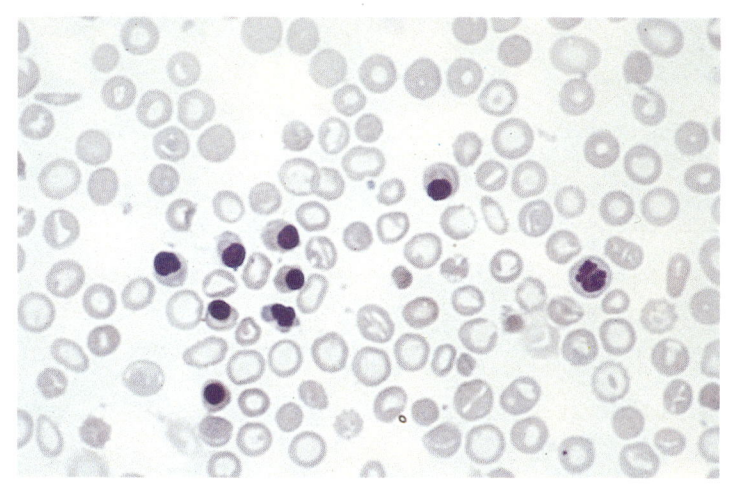

Abb. 5.38
α-Thalassämie: Peripherer Blutausstrich bei homozygoter α°-Thalassämie (Hydrops fetalis) unmittelbar nach der Geburt mit starker Hypochromie, Polychromasie und zahlreichen zirkulierenden Erythroblasten.

Hämatologische Parameter bei Hämoglobin H-Erkrankung	
Hb	9.9g/dl
Erythrozyten	5.20×10^{12}/l
Hämatokrit	31%
MCV	59fl
MCH	19pg
Retikulozyten	3.7%
Leukozyten	4.9×10^9/l
Thrombozyten	143×10^9/l

Abb. 5.39
Typische hämatologische Parameter eines männlichen Erwachsenen bei Hämoglobin H-Erkrankung (siehe Abb. 5.40)

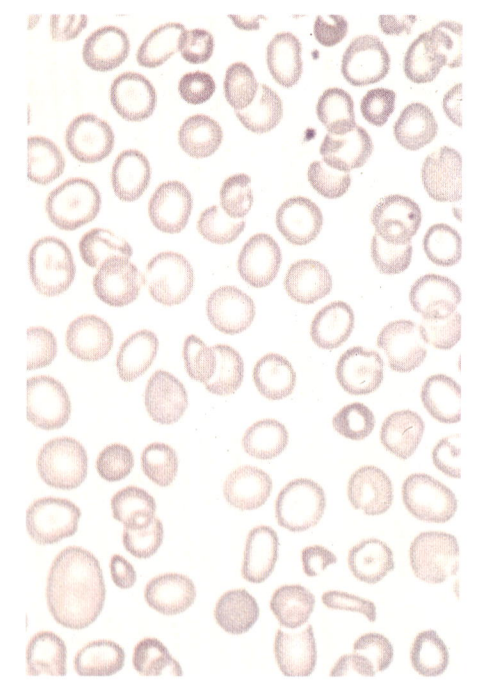

Abb. 5.40
α-Thalassämie: Peripherer Blutausstrich bei Hämoglobin H-Erkrankung (Deletion dreier α-Globin-Gene oder α°/α$^+$-Thalassämie) mit starker Hypochromie und Mikrozytose der Erythrozyten, Schießscheiben-Zellen und Poikilozytose. Es handelte sich um einen normal entwickelten, 23 Jahre alten Patienten mit einer Splenomegalie bis 6 cm unter dem Rippenbogen, einer mäßiggradigen Anämie (Hb:9,9g/dl) und deutlich reduzierten Erythrozytenindizes (MCV:59fl; MCH:19pg). Die Elektrophorese ergab Hb:A, 76,6%;A$_2$,2,5%;F,0,9%;H(β_4),20%.

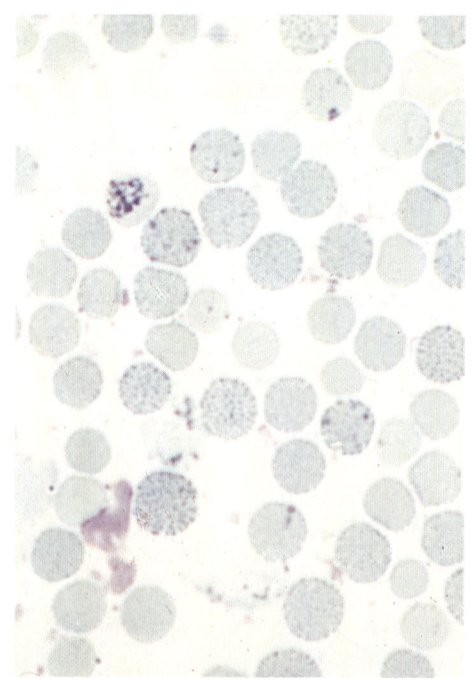

Abb. 5.41
α-Thalassämie: Peripherer Blutausstrich bei Hämoglobin H-Erkrankung nach Supravitalfärbung mit Brillantkresyl-Blau. Einige Zellen enthalten multiple, zarte, tief gefärbte Ablagerungen aus präzipitierten β-Globinketten-Aggregaten ("Golfball"-Zellen). Retikulozyten werden ebenfalls angefärbt.

Thalassämien und Hämoglobinopathien 5

Der α-Thalassämie-Trait entsteht als Folge einer Deletion zweier Gene (α°-Trait) oder eines Gens (α⁺-Trait) und ist bei Erwachsenen durch eine unterschiedlich starke Hypochromie sowie Mikrozytose charakterisiert (*Abb. 5.42*); bei der Geburt können jedoch beim α°-Trait etwa 5-15 Prozent und beim α⁺-Trait bis zu 2 Prozent Hb Bart's (γ4) nachweisbar sein. In Blutausstrichen adulter Patienten mit α°-Trait finden sich gelegentlich Erythrozyten mit Hb H-Körpern, die nach Inkubation mit bestimmten Farbstoffen, z.B. Brillantkresyl-Blau, sichtbar werden.

DIE HÄMOGLOBINOPATHIEN
Sichelzellanämie

Es handelt sich dabei um die häufigste der schweren Hämoglobinopathien. Ihr liegt eine Substitution von Glutaminsäure durch Valin in Position 6 der β-Kette zugrunde, welche auf den Austausch einer einzelnen Base im entsprechenden DNA-Teil zurückgeht (siehe *Abb. 5.35*, rechts). Sichel-Hämoglobin (Hb S) ist bei niedrigen Sauerstoffdrucken unlöslich und neigt zur Kristallisierung, woraus die sichelähnliche Form der Erythrozyten resultiert. Sauerstoff wird dem Gewebe relativ leicht abgegeben.

Die Patienten weisen trotz eines Hämoglobinspiegels von 6–8g/dl im chronischen Stadium nur leichte Anämiesymptome auf und bieten eine chronische hämolytische Anämie unterbrochen von Sichelzellkrisen. Typischerweise handelt es sich um asthenische Patienten (*Abb. 5.43* und *5.44*) mit geringem Ikterus. Häufig finden sich Ulzera im Bereich der Knöchel (*Abb. 5.45*).

Hämatologische Parameter bei α-Thalassämie-Trait			
Hb	15.0 g/dl	MCH	25.4 pg
Erythrozyten	5.90×10^{12}/l	Retikulozyten	1.2%
Hämatokrit	46%	Leukozyten	5.2×10^9/l
MCV	78 fl	Thrombozyten	251×10^9/l

Abb. 5.42
Typische hämatologische Parameter eines männlichen Erwachsenen bei α-Thalassämie-Trait.

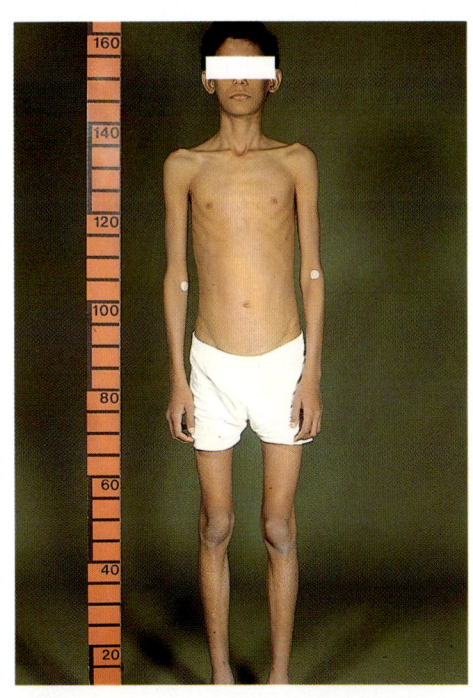

Abb. 5.43
Sichelzellanämie: Dieser Patient aus dem mittleren Osten weist einen aufgeschossenen Körperbau mit langen, dünnen Gliedern, einer großen Spannweite der Arme und einem kleinen Brust- und Beckenumfang auf. Die Geschlechtsentwicklung ist normal.

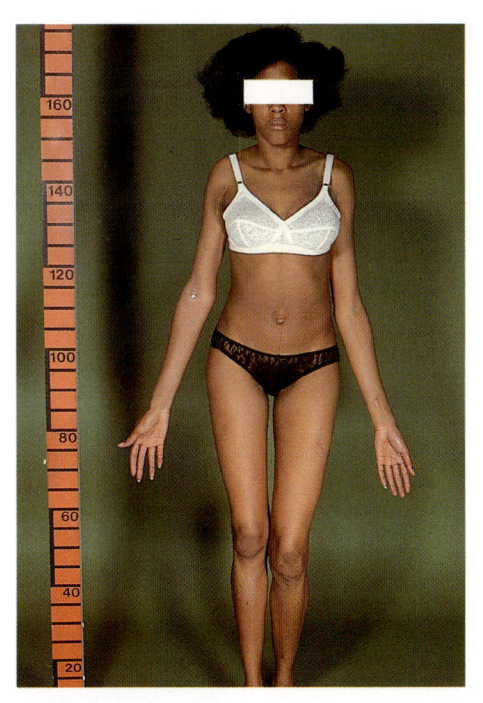

Abb. 5.44
Sichelzellanämie: Diese Patientin westindischer Herkunft zeigt ebenfalls einen asthenischen Körperbau. Beide Hüften sind durch vorangegangene avaskuläre Nekrosen deformiert, weshalb ein vollständiger Ersatz der Hüftgelenke notwendig wurde.

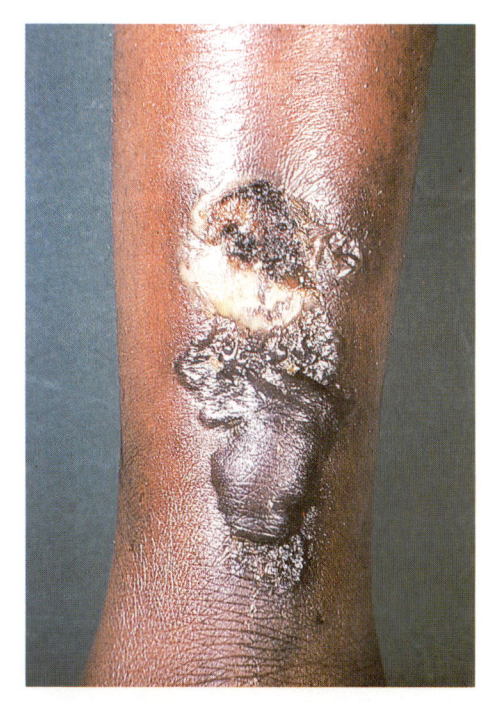

Abb. 5.45
Sichelzellanämie: Vordere Ansicht des Unterschenkels eines 12-jährigen Jungen aus Nigeria mit Nekrosen und Ulzerationen.

5 Thalassämien und Hämoglobinopathien

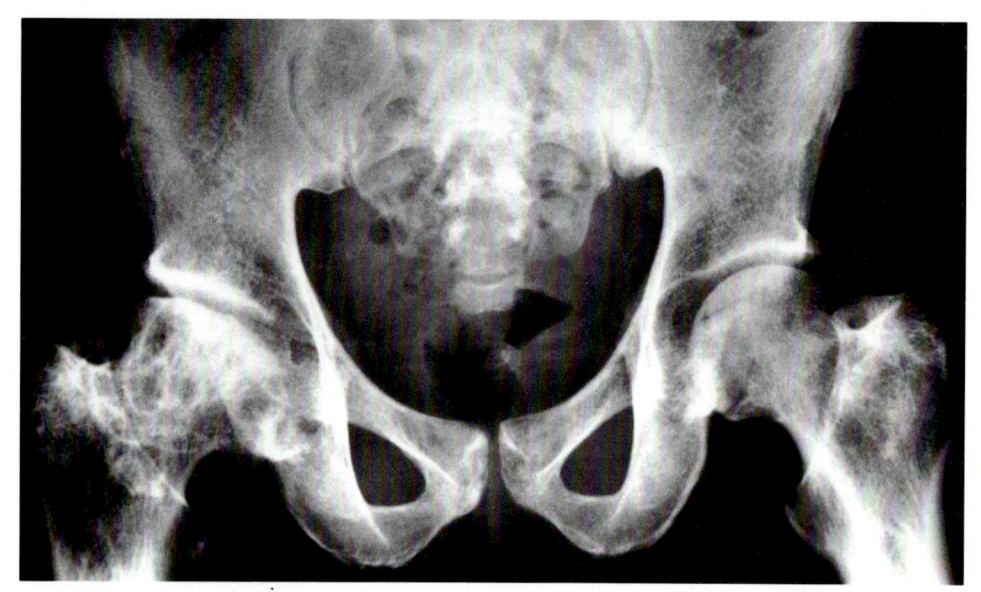

Abb. 5.46
Sichelzellanämie: Becken-Röntgenaufnahme der Patientin von Abb. 5.44 vor der Operation mit avaskulären Nekrosen und rechts betonter Abflachung der Hüftköpfe, Vergröberung der Knochenstruktur und zystischen Arealen im rechten Schenkelhals als Folge vorangegangener Infarkte.

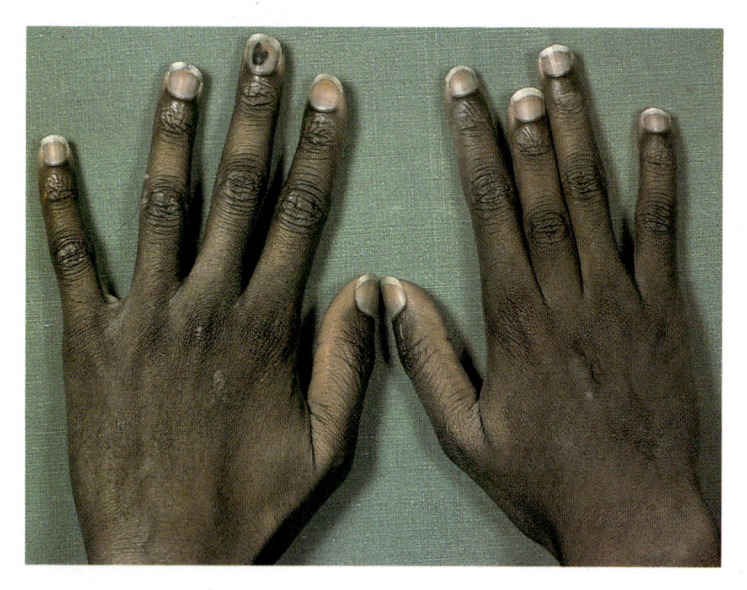

Abb. 5.47
Sichelzellanämie: Hände eines 18-jährigen jungen Mannes aus Nigeria mit "Hand-Fuß"-Syndrom. Man erkennt eine ausgeprägte Verkürzung des rechten Mittelfingers, bedingt durch eine Entzündung des Fingers in der Kindheit mit Beeinträchtigung des Epiphysenwachstums.

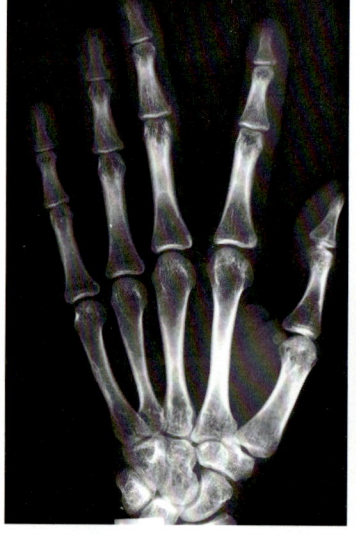

Abb. 5.48
Sichelzellanämie: Röntgenaufnahme der Hände von Abb. 5.47 mit Verkürzung des rechten mittleren Metakarpalknochens als Folge eines Infarktes im Bereich der wachsenden Epiphyse während der Kindheit. Der Patient erhielt intravenöse Infusionen zur Rehydrierung bei einer schmerzhaften Krise.

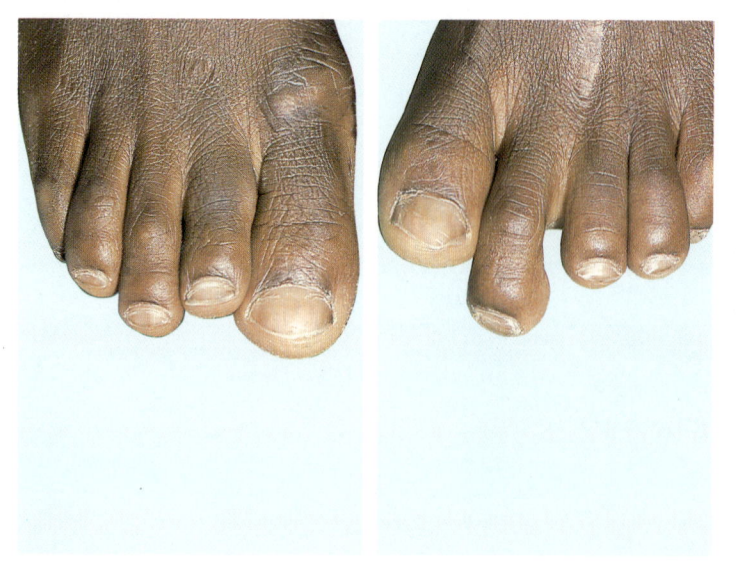

Abb. 5.49
Sichelzellanämie: die Zehen des Patienten von Abb. 5.47 sind unterschiedlich lang.

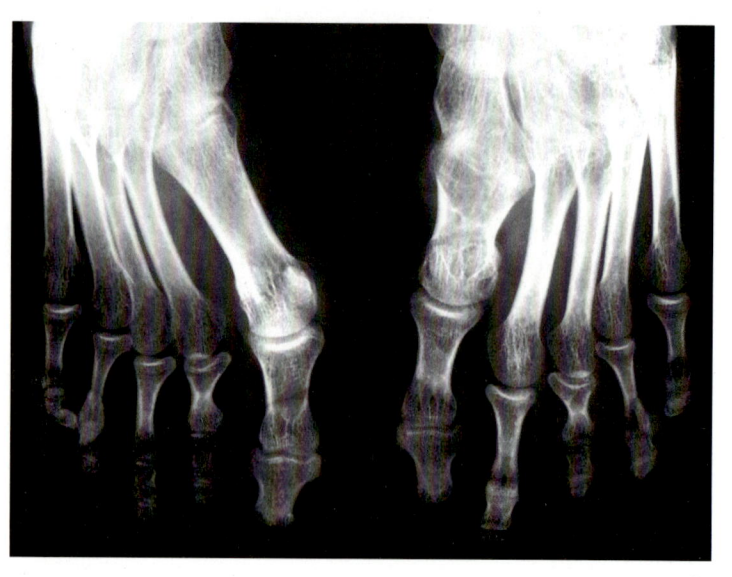

Abb. 5.50
Sichelzellanämie: Röntgenaufnahme der Zehen von Abb. 5.49. Die Wachstumsstörung der Metatarsalknochen ist durch Infarkte im Bereich der wachsenden Epiphysen während der Kindheit ausgelöst.

Thalassämien und Hämoglobinopathien 5

Nach Infarkten können Knochendeformitäten auftreten (*Abb. 5.46*); an den kleinen Hand- und Fußknochen kann es dadurch zu ungleichem Wachstum der Finger bzw. Zehen (sog. Hand-Fuß-Syndrom; *Abb. 5.47–5.50*) kommen.

Als Folge von Infektionen und Infarkten entwickeln sich in manchen Fällen Pneumonien (*Abb. 5.51* und *5.52*) oder Osteomyelitiden mit Salmonellen (*Abb. 5.53*) oder seltener auch anderen Mikroorganismen (*Abb. 5.54*) als Erregern. Parvovirus-

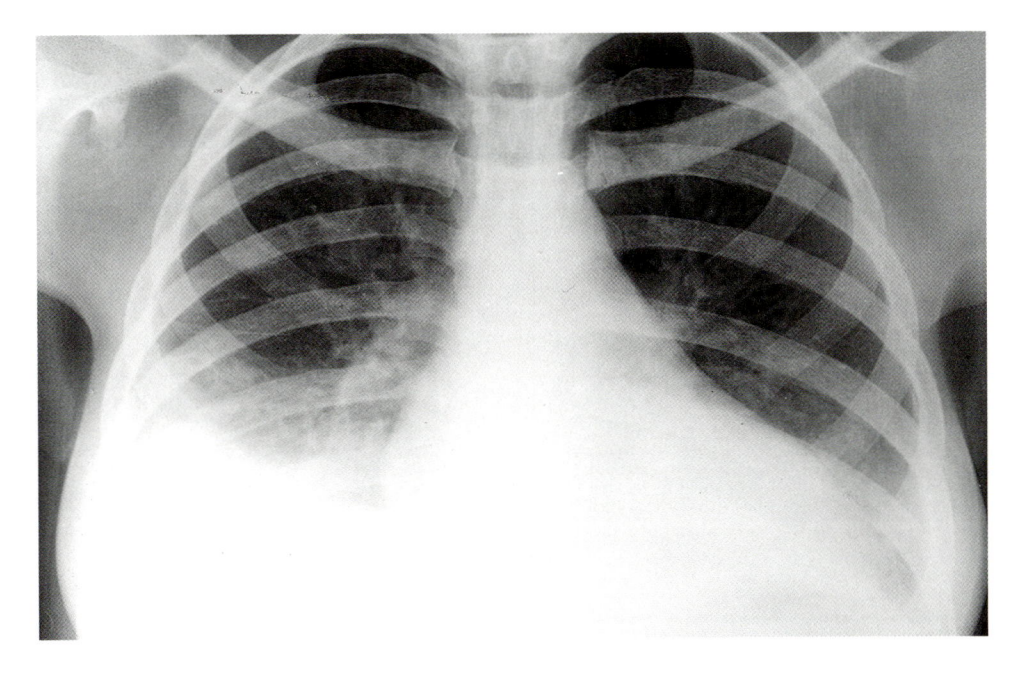

Abb. 5.51
Sichelzellanämie: Thorax-Röntgenaufnahme einer 18-jährigen Patientin, aufgenommen in einer Krise mit pulmonalem Syndrom. Man erkennt eine generalisierte Kardiomegalie und vermehrte Vaskularisierung der Lungen, typische Befunde bei chronischer hämolytischer Anämie. Darüber hinaus ist eine Verschattung besonders in den rechten Unter- und Mittellappen nachweisbar, die sich langsam unter antibiotischer Therapie zurückbildete und auf eine Infektion sowie auf Verschlüsse kleiner Gefäße zurückgeführt wurde.

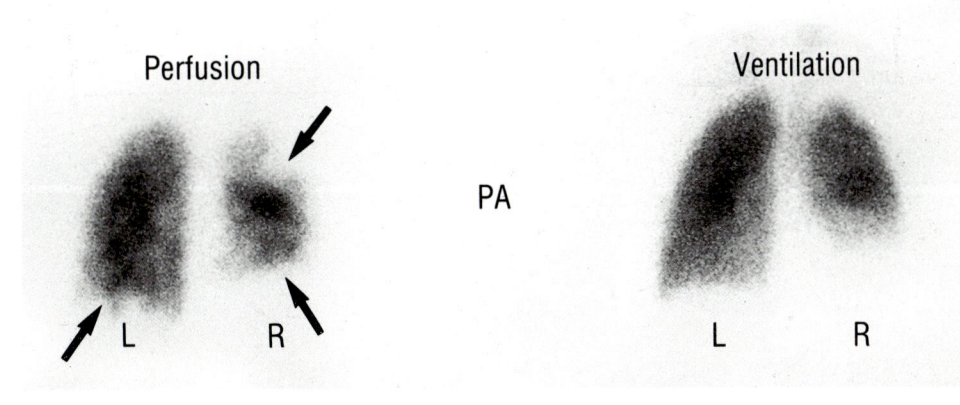

Abb. 5.52
Sichelzellanämie: Ventilations-Perfusions-Szintigramm der Patientin von Abb. 5.51; links Perfusionsmessung mit Technetium Tc99ᵐ aggregiertem Albumin (50µm Partikel); rechts Ventilationsmessung mittels Krypton 81ᵐ. Der Ventilationsdefekt an der Basis der rechten Lunge weist auf eine Infektion hin, die multiplen Perfusionsaussparungen in anderen Arealen beider Lungen (Pfeile) jedoch auf einen Verschluß segmentaler und subsegmentaler Arterien. Freundlicherweise von Dr. A. Hilson überlassen.

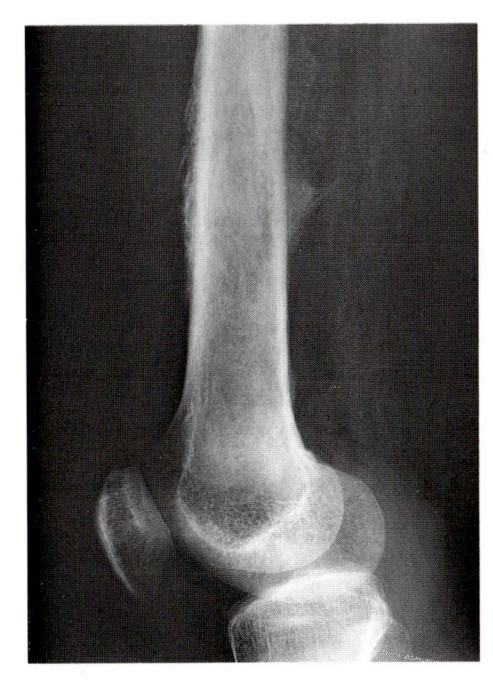

Abb. 5.53
Sichelzellanämie: Laterale Röntgenaufnahme der unteren Extremität und des Knies bei Salmonellen-Osteomyelitis. Das Periost ist im unteren Drittel des Femurs ungleichmäßig abgehoben.

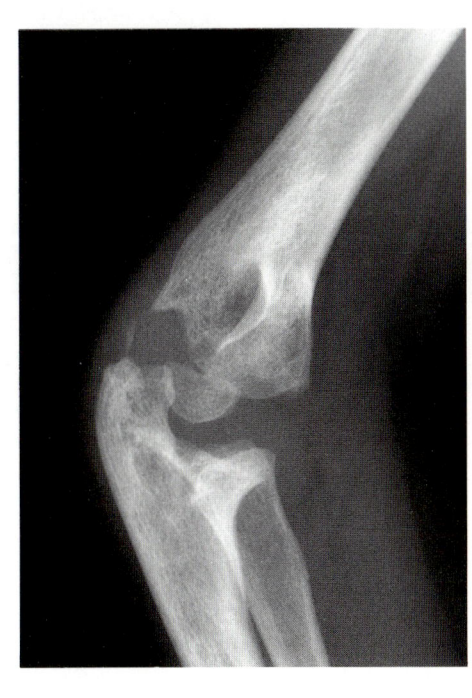

Abb. 5.54
Sichelzellanämie: Laterale Röntgenaufnahme des Ellbogengelenkes bei Staphylokokken-Osteomyelitis mit Destruktionen in Humerus und Ulna.

5 Thalassämien und Hämoglobinopathien

Infektionen können eine "aplastische" Krise (Abb. 5.55) hervorrufen. Auch in den Nieren treten Infarkte auf, wobei meist der Papillenbereich betroffen ist (Abb. 5.56).

Der Verschluß kleiner Gefäße in der Retina im Rahmen einer Sichelzellkrise führt nicht selten zu charakteristischen Gefäßproliferaten an den betroffenen Stellen (Retinitis proliferans; Abb. 5.57). Infarkte und Atrophie der Milz treten gewöhnlich erst nach dem Kindesalter auf (Abb. 5.58).

Die Blutausstriche enthalten Sichelzellen, Schießscheiben-Zellen (Abb. 5.59) und zeigen bei erwachsenen Patienten meist die Zeichen einer Milzatrophie (Abb. 5.60). Das blutbildende Mark breitet sich abwärts in den langen Knochen aus (Abb. 5.61); es kommt zu einer Umkehr des Verhältnisses von Granulo-/Erythropoese.

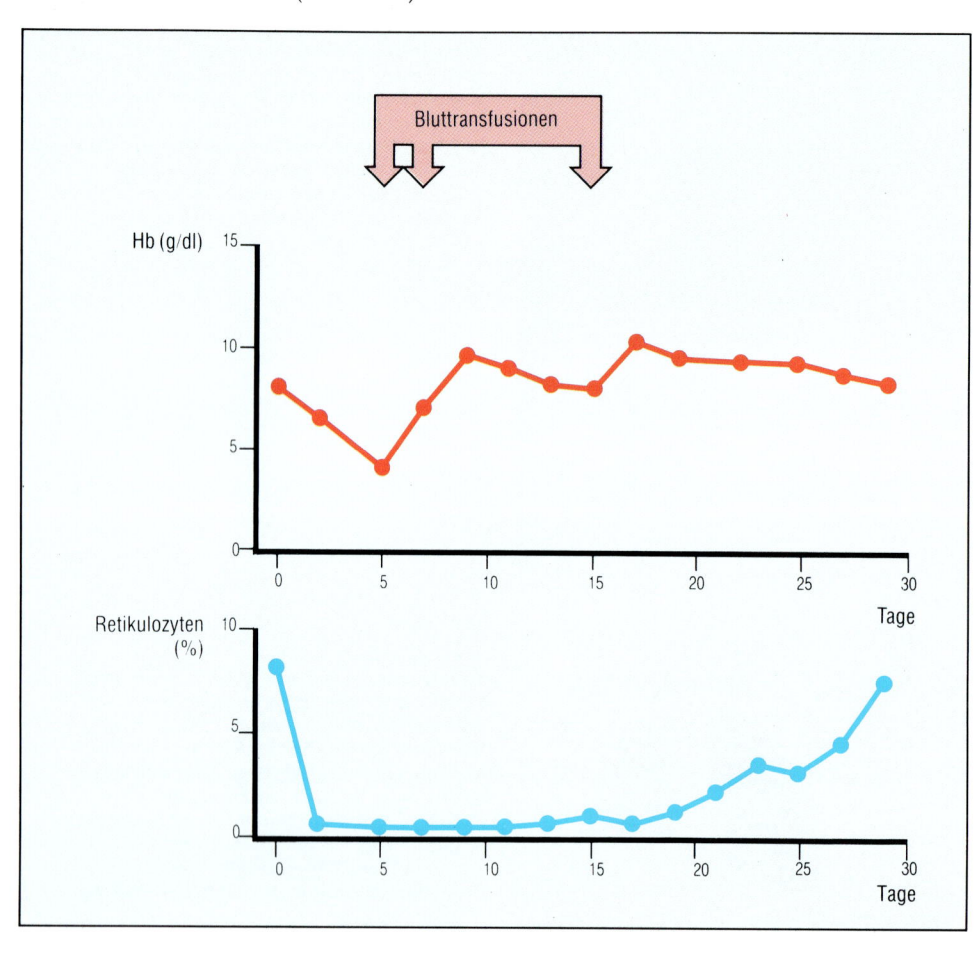

Abb. 5.55
Sichelzellanämie: Aplastische Krise durch Parvovirus-Infektion.

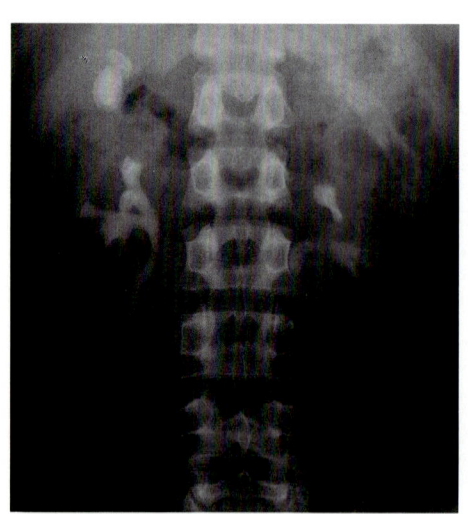

Abb. 5.56
Sichelzellanämie: i.v.-Pyelogramm mit plumpem Nierenbecken links. Darüber hinaus sind bei dem 24-jährigen Patienten zwei große, opake Pigmentgallensteine nachweisbar. Die Knochenbälkchen der Rippen und Wirbel sind als Folge der erythropoetischen Hyperplasie rarefiziert.

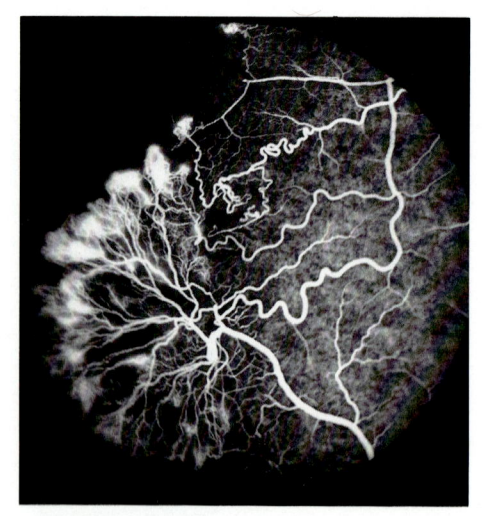

Abb. 5.57
Sichelzellanämie: Fluoreszein-Angiogramm der Retina mit abnormen Gefäßen und Retinitis proliferans (Fluoreszein-Austritte) an der Grenze zwischen vaskularisierten und ischämischen Arealen. Die Gefäße zeigen einen ungewöhnlich geschlängelten Verlauf und arterio-venöse Anastomosen. Freundlicherweise von Dr. G. Serjeant überlassen.

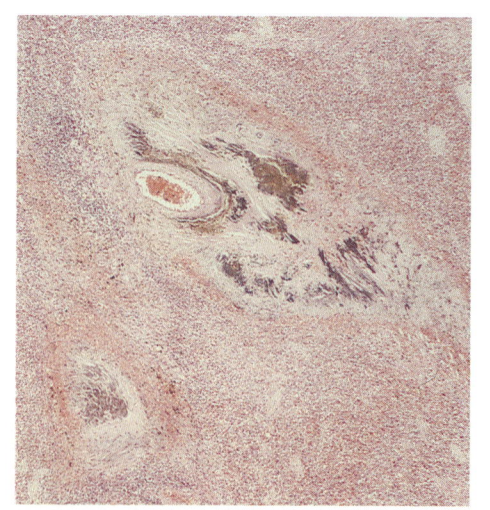

Abb. 5.58
Sichelzellanämie: Histologisches Schnittpräparat einer atrophischen Milz mit Hämosiderinablagerung in Makrophagennestern (Gamna-Gandy-Körper) in der Umgebung von Gefäßen. Man erkennt eine schwere Atrophie sowohl der roten als auch der weißen Pulpa. H.E.-Färbung.

Thalassämien und Hämoglobinopathien 5

Die verschiedenen Hämoglobintypen können mittels Elektrophorese auf Celluloseazetat (Abb. 5.62) oder Agargel aufgetrennt und quantifiziert werden.

Solange nicht eine Krise etwa durch eine Anoxie oder schwere Infektion ausgelöst wird, ist die Erythrozytenmorphologie beim Sichelzell-Trait (heterozygote Sichelzellanlage) normal; Sichelzellen sind nur vereinzelt nachweisbar. Gelegentlich werden rezidivierende Hämaturien bei Nierenpapillennekrosen beobachtet.

Kombinationen von Sichelzell-Trait mit anderen Hämoglobinopathien, wie Thalassämie-Trait (Abb. 5.63) oder Hb C-Trait (Abb. 5.64), führen zu klinisch leichten Formen der Sichelzell-Krankheit.

Das klinische Hauptproblem bei Sichelzellanämie sind die rezidivierenden Krisen; sie werden durch Rehydrierung, Schmerzlinderung, gegebenenfalls antibiotische Therapie und in schweren

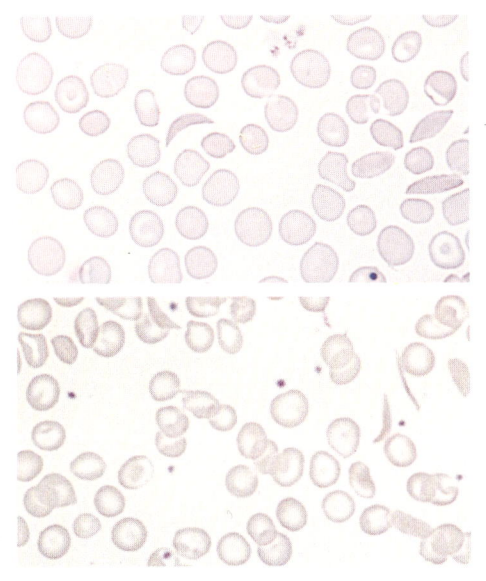

Abb. 5.59
Sichelzellanämie: Periphere Blutausstriche mit (oben) stark gefärbten Sichelzellen, Schießscheiben-Zellen und Polychromasie; (unten) Sichelzellen, hypochrome Zellen und Schießscheiben-Zellen.

Abb. 5.60
Sichelzellanämie: Peripherer Blutausstrich eines Patienten mit Milzatrophie. Zusätzlich zu Sichel- und Schießscheiben-Zellen finden sich Howell-Jolly- und Pappenheimer-Körper.

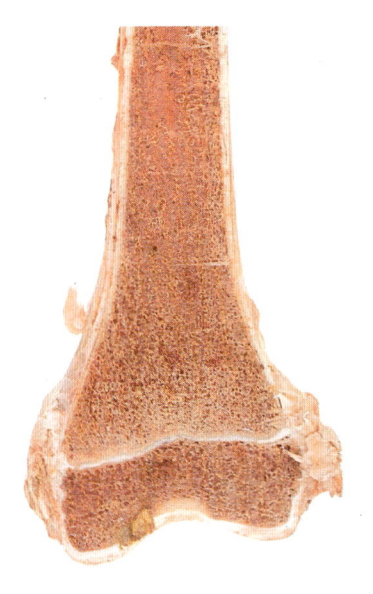

Abb. 5.61
Sichelzellanämie: Postmortaler Longitudinalschnitt durch den Femur; das rote (hämatopoetische) Mark breitet sich im Schaft nach unten in Richtung auf das Knie aus. Die Kortikalis ist deutlich verschmälert. Freundlicherweise von Dr. J.E. McLaughlin überlassen.

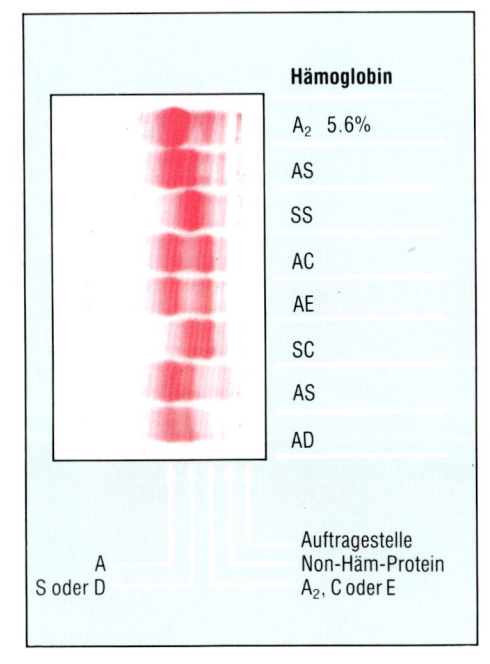

Abb. 5.62
Sichelzellanämie: Hämoglobin-Elektrophorese auf Celluloseazetat, Ponceau S-Färbung. S und D, sowie A_2, C und E laufen gemeinsam. Gewöhnlich wird Agargel verwandt, um diese zu trennen. Die oberste Bande zeigt den erhöhten HbA_2 – Spiegel bei β-Thalassämie-Trait.

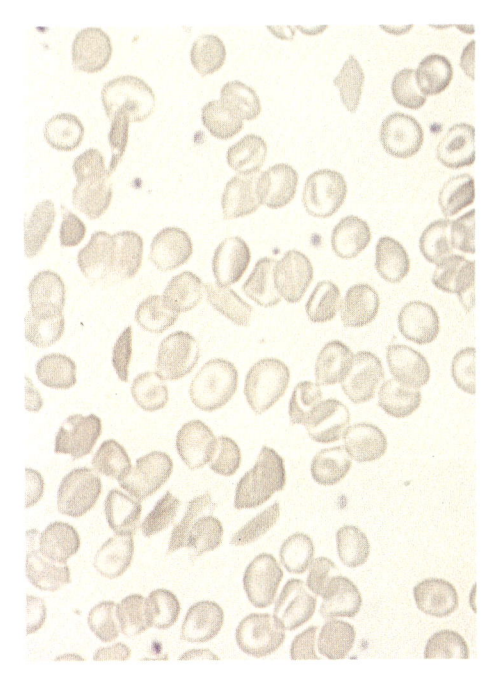

Abb. 5.63
Sichelzell/β-Thalassämie: Peripherer Blutausstrich mit Sichelzellen, Schießscheiben-Zellen und Erythroblasten sowie mikrozytären, hypochromen Zellen und Polychromasie.

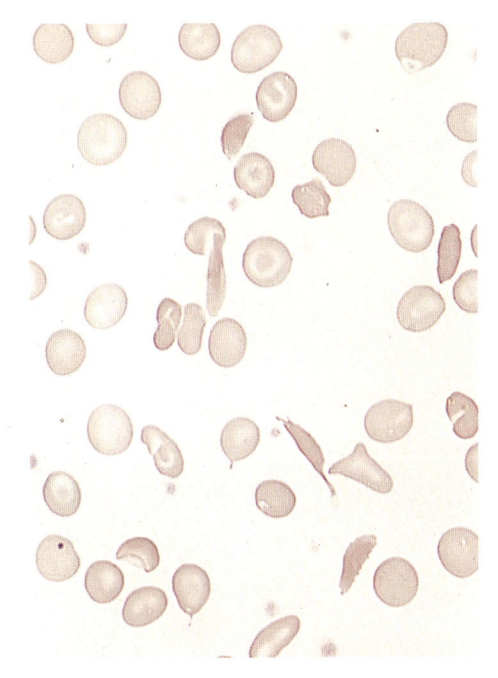

Abb. 5.64
Sichelzell/Hämoglobin C-Erkrankung: Peripherer Blutausstrich mit zahlreichen Sichelzellen und Schießscheiben-Zellen.

5 Thalassämien und Hämoglobinopathien

Fällen durch Austausch-Transfusionen behandelt. Bluttransfusionen sind auch bei aplastischen Krisen (siehe *Abb. 5.55*), während der Schwangeschaft und präoperativ notwendig, um den Hämoglobin S-Gehalt des Blutes zu reduzieren; sie werden manchmal über längere Zeit mit dem Ziel durchgeführt, Rezidiven von Krisen vorzubeugen. Patienten mit Sichelzell-Krankheit neigen zu thrombembolischen Prozessen, die eine Behandlung mit antithrombozytären Medikamenten oder Antikoagulantien erforderlich machen.

Weitere Hämoglobinopathien
Weitere häufige Hämoglobinopathien sind die Hämoglobin C- (*Abb. 5.65*), Hämoglobin D- und Hämoglobin E-Krankheit (*Abb. 5.66*). Die hämolytische Anämie durch instabiles Hämoglobin (*Abb. 5.67*), die hereditäre Polyzythämie und die hereditäre Methämoglobinämie stellen seltene durch Hämoglobin-Anomalien hervorgerufene Syndrome dar.

Fetales Hämoglobin
Fetales Hämoglobin (Hämoglobin F; α_2, γ_2) macht 0,3–1,2 Prozent des zirkulierenden Hämoglobins bei normalen Erwachsenen aus. Mit dem Säureelutionsverfahren nach Kleihauer ist es nur in sehr wenigen Erythrozyten nachweisbar, wird jedoch mit sensitiveren immunologischen Techniken in bis zu 7 Prozent der Erythrozyten gefunden. Fetales Hämoglobin ist das dominierende Hämoglobin im fetalen Leben; die Umschaltung von der γ- zur β-Kettenproduktion erfolgt etwa 3 Monate nach der Geburt.

Bei den β-Thalassämie-Syndromen kann die Hb F-Bildung gesteigert sein; das gilt besonders für die $\delta\beta$-Thalassämie, bei der das Hämoglobin heterogen verteilt ist. Darüber hinaus ist Hb F bei verschiedenen Anomalien erhöht, die unter der Bezeichnung "Hereditäre Persistenz von fetalem Hämoglobin" zusammengefaßt werden; dabei ist das Hämoglobin homogen innerhalb aller Erythrozyten verteilt. Einen geringen Anstieg von fetalem Hämoglobin im Blut Erwachsener findet man schließlich bei einer Reihe erworbener Bluterkrankungen, z.B. bei megaloblastären Anämien, akuten Leukämien und der paroxysmalen nächtlichen Hämoglobinurie.

Unmittelbar postpartal können zirkulierende fetale Erythrozyten im mütterlichen Blut nachgewiesen werden; sie sind bei der Geburt in den mütterlichen Kreislauf übergetreten. Das Kleihauer-Verfahren ermöglicht es, diese Zellen zu identifizieren (*Abb. 5.68*)

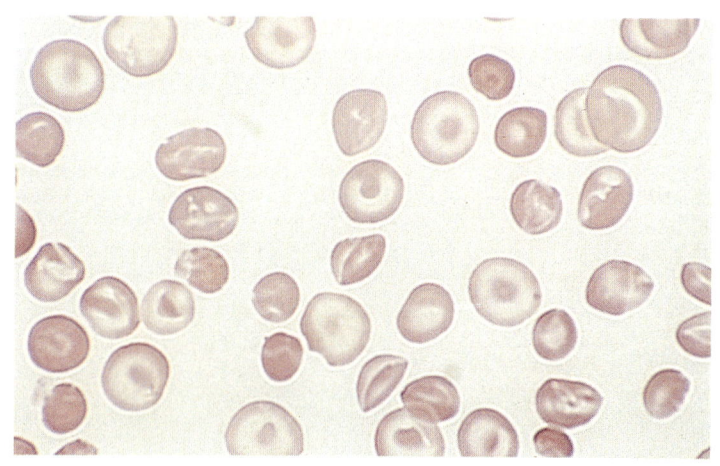

Abb. 5.65
Homozygote Hämoglobin C-Erkrankung: Peripherer Blutausstrich mit zahlreichen Schießscheiben-Zellen ohne auffällige mikrozytär-hypochrome Zellen.

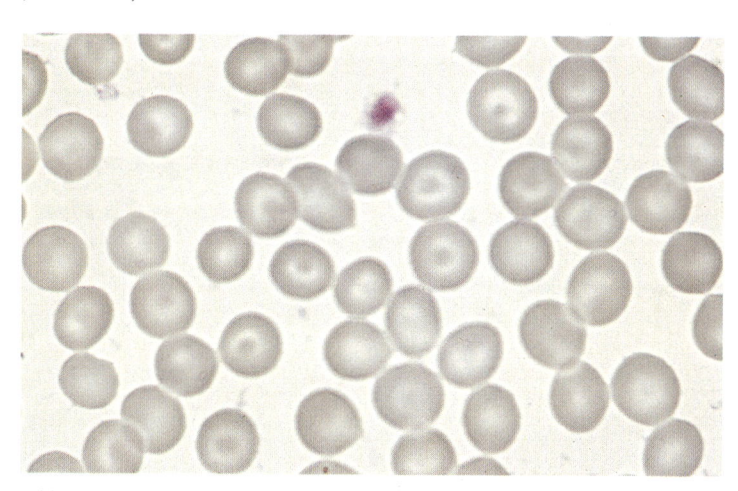

Abb. 5.66
Homozygote Hämoglobin E-Erkrankung: Peripherer Blutausstrich mit Schießscheiben-Zellen und Fehlen von hypochromen oder mikrozytären Zellen.

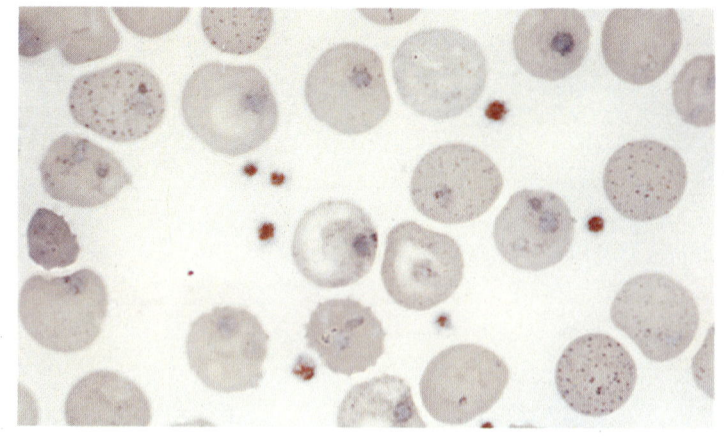

Abb. 5.67
Instabiles Hämoglobin (Hb Hammersmith): Im peripheren Blutausstrich nach Splenektomie erkennt man zahlreiche Zellen mit basophiler Tüpfelung und einzelnen oder multiplen Einschlußkörpern, die aus präzipitiertem, denaturiertem Hämoglobin bestehen (in Spezialfärbungen als Heinz'sche Innenkörper erkennbar). Der zugrunde liegende Defekt besteht in der Substitution der Aminosäure Phenylalanin durch Serin in Position 42 der β-Kette.

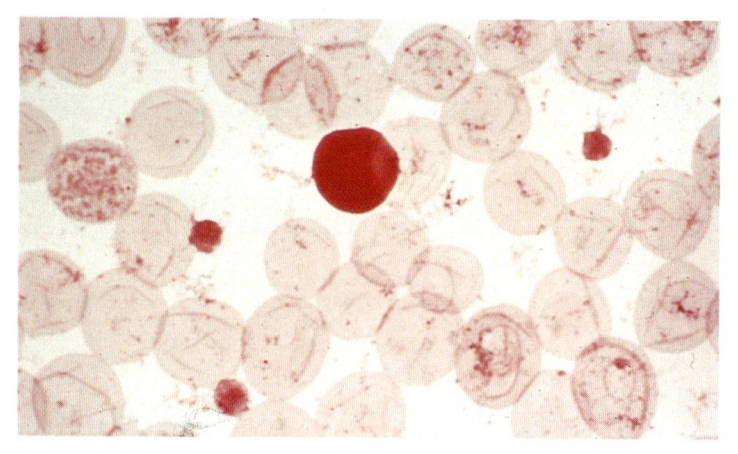

Abb. 5.68
Fetales Hämoglobin: Das Säureelutionsverfahren (Kleihauer-Technik) zeigt einen fetalen Erythrozyten im mütterlichen Blut. Die sich dunkel anfärbende fetale Zelle enthält fetales Hämoglobin, das gegenüber der Elution bei niedrigem pH resistent ist. Die adulten Zellen liegen nur in Form von Erythrozytenhüllen vor, da das adulte Hämoglobin aus den Zellen ausgewaschen wurde.

*Aplastische, dyserythropoetische
und sekundäre Anämien – Knochenmarktransplantation*

6

6 Aplastische, dyserythropoetische und sekundäre Anämien – Knochenmarktransplantation

APLASTISCHE ANÄMIE

Unter dem Begriff "aplastische (hypoplastische) Anämie" versteht man eine durch Hypoplasie des Knochenmarks hervorgerufene Panzytopenie. Sie kann vorübergehender Natur sein, z. B. nach zytotoxischer Therapie; die Bezeichnung wird jedoch gewöhnlich für chronische Formen verwandt. Diese können kongenital oder erworben sein (Abb. 6.1).

In etwa der Hälfte der erworbenen Fälle bleibt die Ursache ungeklärt. Da ein großer Teil dieser "idiopathischen" Formen allerdings auf Antilymphozytenglobulin anspricht, ist wahrscheinlich ein Immunmechanismus daran beteiligt. Der Erfolg der Knochenmarktransplantation weist außerdem darauf hin, daß das für die Hämatopoese essentielle Stroma des Knochenmarks meist intakt ist.

Die Ursache der Anämie dürfte bei etwa ⅓ der Patienten auf einer Medikamenten- oder Toxin-induzierten Schädigung hämatopoetischer Stammzellen beruhen, wodurch diese ihre Fähigkeit zur Selbsterneuerung und Proliferation verlieren und daher zahlenmäßig vermindert sind. Am häufigsten wird die aplastische Anämie mit folgenden Medikamenten in Zusammenhang gebracht: Sulfonamide, Chloramphenicol, Phenylbutazon und seine Derivate sowie Gold; allerdings können auch zahlreiche andere Medikamente beteiligt sein. In einigen Fällen führen diese Medikamente nur zu einer selektiven Neutropenie oder Thrombozytopenie. Aplastische Anämien können auch durch Bestrahlung oder Infektionen, insbesondere durch eine Virushepatitis, ausgelöst werden.

Typische hämatologische Parameter eines Patienten mit aplastischer Anämie sind in Abb. 6.2 wiedergegeben. Die Anämie ist meist leicht makrozytär oder normozytär. Symptome seitens der Anämie, Blutungen als Folge der Thrombozytopenie oder Infektionen, bedingt durch die Neutropenie, stehen klinisch im Vordergrund. Die Blutungen erfolgen meist in die Haut (als Petechien oder Ecchymosen) sowie in oder aus Schleimhäuten (Abb. 6.3 und 6.4); allerdings können auch innere Organe betroffen sein (Abb. 6.5), wobei eine Hirnblutung die Hauptgefahr darstellt. Die Infektionen sind gewöhnlich bakterieller Natur (Abb. 6.6), vor allem bei fortgeschrittener Erkrankung werden als Erreger jedoch auch Viren (Abb. 6.7 und Abb. 6.8) und Protozoen beobachtet.

Ursachen der aplastischen Anämie
Kongenital
Fanconi
Non-Fanconi
In Verbindung mit Dyskeratosis congenita
Erworben
Idiopathisch
Sekundär
Medikamente:
Hypersensivität, z.B. Phenylbutazon,
Chloramphenicol, Gold, Sulfonamide
Zytotoxisch, z.B. Busulphan,
Cyclophosphamid
Bestrahlung
Infektion: nach Virushepatitis
Toxine: z.B. Insektizide, Benzol

Abb. 6.1
Ursachen der aplastischen Anämie.

Hämatologische Parameter bei schwerer aplastischer Anämie	
Hb	6,2 g/dl
Erythrozyten	$2,0 \times 10^{12}/l$
Hämatokrit	22%
MCV	110 fl
MCH	31 pg
Retikulozyten	0,1%
Leukozyten	$0,9 \times 10^{9}/l$
Neutrophile	13%
Eosinophile	0%
Basophile	0%
Monozyten	21%
Lymphozyten	66%
Thrombozyten	$5 \times 10^{9}/l$

Abb. 6.2
Typische hämatologische Parameter bei schwerer aplastischer Anämie.

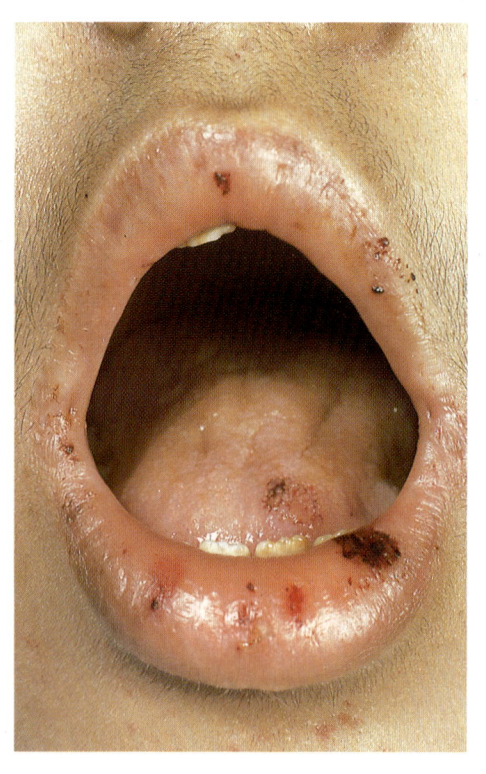

Abb. 6.3
Aplastische Anämie: Spontane Schleimhautblutungen bei einem 10 Jahre alten Jungen mit schwerer kongenitaler (Fanconi) Anämie. Hb: 7,3 g/dl; Leukozyten: $1,1 \times 10^{9}/l$ (Neutrophile: 21%; Lymphozyten: 77%); Thrombozyten: $<5,0 \times 10^{9}/l$.

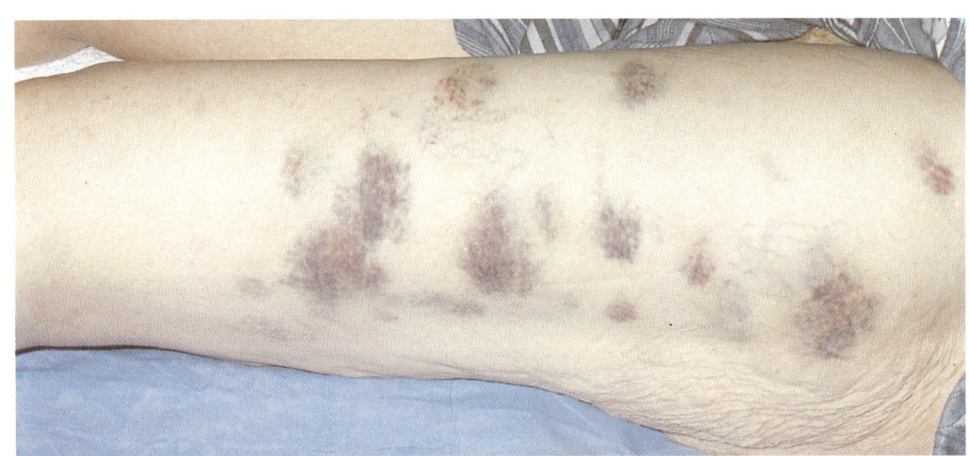

Aplastische, dyserythropoetische und sekundäre Anämien – Knochenmarktransplantation 6

Abb. 6.4
Aplastische Anämie: Spontanes Hämatom an Hüfte und Bein bei einer 57-jährigen Patientin mit idiopathischer erworbener aplastischer Anämie. Hb: 8,9 g/dl; Leukozyten: $1,7 \times 10^9$/l; Thrombozyten: 12×10^9/l.

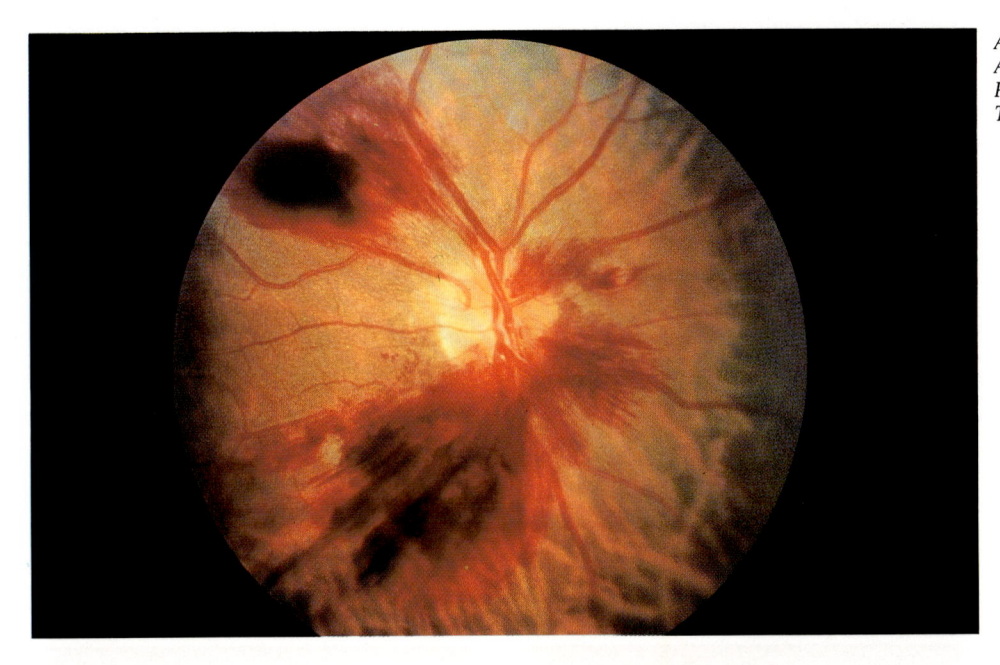

Abb. 6.5
Aplastische Anämie: Retinale Blutungen bei einem Patienten mit erworbener Form und schwerer Thrombozytopenie.

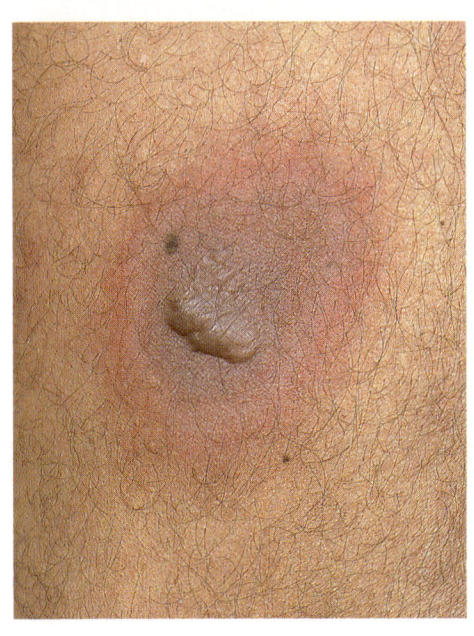

Abb. 6.6
Aplastische Anämie: Purpurrote Verfärbung und Blasenbildung der Haut bei Pseudomonas pyocyanea-Infektion.

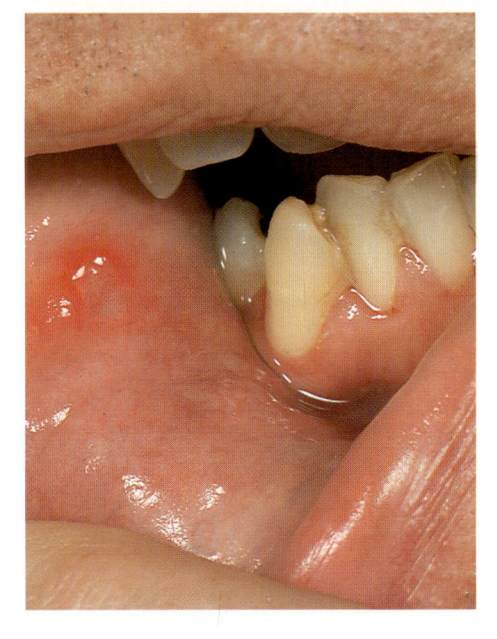

Abb. 6.7
Aplastische Anämie: Ulzera an der Mundschleimhaut bei schwerer Neutropenie. Daraus wurde Herpes simplex-Virus gezüchtet. Gesamtleukozytenzahl: $0,8 \times 10^9$/l; Neutrophile: 20%.

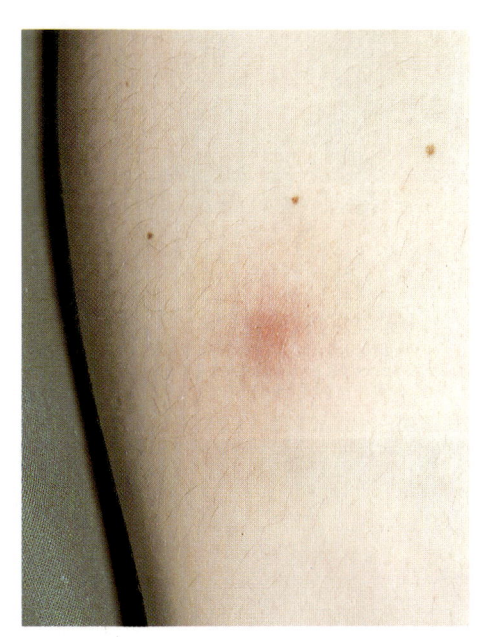

Abb. 6.8
Aplastische Anämie: Erhabener, erythematöser Hautknoten bei Infektion mit Candida albicans, die auch im Blut nachweisbar war. Wegen bakteriellen Infektionen mit protrahierten Fieberschüben war die 27-jährige Patientin zuvor antibiotisch behandelt worden.

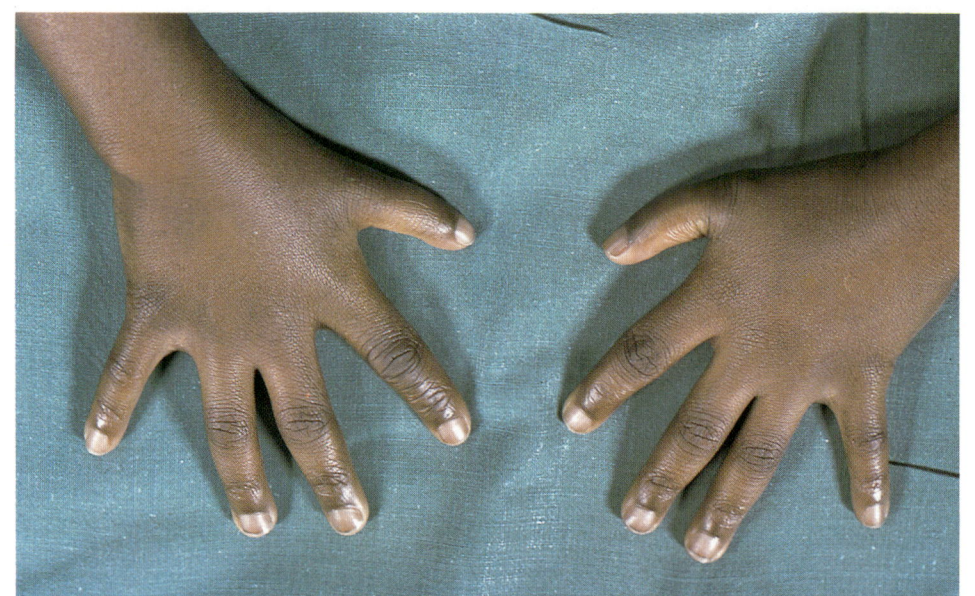

6 Aplastische, dyserythropoetische und sekundäre Anämien – Knochenmarktransplantation

Abb. 6.9
Fanconi-Anämie: Die Hände des Kindes von Abb. 6.1 *weisen symmetrische Deformitäten der Daumen auf, so daß diese wie die anderen Finger aussehen. Freundlicherweise von Dr. B. Wonke überlassen.*

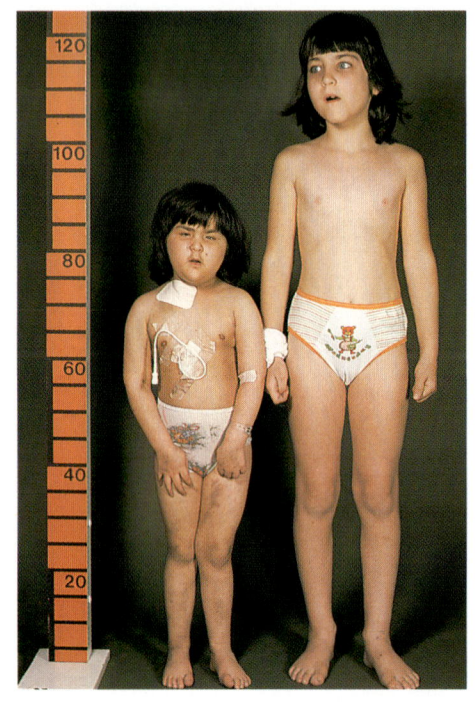

Abb. 6.10
Fanconi-Anämie: Verglichen mit ihrer normalen älteren Schwester besteht bei der 6-jährigen Patientin ein Minderwuchs und eine geringgradige Mikrozephalie; die Schwester war HLA-identisch und diente als Knochenmarkspenderin.

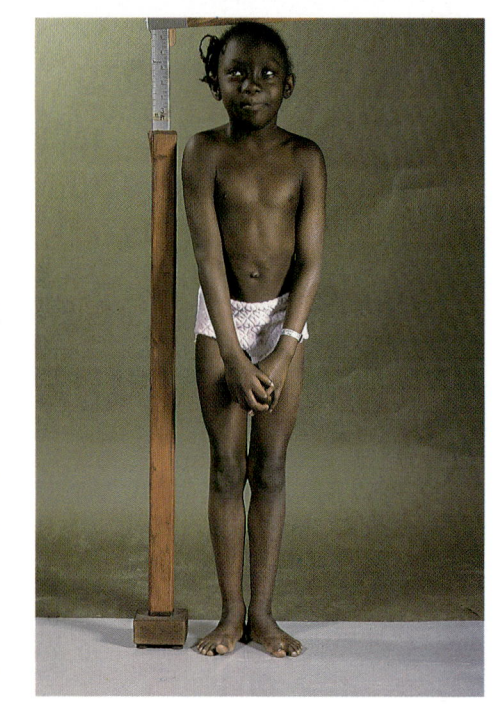

Abb. 6.11
Fanconi-Anämie: 9-jähriges Kind mit typischem Minderwuchs (Körperlänge: 1,06 m). Freundlicherweise von Dr. B. Wonke überlassen.

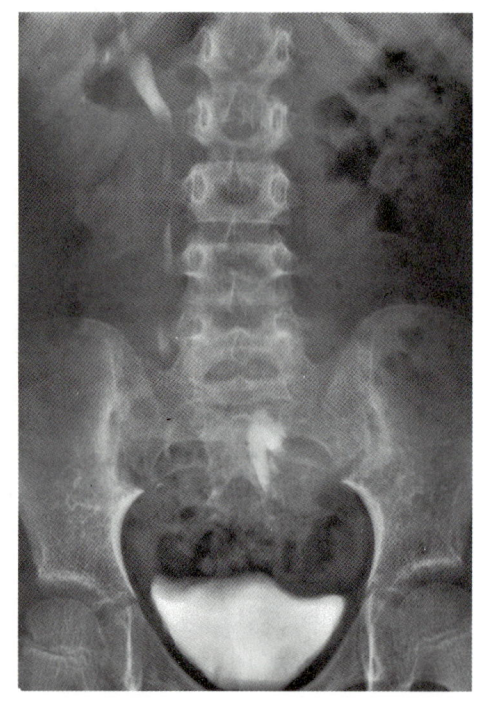

Abb. 6.12
Fanconi-Anämie: i. v.-Pyelogramm des Kindes von Abb. 6.11 *mit regelrecht gelegener rechter Niere und Beckenniere links.*

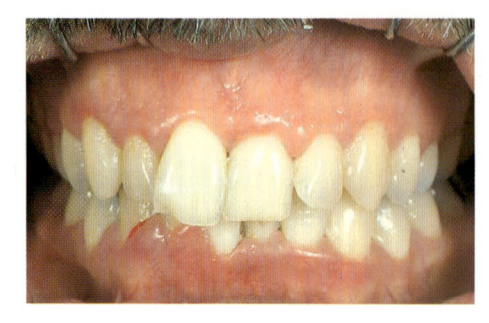

Abb. 6.13
Dyskeratosis congenita: Der 24-jährige Patient mit seit langem bestehender aplastischer Anämie besitzt Zähne von ungleicher Größe und Form. Die Zahnfleischgrenzen verlaufen unregelmäßig.

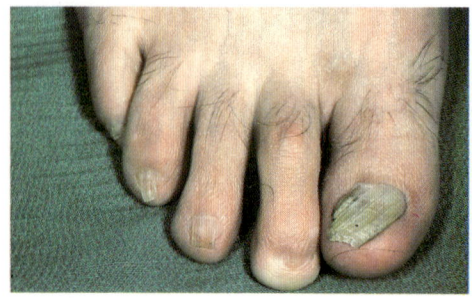

Abb. 6.14
Dyskeratosis congenita: Die Füße des Patienten von Abb. 6.13 *weisen stark mißgestaltete Nägel und einen exzessiven Haarwuchs mit ungewöhnlicher Verteilung auf.*

Aplastische, dyserythropoetische und sekundäre Anämien – Knochenmarktransplantation 6

Kongenitale aplastische Anämie
Die kongenitalen Formen der aplastischen Anämie können mit anderen angeborenen Mißbildungen verknüpft sein, wie etwa beim Fanconi-Syndrom, einer autosomal-rezessiv vererbten Erkrankung, bei der Chromosomenbrüche mit Endoreduplikation und Chromatidaustausch in peripheren Lymphozyten nachweisbar sind; die Mißbildungen manifestieren sich an Skelett, Nieren und anderen Organen. Außerdem finden sich Hyperpigmentierungen, ein von Geburt an retardiertes Körperwachstum und ein Hypogonadismus (*Abb. 6.9 – 6.12*).

Bei der Dyskeratosis congenita handelt es sich um ein seltenes Syndrom, das durch eine kongenitale aplastische Anämie sowie Veränderungen der Haut, Nägel und Haare gekennzeichnet ist (*Abb. 6.13* und *6.14*). Daneben können Teleangiektasien, Alopezie, abnormes Schwitzen, geistige Retardierung, Wachstumshemmung und Hypogonadismus bestehen; im Gegensatz zur Fanconi-Anämie fehlen Chromosomendefekte.

Knochenmarkbefunde
Die Knochenmarkbröckel zeigen einen reduzierten Zellgehalt (*Abb. 6.15*) mit entsprechender Vermehrung von Fettzellen, die über 75% des Markraumes einnehmen. Auch die Ausstriche sind zellarm, wobei vor allem Megakaryozyten vermindert sind und häufig Lymphozyten sowie Plasmazellen überwiegen. Am besten wird die Hypoplasie in einer Nadelbiopsie faßbar (*Abb. 6.16*). In ihr können trotz des insgesamt reduzierten Zellgehaltes Zonen normaler Zelldichte auftreten (*Abb. 6.17*); nicht selten sind auch große Lymphfollikel nachweisbar (*Abb. 6.18*).

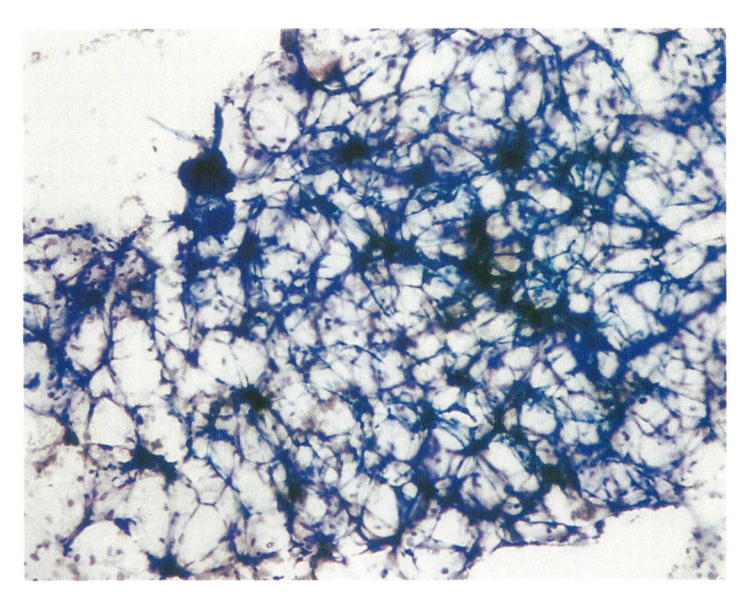

Abb. 6.15
Aplastische Anämie: Schwache Vergrößerung eines Knochenmarkfragmentes mit ausgeprägter Verminderung der hämatopoetischen Zellen und entsprechend vermehrtem Fettzellgehalt.

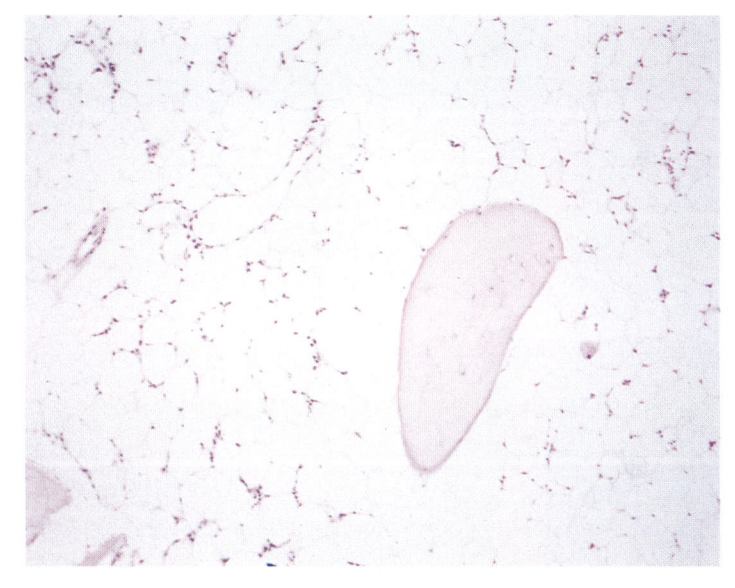

Abb. 6.16
Aplastische Anämie: Nadelbiopsie des posterioren Beckenkamms mit starker Hypoplasie des hämatopoetischen Markes und vikariierender Hyperplasie der Fettzellen.

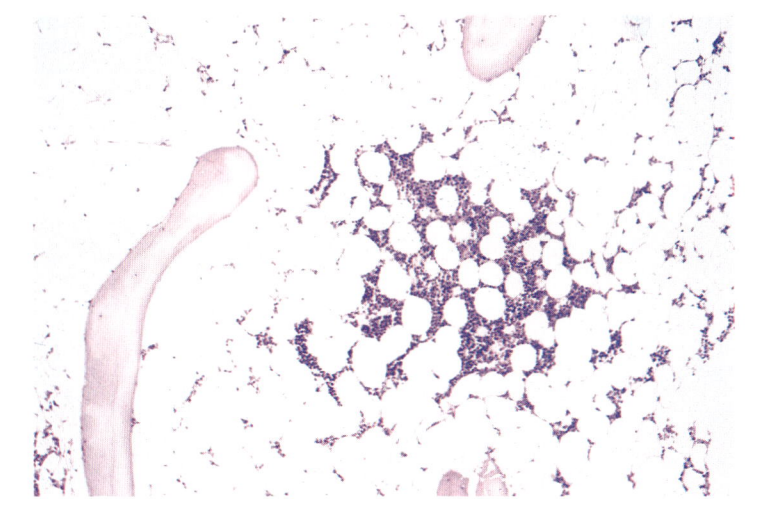

Abb. 6.17
Aplastische Anämie: Nadelbiopsie mit einigen hämatopoetischen Herden von üblicher Zelldichte bei ansonsten stark hypozellulärem Mark.

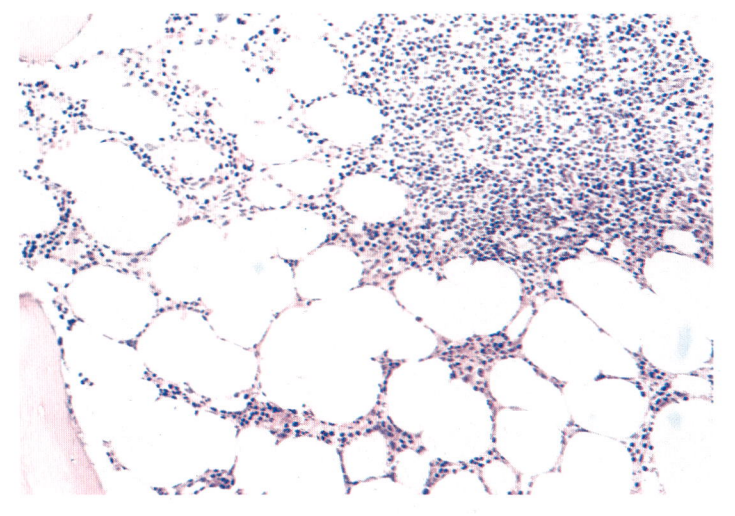

Abb. 6.18
Aplastische Anämie: Stärkere Vergrößerung der Biopsie von Abb. 6.17 mit ausgeprägt hypozellulärem Mark und einem Lymphfollikel im oberen rechten Feld.

Da die Therapie sich nach dem Ausmaß der Aplasie richtet, wurde entsprechend dem Schweregrad eine standardisierte Klassifikation eingeführt. Kriterien für eine schwere Form sind: Retikulozytenzahlen unter $50 \times 10^5/l$, Thrombozyten unter $10 \times 10^9/l$ und Granulozyten unter $0,5 \times 10^9/l$ im peripheren Blut; mehr als 80% der Knochenmarkzellen sind nicht myeloischer Herkunft. Wenn über einen Zeitraum von mehr als 2 Wochen drei dieser vier Befunde fortdauern, liegt eine schwere aplastische Anämie vor.

Während der Erholungsphase steigt die Zelldichte bis auf Normalwerte an (Abb. 6.19); die Thrombozytenzahl ist gewöhnlich der letzte hämatologische Parameter, der sich vollständig normalisiert. Eine manifeste paroxysmale nächtliche Hämoglobinurie (PNH) oder ein subklinischer PNH-Defekt kann sich vorübergehend oder chronisch entwickeln, wobei in einigen Fällen eine Markaplasie auftritt.

Ferrokinetische Untersuchungen
Ferrokinetische Untersuchungen offenbaren eine langsame Clearance des Transferrin-gebundenen markierten Eisens mit bevorzugter Aufnahme in der Leber und reduziertem Einbau in zirkulierende Erythrozyten. Szintigraphische Studien ergeben eine fehlende Eisenaufnahme durch das Knochenmark bei Akkumulation des Eisens in der Leber (Abb. 6.20).

Behandlung
Nach Diagnose einer schweren aplastischen Anämie muß, soweit möglich, die Ursache beseitigt werden. Ansonsten ist die Behandlung symptomatisch (z.B. Thrombozyten, Antibiotika, Bluttransfusionen). Falls HLA-identische Geschwister zur Verfügung stehen, sollte eine allogene Knochenmarktransplantation in Erwägung gezogen werden. Antilymphozytenglobulin führt in 40–50% der Fälle zu einer hämatologischen Erholung (Abb. 6.21); in einigen Zentren werden Androgene angewandt.

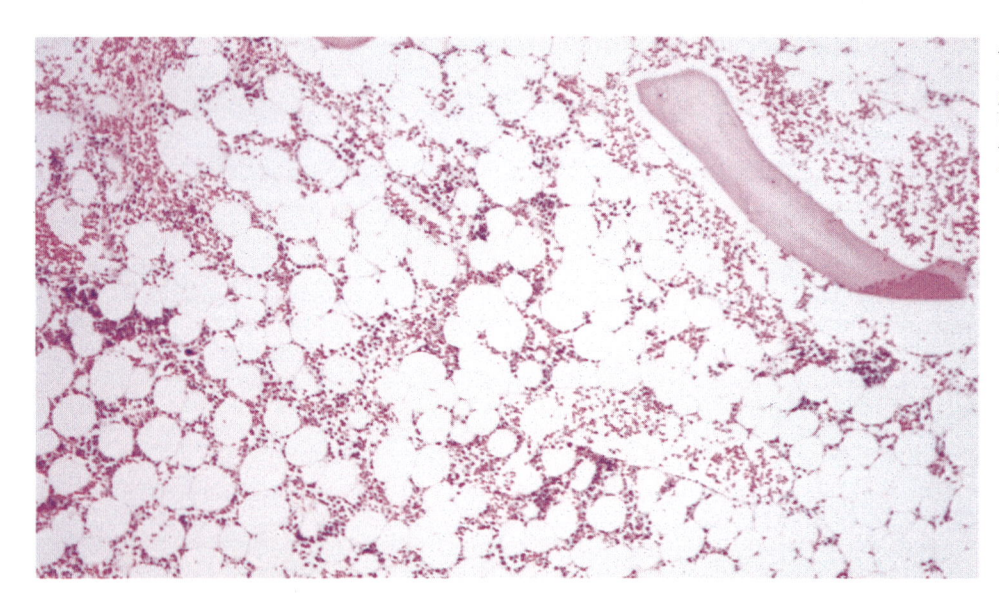

Abb. 6.19
Nadelbiopsie (gleicher Fall wie Abb. 6.17) mit partieller hämatopoetischer Erholung vier Wochen nach Behandlung mit Antilymphozytenglobulin. Auch ein leichter Anstieg der peripheren Blutzellwerte war zu verzeichnen.

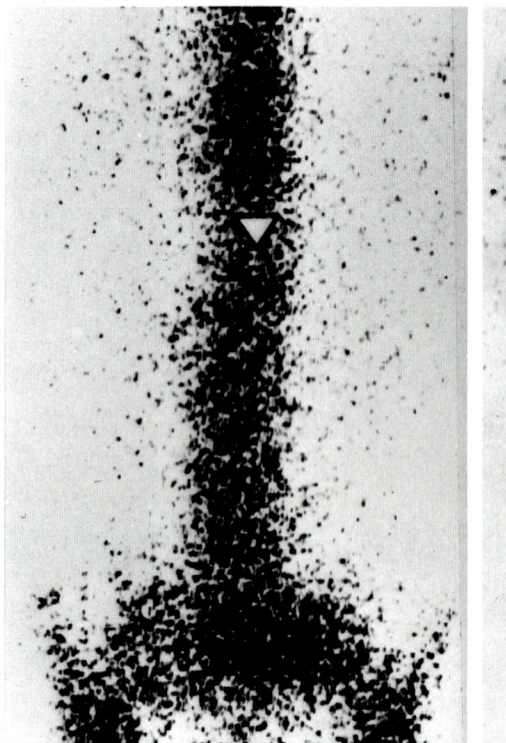

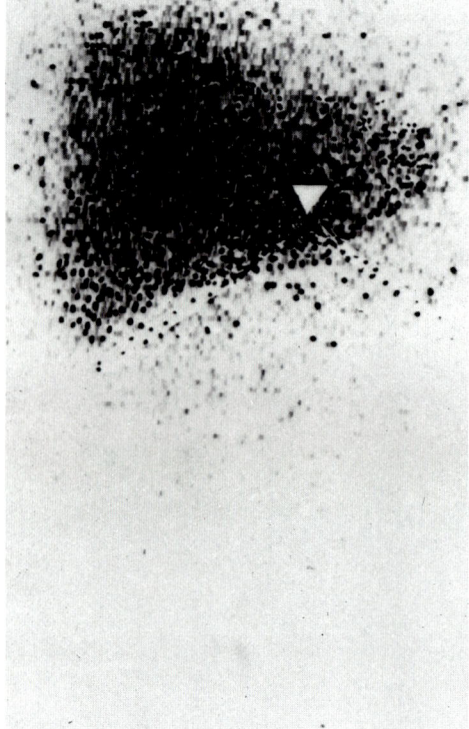

Abb. 6.20
Aplastische Anämie: Eisen-52 (^{52}Fe)-Szintigraphie mit (links) normaler Konzentration des Isotops in den Wirbel- und Beckenknochen sowie (rechts) Anreicherung des Eisenisotops nur in der Leber bei aplastischer Anämie. Die Dreiecke markieren die Lage des Xyphoids.

Aplastische, dyserythropoetische und sekundäre Anämien – Knochenmarktransplantation 6

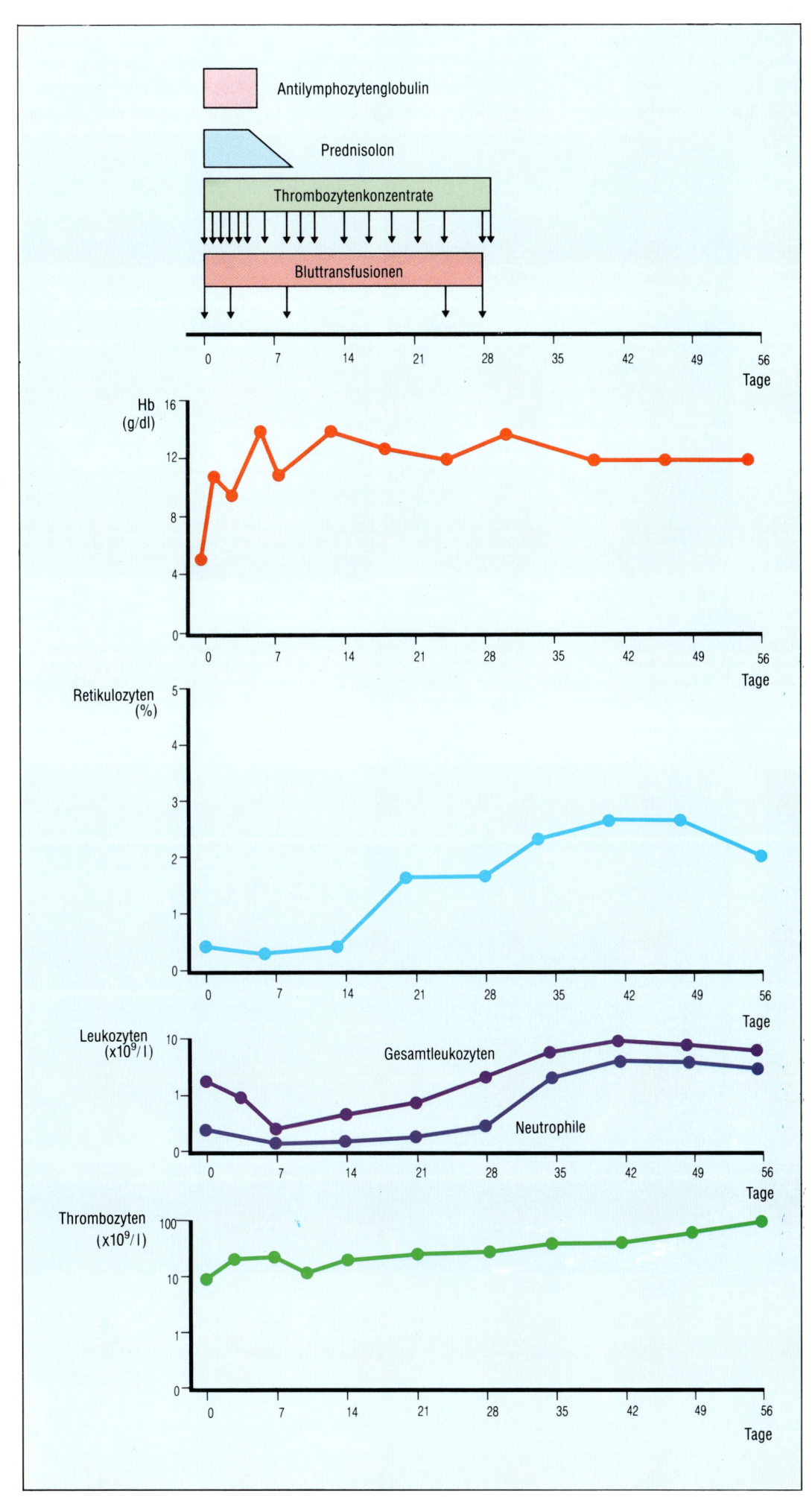

Abb. 6.21
Ausgezeichnetes hämatologisches Ansprechen auf Antilymphozytenglobulin-Behandlung bei einem Erwachsenen mit schwerer aplastischer Anämie.

6 Aplastische, dyserythropoetische und sekundäre Anämien – Knochenmarktransplantation

ERYTHROBLASTOPHTHISE (RED CELL APLASIA)

Die Ursachen der "Pure red cell aplasia" sind in *Abb. 6.22* wiedergegeben; wie die aplastische Anämie kann sie kongenital, familär oder erworben sein. Das kongenitale Diamond-Blackfan-Syndrom (*Abb. 6.23* und *6.24*) zeichnet sich durch Skelettmißbildungen aus; Nieren- und Chromosomenanomalien fehlen jedoch. Der genaue Vererbungsgang ist ungeklärt. Die erworbene Form kann idiopathisch oder in

Ursachen der "Red cell aplasia"
Kongenital
Diamond–Blakfan-Syndrom
Erworben
Chronisch:
Idiopathisch
In Verbindung mit Thymom und Lymphom
Akut (vorübergehend):
Parvovirus
Andere Infektionen
Medikamente
Riboflavin-Mangel

Abb. 6.22
Ursachen der Erythroblastophthise (red cell aplasia).

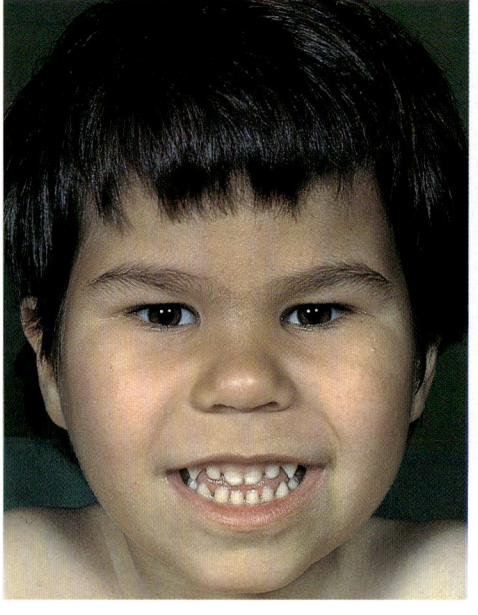

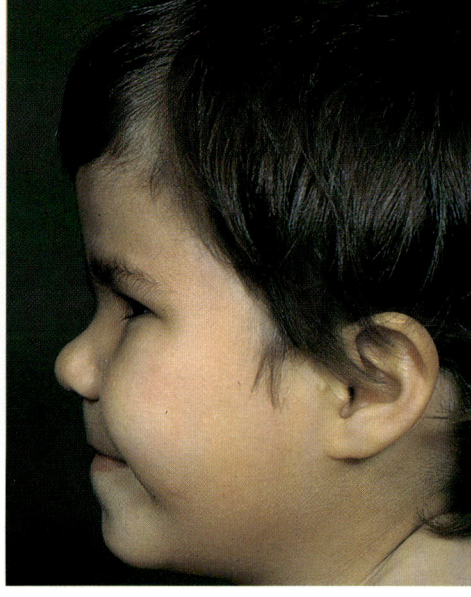

Abb. 6.23
Diamond-Blackfan-Syndrom: Dreijähriger Junge mit typischer Facies und Sattelnase bei kongenitaler Erythroblastophthise. Nach Therapie mit Bluttransfusionen und nachfolgend Corticosteroiden trat eine Teilremission ein, so daß der Patient transfusionsunabhängig wurde. Die geistige Entwicklung ist normal; die Steroid-Behandlung hatte jedoch eine Wachstumsretardierung zur Folge. Hb: 6,1 g/dl; Leukozyten: $7,2 \times 10^9/l$ (Neutrophile: 55%, Lymphozyten: 41%, Monozyten: 4%); Thrombozyten: $289 \times 10^9/l$.

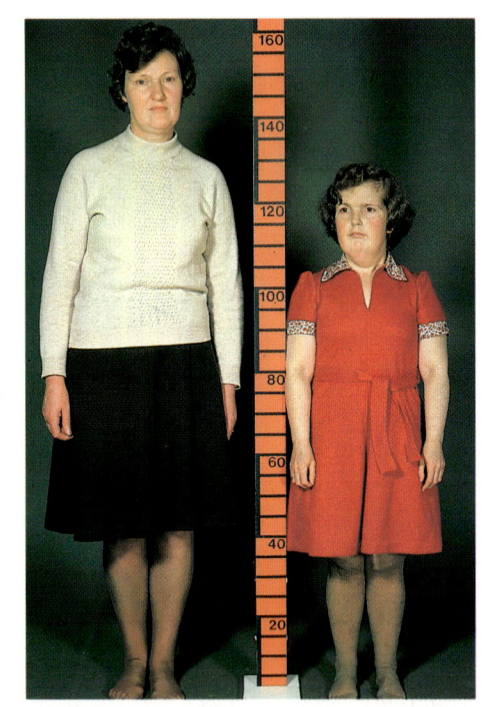

Abb. 6.24
Diamond-Blackfan-Syndrom: Die 24-jährige Patientin auf der rechten Seite war als Kleinkind und Kind mit Corticosteroiden behandelt worden, um den Bedarf an Bluttransfusionen zu reduzieren. Als Nebenwirkung dieser Therapie trat eine Wachstumsretardierung auf (vgl. mit ihrer normal großen Mutter). Sie hatte über 100 Bluteinheiten erhalten, worauf sich eine Transfusionshämosiderose mit Hepatosplenomegalie entwickelte.

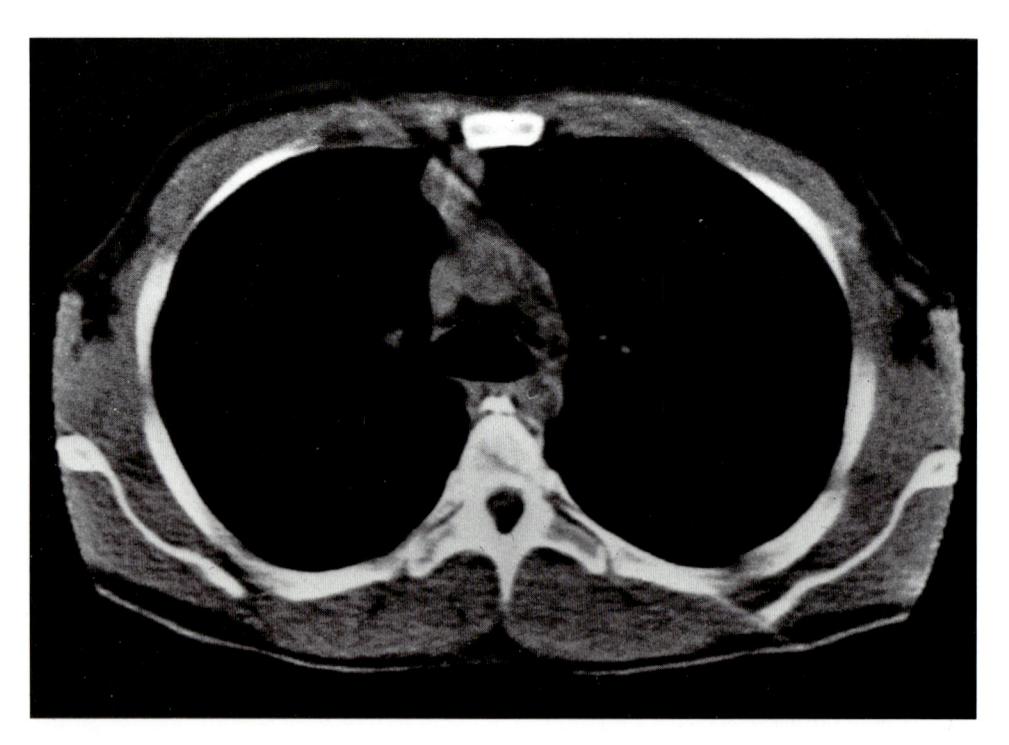

Abb. 6.25
Erworbene "Red cell aplasia": Computer-Tomogramm des oberen Mediastinums mit ungleichmäßig begrenztem Thymom retrosternal. Der 62-jährige Patient litt an einer Myasthenia gravis und einer "Pure red cell aplasia", die regelmäßig mit Bluttransfusionen behandelt werden mußte. Freundlicherweise von Dr. R. Dick überlassen.

Kombination mit anderen Erkrankungen, z.B. einem Thymom (*Abb. 6.25*) auftreten.

Eine vorübergehende Form der Erythroblastophthise kann sich im Verlauf von chronischen oder anderen hämolytischen Anämien entwickeln, ist jedoch am besten bei der Sichelzell-Anämie bekannt. In fast allen Fällen wird sie durch eine Parvovirus-Infektion mit einer virusbedingten selektiven Schädigung der Erythrozytenvorstufen im Knochenmark hervorgerufen. Wahrscheinlich tritt eine ähnliche Erythroblastophthise auch bei normalen Individuen mit dieser Infektion auf, wobei sie sich jedoch wegen der längeren Erythrozytenüberlebensdauer klinisch nicht manifestiert. Bei allen Formen weist das Knochenmark eine normale Zelldichte mit hochgradiger Verminderung der erythropoetischen Vorstufen auf (*Abb. 6.26*).

Die "Pure red cell aplasia" spricht gelegentlich auf Thymektomie oder andere immunsuppressive Maßnahmen, Corticosteroide und Cyclosporin A an. In schweren Fällen sind gewöhnlich regelmäßige Bluttransfusionen sowie eine Therapie mit Eisenchelatbildnern erfoderlich.

KONGENITALE DYSERYTHROPOETISCHE ANÄMIEN

Die kongenitalen dyserythropoetischen Anämien (CDA) sind seltene autosomal-rezessive Erkrankungen, die klinisch mit einer meist makrozytären Anämie und häufig auch mit einem Ikterus (bedingt durch eine ineffektive Erythropoese und verkürzte Erythrozytenüberlebensdauer) einhergehen. Morphologisch sind sie durch abnorme Erythrozytenvorstufen im Knochenmark gekennzeichnet. Die Retikulozytenzahl kann erhöht sein, ist jedoch im Verhältnis zum Ausmaß der Anämie niedrig.

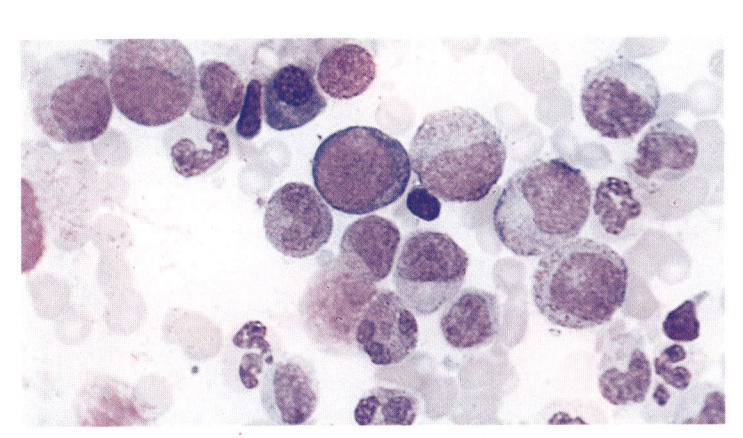

Abb. 6.26
Erworbene "Red cell aplasia": Knochenmarkausstrich mit normaler Zahl an Granulozyten und granulopoetischen Zellen sowie Fehlen von Erythroblasten.

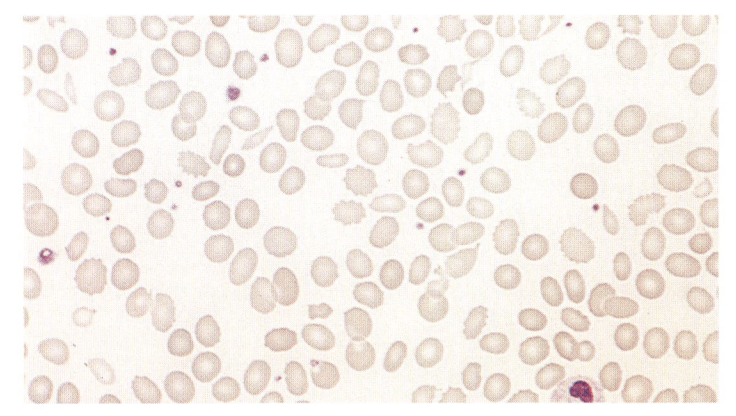

Abb. 6.27
Kongenitale dyserythropoetische Anämie (Typ I): Peripherer Blutausstrich mit ovalen Makrozyten, Poikilozytose und kleinen Schistozyten. Thrombozyten und Granulozyten sind normal.

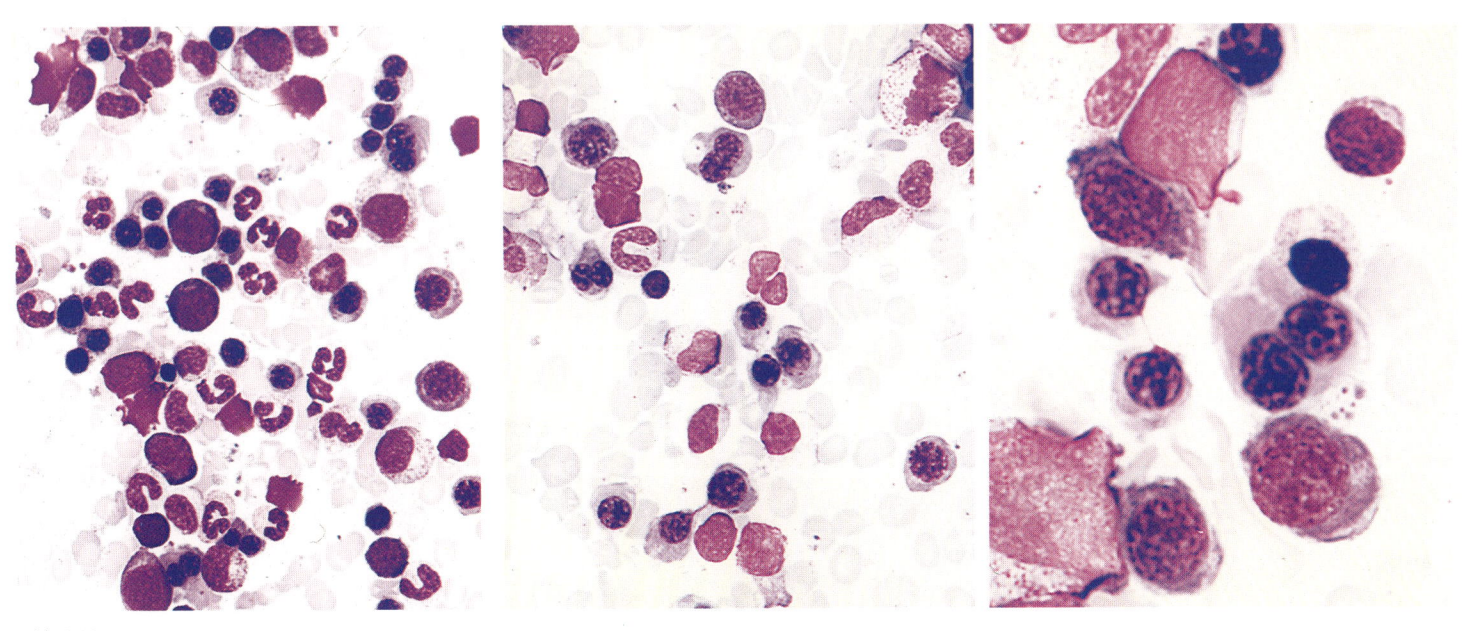

Abb. 6.28
Kongenitale dyserythropoetische. Anämie (Typ I): Knochenmarkaspirat mit (links) erythropoetischer Hyperplasie, megaloblastischer Reifungsstörung und zweikernigen Erythroblasten, (Mitte und rechts) Zellen mit internukleären Chromatinbrücken.

6 Aplastische, dyserythropoetische und sekundäre Anämien – Knochenmarktransplantation

Entsprechend den Veränderungen im Knochenmark werden die CDA in drei Hauptgruppen unterteilt. Für die CDA I (Abb. 6.27 und 6.28) sind ausgeprägte megaloblastische Veränderungen und internukleäre Chromatinbrücken typisch. Bei der häufigsten Form, der CDA II, die auch unter der Bezeichnung hereditäre erythroblastische Multinuklearität mit positivem Säureserum-Test (hereditary erythroblast multinuclearity with positive acidified serum test – HEMPAS) bekannt ist, treten zwei- und vielkernige Erythroblasten auf (Abb. 6.29 und 6.30). Die CDA III (Abb. 6.31 und 6.32) ist durch mehrkernige Erythroblasten und die Entwicklung von Gigantoblasten charakterisiert.

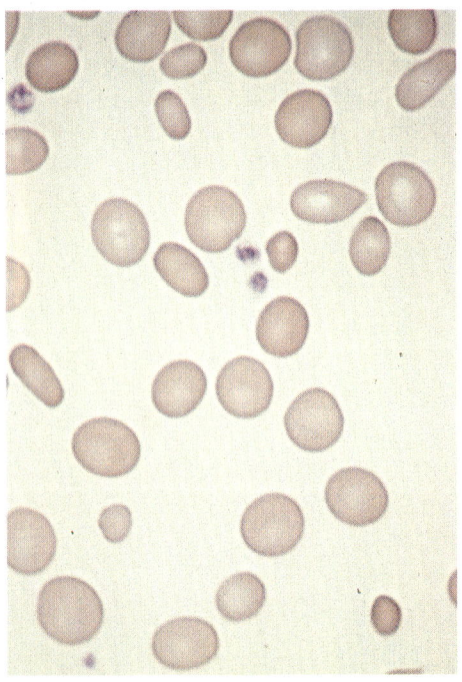

Abb. 6.29
Kongenitale dyserythropoetische Anämie (Typ II): Peripherer Blutausstrich mit ausgeprägter Anisozytose und Poikilozytose der Erythrozyten.

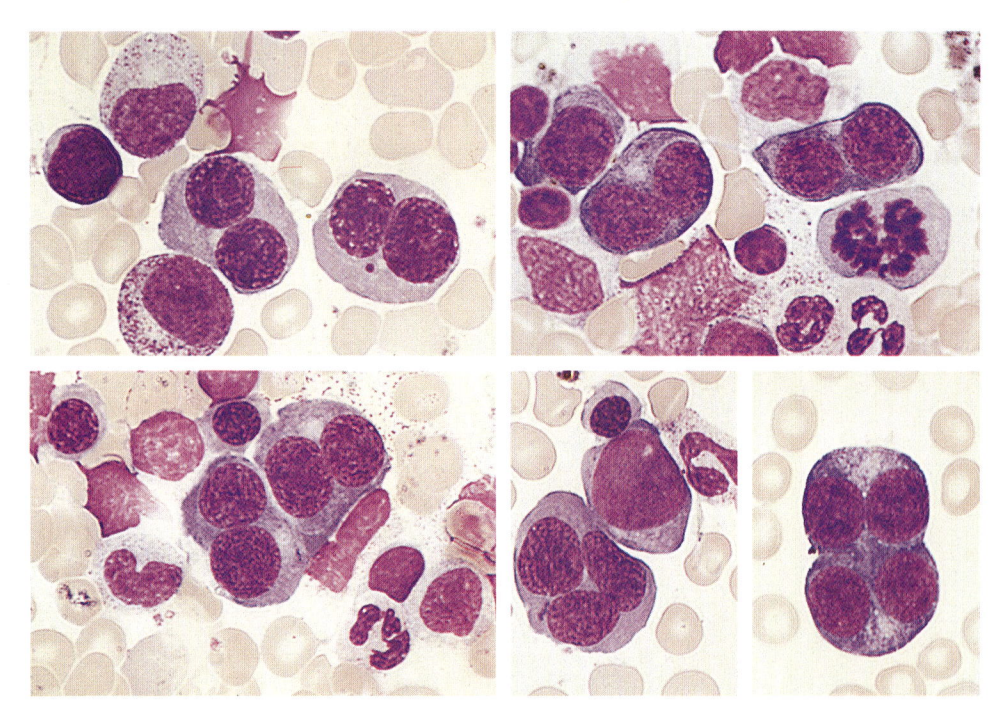

Abb. 6.30
Kongenitale dyserythropoetische Anämie (Typ II): Starke Vergrößerung des Knochenmarks mit mehrkernigen Erythroblasten.

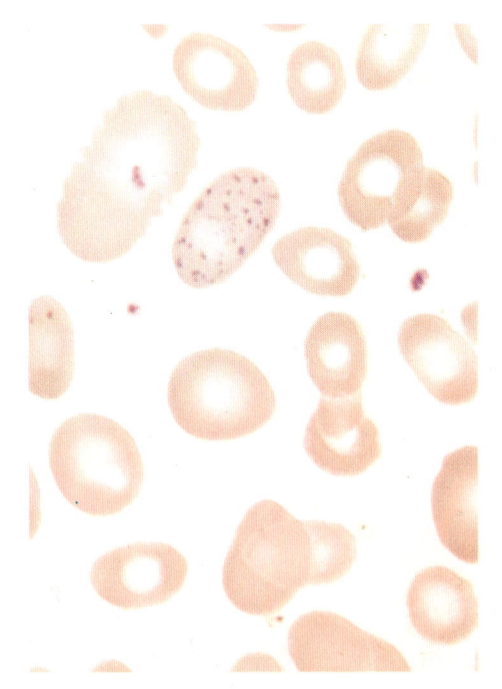

Abb. 6.31
Kongenitale dyserythropoetische Anämie (Typ III): Peripherer Blutausstrich mit schwerer Makrozytose, Anisozytose, Poikilozytose und basophiler Tüpfelung. Freundlicherweise von Dr. I. M. Hann überlassen.

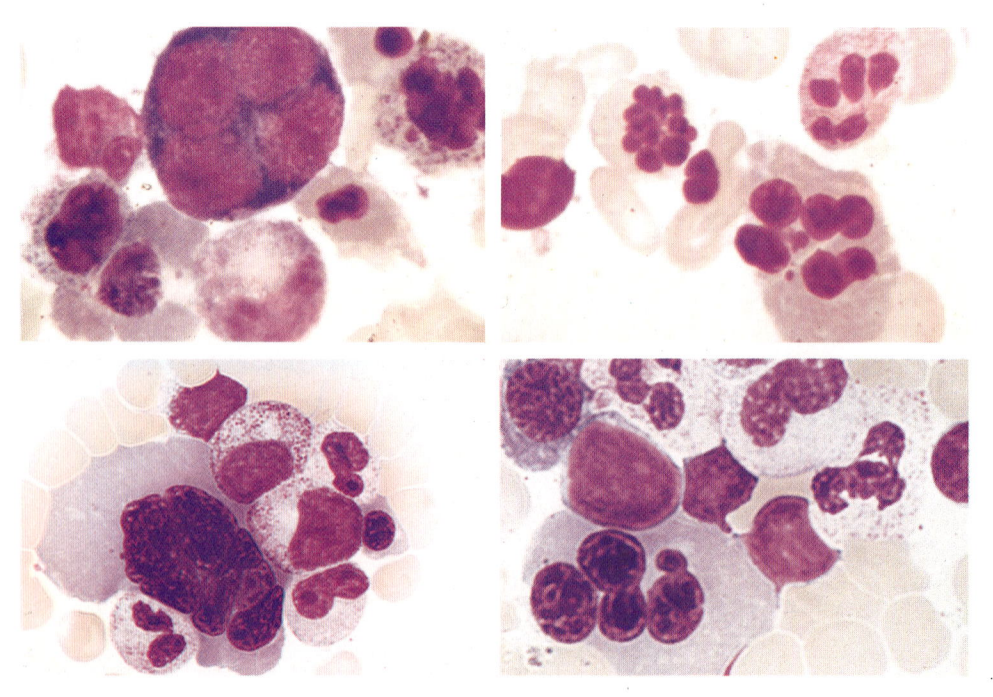

Abb. 6.32
Kongenitale dyserythropoetische Anämie (Typ III): Starke Vergrößerung des Knochenmarkaspirats mit mehrkernigen Erythroblasten und Karyorrhexis. Freundlicherweise von Dr. I. M. Hann überlassen.

Aplastische, dyserythropoetische und sekundäre Anämien – Knochenmarktransplantation **6**

SEKUNDÄRE ANÄMIEN

Zahlreiche Anämien werden nicht durch primär hämatologische Erkrankungen hervorgerufen sondern treten bei Patienten mit anderen systemischen Leiden auf. Häufig bestehen mehrere zur Anämie beitragende Faktoren, wie Eisen- und Folsäuremangel, Hämolyse, Knochenmarkinfiltrate oder eine therapiebedingte Marksuppression.

Chronisch-entzündliche oder maligne Erkrankungen, die gewöhnlich mit einer deutlich erhöhten Blutkörperchen-Senkungsgeschwindigkeit einhergehen, werden oft auch von einer leichten normochromen oder hypochromen Anämie (Hb: <9.0 g/dl) mit niedrigem Serumeisen, reduzierter totaler Eisenbindungskapazität und normalem oder erhöhtem Serumferritin begleitet. Die Schwere der Anämie korreliert mit der Schwere der Grunderkrankung. Der Eisengehalt der Speicher im Knochenmark ist normal oder gesteigert, Sideringranula in reifenden Erythroblasten werden jedoch nicht beobachtet (Abb. 6.33). Diese "Anämie bei chronischen Krankheiten" wird vermutlich durch die Kombination einer ungenügenden Eisenfreisetzung aus retikulo-endothelialen Zellen, verminderter Erythrozytenüberlebensdauer und eines inadäquaten Ansprechens auf Erythropoetin verursacht.

Bei den meisten Patienten mit systemischen Erkrankungen und Anämie zeigt das periphere Blut, abgesehen von einer leichten Hypochromie, keine besonderen morphologischen Veränderungen. In Zusammenhang mit Lebererkrankungen können jedoch häufig eine Makrozytose, Akanthozytose und Schießscheibenzellen nachgewiesen werden (Abb. 6.34). Das mittlere corpusculäre Volumen ist besonders dann erhöht, wenn ein Alkoholabusus zugrunde liegt. Blutungen aus Ösophagus- oder Magenvarizen sowie peptischen Ulzera, Folsäuremangel und Hämolyse (besonders beim Zieve-Syndrom: Ikterus, Hyperlipidämie, Hypercholesterinämie und hämolytische Anämie bei exzessivem Alkoholabusus) können das Bild komplizieren. Bei chronischem Nierenversagen treten charakteristischerweise

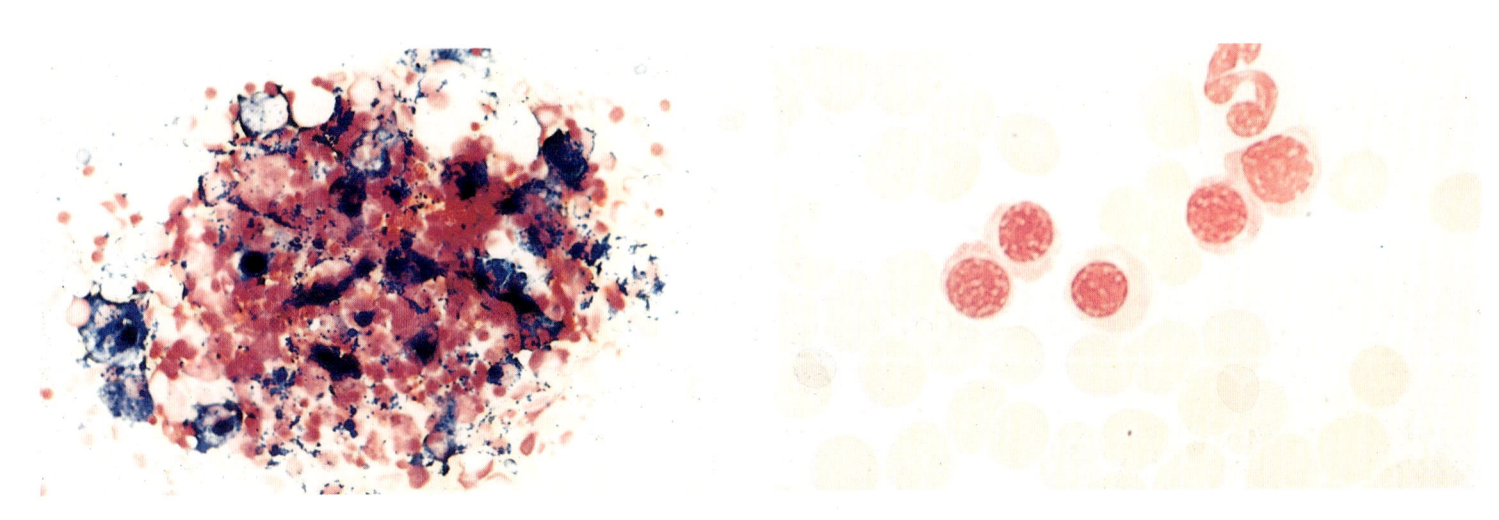

Abb. 6.33
Sekundäre Anämie: Knochenmarkaspirat. (Links) Fragmente mit ausreichendem Eisengehalt in retikulo-endothelialen Zellen und (rechts) fehlende Sideringranula in reifenden Erythroblasten. Perls-Färbung.

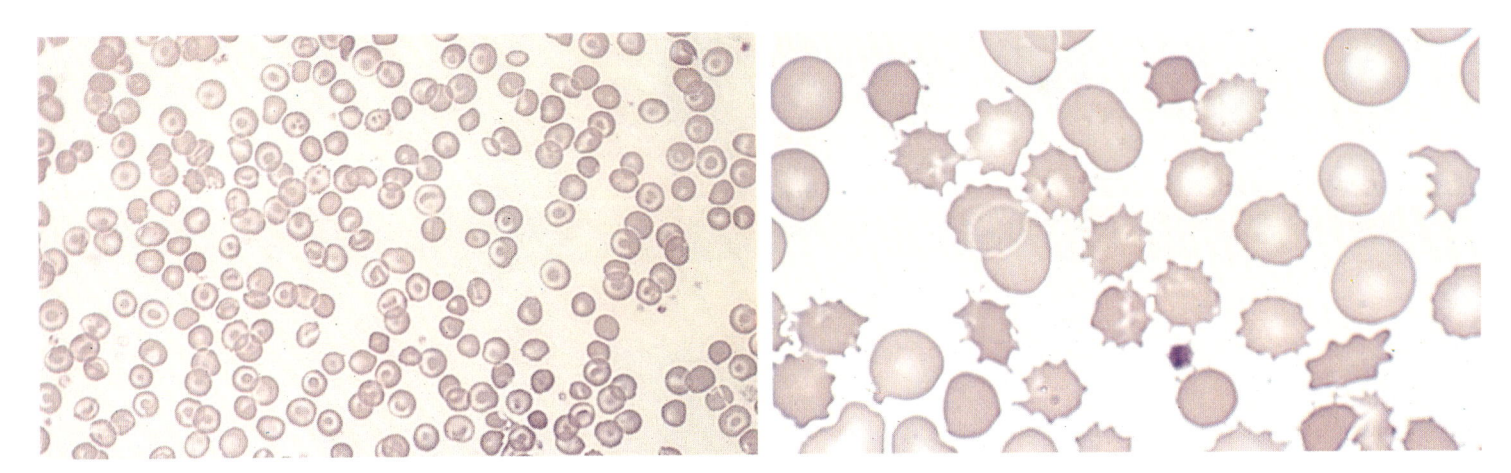

Abb. 6.34
Lebererkrankung: Periphere Blutausstriche mit (links) ausgeprägter Schießscheiben-(Target-)Bildung der Erythrozyten und (rechts) bei stärkerer Vergrößerung deutlicher Akanthozytose der Erythrozyten.

6 Aplastische, dyserythropoetische und sekundäre Anämien – Knochenmarktransplantation

Fragmentozyten und andere bizarre Poikilozyten auf (*Abb. 6.35*). Metastasierende Adenocarcinome gehen gelegentlich mit einer mikroangiopathisch-hämolytischen Anämie einher (*Abb. 6.36*; siehe auch *Abb. 4.49*). Kleine akanthozytische Elemente werden bei manchen Patienten mit Hypothyreose gefunden (*Abb. 6.37*).

Kollagenosen sind ebenfalls häufig mit einer Anämie assoziiert, bei der Hämolyse, Nierenversagen und ähnliche Mechanismen wie bei der Anämie bei chronischen Krankheiten pathogenetisch eine Rolle spielen. Der Nachweis des Lupus erythematodes- (LE-)Zellphänomens (*Abb. 6.38*), das früher zur Diagnose eines systemischen Lupus erythematodes verwandt wurde, ist heutzutage durch Untersuchungen auf antinukleäre und anti-DNA-Faktoren ersetzt worden.

KNOCHENMARKTRANSPLANTATION
Eine Knochenmarktransplantation wird gewöhnlich zwischen HLA-identischen Geschwistern durchgeführt, deren Zellen nicht in der "mixed lymphocyte culture" interagieren (allogene Transplantation; *Abb. 6.39*). In besonderen Fällen sind syngene (Zwillings-) oder haploidentische und HLA-kompatible, nicht verwandte Spender verfügbar.

Folgende Erkrankungen stellen eine Indikation zur Transplantation dar: schwere aplastische Anämie, Leukämien mit schlechter Prognose, z. B. akute myeloische Leukämie in erster Remission, akute lymphatische Leukämie in zweiter oder folgender Remission, prognostisch ungünstige akute lymphatische Leukämie in erster Remission, chronische myeloische Leukämie in der chronischen Phase, schwerer genetischer Defekt.

Bei der autologen Knochenmarktransplantation wird das eigene Knochenmark eines an einer malignen Neoplasie erkrankten Patienten dazu verwandt, die schwere Knochenmarkdepression nach hochdosierter Chemotherapie (mit und ohne Ganzkörperbestrahlung) zu überwinden (*Abb. 6.40*).

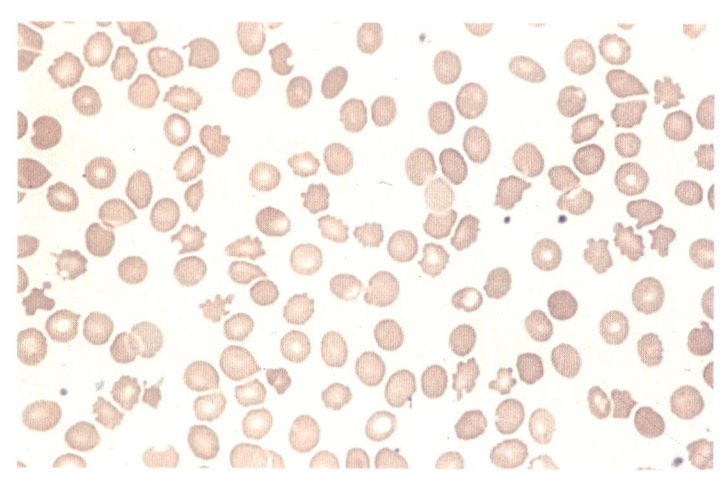

Abb.6.35
Nierenversagen: Peripherer Blutausstrich mit ausgeprägter Akanthozytose und Fragmentozyten.

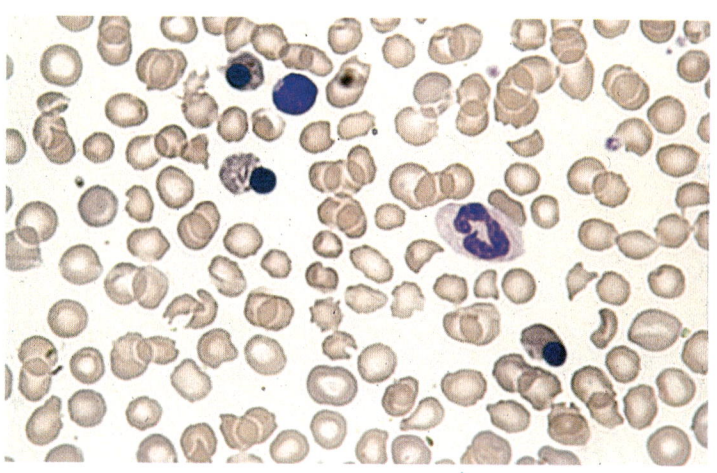

Abb.6.36
Metastasierendes Carcinom: Peripherer Blutausstrich bei mikroangiopathisch-hämolytischer Anämie und leukoerythroblastischem Blutbild. Der 52-jährige Patient litt an einem ausgedehnt in das Knochenmark metastasierenden Adenocarcinom und einer schweren Anämie (Hb; 4,1 g/dl; Retikulozyten: 18%). Der Sitz des Primärtumors war unbekannt. Man erkennt dunkel angefärbte Schistozyten, eine Polychromasie und zirkulierende Erythroblasten. Es bestand eine starke Thrombozytopenie ($32 \times 10^9/l$); im Serum waren Fibrinspaltprodukte nachweisbar.

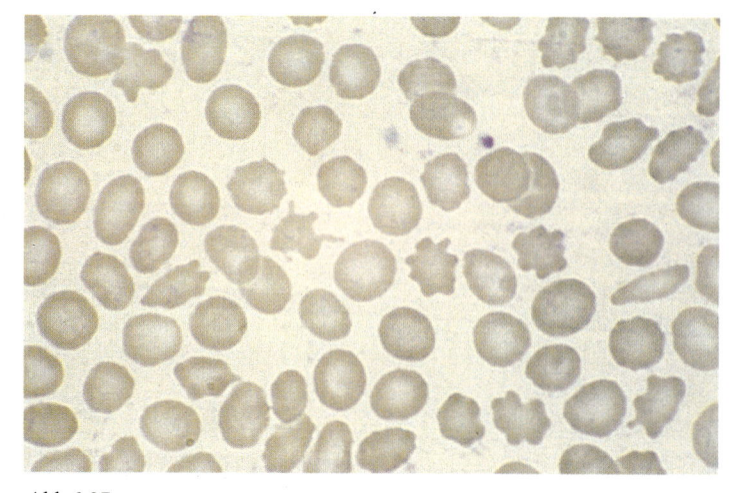

Abb.6.37
Hypothyreose: Peripherer Blutausstrich mit leichter Makrozytose, Poikilozytose und ausgeprägter Akanthozytose.

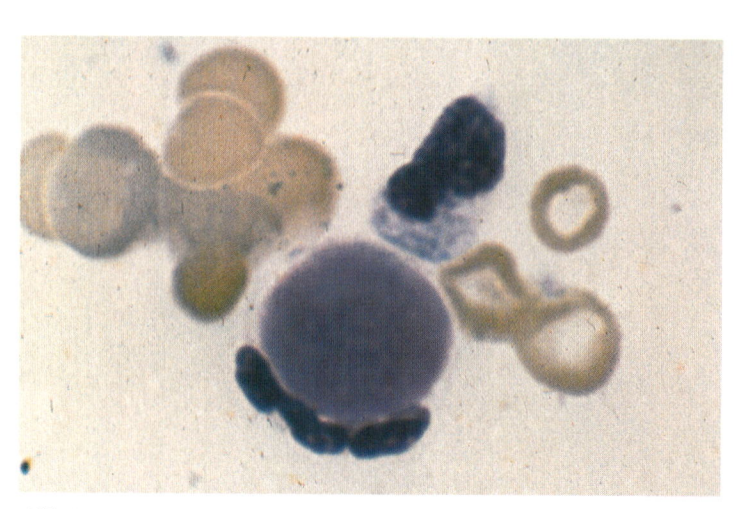

Abb.6.38
Positives Lupus erythematodes- (LE-)Zellphänomen: Der amorphe, purpurrot sich anfärbende Kern wurde von einem Neutrophilen phagozytiert.

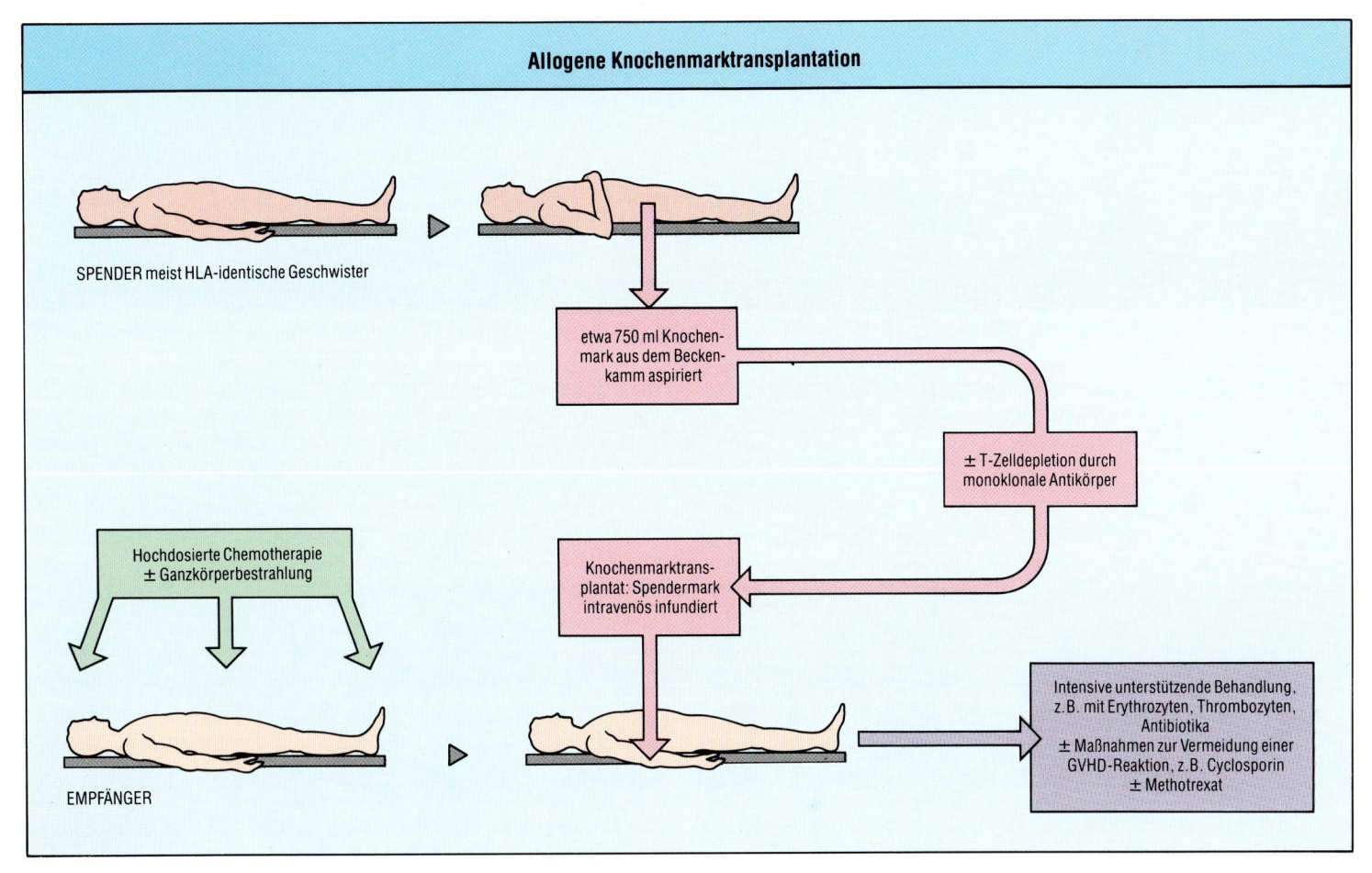

Aplastische, dyserythropoetische und sekundäre Anämien – Knochenmarktransplantation 6

Abb. 6.39
Allogene Knochenmarktransplantation.

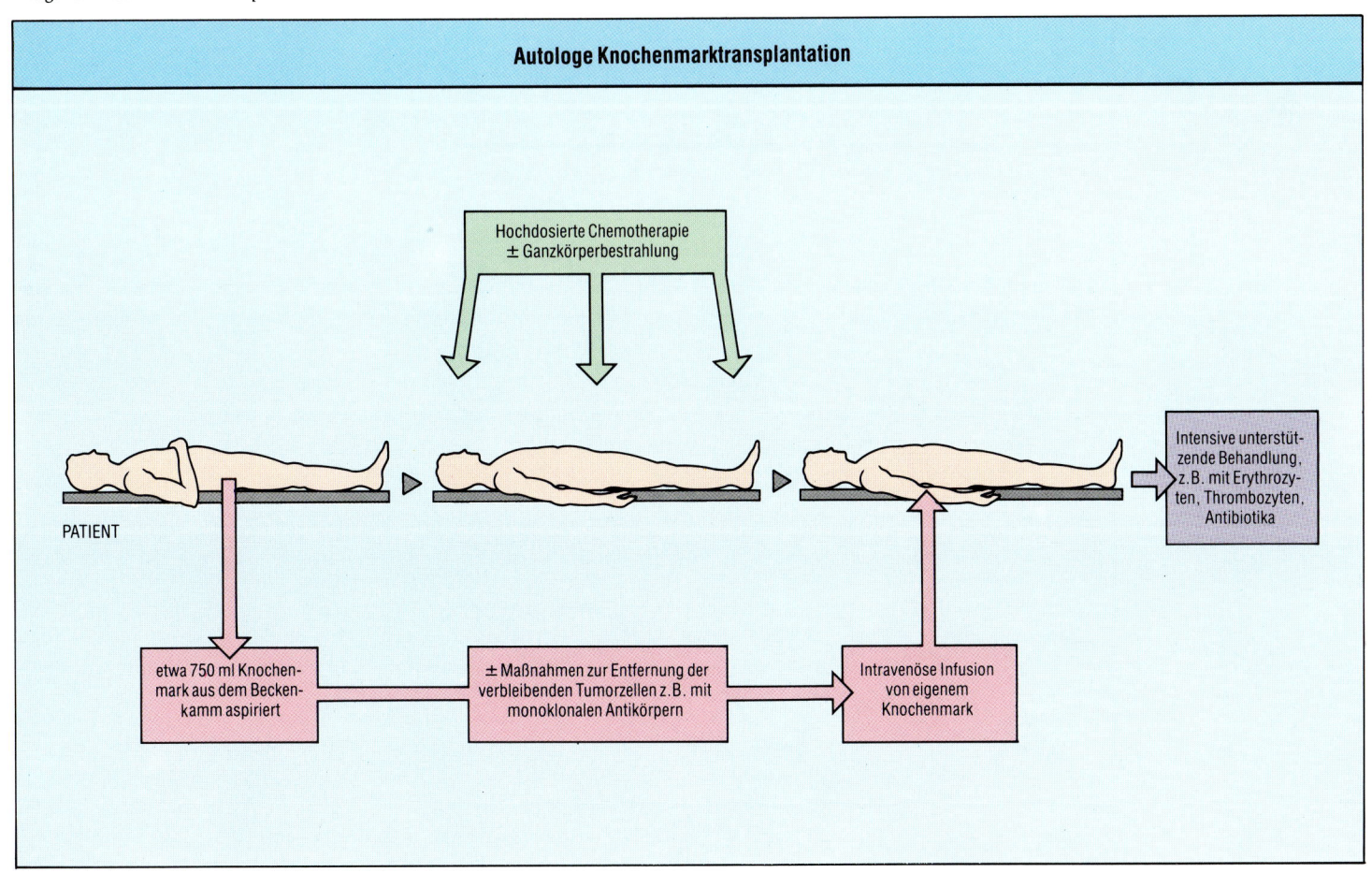

Abb. 6.40
Autologe Knochenmarktransplantation.

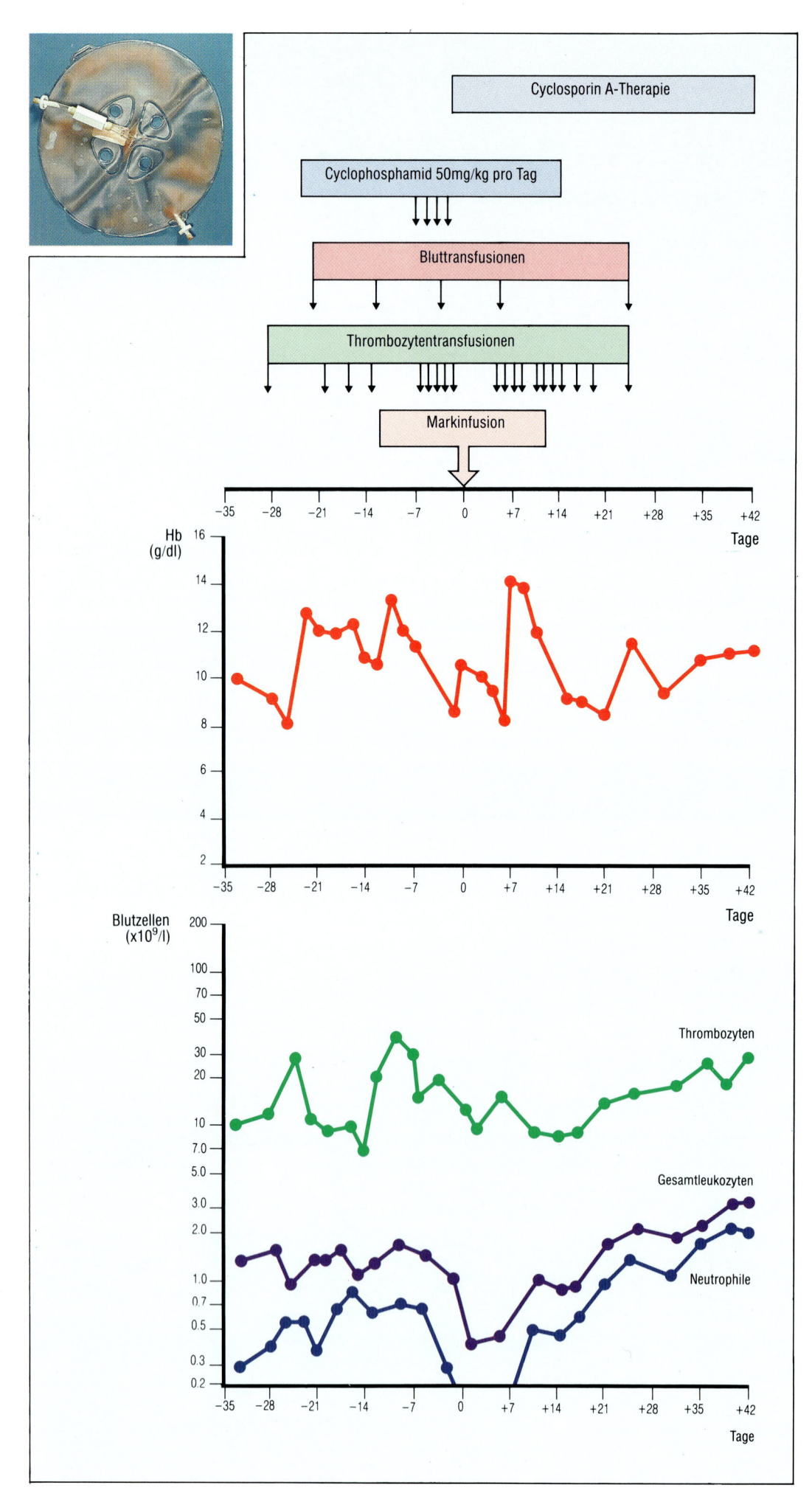

6 Aplastische, dyserythropoetische und sekundäre Anämien – Knochenmarktransplantation

Abb. 6.41
Aplastische Anämie: Hämatologisches Ansprechen auf Knochenmarktransplantation. 500–1000 ml Knochenmark werden aus dem Becken des Spenders gewonnen. Nach Entfernung der Erythrozyten werden in einigen Labors, z.B. mit monoklonalen Antikörpern, auch die T-Lymphozyten eliminiert, um einer graft-versus-host-Krankheit (GVHD) vorzubeugen. Einige Zentren verabreichen zur Abschwächung der GVHD und zum besseren Angehen des Transplantats bei aplastischer Anämie Cyclosporin A. Bei Leukämien erfolgt zur Konditionierung gewöhnlich eine Ganzkörperbestrahlung zusätzlich zur Chemotherapie. Oben links Spendermark nach Depletion von Erythrozyten und T-Lymphozyten vor Infusion in den Empfänger. Freundlicherweise von Herrn M. Gilmore überlassen.

Aplastische, dyserythropoetische und sekundäre Anämien – Knochenmarktransplantation 6

Ein typischer hämatologischer Verlauf eines Patienten mit allogener Knochenmarktransplantation bei aplastischer Anämie ist in *Abb. 6.41* wiedergegeben.

Knochenmarktransplantationen werden darüber hinaus bei gewissen benignen kongenitalen oder erworbenen Erkrankungen des Markes (z.B. Thalassaemia major oder paroxysmaler nächtlicher Hämoglobinurie), des lymphatischen Systems (z.B. bei schwerer kombinierter Immundefizienz) oder des Makrophagensystems (z.B. bei Morbus Hurler) durchgeführt.

Ein fehlendes Angehen des HLA-kompatiblen Transplantats ist bei Leukämien ungewöhnlich; häufiger wird es jedoch bei Empfängern mit aplastischer Anämie, oder wenn Spender und Empfänger nicht vollständig kompatibel sind, beobachtet.

Komplikationen von Knochenmarktransplantaten

Wegen vermehrten Komplikationen sind im allgemeinen Transplantationen bei über 45-jährigen Patienten nicht indiziert. Das Knochenmark des Empfängers wird zunächst durch intensive Chemotherapie, die bei einer Leukämie normalerweise mit einer Ganzkörperbestrahlung kombiniert ist, eliminiert. Nach der Transplantation tritt eine mindestens zwei Wochen während Panzytopenie auf, bevor die infundierten pluripotenten Stammzellen des Spendermarkes, die sich im Knochenmark des Empfängers angesiedelt haben, ausreichend proliferieren und differenzieren, um neue reife Erythrozyten, Leukozyten und Thrombozyten zu bilden.

Die Hauptgefahr unmittelbar nach der Transplantation stellen Infektionen dar. Vorbeugende Maßnahmen sind die Verlegung der Patienten auf sterile Pflegeeinheiten mit Umkehrisolation und sog. Laminar-flow, die prophylaktische Verabreichung nicht resorbierbarer Antibiotika und antimykotischer Medikamente sowie die frühe Anwendung systemisch wirkender Antibiotika bei Fieberschüben. Eine längere antibiotische Therapie erhöht jedoch das Risiko für Pilzinfektionen (*Abb. 6.42* und *6.43*).

Eine Zytomegalievirusinfektion kann durch Reaktivierung einer zuvor latenten Infektion oder durch Virusübertragung mit dem Blut bzw. Blutbestandteilen entstehen, wobei schwere Pneumonitiden auftreten können (*Abb. 6.44* und *6.45*).

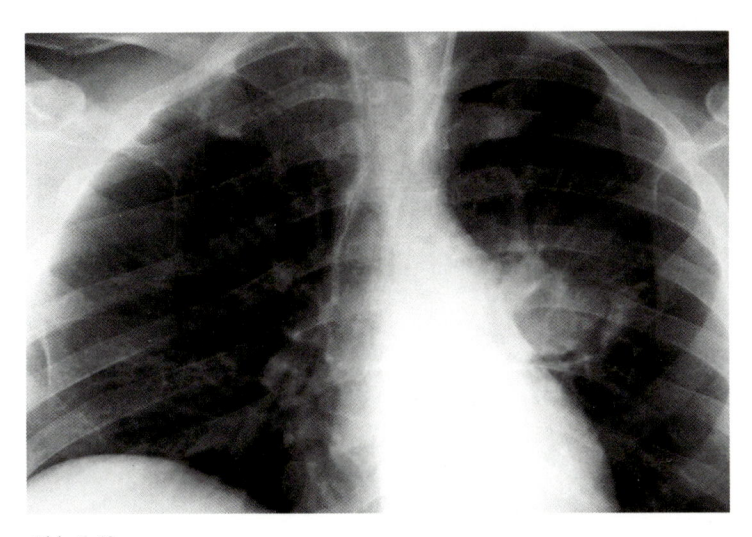

Abb. 6.42
Knochenmarktransplantation: Thorax-Röntgenaufnahme mit einer Verschattung im linken Oberfeld bei Aspergillose. Man erkennt eine zystische Aufhellung um eine dichte zentrale Zone.

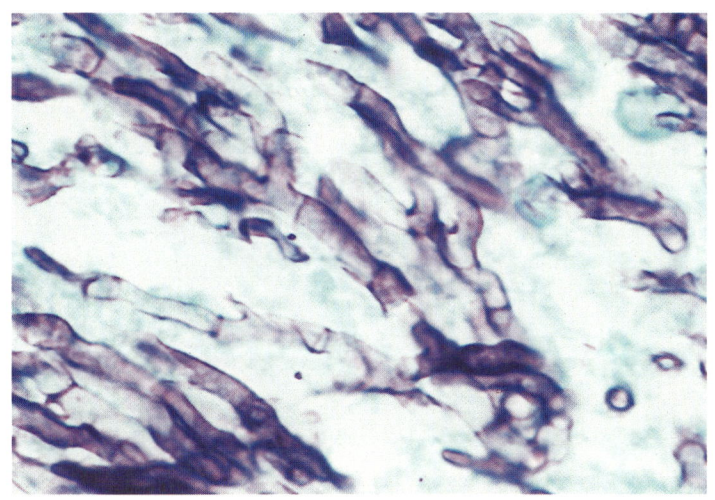

Abb. 6.43
Knochenmarktransplantation: Zytologie des Sputums vom Fall in *Abb. 6.42* mit den typisch sich verzweigenden, septierten Hyphen von Aspergillus. Methenamin-Silber-Färbung. Freundlicherweise von Dr. Y. S. Erosan überlassen.

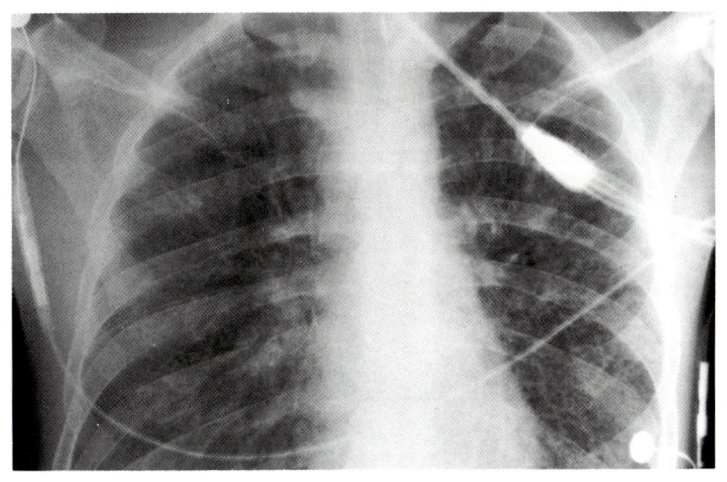

Abb. 6.44
Knochenmarktransplantation: Thorax-Röntgenaufnahme mit ausgedehnter interstitieller Pneumonie. Mit Sputumkulturen und indirekter Immunfluoreszenz wurden Zytomegalie-Viren nachgewiesen.

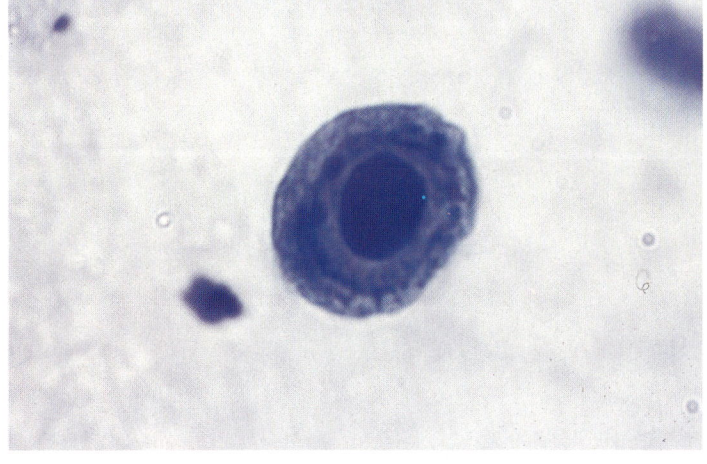

Abb. 6.45
Knochenmarktransplantation: Sputum-Zytologie: Eine Lungenzelle mit degenerativen Veränderungen und einem großen intranukleären Einschlußkörper; der Befund ist für eine Zytomegalie-Infektion charakteristisch. Papanicolaou-Färbung. Freundlicherweise von Dr. Y. S. Erosan überlassen.

6 Aplastische, dyserythropoetische und sekundäre Anämien – Knochenmarktransplantation

Eine weitere, häufige Komplikation ist die Herpes-simplex-Infektion, die zur Generalisierung neigt und eine Pneumonie, Encephalitis oder Hautveränderungen hervorrufen kann (*Abb. 6.46*). Der Infektion kann prophylaktisch durch intravenöse Acyclovir-Verabreichung vorgebeugt werden. Schließlich entwickeln sich bei Immunsuppression und Neutropenie nicht selten Pneumocystis carinii-Infektionen (*Abb. 6.47* und *6.48*).

Die Ganzkörperbestrahlung selbst kann zu Nebenwirkungen an epithelialen Geweben führen. Bekannt sind Veränderungen an Nägeln und Nagelbetten (*Abb. 6.49*) sowie eine reversible, vollständige Alopezie (siehe *Abb. 6.50*).

Graft-versus-host-Disease (GVHD)
Ein weiteres Hauptproblem nach Transplantationen liegt in der Reaktion von immunkompetenten Zellen des Transplantats gegen Gewebe des Empfängers und im Auftreten einer graft-versus-host-Krankheit (graft-versus-host disease – GVHD), die sich akut (innerhalb der ersten 100 Tage nach Transplantation) oder chronisch entwickeln kann. Betroffen sind Haut, Schleimhäute, Magen-Darm-Trakt und Leber, wobei eine Einteilung in vier Schweregrade (I–IV) vorgenommen wird.

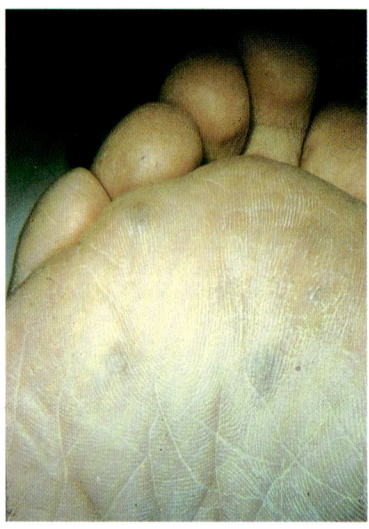

Abb. 6.46
Knochenmarktransplantation: Herpes simplex-Virusinfektion mit multiplen, ausgedehnten Effloreszenzen an der Fußsohlenhaut. Freundlicherweise von Dr. H. G. Prentice überlassen.

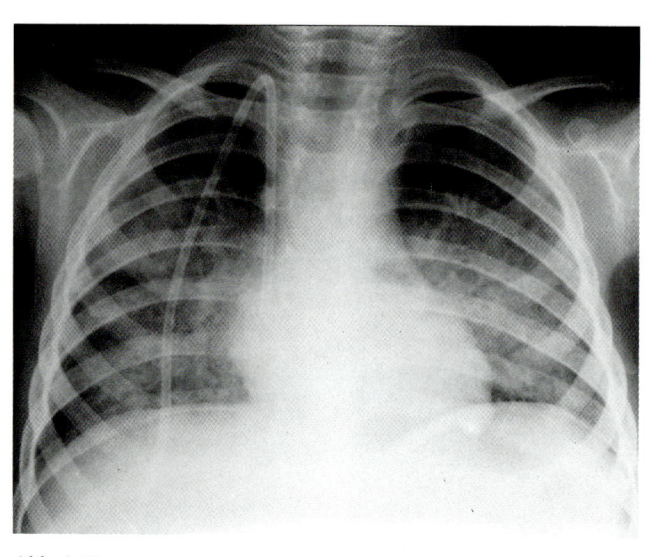

Abb. 6.47
Knochenmarktransplantation: Thorax-Röntgenaufnahme mit typischer, an Fledermausflügel erinnernder Verschattung beider Lungenfelder bei Pneumocystis carinii-Infektion.

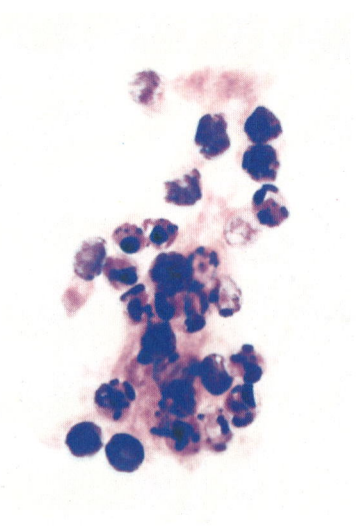

Abb. 6.48
Knochenmarktransplantation: Starke Vergrößerung einer konzentrierten Bronchial-Spülflüssigkeit mit typischen Pneumocystis carinii-Organismen. Gram/Weigert-Färbung. Freundlicherweise von Dr. Y. S. Erosan überlassen.

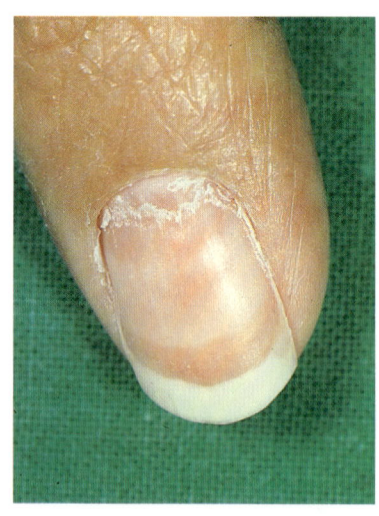

Abb. 6.49
Knochenmarktransplantation: Nagel mit horizontalen Furchen und einer Atrophie des Nagelbettes nach Ganzkörperbestrahlung. Freundlicherweise von Dr. H. G. Prentice überlassen.

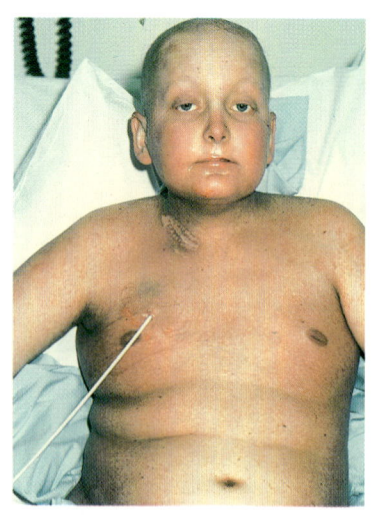

Abb. 6.50
Knochenmarktransplantation – akute GVHD: Ausgedehnter erythematöser Hautausschlag. Es liegt ein zentraler Hickman-Verweilkatheter. Freundlicherweise von Dr. H. G. Prentice überlassen.

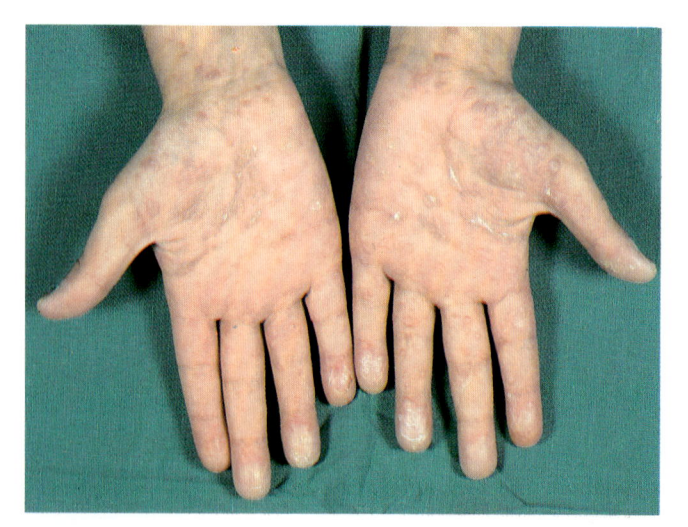

Abb. 6.51
Knochenmarktransplantation – akute GVHD: Erythematöses, makulopapulöses Exanthem mit bullösen Ulzerationen und Ablösung der Epidermis im Bereich der Handteller. Freundlicherweise von Dr. H. G. Prentice überlassen.

Aplastische, dyserythropoetische und sekundäre Anämien – Knochenmarktransplantation 6

Die akute GVH-Krankheit ist durch einen ausgedehnten erythematösen, juckenden Hautausschlag (Abb. 6.50) gekennzeichnet, der an Händen und Füßen meist besonders stark ausgeprägt ist. In schweren Fällen entwickeln sich bullöse Eruptionen und nachfolgend flächenhafte Exfoliationen (Abb. 6.51).

Die chronischen Formen sind durch eher derbe, rot gefärbte und Plaque-förmige Effloreszenzen charakterisiert (Abb. 6.52); bei einigen Patienten kommt es schließlich zu einem Sklerodermie-artigen Bild mit Kontrakturen und Ulzerationen (Abb. 6.53). An Händen und Füßen kann die Haut sich weiter ablösen (Abb. 6.54).

Auch eine Schleimhautbeteiligung mit Lichen planus-artigen Läsionen in Mund und Pharynx ist möglich (Abb. 6.55).

Histologische Veränderungen der GVHD sind beim Lebenden meist in Haut- oder Rektum-Biopsien nachweisbar. Bei akuter GVHD zeigt die Haut entzündliche Veränderungen mit lymphoiden Infiltraten und Nekrosen des Epithels, die in schweren Fällen zur Ablösung der Epidermis führen (Abb. 6.56).

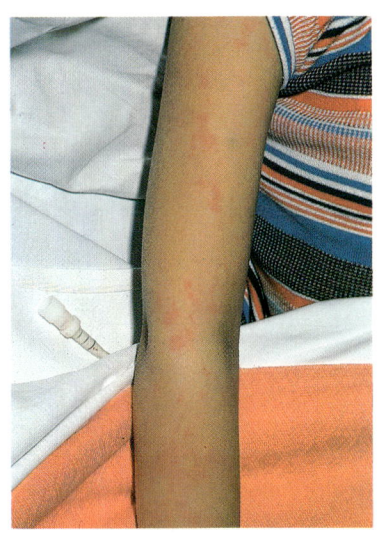

Abb. 6.52
Knochenmarktransplantation – chronische GVHD: Die fleckförmig-erhabenen, erythematösen Hautveränderungen sind charakteristisch. Freundlicherweise von Dr. H. G. Prentice überlassen.

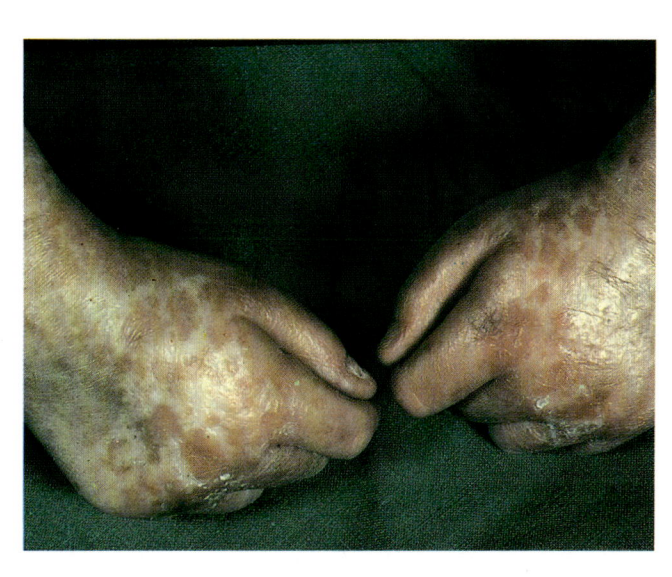

Abb. 6.53
Knochenmarktransplantation – chronische GVHD: Sklerodermie-artige Kontrakturen der Hände mit Verdickung der Haut und ausgeprägter Pigmentierung. Freundlicherweise von Dr. H. G. Prentice überlassen.

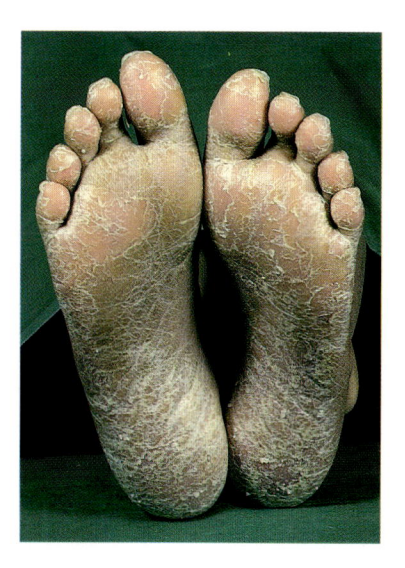

Abb. 6.54
Knochenmarktransplantation – chronische GVHD: Erythem und Exfoliation der Epidermis an den Fußsohlen. Freundlicherweise von Dr. H. G. Prentice überlassen.

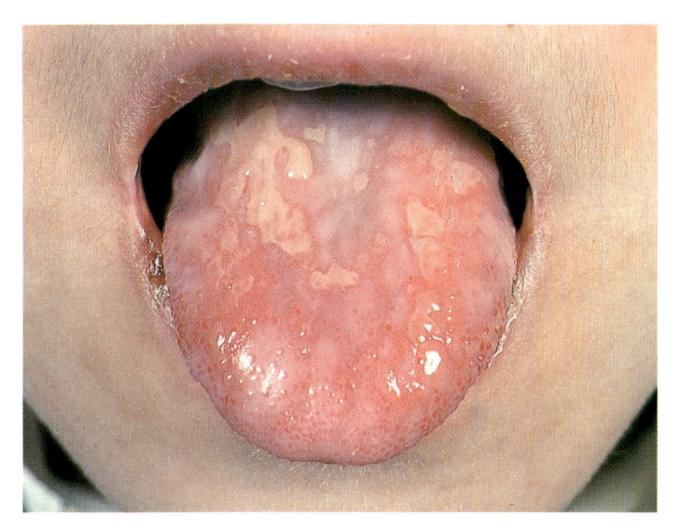

Abb. 6.55
Knochenmarktransplantation – chronische GVHD: Die Veränderungen an Zunge und Lippen ähneln denjenigen bei Lichen planus. Freundlicherweise von Dr. H. G. Prentice überlassen.

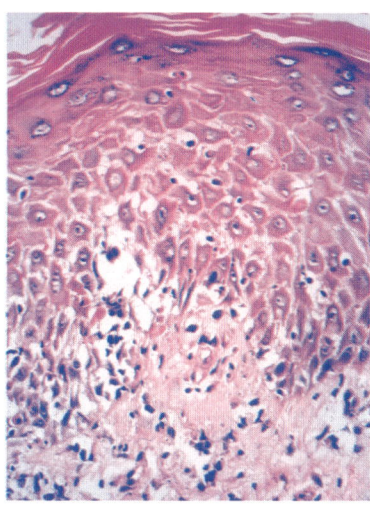

Abb. 6.56
Knochenmarktransplantation – akute GVHD: Histologisches Schnittpräparat der Haut bei mäßig schwerer akuter GVHD (Grad II). Man erkennt (links) eine Vakuolisierung der basalen Epidermiszellen mit entzündlichen Infiltraten in der oberen Dermis und (rechts) prominente Vakuolen mit nekrotischen Epidermiszellen und Lymphozyten bei einem farbigen Patienten.

6 Aplastische, dyserythropoetische und sekundäre Anämien – Knochenmarktransplantation

Auch in der Rektumschleimhaut liegen in den Krypten epitheliale Nekrosen und entzündliche Veränderungen vor (*Abb. 6.57*). Bei schwerem Verlauf kann es zu einem fast vollständigen Untergang der Schleimhaut im Dünn- und Dickdarm kommen (*Abb. 6.58*).

Außer in leichten Fällen ist die Leberfunktion bei akuter und chronischer GVHD gestört. Das histologische Bild zeichnet sich durch Epithelläsionen der Gallengänge, entzündliche Infiltrate und eine Cholestase (*Abb. 6.59*) aus.

Der GVHD kann heutzutage bei HLA-kompatibler allogener Transplantation dadurch weitgehend vorgebeugt werden, daß T-Lymphozyten in vitro aus dem Spendermark vollständig entfernt werden.

Schließlich ist auch die interstitielle Pneumonie (*Abb. 6.60*) eine häufige Komplikation nach Transplantation, die häufiger bei Patienten mit GVHD angetroffen wird, jedoch ebenfalls mit einer Bestrahlung der Lunge oder einer Infektion, vor allem durch Zytomegalie-Viren, in Zusammenhang stehen kann.

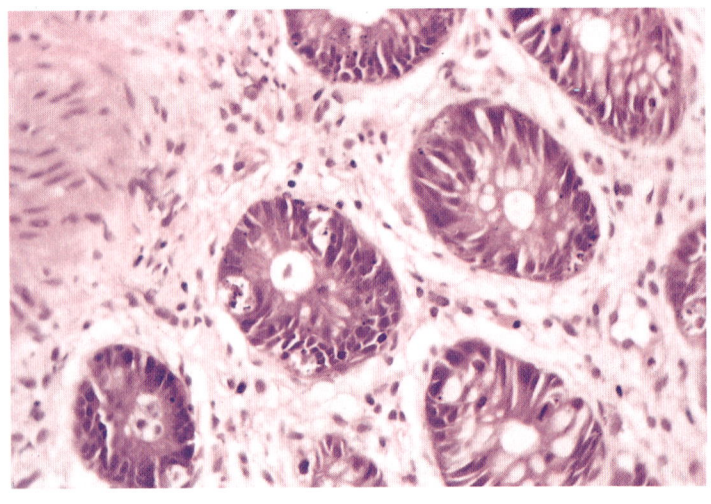

Abb. 6.57
Knochenmarktransplantation – akute GVHD: starke Vergrößerung einer Rektumbiopsie bei Grad I akuter GVHD mit Nekrosen einzelner Epithelzellen in den Krypten und Ödem der Lamina propria.

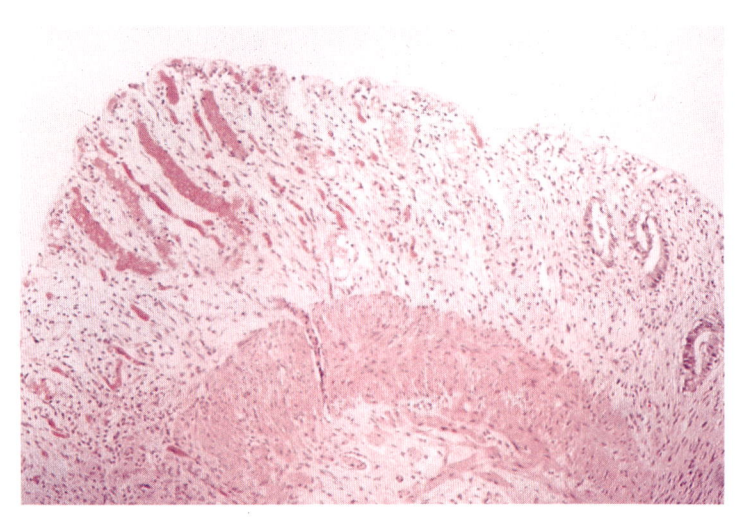

Abb. 6.58
Knochenmarktransplantation – akute GVHD: Histologisches Schnittpräparat des Colons bei akuter GVHD Grad IV mit fast vollständigem Verlust des Epithels sowie Ödem und lymphozytärer Infiltration der Submucosa (Obduktionsmaterial).

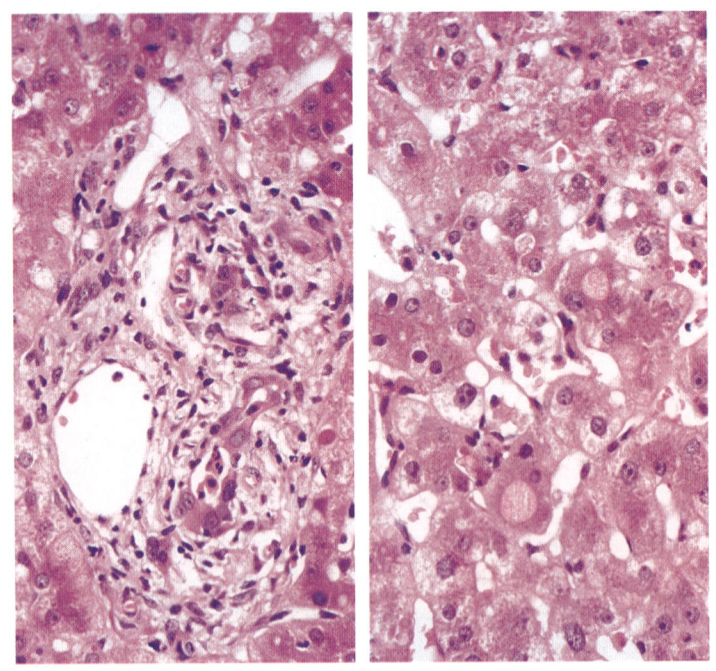

Abb. 6.59
Knochenmarktransplantation – akute GVHD: Starke Vergrößerung einer Leberbiopsie. (Links) Die Gallengänge in den Portalfeldern werden von geschädigten, irregulär gestalteten und elongierten Epithelien mit einzelnen pyknotischen Kernen ausgekleidet. Weiterhin besteht eine mäßiggradige lymphozytäre und granulozytäre Infiltration. Die Cholestase (rechts) manifestiert sich in erweiterten Gallenkapillaren und pigmentierten Hepatozyten. Freundlicherweise von Prof. P. J. Scheuer überlassen.

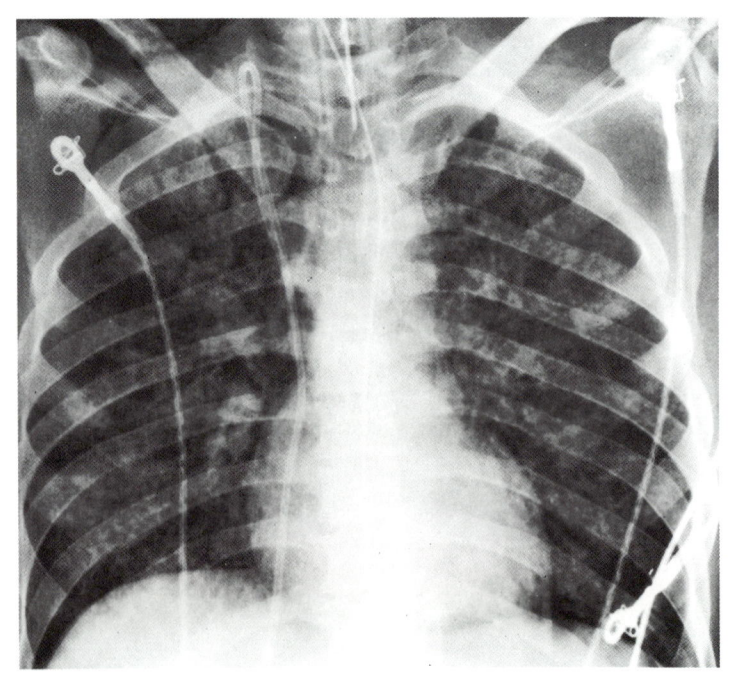

Abb. 6.60
Knochenmarktransplantation: Thorax-Röntgenaufnahme bei interstitieller Pneumonitis mit ausgedehnten kleinfleckigen Verschattungen. Der Patient war einer Ganzkörperbestrahlung unterzogen worden und litt an einer GVHD Grad III. Bei diesem Fall konnte keine infektiöse Ursache für die Pneumonitis ermittelt werden.

Leukozytenanomalien

7

7 Leukozytenanomalien

In Kapitel 1 wurden Aspekt und Entwicklung von normalen Leukozyten beschrieben. Dieses Kapitel befaßt sich mit abnormen Varianten der Leukozytenmorphologie, wobei nur einige von ihnen klinische Relevanz besitzen. Außerdem werden an dieser Stelle die primären Immundefektsyndrome und das erworbene Immundefektsyndrom (AIDS) abgehandelt. Die Besprechung der akuten und chronischen lymphatischen Leukämien, der Lymphome und des Plasmozytoms erfolgt in Kapitel 8 – 11.

ANGEBORENE ANOMALIEN DER LEUKOZYTENMORPHOLOGIE

Pelger-Huët-Anomalie
Diese Anomalie ist durch bisegmentierte Neutrophile im peripheren Blut charakterisiert. Vor allem während einer Infektion können vereinzelt aber auch unsegmentierte Neutrophile mit runden Kernen auftreten (Abb. 7.1). Eine klinische Bedeutung scheint die autosomal-dominant vererbte Variante nicht zu haben. Die betroffenen Zellen erweisen sich als funktionell normal. "Pseudo-Pelger"-Zellen kommen bei akuten myeloischen Leukämien und myelodysplastischen Syndromen vor.

May-Hegglin-Anomalie
Abnorme RNA-Kondensate, die als schwach basophile Inklusionen im Zytoplasma von Neutrophilen (Abb. 7.2) nachweisbar sind, sind typisch für diese seltene Anomalie mit dominantem Erbgang. Bei der Mehrzahl der Patienten besteht darüber hinaus eine Thrombozytopenie mit Riesenthrombozyten. Die meisten betroffenen Personen weisen keine klinischen Symptome auf, einige leiden jedoch an einer hämorrhagischen Diathese. Ähnliche Zytoplasmainklusionen, die als Döhle-Körper bezeichnet werden, können in Neutrophilen bei schweren Infektionen (siehe Abb. 7.10) und gelegentlich im Verlauf einer normalen Schwangerschaft auftreten.

Chédiak-Higashi-Syndrom
Riesengranula in Neutrophilen kennzeichnen diese autosomal-rezessiv vererbte Anomalie. Auch die granulopoetischen Zellen im Knochenmark sowie Eosinophile, Monozyten und Lymphozyten enthalten analoge abnorme Granula (Abb. 7.3). Betroffene Kinder weisen gewöhnlich eine Thrombozytopenie und Neutropenie mit rezidivierenden schweren Infektionen auf. Die klinische

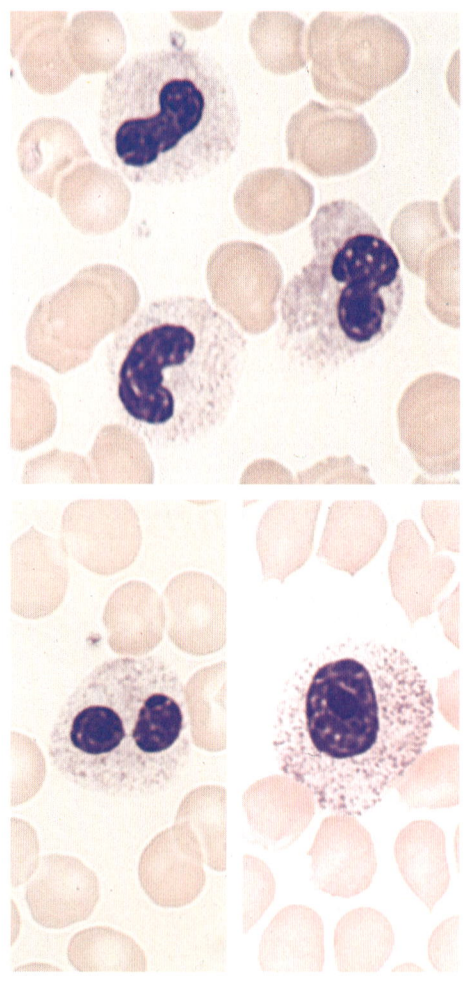

Abb. 7.1
Pelger-Huët-Anomalie: Grobe Verklumpung des Chromatins (oben) und brillen- bzw. kneiferförmige Kernformen in Neutrophilen (unten links); ein Neutrophiler mit rundem Kern (unten rechts); derartige Zellen sind meist nur bei den seltenen homozygoten Patienten zu finden. "Pseudo-Pelger"-Neutrophile können bei myeloischen Leukämien und myelodysplastischen Syndromen auftreten.

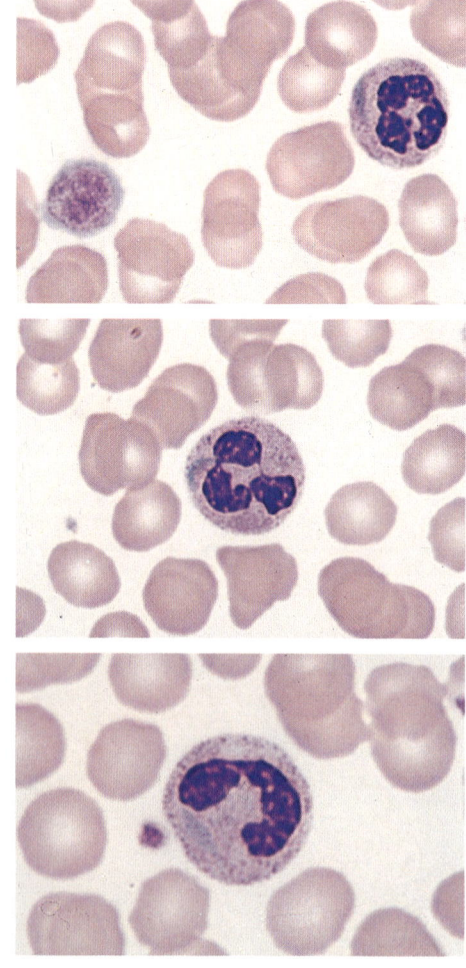

Abb. 7.2
May-Hegglin-Anomalie: Die Neutrophilen enthalten basophile Inklusionen mit einem Durchmesser von 2 – 5 μm, die Döhle-Körpern (siehe Abb. 7.10) ähneln, jedoch keine Beziehung zu Infektionen aufweisen. Zudem besteht meist eine leichte Thrombozytopenie mit Riesenthrombozyten (oben).

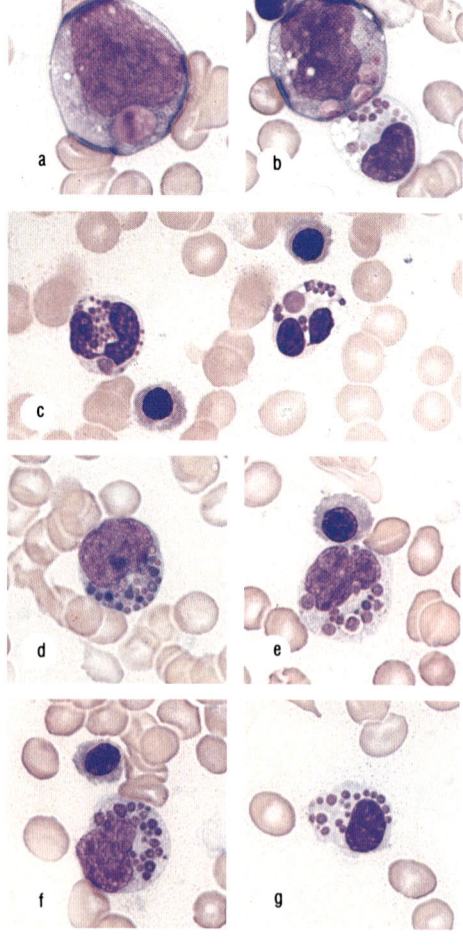

Abb. 7.3
Chédiak-Higashi-Syndrom: Bizarre Riesengranula im Zytoplasma aller Leukozytentypen und ihrer Vorstufen; (a) ein Promyelozyt; (b) ein Promonozyt und Lymphozyt; (c) Neutrophile; (d) ein früher Eosinophiler; (e und f) Monozyten und (g) ein Lymphozyt.

Untersuchung ergibt häufig einen partiellen Albinismus und eine ausgeprägte Hepatosplenomegalie. Die meisten Patienten sterben in der Kindheit an Infektionen und Blutungen.

Alder (Alder-Reilly)-Anomalie

Bei dieser autosomal-rezessiv vererbten Anomalie treten tief purpurrot gefärbte Granula in neutrophilen (*Abb. 7.4*) und anderen Granulozyten, Monozyten sowie Lymphozyten auf. Die Mehrzahl der Personen mit dieser Variante zeigt keine klinischen Symptome. Ähnliche Leukozytenanomalien finden sich bei Patienten mit Mucopolysaccharid-Speicherkrankheiten, z.B. dem Hurler- und Maroteaux-Lamy-Syndrom. Gelegentlich werden sie auch bei der amaurotischen familiären Idiotie, insbesondere beim Spielmeyer-Vogt-Syndrom (s.u.), beobachtet.

Mucopolysaccharidosen VI und VII

Beim Maroteaux-Lamy-Syndrom, auch als Mucopolysaccharidose VI bekannt, besteht eine abnorme Granulozyten- und Monozytengranulation und eine Vakuolisierung der Lymphozyten (*Abb. 7.5*). Gleichartige Leukozytenanomalien können darüber hinaus auch bei Patienten mit Mucopolysaccharidose VII auftreten. Es handelt sich dabei um lysosomale Speicherkrankheiten, die durch angeborene Enzymdefekte im Abbau von sauren Mucopolysacchariden beruhen. Die pathologischen Speicherungsphänomene führen zu Veränderungen an Bindegewebe, Herz, knöchernem Skelett und zentralem Nervensystem. Daraus entstehen klinisch Defekte, die denjenigen des klassischen Hurler-Syndroms (Mucopolysaccharidose I – H), allerdings in leichterer Form, ähneln.

Andere Ursachen lymphozytärer Vakuolenbildungen

Analoge Lymphozytenvakuolen können vereinzelt bei Patienten mit angeborenen Defekten von Enzymen, die am Abbau von Oligosaccharid-Komponenten der Glykoproteine beteiligt sind, z.B. bei Mannosidose, und beim seltenen Spielmeyer-Vogt-Syndrom (*Abb. 7.6*) vorkommen.

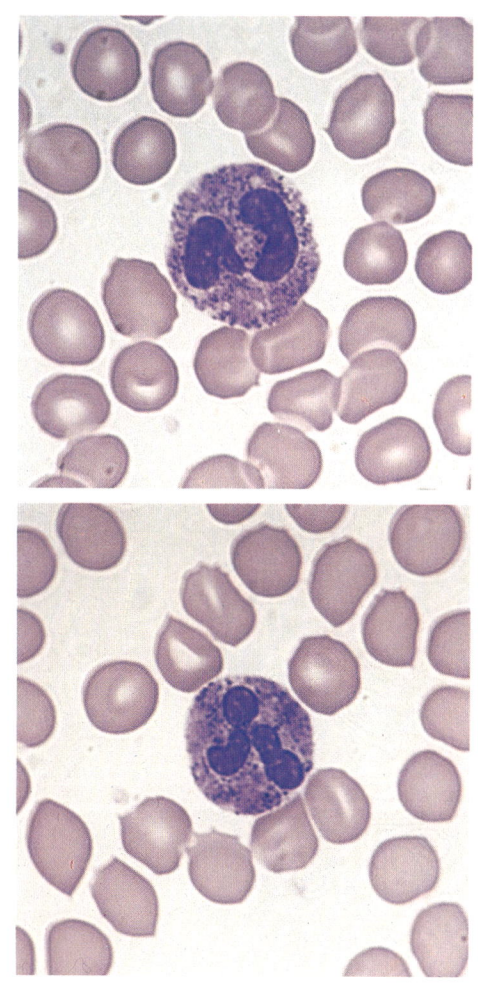

Abb. 7.4
Alder-Anomalie: Grobe, rot-violette Granula in Neutrophilen. Klinische Symptome bestanden bei diesem Fall nicht.

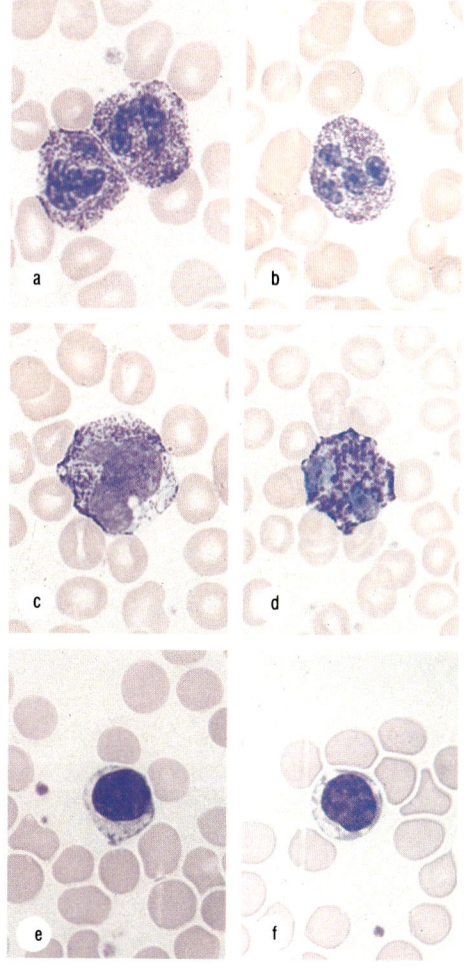

Abb. 7.5
Maroteaux-Lamy-Syndrom. Grobe rot-violette Granula in Neutrophilen (a und b), einem Monozyt (c) und einem Basophilen (d). Auffällige Vakuolisierung der Lymphozyten (e und f). Bei dieser Variante des Hurler-Syndroms waren auch Skelettanomalien und eine Trübung der Cornea nachweisbar.

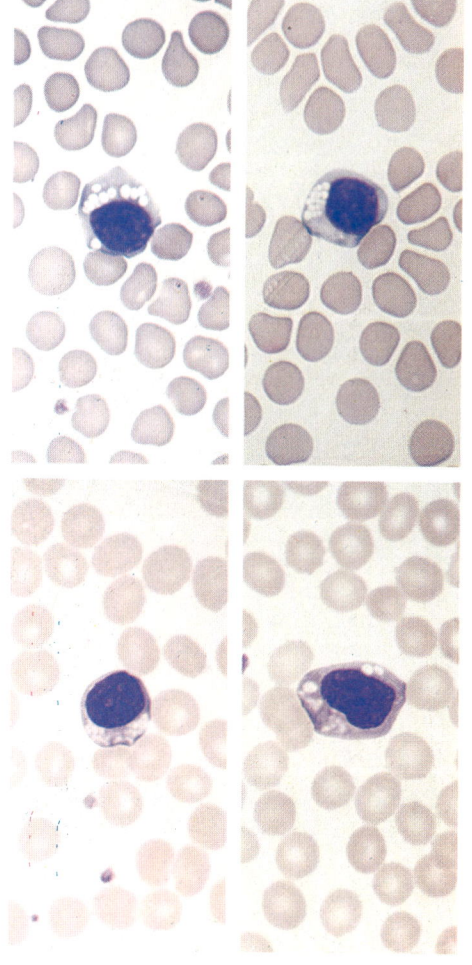

Abb. 7.6
Lymphozytenvakuolisierung: Weitere Beispiele einer ausgeprägten Zytoplasmavakuolisierung in Lymphozyten bei Mannosidose (oben) und beim Spielmeyer-Vogt-Syndrom (juvenile Form der amaurotischen Idiotie; unten).

7 Leukozytenanomalien

LEUKOZYTOSE

Der Begriff Leukozytose bezeichnet einen Anstieg der Leukozytenzahl im peripheren Blut (gewöhnlich auf Werte über $12 \times 10^9/l$). Am häufigsten besteht eine Vermehrung von Neutrophilen, jedoch kann auch eine Vermehrung eines anderen Leukozytentyps dafür verantwortlich sein.

Neutrophile Leukozytose (Neutrophilie)

Der Anstieg der Neutrophilenzahl im peripheren Blut auf Werte über $7,5 \times 10^9/l$ stellt eine der häufigsten Veränderungen bei Blutzellzählungen und in Blutausstrichen dar (Abb. 7.7). Klinisch geht die Neutrophilie oft mit Fieber als Folge einer Ausschüttung von Leukozytenpyrogenen einher. Auch eine Vermehrung von stabkernigen Formen ist ein häufiger Befund; gelegentlich können sogar unreifere Zellen (Metamyelozyten und Myelozyten im peripheren Blut erscheinen (sogenannte Linksverschiebung). Bei einer reaktiven Neutrophilie (Abb. 7.8) weist das Zytoplasma der Neutrophilen meist toxische Veränderungen, manchmal auch Döhle-Körper (Abb. 7.9 und 7.10) auf. Der Index der alkalischen Leukozytenphosphatase ist typischerweise erhöht (Abb. 7.11).

Eosinophile Leukozytose (Eosinophilie)

Die Bezeichnung Eosinophilie wird bei einem Anstieg der Bluteosinophilen auf Werte über $0,4 \times 10^9/l$ verwendet (Abb. 7.12); ihre Ursachen sind in Abb. 7.13 wiedergegeben.

Mehrere pulmonale Eosinophiliesyndrome sind durch passagere Lungeninfiltrate (Abb. 7.14, links), Husten, Fieber und eine periphere Eosinophilie gekennzeichnet. Gewöhnlich führt eine Steroidbehandlung zum Abklingen der Symptome und zu einer raschen Auflösung der Infiltrate (Abb. 7.14, rechts). Ähnliche Veränderungen werden auch bei einigen parasitären Infektionen beobachtet, wenn die wandernden Parasiten sich in der Lunge ansiedeln.

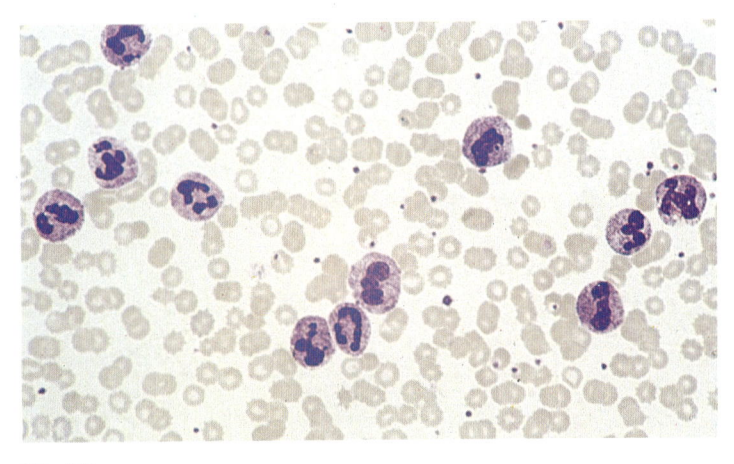

Abb. 7.7
Neutrophile Leukozytose: Zahlreiche stabkernige und segmentkernige Neutrophile im peripheren Blut. Der Patient litt an einer vom Abdomen ausgehenden Sepsis. Leukozyten: $45 \times 10^9/l$; Neutrophile: $41 \times 10^9/l$.

Abb. 7.8
Ursachen der neutrophilen Leukozytose.

Ursachen der neutrophilen Leukozytose	
Bakterielle Infektionen Eitrig: lokalisiert oder generalisiert	**Corticosteroid-Therapie**
	Akute Blutung und Hämolyse
Entzündlich Nekrose Myokardinfarkt; Ischämie; Trauma; Vaskulitis	**Myeloproliferative Erkrankungen** Polycythaemia vera; Myelofibrose; Chronische myeloische Leukämie
Stoffwechselstörungen Urämie; Azidose; Gicht, Vergiftung; Eklampsie	**Chronische myelomonozytäre Leukämie**
	Maligne Tumoren

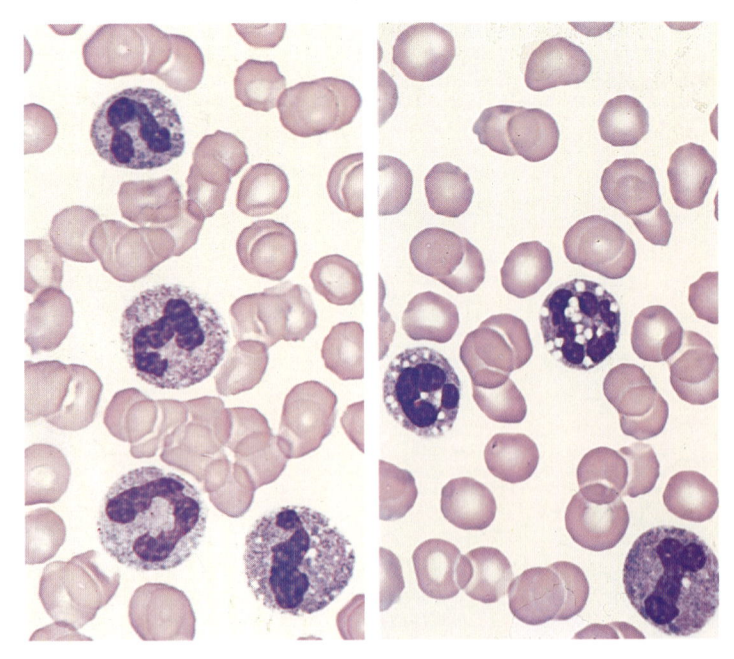

Abb. 7.9
Neutrophile Leukozytose. Toxische Veränderungen in Neutrophilen mit purpurroten Granula in stabkernigen Neutrophilen (links) und Zytoplasmavakuolen (rechts).

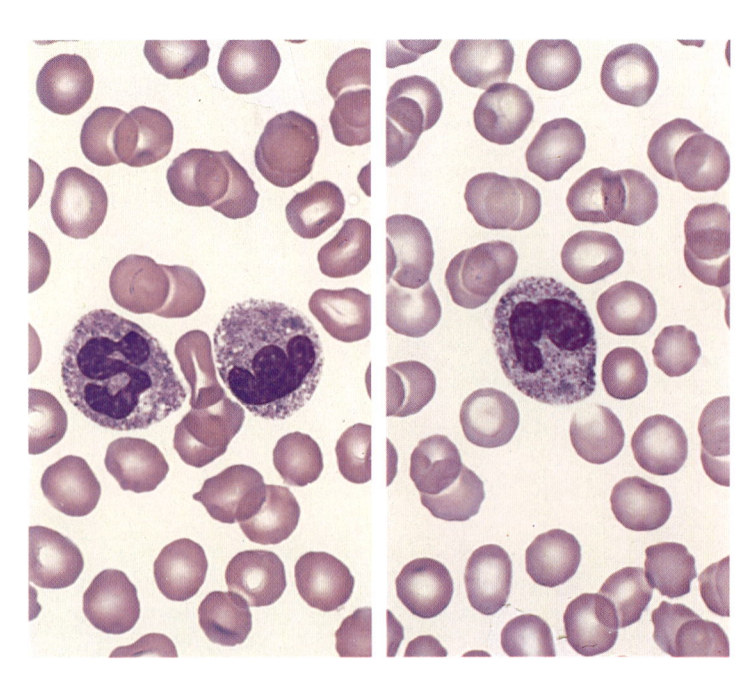

Abb. 7.10
Neutrophile Leukozytose: Döhle-Körper (basophile Inklusionen denaturierter RNA) im Zytoplasma von Neutrophilen.

Leukozytenanomalien **7**

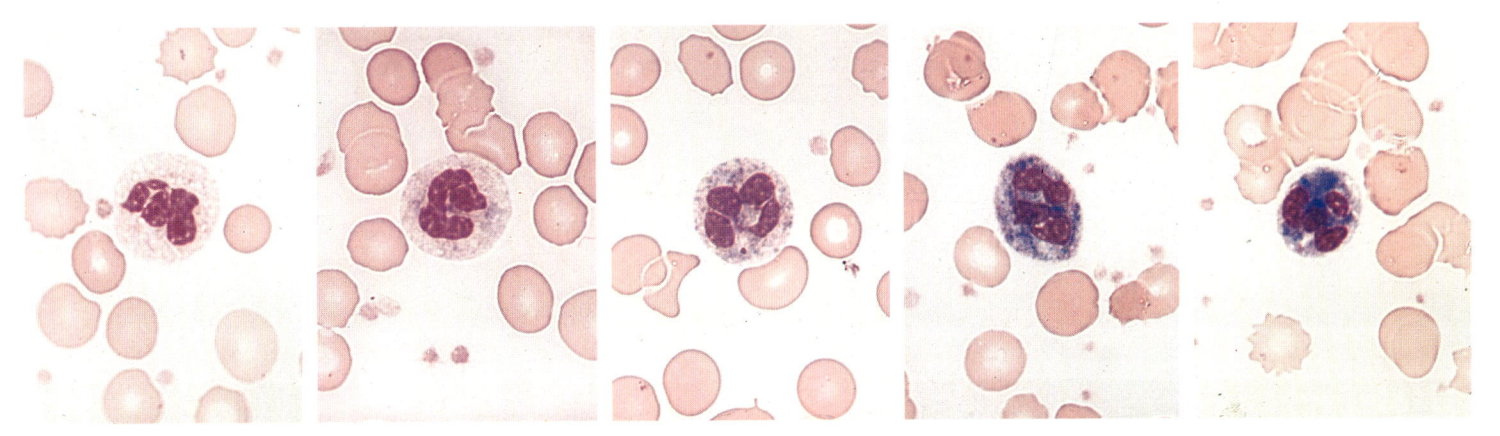

Abb. 7.11
Index der alkalischen Leukozytenphosphatase: Nach Durchführung der alkalische Phosphatase-Reaktion wird in 100 Neutrophilen die Farbintensität des Reaktionsproduktes bestimmt. Von links nach rechts die Zellindices 0, 1, 2, 3 und 4. Hohe Indices werden charakteristischerweise bei reaktiven neutrophilen Leukozytosen, Polycythaemia vera und Myelofibrose gefunden. Sehr niedrige Indices treten bei chronischer myeloischer Leukämie auf.

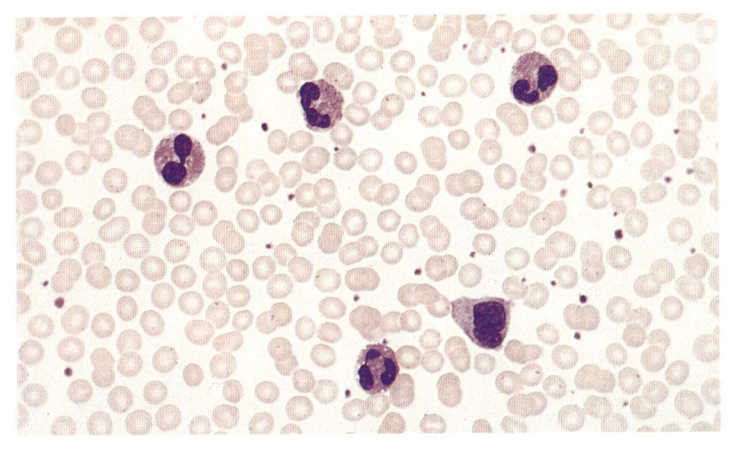

Abb. 7.12
Eosinophilie: Vier Eosinophile und ein Monozyt bei Dermatitis herpetiformis. Gesamtleukozytenzahl: $20 \times 10^9/l$; Eosinophile: $16{,}5 \times 10^9/l$.

Abb. 7.13
Ursachen der Eosinophilie.

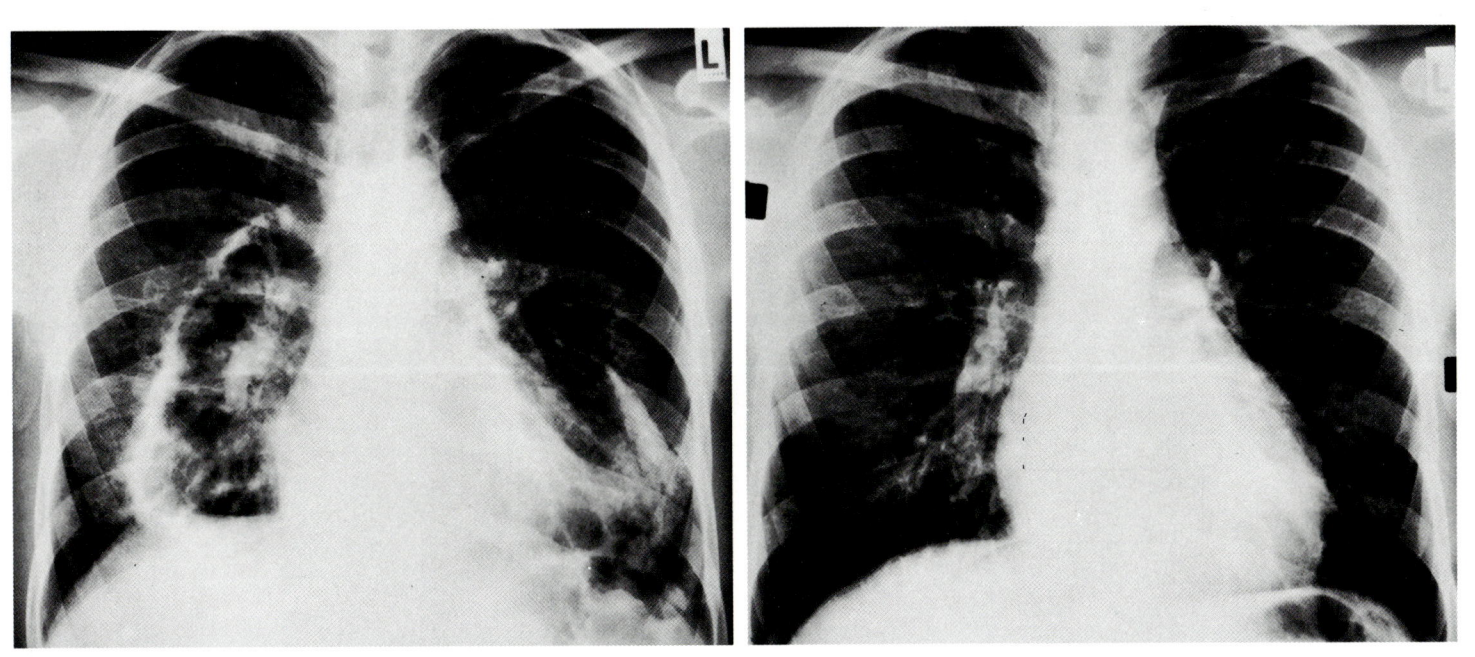

Ursachen der Eosinophilie	
Allergien	**Eosinophilen-Leukämie**
Asthma; Heuschnupfen; Urtikaria; Medikamente, z.B. Gold, Allopurinol	**Verschiedene**
Parasiten:	Eosinophiles Granulom;
Ancylostomiasis; Ascariasis; Filariasis; Trichinose; Toxocariasis	Erythema multiforme; Polyarteriitis nodosa; Sarkoidose;
Hauterkrankungen:	Hypereosinophiliesyndrom; Nach Bestrahlung;
Ekzem; Psoriasis; Dermatitis herpetiformis	Pulmonale Eosinophilie (einschl. Löffler-Syndrom); Tropische Eosinophilie
Neoplastische Erkrankungen:	
Morbus Hodgkin und andere	

Abb. 7.14
Pulmonale Eosinophilie: Röntgenthoraxaufnahmen mit (links) diffusen Infiltraten im rechten Mittel- und Unterfeld sowie im linken Unterfeld. Die deutlichen bandförmigen Verschattungen weisen auf Atelektasen hin. Der Patient hatte wegen Colitis ulcerosa Sulfasalazin erhalten. Nach Absetzen dieses Medikaments war eine Prednisolon-Therapie begonnen worden. Die Röntgenaufnahme rechts stammt vom gleichen Patienten drei Wochen später. Man erkennt eine fast vollständige Rückbildung der Lungenveränderungen.

7 Leukozytenanomalien

Monozytose und basophile Leukozytose

Erkrankungen, die mit einer Monozytose (Abb. 7.15) einhergehen, sind in Abb. 7.16 wiedergegeben. Eine Basophilie ist häufig bei Patienten mit chronischer myeloischer Leukämie (Abb. 7.17) oder Polycythaemia vera nachweisbar. Auch Myxödem, Varizellen- und Variolainfektionen sowie Colitis ulcerosa können mit einer mäßigen Blutbasophilie einhergehen.

LEUKÄMOIDE REAKTION

Bei der leukämoiden Reaktion handelt es sich um eine gutartige, allerdings hochgradige Leukozytose, die durch das Auftreten von unreifen Zellen (Blasten, Promyelozyten und Myelozyten) im peripheren Blut gekennzeichnet ist. Meistens wird sie durch granulopoetische Zellen hervorgerufen (Abb. 7.18), jedoch kommen auch lymphozytäre Reaktionen vor. Schwere oder chronische Infektionen sind die häufigste Ursache; nur gelegentlich wird sie auch im Rahmen von ausgedehnt metastasierenden Tumoren oder schweren Hämolysen beobachtet. Leukämoide Reaktionen treten bevorzugt bei Kindern auf.

Differentialdiagnostisch liegt das Hauptproblem in der Abgrenzung der leukämoiden Reaktion von einer chronischen myeloischen Leukämie. Eine toxische Granulation und Döhle-Körper in Neutrophilen sowie ein hoher Index der alkalischen Leukozytenphosphatase sprechen für eine leukämoide Reaktion, zahlreiche Myelozyten im peripheren Blut und der Nachweis des Philadelphia-Chromosoms dagegen für eine chronische myeloische Leukämie.

LEUKOERYTHROBLASTISCHES BLUTBILD

Bei dieser Blutbildveränderung treten Erythroblasten und unreife granulopoetische Zellen im peripheren Blut auf (Abb. 7.19 und 7.20). Am häufigsten findet sie sich bei Destruktionen der Knochenmarkarchitektur durch proliferative Prozesse oder Markinfiltrate sowie bei extramedullärer Erythropoese. Die Hauptursachen des leukoerythroblastischen Blutbildes sind in Abb. 7.21 aufgeführt.

NEUTROPENIE

Eine Neutropenie ist durch eine Verminderung der Blutneutrophilenzahl auf Werte unter $2,5 \times 10^9$/l definiert. Zahlreiche Völker in Afrika und im mittleren Osten weisen jedoch Normbereiche mit signifikant niedrigeren Grenzwerten auf. Klinische Erscheinungen in Form rezidivierender Infektionen entwickeln sich bei Absolutwerten unter 1×10^9/l, wobei Neutrophilenzahlen von weniger als $0,2 \times 10^9$/l mit einem besonders hohen Risiko verbunden sind. Eine Neutropenie kann isoliert oder im Rahmen einer allgemeinen Panzytopenie auftreten (Abb. 7.22). Sie beruht in den meisten Fällen auf einer Hypoplasie der Granulopoese; bei einigen Patienten ist sie jedoch auf eine gesteigerte Sequestration von Neutrophilen durch das retikuloendotheliale System oder andere Gewebe zurückzuführen. Schließlich kann auch eine signifikante Verschiebung von Neutrophilen aus dem zirkulierenden in den marginalen Pool mit Anlagerung an das Gefäßendothel für eine Neutropenie verantwortlich sein.

Ursachen der Monozytose

Infektionen
  Tuberkulose; Bruzellose; bakterielle Endokarditis; Malaria; Kala-Azar; Trypanosomiasis; Typhus

Andere entzündliche Erkrankungen
  Sarkoidose; Colitis ulcerosa; Morbus Crohn; Rheumatoide Arthritis; Systemischer Lupus erythematodes

Morbus Hodgkin und andere maligne Neoplasien

Akute myelomonozytäre und Monozyten-Leukämien, FAB-Klassifikation AML: M_4 und M_5

Myelodysplastische Syndrome, FAB-Klassifikation: Typ V (chronische myelomonozytäre Leukämie)

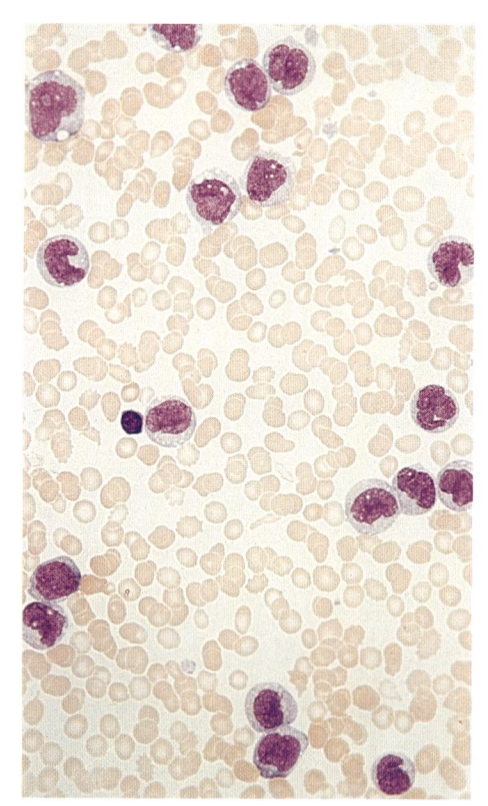

Abb. 7.15
Monozytose: Peripherer Blutausstrich bei myelodysplastischem Syndrom Typ V. Mit Ausnahme eines Lymphozyten (im Zentrum) bestehen alle kernhaltigen Zellen aus Monozyten. Gesamtleukozytenzahl: 36×10^9/l; Monozyten: 30×10^9/l.

Abb. 7.16
Ursachen der Monozytose.

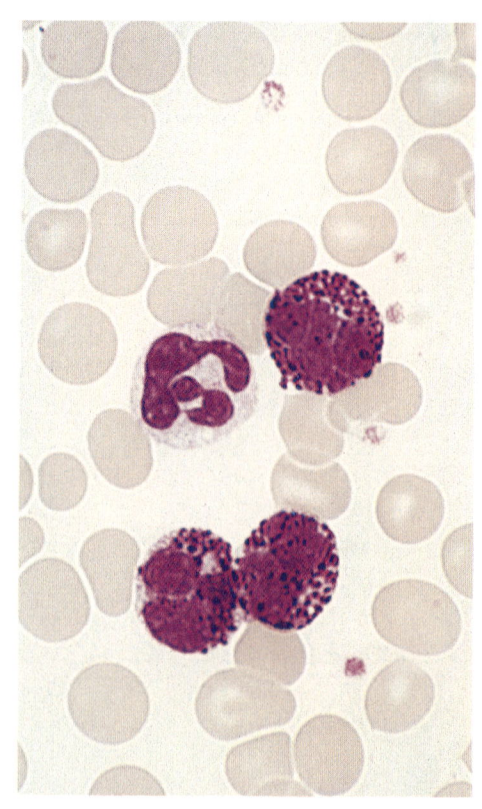

Abb. 7.17
Basophilie: Starke Vergößerung von drei Basophilen und einem Neutrophilen in einem peripheren Blutausstrich bei chronischer myeloischer Leukämie. Gesamtleukozytenzahl: 73×10^9/l; Basophile; $7,3 \times 10^9$/l.

Leukozytenanomalien 7

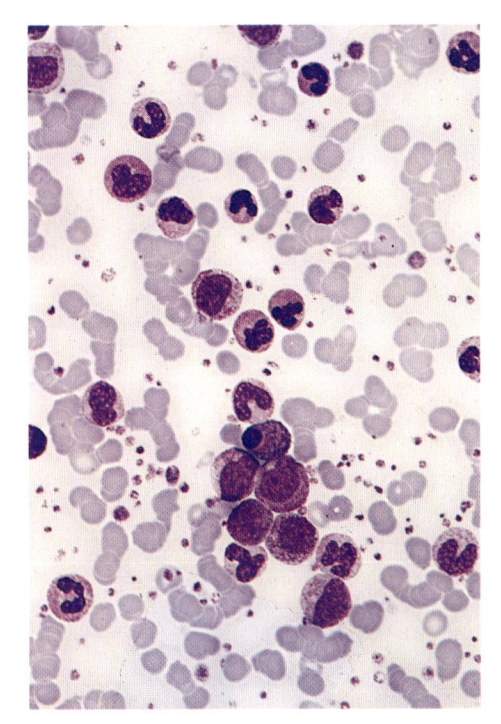

Abb. 7.18
Leukämoide Reaktion: Neutrophile, Stabkernige, Metamyelozyten, Myelozyten und ein nekrobiotischer Neutrophiler (Zentrum) bei Staphylokokken-Pneumonie. Leukozyten: 94 × 10^9/l.

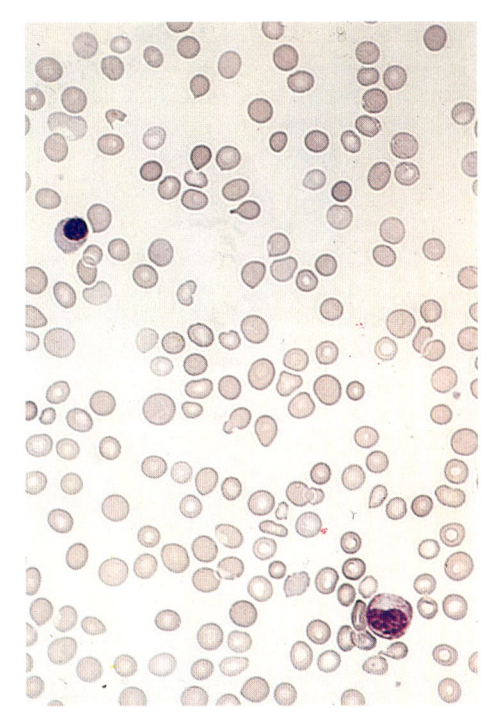

Abb. 7.19
Leukoerythroblastisches Blutbild: Ein Erythroblast, ein Myelozyt, Polychromasie, Anisozytose und Poikilozytose mit Tränenformen der Erythrozyten bei Myelofibrose. Hb: 9,5 g/dl; Leukozyten: 5 × 10^9/l; 6 Erythroblasten pro 100 Leukozyten; Thrombozyten: 45 × 10^9/l.

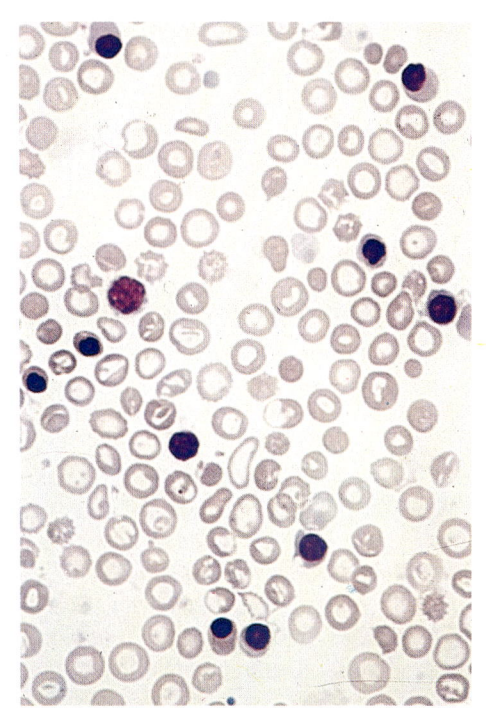

Abb. 7.20
Leukoerythroblastisches Blutbild: Erythroblasten, zwei Lymphozyten, Polychromasie, Hypochromie, Poikilozytose, Akanthozytose und Sphärozytose der Erythrozyten. Das Differentialblutbild enhält Metamyelozyten und Myelozyten. Es handelt sich um einen Fall von homozygoter α-Thalassämie (Hb Bart's-Krankheit).

Ursachen des leukoerythroblastischen Blutbildes
Carcinommetastasen im Knochenmark
Myelofibrose
Leukämie
Multiples Myelom
Morbus Hodgkin
Non-Hodgkin-Lymphome und histiozytäre Neoplasien
Miliartuberkulose
Schwere megaloblastische Anämie
Schwere Hämolyse, besonders bei Jugendlichen
Osteopetrosis (Albers-Schönberg)

Abb. 7.21
Ursachen des leukoerythroblastischen Blutbildes.

Ursachen der Neutropenie
Selektiv
Medikamenten-induziert: Antiphlogistika: Aminopyrin; Phenylbutazon Antibiotika: Chloramphenicol; Co-Trimoxazol Antikonvulsiva: Phenytoin; Phenobarbital Thyreostatika: Carbimazol Phenothiazine: Chlorpromazin; Promethazin Verschiedene: Tolbutamid; Phenindion
Rassisch bedingt oder familiär
Zyklisch
Infektionen: Viren: besonders Parvovirus und Hepatitis Bakterien: Typhus; Miliartuberkulose Protozoen: Malaria; Kala-Azar
Autoimmun: Idiopathisch; Felty-Syndrom; systemischer Lupus erythematodes
Knochenmarkinsuffizienz
Aplastische Anämie; Leukämie; Myelofibrose; Markinfiltrate; megaloblastische Anämie; Medikamente, Chemikalien und physikalische Agentien, z.B. Alkylantien; Antimetaboliten
Splenomegalie

Abb. 7.22
Ursachen der Neutropenie.

7 Leukozytenanomalien

Schwere Neutropenien (auch als Agranulozytosen bezeichnet) gehen klinisch häufig mit schmerzhaften und unbeeinflußbaren Infektionen der Mundschleimhaut (*Abb. 7.23* und *7.24*), des Rachens, der Haut (*Abb. 7.25*) und der Analregion einher. Weitere Beispiele von Infektionen bei schwerer Neutropenie werden in Kapitel 8 behandelt.

Eine Knochenmarkuntersuchung ist bei allen Patienten mit schwerer Neutropenie absolut indiziert. In zahlreichen Fällen können dabei eine Leukämie oder andere Infiltrationen diagnostiziert werden. Bei isolierter Depression der Granulopoese sind die Vorstufen der Granulozyten vermindert (*Abb. 7.26*).

Felty-Syndrom
Bei etwa 1% der Patienten mit rheumatoider Arthritis besteht zusätzlich zu den Gelenkveränderungen eine Splenomegalie (*Abb. 7.27*) und Neutropenie, wobei ein Teil an Hautulzera über der Tibiavorderfläche leidet (*Abb. 7.28*). Vermutlich wird die Neutropenie bei Felty-Syndrom durch Autoantikörper gegen Neutrophile hervorgerufen; typischerweise findet man im Knochenmark eine hyperplastische Granulopoese. Bei Patienten mit rezidivierenden Infektionen führt eine Splenektomie vielfach zur Normalisierung der Neutrophilenzahl im peripheren Blut.

LYMPHOZYTOSE
Die Hauptursachen eines Anstiegs der absoluten Lymphozytenzahl sind in *Abb. 7.29* wiedergegeben. Stark erhöhte Werte werden gewöhnlich bei Erwachsenen mit chronischer lymphatischer Leukämie beobachtet. Kleinkinder mit Pertussis und Kinder mit akuter infektiöser Lymphozytose, einer seltenen Viruserkrankung, können ebenfalls sehr hohe Lymphozytenzahlen aufweisen. Lymphozytosen mit zahlreichen atypischen oder "reaktiven" Zellen kommen vor allem bei infektiöser Mononukleose, bei anderen Virusinfektionen, einschließlich Hepatitis, und bei Toxoplasmose vor.

Infektiöse Mononukleose
Die infektiöse Mononukleose (Pfeiffer'sches Drüsenfieber) ist klinisch durch Halsschmerzen, Fieber, Lymphadenopathie und das Auftreten von atypischen Lymphozyten im peripheren Blut gekennzeichnet. Die Erkrankung wird durch eine Infektion mit dem Epstein-Barr- (EB-)Virus hervorgerufen. Im Serum sind hohe Titer an heterophilen Antikörpern gegen Schaferythrozyten nachweisbar (Paul-Bunnell-Test).

Die meisten Patienten leiden an Abgeschlagenheit, Unwohlsein und Fieber. Die klinische Untersuchung ergibt in der Mehrzahl der Fälle eine Lymphadenopathie (*Abb. 7.30*) und gewöhnlich

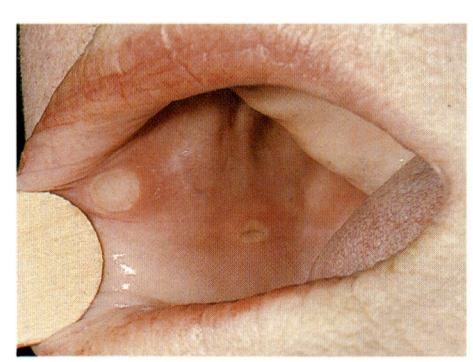

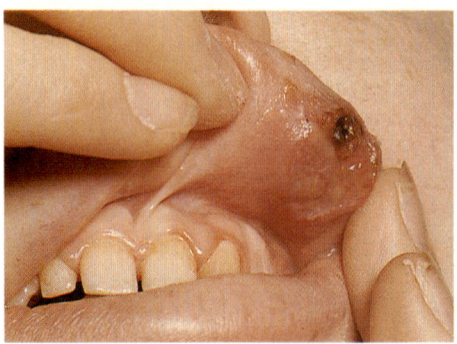

Abb. 7.23
Neutropenie: Ulzera an der Mundschleimhaut und der Oberlippe bei zwei Patienten mit schwerer Neutropenie.

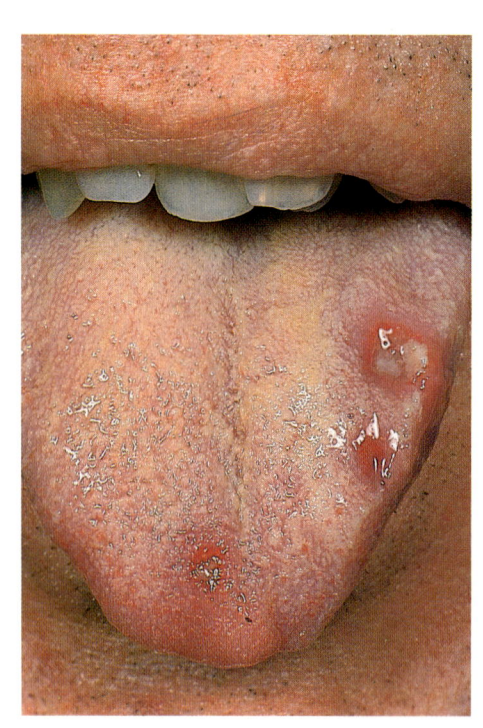

Abb. 7.24
Neutropenie: Ulzera an der Zunge bei schwerer Neutropenie.

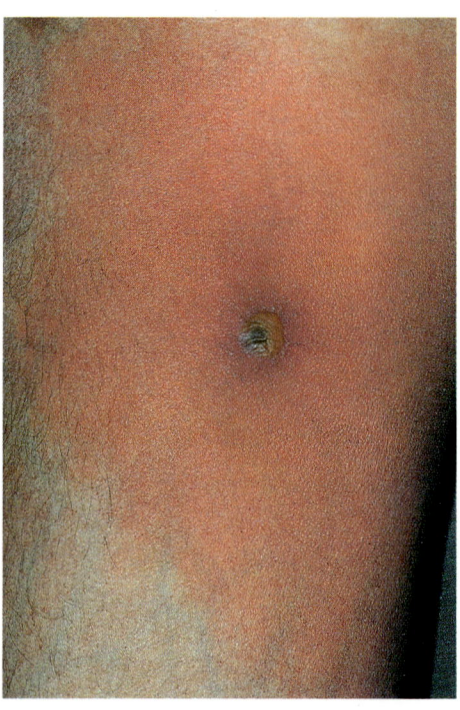

Abb. 7.25
Neutropenie: Infiziertes Hautulkus mit ausgeprägter subkutaner Panniculitis in der Umgebung bei schwerer Neutropenie. In Kulturen wurden Staphylococcus aureus und Pseudomonas pyocyanea gezüchtet.

Leukozytenanomalien 7

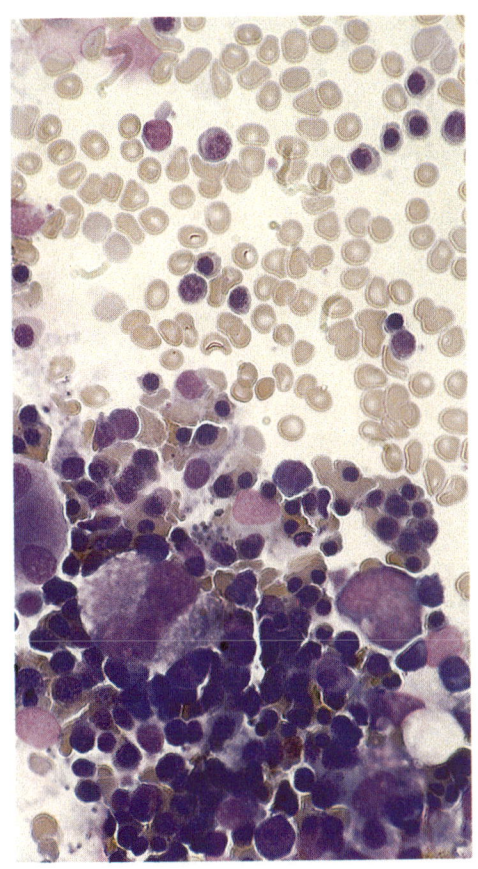

Abb. 7.26
Neutropenie: Knochenmarkaspirat mit Fehlen von granulopoetischen Zellen. Das kleine Markfragment und der Ausstrich enthalten praktisch nur Erythroblasten und Megakaryozyten.

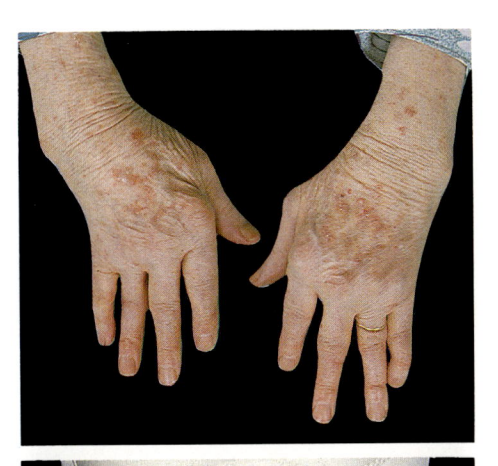

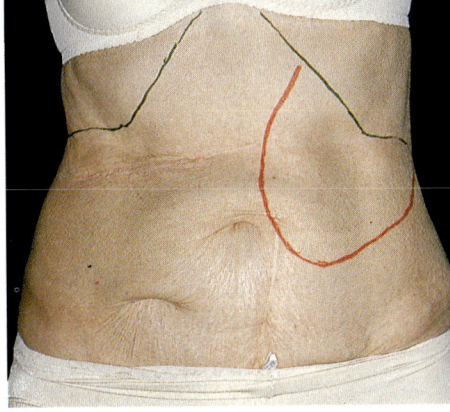

Abb. 7.27
Felty-Syndrom: (Oben) Als Deformationen treten bei rheumatoider Arthritis vorstehende Processus styloidei der Ulna, eine ulnare Deviation der Hand, Schwanenhals-Deformitäten (am besten am rechten 4. Finger und linken 4. und 5. Finger zu sehen) mit Atrophie der entsprechenden Muskeln auf; (unten) Splenomegalie.

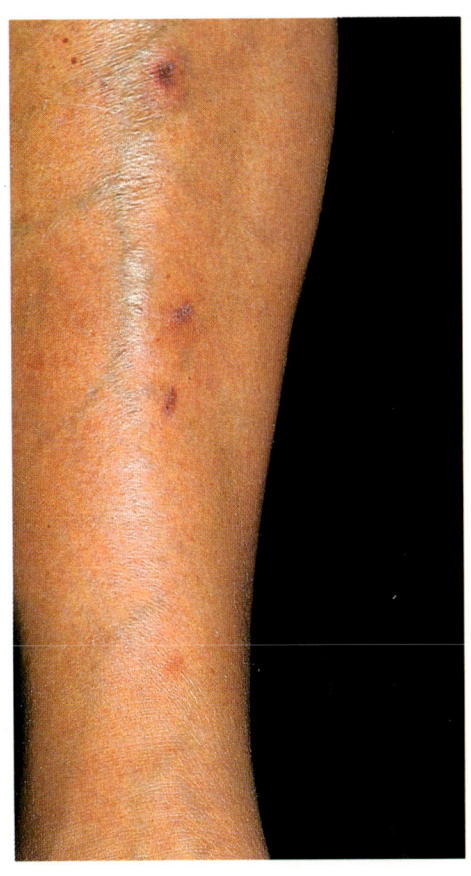

Abb. 7.28
Felty-Syndrom: Hautulzeration an der Vorderseite des Beins (gleicher Patient wie Abb. 7.27).

Ursachen der Lymphozytose

Akute Infektionen
Rubella; Pertussis; Mumps; infektiöse Mononukleose; akute infektiöse Lymphozytose

Chronische Infektionen
Tuberkulose; Bruzellose; Virushepatitis; Syphilis

Thyreotoxikose

Chronische lymphatische Leukämie (siehe Kapitel 9)

Andere lymphatische Leukämien und Lymphome (siehe Kapitel 9 und 10)

Chronische T-Zell-Lymphozytose (siehe Kapitel 9)

Abb. 7.29
Ursachen der Lymphozytose

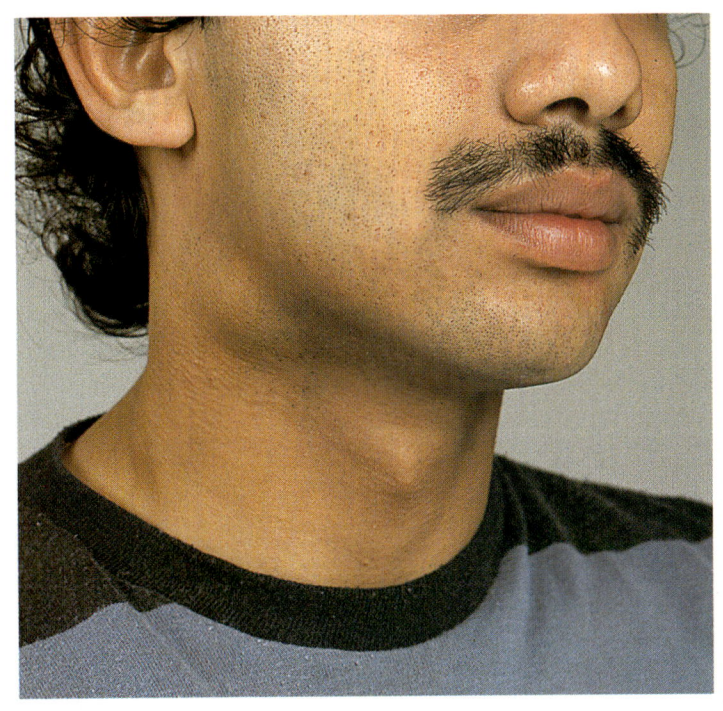

Abb. 7.30
Infektiöse Mononukleose: Zervikale Lymphadenopathie bei einem 19-jährigen Patienten mit Fieber und Pharyngitis.

7 Leukozytenanomalien

auch eine generalisierte Entzündung der Mund- und Rachenschleimhaut mit follikulärer Tonsillitis (Abb. 7.31); manchmal können sich petechiale Blutungen am Gaumen (Abb. 7.32), Ödeme im Gesicht und periorbital (Abb. 7.33) oder ein morbilliformes Exanthem (Abb. 7.34) entwickeln.

In über der Hälfte der Fälle besteht eine Splenomegalie, wobei vereinzelt auch subkapsuläre Milzhämatome nachweisbar sind (Abb. 7.35), die zur Ruptur neigen. Eine Leberbeteiligung mit Ikterus ist selten.

Für die Diagnose richtungsweisend sind eine mäßiggradige Lymphozytose ($10 - 20 \times 10^9$/l) und zahlreiche atypische Lymphozyten im peripheren Blutausstrich (Abb. 7.36).

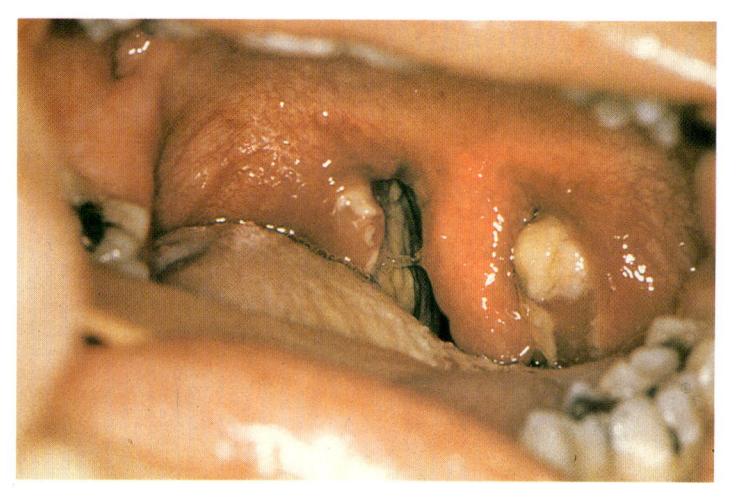

Abb. 7.31
Infektiöse Mononukleose: Ausgeprägte Schwellung und hämorrhagisches Erythem des Oropharynx. Die Tonsillen sind von einem eitrigen Exsudat überzogen.

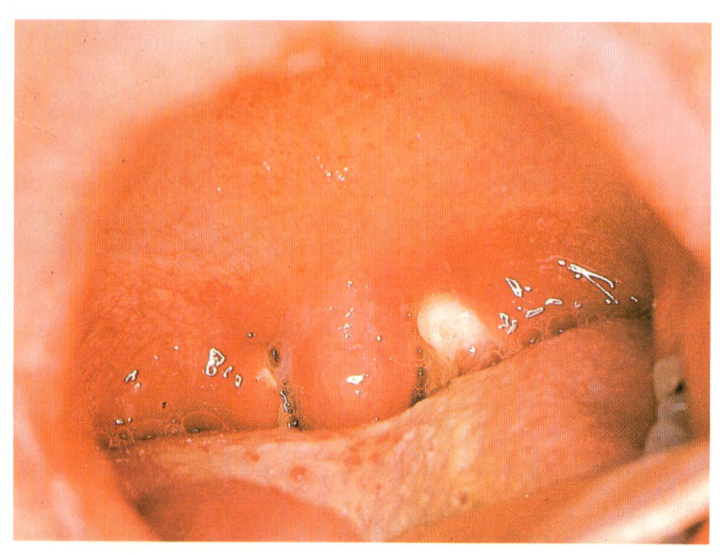

Abb. 7.32
Infektiöse Mononukleose: Oropharynx (gleicher Fall wie Abb. 7.31) mit ausgeprägter Schwellung der Uvula und der Tonsillen sowie petechialen Blutungen am Gaumen.

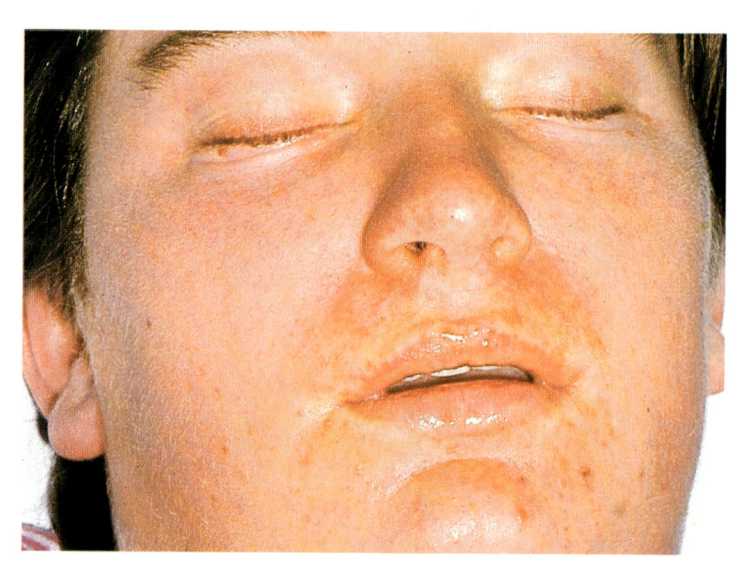

Abb 7.33
Infektiöse Mononukleose: Ausgeprägtes Ödem im Gesicht und periorbital.

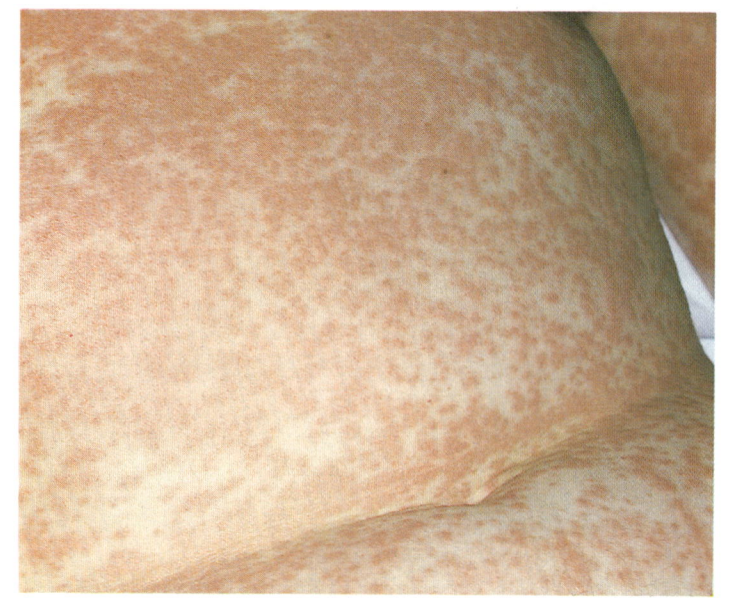

Abb. 7.34
Infektiöse Mononukleose: Morbilliformes erythematöses Hautexanthem. Es bestand eine generalisierte Lymphadenopathie; die Milz war bis auf 3 cm unter dem linken Rippenbogen vergrößert.

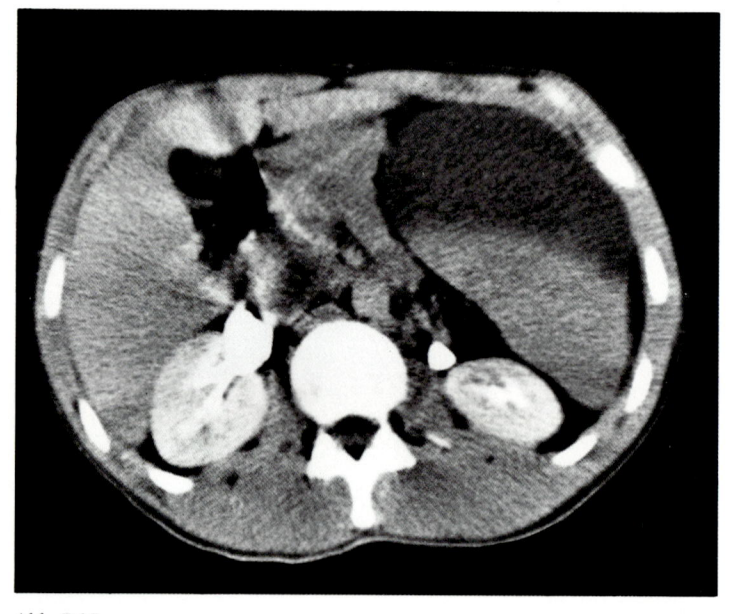

Abb. 7.35
Infektiöse Mononukleose: CT-Aufnahme des Abdomens mit massiver Splenomegalie und einem großen subkapsulären Hämatom an der Vorderseite (Zone mit verminderter Dichte).

Leukozytenanomalien 7

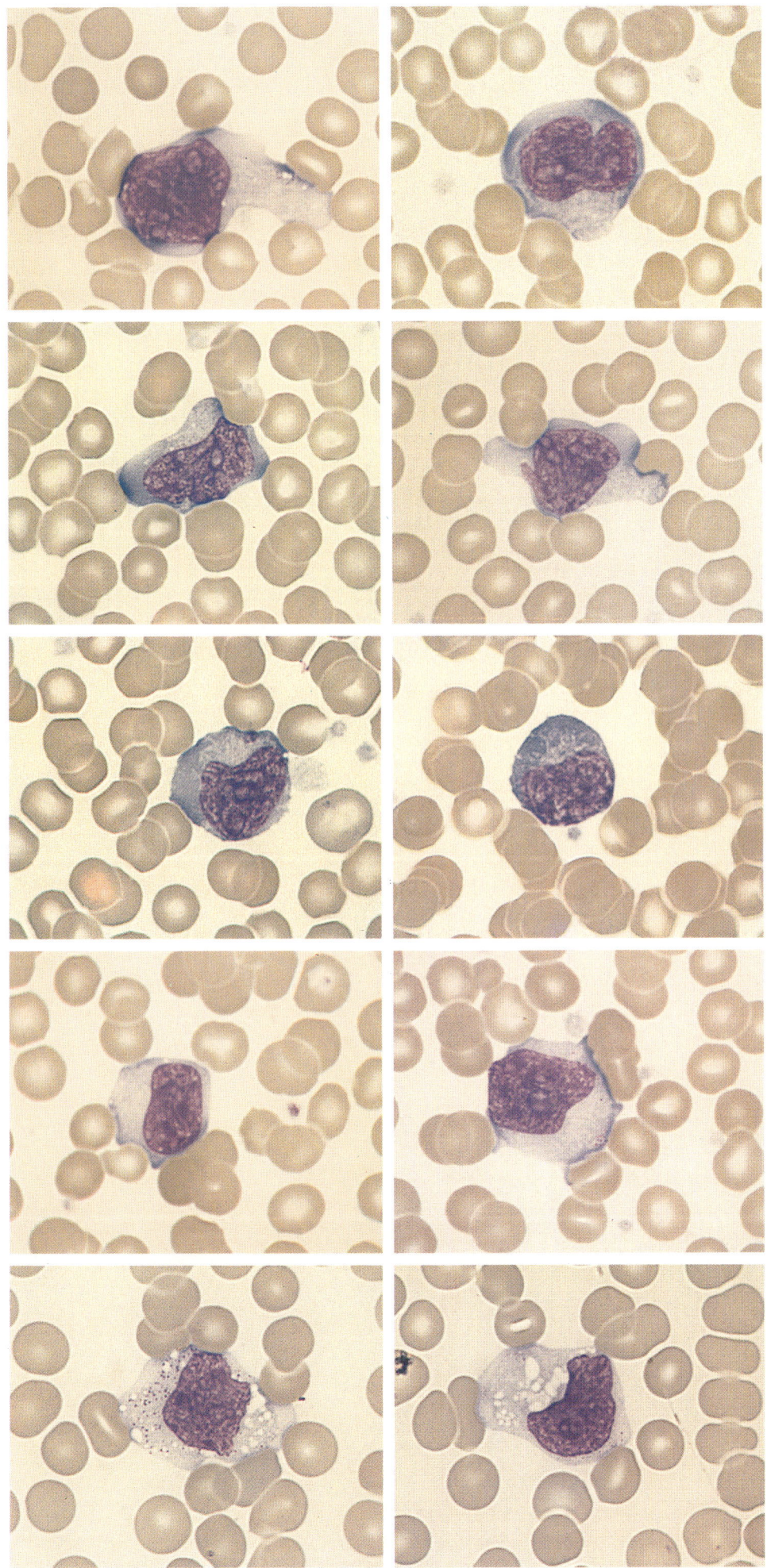

Abb. 7.36
Infektiöse Mononukleose: Typische "reaktive" Lymphozyten im peripheren Blutausstrich eines 21-jährigen Patienten. Es handelt sich dabei um T-Lymphozyten, die mit den Epstein-Barr Virus-infizierten B-Zellen reagieren. Die großen Lymphozyten verfügen über ein ausladendes, vakuolisiertes Zytoplasma und Kerne mit meist feinretikulärer, blastenartiger Chromatinstruktur. Die Zytoplasmaperipherie der Lymphozyten ist häufig durch angelagerte Erythrozyten eingedellt.

7 Leukozytenanomalien

Differentialdiagnostisch müssen vor allem im Anfangsstadium zahlreiche andere Erkrankungen, u.a. akute Leukämien, Toxoplasmose, Virushepatitis und follikuläre Tonsillitis, abgegrenzt werden. Eine Feinnadelaspirations-Zytologie betroffener Lymphknoten kann in diesen Fällen weiterhelfen. Bei der infektiösen Mononukleose ergibt die Zytologie reaktive Lymphozytenveränderungen (*Abb. 7.37*), während bei der Toxoplasmose kleine Histiozytenherde typisch sind (*Abb. 7.38*).

PRIMÄRE IMMUNDEFEKT-SYNDROME

Die Hauptformen der primären Immundefektsyndrome sind in *Abb. 7.39* aufgelistet. Dem schweren kombinierten Immundefektsyndrom (severe combined immunodeficiency disease – SCID) liegt eine Entwicklungshemmung des T- und B- Lymphozytensystems zugrunde, die sich klinisch in einer schweren Lymphopenie und Hypogammaglobulinämie manifestiert. Betroffene Säuglinge gedeihen schlecht (*Abb. 7.40*) und sterben früh an rezidivierenden Infektionen, u.a. durch Pneumocystis carinii, Zytomegalie- und andere Viren, Pilze und Bakterien. Der Thymus ist atrophisch (*Abb. 7.41*); Lymphknoten und Milz sind klein mit ausgeprägter Depletion an lymphoiden Zellen. Die häufigste Ursache liegt in einem Defekt des Enzyms Adenosindeaminase (ADA; *Abb. 7.42*). Der Mangel eines anderen Enzyms, der Purinnukleosidphoshorylase, bewirkt eher eine selektive T-Zelldepletion. Neuerdings wurde der ADA-Defekt erfolgreich durch Knochenmarktransplantationen behandelt.

Bei dem sehr seltenen Syndrom der lymphoretikulären Dysgenesie besteht eine Entwicklungsstörung sowohl des retikuloendothelialen als auch des lymphatischen Systems. Betroffene Säuglinge sterben kurz nach der Geburt an massiven, unbeherrschbaren Infektionen. Im peripheren Blut sind eine starke Lymphopenie und oft auch Zeichen einer Milzatrophie nachweisbar (*Abb. 7.43*).

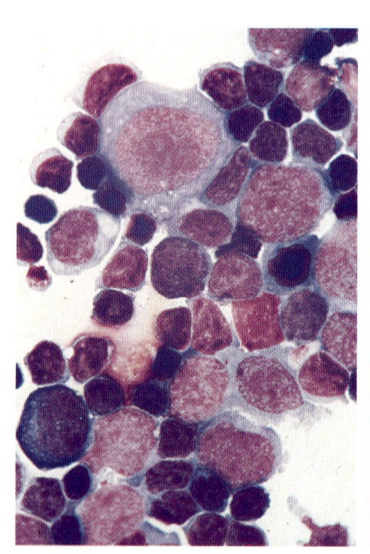

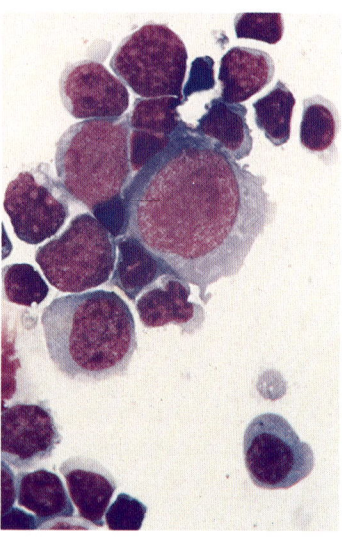

Abb. 7.37
Infektiöse Mononukleose: Feinnadel-Aspirat eines zervikalen Lymphknotens mit einer pleomorphen lymphoiden Population aus Immunoblasten, Zentroblasten, Zentrozyten und kleinen Lymphozyten.

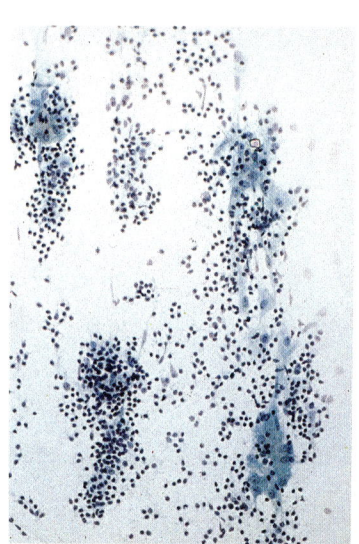

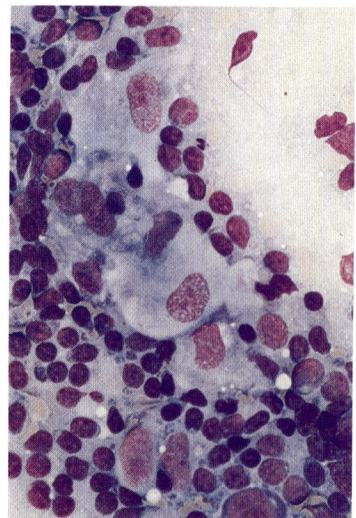

Abb. 7.38
Toxoplasmose: Feinnadel-Aspirat eines zervikalen Lymphknotens mit (links) Herden histiozytärer Elemente im Ausstrich; (rechts) bei stärkerer Vergrößerung erkennt man, daß diese Histiozyten von überwiegend kleinen Lymphozyten umgeben werden. Papanicolaou-Färbung (links); May-Grünwald/Giemsa-Färbung (rechts).

Primäre Immundefektsyndrome	
X-gebundene Hypogammaglobulinämie (Bruton-Typ Immundefizienz)	Purinnukleosidphosphorylase- (PNP-) Mangel
Thymushypoplasie (DiGeorge-Syndrom)	Selektiver IgA- oder IgM-Mangel
Variable Immundefektsyndrome	Verschiedene Immundefizienz bei: Ataxia teleangieclatica; Wiskott-Aldrich-Syndrom Lymphoretikuläre Dysgenesie
Schweres kombiniertes Immundefektsyndrom (SCID oder Schweizer-Typ der Immundefizienz)	
Thymom mit Immundefizienz	

Abb. 7.39
Primäre Immundefektsyndrome

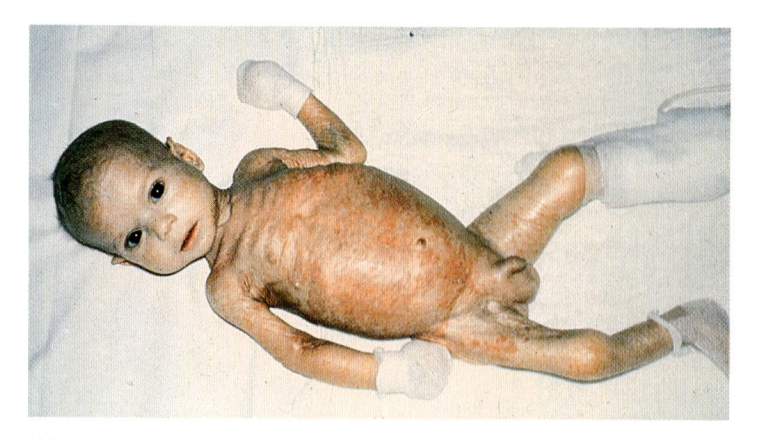

Abb. 7.40
Schweres kombiniertes Immundefektsyndrom bei ADA-Mangel: Kleinkind mit ausgeprägtem Marasmus und aufgetriebenem Abdomen. Es litt an einer ausgedehnten Candida-Infektion der Mundschleimhaut und chronischen Diarrhoen. Freundlicherweise von Dr.R.I. Levinsky überlassen.

Leukozytenanomalien **7**

Abb. 7.41
Schweres kombiniertes Immundefektsyndrom: Thoraxröntgenaufnahmen des Kleinkindes von Abb. 7.40. In der ap-Aufnahme (links) erkennt man den fehlenden Thymusschatten im oberen Mediastinum. Die Seitenaufnahme (rechts) bestätigt das Fehlen von Thymusgewebe unterhalb des Sternums. Freundlicherweise von Dr. R.I. Levinsky überlassen.

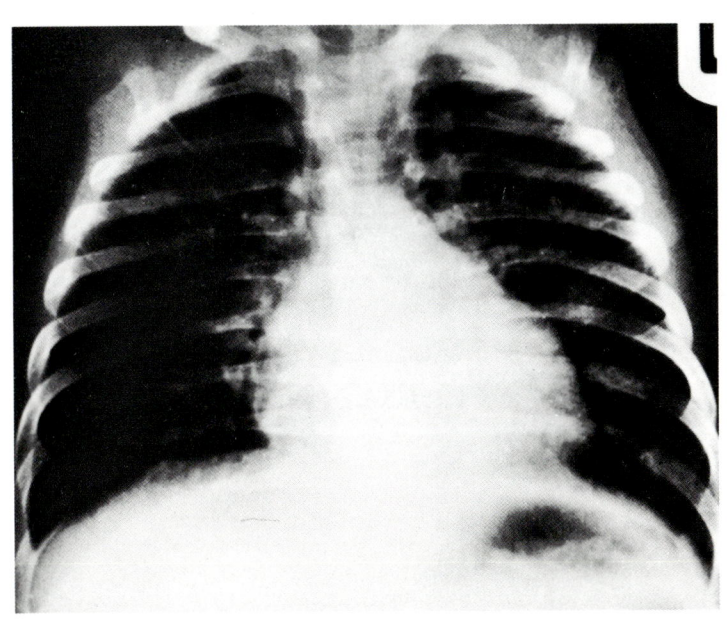

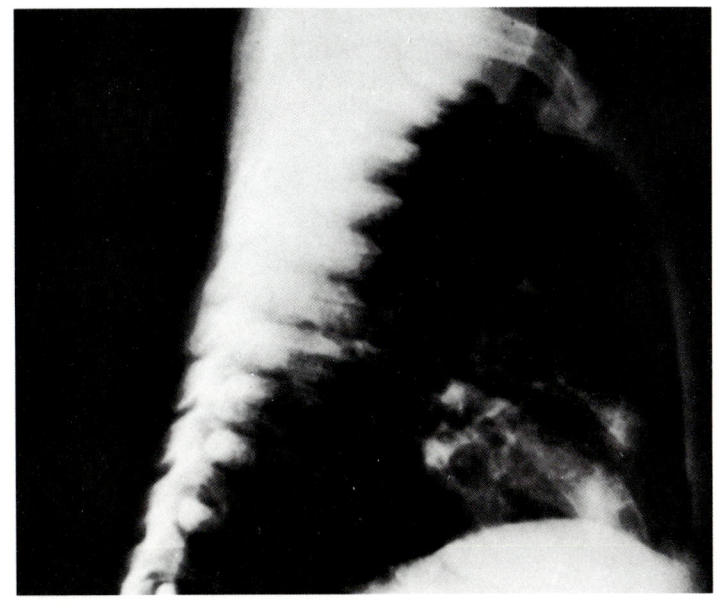

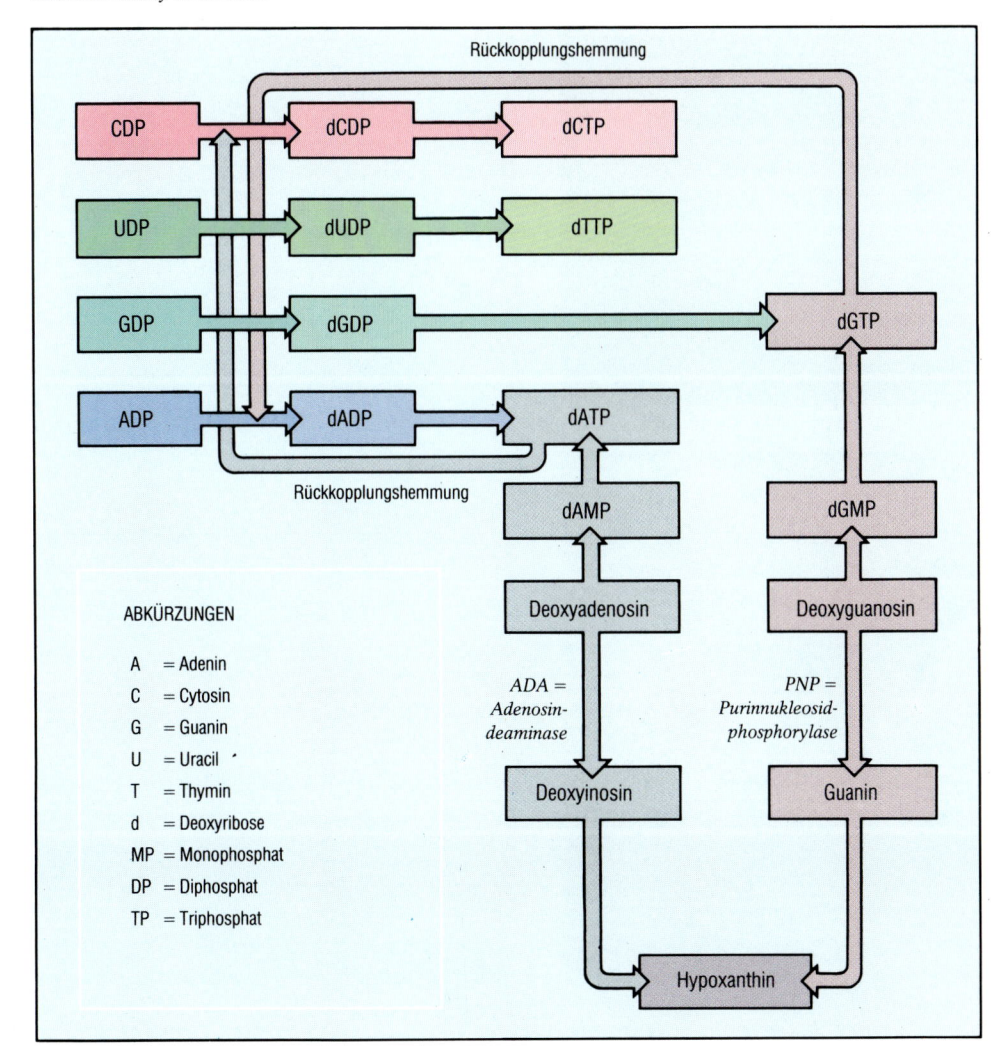

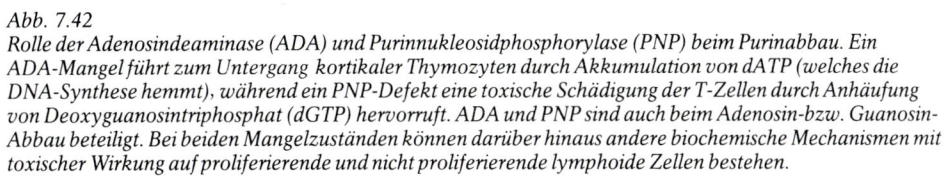

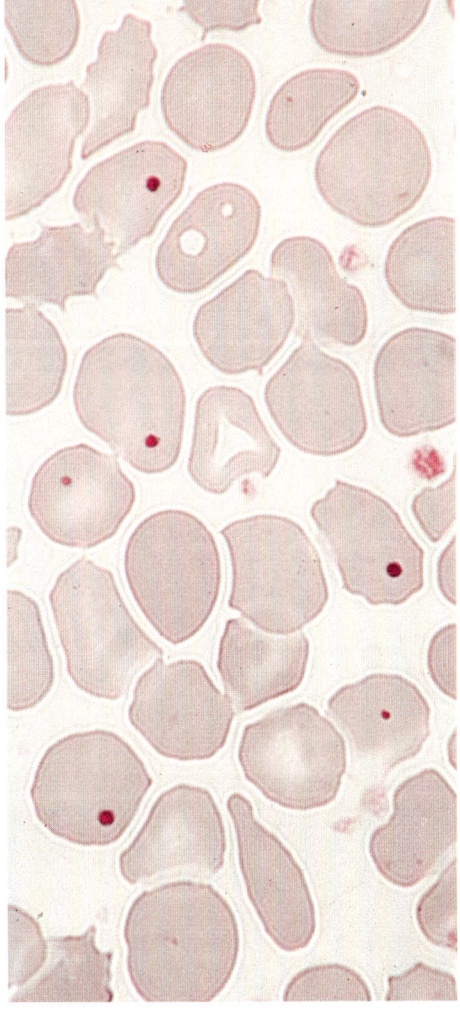

Abb. 7.42
Rolle der Adenosindeaminase (ADA) und Purinnukleosidphosphorylase (PNP) beim Purinabbau. Ein ADA-Mangel führt zum Untergang kortikaler Thymozyten durch Akkumulation von dATP (welches die DNA-Synthese hemmt), während ein PNP-Defekt eine toxische Schädigung der T-Zellen durch Anhäufung von Deoxyguanosintriphosphat (dGTP) hervorruft. ADA und PNP sind auch beim Adenosin- bzw. Guanosin-Abbau beteiligt. Bei beiden Mangelzuständen können darüber hinaus andere biochemische Mechanismen mit toxischer Wirkung auf proliferierende und nicht proliferierende lymphoide Zellen bestehen.

Abb. 7.43
Lymphoretikuläre Dysgenesie: Peripherer Blutausstrich eines eine Woche alten Kindes. Die große Zahl von Howell-Jolly-Körpern (kleine granuläre DNA-Reste) sind die Folge einer Milzagenesie. Außerdem bestand eine schwere Lymphopenie. Absolute Lymphozytenzahl: $0,1 \times 10^9/l$.

7 Leukozytenanomalien

ERWORBENES IMMUNDEFEKTSYNDROM (AIDS)
Dieses Syndrom wird durch eine Infektion mit dem humanen Immundefizienz-Virus (HIV), einem Retrovirus (siehe Abb. 10.75) der Lentivirus-Subgruppe, hervorgerufen. Nach Erkennung der ersten Fälle in den USA im Jahre 1979 hat sich die gegenwärtige Epidemie rasch ausgeweitet.

Die Hauptwirkungen des HIV basieren auf der Infektion von T-Helferzellen (CD4$^+$) (Abb. 7.44 und 7.45). Einige CD4$^+$-Zellen werden direkt durch das replizierende HIV lysiert, in den meisten Wirtszellen bleibt das Virus jedoch latent und vom Immunsystem des Patienten unerkannt. Wenn solche latent infizierten T-Zellen aktiviert werden, kommt es zu einer Virus-

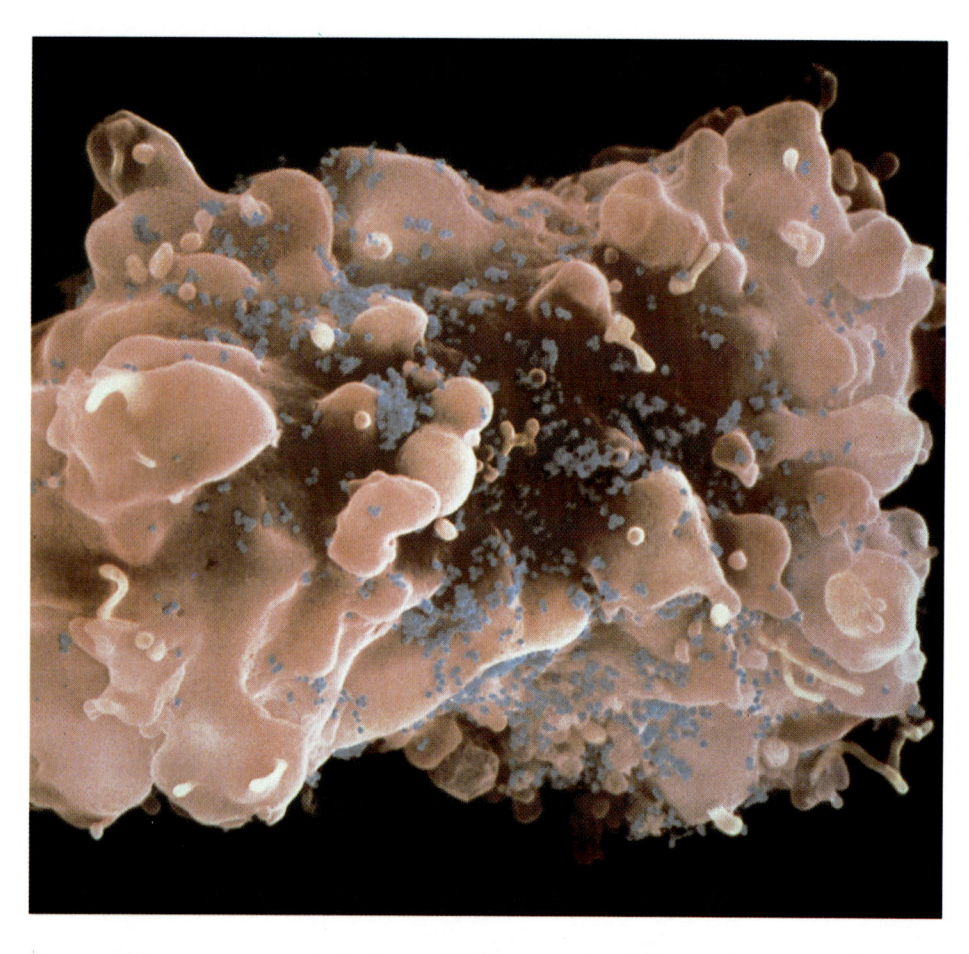

Abb. 7.44
Erworbenes Immundefektsyndrom (AIDS): Rasterelektronenmikroskopische Aufnahme eines HIV-infizierten T-Lymphozyten. In diesem nachträglich gefärbten Bild erkennt man die Viruspartikel als blaue Punkte. Fotographie freundlicherweise von Lennart Nilsson (© Boehringer Ingelheim International GmbH) überlassen.

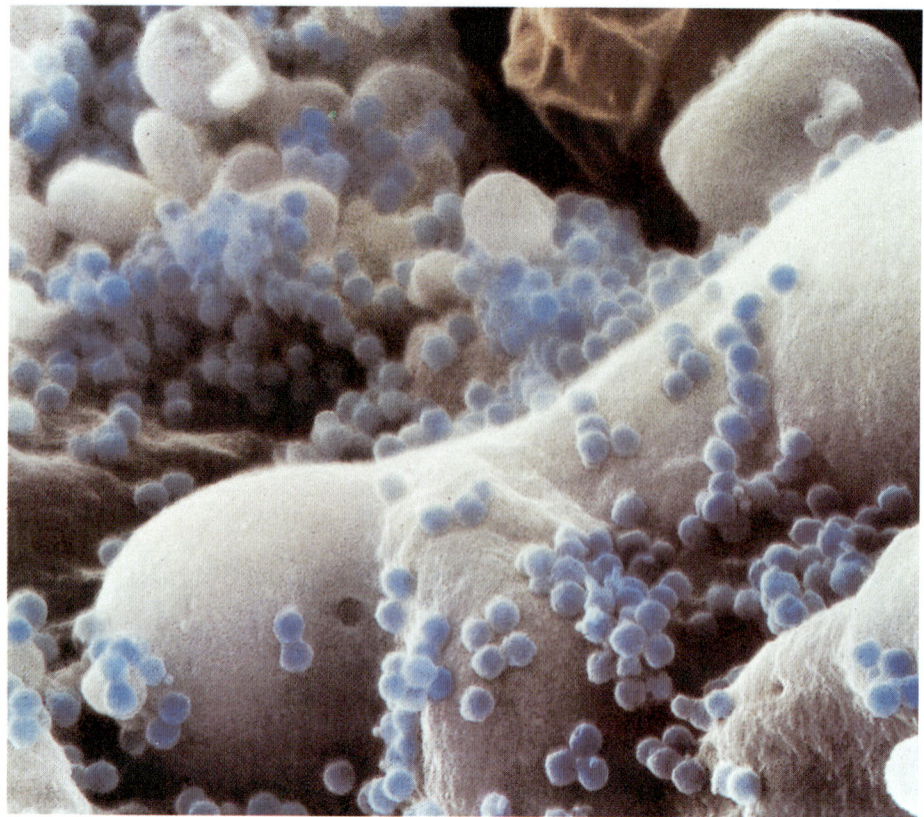

Abb. 7.45
AIDS: Rasterelektronenmikroskopische Aufnahme eines HIV-infizierten T-Lymphozyten. Diese starke Vergrößerung zeigt die hexagonale Form der Viruspartikel. Fotographie freundlicherweise von Lennart Nilsson (© Boehringer Ingelheim International GmbH) überlassen.

replikation mit konsekutivem Zelltod. Das CD4-Antigen scheint der Hauptrezeptor für das HIV zu sein. $CD4^+$-Antigenpräsentierende Zellen stellen ebenfalls einen wichtigen Ort für die Virusvermehrung dar. Eine direkte Infektion anderer Zellen durch das Virus, z.B. von Hirnzellen, ist für einige pathologische Phänomene der Erkrankung verantwortlich.

Die Übertragung des Virus erfolgt gewöhnlich durch sexuellen Kontakt oder Blut bzw. Blutprodukte. AIDS tritt besonders häufig bei homosexuellen Männern auf, wird jedoch auch vielfach bei Abhängigen von intravenös verabfolgten Drogen, Hämophilie-Patienten und anderen Patienten mit hohem Bluttransfusionsbedarf oder bei heterosexuellem Kontakt mit AIDS-Erkrankten beobachtet. In Afrika ist AIDS unter der heterosexuellen Bevölkerung sehr häufig; dies mag auf Promiskuität zurückzuführen sein; es gibt jedoch Hinweise darauf, daß die afrikanischen Rassen eine genetische Prädisposition für dieses Syndrom aufweisen.

Der klinische Verlauf der Infektion kann in vier Stadien oder Stufen gegliedert werden (*Abb. 7.46*). Noch ungeklärt sind dabei die Faktoren, die den Übergang von einem in ein anderes Stadium bestimmen. Der initialen Infektion folgt ein Prodromalstadium von etwa sechs Wochen. Dabei können Symptome ähnlich einer infektiösen Mononukleose auftreten. Ein Teil der Patienten geht vom asymptomatischen Stadium über das Stadium der persistenten Lymphadenopathie zum AIDS-related complex (ARC-) Stadium und dann zum voll entwickelten AIDS über.

Die Untersuchung der befallenen Lymphknoten ergibt typische Veränderungen (*Abb. 7.47 und 7.48*) mit progressiver Verarmung

Klinische Stadien der HIV-Infektion

Stadium 1 Akute Infektion: Mononucleosis infectiosa-ähnliches Krankheitsbild; Fieber; Lymphadenopathie; Arthralgie; Myalgie; leichte Meningoencephalitis; Myelopathie; Bestätigung der Diagnose durch Serokonversion

Stadium 2 Asymptomatische Infektion mit positiver Serologie

Stadium 3 Persistierende generalisierte Lymphadenopathie

Stadium 4 Erworbenes Immundefektsyndrom (AIDS):
Allgemeinsymptome: Fieber; Unwohlsein; Gewichtsverlust; Diarrhoe
Sekundärinfektionen:
Lunge: *Pneumocystis*; Cytomegalie-Virus (CMV); *Cryptokokkus*; atypische Mycobakterien, z.B. *Mycobacterium avium*
Gastrointestinaltrakt: *Candida*; Mycobakterien; *Salmonella*; Cryptosporidien; Herpes simplex-Virus (HSV); CMV
Haut: HSV; Herpes zoster; *Candida*
ZNS: *Cryptokokkus*; CMV; *Toxoplasma*
Neurologische Symptome: Schwäche; Konzentrationsverlust; Verwirrtheit; unsicherer Gang; Halluzinationen; Agitation (AIDS dementia complex)
Maligne Tumoren: Kaposi-Sarkom; Non-Hodgkin-Lymphom; Plattenepithelcarcinom der Mund- und Rektumschleimhaut

Abb. 7.46
Klinische Stadien der HIV-Infektion. Das Stadium 4 wird in den AIDS-related complex (ARC: Generalisierte Lymphadenopathie mit persistentem Fieber; Gewichtsverlust; unklare Diarrhoe; pathologische hämatologische Befunde; ZNS-Manifestation) und die voll entwickelte AIDS-Erkrankung mit schweren opportunistischen Infektionen und/oder Tumoren aufgeteilt.

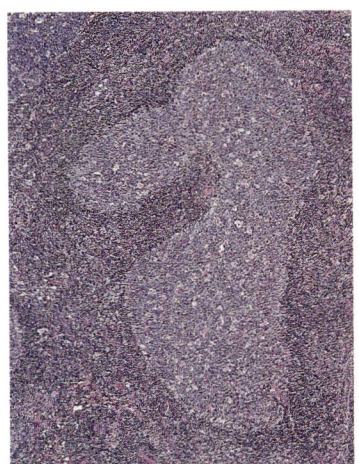

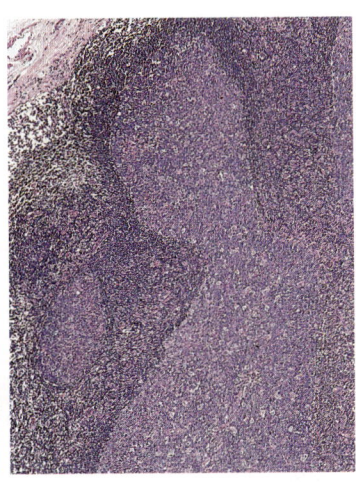

Abb. 7.47
AIDS: Histologische Schnittpräparate von Lymphknoten bei HIV-Infektion mit verschiedenen histologischen Veränderungen. Im vorliegenden Stadium I findet sich eine follikuläre und parakortikale Hyperplasie mit zahlreichen mitotisch aktiven Keimzentren in Mark und Rinde, welche landkartenartig begrenzt sind. Die Mantelzonen zeigen eine Rarefizierung, und fehlen stellenweise vollständig; teilweise scheinen die Follikel zu konfluieren. Das interfollikuläre Gewebe weist eine Proliferation kleiner Gefäße (postkapillärer Venolen) auf. Das Stadium II; ist durch einen Ersatz der Keimzentren durch eine diffuse lymphoide Hyperplasie gekennzeichnet. Im Stadium III, dem Endstadium letaler Fälle, steht eine Lymphozytendepletion im Vordergrund. Freundlicherweise von Dr. J.E. McLaughlin überlassen.

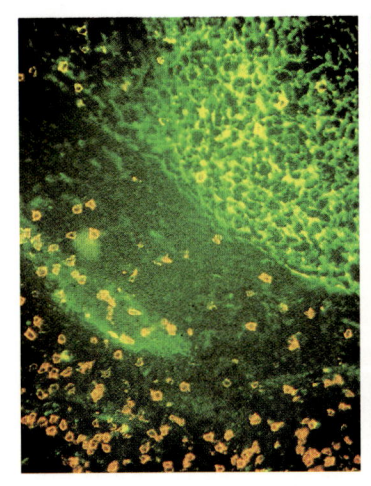

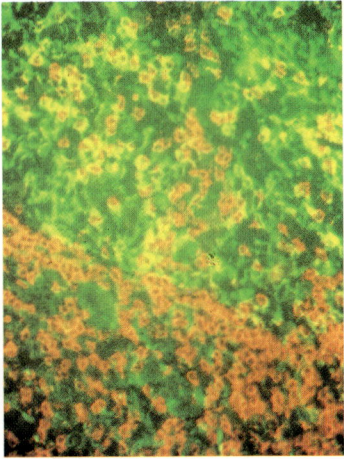

Abb 7.48
AIDS: Indirekte Immunfluoreszenz von Lymphknotenschnittpräparaten. In normalen Lymphknoten (links) sind die $CD8^+$-Lymphozyten (orange) hauptsächlich im Parakortex angesiedelt. Das Keimzentrum besteht aus B-Lymphozyten und dendritischen Retikulumzellen (grün). Bei der HIV-Lymphadenopathie (rechts) ist das Keimzentrum "ausgebrannt" und von $CD8^+$-Zellen infiltriert. Freundlicherweise von Prof. G. Janossy überlassen.

7 Leukozytenanomalien

an T-Helferzellen. Im peripheren Blut liegt eine Lymphopenie und Verschiebung der T-Lymphozytensubpopulationen mit Abfall des $CD4^+ : CD8^+$-(Helfer:Suppressor)- Quotienten vom Normalwert von 1,5 – 2,5: 1 auf < 1:1 vor. Oft besteht auch ein polyklonaler Anstieg der Serumimmunglobuline. Die Diagnose wird durch den Nachweis von Antikörpern gegen ein oder mehrere HIV-Oberflächenantigene oder den Nachweis der Antigene selbst bestätigt. Weitere hämatologische Veränderungen umfassen Anämie, Neutropenie oder Thrombozytopenie, die oft autoimmunologisch bedingt sind. Sie können jedoch gelegentlich auch durch direkte Infektion hämatopoetischer Stammzellen und Vorläuferzellen im Knochenmark hervogerufen sein.

Zahlreiche Mikroorganismen, u.a. Pneumocystis carinii (Abb. 7.49), Zytomegalievirus (siehe Abb. 6.44 und 6.45), atypische Mykobakterien und Cryptococcus, führen bei AIDS-Erkrankten zu opportunistischen Infektionen. Bei einem Teil der Patienten entwickelt sich ein Kaposi-Sarkom, ein vaskulärer Hauttumor endothelialer Abstammung (Abb. 7.50), während andere an einem Non-Hodgkin-Lymphom erkranken können.

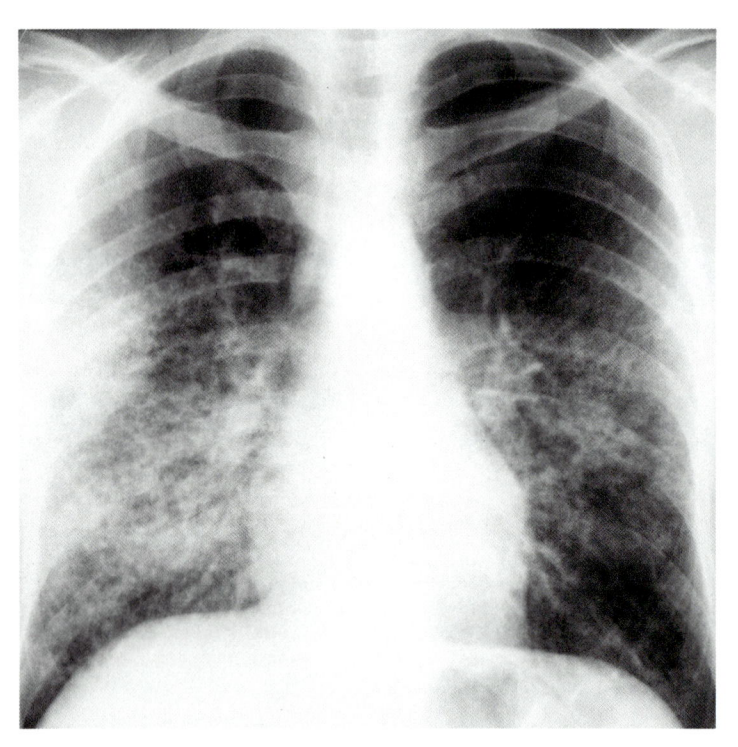

Abb. 7.49
AIDS: Thoraxröntgenaufnahme bei Pneumocystis carinii-Infektion mit ausgedehnten, vorwiegend zentralen interstitiellen Verschattungen.

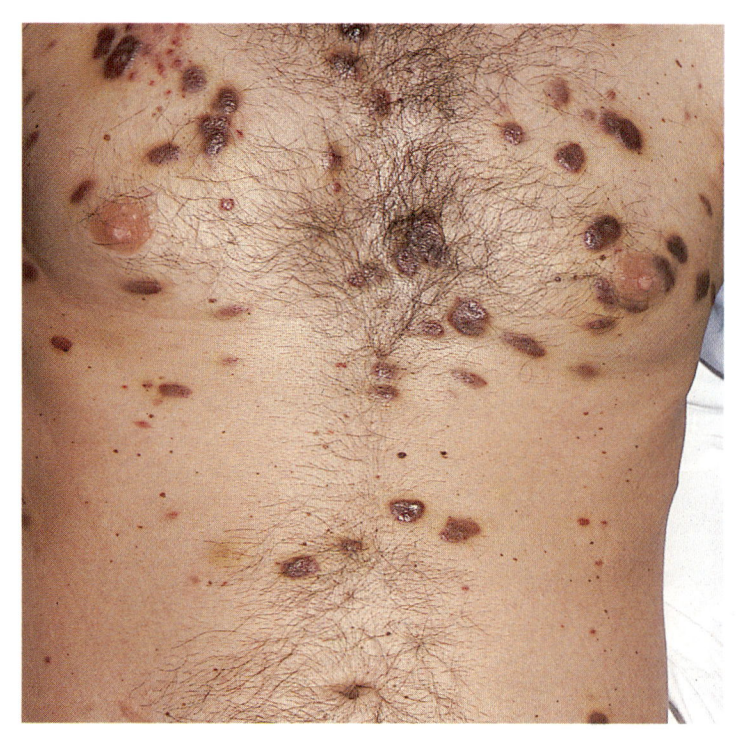

Abb. 7.50
AIDS: Kaposi-Sarkom. Multiple vaskuläre Tumoren endothelialer Herkunft am Thorax eines HIV-Antigen-positiven homosexuellen Mannes. Freundlicherweise von Dr. I.V.D. Weller überlassen.

Akute Leukämien

8

8 Akute Leukämien

Akute Leukämien entwickeln sich aus einer Proliferation früher myeloischer oder lymphatischer Vorläuferzellen in Knochenmark, Blut und anderen Geweben. Pathogenetisch wird eine somatische Mutation einer einzelnen Zelle innerhalb einer kleinen Population früher Progenitorzellen in Knochenmark oder Thymus angenommen (*Abb. 8.1*). Sie können de novo oder als terminales Ereignis einer vorbestehenden hämatologischen Erkrankung, z.B. einer Polycythaemia rubra vera, einer chronischen myeloischen Leukämie oder eines der myelodysplastischen Syndrome, entstehen. Bei Diagnosestellung enthält das Knochenmark mindestens 30%, meist jedoch mehr als 80% "Blasten".

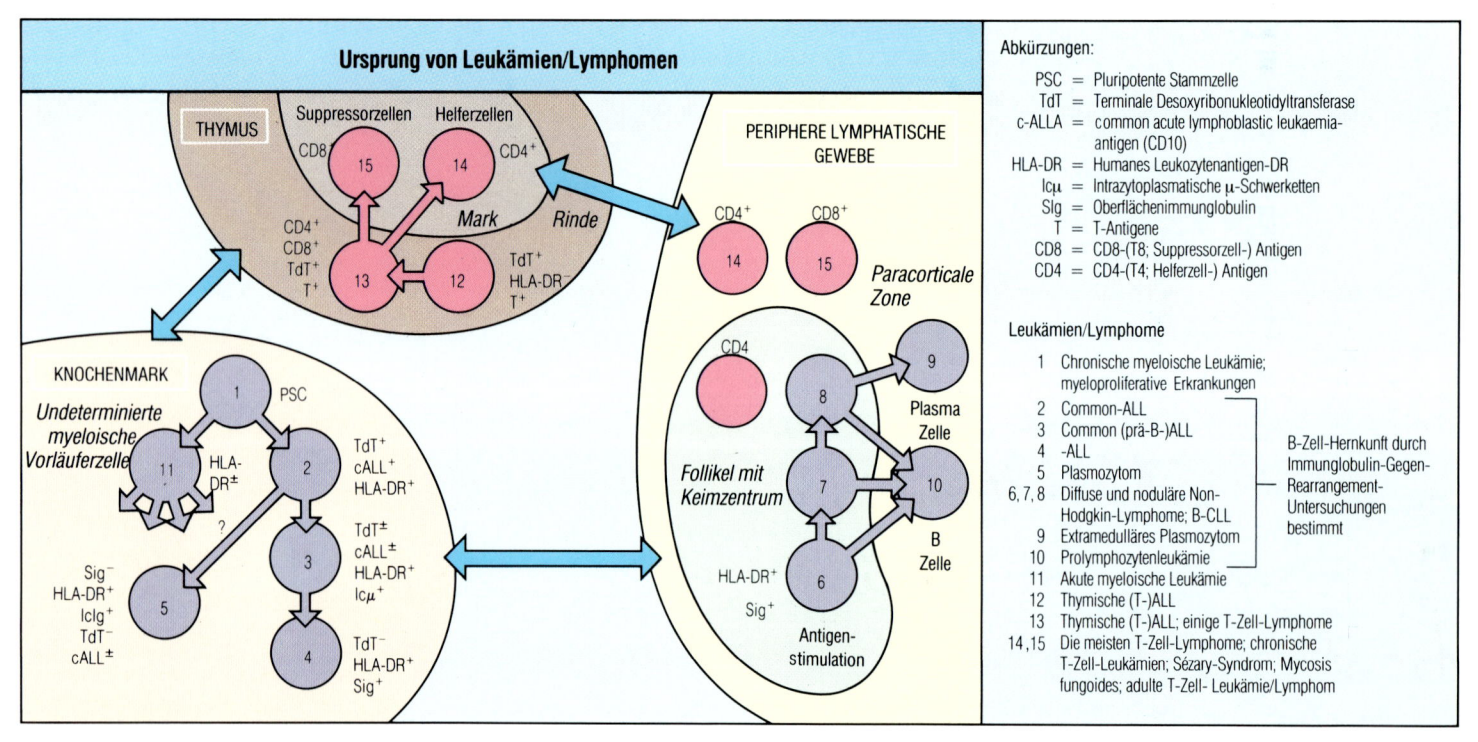

Abb. 8.1
Ableitung der akuten und chronischen Leukämien, der malignen Lymphome und des Plasmozytoms als klonale Proliferation früher Knochenmark- und Thymuszellen sowie peripherer lymphatischer Zellen. Modifiziert aus A.V.Hoffbrand & J.E.Pettit, Essential Haematology, 2nd edition. Oxford: Blackwell Scientific Publications 1984.

Akute Leukämien: Morphologische Klassifikation
Myeloblastisch (AML)
M_1: Myeloblastisch ohne Ausreifung
M_2: Myeloblastisch mit Ausreifung
M_3: Hypergranulär promyelozytär
M_4: Myelomonozytär
M_5: Monozytär
M_6: Erythroleukämie
M_7: Megakaryoblastisch
Lymphatisch (ALL)
L_1: Kleinzellig, monomorph
L_2: Großzellig, heterogen
L_3: Burkitt-Zell-Typ

Abb. 8.2
FAB- (French-American-British-)Klassifikation der akuten Leukämien: Die myeloischen Leukämien werden in sieben Typen (M_{1-7}) und die lymphatischen Leukämien in drei Typen (L_{1-3}) unterteilt.

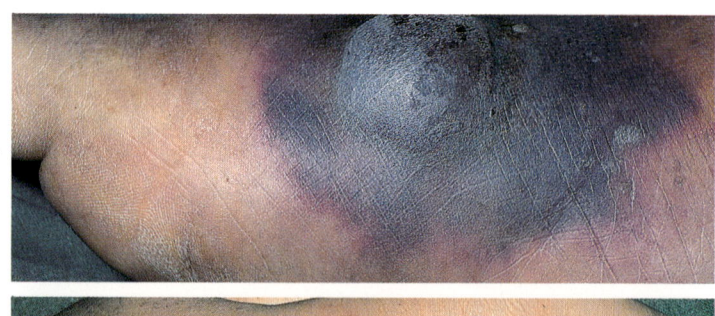

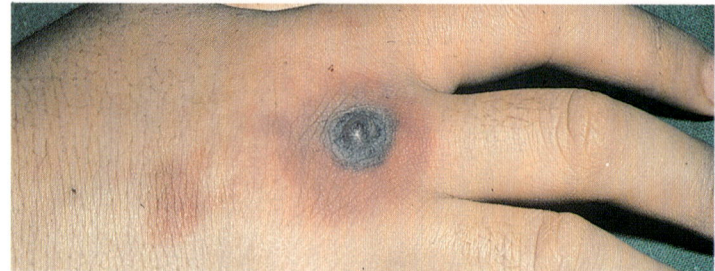

Abb. 8.3
Akute myeloische Leukämie: (Oben) Rötlich-schwarz gefärbte bullöse Effloreszenz mit umgebendem Erythem am Fuß bei Pseudomonas pyocyanea-Infektion; (unten) eine ähnliche, jedoch weniger ausgeprägte Infektion am Handrücken.

Akute Leukämien 8

Akute Leukämien werden in zwei Hauptgruppen untergliedert: Akute myeloische Leukämien (AML) und akute lymphatische Leukämien (ALL). Diese können jeweils nach morphologischen Kriterien in weitere Untergruppen aufgeteilt werden (*Abb. 8.2*). Die FAB- (French-American-British-) Klassifikation unterscheidet bei akuten myeloischen Leukämien die Subtypen M_1 bis M_7 und bei akuten lymphatischen Leukämien die Subtypen L_1, L_2 und L_3. Darüber hinaus lassen sich noch einige eher seltene Typen abgrenzen.

KLINISCHES BILD

Akute Leukämien manifestieren sich initial mit den Zeichen der Knochenmarkinsuffizienz (Anämie, Infektionen, Hämatome ohne adäquates Trauma, oder Blutungen). Fakultativ bestehen darüber hinaus Symptome einer leukämischen Organinfiltration. Am häufigsten sind dabei Lymphknoten, Milz, Leber, Meningen, zentrales Nervensystem, Hoden (vor allem bei ALL) sowie Haut (besonders beim M_3-Typ der AML) betroffen.

In Anfangsstadien werden die Infektionen oft durch bakteriellle Erreger ausgelöst; sie sind vor allem in der Haut (*Abb. 8.3* und *8.4*), dem Pharynx sowie den perianalen (*Abb. 8.5*) und perinealen (*Abb. 8.6*) Regionen lokalisiert. Bei Patienten mit langwährender Neutropenie nach zahlreichen Chemotherapiezyklen sowie antibiotischer Therapie entwickeln sich dagegen häufig Pilzinfektionen (*Abb. 8.7*)

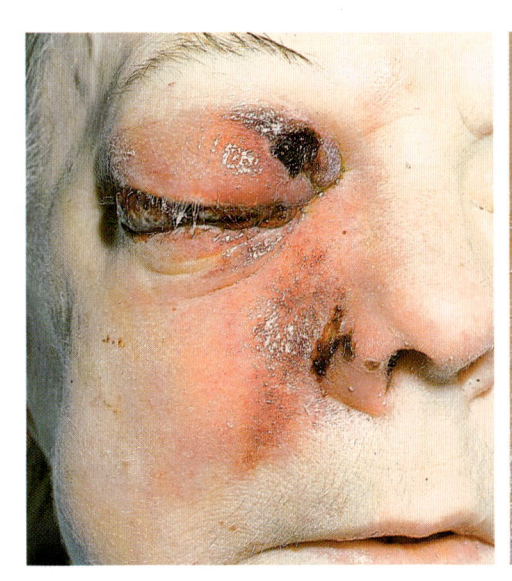

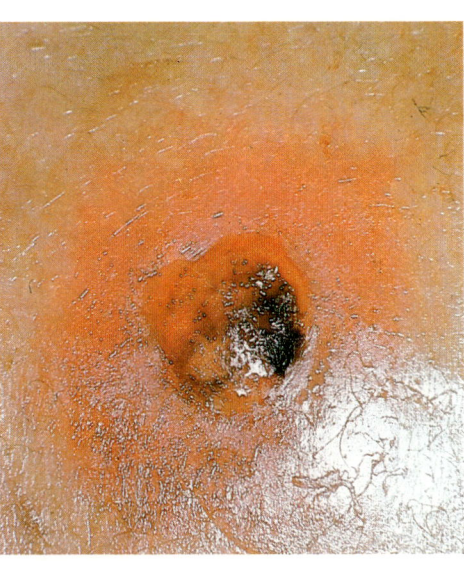

Abb. 8.4
Akute myeloische Leukämie: Aus dem Infektionsherd der rechten Orbita und des umgebenden Gewebes (links) sowie aus dem nekrotischen erythematösen Hautulkus (rechts) wurde Staphylococcus aureus isoliert.

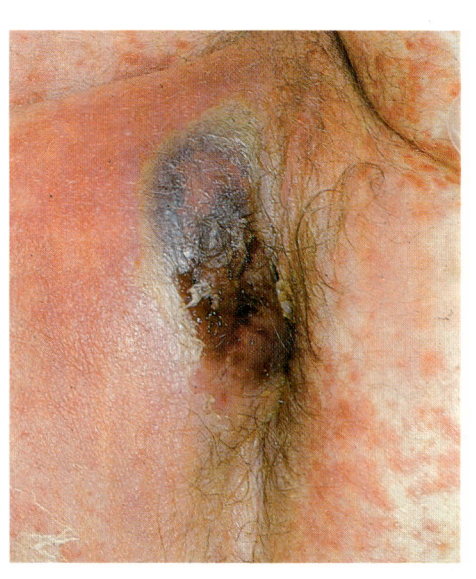

Abb. 8.5
Akute myeloische Leukämie: Der perianalen Dermatitis lag eine Mischinfektion durch Escherichia coli und Streptococcus faecalis zugrunde.

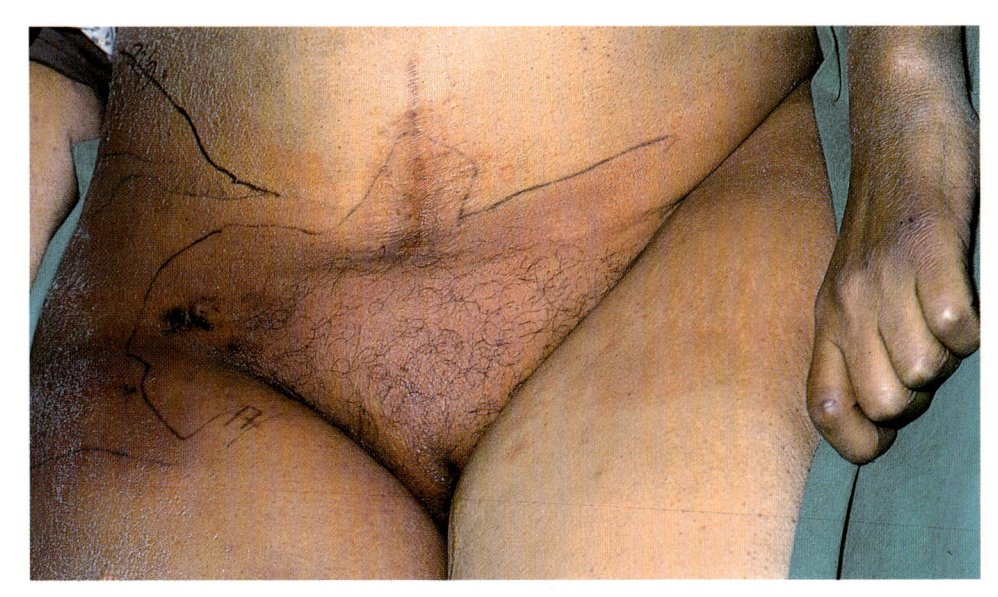

Abb. 8.6
Akute myeloische Leukämie: Phlegmone im Bereich von Perineum, unterem Abdomen und proximalem Oberschenkel bei Pseudomonas pyocyanea-Infektion.

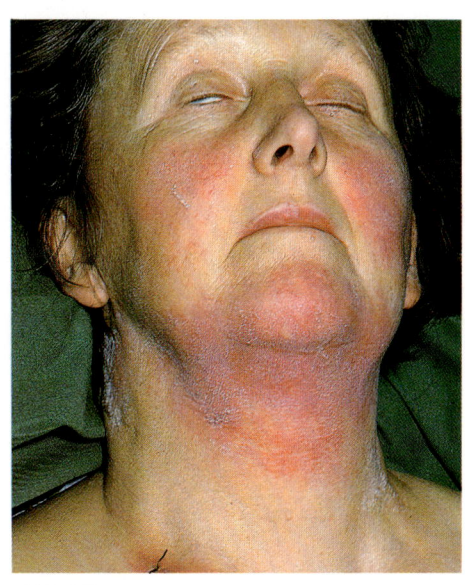

Abb. 8.7
Akute myeloische Leukämie: Fortschreitende Phlegmone an Nacken und Kinn bei Streptococcus- und Candida-Mischinfektion. Zuvor hatte eine Chemotherapie zu rezidivierenden Neutropenien geführt.

8 Akute Leukämien

Infektionen durch Viren (vor allem Herpes), Protozoen oder Pilzorganismen entstehen nicht selten im Mundbereich. Sie können im weiteren Verlauf generalisieren und zu lebensbedrohlichen Komplikationen führen (Abb. 8.8–8.10). Blutungen in Haut und Schleimhäute äußern sich meist als Petechien (Abb. 8.11 und 8.12).

Der M_5-Subtyp der AML geht oft mit einem Hautbefall in Form eines ausgedehnten papulösen und/oder hämorrhagischen Exanthems ohne Juckreiz und mit Zahnfleischschwellungen (Abb. 8.13) einher; allerdings kann die Haut auch nodulär und lokalisiert infiltriert sein (Abb. 8.14).

Bei der ALL sind dagegen Lymphknotenschwellungen häufiger (Abb. 8.15). Die T-Zellvariante (T-ALL) zeigt in den meisten Fällen eine tumorartige Thymusinfiltration mit Mediastinalverbreiterung, die sich unter der Therapie rasch zurückbildet (Abb. 8.16)

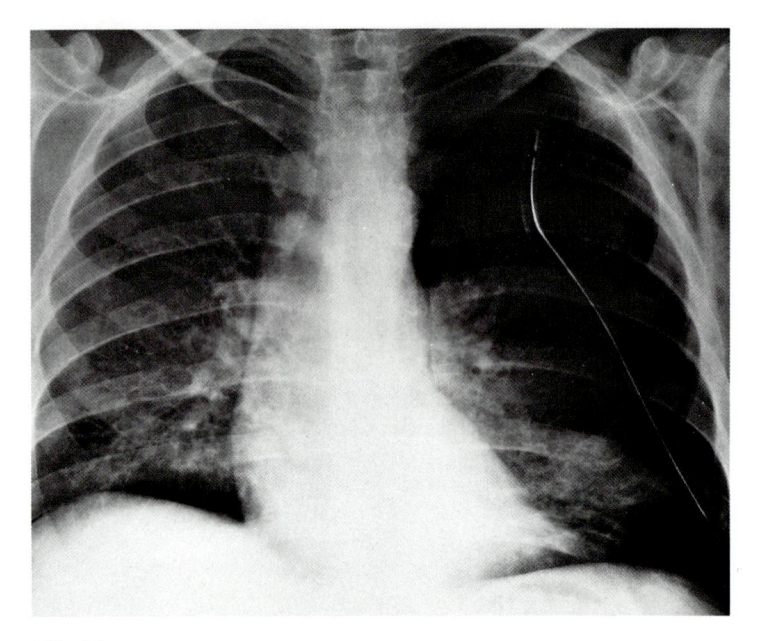

Abb. 8.8
Akute lymphatische Leukämie: Thorax-Röntgenaufnahme mit von den Hili ausgehenden Verschattungen beider Lungen (sog. Fledermausflügel-Verschattung) bei Pneumocystis carinii-Infektion.

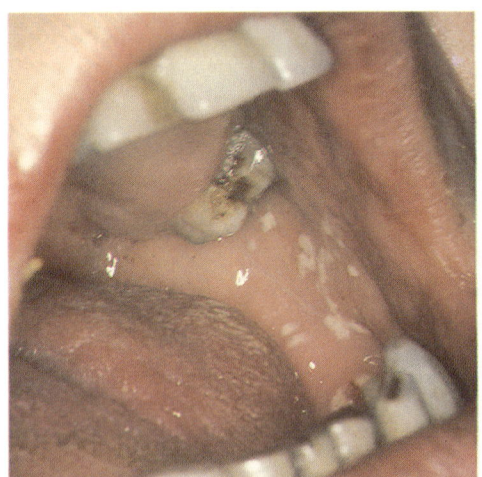

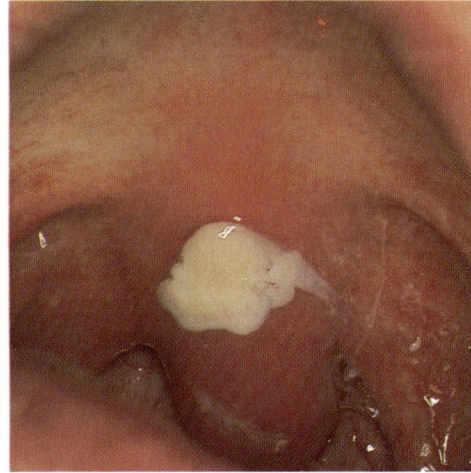

Abb. 8.9
Akute myeloische Leukämie: (Links) Candida albicans-Plaques in der Mundschleimhaut und Cheilitis herpetica an der Oberlippe; (rechts) plaqueförmige Candida albicans-Infektion am weichen Gaumen.

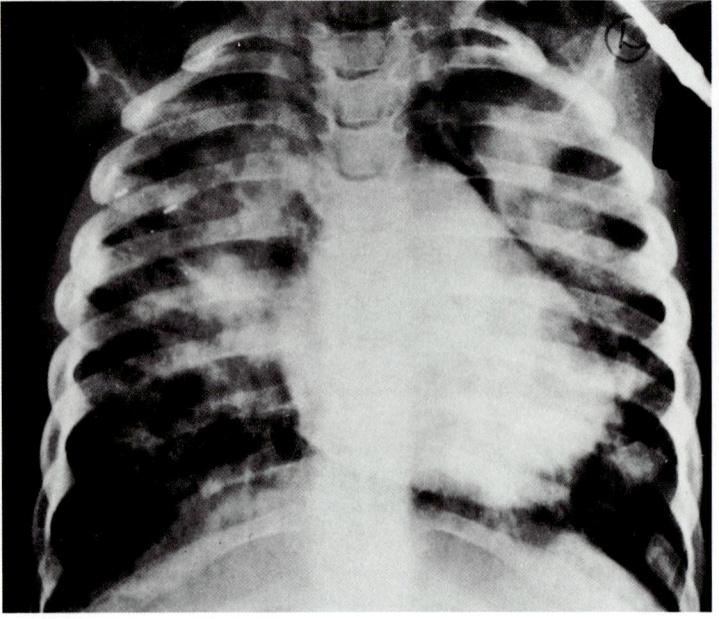

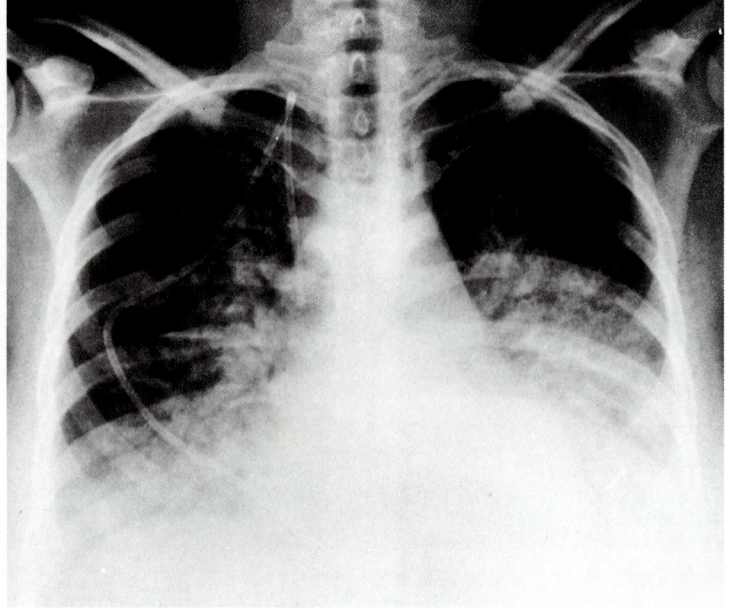

Abb. 8.10
Akute myeloische Leukämie: Thorax-Röntgenaufnahmen mit (links) fleckförmigen Verschattungen beidseits bei einem Kind mit Masern-Pneumonie; (rechts) interstitielle Verschattung der Unter- und Mittelfelder beidseits bei einer 23-jährigen Patientin mit Pseudomonas pyocyanea-Sepsis nach Chemotherapie; sie verstarb an einem Atemnotsyndrom des Erwachsenen. Freundlicherweise von Dr. J.M. Chessells überlassen (links).

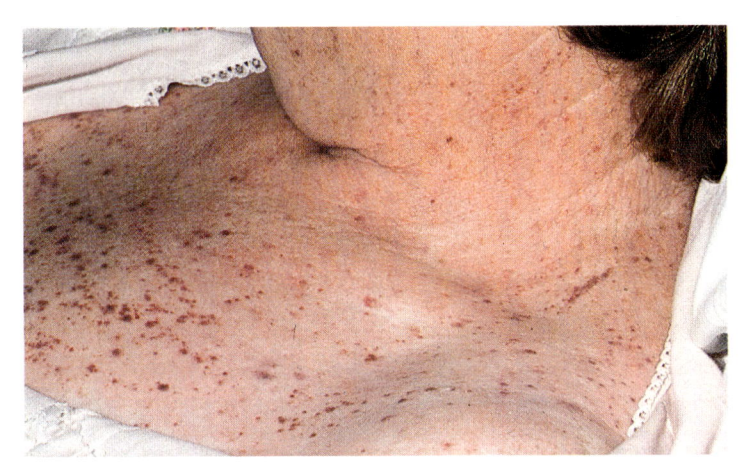

Akute Leukämien 8

Abb. 8.11
Akute myeloische Leukämie: Petechiale Blutungen über dem oberen Thorax und im Gesicht bei schwerer Thrombozytopenie.

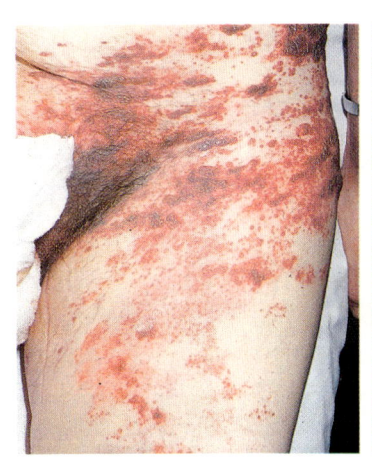

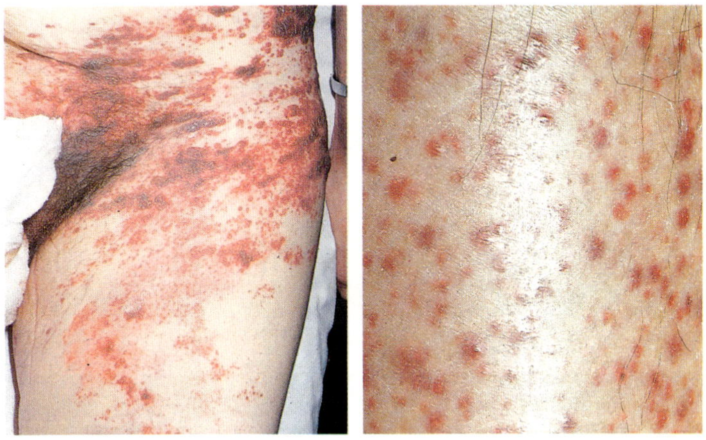

Abb. 8.12
Akute myeloische Leukämie: (Links) Ausgeprägte Ecchymosen, petechiale Blutungen und Hämatome über der Leiste und dem Oberschenkel; (rechts) Nahaufnahme der petechialen Blutungen am Bein.

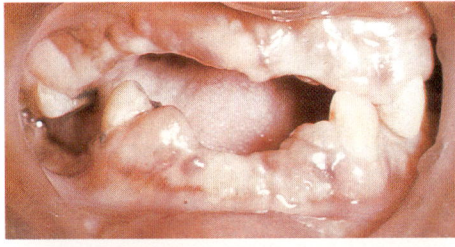

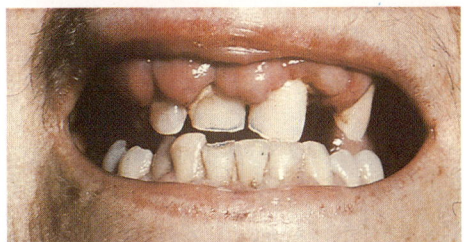

Abb. 8.13
Akute myeloische Leukämie, M_5-Subtyp: Auftreibung und Verdickung des Zahnfleisches durch leukämische Infiltrate mit partieller Überwucherung der Zähne.

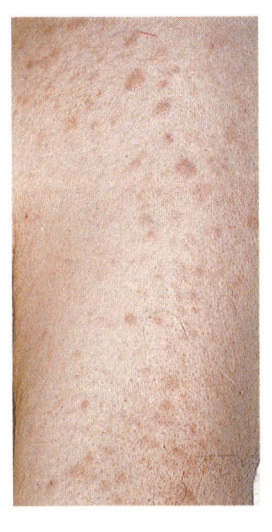

Abb. 8.14
Akute myeloische Leukämie, M_5-Subtyp: (Links) Leukämische Hautinfiltrate in Form multipler, papulöser, erythematöser Effloreszenzen; (rechts) Nahaufnahme einer leukämischen Papel.

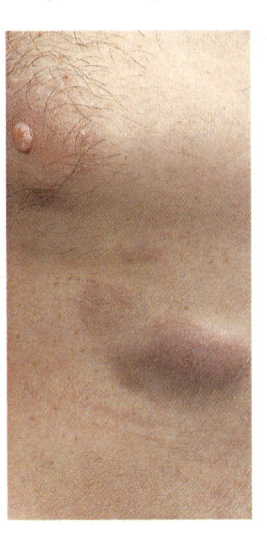

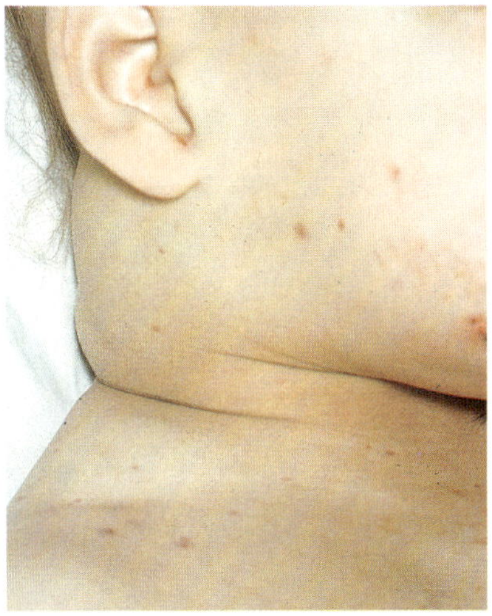

Abb. 8.15
Akute lymphatische Leukämie: Ausgeprägte zervikale Lymphknotenschwellungen bei einem 4-jährigen Jungen. Freundlicherweise von Dr. J.M. Chessells überlassen.

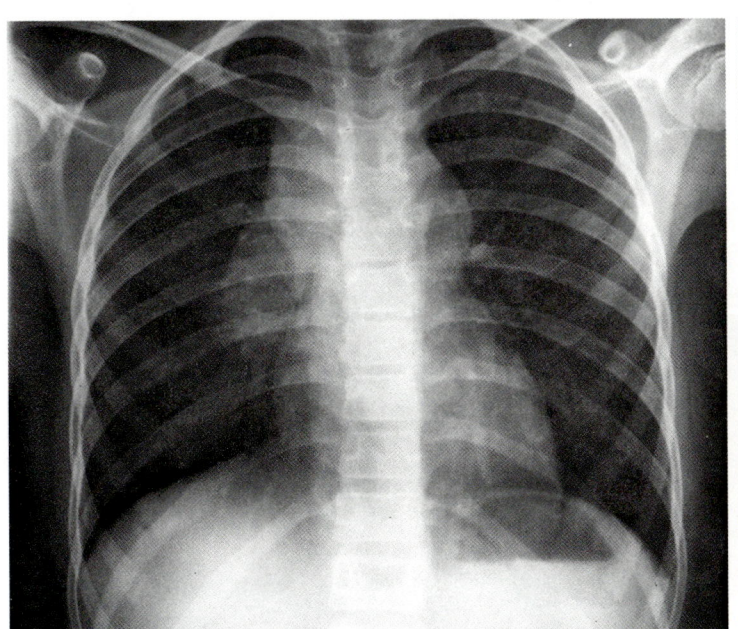

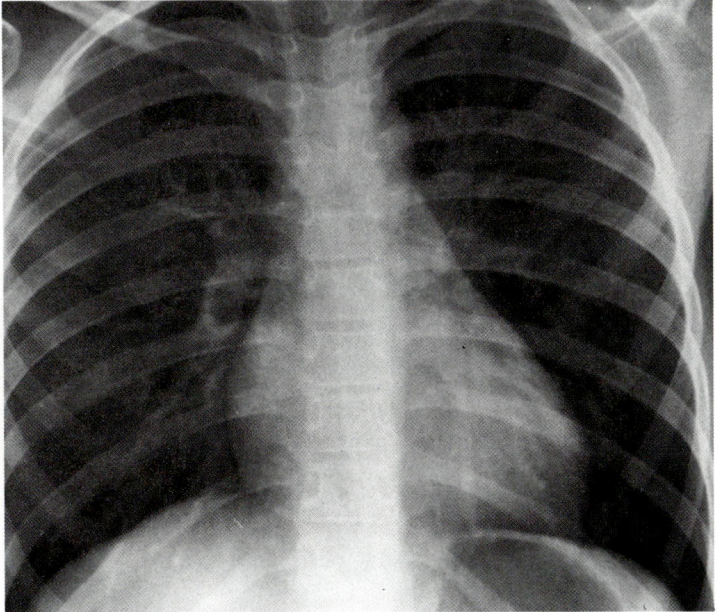

Abb. 8.16
Akute lymphatische Leukämie, T-Zell-Subtyp: Thorax-Röntgenaufnahmen eines 4-jährigen Jungen mit (links) Verbreiterung des oberen Mediastinums bei Thymusbefall; (rechts) Auflösung des tumorösen Thymusinfiltrats nach einwöchiger Therapie mit Vincristin und Prednisolon.

8 Akute Leukämien

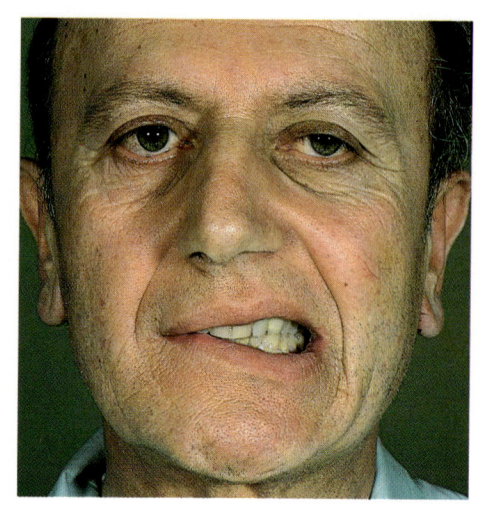

Abb. 8.17
Akute lymphatische Leukämie: 59-jähriger Patient mit Gesichtsasymmetrie bei peripherer Fazialisparese durch leukämische Infiltration der Meningen. Freundlicherweise von Dr.H.G.Prentice überlassen.

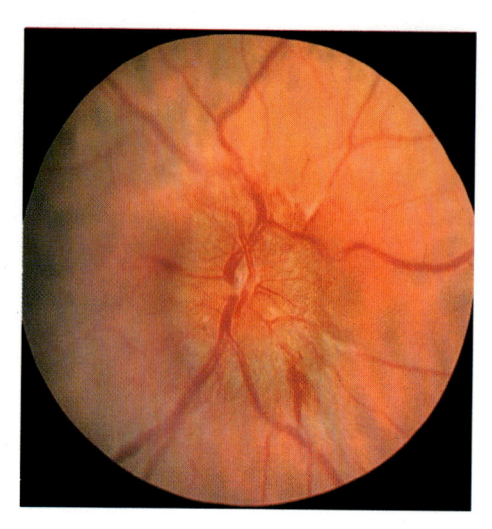

Abb. 8.18
Akute lymphatische Leukämie: Papillenödem bei meningealem Befall. Man erkennt eine unscharfe Begrenzung der Papille mit Venektasien und retinalen Blutungen.

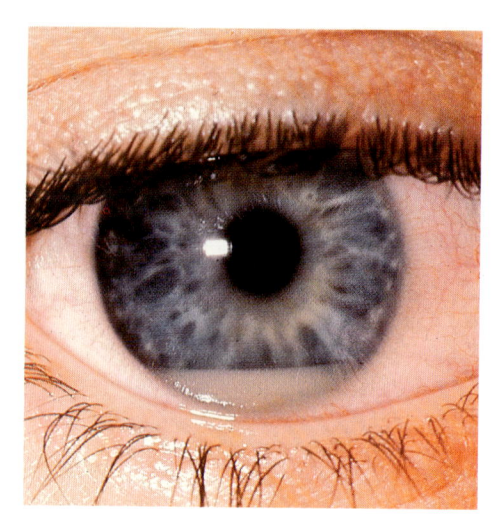

Abb. 8.19
Akute lymphatische Leukämie: Die leukämischen Zellinfiltrate in der vorderen Augenkammer überlagern den Irisunterrand.

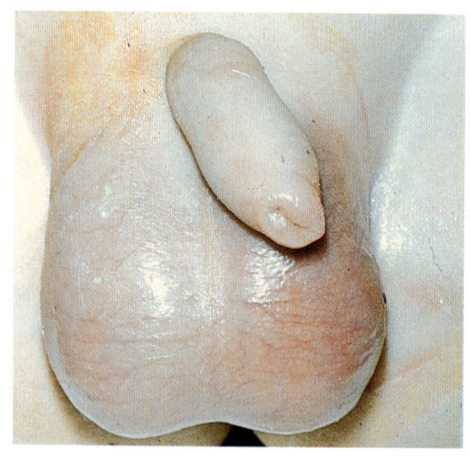

Abb. 8.20
Akute lymphatische Leukämie: Hodenschwellung und Erythem der linken Skrotumseite bei testikulärem Befall. Freundlicherweise von Dr.J.M.Chessells überlassen.

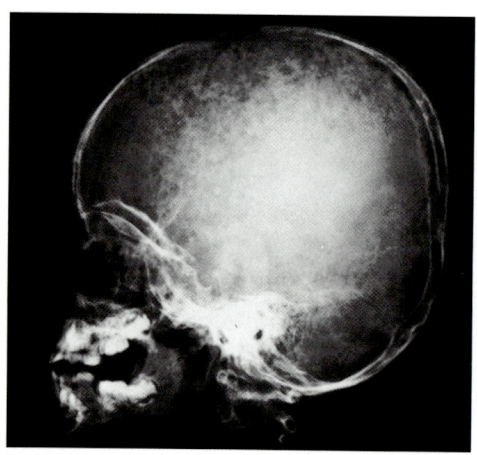

Abb. 8.21
Akute lymphatische Leukämie: Röntgenaufnahmen eines kindlichen Schädels mit (links) scheckigen Aussparungen bei ausgedehntem Knochenbefall und (rechts) zahlreichen, ausgestanzten Defekten durch leukämische Infiltrate. Freundlicherweise von Dr.J.M.Chessells überlassen.

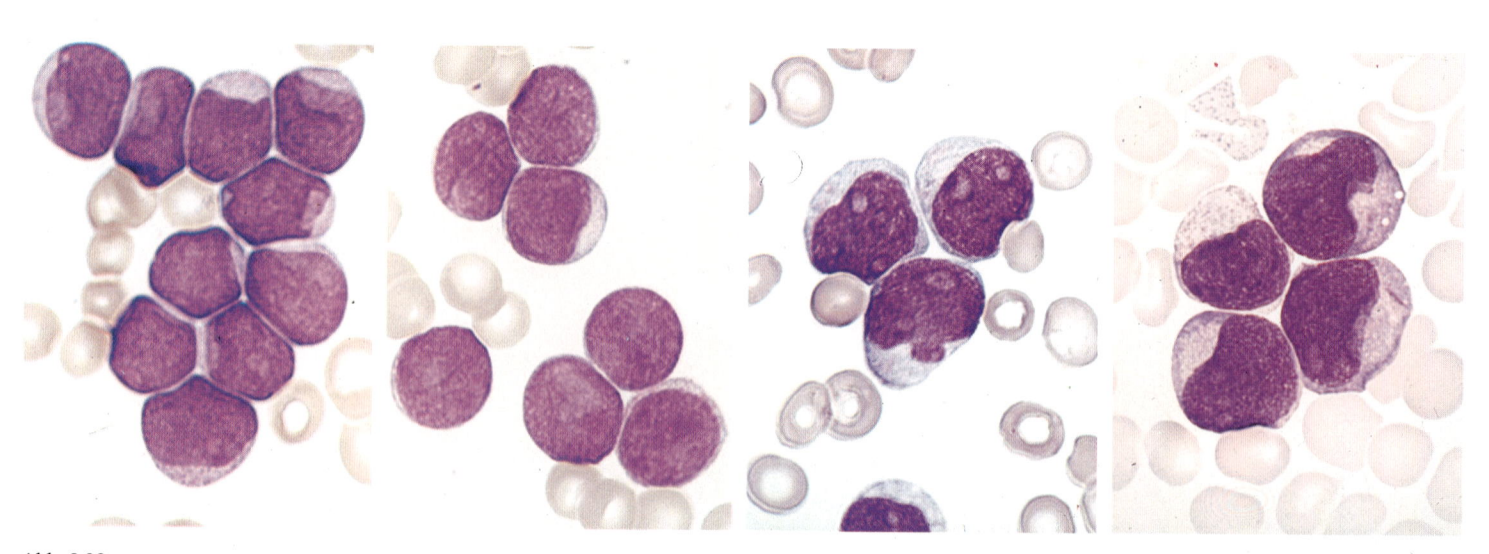

Abb. 8.22
Akute myeloische Leukämie, M_1-Subtyp: Knochenmarkaspirate mit Blasten, die über große, vielfach irregulär gestaltete Kerne, einen oder mehrere Nukleolen und ein unterschiedlich breites, exzentrisch gelegenes Zytoplasma verfügen. Man erkennt entweder keine eindeutige Granulation oder wenige azurophile Granula und selten Auer-Stäbchen. Mindestens 3% der Zellen reagieren Sudanschwarz-oder Myeloperoxidase-positiv.

Eine meningeale Beteiligung tritt vor allem bei Kindern und jüngeren Patienten mit ALL auf, kommt jedoch in allen Altersklassen vor. Klinisch bestehen Übelkeit, Erbrechen, Kopfschmerzen, Sehstörungen, Photophobie und Hirnnervenparesen (*Abb. 8.17*). Bei entsprechender Untersuchung wird vielfach auch ein Papillenödem nachgewiesen (*Abb. 8.18*); grundsätzlich können sich leukämische Infiltrate in allen Geweben ausbreiten (*Abb. 8.19*). Rezidive gehen häufig vom Hoden aus, werden jedoch nur selten bei der klinischen Untersuchung erkannt (*Abb. 8.20*). Im Falle eines Knochenbefalls zeigt das Röntgenbild typische Veränderungen (*Abb. 8.21*).

MIKROSKOPISCHES BILD
Akute myeloische Leukämie
Bei May-Grünwald/Giemsa-Färbung zeichnet sich der M_1-Subtyp morphologisch durch den geringsten Differenzierungsgrad aus (*Abb. 8.22*); er kann vielfach nur nach Durchführung von Spezialfärbungen oder elektronenoptisch mit Sicherheit diagnostiziert werden. Dagegen weist der M_2-Subtyp eine deutliche Ausreifungstendenz zu Promyelozyten auf (*Abb. 8.23*).

Der M_3-Subtyp (akute Promyelozytenleukämie) ist durch büschelförmig angeordnete Stäbchen aus aggregierten Granula (sog. Reisigbündel) charakterisiert; sie können auch mit Spezialfärbungen sichtbar gemacht werden (*Abb. 8.24*). Weiterhin enthalten die leukämischen Zellen oft Stoffe mit koagulationsfördernden Eigenschaften, welche bei Freisetzung in die Blutbahn zu einer disseminierten intravasalen Gerinnung (DIG) führen. Vom M_3-Subtyp existiert auch eine mikrogranuläre Variante (*Abb. 8.25*).

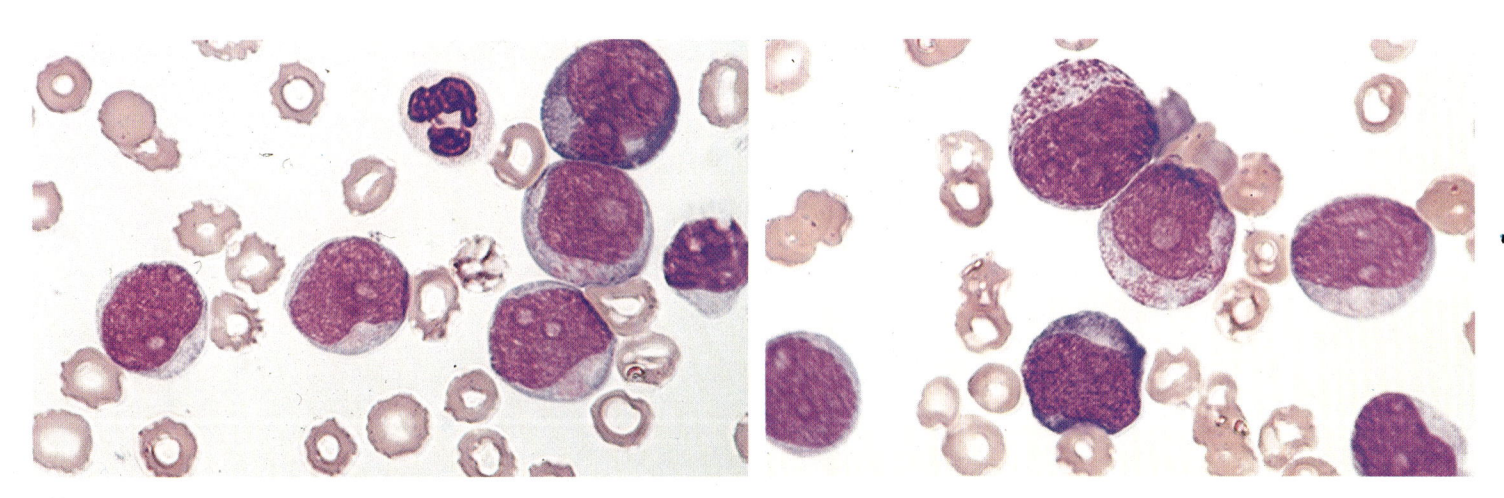

Abb. 8.23
Akute myeloische Leukämie, M_2-Subtyp: Knochenmarkaspirate mit (links) Blasten, die denjenigen in Abb. 8.22 entsprechen; zusätzlich sind jedoch auch Promyelozyten mit azurophilen Granula nachweisbar; (rechts) Blasten mit gebuchteten Kernen, einem oder zwei Nukleolen, unterschiedlich vielen azurophilen Granula und vereinzelten Auer-Stäbchen.

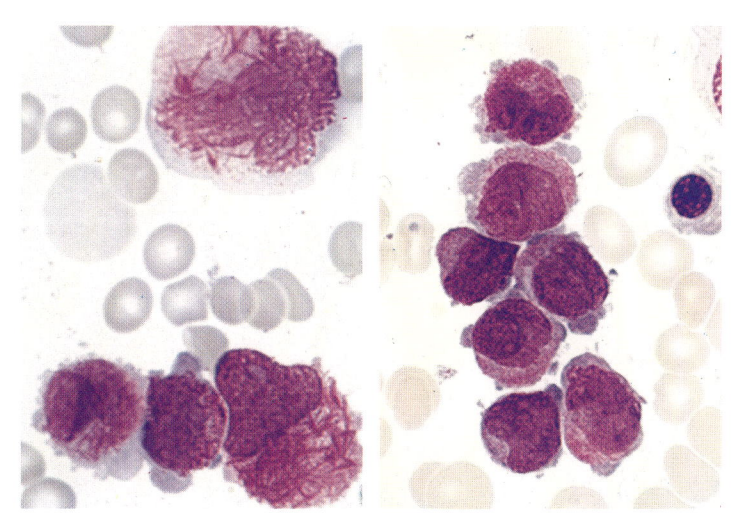

Abb. 8.24
Akute myeloische Leukämie, M_3-Subtyp: Promyelozyten mit groben azurophilen Granula und sog. Reisigbündeln (links); die Kerne enthalten einen oder zwei Nukleolen. Dieser Subtyp geht mit einer 15:17 Chromosomen-Translokation einher (siehe Abb. 8.66).

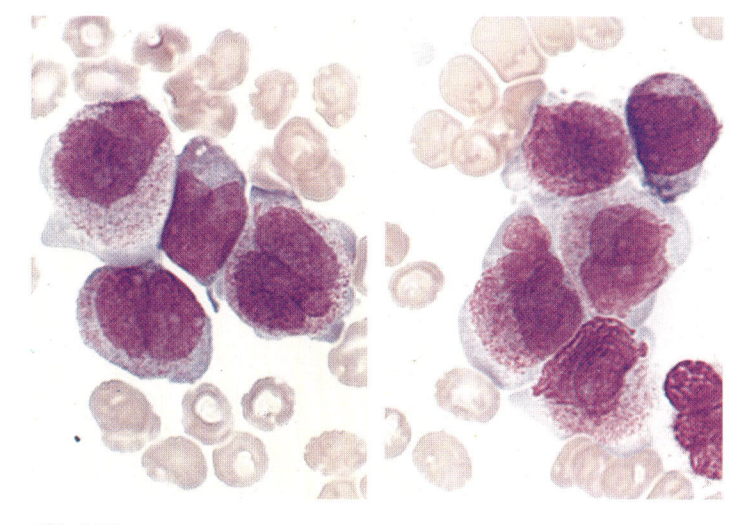

Abb. 8.25
Akute myeloische Leukämie, M_3-Subtyp: Mikrogranuläre Variante. Die meist bisegmentierten Zellen weisen zahlreiche, kleine azurophile Granula auf.

8 Akute Leukämien

Der M_4-Subtyp (myelomonozytäre Leukämie) setzt sich aus einer Mischung von Blasten mit promyelozytärer und monozytärer Differenzierung zusammen, wobei letztere weniger als 20 Prozent der Gesamtpopulation ausmachen (*Abb. 8.26*). Eine Sonderform ist durch Anomalien der Eosinophilen und eine Inversion (inv) des Chromosoms 16 charakterisiert (*Abb. 8.27*).

Mehr als 20 Prozent Monoblasten, differenzierte "Promonozyten" oder monozytäre Zellen zeichnen den M_5-Subtyp (Monozytenleukämie Typ Schilling; *Abb. 8.28*) aus. Im Serum und Urin ist der Lysozym-Spiegel erhöht.

Beim M_6-Subtyp (Erythroleukämie) machen erythropoetische Vorstufen mit bizarren dyserythropoetischen Atypien über 50 Prozent der leukämischen Zellpopulation aus (*Abb. 8.29* und *8.30*). Die anderen Zellreihen zeigen ebenfalls myelodysplastische Anomalien.

Die akute Megakaryoblastenleukämie (M_7) ist selten. In der Mehrzahl der Fälle geht sie mit einer Markfibrose einher; von diagnostischer Bedeutung sind die Morphologie der Blasten, Spezialfärbungen für Plättchenperoxidase, elektronenmikroskopische Untersuchungen und/oder der Nachweis von Oberflächenantigenen auf den Zellen mittels monoklonaler Antikörper (*Abb. 8.31*).

Akute lymphatische Leukämie
Lymphoblasten zeichnen sich in der Regel durch eine nur geringe Differenzierung aus. Leukämien mit kleineren, mehr uniformen Zellen und spärlichem Zytoplasma werden als L_1 klassifiziert (*Abb. 8.32*), solche mit deutlicher Anisozytose der Blasten, prominenten Nukleolen und ausladendem Zytoplasma als L_2 (*Abb. 8.33*). Zu dieser Gruppe gehören auch die Mehrzahl der Fälle bei Erwachsenen sowie die meisten Formen, die sich immunologisch als T-ALL erweisen.

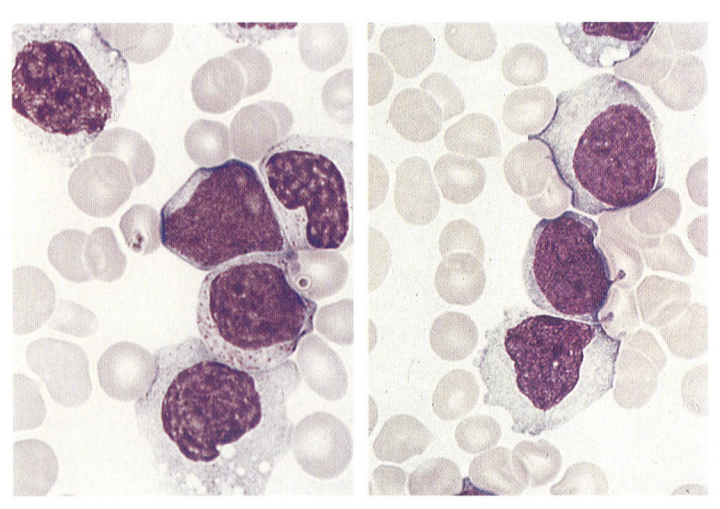

Abb. 8.26
Akute myeloische Leukämie, M_4-Subtyp: Blasten mit deutlicher Zytoplasmagranulation (Myeloblasten und Promyelozyten) neben Blasten mit blassem Zytoplasma, einzelnen Vakuolen, wenigen Granula und gebuchteten oder rundlichen Kernen (Monoblasten).

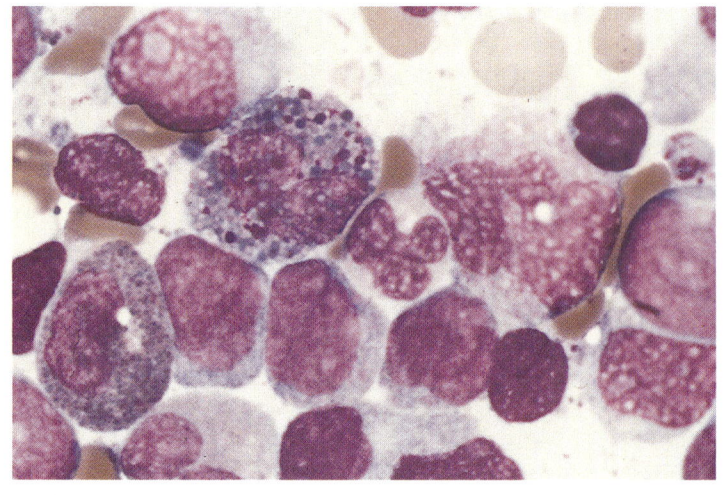

Abb. 8.27
Akute myeloische Leukämie, M_4-Subtyp: Blasten, abnorme myelomonozytäre Elemente und ein Eosinophiler mit basophilen Granula. Die zytogenetische Untersuchung ergab inv(16), (p13; q22). Freundlicherweise von Dr. M. Bilter und Prof. J. Rowley überlassen.

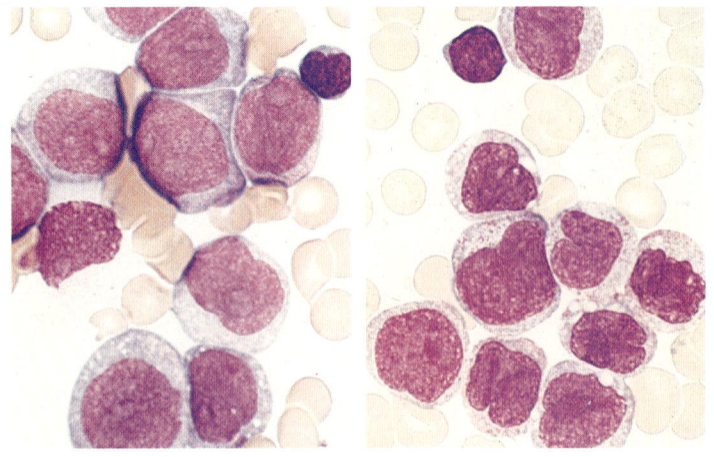

Abb. 8.28
Akute myeloische Leukämie, M_5-Subtyp: Blasten mit blassem Zytoplasma oder perinukleärem Hof und Zytoplasmavakuolen, jedoch nur seltenen Granula. Die meist zentral gelegenen Kerne sind gebuchtet, rundlich oder nierenförmig.

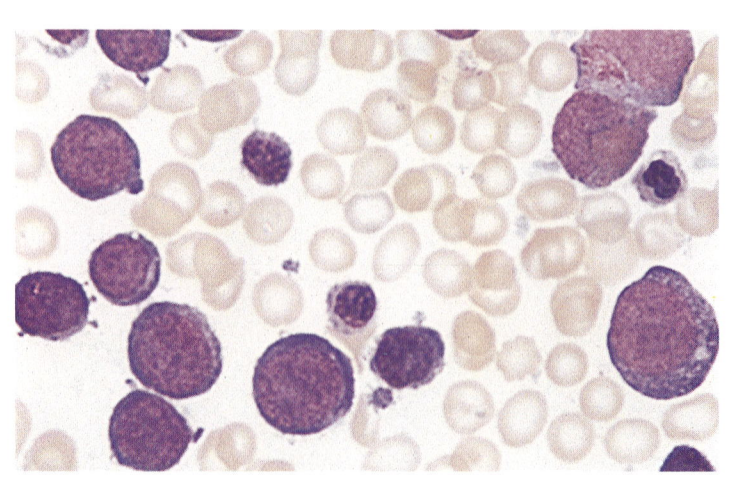

Abb. 8.29
Akute myeloische Leukämie, M_6-Subtyp: Erythropoetische Zellen aller Reifungsstufen überwiegen.

Akute Leukämien 8

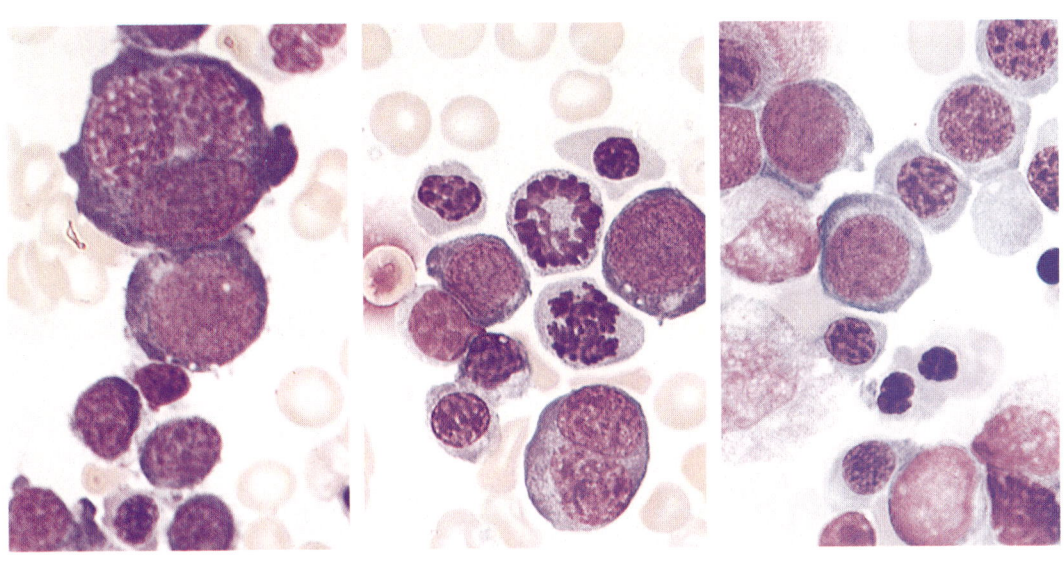

Abb. 8.30
Akute myeloische Leukämie, M_6-Subtyp: Starke Vergrößerungen eines Knochenmarkaspirates mit zahlreichen erythropoetischen Elementen und ausgeprägten dyserythropoetischen Veränderungen, u.a. mehrkernigen Erythroblasten (Gigantoblasten), Zytoplasmavakuolen, atypischen Mitosen und megaloblastischer Reifungsstörung.

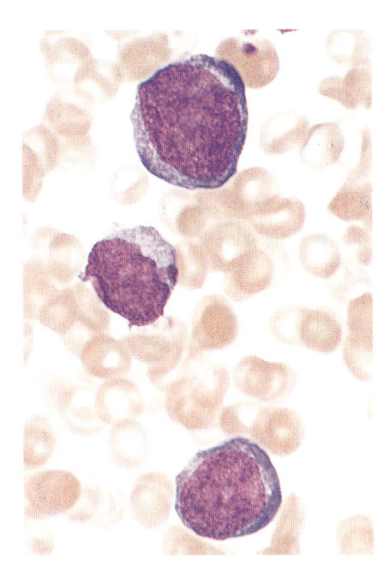

Abb. 8.31
Akute myeloische Leukämie, M_7-Subtyp: Megakaryoblasten sind große, unreife Zellen mit basophilem Zytoplasma, in dem vereinzelt eine abortive Thrombozytenbildung nachweisbar ist.

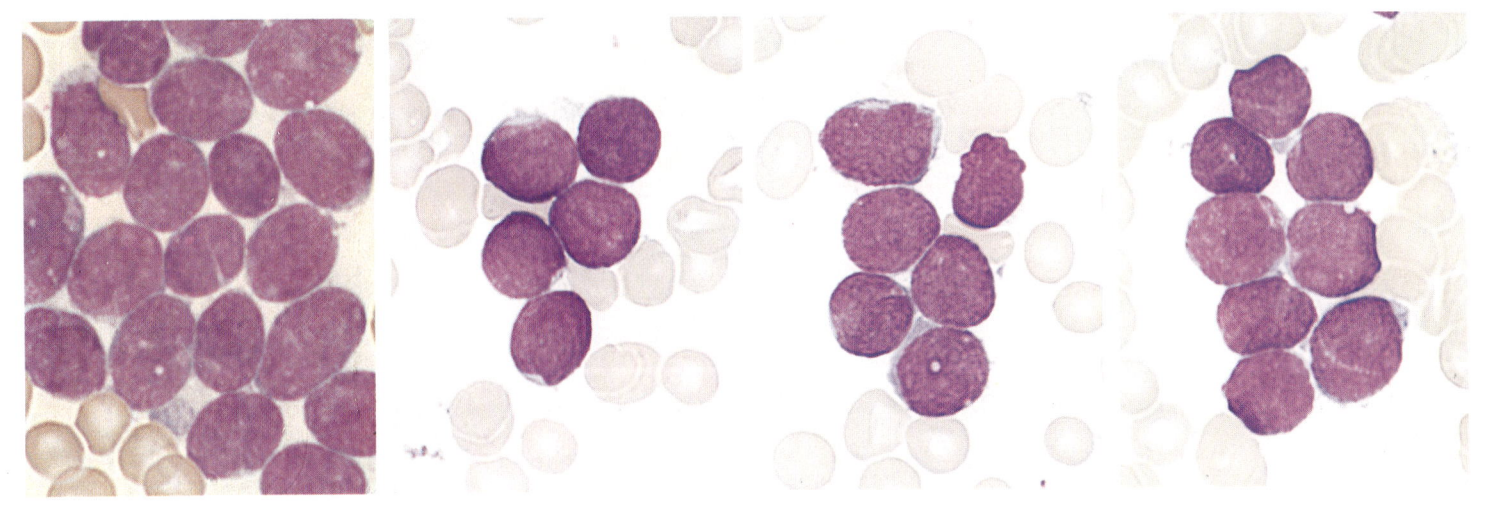

Abb. 8.32
Akute lymphatische Leukämie, L_1-Subtyp: Kleine, uniforme Blasten mit schmalem Zytoplasma, runden oder eingekerbten Kernen und meist nur einem Nukleolus.

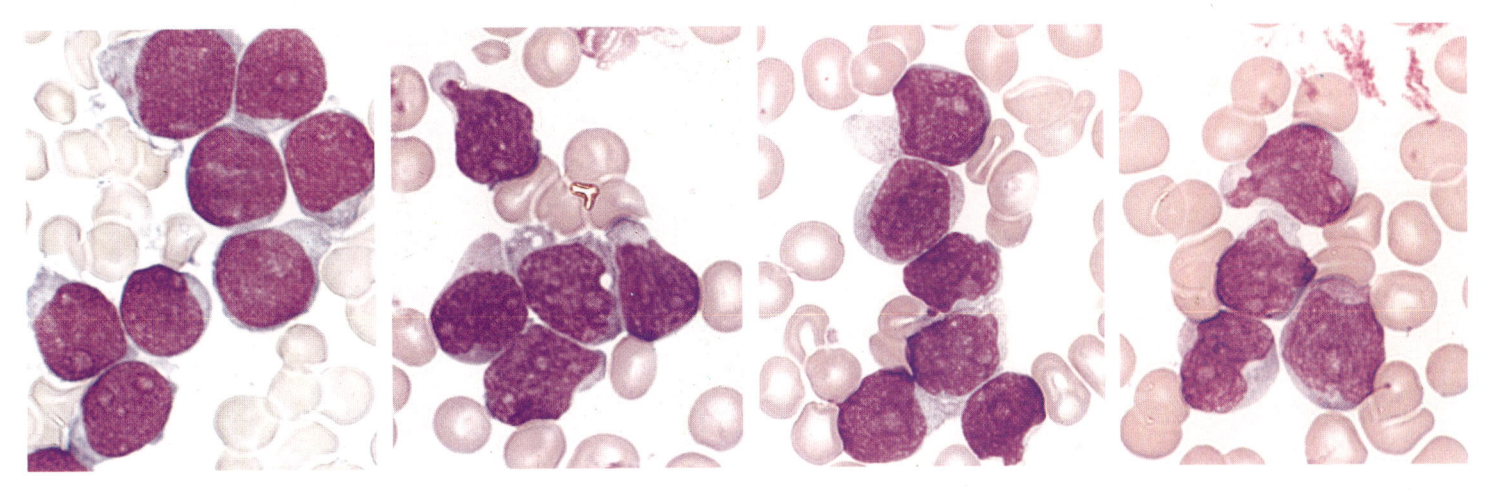

Abb. 8.33
Akute lymphatische Leukämie, L_2-Subtyp: Blasten mit deutlicher Anisozytose und sehr variabler Zytoplasmabreite; der Kern/Zytoplasma-Quotient ist selten so hoch wie beim L_1-Subtyp. Die Kerne sind unterschiedlich geformt und enthalten häufig mehrere Nukleolen.

8 Akute Leukämien

Der L$_3$-Subtyp ist durch zahlreiche kleine Vakuolen charakterisiert, die verstreut im basophilen Zytoplasma, häufig auch über dem Kern liegen (Abb. 8.34). Immunologisch entspricht er dem seltenen B-Zell- oder Burkitt-Typ. Bei allen Leukämietypen ist das Knochmark zellreich, wobei die leukämischen Blasten mindestens 80 Prozent der kernhaltigen Markzellen ausmachen (Abb. 8.35). Nicht selten können bei akuten lymphatischen Leukämien Blasten im Liquor cerebrospinalis (Abb. 8.36) oder im Hoden (Abb. 8.37) nachgewiesen werden.

ZYTOCHEMIE

Zytochemische Reaktionen haben sich bei der Differenzierung der verschiedenen Subtypen akuter Leukämien als hilfreich erwiesen (Abb. 8.38). Bei akuten myeloischen Leukämien dienen

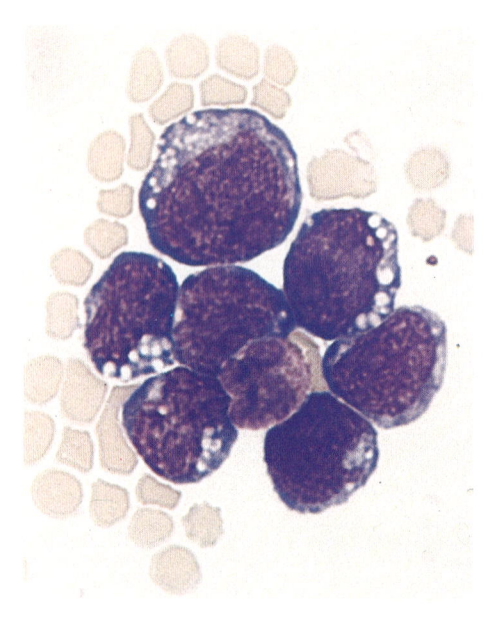

Abb. 8.34
Akute lymphatische Leukämie, L$_3$-Subtyp: Blasten mit stark basophilem Zytoplasma und zahlreichen, kleinen perinukleären Zytoplasmavakuolen. Diese Morphologie geht gewöhnlich mit einem B-Zell-Phänotyp einher.

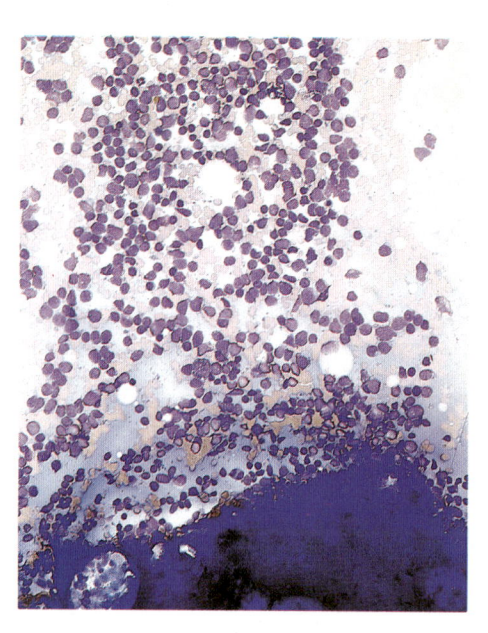

Abb. 8.35
Akute lymphatische Leukämie: Schwache Vergrößerung eines Markfragmentes mit gesteigerter Zelldichte in den Ausstrichen, die zu über 80 Prozent aus Blasten bestehen.

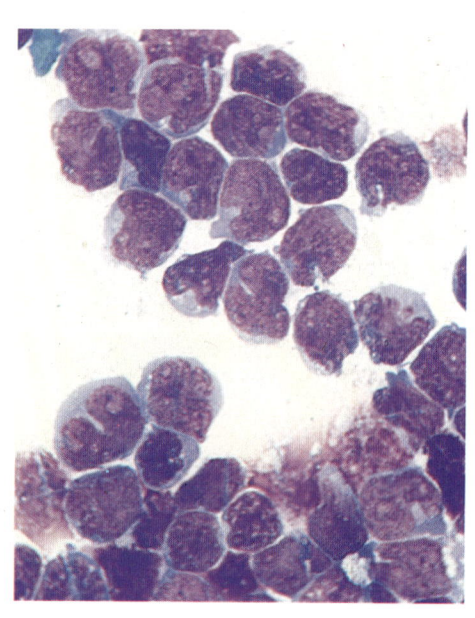

Abb. 8.36
Akute lymphatische Leukämie: Starke Vergrößerung eines Liquor-Zytozentrifugates mit Blasten unterschiedlicher Morphologie. Der Patient kam mit Symptomen einer Meningeosis leucaemica zur Aufnahme.

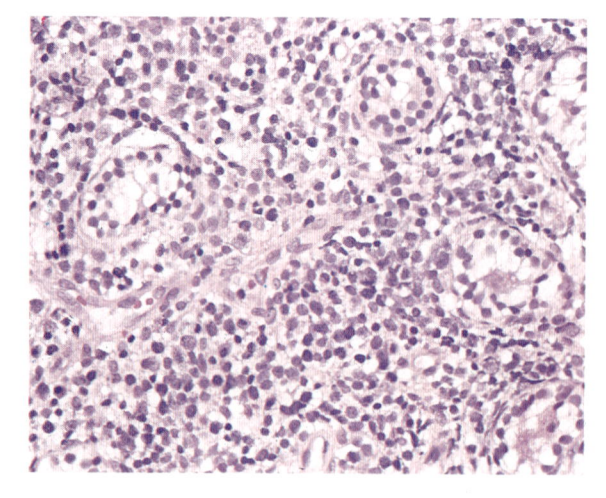

Abb. 8.37
Akute lymphatische Leukämie: Schwache Vergrößerung eines Hodeninfiltrates mit leukämischen Blasten in Interstitium und Keimepithel der Tubuli.

Zytochemische Befunde bei akuten Leukämien			
	c-ALL	T-ALL	AML
Myeloperoxidase	–	–	+
Sudanschwarz	–	–	+
Unspezifische Esterase	–	–	+ (M$_4$, M$_5$)
Perjodsäure-Schiff (PAS)	+ (grobgranulär)	–	+ (feingranulär, außer bei M$_6$)
Saure Phosphatase	–	+	–

Abb. 8.38
Zytochemische Befunde bei akuten Leukämien.

Akute Leukämien 8

die Myeloperoxidase-Reaktion und Sudanschwarz-Färbung dem Nachweis von spezifischen Granula in den myeloischen Zellen (*Abb. 8.39*). Eine monozytäre Differenzierung wird durch die unspezifische Esterase-Reaktion nachgewiesen; diese kann mit der Chlorazetatesterase-Reaktion kombiniert werden, um im gleichen Präparat Monoblasten von Myeloblasten abzugrenzen (*Abb. 8.40*). Die Perjodsäure-Schiff- (PAS-)Reaktion führt beim M_6-Subtyp in einem Teil der Fälle zu einer grobscholligen Anfärbung des Zytoplasmas (*Abb. 8.41*). Schließlich kann die Beteiligung von Monoblasten am leukämischen Prozeß auch durch die Bestimmung des Serum-Lysozyms oder durch den mikroskopischen Nachweis einer Lysozym-Sekretion durch die Monoblasten ermittelt werden (*Abb. 8.42*).

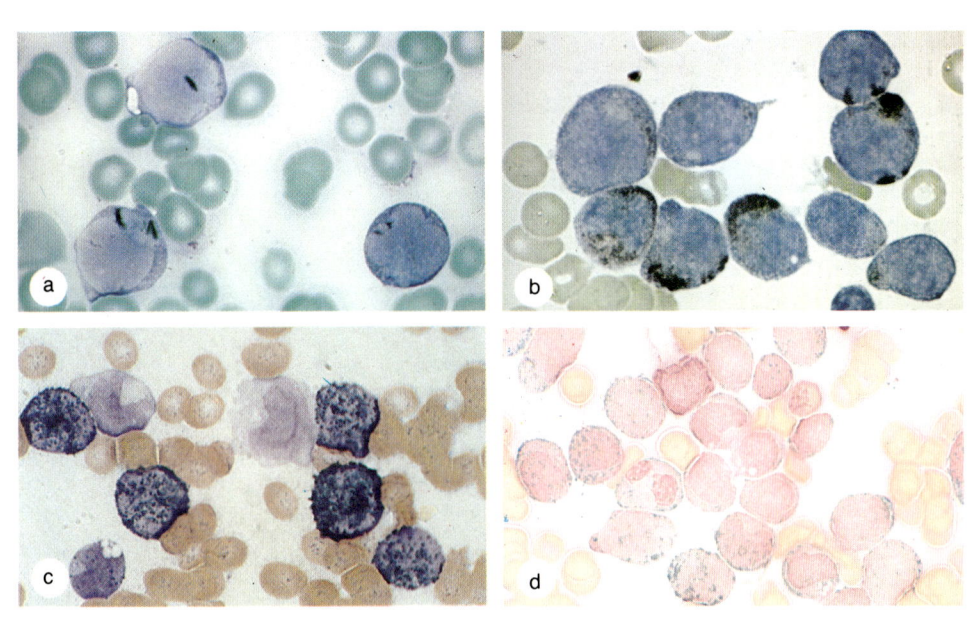

Abb. 8.39
Akute myeloische Leukämie: Knochenmarkaspirate bei (a und b) M_2-Subtyp mit schwarz gefärbten Granula und Auer-Stäbchen; (c) M_4-Subtyp mit schwarzen Zytoplasmagranula in den Myeloblasten (Monoblasten zeigen nur die Kerngegenfärbung); (d) M_2-Subtyp mit zahlreichen, blauen Granula. Sudanschwarz-Färbung (a-c) und Myeloperoxidase-Reaktion (d).

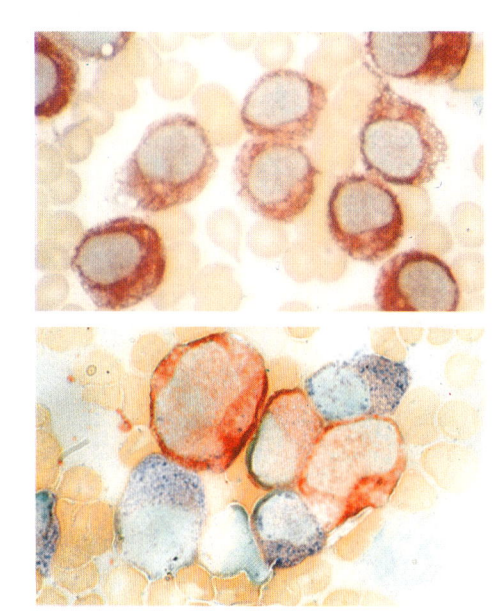

Abb. 8.40
Akute myeloische Leukämie: Knochenmarkaspirate bei (oben) M_5-Subtyp mit orange-braunem Reaktionsprodukt der unspezifischen Esterase in den Zellen; (unten) beim M_4-Subtyp ist das Zytoplasma der Monoblasten nach unspezifischer Esterase-Reaktion orange-braun gefärbt, während Myeloblasten durch das blaue Reaktionsprodukt der Chlorazetatesterase markiert sind.

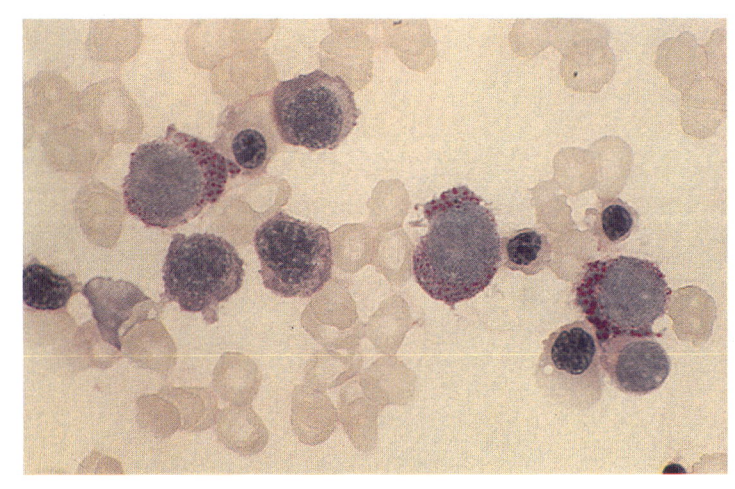

Abb. 8.41
Akute myeloische Leukämie, M_6-Subtyp: Knochenmarkaspirat mit groben, roten Schollen im Zytoplasma einiger Erythroblasten (Perjodsäure-Schiff-Reaktion).

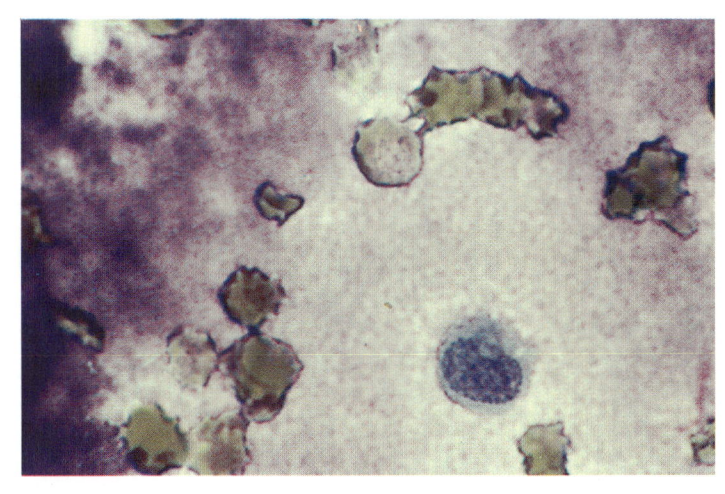

Abb. 8.42
Akute myeloische Leukämie, M_5-Subtyp: Die Kulturplatte mit dem Knochenmarkaspirat wurde mit Micrococcus lysodeikticus überschichtet. Man erkennt ein fehlendes Wachstum der Mikroorganismen in der Umgebung eines Monoblasten als Folge einer Lysozym- (Muramidase-) Sekretion. Freundlicherweise von Prof. D. Catovsky überlassen.

8 Akute Leukämien

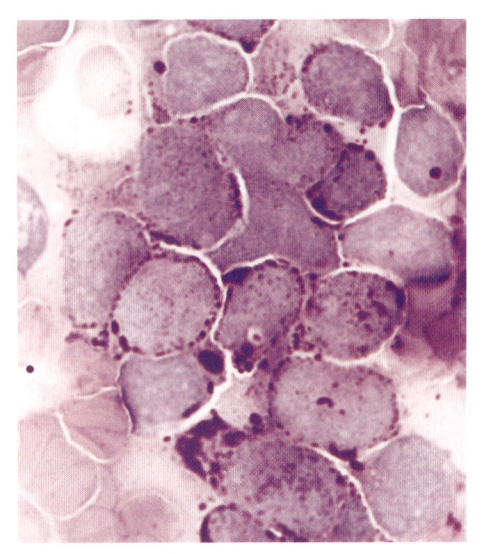

Abb. 8.43
Akute lymphatische Leukämie, Non-B-Non-T: Knochenmarkaspirat mit Blasten, die einzelne oder mehrere grobe Zytoplasmagranula enthalten. Perjodsäure-Schiff-Reaktion.

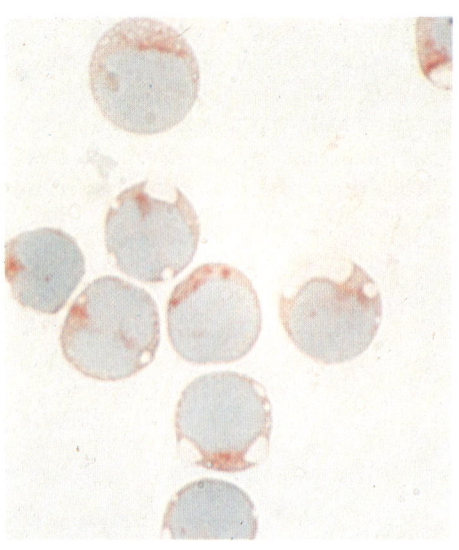

Abb. 8.44
Akute lymphatische Leukämie, T-Zell-Subtyp: Die Blasten im Knochenmarkaspirat zeichnen sich durch eine rote, klecksförmige Anfärbung der Golgi-Zone in der Kernbucht oder paranukleär aus. Saure Phosphatase-Reaktion.

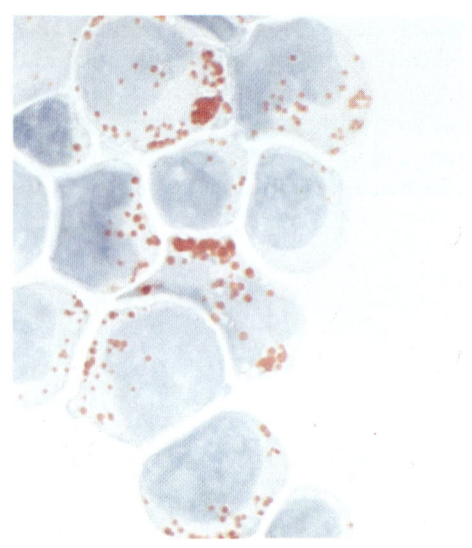

Abb. 8.45
Akute lymphatische Leukämie, L_3-Subtyp: Knochenmarkaspirat nach Ölrot O-Färbung mit auffälligen, intrazytoplasmatischen Lipidablagerungen, die einem Teil der Vakuolen in der May-Grünwald/Giemsa-Färbung entsprechen (siehe Abb. 8.34).

Immunologische Marker und Gen-Rearrangement bei akuten Leukämien			
	c-ALL	T-ALL	AML
"Stammzell"-assoziiert:			
Terminale Desoxynukleotidyl-transferase	+	+	−
HLA-DR	+	−	±
CD34 (z.B. My10, 3C5)	±	−	+
B-Zell-assoziiert:			
CD10 (z.B. J5)	+	−	−
CD19 (z.B. B4)	+	−	−
CD20 (z.B. B1)	+	−	−
CD22 (z.B. RFB4)	+*	−	−
T-Zell-assoziiert:			
CD2 (z.B. T11)	−	+	−
CD3 (z.B. T3)	−	+*	−
CD5 (z.B. T1)	−	+	−
CD7 (z.B. 3A1)	−	+	−
Myelomonozytär			
CD11 (z.B. Mo1)	−	−	+
CD13 (z.B. My7, MCS2)	−	−	+
CD14 (z.B. FMC17, UCHM1)	−	−	+(besonders M_4, M_5)
CD33 (z.B. My9)	−	−	+
Megakaryoblastisch (Thrombozyten-gpIIb/IIIa) CDW41 (z.B. J15)	−	−	+ (M_7)
Glycophorin	−	−	+ (M_6)
Immunglobulingene	Rearrangiert	Keimbahn	Keimbahn
T-Zell-Rezeptorgene	Keimbahn	Rearrangiert	Keimbahn

Abb. 8.46
Immunologische Marker und Gen-Rearrangement bei akuten Leukämien. Nur wenige Fälle weisen einen gemischt lymphomyeloischen Phänotyp auf, z.B. lymphatische Markerexpression (TdT, CD7) bei AML oder Nachweis myeloischer Antigene (CD11, CD13) bei ALL. Ein Teil dieser Mischformen zeigt dabei eine heterogene Differenzierung innerhalb einzelner Zellen, während andere aus einer dualen Population mit myeloischen und lymphatischen Zellen bestehen (siehe Abb. 8.53).

* = *intrazytoplasmatische*

Bei der ALL sind folgende zytochemischen Reaktionen von Bedeutung: Die Perjodsäure-Schiff-Reaktion zeigt bei der Non-B-Non-T-ALL eine grobgranuläre Anfärbung der Zellen, wobei diese meist das c-ALL-Antigen exprimieren (Abb. 8.43); die saure Phosphatase-Reaktion ergibt bei der T-ALL ein paranukleäres, klecksförmiges Reaktionsprodukt in der Golgi-Zone (Abb. 8.44); die Ölrot O-Färbung markiert schließlich bei der L_3-ALL jene Lipidsubstanzen (Abb. 8.45), die in der konventionellen May-Grünwald/Giemsa-Färbung als optisch leere Vakuolen erscheinen.

IMMUNOLOGISCHE MARKER

Bei der Differenzierung der verschiedenen Subtypen von akuten Leukämien haben immunologische Untersuchungen unter Verwendung von Immunfluoreszenz-, Immunperoxidase- und Alkalische Phosphatase-Anti-Alkalische Phosphatase- (APAAP-) Techniken einen hohen Stellenwert (Abb. 8.46). So werden für die Diagnose akuter Leukämien vielfach folgende (monoklonale) Antikörper eingesetzt:

Vorläufer-assoziiert: CD34 (3C5, My10); TdT; HLA-DR
myeloisch: CD11 (Mo1); CD13 (My7, MCS2); CD14 (FMC17, UCHM1); CD33 (My9)
monozytär: CD11 (Mo1); CD14 (FMC17, UCHM1)
erythropoetisch: Anti-Glycophorin
megakaryoblastisch: (J15)
c-ALL und B-ALL: CD10 (J5); CD19 (B4); CD26 (B1); Anti-IgM
T-Zell-assoziiert: CD2 (T11); CD5 (T1); CD7 (3A1).

Die Expressionssequenz einiger Marker ist in Abb. 1.69 und 1.73 wiedergegeben. Bei der ALL sind die Blasten durch die nukleäre terminale Desoxynukleotidyltransferase (TdT) gekennzeichnet. Diese Enzymreaktion kann darüber hinaus mit dem Nachweis des membranständigen HLA-DR- (Ia-)Antigens oder des common acute lymphoblastic leukaemia-Antigens CD10 (c-ALLA) kombiniert werden, wobei diese beiden Marker zumeist bei c-ALL positiv sind. T-ALL-Subtypen verfügen sowohl über TdT als auch über T-Antigene (Abb. 8.47 – 8.49). Da TdT^+-Zellen normalerweise nur in Knochenmark und Thymus vorkommen, ist

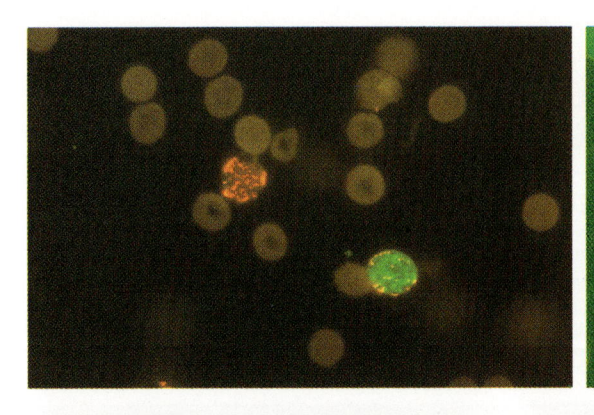

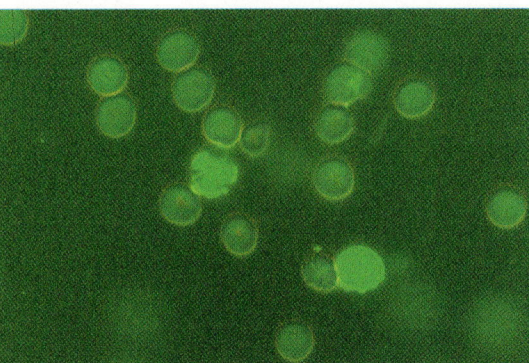

Abb. 8.47
Akute lymphatische Leukämie, c-ALL-Subtyp: Knochenmarkaspirate (links) mit Nachweis der TdT (grüne Fluoreszein-Markierung) und des CD10-Antigens (orangefarbene Avidin-Markierung) durch indirekte Immunfluoreszenz-Technik; eine Zelle ist doppelt markiert. Auf der rechten Seite dieselben Zellen im Phasenkontrastmikroskop. Freundlicherweise von Prof. G. Janossy überlassen.

Abb. 8.48
Akute lymphatische Leukämie, c-ALL-Subtyp: Knochenmarkaspirat mit positiver Reaktion für Kern-TdT (grün) und membranständiges HLA-DR-Antigen (orangefarben); indirekte Immunfluoreszenz-Technik. Die meisten Zellen sind doppelt markiert; einige exprimieren jedoch nur ein Antigen. Freundlicherweise von Prof. G. Janossy überlassen.

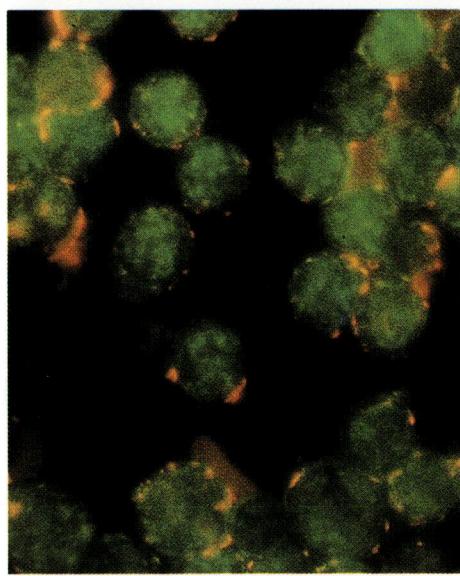

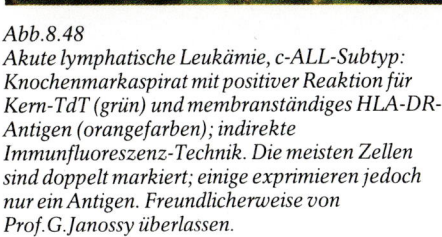

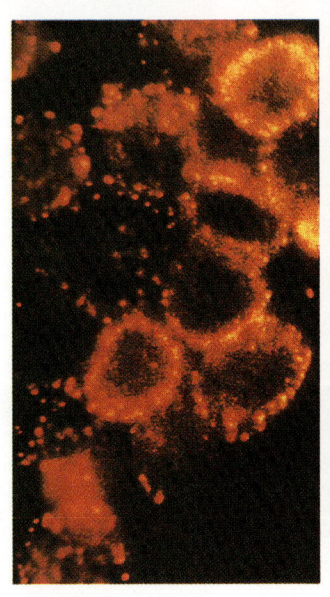

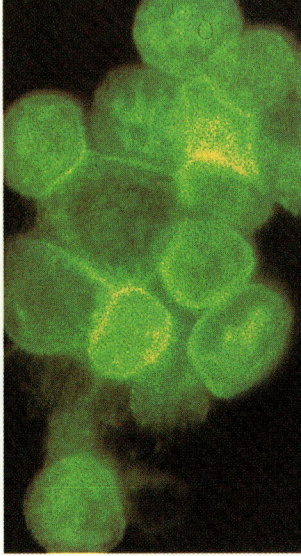

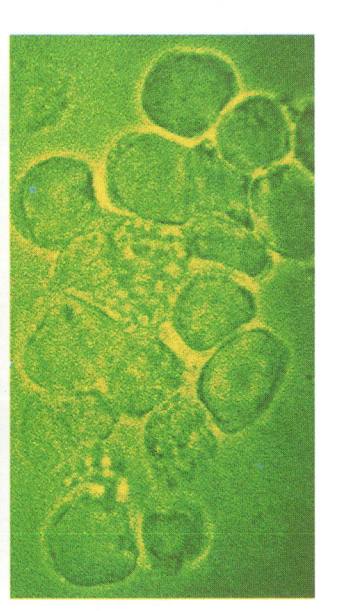

Abb. 8.49
Akute lymphatische Leukämie, T-ALL-Subtyp: Knochenmarkaspirat mit (links) roter Anfärbung des T-Antigens an der Zellmembran und (Mitte) grüner Markierung der nukleären TdT (indirekte Immunfluoreszenz-Technik). Auf der rechten Seite dieselben Zellen im Phasenkontrastmikroskop. Freundlicherweise von Prof. G. Janossy überlassen.

8 Akute Leukämien

diese Reaktion besonders geeignet, Blasteninfiltrate außerhalb des Knochenmarks zu identifizieren (Abb. 8.50 und 8.51). Auch kann sie zum Nachweis von Lymphoblastenpopulationen in gemischten ALL/AML, sowohl bei de novo-Fällen als auch nach Transformation einer chronischen myeloischen Leukämie, angewandt werden (Abb. 8.52 und 8.53).

Die Blasten der sog. prä-B-ALL bilden intrazytoplasmatische Immunglobuline, die durch indirekte Immunfluoreszenz nachgewiesen werden können (Abb. 8.54). Bei der B-ALL zeigen die Blasten stets eine negative TdT-Reaktion, exprimieren jedoch Oberflächenimmunglobuline (Abb. 8.55). Anstelle der Immunfluoreszenz-Technik kann zur Identifizierung entsprechender

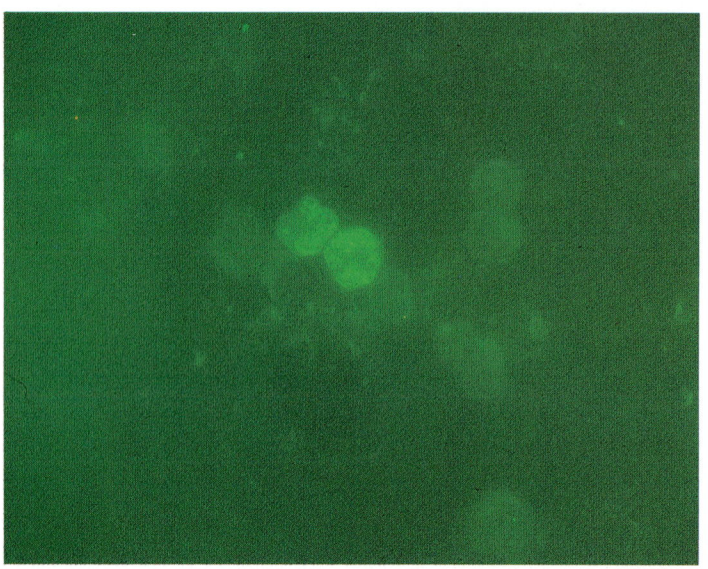

Abb. 8.50
Akute lymphatische Leukämie: Nachweis der TdT im Liquor cerebrospinalis mittels indirekter Immunfluoreszenz-Technik. Die wenigen, morphologisch nur schwer klassifizierbaren Zellen exprimieren nukleäre TdT und erweisen sich dadurch als Lymphoblasten. Freundlicherweise von Dr. K.F. Bradstock überlassen.

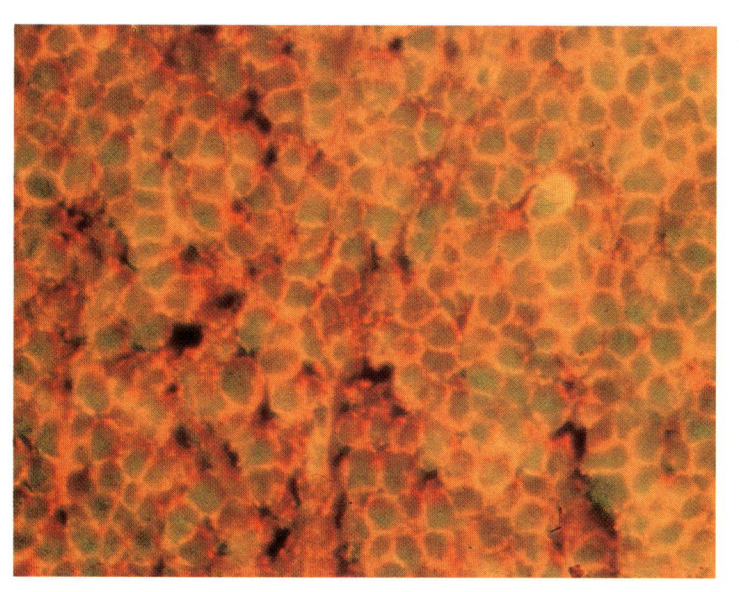

Abb. 8.51
Akute lymphatische Leukämie, c-ALL-Subtyp: Hodeninfiltrat mit Nachweis der nukleären TdT (grün) und des membranständigen HLA-DR-Antigens (orangefarben) durch indirekte Immunfluoreszenz-Technik. Freundlicherweise von Prof. G. Janossy überlassen.

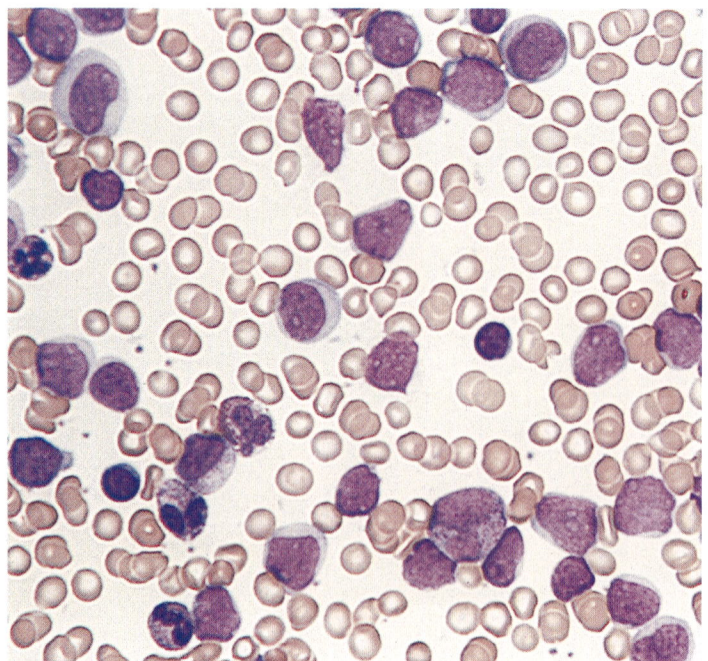

Abb. 8.52
Akute Leukämie mit gemischt lymphomyeloischer Differenzierung: Knochenmarkaspirat mit Blasten unterschiedlicher Größe und Morphologie. Einige Zellen verfügen über ein spärliches Zytoplasma ohne Granulation, während andere, meist größere Elemente exzentrisch gelegene Kerne und ein breiteres, granuliertes Zytoplasma aufweisen.

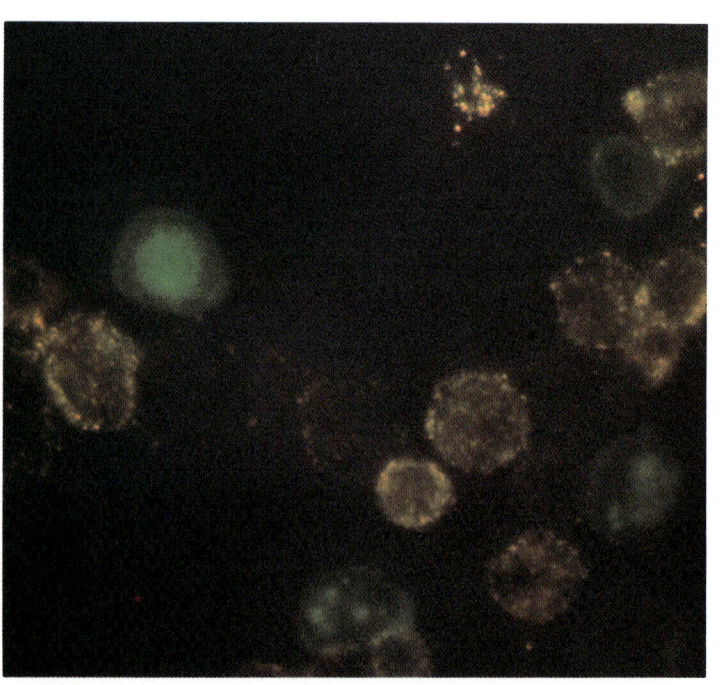

Abb. 8.53
Akute Leukämie mit gemischt lymphomyeloischer Differenzierung: Im Knochenmarkaspirat zeigt die eine (lymphatische) Population eine positive Reaktion für TdT (grün), während eine zweite (myeloische) Population myeloische Oberflächenantigene (gelb-orange) exprimiert (indirekte Immunfluoreszenz-Technik). Freundlicherweise von Prof. G. Janossy überlassen.

Antigene auch die enzymgekoppelte Immunzytochemie angewandt werden (*Abb. 8.56*). Untersuchungen mit Immunglobulingen-Sonden haben ergeben, daß die Zellen bei c-ALL, prä-B-ALL und B-ALL ein klonales Rearrangement ihrer Immunglobulingene aufweisen, wodurch ihre B-Zell-Herkunft bestätigt wird. Gleiches gilt für die chronische lymphatische Leukämie vom B-Zell-Typ, B-Zell-Non-Hodgkin-Lymphome, das Plasmozytom und die Haarzell-Leukämie (*Abb. 8.57*). T-Zell-Rezeptorgene (γ, β und α) machen dagegen bei T-Zell-Neoplasien, z.B. T-ALL, T-CLL, T-Zell-Lymphomen und Sézary-Syndrom, ein klonales Rearrangement durch.

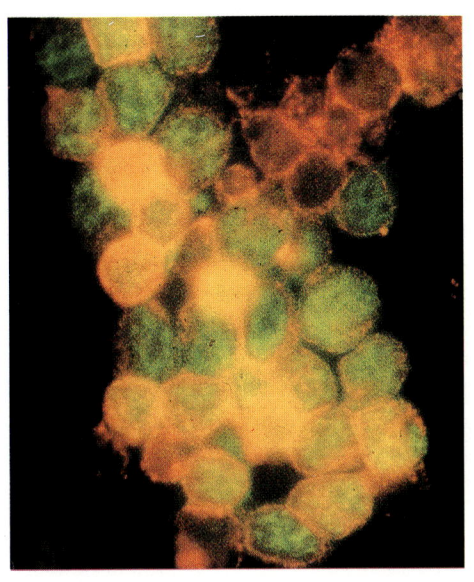

Abb. 8.54
Akute lymphatische Leukämie, prä-B-Subtyp: Knochenmarkaspirat mit Blasten, die sowohl über nukleäre TdT (grüne Markierung) als auch intrazytoplasmatisches Immunglobulin (IgM; orangefarbene Markierung) verfügen. Indirekte Immunfluoreszenz-Technik. Freundlicherweise von Prof. G. Janossy überlassen.

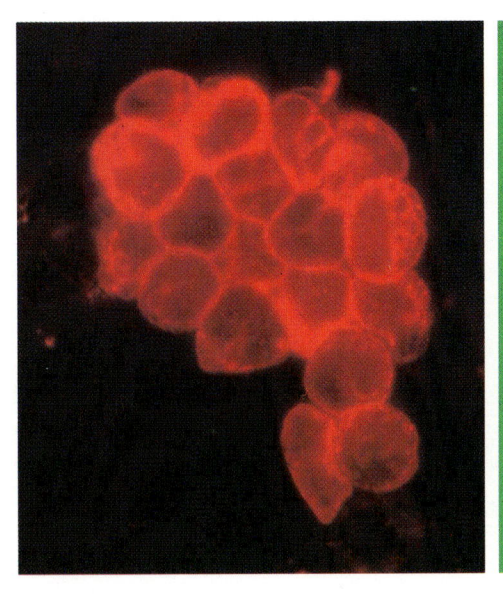

Abb. 8.55
Akute lymphatische Leukämie, B-Subtyp: (Links) Die Zellen im Knochenmarkaspirat reagieren stets TdT-negativ, exprimieren jedoch Oberflächenimmunglobulin (indirekte Fluoreszenz-Technik); (rechts) dieselben Zellen im Phasenkontrastmikroskop. Freundlicherweise von Prof. G. Janossy überlassen.

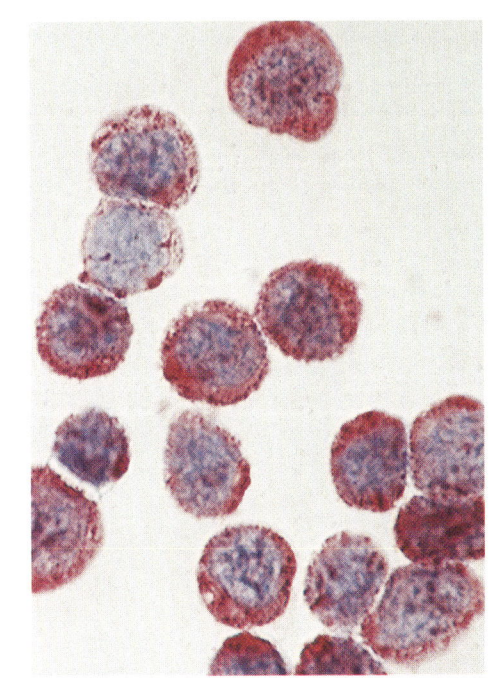

Abb. 8.56
Akute lymphatische Leukämie: Knochenmarkaspirat mit Nachweis des HLA-DR-Antigens. APAAP-Reaktion. Freundlicherweise von Dr. D. Campana überlassen.

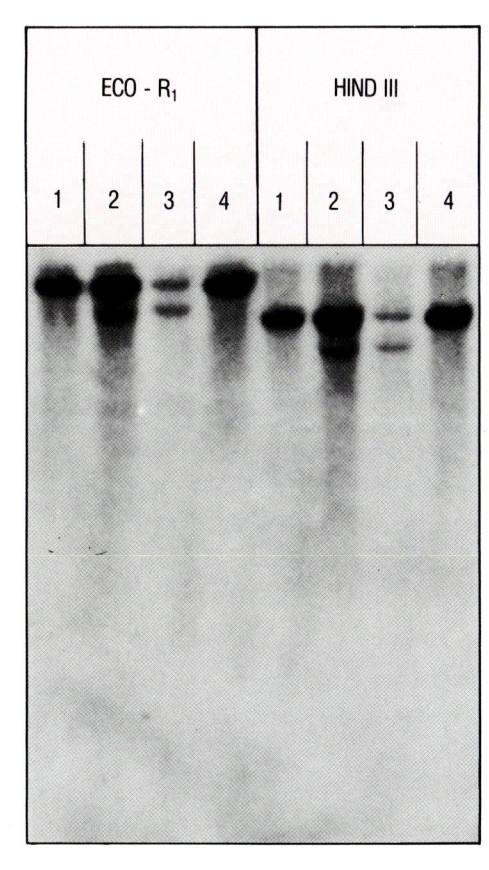

Abb. 8.57
Autoradiographie einer Southern Blot DNA-Analyse bei ALL: Aus dem peripheren Blut eines Patienten mit c-ALL extrahierte DNA wurde durch die Restriktionsenzyme ECO-RI und HIND III gespalten. Bahn 1 stammt von normalen Leukozyten, die Bahnen 2 und 3 von leukämischen Blasten, Bahn 4 von der promyelozytären Zellinie HL60. Bei allen Bahnen außer 3 erfolgte die DNA-Extraktion aus angereicherten Zellen. Die DNA-Fragmente wurden mittels Elektrophorese in Agarose getrennt und dann auf Nitrozellulose übertragen. Darauf wurde eine ^{32}P-markierte genomische DNA-Sonde, gerichtet gegen die JH-Region des IgM-Schwerkettengens, hinzugesetzt, die mit der komplementären DNA der DNA-Fragmente hybridisierte.

Alle Bahnen zeigen eine Bande mit ähnlichem MG, die der JH-Region in der Keimbahn-Anordnung entspricht. Die Bahnen 2 und 3 verfügen über eine zusätzliche Bande mit niedrigerem MG als Folge des klonalen Schwerketten-Gen-Rearrangements in der DNA bei c-ALL. Freundlicherweise von Dr. R. Taheri und Dr. J. D. Norton überlassen.

8 Akute Leukämien

ELEKTRONENMIKROSKOPIE
Eine Differenzierung verschiedener Blastentypen kann auch unter Verwendung enzym- und immunelektronenoptischer Verfahren durchgeführt werden. Der ultrastrukturelle Aspekt eines Megakaryoblasten und eines Myeloblasten ist in Abb. 8.58 und 8.59 wiedergegeben.

KONGENITALE AKUTE LEUKÄMIE
Kongenitale akute Leukämien sind seltene Krankheitsbilder; ein derartiger Fall wird in Abb. 8.60 gezeigt. Es handelt sich meist um akute myeloische Leukämien mit ausgedehnter extramedullärer Infiltration, u.a. der Haut.

ZYTOGENETIK
Die menschliche somatische Zelle enthält 22 Autosomenpaare mit 1 bis 22 numeriert und zwei Geschlechtschromosomen (XX bei Frauen und XY bei Männern). Die morphologische Darstellung dieser Chromosomen in einer Präparation aus sich teilenden Zellen nennt man Karyotyp. Der Buchstabe p wird für den kurzen Arm der Chromosomen und q für den langen Arm verwandt. Translokationen werden mit t bezeichnet, gefolgt von den betroffenen Chromosomen im ersten und den betroffenen Chromosomenbanden im zweiten Klammerpaar. Die dunkel und heller angefärbten Chromosomenbanden lassen sich mit der Giemsa- (G-) oder Quinacrin- (Q-)Färbung nachweisen; sie werden vom Zentromer aus nach außen numeriert. Inv wird als Kürzel für eine Inversion, ins für eine Insertion und del für eine Deletion gebraucht. + oder − vor einer Zahl bedeutet Einbau oder Verlust eines ganzen, +oder − dahinter eines Teils eines Chromosoms.

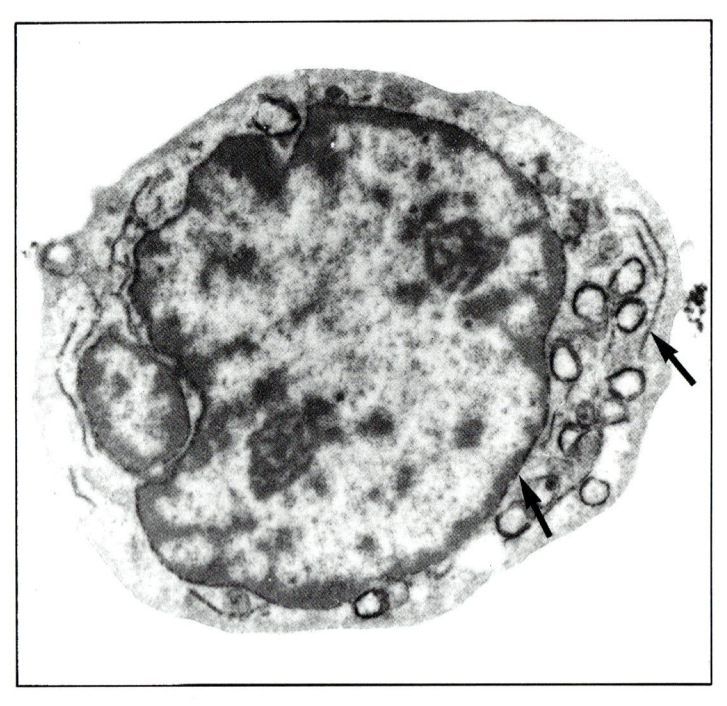

Abb. 8.58
Megakaryoblast: Diese Zelle ähnelt morphologisch einem Lymphoblasten, kann von diesem jedoch durch die positive Reaktion mit Plättchen-Peroxidase (schwarze lineare Markierung) im endoplasmatischen Retikulum und an der Kernmembran (Pfeile) abgegrenzt werden. Mitochondrien zeigen eine unspezifische Reaktion. ×9250. Freundlicherweise von Dr.E.Matutes und Prof.D.Catovsky überlassen.

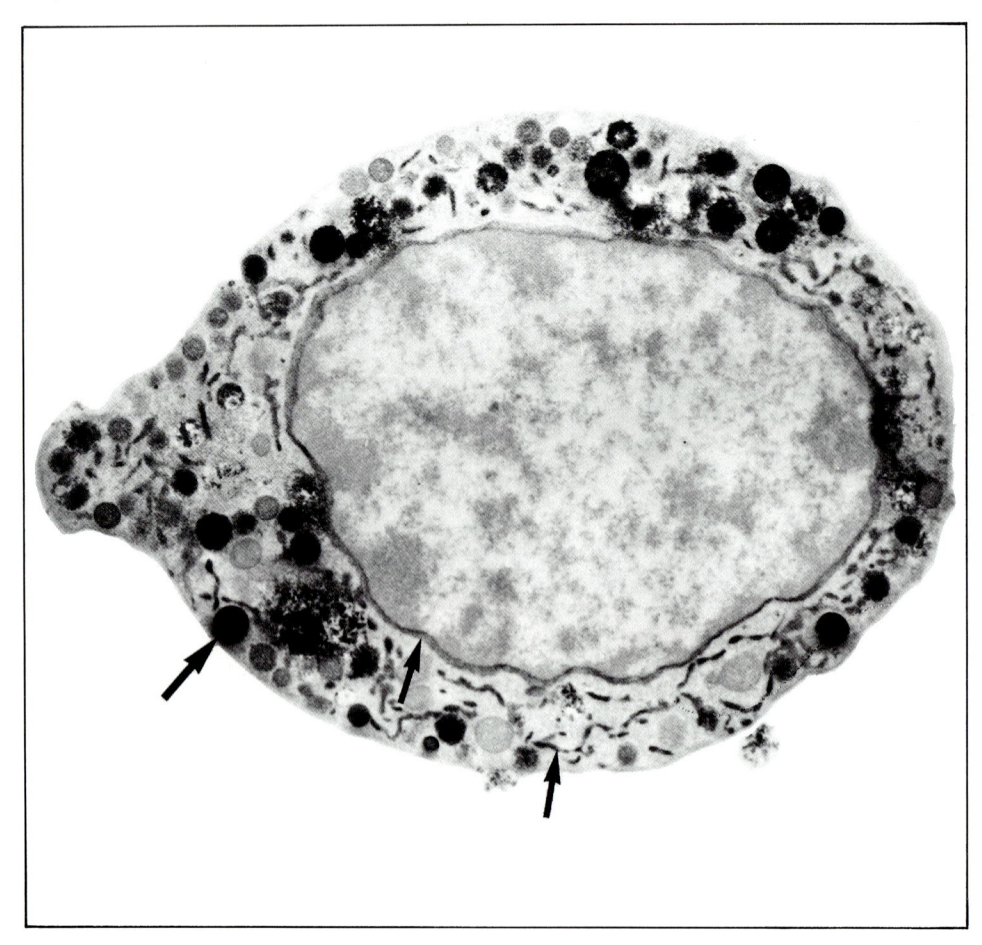

Abb. 8.59
Myeloblast eines Patienten mit akuter myeloischer Leukämie: Die Zelle verfügt über relativ zahlreiche Zytoplasmagranula (großer Pfeil) und eine positive Myeloperoxidase-Aktivität (schwarze Granula); eine positive Enzymreaktion ist auch in den kurzen Segmenten des endoplasmatischen Retikulums und der Kernmembran (kleine Pfeile) sichtbar. ×16000. Freundlicherweise von Dr.E.Matutes und Prof.D.Catovsky überlassen.

Akute Leukämien 8

Zytogenetische Untersuchungen von Zellen akuter Leukämien können zur Bestätigung der Diagnose beitragen und im Falle charakteristischer Aberrationen auf den Subtyp hinweisen (Abb. 8.61). Besonders wenn kein normaler Karyotyp besteht, ist eine Translokation im allgemeinen mit einer schlechten Prognose verbunden. Zytogenetische Aberrationen im Sinne einer Hypo-

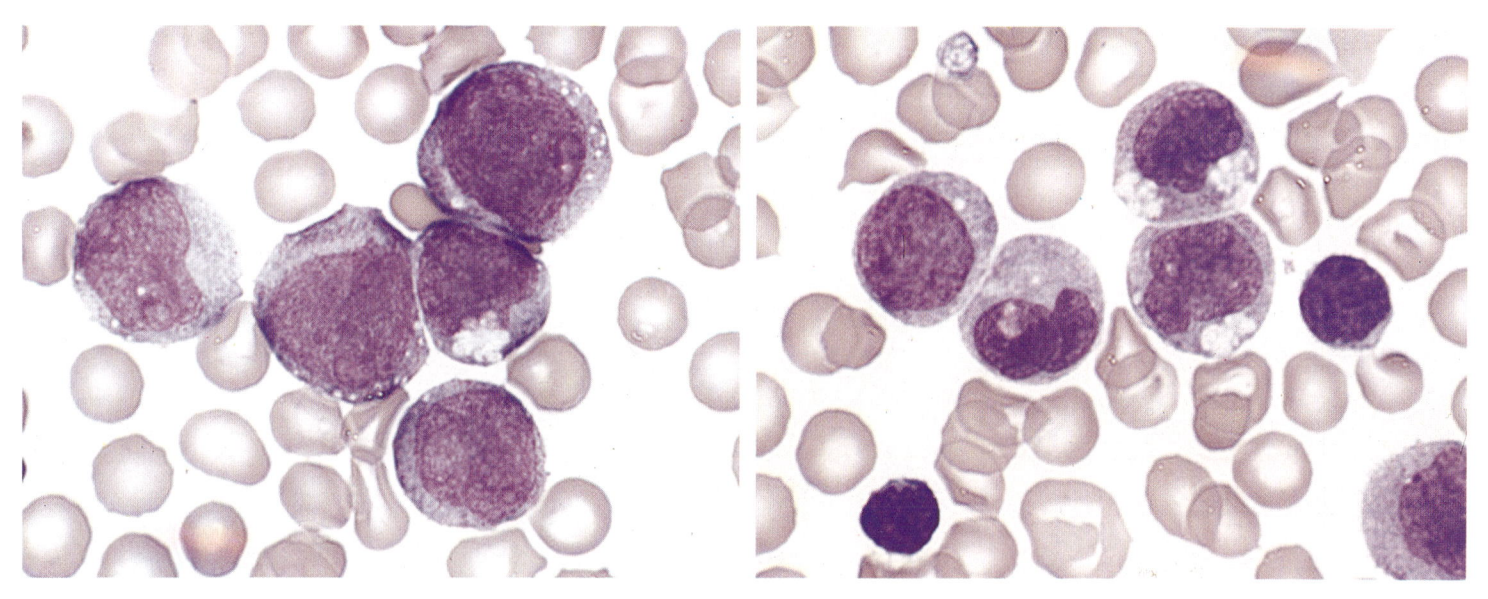

Abb. 8.60
Kongenitale akute myeloische Leukämie: Periphere Blutausstriche eines männlichen Säuglings, der bei der Geburt eine Anämie, Hepatosplenomegalie und Hautinfiltrate aufwies. Man erkennt zahlreiche Myeloblasten mit auffälligen Zytoplasmavakuolen. Hb: 10,1g/dl; Leukozyten: 92×10^9/l; Blasten: 85%; Thrombozyten: 15×10^9/l. Freundlicherweise von Dr.J.M.Chessells überlassen.

Abb. 8.61
Zytogenetische Aberrationen bei akuten Leukämien.

Zytogenetische Aberrationen bei akuten Leukämien	
Akute myeloische Leukämie	**Akute lymphatische Leukämie**
Relativ spezifisch:	L$_1$ und/oder L$_2$ (c-ALL oder Null-ALL)
M$_2$t(8; 21)(q22; q22)	t(9; 22)(q34; q11)
M$_3$t(15; 17)(q22; iq11)	t(4; 11)(q21; q23)
M$_4$inv(16)(p13; q22) or del (16)(q22)*	t(1; 19)(q22; p13)
M$_5$t(9; 11)(p21; q23)	del(6)(9)
Andere:	t(11; 14)(q13; q32)
t(9; 22)(q23; q11)	t or del (12)(p12)
t(6; 9)(p22; q34)†	9p−
t(3; 3)(q21; q29)inv(3)(q21; q26)††	+21
+8	
+21	B-ALL
5q−/−5;	t(8; 14)(q24; q32)
7q−/−7	t(8; 22)(q24; q11)
12p 11 − p13 (del or t)†	t(2; 8)(p11 − 13; q24)
	T-ALL
	14q+(q32) or 14q−(q11)
	t(11; 14)(p13; q11)
	9p−
* mit abnormen Eosinophilen assoziiert	†† mit Thrombozytose assoziiert
† mit vermehrten Basophilen	

8 Akute Leukämien

diploidie (*Abb. 8.62*) oder Hyperdiploidie (*Abb. 8.63*) finden sich eher bei der ALL als bei der AML. Folgende Translokationen werden besonders häufig beobachtet: t(4;11) (q21;q23) (*Abb. 8.64*) und die Philadelphia-Translokation t(9;22) (q34;q11)(siehe *Abb. 9.34*) bei ALL, t(8;21) (q22;q22) beim M_2-Subtyp der AML (*Abb. 8.65*) und t(15;17) (q22;q12) beim M_3-Subtyp der AML (*Abb. 8.66*).

THERAPIE

Die Grundzüge der Behandlung bei AML sind in *Abb. 8.67* aufgeführt. Die Induktionstherapie soll zu einer kompletten Remission führen. Falls diese erreicht wird, folgt eine Konsolidierung mit weiteren Zyklen einer intensiven Kombinationsthe-

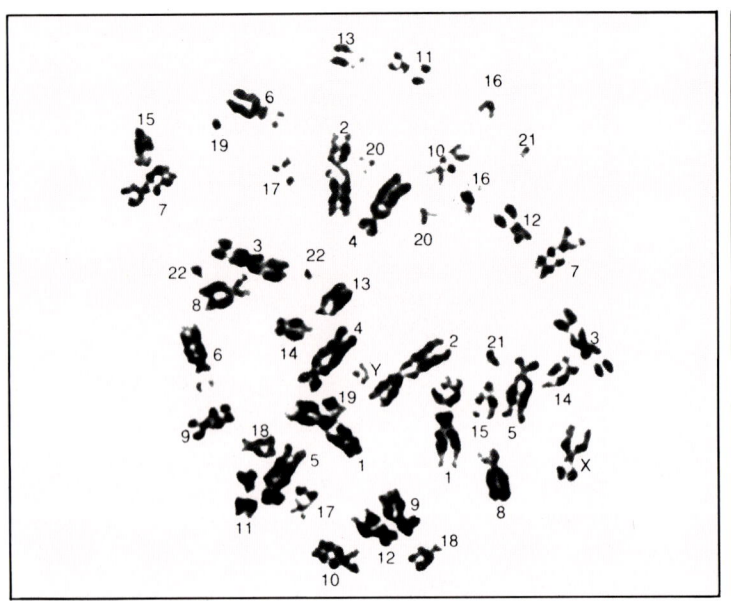

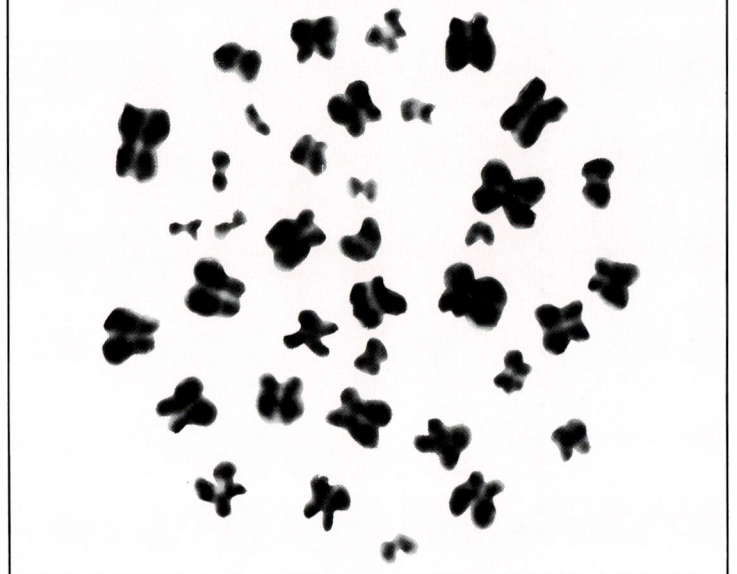

Abb. 8.62
Chromosomen (männlicher Erwachsener): (Links) 46 normale Chromosomen in Metaphase einer Knochenmarkzelle nach G-Bänderung; (rechts) nur 37 Chromosomen einer hypodiploiden Metaphase in einer Knochenmarkzelle. Für einen leukämischen Klon sind kontrahierte Chromosomen mit unscharfer Bänderung typisch. Freundlicherweise von Dr.L.M.Secker-Walker überlassen.

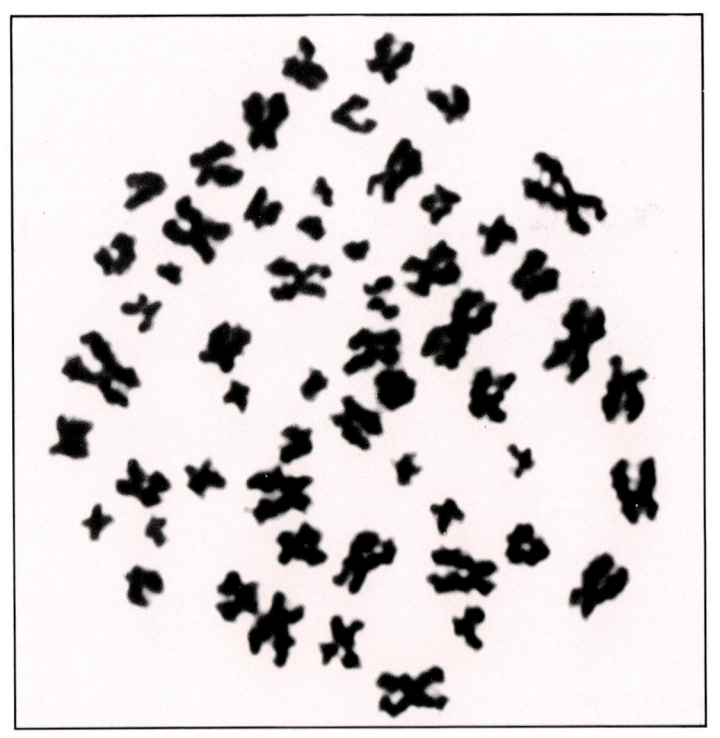

Abb. 8.63
Akute lymphatische Leukämie, L_1-Subtyp: 56 Chromosomen einer hyperdiploiden Metaphase in einer Knochenmarkzelle. Die kontrahierten Chromosomen mit unscharfer Bänderung sind für Leukämien charakteristisch. Freundlicherweise von Dr.L.M.Secker-Walker überlassen.

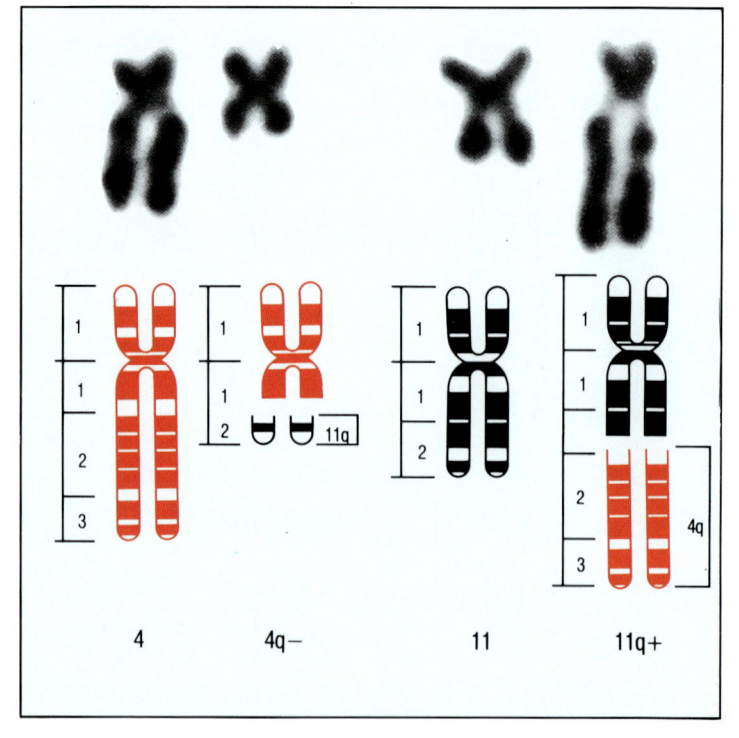

Abb. 8.64
Akute lymphatische Leukämie, L_1-Subtyp: (Oben) Teilansicht der Karyotypen von Chromosom 4 und 11 nach G-Bänderung eines Patienten mit Blasten vom Null-Phänotyp (TdT^+, c-ALL^-). Die translozierten Chromosomen finden sich auf der rechten Seite eines jeden Paars; (unten) schematische Darstellung der strukturellen Aberration. Freundlicherweise von Dr.L.M.Secker-Walker überlassen.

Akute Leukämien 8

rapie. Stehen bei jüngeren Patienten HLA-kompatible Geschwister zur Verfügung, kann eine allogene Knochenmarktransplantation durchgeführt werden (siehe Kapitel 6). Bei Patienten ohne geeigneten Spender kommt eine autologe Transplantation oder eine weitere Konsolidierung mit oder ohne Erhaltungschemotherapie in Betracht. Ältere Patienten, meist jenseits des 60. Lebensjahres, erhalten im allgemeinen eine weniger intensive Chemotherapie oder werden sogar nur symptomatisch behandelt.

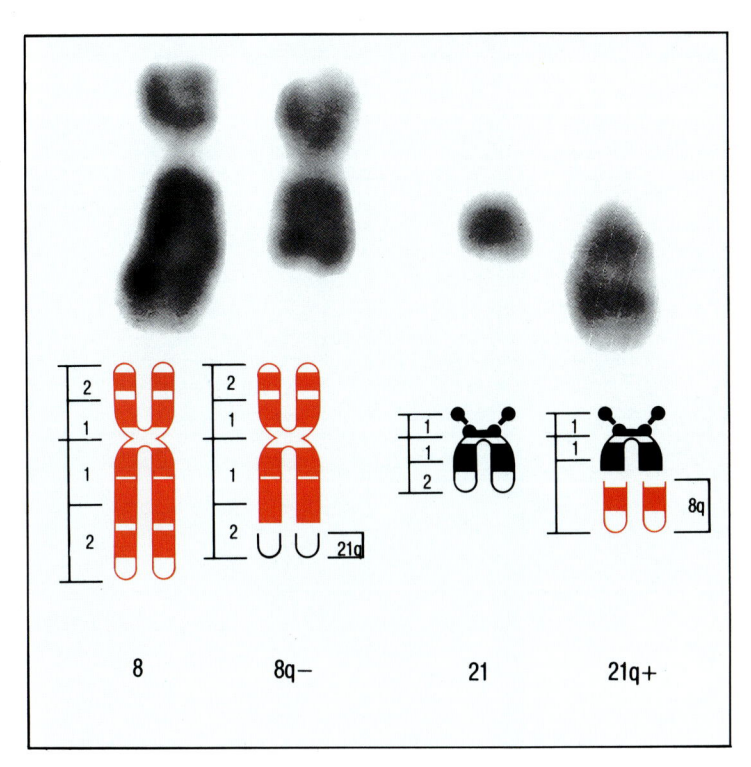

Abb. 8.65
Akute myeloische Leukämie, M_2-Subtyp: (Oben) Teilansicht der Karyotypen von Chromosom 8 und 21 nach G-Bänderung. Die translozierten Chromosomen finden sich auf der rechten Seite eines jeden Paars; (unten) schematische Darstellung der strukturellen Aberration. Freundlicherweise von Dr. L.M. Secker-Walker überlassen.

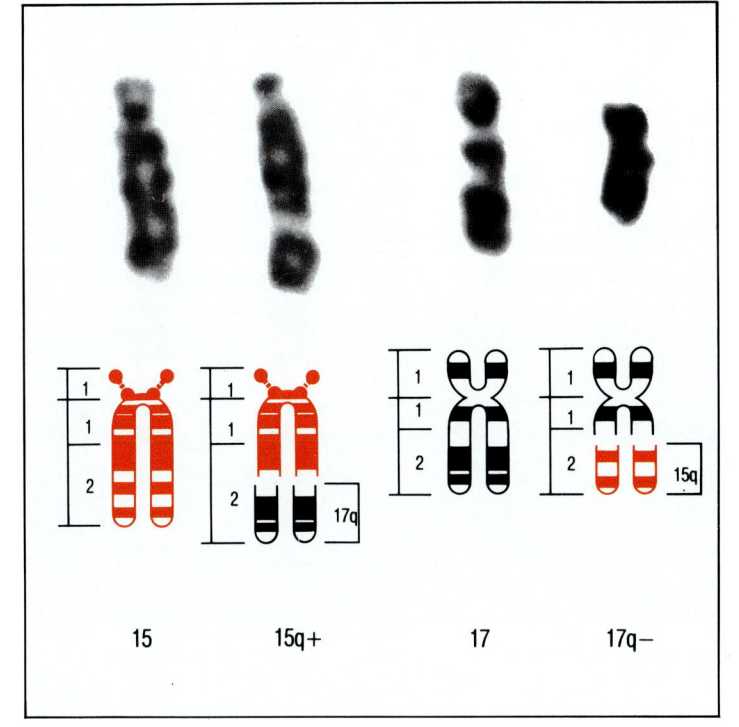

Abb. 8.66
Akute myeloische Leukämie, M_3-Subtyp (akute Promyelozyten-Leukämie; APL): (Oben) Teilansicht der Karyotypen von Chromosomen 15 und 17 nach G-Bänderung. Die translozierten Chromosomen finden sich auf der rechten Seite eines jeden Paars; (unten) schematische Darstellung der strukturellen Aberration. Freundlicherweise von Dr. L.M. Secker-Walker überlassen.

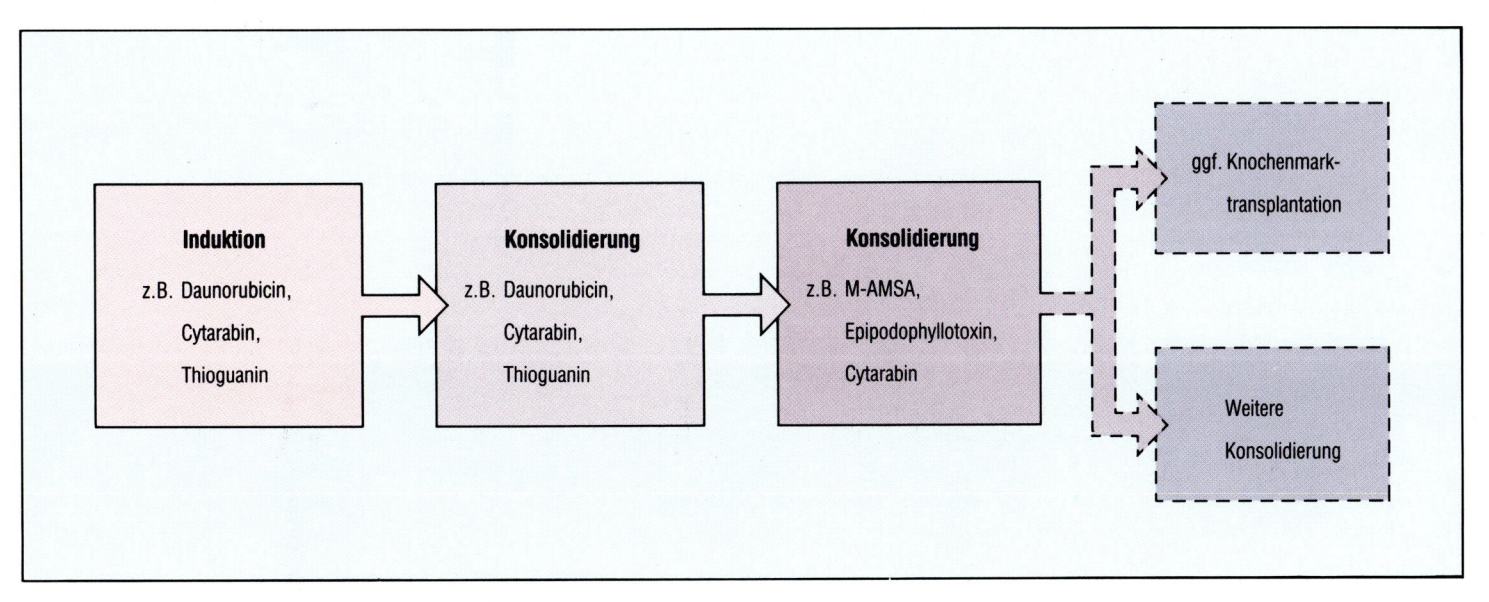

Abb. 8.67
Akute myeloische Leukämie: Diagramm eines typischen Behandlungsplans.

8 Akute Leukämien

Bei der ALL variiert das allgemeine Therapieprinzip je nach der Prognose des einzelnen Patienten beträchtlich. In jedem Fall erfolgt anfänglich eine Induktionstherapie mit dem Ziel einer Remission. Darüber hinaus wird eine Meningeosis-Prophylaxe meist mit intrathekalem Methotrexat in Kombination mit einer Schädelbestrahlung durchgeführt (*Abb. 8.68*). Die meisten Patienten erhalten weitere Chemotherapiezyklen vor und/oder nach der Schädelbestrahlung. Im allgemeinen dauert die Erhaltungstherapie etwa 2 Jahre. Bei ausgewählten Patienten mit schlechter Prognose wird in der ersten Remission eine allogene oder autologe Knochenmarktransplantation durchgeführt; diese Maßnahme kommt bei den anderen Patienten erst in der zweiten oder einer der folgenden Remissionen in Betracht.

Induktion
z.B. Daunorubicin, Vincristin, Asparaginase, Prednisolon

Konsolidierung
z.B. Daunorubicin, Cytarabin, Vincristin, Epipodophyllotoxin, Thioguanin

ggf. Knochenmarktransplantation

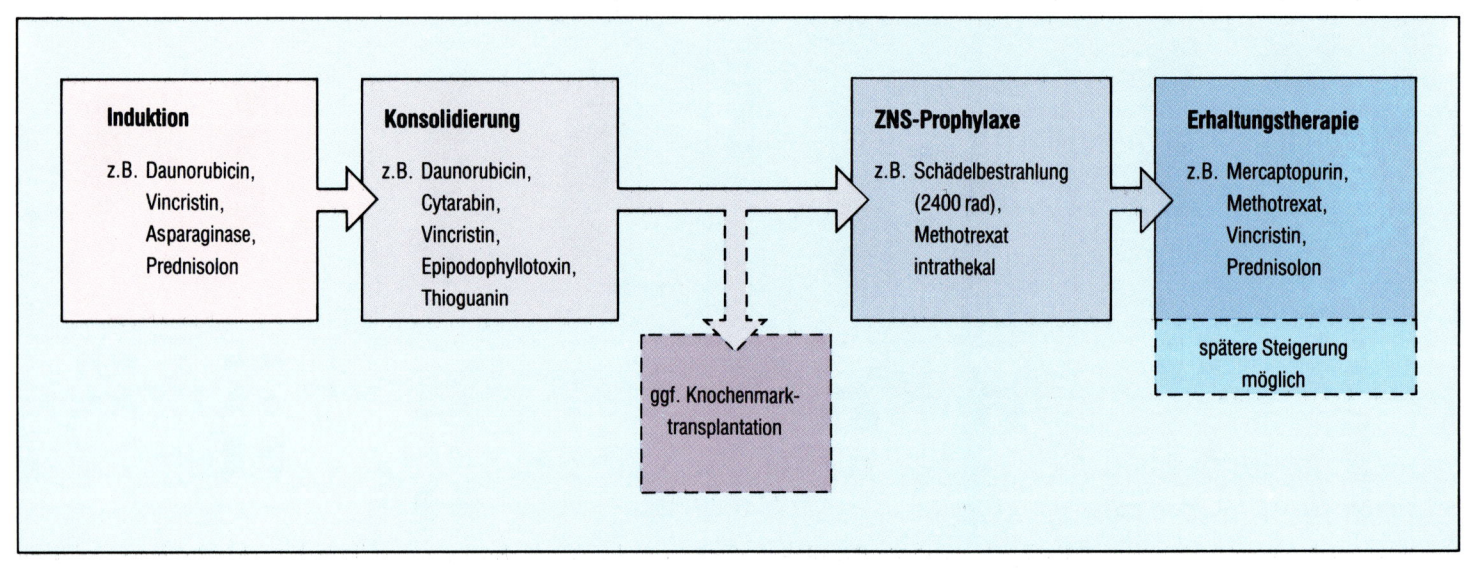

ZNS-Prophylaxe
z.B. Schädelbestrahlung (2400 rad), Methotrexat intrathekal

Erhaltungstherapie
z.B. Mercaptopurin, Methotrexat, Vincristin, Prednisolon

spätere Steigerung möglich

Abb. 8.68
Akute lymphatische Leukämie: Diagramm eines typischen Behandlungsplans.

*Chronische Leukämien
und Myelodysplasien*

9

9 Chronische Leukämien und Myelodysplasien

CHRONISCHE LYMPHATISCHE LEUKÄMIE

Die chronische lymphatische Leukämie (CLL) ist durch eine starke Vermehrung von Lymphozyten in Blut, Milz, Leber sowie Lymphknoten charakterisiert und tritt überwiegend im höheren Lebensalter auf. In den meisten Fällen handelt es sich um eine monoklonale Proliferation unreifer B-Lymphozyten, die über Oberflächen-Immunglobuline in geringer Dichte verfügen. In wechselnder Zahl sind im peripheren Blut auch Prolymphozyten (siehe Abb. 9.19) nachweisbar, welche bei manchen Patienten mit fortschreitender Erkrankung zunehmen.

Klinisch besteht meist eine symmetrische Vergrößerung oberflächlicher Lymphknoten (Abb. 9.1 und 9.2), wohingegen ein Tonsillenbefall selten ist (Abb. 9.3). Im weiteren Krankheitsverlauf entwickelt sich eine Hepatosplenomegalie. Eine Thrombozytopenie kann zu Hämatomen und einer ausgedehnten Purpura der Haut (Abb. 9.4) führen. Als Folge des Immunglobulinmangels, der Neutropenie und funktioneller Lymphozytendefekte treten häufig Infektionen auf, u. a. durch Herpes zoster (Abb. 9.5 und 9.6) oder Herpes simplex (Abb. 9.7); eine Candidiasis der Mundschleimhaut ist ebenfalls nicht selten (Abb. 9.8).

Im peripheren Blut zeichnet sich die CLL durch eine absolute Lymphozytose (meist zwischen 20 und 200 × 10^9/l) mit charakteristischer Lymphozytenmorphologie aus (Abb. 9.9 und 9.10). In fortgeschrittenen Krankheitsstadien sind meist auch eine normochrome Anämie und eine Thrombozytopenie nachweisbar. Bei etwa 10 Prozent der Patienten entwickelt sich eine sekundäre autoimmunhämolytische Anämie vom Wärmeantikörper-Typ (Abb. 9.11), während eine Autoimmunthrombozytopenie seltener auftritt. 20 Prozent der Patienten mit CLL sind asymptomatisch; die Diagnose wird meist zufällig bei einer routinemäßigen Blutuntersuchung gestellt.

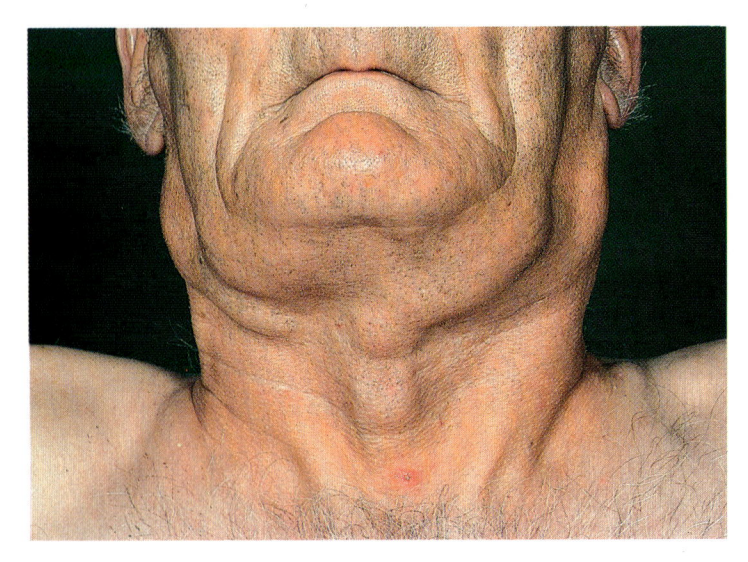

Abb. 9.1
Chronische lymphatische Leukämie: Beidseitige zervikale Lymphadenopathie bei einem 65-jährigen Patienten. Hb: 12,5 g/dl; Leukozyten: 150 × 10^9/l (Lymphozyten: 140 × 10^9/l); Thrombozyten: 120 × 10^9/l.

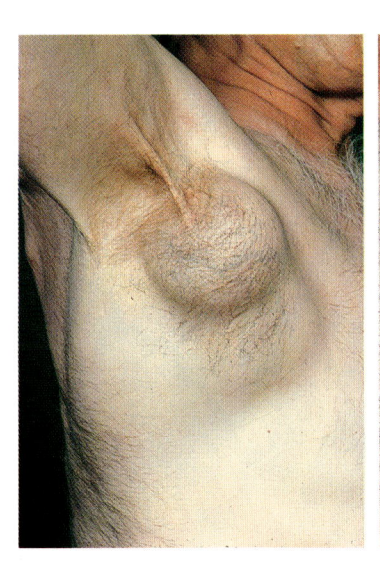

Abb. 9.2
Chronische lymphatische Leukämie: Axilläre Lymphadenopathie beidseits (gleicher Patient wie Abb. 9.1).

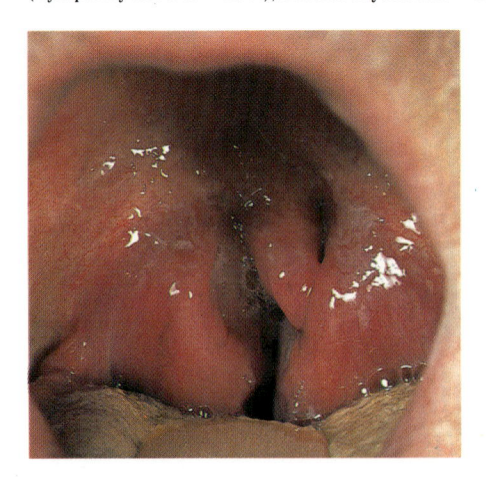

Abb. 9.3
Chronische lymphatische Leukämie: Ausgeprägte Vergrößerung der Gaumenmandeln (gleicher Patient wie Abb. 9.1).

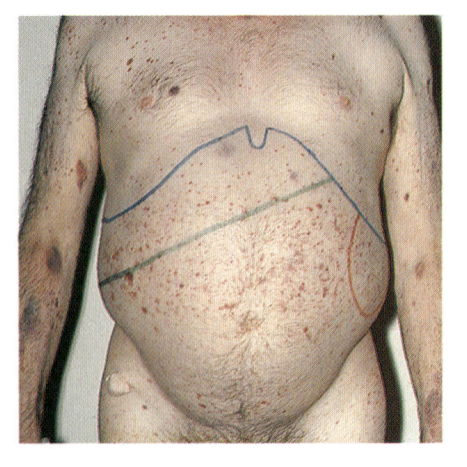

Abb. 9.4
Chronische lymphatische Leukämie: Hautpurpura und Auftreibung des Abdomens bei einem 54-jährigen Mann. Das Ausmaß der Hepatosplenomegalie ist eingezeichnet. Hb: 10,9 g/dl; Leukozyten 250 × 10^9/l (Lymphozyten: 245 × 10^9/l); Thrombozyten: 35 × 10^9/l.

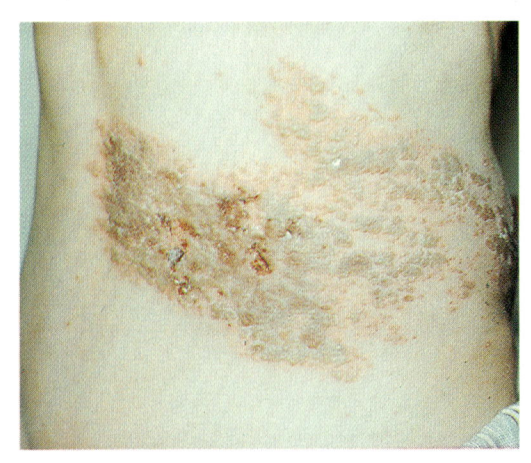

Abb. 9.5
Chronische lymphatische Leukämie: Herpes zoster-Infektion bei einer 68-jährigen Patientin.

Chronische Leukämien und Myelodysplasien 9

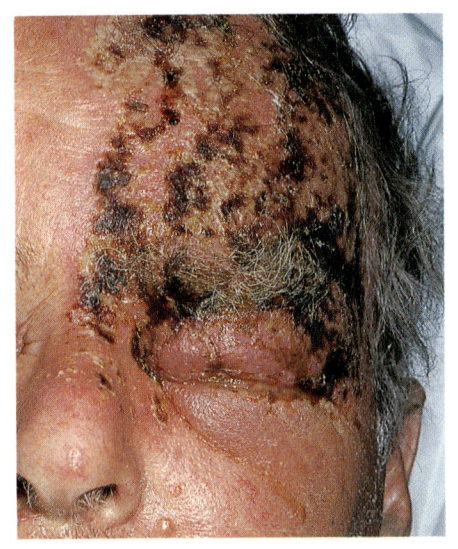

Abb. 9.6
Chronische lymphatische Leukämie: Herpes zoster-Infektion im Versorgungbereich des Ramus ophthalmicus nervi trigemini.

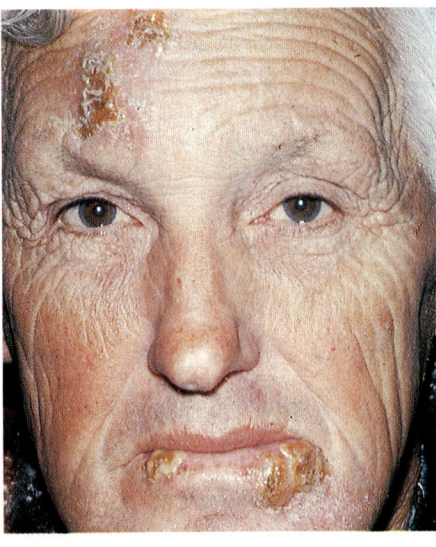

Abb. 9.7
Chronische lymphatische Leukämie: Herpes simplex-Effloreszenzen an Unterlippe und Stirnhaut.

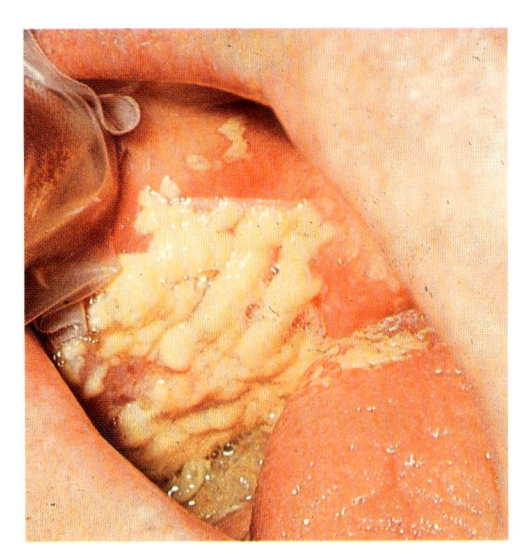

Abb. 9.8
Chronische lymphatische Leukämie: Ausgedehnte Candida albicans-Infektion der Mundschleimhaut bei einer 73-jährigen Patientin.

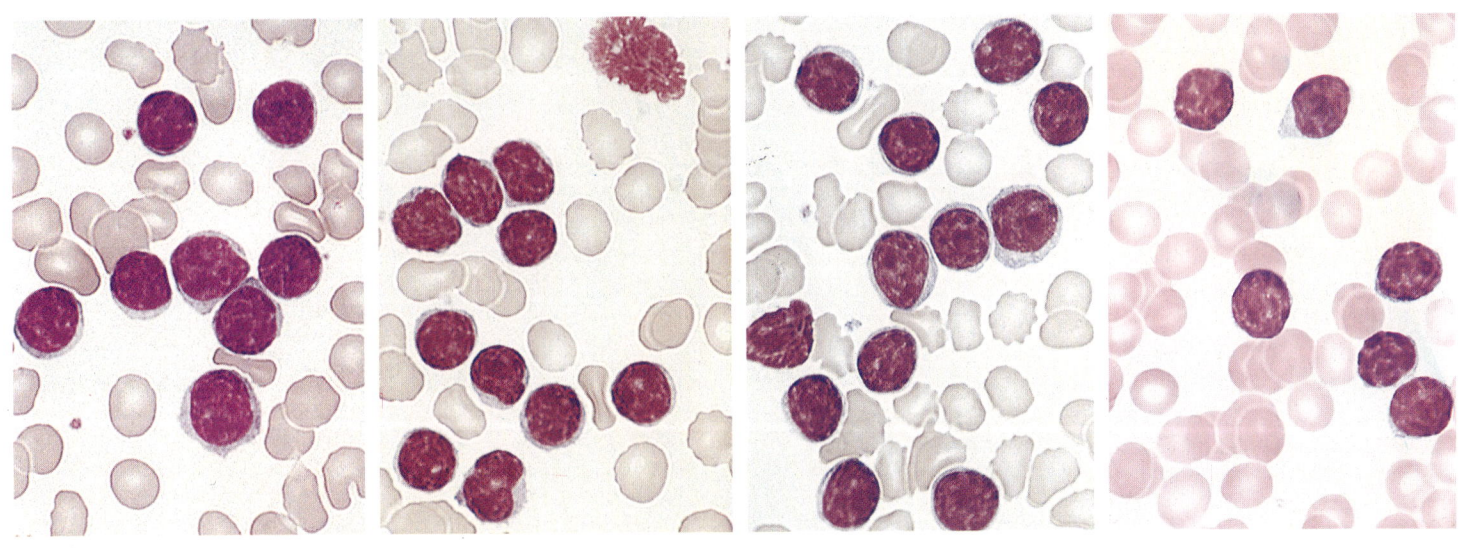

Abb. 9.9
Chronische lymphatische Leukämie: Periphere Blutlymphozyten mit schmalem Zytoplasmasaum, grobscholliger Chromatinstruktur und nur vereinzelten Nukleolen bei vier verschiedenen Patienten.

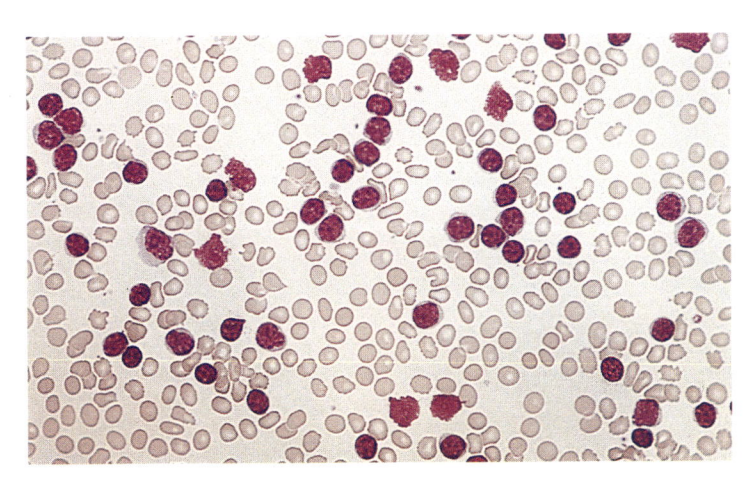

Abb. 9.10
Chronische lymphatische Leukämie: Peripherer Blutausstrich mit stark vermehrten Lymphozyten und vereinzelten typischen Gumprecht'schen Schollen. Hb: 9,0 g/dl; Leukozyten 190 × 10^9/l; Thrombozyten: 70 × 10^9/l.

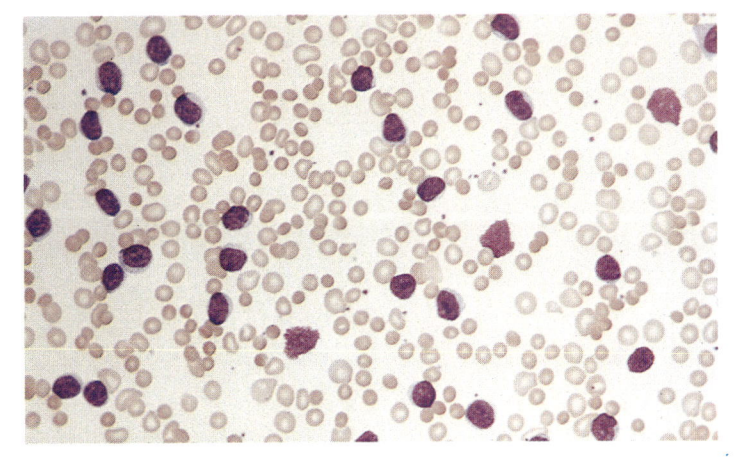

Abb. 9.11
Chronische lymphatische Leukämie mit autoimmunhämolytischer Anämie: Peripherer Blutausstrich mit vermehrten Lymphozyten sowie Sphärozytose und Polychromasie der Erythrozyten. Der direkte Coombs-Test fiel stark positiv aus, wobei die Erythrozyten an der Zelloberfläche mit IgG beladen waren.
Hb: 8,3 g/dl; Retikulozyten: 150 × 10^9/l; Leukozyten: 110 × 10^9/l (Lymphozyten: 107 × 10^9/l); Thrombozyten: 90 × 10^9/l.

9 Chronische Leukämien und Myelodysplasien

Im Knochenmark führt die Lymphozytenproliferation, die 30–95 Prozent der kernhaltigen Markzellen ausmacht, zu einer ausgeprägten Verdrängung der normalen Hämatopoese. Die Nadelbiopsie (Abb. 9.12 und 9.13) zeigt dabei ein entweder diffuses oder noduläres Infiltratmuster durch die atypischen Lymphozyten; der noduläre Wachstumstyp geht mit einer besseren Prognose einher. Manche Patienten mit autoimmunhämolytischer Anämie oder Thrombozytopenie werden splenektomiert; das Resektionspräparat bietet dabei ein charakteristisches histologisches Bild (Abb. 9.14).

In der Mehrzahl der Fälle exprimieren die Lymphozyten der CLL bei Markeruntersuchungen (Abb. 9.15) einen B-Zell-Phänotyp (B-CLL); gelegentlich werden aber auch T-Zell-Typen beobachtet (T-CLL; Abb. 9.16).

Bei der B-CLL bestehen häufig die zytogenetischen Veränderungen +12, 14q+ und t(11;14) (q13;q32), während inv (14) (q11; q32) und t(11;14) (p13;q11) bei der T-CLL nachweisbar sind.

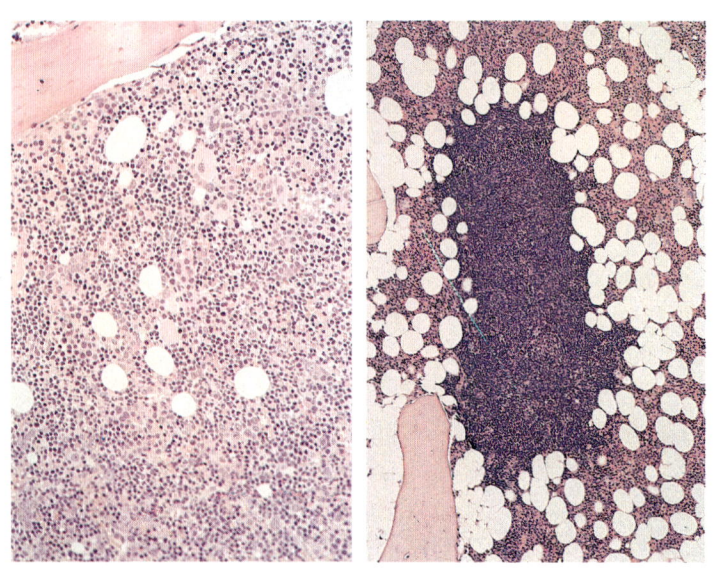

Abb. 9.12
Chronische lymphatische Leukämie: Nadelbiopsie mit (links) ausgeprägter diffuser Infiltration des Knochenmarks durch Lymphozyten (dicht gelagerte Zellen mit kleinen, dichten Kernen); (rechts) noduläres Infiltratmuster der atypischen Lymphozyten (bei einem anderen Patienten).

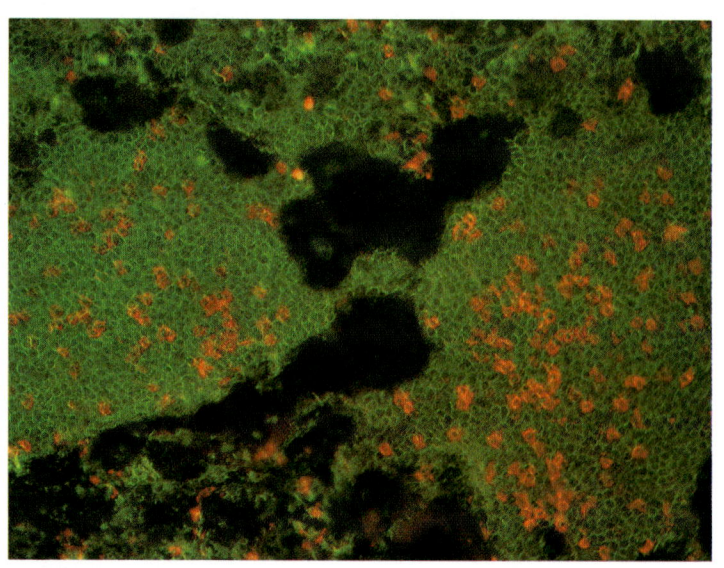

Abb. 9.13
Chronische lymphatische Leukämie: Nadelbiopsie mit zwei neoplastischen Lymphozytenherden, die überwiegend aus B-Zellen mit positiver Reaktion für IgM (grüne Fluoreszenz) bestehen. Mit dem monoklonalen Antikörper gegen das CD5-Antigen (rote Rhodamin-Fluoreszenz) sind zahlreiche reaktive T-Zellen nachweisbar. Freundlicherweise von Dres. G. Pizzolo und M. Chilosi überlassen.

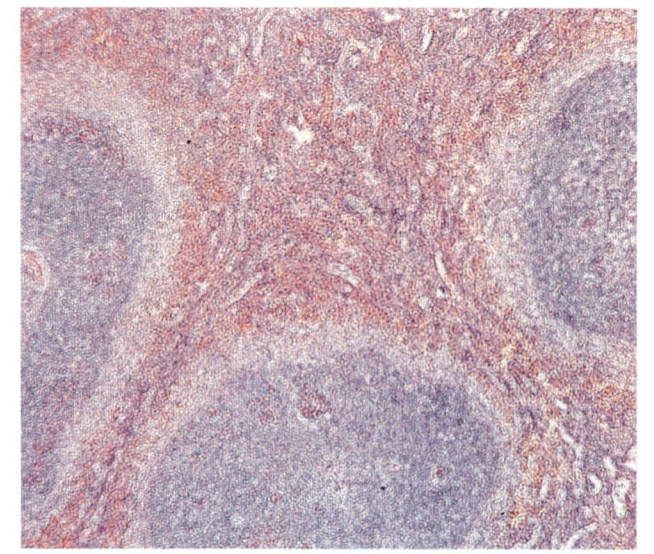

Abb. 9.14
Chronische lymphatische Leukämie: Histologisches Schnittpräparat der Milz eines Patienten mit sekundärer autoimmunhämolytischer Anämie. Es besteht eine Infiltration der weissen Milzpulpa im Bereich der periarteriolären Scheiden und eine Hyperplasie der roten Pulpa mit deutlicher Sequestration von Erythrozyten in den retikulo-endothelialen Strängen und Sinus.

	B-CLL	B-PLL	HZL	T-CLL, T-PLL
Oberflächen-Ig	±(IgM±IgD)	++(IgM±IgD)	+(IgM, IgG oder IgA)	−
M-Erythrozytenrosetten	++	±	±	−
S-Erythrozytenrosetten (CD2)	−	−	−	+
Oberflächenantigene				
HLA-DR	+	+	+	−
CD19 (B4)	+	+	+	−
CD20 (B1)	+	+	+	−
CD5 (T1)	+	±	−	−,+*
CD3 (T3)	−	−	−	+
CD25	−	−	+	−
FMC7	−	+	+	−
Gen-Rearrangement				
IgH	+	+	+	−
TZRβ	−	−	−	+

Abb. 9.15
*Immunologische Marker und Gen-Rearrangement der Immunglobulin-Schwerketten (IgS) sowie der β-Kette des T-Zellrezeptors (TZR) bei B-CLL, B-Prolymphozytenleukämie (B-PLL) und Haarzell-Leukämie (HZL) sowie bei T-CLL und T-PLL. M = Maus, S = Schaf. CD25 = IL2-Rezeptor. *T-CLL−, T-PLL+.*

Chronische Leukämien und Myelodysplasien 9

Die chronische lymphatische Leukämie kann in mehrere klinische Stadien unterteilt werden, die den Grad der Infiltration in den verschiedenen lymphatischen Organen und das Vorliegen oder Fehlen einer Anämie oder Thrombozytopenie als Zeichen der Knochenmarkinsuffizienz berücksichtigen (Abb. 9.17).

In frühen Krankheitsstadien bedarf die chronische lymphatische Leukämie keiner Behandlung. Bei fortgeschrittener Erkrankung und zunehmenden Lymphknotenvergrößerungen, Allgemeinsymptomen oder Knochenmarkinsuffizienz sind Chlorambucil oder Cyclophosphamid sowie vielfach auch Corticosteroide (im

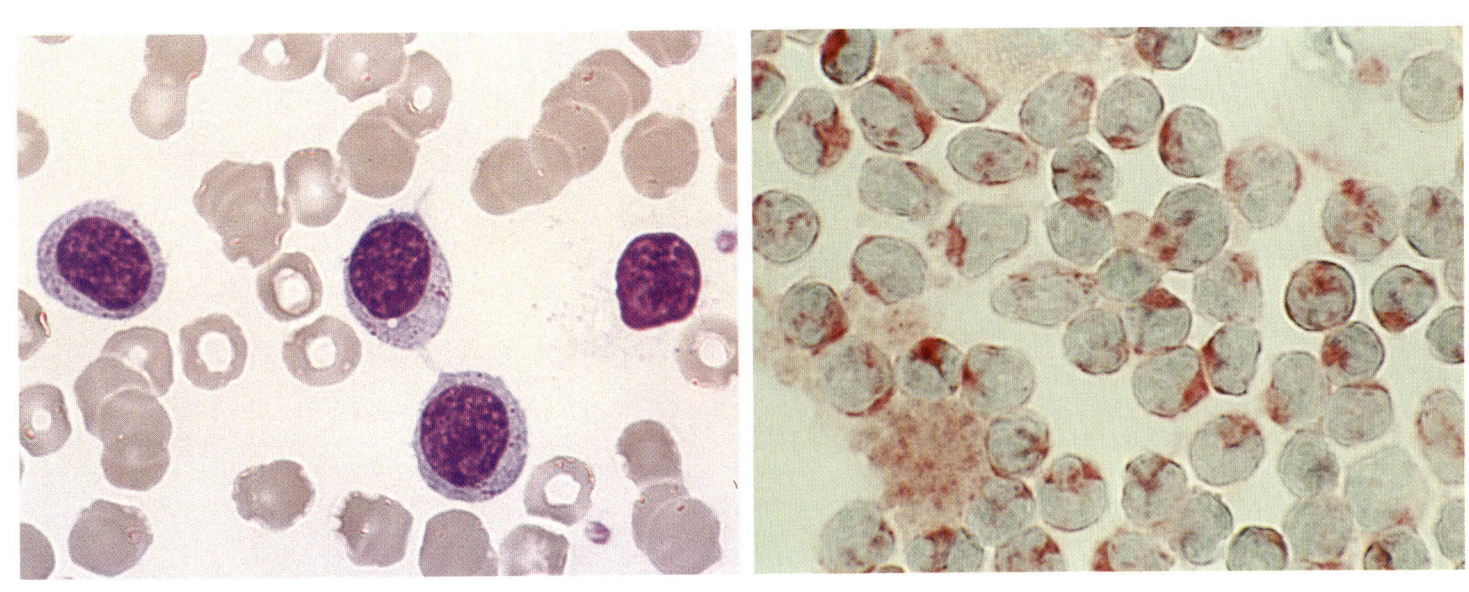

Abb. 9.16
Chronische lymphatische Leukämie: Periphere Blutausstriche bei T-CLL mit (links) leukämischen Lymphozyten und (rechts) typischem fokalem Reaktionsprodukt der sauren Phosphatase in der Golgi-Zone.

Rai-Klassifikation der CLL	
Stadium 0	Lymphozyten >15 × 10^9/l und >40% der Knochenmarkzellen
Stadium I	Stadium 0 mit Lymphknotenvergrößerung
Stadium II	Stadium 0 oder I mit Hepato- und/oder Splenomegalie
Stadium III	Stadium 0, I oder II mit Hb <10g/dl
Stadium IV	Stadium 0, I, II oder III mit Thrombozyten <100 × 10^9/l

Revidierte Internationale Klassifikation der CLL	
Gruppe A (gute Prognose)	Hb >10g/dl; Thrombozyten >100 × 10^9/l; tastbare Organvergrößerung* in <3 Regionen
Gruppe B (intermediäre Prognose)	Hb >10g/dl; Thrombozyten >100 × 10^9/l; tastbare Organvergrößerung* in ≥3 Regionen
Gruppe C (schlechte Prognose)	Hb <10g/dl; Thrombozyten <100 × 10^9/l

*Eine Region = Milz oder Leber, oder nuchale, axilläre oder inguinale Lymphknoten

Abb. 9.17
Chronische lymphatische Leukämie: Klassifikation der klinischen Stadien. Rai-Klassifikation, modifiziert aus Blood, 46, 219–234, 1975.

Falle autoimmunologischer Komplikationen) die Mittel der Wahl (*Abb. 9.18*). Eine örtliche Bestrahlung wird bei ausgeprägter Lymphadenopathie durchgeführt, vor allem, wenn dadurch die Funktion vitaler Organe beeinträchtigt ist. Bei therapieresistenten Fällen kann eine Polychemotherapie, z. B. mit Cyclophosphamid, Doxorubicin, Vincristin und Prednisolon, von Nutzen sein. In ausgewählten Fällen ist eine Milzbestrahlung oder Splenektomie indiziert.

Bei entsprechenden Beschwerden ist eine aktive Behandlung der Infektionen mit antibiotisch, antiviral oder antimykotisch wirkenden Medikamenten notwendig. Prophylaktisch werden konzentrierte Immunglobulinzubereitungen intravenös verabreicht.

PROLYMPHOZYTENLEUKÄMIE (PLL)

Diese Sonderform der CLL entwickelt sich überwiegend bei älteren Patienten und geht mit einer ausgeprägten Splenomegalie, absoluten Lymphozytose (meist über $100 \times 10^9/l$) und nur geringen Lymphknotenvergrößerungen einher. Elektronenmikroskopisch bestehen typische morphologische Unterschiede (*Abb. 9.19* und *9.20*); die Lymphozyten im peripheren Blut sind größer als bei der klassischen CLL (*Abb. 9.21*). Bei den meisten Patienten exprimieren die Prolymphozyten B-Zell-Marker; allerdings ist der Typus des normalen Zelläquivalents unbekannt. Die Prognose ist schlechter als bei der B-CLL. Nur einzelne Patienten weisen Prolymphozyten vom immunologischen T-Zell-Phänotyp auf (*Abb. 9.22*).

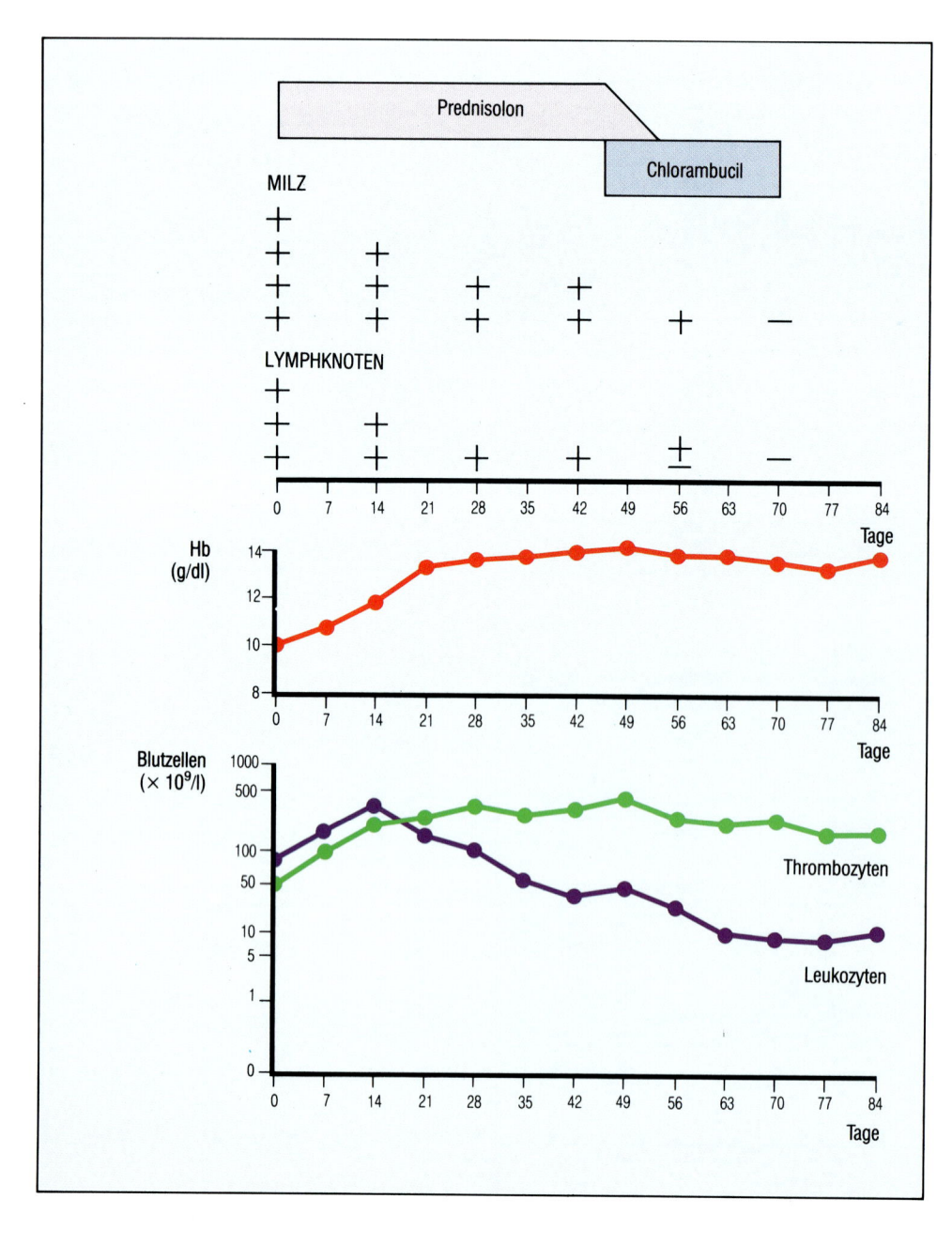

Abb. 9.18
Chronische lymphatische Leukämie: Typisches Ansprechen hämatologischer Parameter auf eine Behandlung mit Prednisolon gefolgt von Chlorambucil bei einem 63-jährigen Patienten. Der anfängliche Anstieg der Leukozytenzahl im peripheren Blut unter Prednisolon-Therapie geht gleichzeitig mit einer Verkleinerung der Lymphknoten und Milz einher.

Chronische Leukämien und Myelodysplasien 9

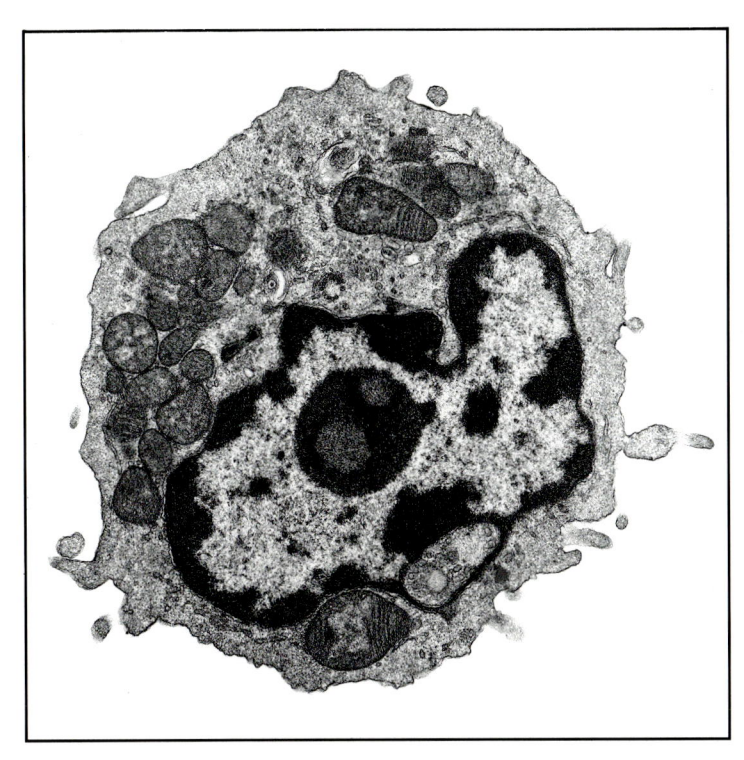

Abb. 9.19
Prolymphozytenleukämie vom B-Zell-Typ (B-PLL): Bei den B-Prolymphozyten handelt es sich um relativ große Zellen mit mittelbreitem Zytoplasma, groben Chromatinschollen in der Kernperipherie und einem prominenten Nukleolus. ×11 000. Freundlicherweise von Frau D. Robinson und Prof. D. Catovsky überlassen.

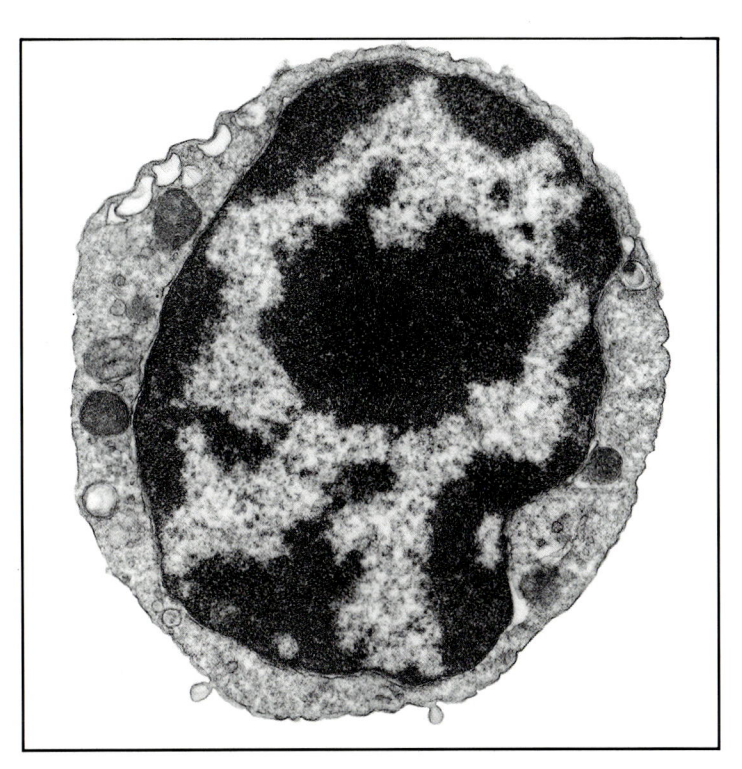

Abb. 9.20
Chronische lymphatische Leukämie vom B-Zell-Typ: Verglichen mit Abb. 9.19 ist diese Zelle kleiner und besitzt ein schmaleres Zytoplasma (hohe Kern/Zytoplasma-Relation), während sie ein stärker entwickeltes Kernchromatin ohne sichtbaren Nukleolus aufweist. ×18 350. Freundlicherweise von Frau D. Robinson und Prof. D. Catovsky überlassen.

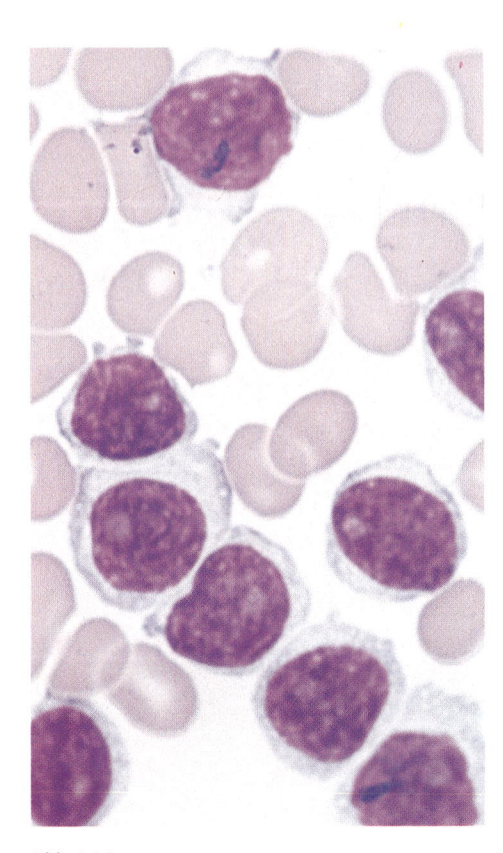

Abb. 9.21
Prolymphozytenleukämie (B-Zell-Typ): Blutausstrich mit Prolymphozyten, die prominente zentrale Nukleolen und ein breites blasses Zytoplasma aufweisen. Eine starke Expression von Oberflächen-Immunglobulinen bestätigte ihre B-Zell-Zugehörigkeit. Hb: 9 g/dl; Leukozyten: 350 × 10^9/l (Lymphozyten: 317 × 10^9/l); Thrombozyten 75 × 10^9/l. Freundlicherweise von Prof. D. Catovsky überlassen.

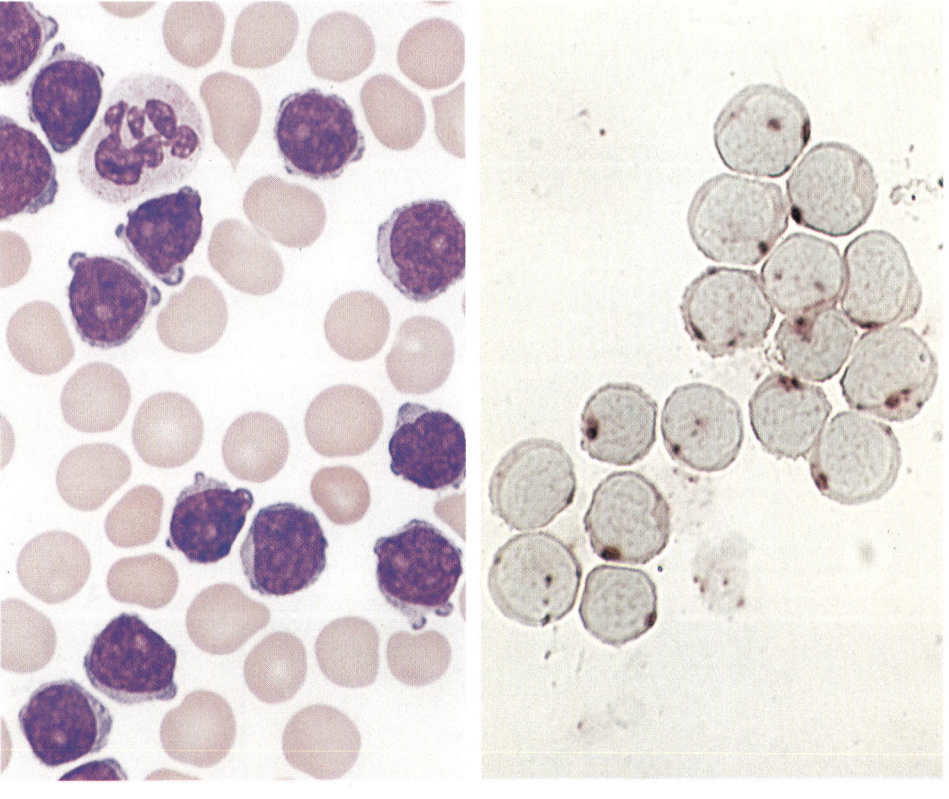

Abb. 9.22
Prolymphozytenleukämie (T-Zell-Typ): Blutausstriche mit (links) Prolymphozyten und einem Neutrophilen. Zellmarker-Untersuchungen ergaben eine positive Reaktion mit Anti-T-Zellsera bei fehlendem Nachweis von Oberflächenimmunglobulinen; (rechts) fokale Aktivität der sauren Phosphatase in der Golgi-Zone dieser Zellen. Hb: 10,5 g/dl; Leukozyten 240 × 10^9/l; Thrombozyten: 60 × 10^9/l. Freundlicherweise von Prof. D. Catovsky überlassen.

9 Chronische Leukämien und Myelodysplasien

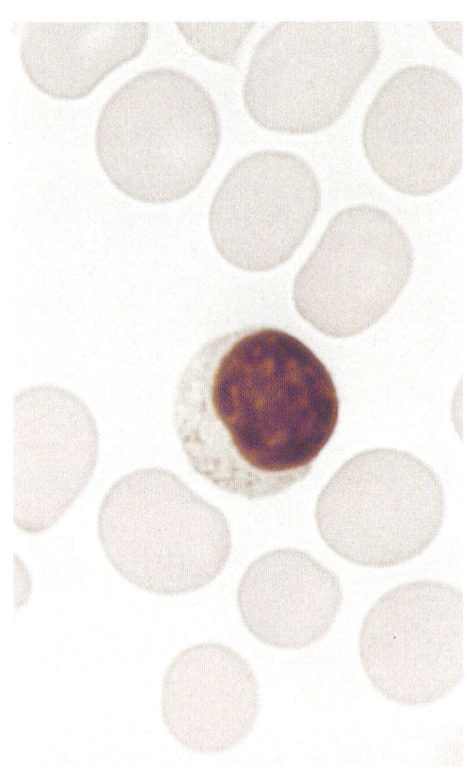

Abb. 9.23
Chronische T-Zell-Lymphozytose: Peripherer Blutausstrich mit einem großen Lymphozyten, der zahlreiche grobe Azurgranula im Zytoplasma enthält. Die Zellen reagierten CD8$^+$, CD3$^+$ und HNK-1$^+$. Der Patient litt an einer rheumatoiden Arthritis mit Splenomegalie, chronischer Neutropenie und Lymphozytose. Absolute Lymphozytenzahl: $8,6 \times 10^9$/l.

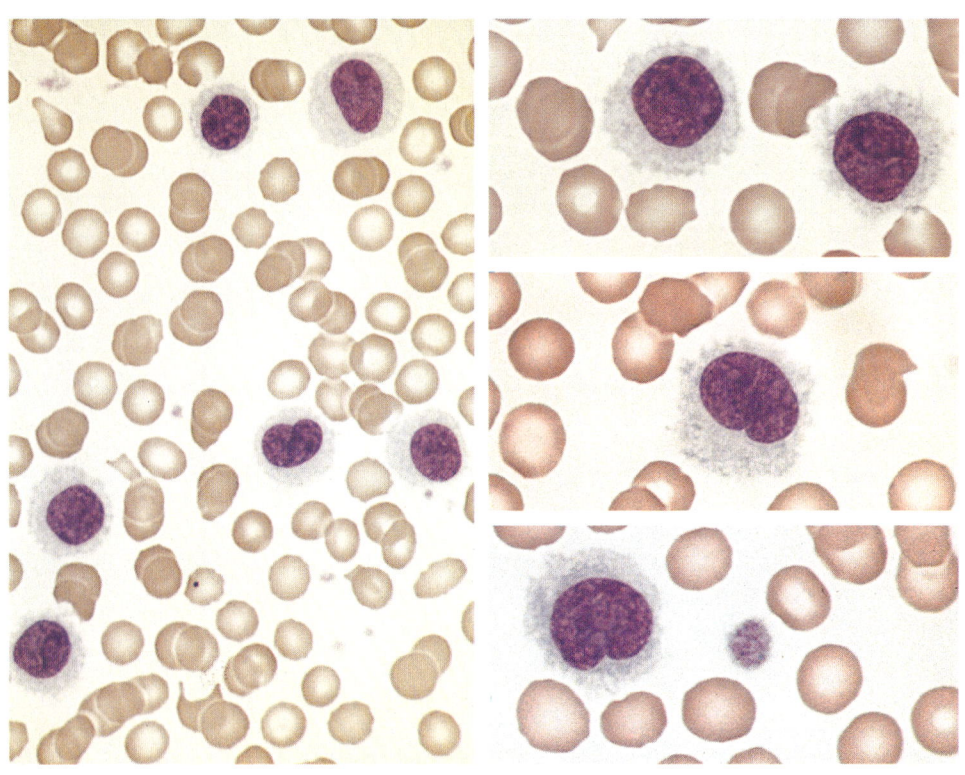

Abb. 9.24
Haarzell-Leukämie: Periphere Blutausstriche mit (links) typischen "Haarzellen", die über runde oder ovale Kerne und ein mittelbreites, fein geschecktes, blaß graues Zytoplasma mit irregulären, fransenartigen ("haarigen") Ausläufern verfügen; das Chromatin ist weniger dicht als bei typischen kleinen Lymphozyten; (rechts) bei stärkerer Vergrößerung sind Nukleolen deutlich sichtbar. Hb: 9,4 g/dl; Leukozyten: 25×10^9/l (Haarzellen: $23,5 \times 10^9$/l); Thrombozyten: 90×10^9/l.

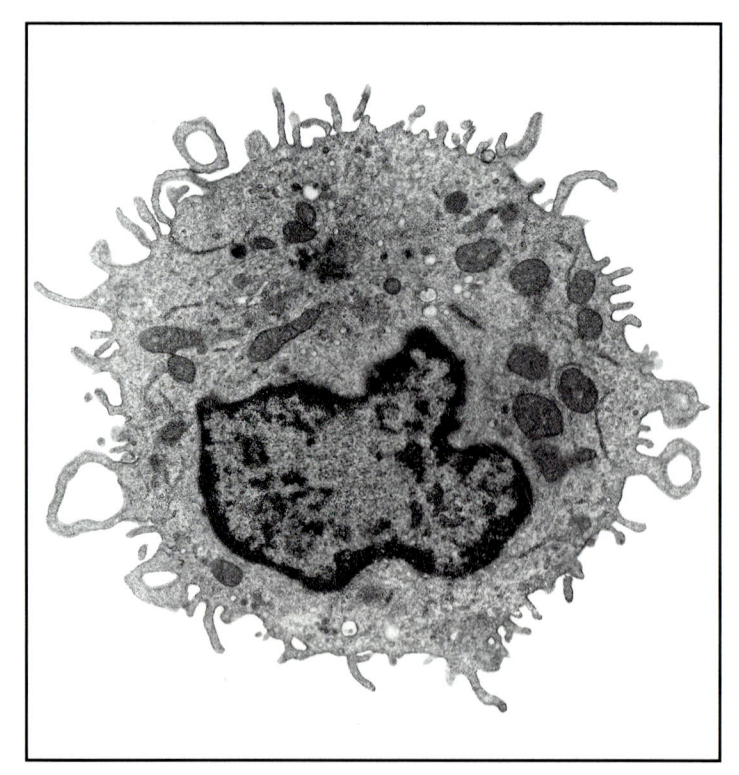

Abb. 9.25
Haarzell-Leukämie: Die typische Haarzelle im peripheren Blut besitzt ein breites Zytoplasma, eine niedrige Kern/Zytoplasma-Relation und Zytoplasmaausläufer oder Villi, die ihr ein "haariges" Aussehen verleihen. × 9200. Freundlicherweise von Frau D. Robinson und Prof. D. Catovsky überlassen.

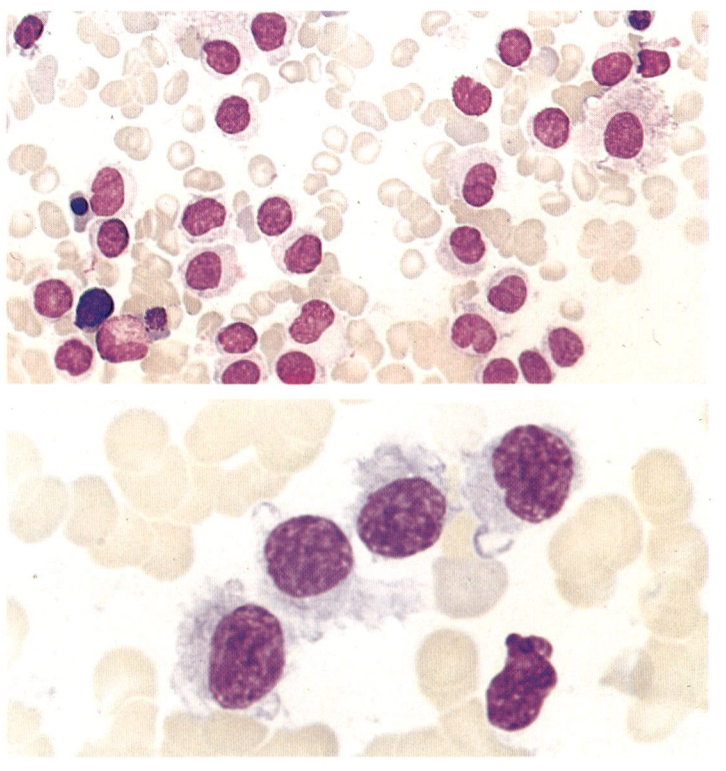

Abb. 9.26
Haarzell-Leukämie: (Oben) Knochenmarkaspirat mit zahlreichen Haarzellen im Ausstrich; (unten) Tupfpräparat der Milz mit typischer Kern- und Zytoplasmamorphologie der neoplastischen Haarzellen.

Chronische Leukämien und Myelodysplasien

CHRONISCHE T-ZELL-LYMPHOZYTOSE (LARGE GRANULAR LYMPHOCYTE LEUKAEMIA – GROSSE-GRANULÄRE-LYMPHOZYTEN-LEUKÄMIE)

Dieses Syndrom geht mit einer chronischen Neutropenie und/oder Anämie und einer Vermehrung meist großer Lymphozyten im peripheren Blut einher, die durch eine große Zytoplasmagranulation gekennzeichnet sind (Abb. 9.23). Ein Teil der Patienten leidet an einer seropositiven rheumatoiden Arthritis mit Splenomegalie und bildet eine Untergruppe des Felty-Syndroms. Die Zellen sind CD8+, weisen Suppressor-Funktionen auf und exprimieren das für sogenannte natürliche Killerzellen charakteristische Antigen HNK-1. Zumeist handelt es sich um eine monoklonale Population von T-Lymphozyten mit nachweisbarem Gen-Rearrangement für die β-Kette des T-Zell-Antigen-Rezeptors. Trotzdem nimmt die Erkrankung gewöhnlich einen benignen, chronischen Verlauf.

HAARZELL-LEUKÄMIE (HZL – LEUKÄMISCHE RETIKULOENDOTHELIOSE)

Die Haarzell-Leukämie geht klinisch meist mit einer Panzytopenie und Splenomegalie ohne Lymphknotenvergrößerungen einher. Die charakteristischen "Haarzellen" leiten sich vom B-Lymphozytensystem ab und werden ins periphere Blut ausgeschwemmt (Abb. 9.24 und 9.25). Sie können in großer Zahl auch in Knochenmarkaspiraten oder Tupfpräparaten einer operativ entfernten Milz nachgewiesen werden (Abb. 9.26); zytochemisch zeichnen sie sich durch ein typisches Reaktionsmuster aus (Abb. 9.27).

Bei vielen Patienten erweist sich die Knochenmarkaspiration als schwierig, so daß zur Diagnosestellung eine Nadelbiopsie notwendig ist. Diese enthält diffuse Infiltrate aus Haarzellen (Abb. 9.28) und eine ausgeprägte Verdichtung des Gitterfasernetzes (Abb. 9.29).

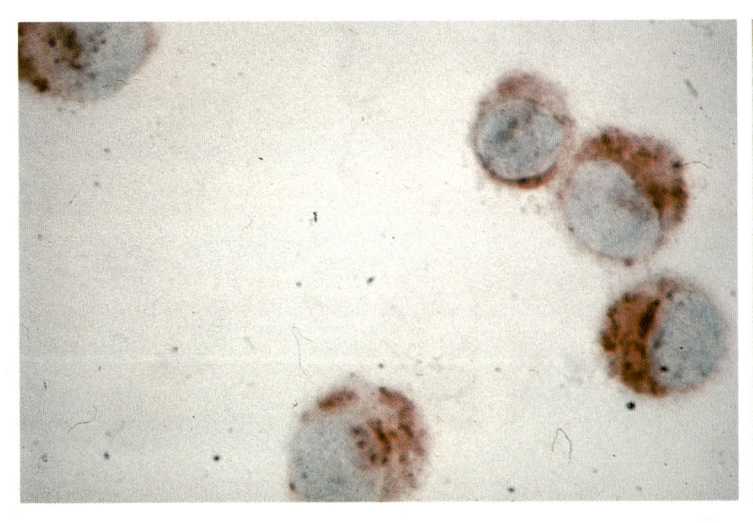

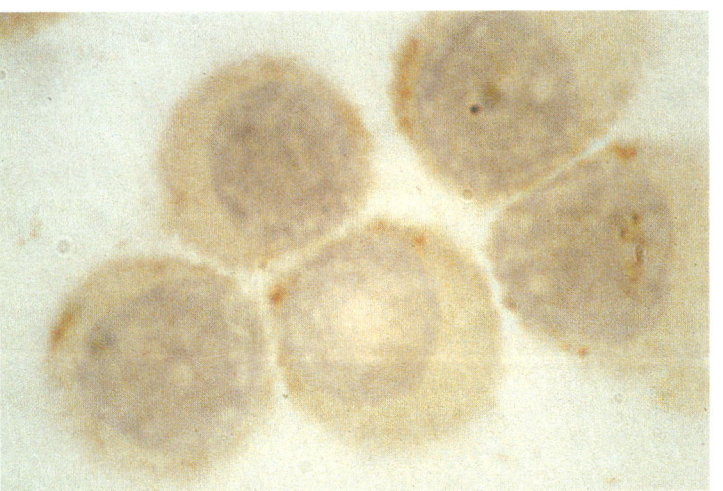

Abb. 9.27
Haarzell-Leukämie: Charakteristisches zytochemisches Reaktionsmuster der Haarzellen mit (links) stark positiver Aktivität der Tartrat-resistenten sauren Phosphatase; (rechts) nach Durchführung der alpha-Naphthyl-Butyrat-Esterase-Reaktion ist das feingranuläre Reaktionsprodukt einseitig neben dem Kern in halbmondförmiger Anordnung nachweisbar.

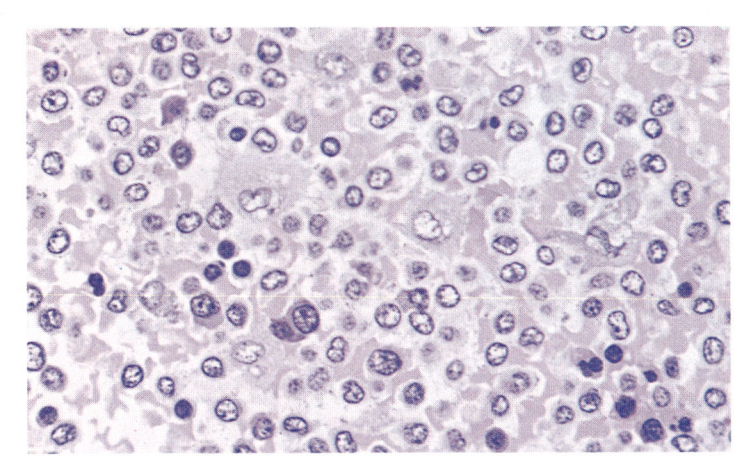

Abb. 9.28
Haarzell-Leukämie: Nadelbiopsie mit ausgedehnter Verdrängung der normalen Hämatopoese durch dissoziiert gelagerte, mononukleäre Haarzellen. Die Kerne werden typischerweise von einem hellen Zytoplasmabezirk umgeben. Methacrylat-Einbettung.

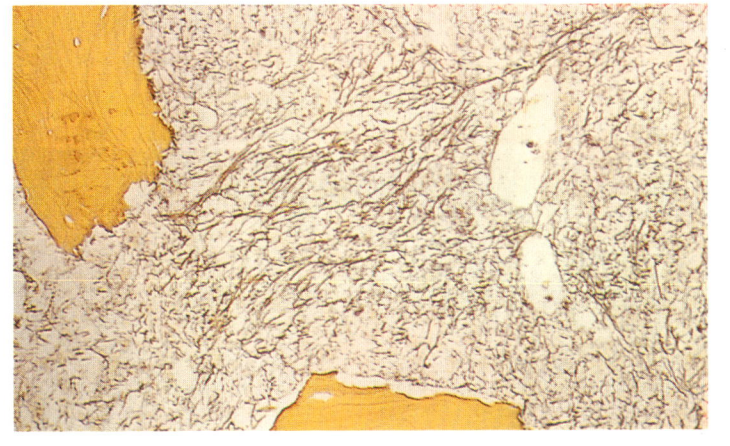

Abb. 9.29
Haarzell-Leukämie: Nadelbiopsie mit stark verdichtetem und vergröbertem Gitterfasernetz. Silberimprägnation.

9 Chronische Leukämien und Myelodysplasien

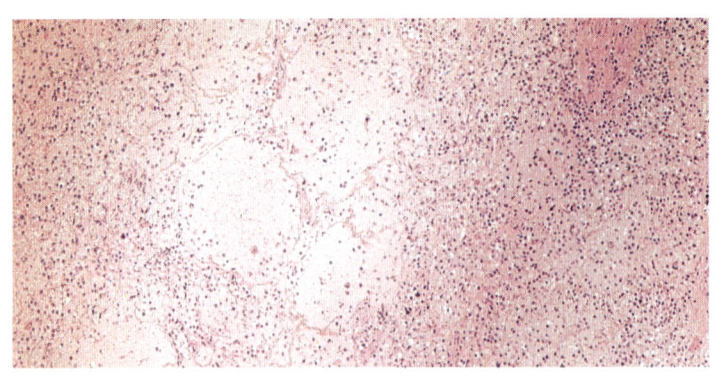

Abb. 9.30
Haarzell-Leukämie: Histologisches Schnittpräparat der Milz mit Infiltration der Pulpastränge und Sinus durch Haarzellen. In Bildmitte erkennt man zahlreiche "Pseudosinus".

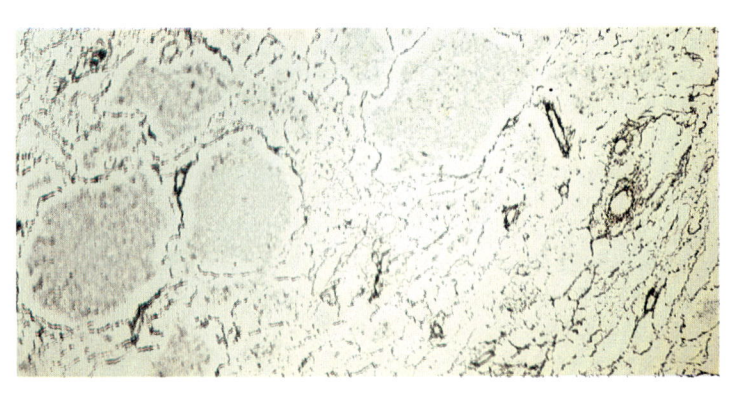

Abb. 9.31
Haarzell-Leukämie: Histologisches Schnittpräparat der Milz (gleicher Fall wie Abb. 9.30). Nach Silberimprägnation sind die abnormen "Pseudosinus" und die sie umgebenden Retikulinfasern besser sichtbar. Diese Strukturen dürften für die ausgeprägte Erythrozytensequestration in der Milz bei dieser Erkrankung verantwortlich sein.

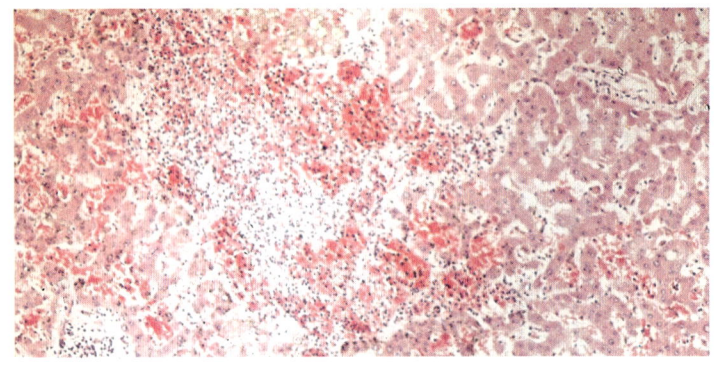

Abb. 9.32
Haarzell-Leukämie: Histologisches Schnittpräparat der Leber mit Infiltration der Sinusoide und Portalfelder durch Haarzellen. Darüber hinaus erkennt man eine Ektasie der Sinusoide und eine pseudoangiomatöse Transformation der Blutgefäße.

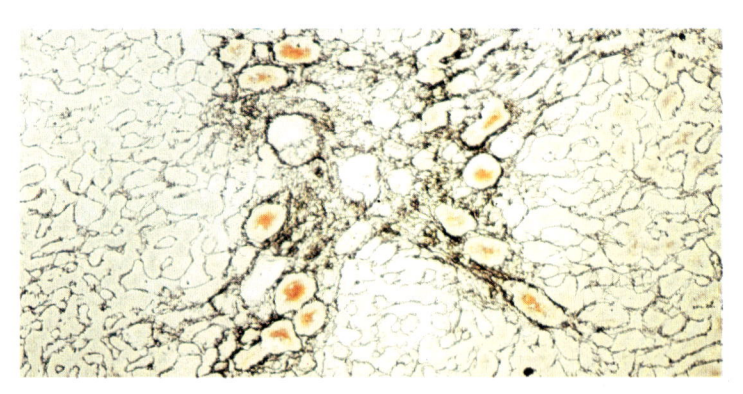

Abb. 9.33
Haarzell-Leukämie: Histologisches Schnittpräparat der Leber (gleicher Fall wie Abb. 9.32). Die Darstellung der Retikulinfasern durch Silberimprägnation bestätigt den ausgeprägten Umbau der Gefäßarchitektur in der Leber. Es wird angenommen, daß die Anlagerung zahlreicher Haarzellen an Sinusendothelien eine Zellschädigung induziert, die dann die typischen Gefäßveränderungen in Leber und Milz zur Folge hat.

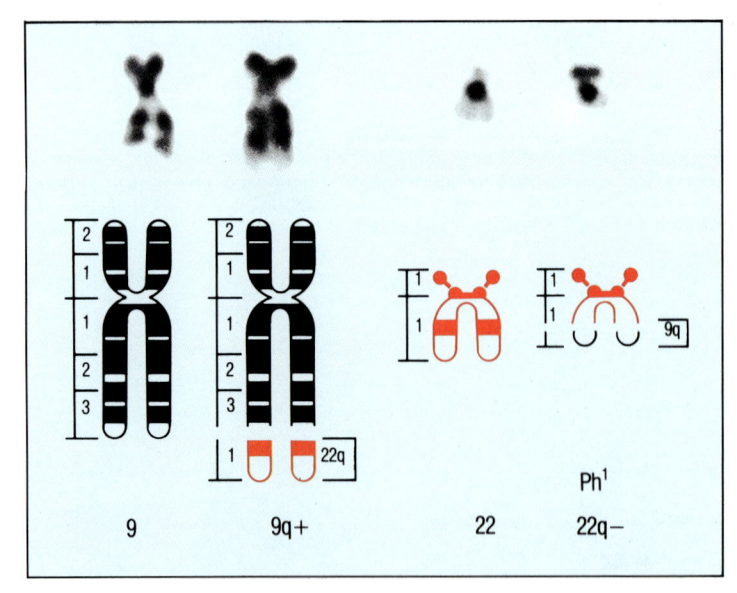

Abb. 9.34
Chronische myeloische Leukämie: (Oben) Teilansicht der Karyotypen von Chromosom 9 und 22 nach G-Bänderung; die rechte Seite eines jeden Paares zeigt das Ergebnis der reziproken Translokation; (unten) schematische Darstellung der Aberration. Ph = Philadelphia-Chromosom. Freundlicherweise von Dr. L. M. Secker-Walker überlassen.

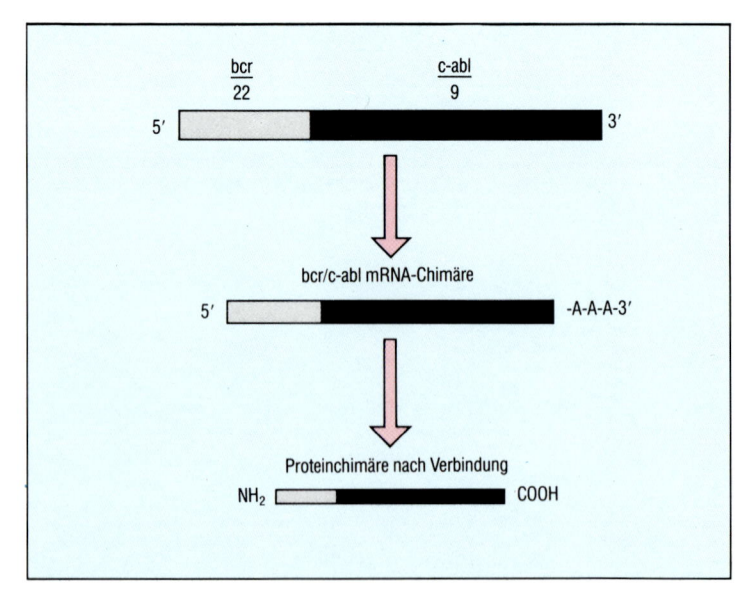

Abb. 9.35
Chronische myeloische Leukämie: Der Code für die bcr/c-abl-mRNA-Chimäre liegt teilweise auf der bcr-Region (breakpoint cluster region – Bruchstellengruppenregion) von Chromosom 22 und teilweise auf dem c-abl Onkogen, das von Chromosom 9 auf Chromosom 22 transloziert ist.

Histologisch sind in Milz (Abb. 9.30 und 9.31) und Leber (Abb. 9.32 und 9.33) vielfach ungewöhnliche "Pseudosinus" nachweisbar, die durch Haarzellen-Infiltration dieser Organe hervorgerufen werden.

Patienten mit Haarzell-Leukämie sprechen auf Splenektomie oft gut an. Eine Polychemotherapie ist dagegen in der Regel erfolglos. In den meisten Fällen führen α-Interferon oder der Adenosin-Desaminase-Inhibitor 2'-Desoxycoformycin zu einer deutlichen und lang anhaltenden Besserung.

CHRONISCHE MYELOISCHE LEUKÄMIE

Die chronische myeloische (granulozytäre) Leukämie (CML) tritt überwiegend im mittleren Lebensalter auf. Bei den meisten Patienten besteht eine Verdrängung der normalen Hämatopoese durch Zellen, die durch ein abnormes Chromosom der G-Gruppe, das Philadelphia- oder Ph-Chromosom (Abb. 9.34), gekennzeichnet sind. Bei dieser Aberration erfolgt eine reziproke Translokation an der q34-Bande von Chromosom 9 und der q11-Bande von Chromosom 22. Das zelluläre Onkogen c-abl, das für eine Tyrosinproteinkinase codiert, wird auf eine spezifische Bruchstellen-Gruppenregion (breakpoint cluster region – bcr) von Chromosom 22 transloziert. Ein Teil der bcr (das 5'-Ende) verbleibt auf Chromosom 22, während das 3'-Ende zusammen mit dem Onkogen c-sis (das für ein Protein mit weitgehender Homologie mit einem der beiden Untereinheiten des Thrombozyten-Wachstumsfaktors codiert) auf Chromosom 9 gelangt. Nach dieser Translokation auf Chromosom 22 wird eine bcr/c-abl-mRNA-Chimäre (Abb. 9.35) gebildet mit nachfolgender Synthese eines 210kD-Proteins. Dieses weist, verglichen mit dem normalen 145kD c-abl Onkogenprodukt, eine erheblich gesteigerte Tyrosinproteinkinase-Aktivität auf (Abb. 9.36).

Die Ph$^-$-CML kann auch eine Translokation von c-abl auf Chromosom 22, ein Rearrangement der bcr-Region und die 210kD-Kinase aufweisen. Fälle ohne diese Anomalien gehören wahrscheinlich zu den Myelodysplasien.

Die Ph$^+$-ALL kann mit ähnlichen molekularen Veränderungen wie die typische Ph$^+$-CML einhergehen; allerdings liegt die Bruchstelle auf Chromosom 22 teilweise außerhalb der bcr-Region, wobei dann als Produkt des translozierten c-abl-Gens ein 190kD-Protein gebildet wird, welches ebenfalls durch eine erhöhte Tyrosinproteinkinase-Aktivität gekennzeichnet ist.

Normal	Ph$^-$, bcr$^-$ → 145kD TPK
CML	Ph$^+$, bcr$^+$ → 210kD TPK
	Ph$^-$, bcr$^+$ → 210kD TPK
	Ph$^-$, bcr$^-$ → 145kD TPK (atypische Fälle; ? Myelodysplasie)
ALL	Ph$^+$, bcr$^+$ → 210kD TPK (?Blastenschub der CML)
	Ph$^+$, bcr$^-$ → 190kD TPK (?de novo-ALL)
	Ph$^-$, bcr$^-$ → 145kD TPK (de novo-ALL)

Abb. 9.36
Auftreten des Philadelphia-Chromosoms, der bcr (5,8kb)-Region und der c-abl Tyrosinproteinkinase (TPK) bei CML und ALL. bcr$^+$ = Rearrangement innerhalb der 5,8kb bcr-Region.

Klinisches Bild
Das klinische Bild umfaßt als Folge des gesteigerten Zellumsatzes Appetitlosigkeit, Schwäche, Gewichtsverlust und Nacht-

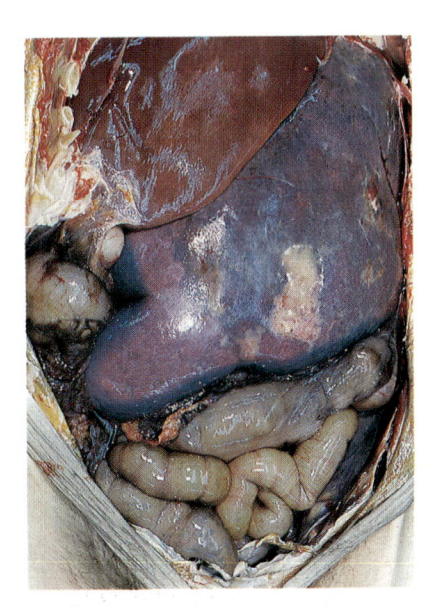

Abb. 9.37
Chronische myeloische Leukämie: Obduktionsbefund des Abdomens bei einem 54-jährigen Patienten. Die Milz ist ausgeprägt vergrößert und reicht bis zur rechten Fossa iliaca. Auf der Milzoberfläche erkennt man im Zentrum ein blasses fibrinöses Exsudat, das sich über einem ausgedehnten Milzinfarkt gebildet hat. Es besteht eine nur mäßiggradige Hepatomegalie.

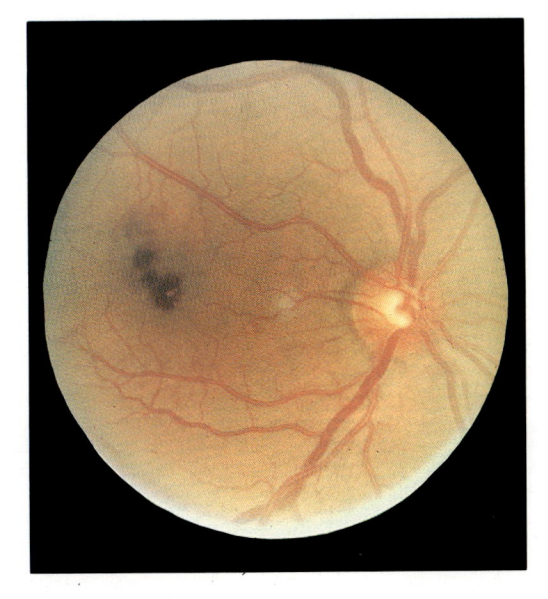

Abb. 9.38
Chronische myeloische Leukämie: Augenhintergrund bei Hyperviskositätssyndrom mit ektatischen retinalen Venen und ausgeprägten Blutungen im Bereich der Macula. Hb: 14g/dl; Leukozyten: 590 × 10^9/l; Thrombozyten: 1050 × 10^9/l.

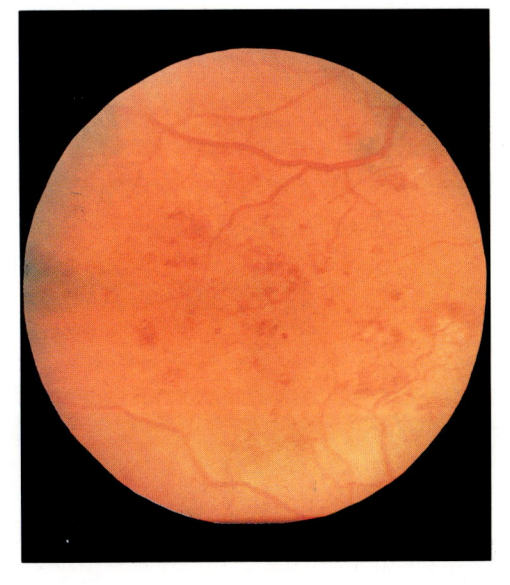

Abb. 9.39
Chronische myeloische Leukämie: Augenhintergrund (gleicher Fall wie Abb. 9.38) mit auffälligen leukämischen Retinainfiltraten und perifokalen Blutungen.

9 Chronische Leukämien und Myelodysplasien

schweiß. Gewöhnlich ist auch eine meist ausgeprägte Splenomegalie nachweisbar (Abb. 9.37). Zu den weiteren Symptomen zählen Anämie, hämorrhagische Diathese, Sehstörungen bei Retinabeteiligung (Abb. 9.38 und 9.39), neurologische Befunde und gelegentlich Gicht (Abb. 9.40). Wie bei der chronischen lymphatischen Leukämie wird in manchen Fällen die CML erst im Rahmen von routinemäßigen Blutuntersuchungen diagnostiziert. Die Leukozytenzahl im peripheren Blut liegt gewöhnlich zwischen 50 und 500 × 10^9/l, wobei granulopoetische Zellen aller Reifungsstufen auftreten (Abb. 9.41–9.43). Myelozyten, Metamyelozyten sowie Segmentkernige überwiegen zahlenmäßig gegenüber unreiferen Blasten und Promyelozyten. Häufig besteht auch eine deutliche Basophilie. Das Knochenmark zeigt eine ausgeprägte granulopoetische Hyperplasie.

Das Philadelphia- (Ph)Chromosom ist bei der CML von wesentlicher prognostischer Bedeutung: Ph^+-Patienten sprechen im Vergleich zu solchen ohne diese Chromosomenaberration besser auf die Therapie an und überleben länger.

Behandlung
Busulphan oder Hydroxyharnstoff sind bei den meisten Patienten die Mittel der Wahl (Abb. 9.44). Darüber hinaus kommen alkylierende Medikamente und 6-Thioguanin zur Anwendung. Bei jüngeren Patienten wird mit Erfolg eine intensive Chemotherapie und Bestrahlung in Verbindung mit einer Knochenmarktransplantation durchgeführt. Dabei können Langzeitremissionen und wahrscheinlich auch Heilungen erzielt werden, vor allem dann, wenn die Behandlung in der chronischen Erkrankungsphase erfolgt.

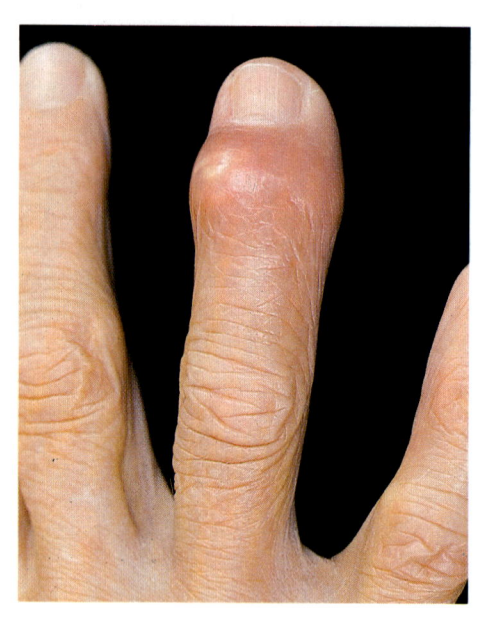

Abb. 9.40
Chronische myeloische Leukämie: Akuter Gichtanfall mit Entzündung und Schwellung des Ringfingers. Hb: 8,6 g/dl; Leukozyten: 540 × 10^9/l; Thrombozyten: 850 × 10^9/l; Serumharnsäure: 0,85 mmol/l.

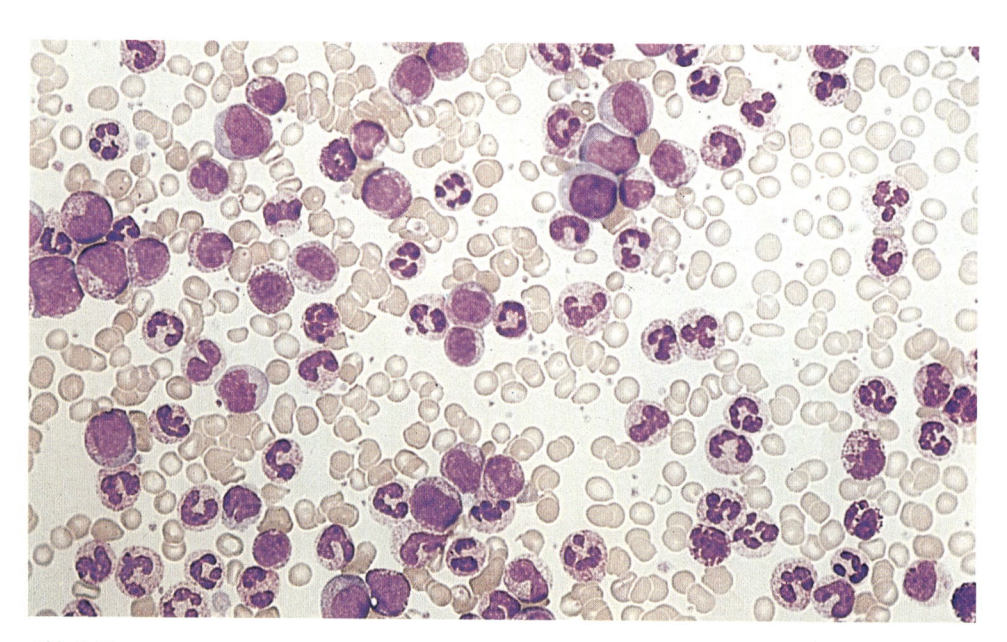

Abb. 9.41
Chronische myeloische Leukämie: Peripherer Blutausstrich mit granulopoetischen Zellen aller Reifungsstufen. Hb: 16,8 g/dl; Leukozyten: 260 × 10^9/l; Thrombozyten: 140 × 10^9/l.

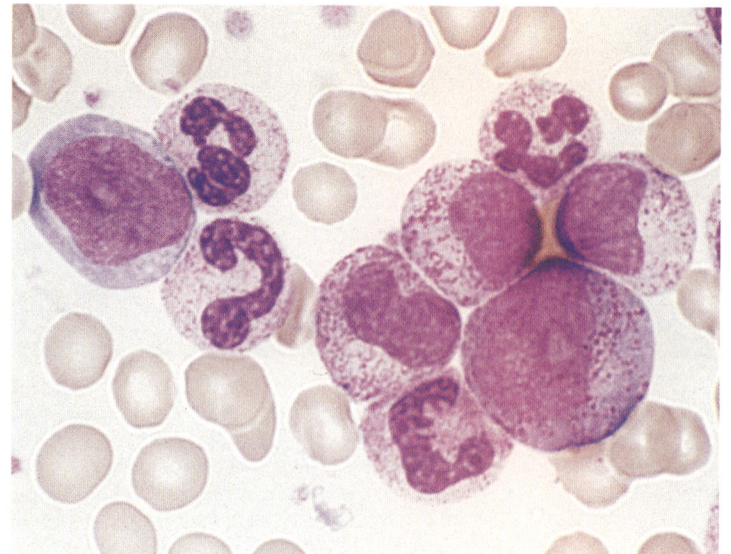

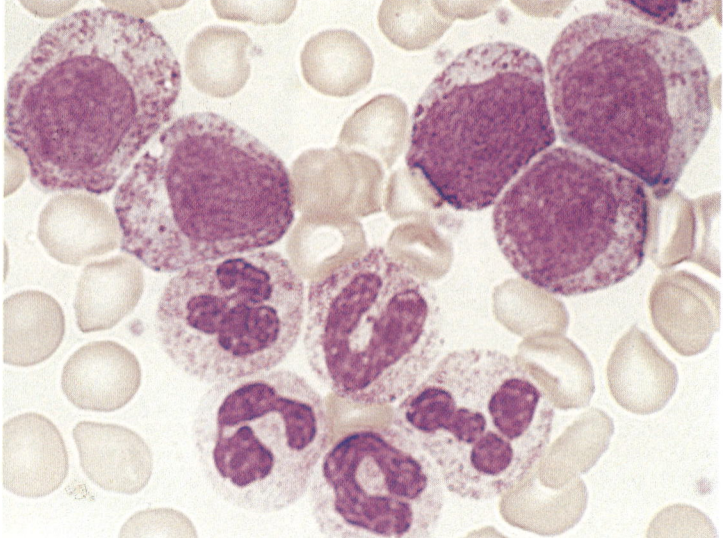

Abb. 9.42
Chronische myeloische Leukämie: Periphere Blutausstriche mit einem Myeloblasten, Promyelozyten, Myelozyten, Metamyelozyten sowie stab- und segmentkernigen Neutrophilen.

Chronische Leukämien und Myelodysplasien 9

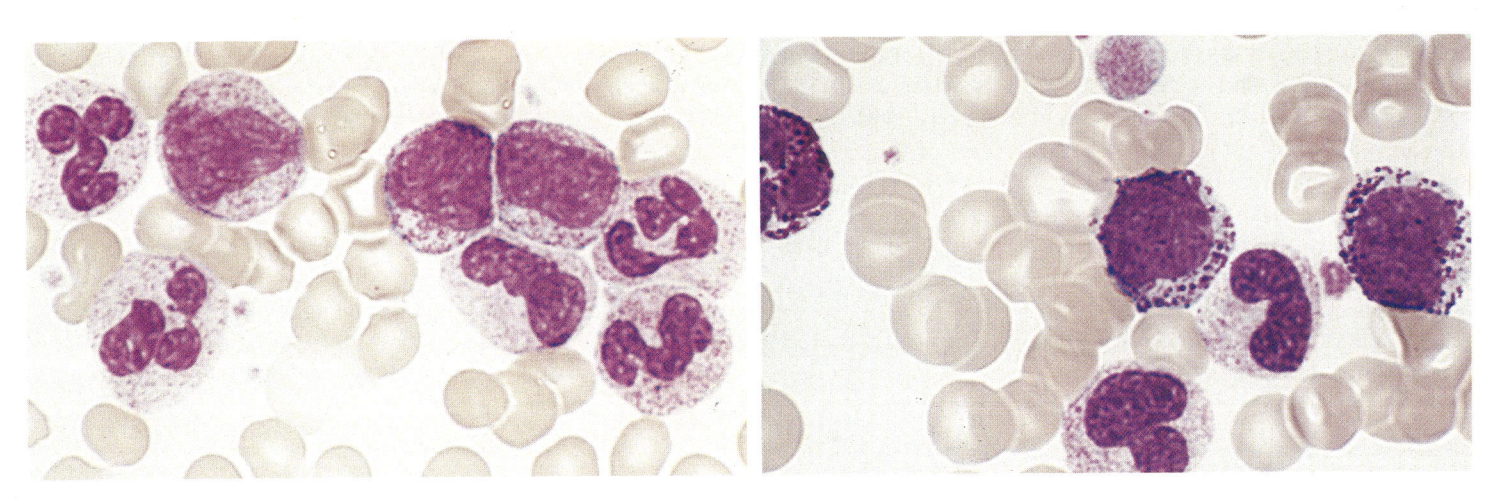

Abb. 9.43
Chronische myeloische Leukämie: Periphere Blutausstriche mit (links) Myelozyten, einem Metamyelozyten sowie stab- und segmentkernigen Neutrophilen und (rechts) Basophilen und Metamyelozyten.

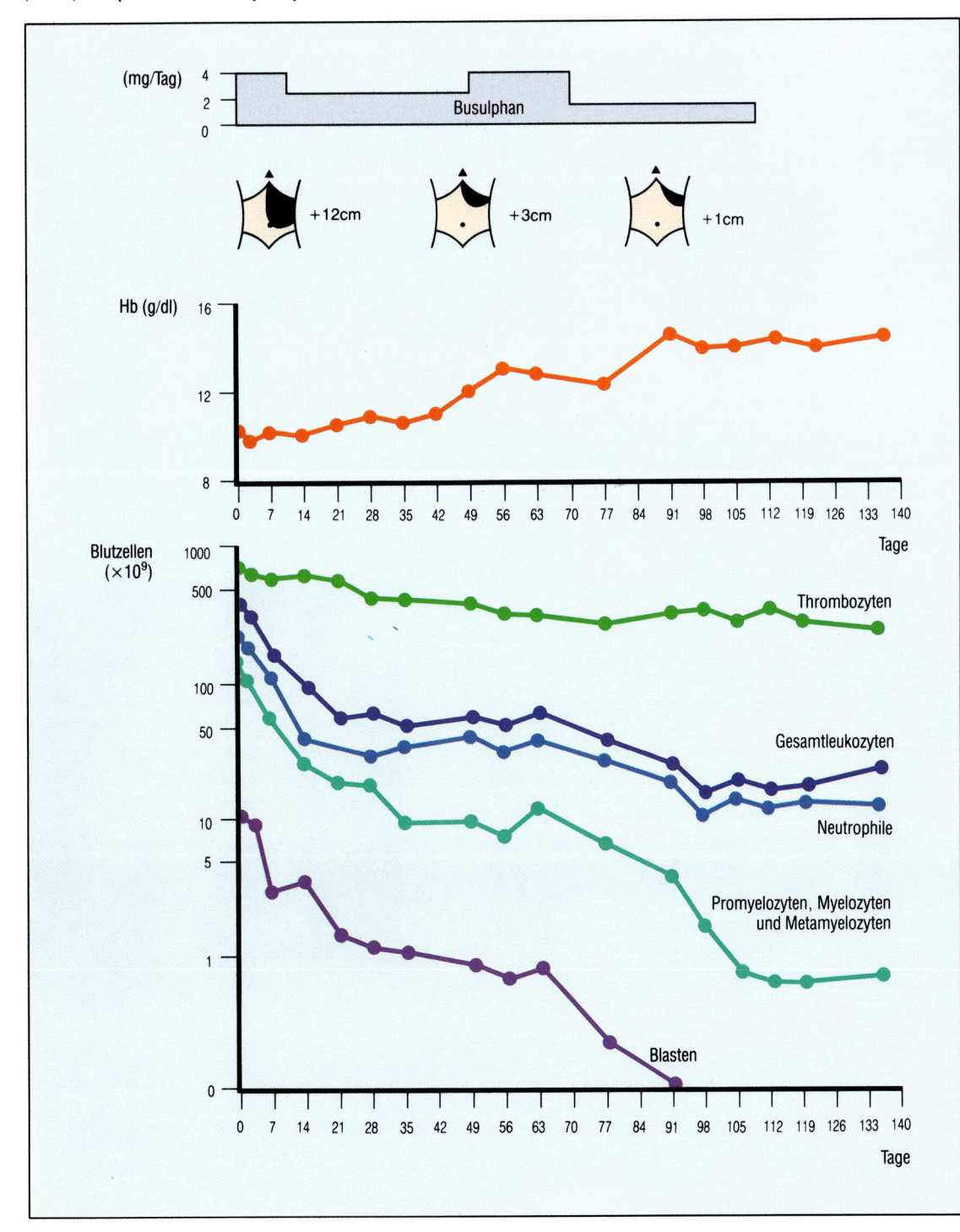

Abb. 9.44
Typisches Ansprechen hämatologischer Parameter auf Busulphan-Behandlung bei einem 39-jährigen Patienten mit CML.

9 Chronische Leukämien und Myelodysplasien

Bei etwa 70 Prozent der Patienten entwickelt sich terminal eine Transformation in eine hochmaligne akute Leukämie (*Abb. 9.45* und *9.46*). Diese geht mit einer raschen Verschlechterung des Allgemeinzustandes und einer progressiven Knochenmarkinsuffizienz einher; auch Hautinfiltrate (*Abb. 9.47* und *9.48*) sowie der Befall anderer, nicht hämatopoetischer Organe werden dabei beobachtet. Die Blasten bei der Transformation können einen myeloischen, lymphatischen oder gemischten Phänotyp aufweisen.

Philadelphia-negative CML
Eine seltene Variante der CML ist durch weniger Myelozyten und mehr monozytoide Zellen und atypische Neutrophile im peripheren Blut gekennzeichnet. Häufiger als bei der klassischen CML bestehen eine schwere Anämie und Thrombozytopenie. Das Philadelphia-Chromosom ist bei diesen Patienten nicht nachweisbar, allerdings bilden einige die bcr/c-abl-mRNA-Chimäre.

Bei Kindern wird schließlich eine juvenile Form der Ph$^-$-CML abgegrenzt, die klinisch oft mit einer ausgeprägten Lymphadenopathie und einem ekzemähnlichen Hautausschlag (*Abb. 9.49*) einhergeht. Wie bei der adulten Ph$^-$-Variante finden sich auch hier morphologische Unterschiede gegenüber der klassischen CML (*Abb. 9.50* und *9.51*).

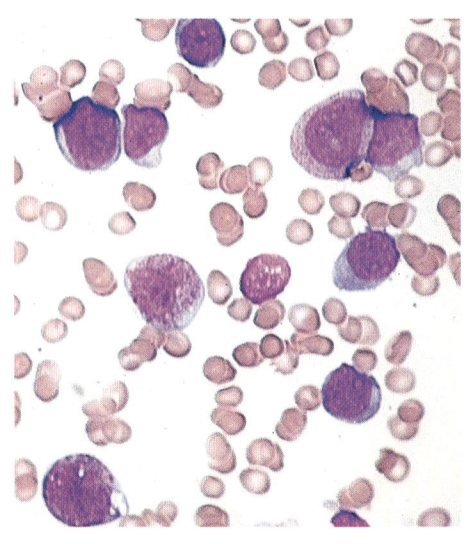

Abb. 9.45
Chronische myeloische Leukämie: Peripherer Blutausstrich bei Blastenschub. Über die Hälfte der Leukozyten besteht aus Blasten. Hb: 8,5 g/dl; Leukozyten: 110×10^9/l (Blasten: 65×10^9/l); Thrombozyten: 45×10^9/l.

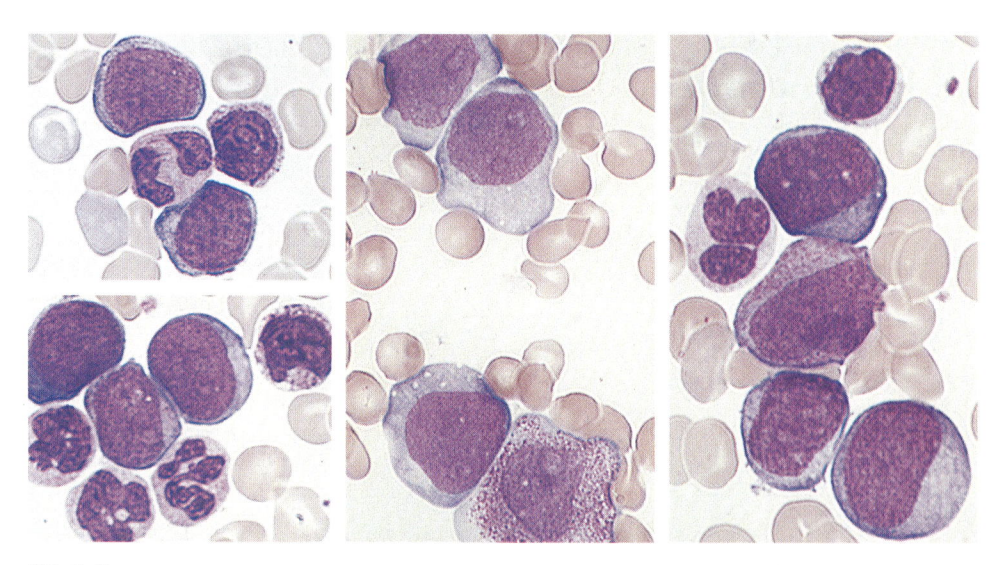

Abb. 9.46
Chronische myeloische Leukämie: Starke Vergrößerung peripherer Blutausstriche bei Blastenschub mit zahlreichen Myeloblasten, atypischen Neutrophilen und einem abnormen Promyelozyten (Mitte).

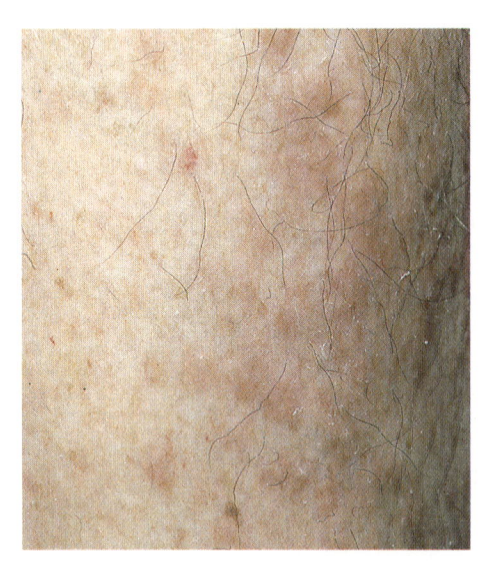

Abb. 9.47
Chronische myeloische Leukämie: Knotige leukämische Hautinfiltrate an der Vorderseite des Unterschenkels bei einer 48-jährigen Patientin mit Blastenschub.

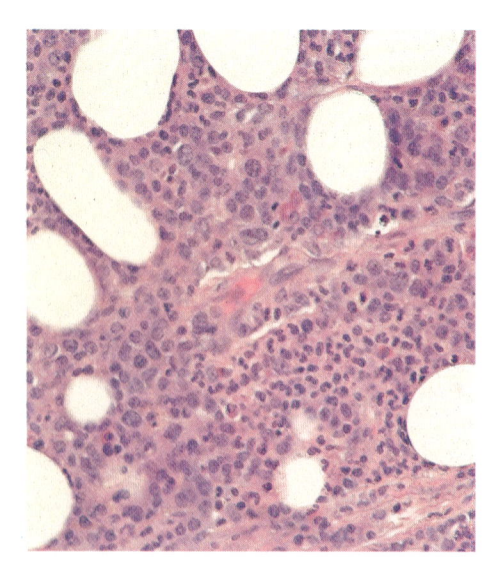

Abb. 9.48
Chronische myeloische Leukämie: Histologisches Schnittpräparat der Hautveränderung von Abb. *9.47 mit ausgedehnten perivaskulären Infiltraten aus mononukleären Zellen und Segmentkernigen in tieferen Hautschichten.*

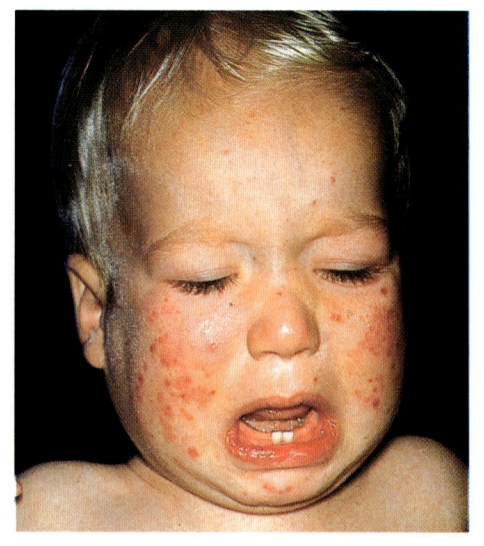

Abb. 9.49
Juvenile CML: Ekzem-ähnlicher Hautausschlag im Gesicht und Blutungen im Bereich des Lippenrots bei einem 8 Monate alten Kleinkind. Es bestand eine mäßiggradige Splenomegalie. Zytogenetische Untersuchungen ergaben kein Philadelphia-Chromosom. Hb: 10,5 g/dl; Leukozyten: 120×10^9/l; Thrombozyten: 85×10^9/l. Freundlicherweise von Dr. J. M. Chessells überlassen.

MYELODYSPLASTISCHE SYNDROME

Myelodysplastische Syndrome treten überwiegend im höheren Lebensalter auf und sind klinisch durch eine therapierefraktäre Anämie, persistierende Neutropenie und Thrombozytopenie oder verschiedene Kombinationen davon gekennzeichnet. Typischerweise fehlen Hepatosplenomegalie und Lymphadenopathie.

Bei einigen dieser Patienten ist eine absolute Monozytose von mehr als $1,0 \times 10^9$/l mit oder ohne Splenomegalie nachweisbar. Diese Fälle wurden als "chronische myelomonozytäre Leukämie" klassifiziert. Eine Gingiva-Hyperplasie oder Hautinfiltrate bestehen dabei zumeist nicht.

Die myelodysplastischen Syndrome werden nach der French-American-British-Klassifikation in fünf Untergruppen aufgegliedert (Abb. 9.52). Klinisch leiden die Patienten als Folge der Knochenmarkinsuffizienz an häufigen Infektionen (Abb. 9.53 und 9.54) sowie hämorrhagischer Diathese (Abb. 9.55). In Fällen mit

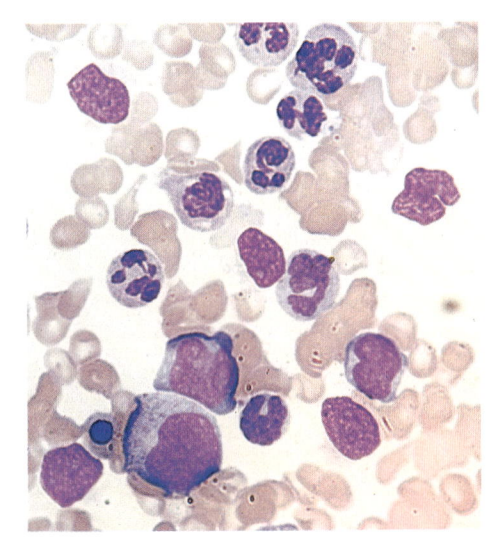

Abb. 9.50
Juvenile CML: Peripherer Blutausstrich des Kleinkindes von Abb. 9.49 mit überwiegend myelomonozytoiden Zellen.

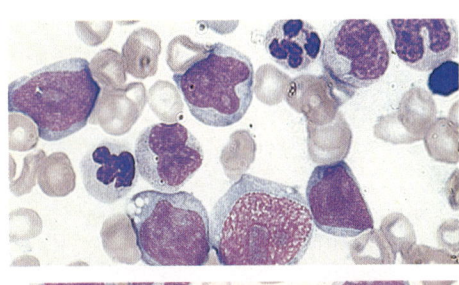

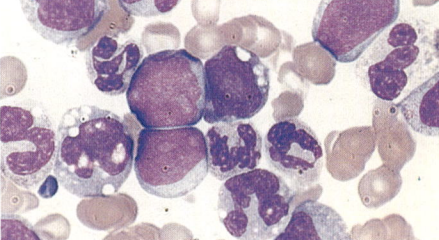

Abb. 9.51
Juvenile CML: Stärkere Vergrößerung peripherer Blutausstriche mit vereinzelten Blasten, myelomonozytären Zellen sowie atypischen stab- und segmentkernigen Neutrophilen ohne Granulation.

FAB-Klassifikation der myelodysplastischen Syndrome	
I	Refraktäre Anämie (RA)
II	RA mit Ringsideroblasten (Ringsideroblasten >15%)
III	RA mit Blastenexzeß (RAEB; Blasten 5–20%)
IV	Chronische myelomonozytäre Leukämie (CMML)
V	RAEB in Transformation (Blasten 20–30%)

Abb. 9.52
Die myelodysplastischen Syndrome: Die French-American-British- (FAB-) Klassifikation.

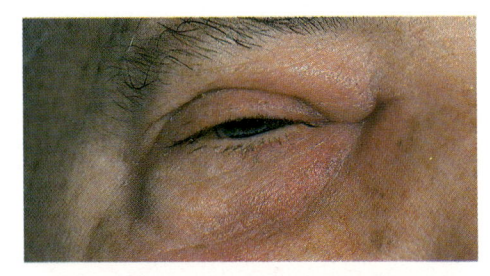

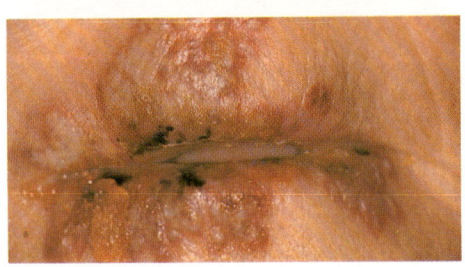

Abb. 9.53
Myelodysplastisches Syndrom: (Oben) Von den Augenlidern ausgehende Dermatitis; (unten) schwere Herpes simplex-Infektion der Lippen und umgebenden Haut. Beide Patienten litten an einem myelodysplastischen Syndrom Typ III.

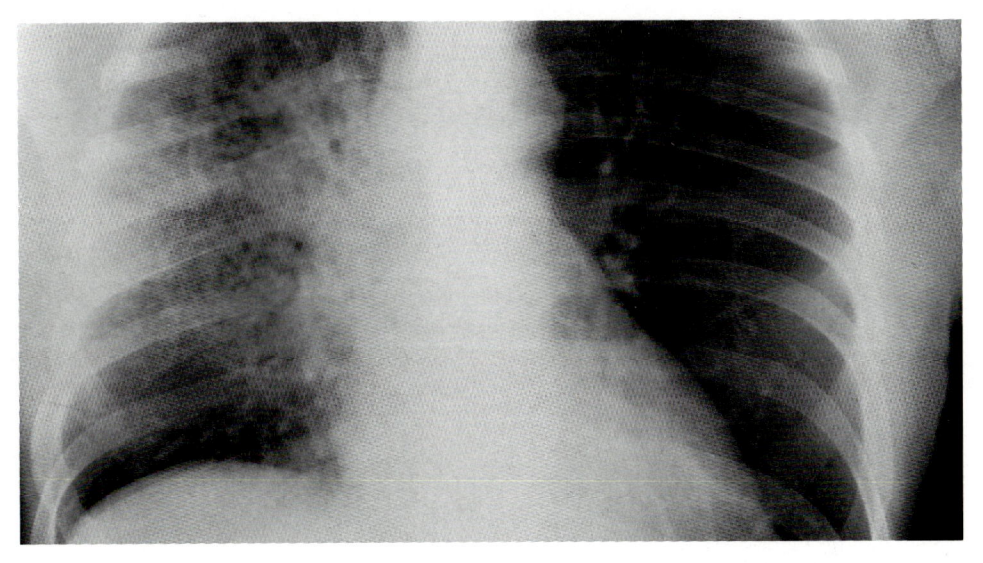

Abb. 9.54
Myelodysplastisches Syndrom: Thorax-Röntgenaufnahme (tragbares Gerät) eines 62-jährigen Patienten mit Legionärskrankheit. Man erkennt ausgedehnte fleckige Verschattungen in der gesamten rechten Lunge.

9 Chronische Leukämien und Myelodysplasien

schwerer Neutropenie oder Thrombozytopenie verlaufen diese Komplikationen meist letal, während sich bei anderen eine manifeste akute myeloische Leukämie entwickelt. Früher wurden diese Syndrome, vor allem solche mit normaler Blastenzahl im Knochenmark (unter 5 Prozent), als "Präleukämie" bezeichnet.

Die Veränderungen im peripheren Blutausstrich sind bei den einzelnen Untergruppen sehr unterschiedlich. Die meisten Fälle zeigen eine Makrozytose der Erythrozyten, qualitative Anomalien der Granulozyten und Monozyten (siehe unten) sowie Riesenthrombozyten. Patienten mit einem myelodysplastischen Syndrom Typ I weisen meist keine ausgeprägten morphologischen Veränderungen auf (Abb. 9.56). Beim Typ II findet man häufig eine dimorphe Erythrozytenpopulation (Abb. 9.57), während die Myelodysplasie Typ III oft mit einem leukoerythroblastischen Blutbild einhergeht. Die größte Blastenzahl besteht beim Typ V (siehe Abb. 9.69), wohingegen abnorme myelomonozytäre Zellen und eine Monozytose (Abb. 9.58 und 9.59) den Typ IV charakterisieren.

Das Knochenmark ist bei myelodysplastischen Syndromen typischerweise hyperzellulär, wobei oft alle drei hämatopoetischen Zellinien morphologische Veränderungen aufweisen. Die Erythropoese zeigt gewöhnlich dyserythropoetische Störungen mit Kernatypien, einigen Megaloblasten und Ringsideroblasten (Abb. 9.60–9.65). Bei manchen Fällen wird auch eine argyrophile Markfibrose beobachtet, während selten eine Hypoplasie des Knochenmarks besteht.

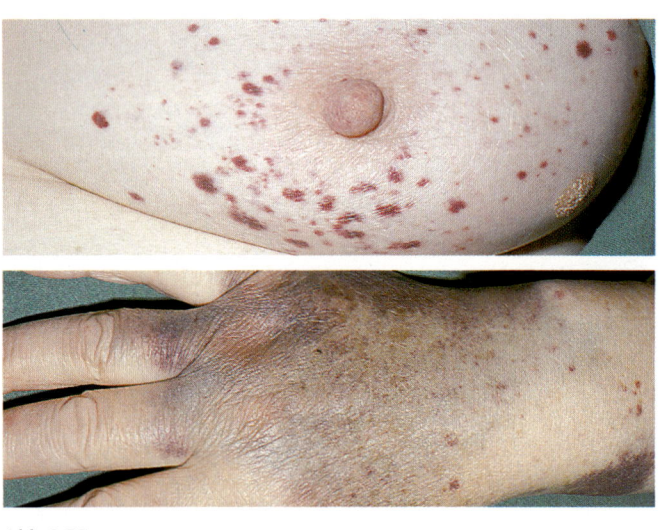

Abb. 9.55
Myelodysplastisches Syndrom: (Oben) Purpura der Brusthaut bei einer 35-jährigen Patientin mit refraktärer Anämie (Typ I); (unten) ausgedehnte Ecchymosen und Purpura der Haut am Handrücken (gleiche Patientin). Hb: 8 g/dl; Leukozyten: 4×10^9/l; Thrombozyten: 20×10^9/l.

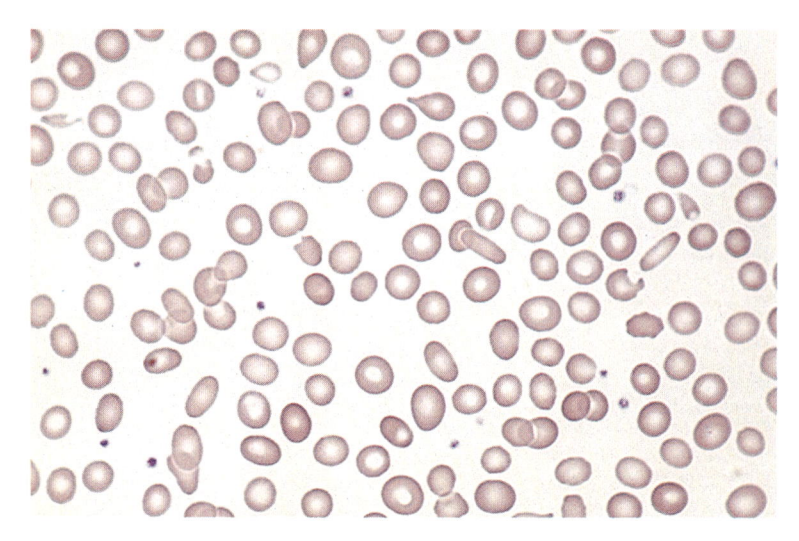

Abb. 9.56
Myelodysplastisches Syndrom: Peripherer Blutausstrich bei refraktärer Anämie (Typ I) mit auffälliger Anisozytose und Poikilozytose. Hb: 7,9 g/dl; Leukozyten: $5,4 \times 10^9$/l (Neutrophile: $1,8 \times 10^9$/l); Thrombozyten 120×10^9/l.

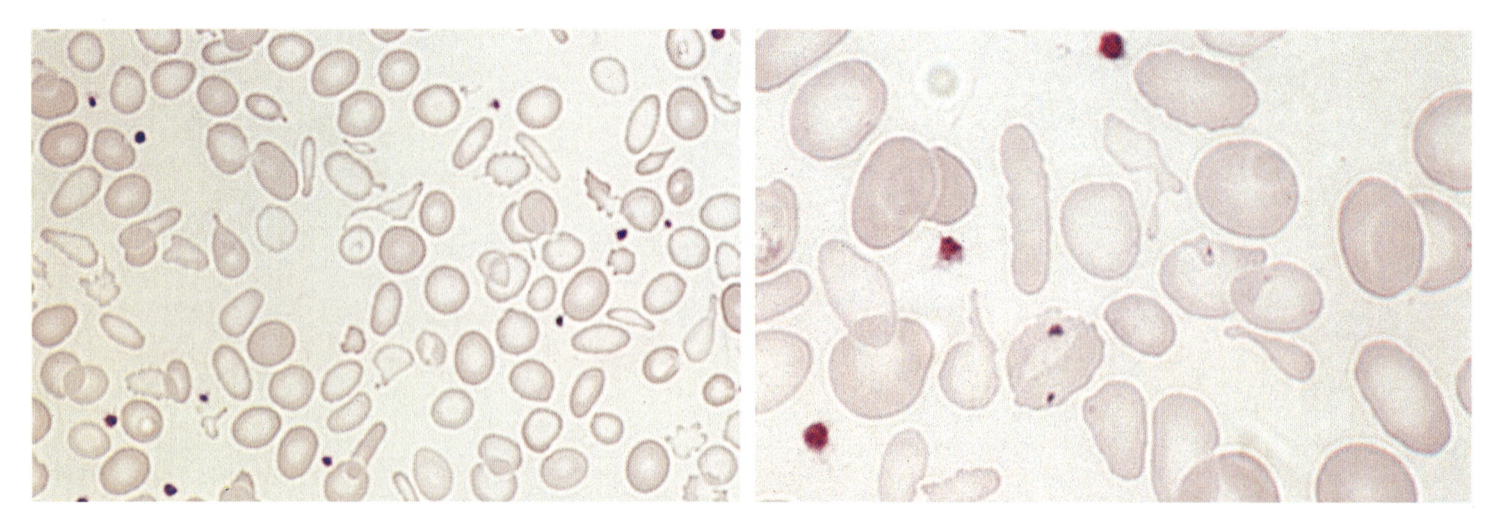

Abb. 9.57
Myelodysplastisches Syndrom: Periphere Blutausstriche bei erworbener sideroblastischer Anämie (Typ II) mit (links) ausgeprägter Anisozytose und Poikilozytose der Erythrozyten. Die Mehrzahl der Erythrozyten sind deutlich hypochrom; zusätzlich ist jedoch eine zweite Population normochromer Zellen nachweisbar. Bei stärkerer Vergrößerung (rechts) erkennt man einen Erythrozyten (Bildmitte) mit zwei kleinen basophilen Inklusionen (Pappenheimer-Körper). In der Perls-Reaktion erwiesen sich ähnliche Einschlußkörper als Berliner-Blau-positiv (Sideringranula). Ihre Zahl stieg nach Splenektomie erheblich an.

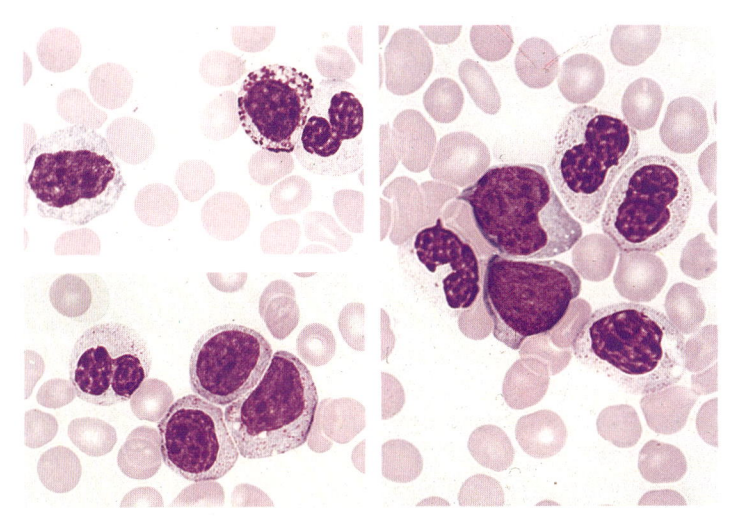

Chronische Leukämien und Myelodysplasien 9

Abb. 9.58
Myelodysplastisches Syndrom: Periphere Blutausstriche mit Leukozyten bei chronischer myelomonozytärer Leukämie (Typ IV). Man erkennt zahlreiche atypische myelomonozytäre Zellen und Pseudo-Pelger-Neutrophile, die zum Teil keine Granulation aufweisen.

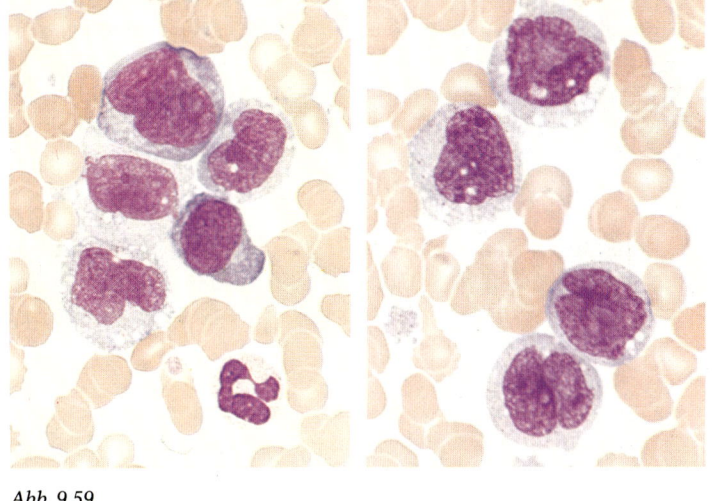

Abb. 9.59
Myelodysplastisches Syndrom: Periphere Blutausstriche mit Leukozyten bei chronischer myelomonozytärer Leukämie (Typ IV). Die Mehrzahl der Zellen zeigt eine deutlichere monozytoide Differenzierung als diejenigen in Abb. 9.58. Der abgebildete Neutrophile ist ungranuliert.

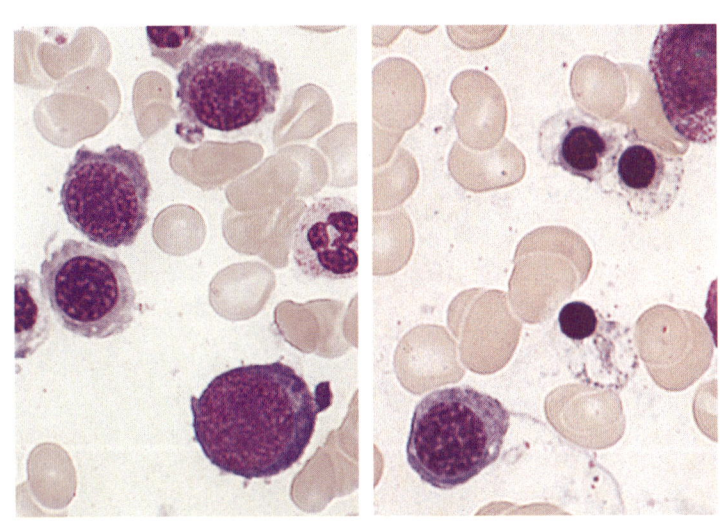

Abb. 9.60
Myelodysplastisches Syndrom: Knochenmarkausstriche bei erworbener sideroblastischer Anämie (Typ II) mit stark reduziertem Hämoglobingehalt und Zytoplasmavakuolen in späten polychromatischen und pyknotischen Erythroblasten.

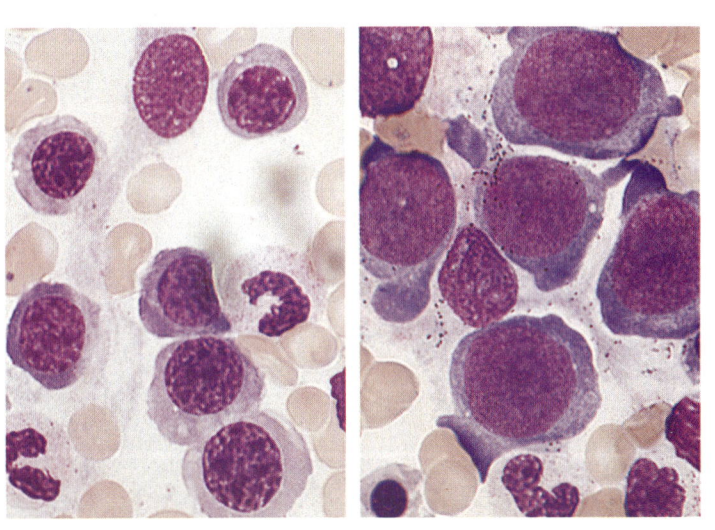

Abb. 9.61
Myelodysplastisches Syndrom: Knochenmarkausstriche bei Myelodysplasie Typ II mit (links) Zytoplasmavakuolisierung der reiferen Erythroblasten und geringer megaloblastischer Reifungsstörung; (rechts) eine auffällige Gruppe von Proerythroblasten.

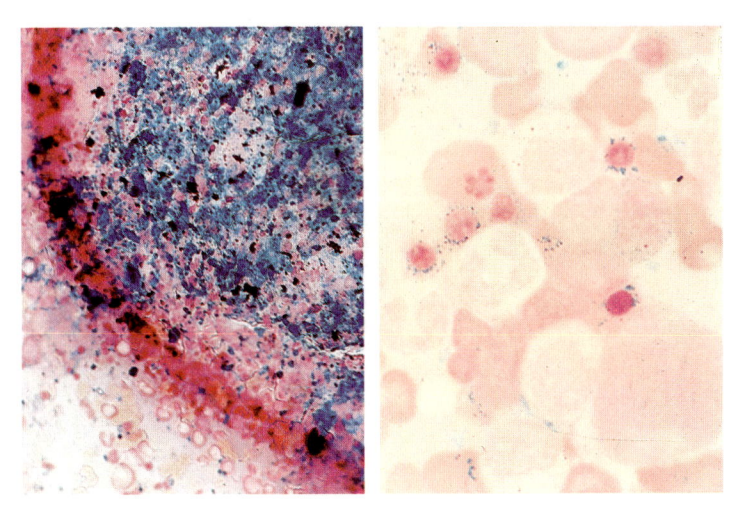

Abb. 9.62
Myelodysplastisches Syndrom: Knochenmarkbröckel bei Myelodysplasie Typ II mit (links) gesteigertem Eisenpigmentgehalt der Markretikulumzellen und (rechts) pathologischen Ringsideroblasten (bei stärkerer Vergrößerung). Perls-Reaktion.

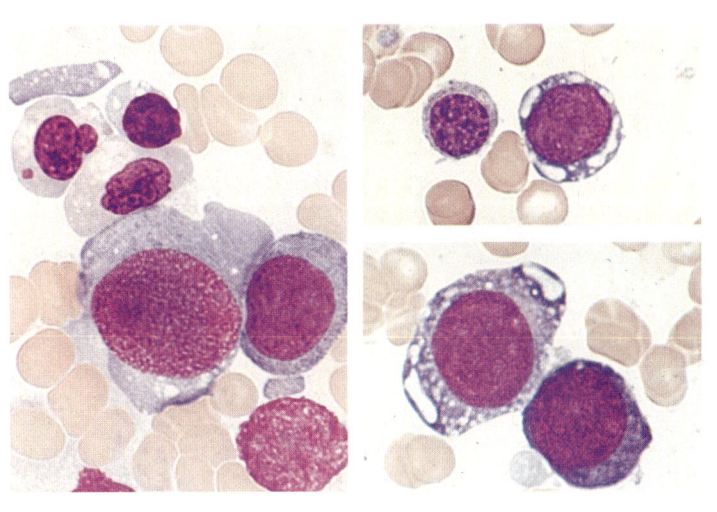

Abb. 9.63
Myelodysplastisches Syndrom: Knochenmarkaspirate bei Myelodysplasie Typ III mit (links) atypischen Proerythroblasten und megaloblastoiden Veränderungen sowie (rechts) auffälliger Zytoplasmavakuolisierung der basophilen Erythroblasten als Hinweis für eine dyserythropoetische Störung.

9 Chronische Leukämien und Myelodysplasien

Eine Zusammenfassung der Blut- und Knochenmarkbefunde bei myelodysplastischen Syndromen ist in *Abb. 9.66* wiedergegeben.

Die Atypien granulopoetischer Zellen umfassen eine verminderte oder fehlende Granulation in Myelozyten, Metamyelozyten und Neutrophilen, Pseudo-Pelger-Zellen sowie hypersegmentierte und polyploide Neutrophile (*Abb. 9.67*).

Bei Megakaryozyten äußern sich die dysplastischen Veränderungen in Form kleiner mononukleärer oder bisegmentierter Zellen (*Abb. 9.68*) oder großer Megakaryozyten mit zahlreichen runden Kernen und grober Zytoplasmagranulation.

Bei fortgeschrittenen myelodysplastischen Syndromen kommt es zusätzlich zu einer Vermehrung von blastären Elementen, die definitionsgemäß allerdings weniger als 30 Prozent der kernhaltigen Markzellen ausmachen (*Abb. 9.69*). Bei höherem Blastenanteil muß davon ausgegangen werden, daß die Transformation in eine akute myeloische Leukämie bereits vollzogen ist.

Besonders bei sekundären myelodysplastischen Syndromen sind zytogenetische Aberrationen häufig, u. a. t (1;3) (p36;q21), 21q–, 5q–, 7q–, 9q–, 12p–, 20q–, +8.

Die Behandlung dieser Syndrome ist unbefriedigend. Es werden entweder symptomatische Maßnahmen oder eine wenig aggressive Chemotherapie angewandt, z. B. Cytarabin subkutan in niedriger Dosierung. Versuche mit Stoffen, welche die Reifung fördern, z.B. Retinsäure, sind gelegentlich von Nutzen. Bei jüngeren Patienten kann möglicherweise mit einer Knochenmarktransplantation eine Heilung erzielt werden.

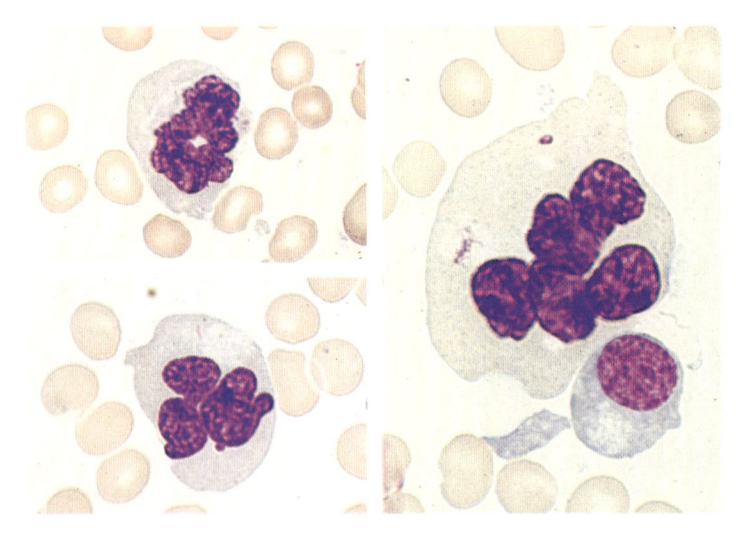

Abb. 9.64
Myelodysplastisches Syndrom: Knochenmarkaspirate bei Myelodysplasie Typ III mit polyploiden, mehrkernigen polychromatischen Erythroblasten als weiterer Hinweis für eine ausgeprägte dyserythropoetische Störung.

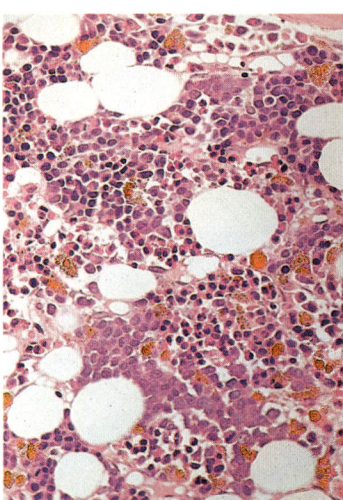

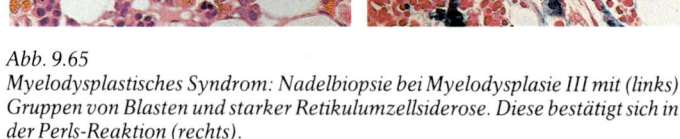

Abb. 9.65
Myelodysplastisches Syndrom: Nadelbiopsie bei Myelodysplasie III mit (links) Gruppen von Blasten und starker Retikulumzellsiderose. Diese bestätigt sich in der Perls-Reaktion (rechts).

Abb. 9.66
Blut- und Knochenmarkbefunde bei myelodysplastischen Syndromen.

Blut- und Knochenmarkbefunde bei myelodysplastischen Syndromen					
	I (RA)	II (RASB)	III (RAEB)	IV (CMML)	V (RAEB-T)
Blut:					
Hämoglobin	↓	↓	↓	↓	↓
Gesamtleukozyten	N oder ↓	N oder ↓	↓	↑	↓
Monozyten	N	N	N	↑	↓ oder N oder ↑
Blasten (%) →	<1	<1	<5	<5	>5
Thrombozyten →	N oder ↓	N oder ↓	↓	↓ oder N oder ↑	↓
Knochenmark:					
Sideroblasten (%)	<15	>15	<15	<15	<15
Myeloblasten (%)	<5	<5	5-20	0-20	20-30

Chronische Leukämien und Myelodysplasien **9**

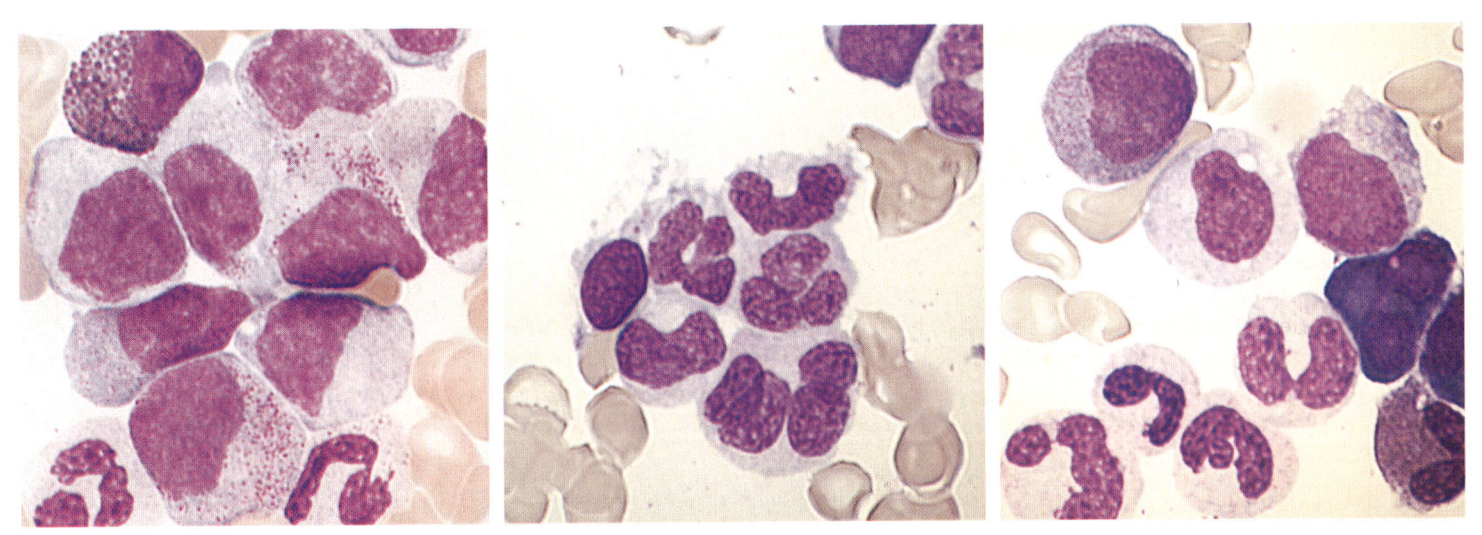

Abb. 9.67
Myelodysplastisches Syndrom: Knochenmarkaspirate bei Myelodysplasie Typ III. Die dysplastische Granulopoese zeichnet sich durch Promyelozyten ohne Granula (links) sowie Neutrophile ebenfalls ohne Granula und abnorme myelomonozytäre Zellen (Mitte und rechts) aus; einige Zellen lassen sich nicht eindeutig der monozytären oder granulozytären Reihe zuordnen ("paramyeloide" Zellen).

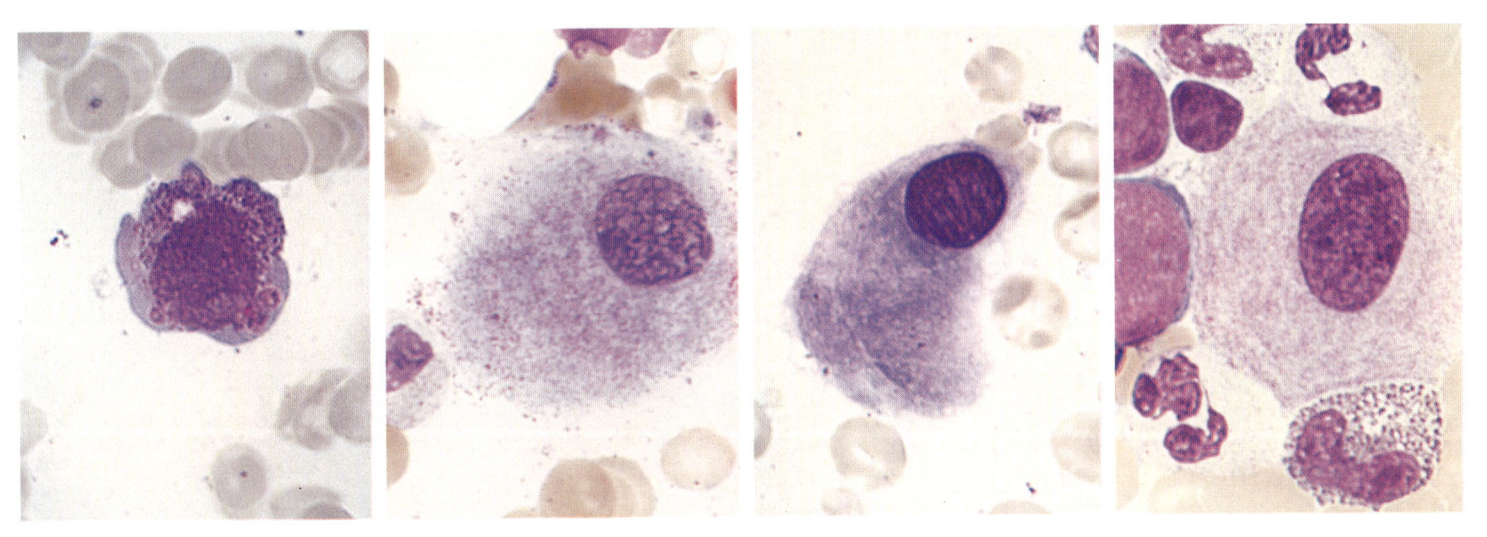

Abb. 9.68
Myelodysplastisches Syndrom: Knochenmarkaspirate mit einem atypischen Megakaryoblasten und drei atypischen einkernigen Megakaryozyten, die jedoch alle eine gewisse Ausreifung und Granulation des Zytoplasma aufweisen.

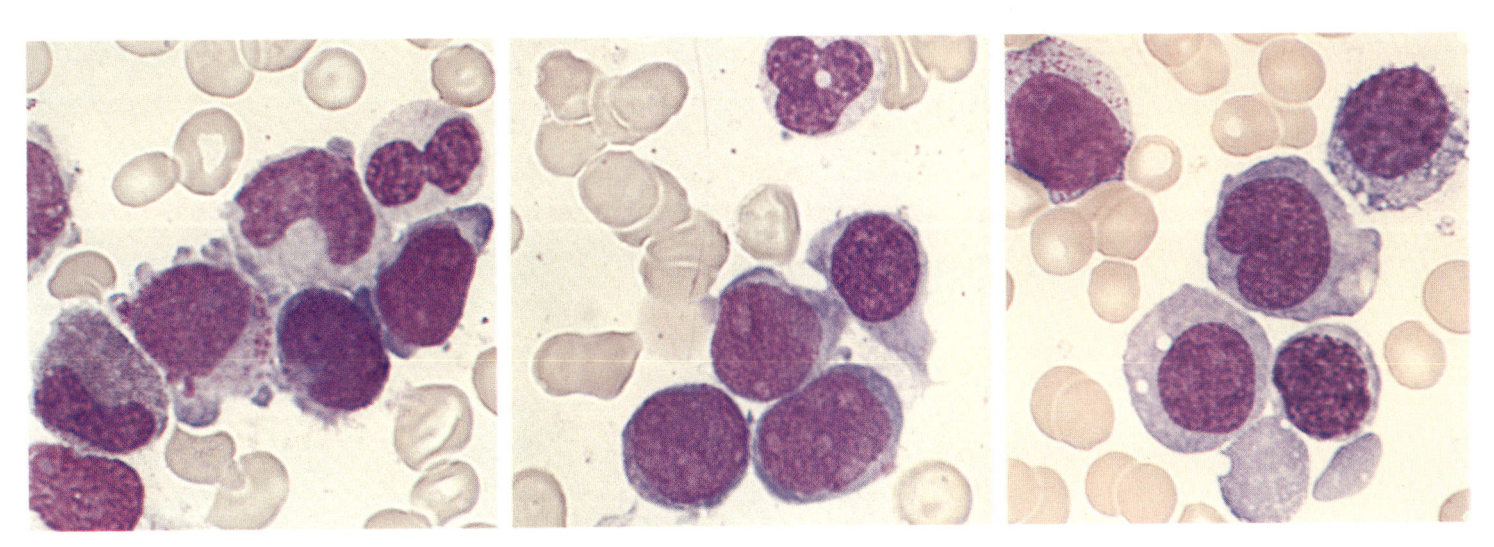

Abb. 9.69
Myelodysplastisches Syndrom: Knochenmarkaspirate bei Myelodysplasie Typ V (refraktäre Anämie mit Blastenexzeß in Transformation) mit vermehrt teils atypischen Blasten. Die Blasten machten 23 Prozent der kernhaltigen Markzellen aus. Darüber hinaus erkennt man Neutrophile ohne Granulation und myelomonozytäre Zellen.

9 Chronische Leukämien und Myelodysplasien

Transfusionen können zur Eisenüberladung führen, welche ihrerseits eine Behandlung mit chelierenden Substanzen verlangt. Gewöhnlich wird Desferrioxamin subkutan verabreicht. Oral applizierbare Verbindungen sind zur Zeit in klinischer Prüfung bei Patienten mit Myelodysplasie, Thalassämie oder anderen refraktären Anämien, bei welchen sich eine Eisenüberladung durch Transfusionen entwickelt. Die bei der Behandlung entstehenden Eisen-Chelat-Komplexe werden renal ausgeschieden und verleihen dem Urin eine rötliche Farbe (*Abb. 9.70*).

MYELOKATHEXIS

Bei der Myelokathexis handelt es sich um ein seltenes Syndrom, wahrscheinlich mit enger Beziehung zur Myelodysplasie. Es tritt bei jungen Patienten auf und geht mit einer chronischen Neutropenie und rezidivierenden Infektionen einher. Im Knochenmarkaspirat sind zahlreiche Zellen der neutrophilen Reihe nachweisbar, die durch eine Hypersegmentierung und pathologisch verlängerte Chromatinbrücken zwischen den Kernsegmenten gekennzeichnet sind (*Abb. 9.71*). Zudem werden typischerweise zweikernige Myelozyten beobachtet. Die Funktion der reifen Neutrophilen ist gestört.

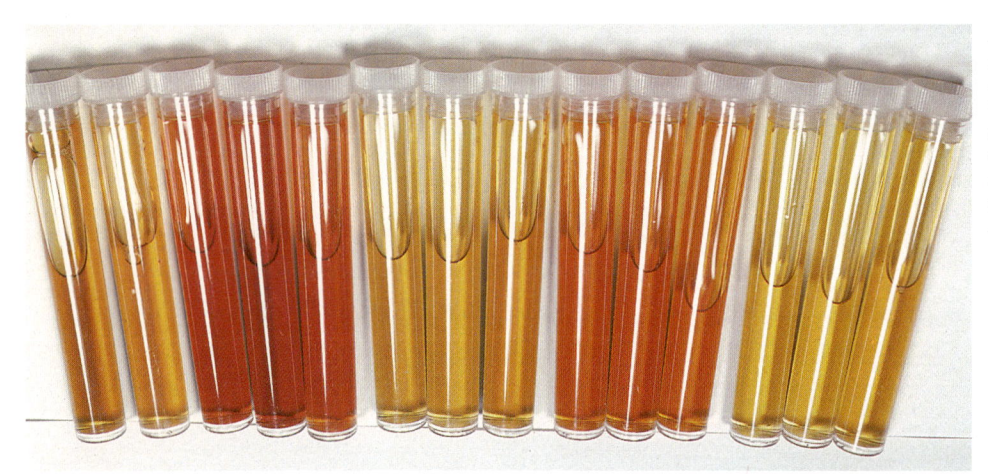

Abb. 9.70
Myelodysplastisches Syndrom: Urinproben von Patienten ohne (gelb) und mit Chelattherapie wegen einer Eisenüberladung. Die Behandlung mit Desferrioxamin subkutan führt zu einem orangefarbenen, diejenige mit 1,2-diemethyl-3-hydroxypyrid-4-on (oral) zu einem dunkleren, rötlichen Urin. Freundlicherweise von Dr. G. Kontoghiorghes überlassen.

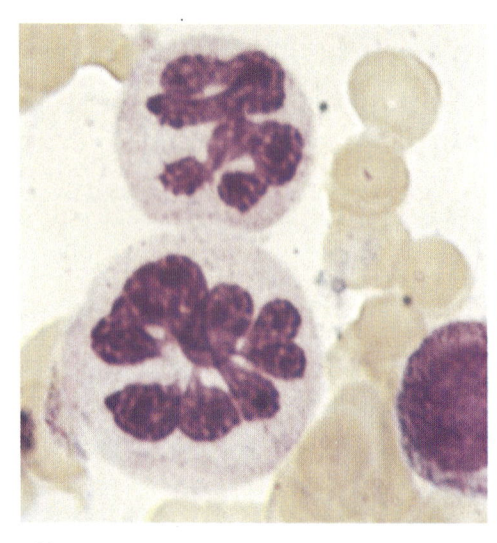

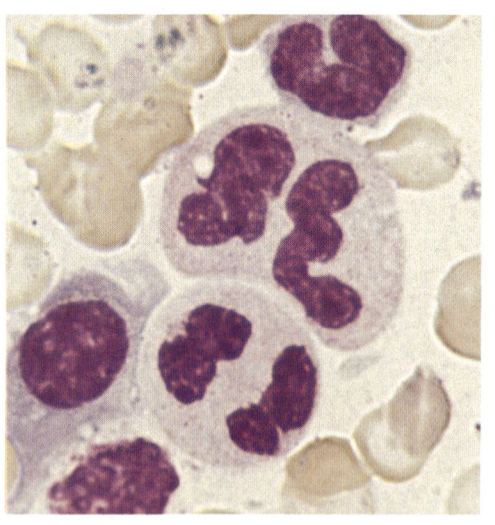

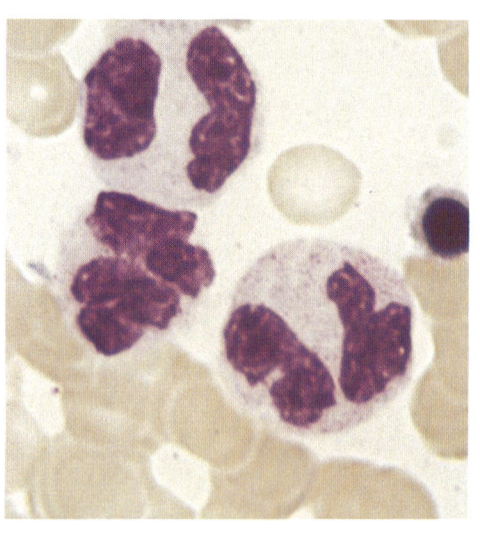

Abb. 9.71
Myelokathexis: Knochenmarkaspirate mit großen stab- und segmentkernigen Neutrophilen, die teilweise hyperdiploid sind. Sie zeichnen sich durch eine übermäßige und abnorme Segmentierung aus; auch zweikernige Myelozyten sind nachweisbar.

Maligne Lymphome

10

10 Maligne Lymphome

Der Begriff "Malignes Lymphom" umfaßt eine heterogene Gruppe proliferativer Erkrankungen, die von Lymphknoten oder extranodalen lymphatischen Geweben ausgehen. Unter ihnen ist der Morbus Hodgkin die am besten charakterisierte Entität. Die übrigen werden unter der Bezeichnung Non-Hodgkin-Lymphome subsumiert, wobei es sich sowohl um hochmaligne und rasch zum Tode führende als auch um niedrig maligne Neoplasien handelt, die einen Verlauf von 10-20 Jahren oder mehr aufweisen können.

Das gemeinsame Kennzeichen der malignen Lymphome besteht in einer Infiltration des normalen lymphatischen Gewebes durch neoplastische Zellen. Für den Morbus Hodgkin sind Reed-Sternberg-Zellen pathognomonisch; die anderen Formen zeichnen sich durch einen diffusen oder follikulären (nodulären) Wachstumstyp aus, wobei die Zellen weitgehend normalen B- oder T-Lymphozyten in unterschiedlichen Entwicklungsstufen entsprechen. Von Histiozyten des mononukleären Phagozytensystems sich ableitende Neoplasien sind selten.

Die klonale Abstammung der Non-Hodgkin-Lymphome von B- oder T-Zellen kann mit folgenden Methoden bestimmt werden: Zytogenetische Marker, monoklonale Expression intrazytoplasmatischer oder oberflächengebundener Immunglobulin-Leichtketten, rekombinante DNA-Techniken zum Nachweis eines Immunglobulingen- oder T-Zell-Rezeptorgen-Rearrangements sowie zusätzlich mono- oder polyklonale Antikörper gegen Zelloberflächenantigene.

MORBUS HODGKIN (LYMPHOGRANULOMATOSE)

Der Morbus Hodgkin ist die häufigste maligne Neoplasie des lymphatischen Gewebes und steht in enger Beziehung zu den anderen malignen Lymphomen. Seine Ätiologie ist nicht geklärt.

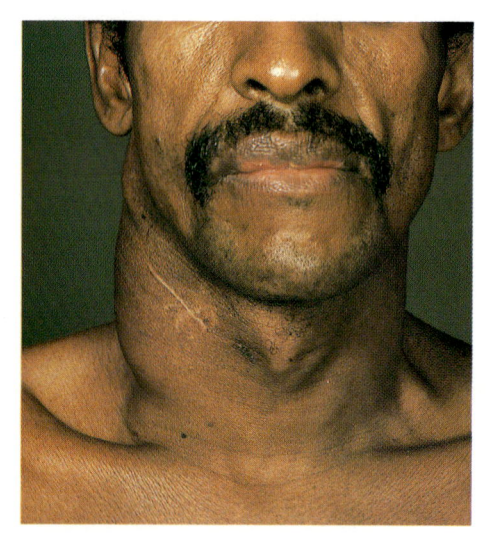

Abb. 10.1
Morbus Hodgkin: Zervikale Lymphadenopathie rechts. Die Wunde einer vorangegangenen Probeexzision ist gut verheilt.

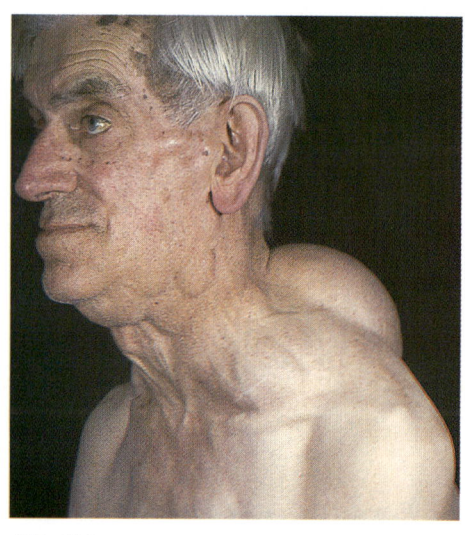

Abb. 10.2
Morbus Hodgkin: Ausgeprägte zervikale Lymphadenopathie bei einem 73 Jahre alten Mann in fortgeschrittenem Erkrankungsstadium.

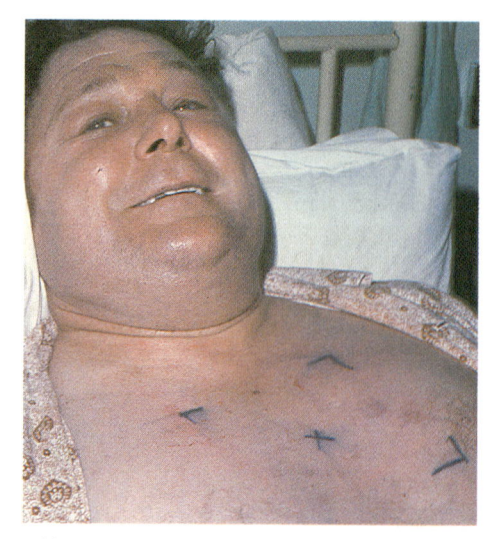

Abb. 10.3
Morbus Hodgkin: Zyanose und Ödem in Gesicht, Nacken und oberem Thoraxbereich bei Obstruktion der Vena cava superior durch mediastinalen Lymphknotenbefall. Die Zeichen auf der Brust markieren die Grenzen des Bestrahlungsfeldes.

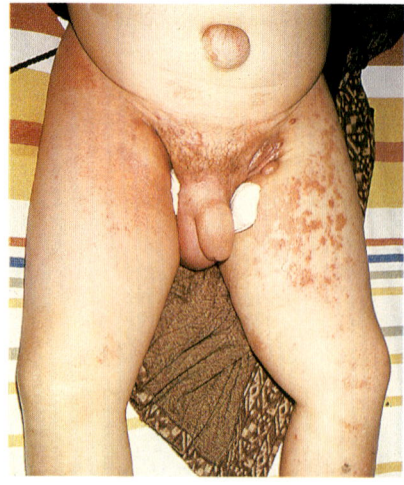

Abb. 10.4
Morbus Hodgkin: (Links) Ausgeprägtes Ödem der Beine, des Genitale und der unteren Bauchwand mit Entwicklung einer Nabelhernie bei Verlegung der Lymphgefäße durch ausgedehnten Befall inguinaler und pelviner Lymphknoten. Darüber hinaus erkennt man eine Staphylokokkeninfektion im Bereich der Leistenbeuge. Nahaufnahme des Bauchwandödems nach druckbedingter Eindellung (rechts).

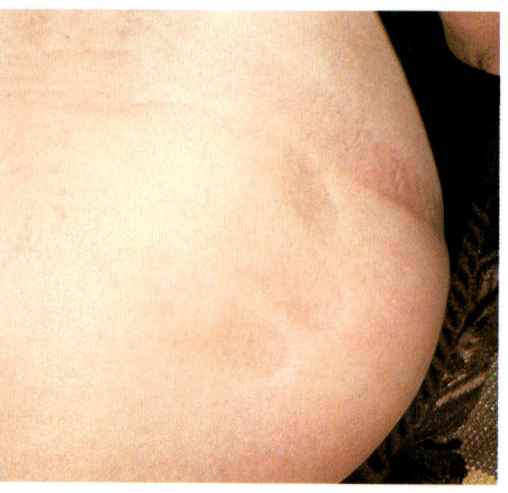

Abb. 10.5
Morbus Hodgkin: Hautinfiltrat von etwa 1cm Durchmesser.

Maligne Lymphome 10

Bei den meisten Patienten ist die Erkrankung initial auf eine periphere Lymphknotenregion begrenzt. Von dort aus breitet sich der Morbus Hodgkin, wie Untersuchungen seiner natürlichen Evolution ergeben haben, zunächst per continuitatem innerhalb des lymphatischen Systems aus.

Im weiteren Verlauf erfolgt eine Generalisierung mit Befall extralymphatischer Organe. Die Erkrankung betrifft vor allem das frühe und mittlere Erwachsenenalter, kommt jedoch grundsätzlich in allen Altersstufen vor. Bei Diagnosestellung weisen die meisten Patienten eine geringgradige, schmerzlose Vergrößerung und Induration oberflächlicher Lymphknoten in ungleichmäßiger Verteilung auf (*Abb. 10.1* und *10.2*). Eine Mediastinalbeteiligung, gelegentlich begleitet von einer oberen Einflußstauung (*Abb. 10.3*), oder eine Infiltration retroperitonealer Lymphknoten werden meist erst im Rahmen des Stagings nachgewiesen. 50% der Patienten entwickeln im Verlauf der Erkrankung eine klinisch manifeste Splenomegalie; eine Lymphabflußstörung tritt nur selten auf (*10.4*).

Darüber hinaus kann ein Befall der Leber, Haut (*Abb. 10.5*) und anderer Organe, z.B. des Gastro-Intestinaltraktes, des Gehirns und, allerdings selten, der Retina (*Abb. 10.6*), beobachtet werden. Die zellvermittelten Immunreaktionen sind gestört, woraus eine gesteigerte Anfälligkeit gegenüber Infektionen vor allem durch Herpes zoster-Viren (*Abb. 10.7*), Pilze und Tuberkelbakterien resultiert.

Zur Diagnose führt im allgemeinen die histologische Untersuchung exzidierter Lymphknoten, die makroskopisch eine Vergrößerung mit heller, blasser Schnittfläche aufweisen (*Abb. 10.8*). Sie sind anfänglich noch voneinander abgrenzbar, im weiteren

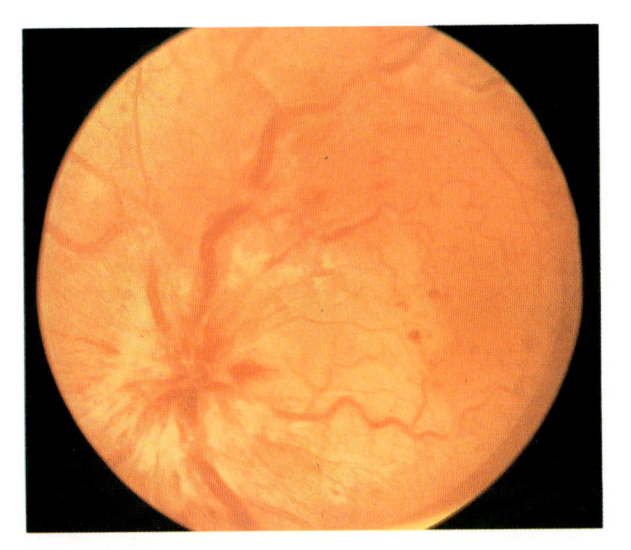

Abb. 10.6
Morbus Hodgkin: Ausgedehnte Infiltration der Papille und benachbarten Retina.

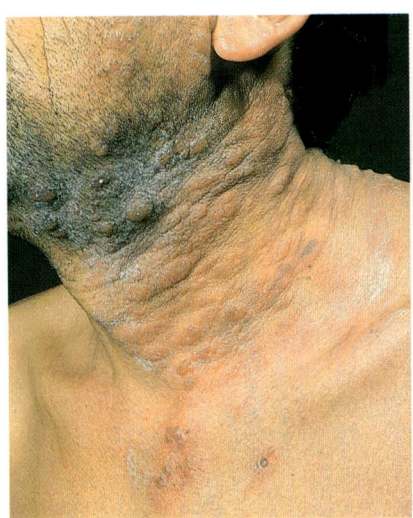

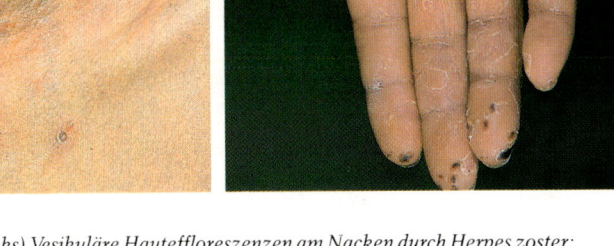

Abb. 10.7
Morbus Hodgkin: (Links) Vesikuläre Hauteffloreszenzen am Nacken durch Herpes zoster; (rechts) atypische Herpeseffloreszenz an der Handinnenflächenhaut.

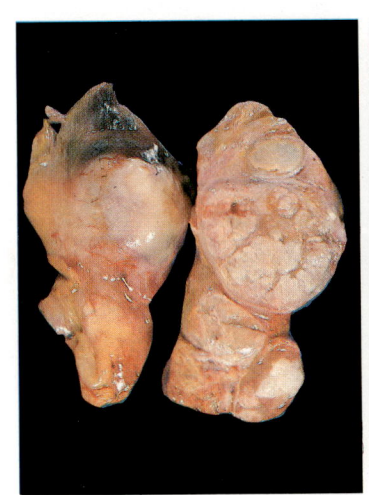

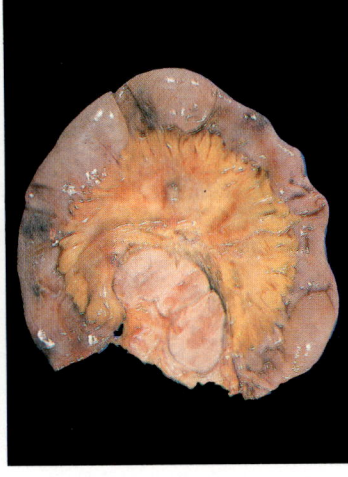

Abb. 10.8
Morbus Hodgkin: (Links) Makroskopischer Aspekt eines zervikalen Lymphknotenkonglomerates mit blaß-grauem, markigem Tumorgewebe auf der Schnittfläche sowie Fibrose- und Nekrosezonen; (rechts) paraaortale Lymphknoten mit typischem feuchtem und fischfleischartigem Aussehen des Infiltrats (Obduktionsmaterial).

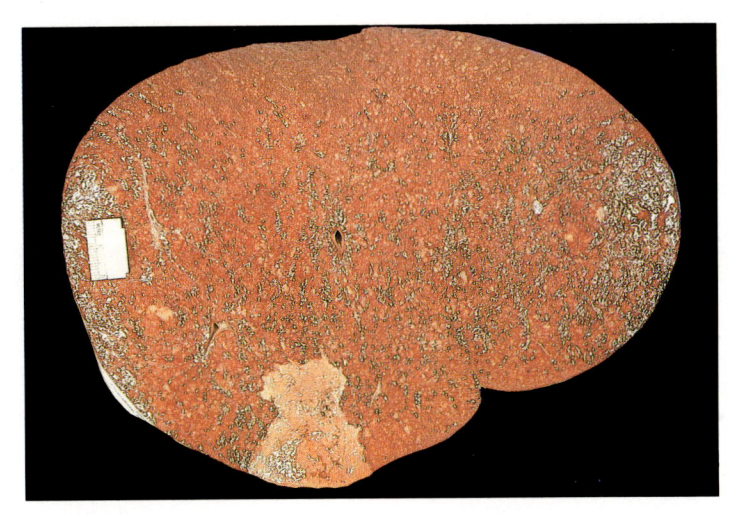

Abb. 10.9
Morbus Hodgkin: Schnittfläche einer operativ entfernten Milz mit einem großen lymphogranulomatösen Infiltrat unter der Kapsel. Darüber hinaus erkennt man zahlreiche, irregulär verteilte, grau-gelbe Herde mit einem Durchmesser von bis zu 4mm.

10 Maligne Lymphome

Krankheitsverlauf entwickeln sich jedoch miteinander verbackene Lymphknotenkonglomerate mit Infiltration der Umgebung. Auch in anderen Organen besitzen die lymphogranulomatösen Infiltrate makroskopisch ein blasses, fischfleischartiges Aussehen (Abb. 10.9).

Histologie
Der Nachweis der polyploiden Reed-Sternberg-Zellen ist für die histologische Diagnose pathognomonisch (Abb. 10.10). Sie werden von einer bunten Umgebungsreaktion aus Lymphozyten, Histiozyten, Neutrophilen, Eosinophilen und Plasmazellen mit unterschiedlich starker Faserbildung begleitet.

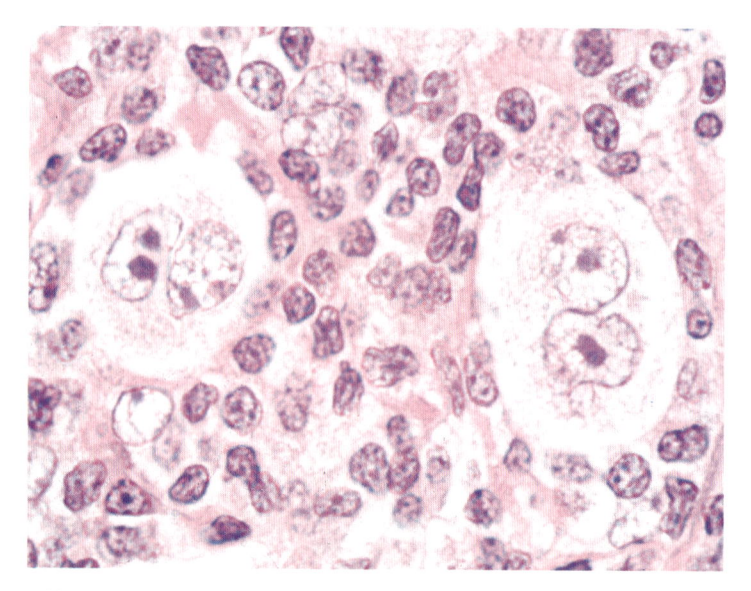

Abb. 10.10
Morbus Hodgkin: Histologisches Schnittpräparat eines Lymphknotens bei starker Vergrößerung mit zwei typischen mehrkernigen Reed-Sternberg-Zellen, die von Lymphozyten umgeben sind.

Abb. 10.11
Morbus Hodgkin: Histologische Klassifikation.

Histologische Klassifikation des M. Hodgkin (Lymphogranulomatose)	
Typen	**Morphologie**
Lymphozytenreicher Typ	Dominierende lymphozytäre Proliferation; Wenige Reed-Sternberg-Zellen; Noduläres und diffuses Wachstumsverhalten
Nodulär-sklerosierender Typ	Tumorknoten von kollagen-fibrösen Bändern umgeben, die von der Lymphknotenkapsel ausstrahlen; Zahlreiche charakteristische "Lakunenzellen" (Varianten der Reed-Sternberg-Zellen); Infiltrat lymphozytenreich, von gemischter Zellularität oder lymphozytenarm
Mischtyp	Zahlreiche Reed-Sternberg-Zellen; mäßig viele Lymphozyten
Lymphozytenarmer Typ	"Retikuläre" Form mit zahlreichen Reed-Sternberg-Zellen und einzelnen Lymphozyten oder "diffuse Fibrose" mit ungeordneter kollagener Faservermehrung, wenigen Lymphozyten und seltenen Reed-Sternberg-Zellen

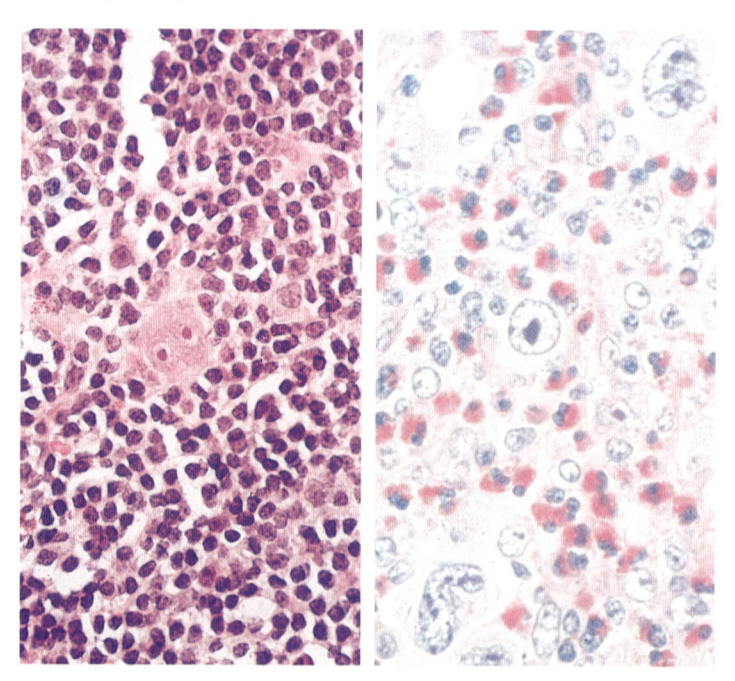

Abb. 10.12
Morbus Hodgkin: Histologische Schnittpräparate von Lymphknotenbiopsien mit (links) einer Reed-Sternberg-Zelle, umgeben von Lymphozyten und anderen mononukleären Zellen bei lymphozytenreichem Typ; (rechts) zahlreiche Reed-Sternberg-Zellen, atypische mononukleäre Zellen und Eosinophile, jedoch nur wenige Lymphozyten; dieses Bild ist für den lymphozytenarmen Typ charakteristisch.

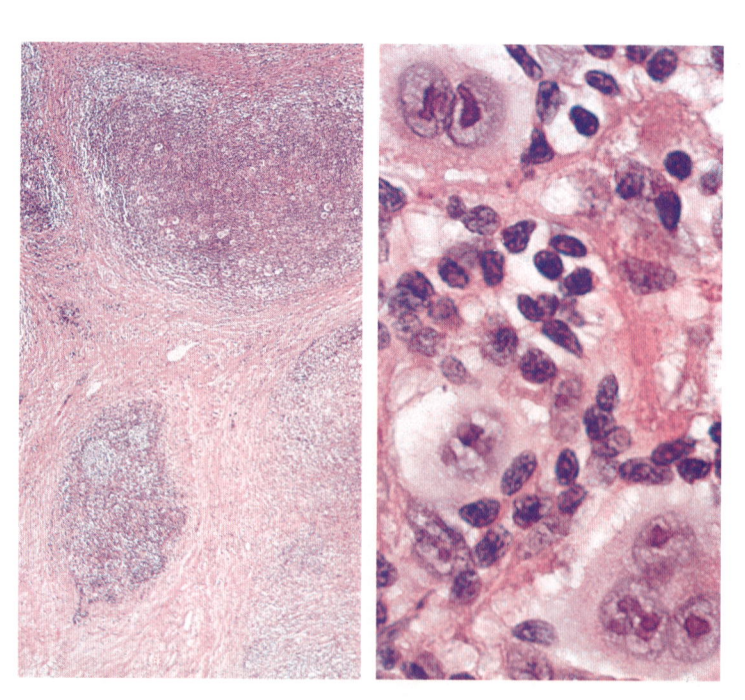

Abb. 10.13
Morbus Hodgkin: Histologische Schnittpräparate von Lymphknoten mit (links) breiten Bändern von kollagenem Bindegewebe zwischen den neoplastischen Hodgkin-Infiltraten bei nodulär sklerosierendem Typ; (rechts) starke Vergrößerung eines Mischtyps mit Reed-Sternberg-Zellen umgeben von Lymphozyten.

Maligne Lymphome 10

Die histologische Klassifikation des Morbus Hodgkin umfaßt vier Typen (*Abb. 10.11*); jeder von ihnen geht mit einer unterschiedlichen Prognose einher. Der lymphozytenreiche Typ weist die günstigste Prognose auf, wahrscheinlich weil dabei die zellvermittelte Immunantwort weniger beeinträchtigt ist als beim lymphozytenarmen Typ, dessen Prognose relativ schlecht ist.

Abb. 10.12 bis *10.15* zeigen typische histologische und zytologische Beispiele für den Morbus Hodgkin. In letzter Zeit wurden zahlreiche Antikörper isoliert, die, wenn auch nicht spezifisch, mit Antigenen auf Reed-Sternberg-Zellen reagieren und bei der Diagnostik hilfreich sind (*Abb. 10.16*). Die genaue Abstammung dieser Zellen ist jedoch nach wie vor nicht geklärt.

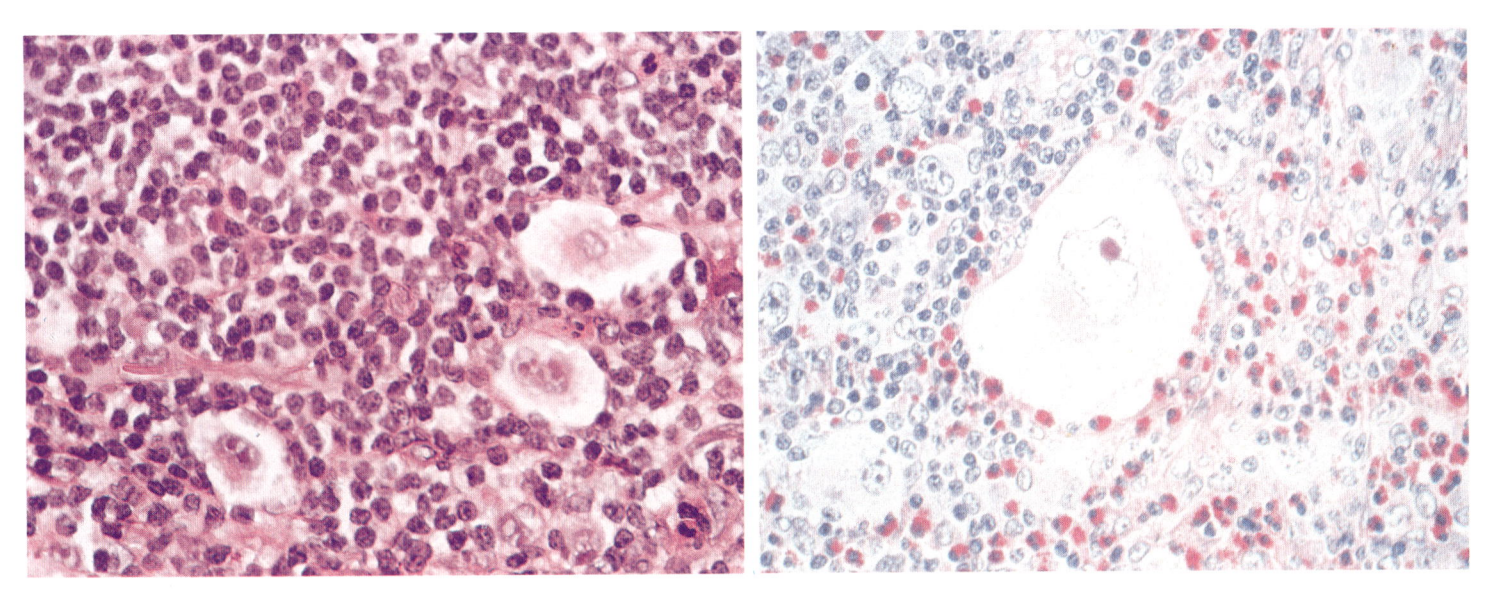

Abb. 10.14
Morbus Hodgkin: Starke Vergrößerungen der sog. Lakunenzellen; es handelt sich dabei um Varianten der Reed-Sternberg-Zellen.

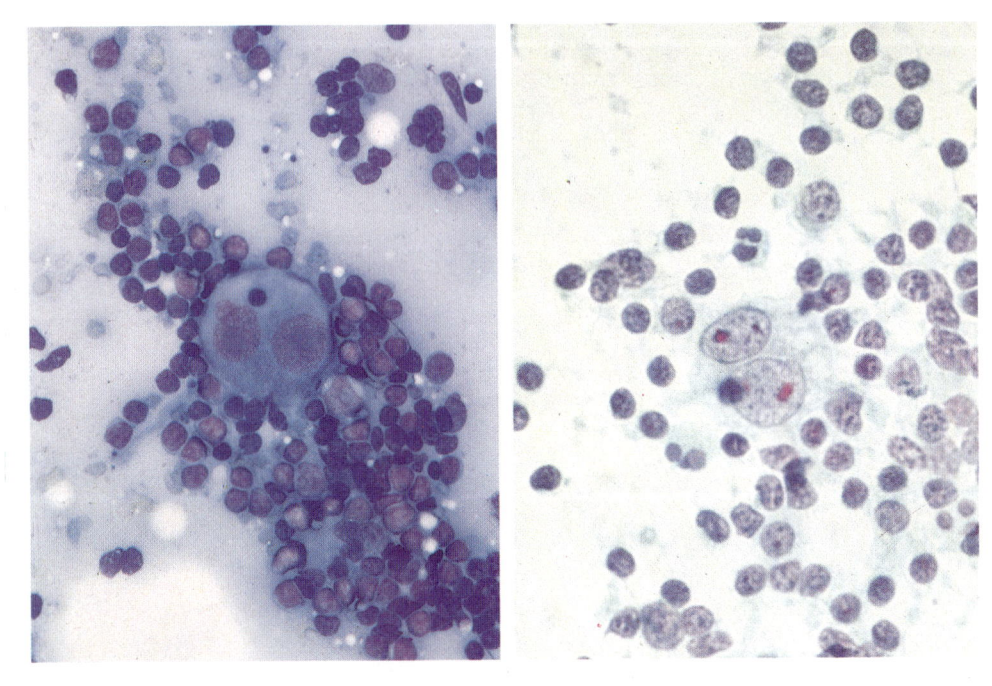

Abb. 10.15
Morbus Hodgkin: Feinnadelaspirate befallener Lymphknoten mit Reed-Sternberg-Zellen; (links) May-Grünwald/Giemsa- und (rechts) Papanicolaou-Färbung.

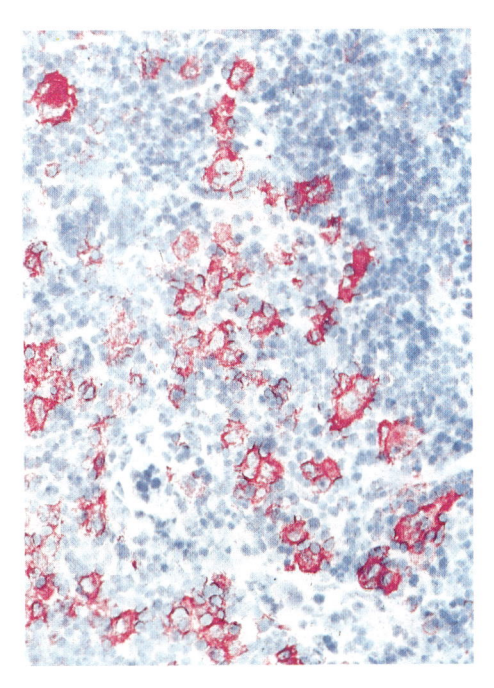

Abb. 10.16
Morbus Hodgkin: Histologisches Schnittpräparat eines Lymphknotens mit positiver Reaktion des monoklonalen Antikörpers Ki 1 in Reed-Sternberg-Zellen. Dieser Antikörper reagiert vor allem, jedoch nicht ausschließlich, mit Reed-Sternberg-Zellen. Alkalische Phosphatase-Anti-Alkalische Phosphatase- (AP-AAP-) Reaktion. Freundlicherweise von Prof. H. Stein überlassen.

10 Maligne Lymphome

Staging-Maßnahmen

Prognose und Auswahl der bestmöglichen Behandlung sind von einem sorgfältigen Staging der Erkrankung abhängig (Abb. 10.17). Nach einer umfassenden klinischen Untersuchung werden im Rahmen der Erstbeurteilung zahlreiche labormedizinische und radiologische Maßnahmen durchgeführt. Bei vielen Patienten besteht eine normochrome, normozytäre Anämie mit Leukozytose und/oder Eosinophilie. Neben der Bestimmung der Blutparameter schließt das Staging folgende Untersuchungen ein: Knochenmarkaspiration oder -nadelbiopsie (Abb. 10.18-10.20).

Thorax-Röntgenaufnahmen (zum Nachweis einer Beteiligung mediastinaler oder pulmohilärer Lymphknoten sowie der Lunge – Abb. 10.21 und 10.22), Leberblindpunktion, Abdomen-Röntgenaufnahmen und Lymphangiographie (zum Nachweis eines Befalls paraaortaler oder pelviner Lymphknoten – Abb. 10.23–10.25). Auch wird heutzutage die Computer-Tomographie (CT) (Abb. 10.26) vielfach angewandt, um eine Infiltration thorakaler und abdomineller Lymphknoten sowie anderer Organe aufzudecken.

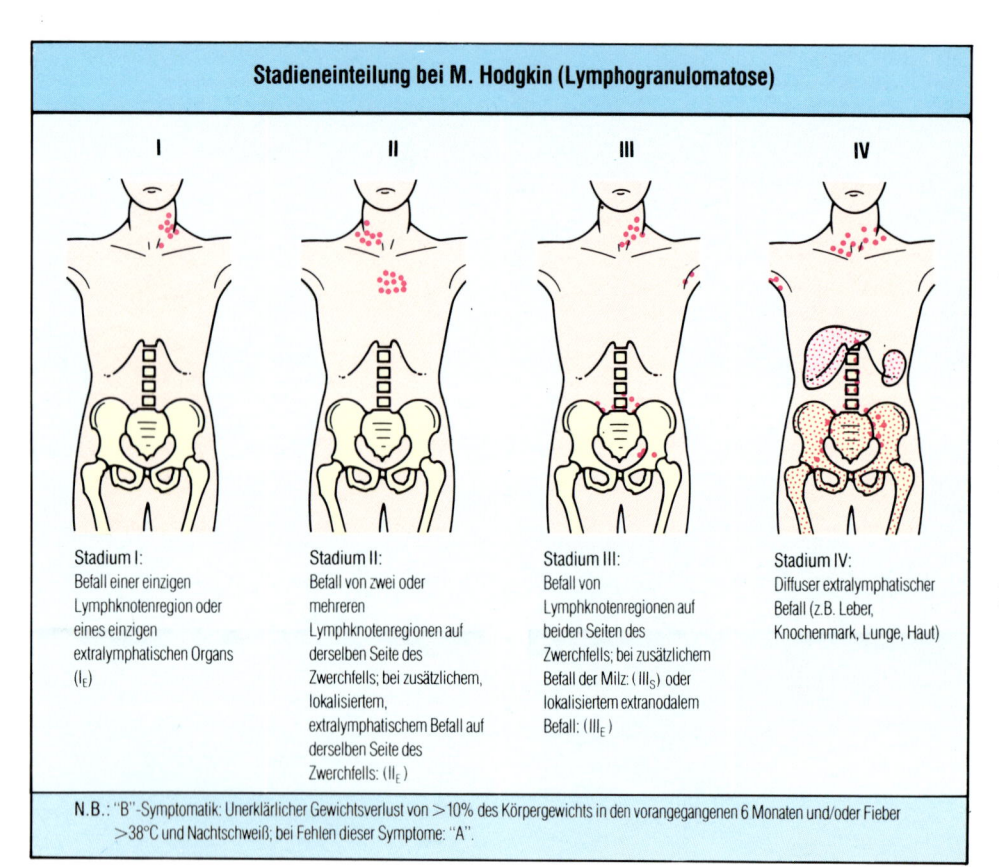

Stadieneinteilung bei M. Hodgkin (Lymphogranulomatose)

Stadium I: Befall einer einzigen Lymphknotenregion oder eines einzigen extralymphatischen Organs (I_E)

Stadium II: Befall von zwei oder mehreren Lymphknotenregionen auf derselben Seite des Zwerchfells; bei zusätzlichem, lokalisiertem, extralymphatischem Befall auf derselben Seite des Zwerchfells: (II_E)

Stadium III: Befall von Lymphknotenregionen auf beiden Seiten des Zwerchfells; bei zusätzlichem Befall der Milz: (III_S) oder lokalisiertem extranodalem Befall: (III_E)

Stadium IV: Diffuser extralymphatischer Befall (z.B. Leber, Knochenmark, Lunge, Haut)

N.B.: "B"-Symptomatik: Unerklärlicher Gewichtsverlust von >10% des Körpergewichts in den vorangegangenen 6 Monaten und/oder Fieber >38°C und Nachtschweiß; bei Fehlen dieser Symptome: "A".

Abb. 10.17
Morbus Hodgkin: Klinisches Staging. Stadium I: Lymphknotenbefall einer Region. Stadium II: Zwei oder mehr Regionen auf einer Seite des Zwerchfells. Stadium III*: Regionen ober- und unterhalb des Zwerchfells. Stadium IV: Extranodale Regionen, einschließlich Knochenmark und Leber. Die Ziffer des Stadiums wird entweder von "A" oder "B" gefolgt, wobei "A" das Fehlen und "B" die Anwesenheit von Allgemeinsymptomen kennzeichnet, wie Fieber über 38°C, Nachtschweiß und Gewichtsverlust von mehr als 10% des Körpergewichts innerhalb von sechs Monaten. Das tiefergesetzte "E" beschreibt einen lokalisierten, extranodalen Befall, ausgehend von einem Lymphknoten; I_E bedeutet z. B. eine Infiltration mediastinaler Lymphknoten mit kontinuierlicher Ausbreitung in die Lunge oder Rückenmarkdura. Modifiziert aus A.V. Hoffbrand und J.E. Pettit, Essential Haematology, 2. Auflage. Oxford: Blackwell Scientific Publications (1985).

* Diese Einteilung berücksichtigt auch einen Milzbefall, da dieser häufig das Vorstadium einer ausgedehnten hämatogenen Generalisierung darstellt.

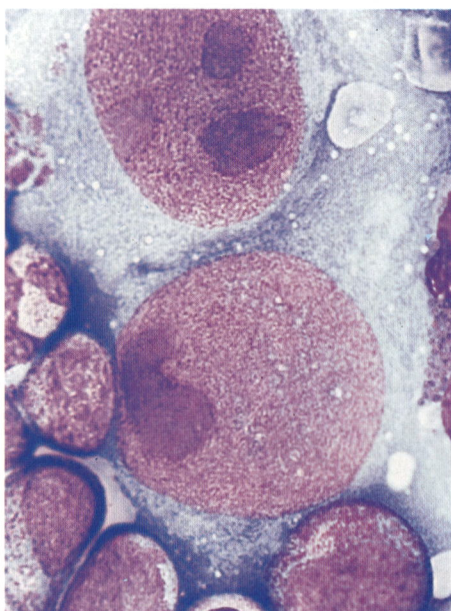

Abb. 10.18
Morbus Hodgkin: Starke Vergrößerung eines Knochenmarkaspirats mit einer Reed-Sternberg-Zelle.

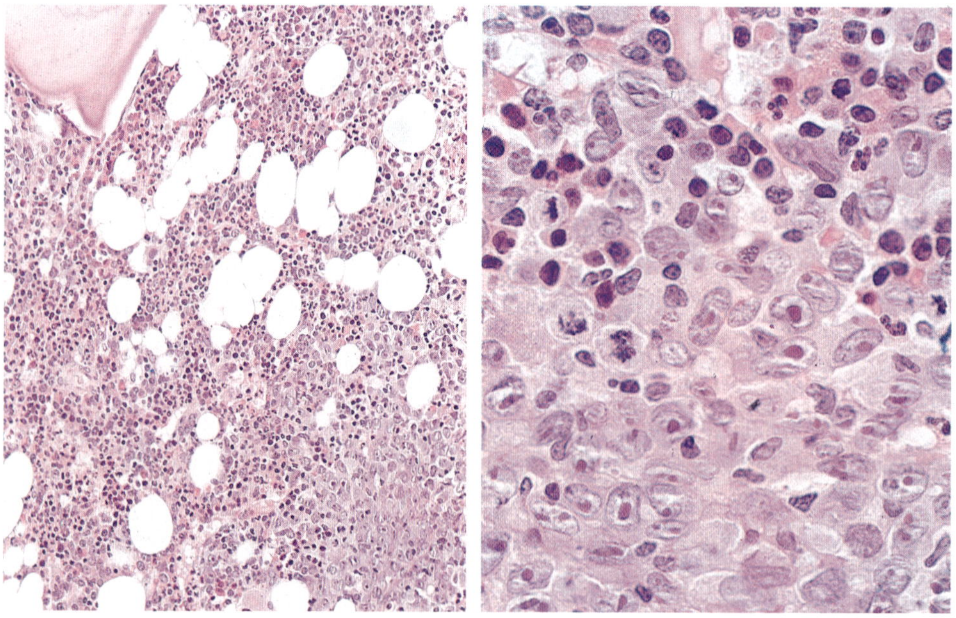

Abb. 10.19
Morbus Hodgkin: Nadelbiopsie mit (links) einem lymphogranulomatösen Infiltrat, das im Bereich der unteren rechten Bildhälfte die normale Hämatopoese vollständig verdrängt; (rechts) bei stärkerer Vergrößerung ausgeprägte Verdrängung der Hämatopoese bei Morbus Hodgkin vom lymphozytenarmen Typ mit Reed-Sternberg-Zellen und anderen atypischen mononukleären Zellen in Bildmitte und der unteren Bildhälfte.

Maligne Lymphome 10

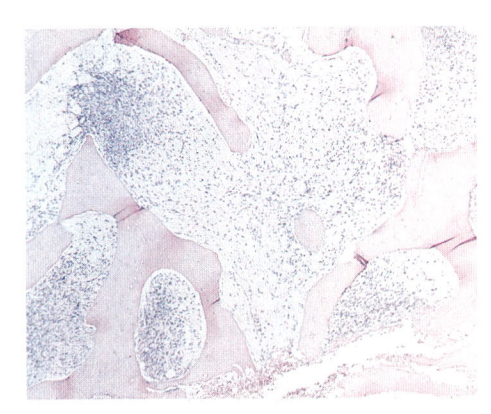

Abb. 10.20
Morbus Hodgkin: Nadelbiopsie bei lymphozytenarmem Morbus Hodgkin (diffuse Fibrose); die Hämatopoese im intertrabekulären Raum wird durch lymphogranulomatöse Infiltrate mit ausgeprägter Fibrose nahezu vollständig verdrängt.

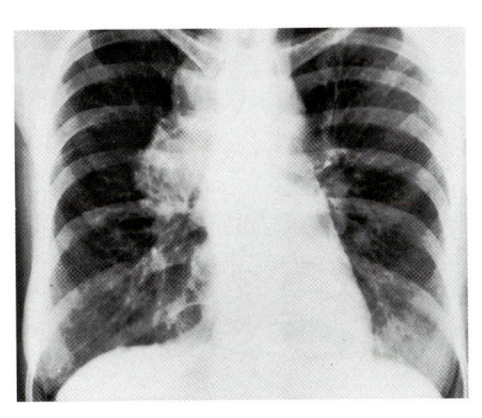

Abb. 10.21
Morbus Hodgkin: Thoraxröntgenaufnahme mit ausgeprägter Vergrößerung paratrachealer und hilärer Lymphknoten rechts. Darüber hinaus besteht eine weniger starke Vergrößerung der Lymphknoten im vorderen Mediastinum, unterhalb der Carina und im linken hilären Bereich. Beide Hauptbronchien sind proximal deutlich stenosiert. Das Kontrastmittel im apikalen Lymphknoten links stammt von einer vorausgegangenen Lymphangiographie.

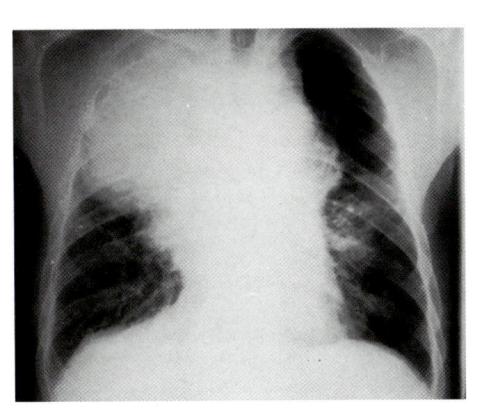

Abb. 10.22
Morbus Hodgkin: Thoraxröntgenaufnahme mit Vergrößerung zahlreicher hilärer und mediastinaler Lymphknoten sowie dadurch bedingter Atelektase des rechten Oberlappens. Die Veränderungen im linken Lungenmittelfeld entsprechen entweder Hodgkin- oder pneumonischen Infiltraten.

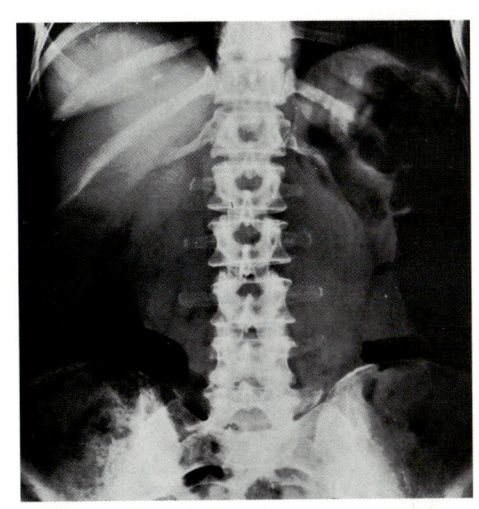

Abb. 10.23
Morbus Hodgkin: Abdomenübersichtsaufnahme mit ausgeprägten paraaortalen Lymphknotenvergrößerungen beidseits. Freundlicherweise von Dr. D. Nag überlassen.

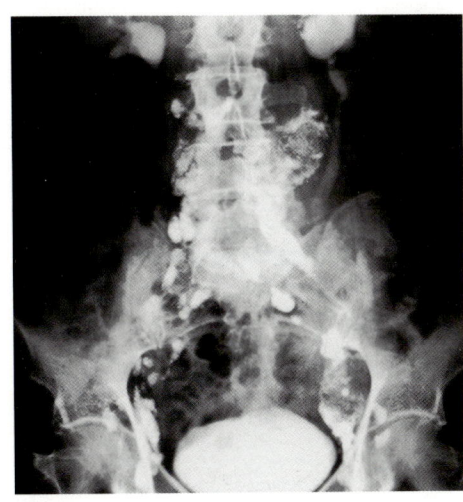

Abb. 10.24
Morbus Hodgkin: Lymphangiogramm und intravenöses Pyelogramm. Die vergrößerten paraaortalen Lymphknoten (vor allem auf der linken Seite und im linken unteren Beckenbereich) haben zu einer Verlagerung des Ureters geführt.

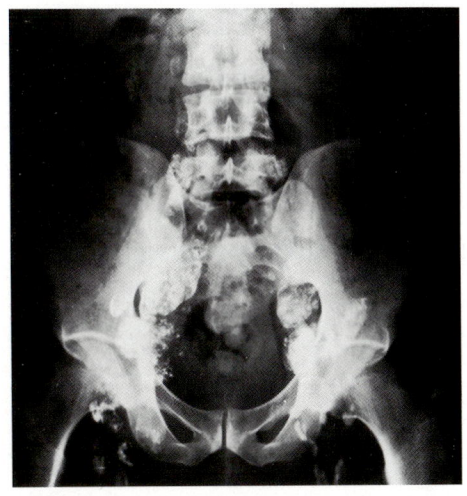

Abb. 10.25
Morbus Hodgkin: Lymphangiogramm mit Vergrößerung der Lymphknoten in Umgebung der Arteria iliaca externa und paraaortal sowie Füllungsdefekten.

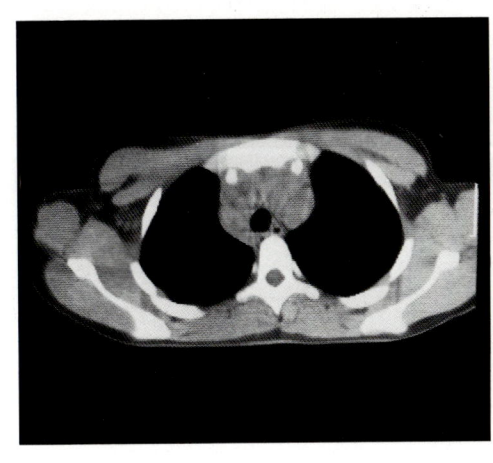

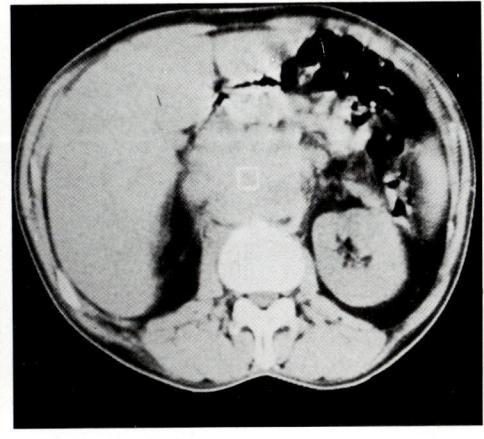

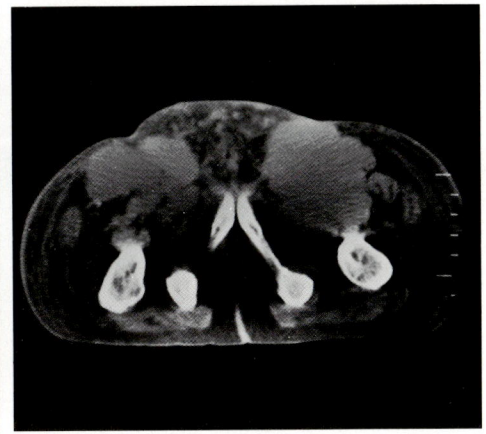

Abb. 10.26
Morbus Hodgkin: Computer-Tomogramme (CT) des Thorax (links) mit Vergrößerung der Lymphknoten paratracheal und im vorderen Mediastinum; des Abdomens (Mitte) mit ausgeprägter Vergrößerung paraaortaler Lymphknoten und Verlagerung des Pankreas nach ventral; des Beckens (rechts) mit ausgedehnten Lymphomen inguinal und im Beckenbereich beidseits sowie deutlichem Ödem der unteren Bauchwand (siehe auch Abb. 10.4).

10 Maligne Lymphome

Da die Ergebnisse dieses Stagings nicht in jedem Fall zuverlässig sind, können zusätzlich im Rahmen einer Laparotomie Biopsieproben aus Leber und abdominellen Lymphknoten gewonnen werden. Bei solchen Fällen, die nach der klinischen Untersuchung und dem initialen Staging in das Stadium I oder II fallen, kommt auch eine Splenektommie in Betracht. Röntgenkontrastuntersuchungen mit Bariumbrei ermöglichen es schließlich, Absiedlungen im Magen-Darmtrakt (Abb. 10.27) zu identifizieren, während eine Myelographie zum Nachweis einer Rückenmarkkompression durch paravertebrale Infiltrate führen kann (Abb.10.28).

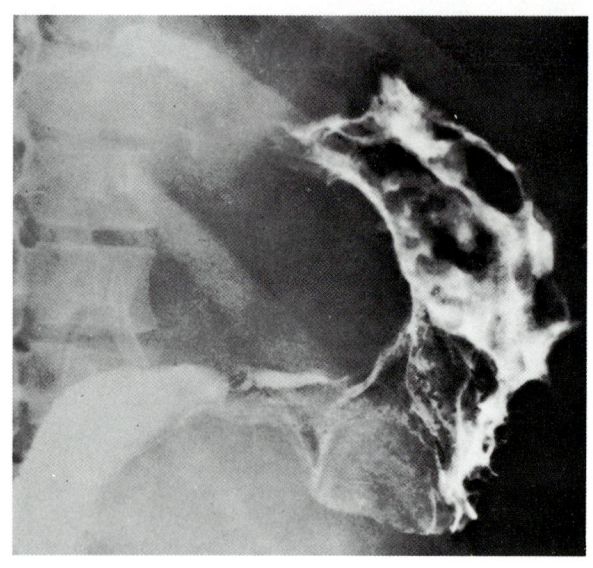

Abb. 10.27
Morbus Hodgkin: Bariumbrei-Röntgenaufnahme bei ausgedehntem Befall der Magenwand, einschließlich der Schleimhaut, im Bereich des Corpus und Pylorus ventriculi. Freundlicherweise von Dr. D. Nag überlassen.

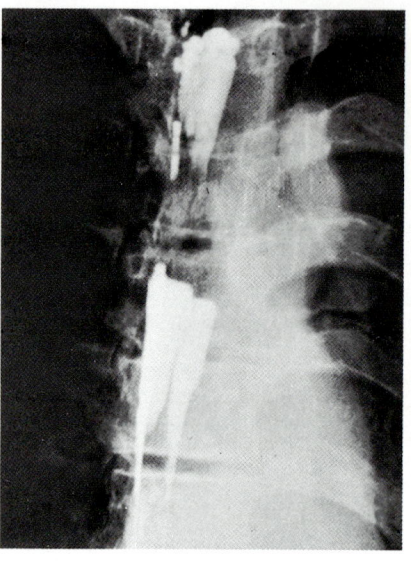

Abb. 10.28
Morbus Hodgkin: (Links) Myelogramm mit partiellem Kontrastmittelabbruch in Höhe von T 4 und vollständiger Verlegung des Rückenmarkkanals unterhalb von T 6; (rechts) bei der Obduktion zeigt die sagittale Sägefläche der Wirbelsäule extradurale Hodgkin-Infiltrate, ausgehend vom Wirbelkörper T 4 (ganz oben), und einen ausgedehnteren Befall des Rückenmarks in Höhe von T 7 und T 9. Darüber hinaus erkennt man fleckförmige Absiedlungen des Morbus Hodgkin in anderen Wirbelkörpern und Dornfortsätzen sowie große paravertebrale Hodgkin-Infiltrate auf der ventralen Seite unterhalb von T 5.

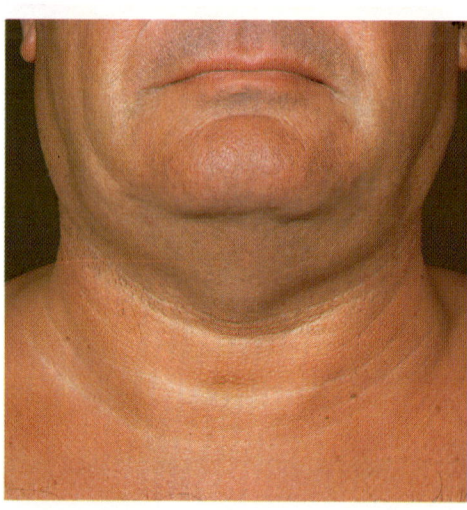

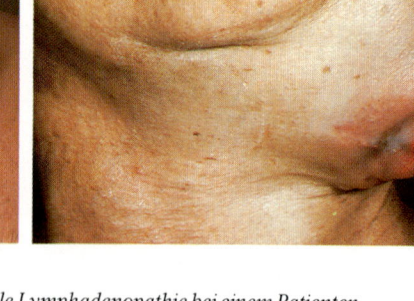

Abb. 10.29
Non-Hodgkin-Lymphom: (Links) Bilaterale cervikale Lymphadenopathie bei einem Patienten mit diffusem lymphozytischem Lymphom; (rechts) ausgeprägte Vergrößerung der submandibulären Lymphknoten links mit ausgedehnter Ulzeration der darüberliegenden Haut bei einem Patienten mit immunoblastischem Lymphom.

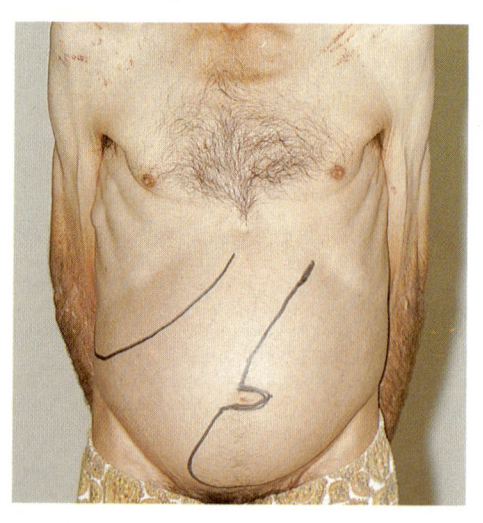

Abb. 10.30
Non-Hodgkin-Lymphom: Starke Spleno- und geringere Hepatomegalie bei diffusem lymphozytischem Lymphom. Hb: 9,5 g/dl; Leukozyten: $6,0 \times 10^9$/l; Lymphozyten: $2,7 \times 10^9$/l; Thrombozyten: 80×10^9/l.

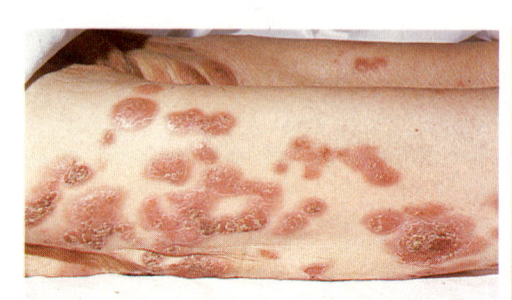

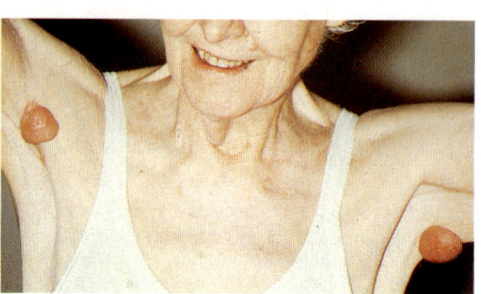

Abb. 10.31
Non-Hodgkin-Lymphom: (Links) Ausgedehnte Hautinfiltrate bei fortgeschrittenem zentroblastischem Lymphom; (rechts) pilzförmige Hautinfiltrate bei zentrozytisch-zentroblastischem Lymphom.

Maligne Lymphome 10

Behandlung
Eine signifikante Verbesserung der Remissions- und Heilungsraten wurde durch die extended field-Bestrahlung und zyklische Chemotherapie erreicht, bei der Kombinationen von Chlormethinhydrochlorid, Vincristin, Cyclophosphamid, Procarbazin, Doxorubicin und Bleomycin Anwendung finden. Lokalisierte Formen der Lymphogranulomatose werden vielfach nur bestrahlt. Dagegen ist in fortgeschrittenen Erkrankungsstadien die initiale Chemotherapie das Mittel der Wahl; große Tumormassen unterzieht man zusätzlich noch einer Bestrahlung.

NON-HODGKIN-LYMPHOME
Klinisches Bild
Wenngleich diese Lymphome in ihrer klinischen Symptomatik zu Krankheitsbeginn sehr dem Morbus Hodgkin ähneln, so ist ihre natürliche Evolution doch vielgestaltiger und das Ausbreitungsmuster insofern nicht so gleichmäßig wie bei der Lymphogranulomatose, als bei Diagnosestellung häufiger eine extranodale Manifestation oder leukämische Ausschwemmung bestehen.

Klinisch weisen die Patienten meist ungleichmäßig verteilte, schmerzlose Lymphknotenvergrößerungen in einer oder mehreren peripheren Regionen auf (*Abb. 10.29*). Auch retroperitoneale und mesenteriale Lymphknoten sind vielfach befallen; oft besteht eine Hepatosplenomegalie (*Abb. 10.30*).

Bei etwa 20% der Fälle treten als extranodale Manifestation fokale Infiltrate im Knochenmark auf. Nach Knochenmark, Leber und Milz ist der Magen-Darmtrakt am häufigsten betroffen, wobei sich eine akute abdominelle Symptomatik entwickeln kann. Hautinfiltrate sind ebenfalls relativ häufig (*Abb. 10.31*); die beiden seltenen, miteinander verwandten T-Zell-Lymphome Mycosis fungoides und Sézary-Syndrom (siehe unten) zeichnen sich sogar durch einen primären Hautbefall aus.

Der makroskopische Aspekt der Non-Hodgkin-Lymphome entspricht weitgehend dem Morbus Hodgkin (*Abb. 10.32* und *10.33*). Aus diesem Grund ist die histologische Untersuchung exzidierter Lymphknoten oder extranodaler Infiltrate diagnostisch entscheidend. Die Histopathologie der Non-Hodgkin-Lymphome stellte in den letzten Jahren eines der schwierigsten Gebiete der Pathologie dar; ein wesentlicher konzeptioneller Fortschritt für das Verständnis und die Klassifikation dieser Erkrankungen bestand jedoch in der Erkenntnis, daß die Mehrzahl dieser Neoplasien von Keimzentrumszellen abstammt und daß die Wachstumsform einem follikulären oder diffusen Muster folgt (*Abb. 10.34*).

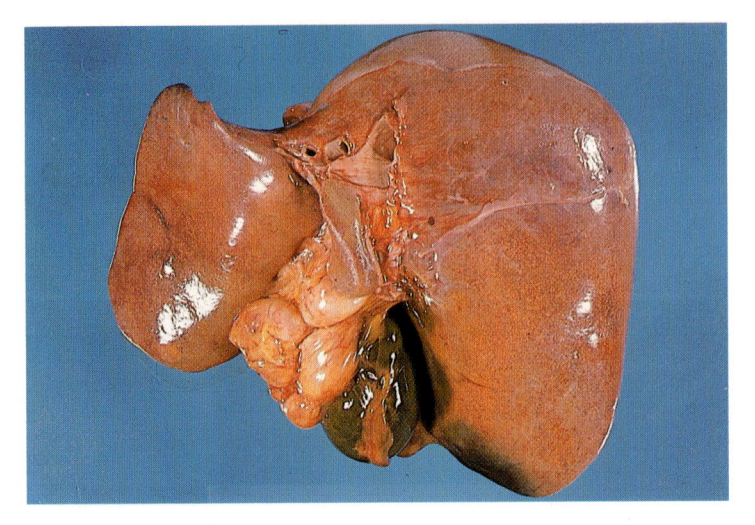

Abb. 10.32
Non-Hodgkin-Lymphom: Vergrößerte Lymphknoten an der Leberpforte bei immunoblastischem Lymphom (Obduktionsmaterial).

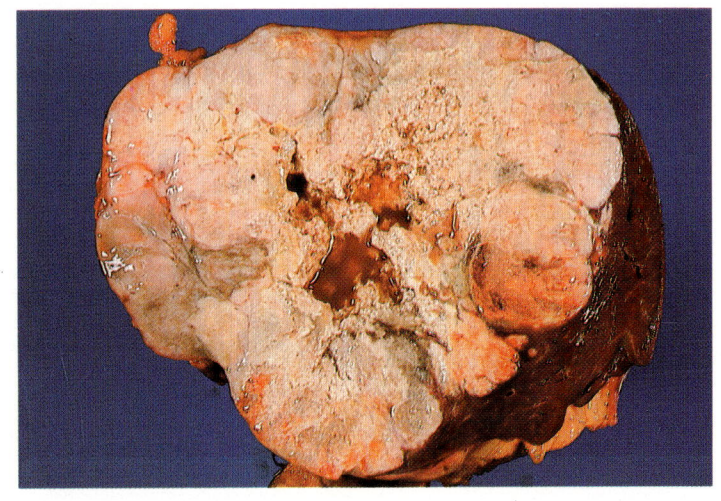

Abb. 10.33
Non-Hodgkin-Lymphom: Querschnitt durch eine operativ entfernte Milz eines Patienten mit immunoblastischem Lymphom; man erkennt eine ausgedehnte Infiltration des Milzgewebes durch blasses Lymphomgewebe und große Nekrosezonen.

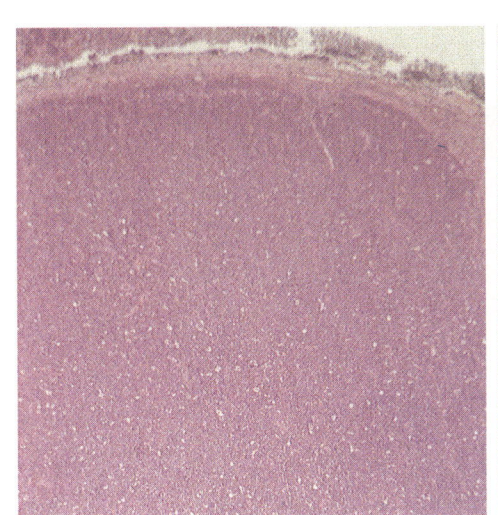

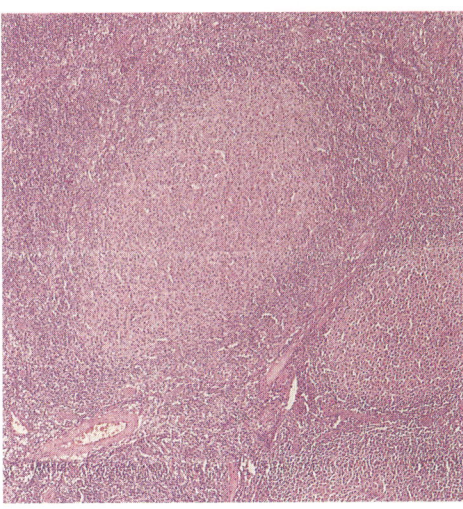

Abb. 10.34
Non-Hodgkin-Lymphom: Histologische Schnittpräparate von Lymphknoten mit (links) diffuser Infiltration bei lymphozytischem Lymphom; das normale Lymphknotengewebe ist unter Zerstörung seiner Architektur durch eine uniforme Population neoplastischer Lymphozyten ersetzt; (rechts) folliculäres Wachstumsmuster bei zentrozytischem Lymphom; die "Follikel" oder "Noduli" bestehen aus neoplastischen Zellen und werden von kleinen Lymphozyten mit chromatindichten, sich dunkel anfärbenden Kernen umgeben.

10 Maligne Lymphome

Klassifikation

Die vier derzeit gebräuchlichsten Klassifikationen der Non-Hodgkin-Lymphome sind die Kiel-, Rappaport-, Lukes-Collins-Klassifikation und die Working Formulation des National Cancer Institute (NCI) (Abb. 10.35). Das Einteilungsprinzip beruht bei allen auf dem zytologischen Erscheinungsbild der Lymphomzellen und berücksichtigt auch ihr Wachstumsmuster (follikulär-nodulär oder diffus). Die Kiel- und die Lukes-Collins-Klassifikation schließen darüberhinaus auch den immunologischen Phänotyp der Lymphomzellen ein. Im vorliegenden Text wird die Kiel-Klassifikation verwandt.

Die Bezeichnung der malignen Lymphome richtet sich nach dem normalen Korrelat des vorherrschenden Lymphomzelltyps. Man nimmt an, daß sich die Neoplasien aus einem Zellklon zusammensetzen, der in seiner Reifung auf einer bestimmten Entwicklungsstufe stehengeblieben und dort fixiert ist (siehe Abb. 8.1). Bei Patienten mit follikulärem zentrozytisch-zentroblastischem Lymphom (Abb. 10.36) oder mit Lymphomen, die sich aus relativ kleinen lymphoiden Zellen (Lymphozyten und lymphoplasmozytoiden Zellen; Abb. 10.37) zusammensetzen, sind der natürliche Krankheitsverlauf und die Überlebenswahrscheinlichkeit günstiger. Dagegen weist die Lymphomgruppe von hohem Malignitätsgrad, die durch größere "blastäre" Elemente gekennzeichnet ist, eine schlechte Prognose auf.

Nahezu alle follikulären und die meisten diffusen Lymphome leiten sich von B-Lymphozyten ab. Weniger als 10% verfügen über T-Zell-Membranantigene, während ein ähnlicher Prozentsatz weder B- noch T-Zellmarker exprimiert und als "Null"-Zell-Lymphome bezeichnet wird. Tatsächlich handelt es sich dabei jedoch zumeist um B-Zell-Neoplasien, wie Gen-Rearrangement-Untersuchungen ergeben haben. Echte histiozytäre Lymphome sind selten (siehe unten).

Die lymphozytischen Lymphome (Abb. 10.37) weisen eine enge Beziehung zur chronischen lymphatischen Leukämie (CLL) auf, wobei weithin die Ansicht vertreten wird, daß es sich bei diesen Lymphomen mit diffusem Wachstumsverhalten um das Korrelat der CLL im Gewebe handelt. Die typischen kleinen, reif aussehenden Lymphozyten sind wahrscheinlich nach den Lymphoblasten die am wenigsten differenzierten lymphatischen Zellen (auch als sog. "jungfräuliche" B-Zellen bekannt), die noch keinen Antigenkontakt mit konsekutiver Reaktion und Zellteilung eingegangen sind. Die Erkrankung betrifft überwiegend ältere Patienten und ist durch eine langsame Progredienz gekennzeichnet. Einige lymphoplasmozytoide Lymphome gehen mit einer Bildung monoklonaler Paraproteine einher. Bei ausgeprägter IgM-Sekretion werden sie als Makroglobulinämie Waldenström bezeichnet (siehe Kapitel 11).

Follikuläre Lymphome treten im Gegensatz zu solchen mit diffusem Wachstumsmuster eher im mittleren Lebensalter auf und sind vielfach durch einen gutartigen, langjährigen Verlauf charakterisiert. Allerdings kann sich plötzlich eine Transformation zu aggressiven, blastären und diffusen Neoplasien ereignen, wobei zum Teil auch eine leukämische Ausschwemmung beobachtet wird.

Klassifikationen der Non-Hodgkin-Lymphome

Kiel (Lennert)	Lukes-Collins	Rappaport (modifiziert)	National Cancer Institute Working Formulation

Niedriger Malignitätsgrad
Lymphozytisch (einschließlich CLL, Haarzell-Leukämie u.a.)
Lymphoplasmozytoid
Zentrozytisch
Zentrozytisch/zentroblastisch
  follikulär
  follikulär & diffus
  diffus
Kutane T-Zell-Gruppe
T-Zonen-Lymphom
 	
Hoher Malignitätsgrad
Zentroblastisch
Lymphoblastisch (B, T (convoluted) oder Burkitt-Typen)
Immunoblastisch (B oder T)
 	
Echte histiozytische Neoplasien
	Nicht definiert
	
	B-Zell-Typen
	Kleinzellig lymphozytisch
	Plasmozytoid (lymphozytisch)
	Keimzentrumszell-Typen (nodulär oder diffus)
	  Kleinzellig gebuchtet
	  Großzellig gebuchtet
	  Großzellig nicht gebuchtet
	  Immunoblastisches Sarkom
	
	T-Zell-Typen
	Kleinzellig lymphozytisch
	Convoluted lymphozytisch
	Cerebriform (kutan)
	Lymphoepitheloid
	Immunoblastisches Sarkom
	
	Histiozytisch
		Nodulär und/oder diffus
		Gering differenziert lymphozytisch
		Gemischt
		Burkitt-Typ
		Undifferenziert Nicht-Burkitt-Typ
		"Histiozytisch"
		
		Diffus
		Hoch differenziert lymphozytisch
		Hoch differenziert lymphozytisch mit plasmozytoider Differenzierung
		Intermediär lymphozytisch
		Immunoblastisch
		Lymphoblastisch
		Lennert-Typ
		Mycosis fungoides
		Plasmozytom
		Nicht klassifizierbar
		Zusammengesetzt
		Maligne Histiozytose
			Niedriger Malignitätsgrad
			  A. Kleinzellig lymphozytisch mit und ohne plasmozytoider Differenzierung
			  B. Follikulär, kleinzellig gebuchtet
			  C. Follikulär, gemischt kleinzellig gebuchtet und großzellig
			
			Intermediärer Malignitätsgrad
			  D. Follikulär, großzellig
			  E. Diffus, kleinzellig gebuchtet
			  F. Diffus, gemischt klein- und großzellig
			  G. Diffus, großzellig
			
			Hoher Malignitätsgrad
			  H. Großzellig immunoblastisch
			  I. Lymphoblastisch (convoluted oder nicht convoluted)
			  J. Kleinzellig nicht gebuchtet (Burkitt- und Nicht-Burkitt-Typen)
			
			Verschiedene
			Zusammengesetzte Formen
			Histiozytisch
			Mycosis fungoides
			Haarzell-Leukämie
			Nicht klassifizierbar
			Andere

Abb. 10.35
Non-Hodgkin-Lymphome: Histologische Klassifikation.

Maligne Lymphome 10

Die blastäre oder hochmaligne Lymphomgruppe zeichnet sich durch eine hohe Zellteilungsrate aus. Bei immunoblastischen Lymphomen (*Abb. 10.38*) bestehen histologisch eine ausgedehnte Zerstörung der Lymphknotenarchitektur und häufig auch ein Durchbruch durch die Lymphknotenkapsel mit Infiltration der Umgebung, z. B. des Magen-Darmtraktes, des Gehirns, des Rückenmarks, der Nieren oder anderer Organe.

Lymphoblastische Lymphome (*Abb. 10.39*) werden vor allem bei Kindern und jungen Erwachsenen beobachtet; sie zeigen fließende klinische und morphologische Übergänge zum prognostisch ungünstigen Typ der akuten lymphatischen Leukämie. Für das T-lymphoblastische Lymphom oder die akute lymphatische Leukämie vom T-Zelltyp sind ein tumorförmiger Mediastinalbefall und ein Auftreten in jüngeren Altersklassen charakteristisch.

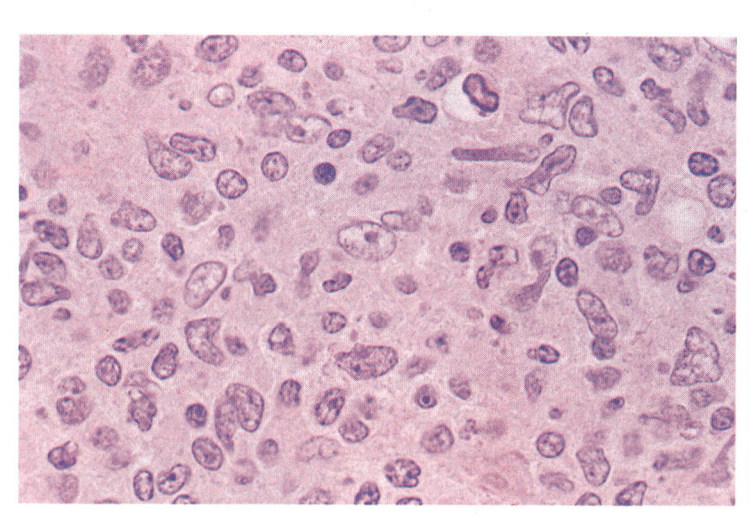

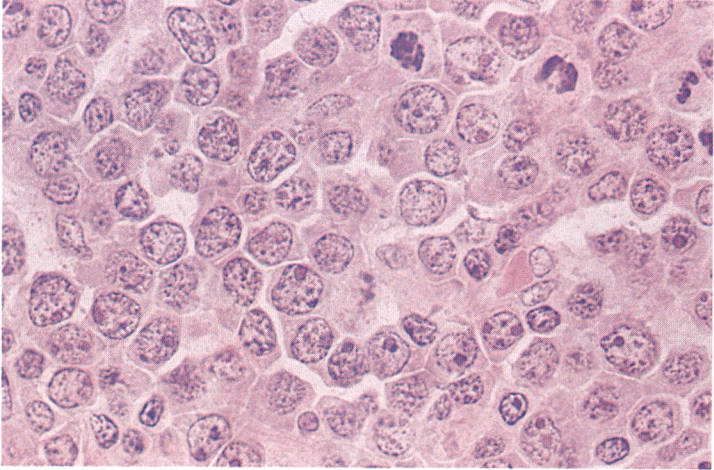

Abb. 10.36
Non-Hodgkin-Lymphom: (Links) Zentrozytisches Lymphom, bestehend aus großen Zellen mit erheblicher Kernpolymorphie sowie unscharf begrenztem, blassem Zytoplasma; die gekerbten Kerne verfügen über eine aufgelockerte Chromatinstruktur und enthalten oft Nukleolen; (rechts) das zentroblastische Lymphom setzt sich aus neoplastischen Zellen zusammen, die wesentlich größer als Lymphozyten sind und einen runden Kern mit prominenten Nukleolen aufweisen. Diese liegen vielfach der Kernmembran an. Mitosen sind reichlich nachweisbar.

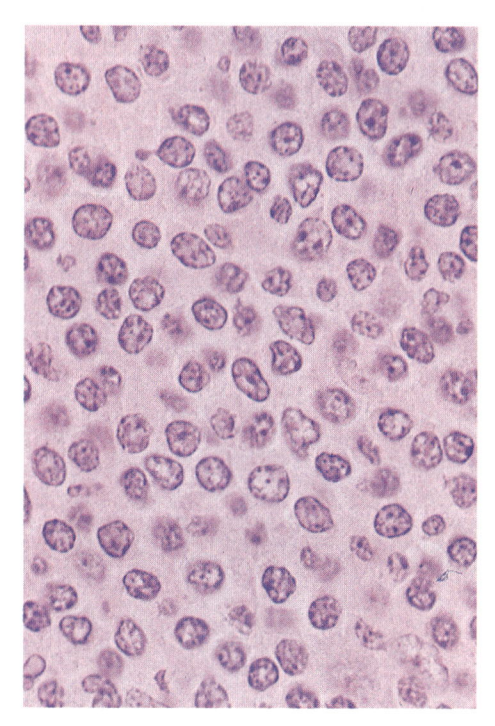

Abb. 10.37
Non-Hodgkin-Lymphom: Das lymphozytische Lymphom zeichnet sich durch vorwiegend kleine Lymphozyten mit runden Kernen und verdichtetem sowie verklumptem Heterochromatin aus.

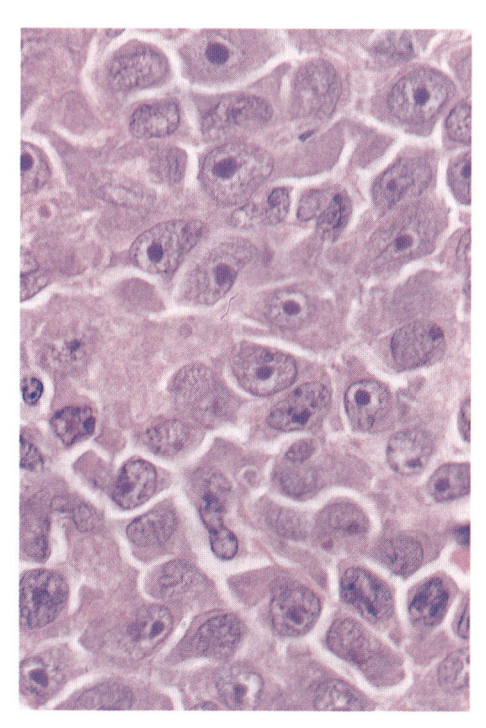

Abb. 10.38
Non-Hodgkin-Lymphom: Die großen Zellen des immunoblastischen Lymphoms sind meist durch einen prominenten, zentralen Nukleolus und ein ausladendes, sich dunkel anfärbendes Zytoplasma charakterisiert.

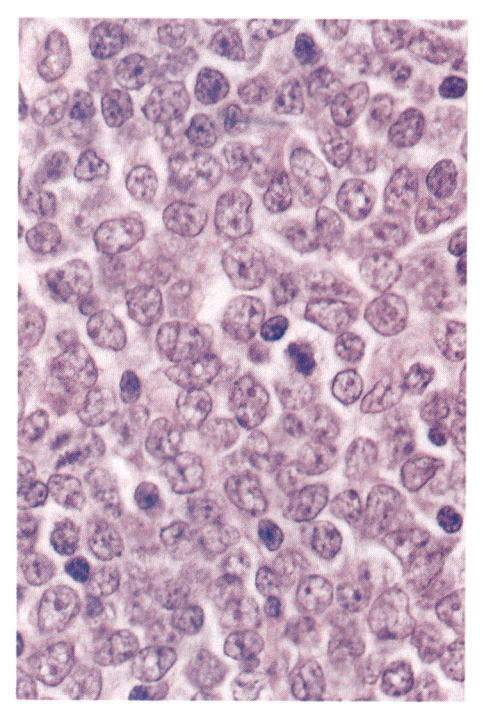

Abb. 10.39
Non-Hodgkin-Lymphom: Lymphoblastisches Lymphom. Die Lymphoblasten besitzen runde oder ovale Kerne mit zarter, gleichmäßig verteilter Chromatinstruktur sowie ein bis drei Nukleolen. Der Zytoplasmasaum ist schmal. Die dunkleren Zellen sind kleine Lymphozyten.

10 Maligne Lymphome

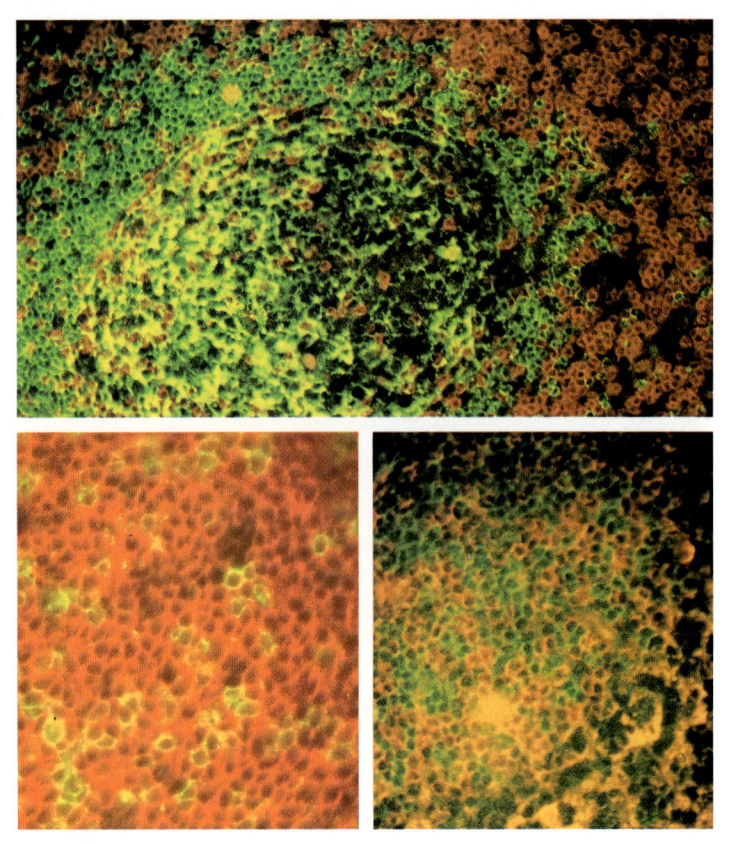

Abb. 10.40
Reaktiver Lymphknoten: Indirekte Immunfluoreszenz zum Nachweis der T- und B-Zellverteilung. (Oben) T-Zellen (rote Rhodamin-Markierung) sind in der parakortikalen Zone angesiedelt, die den überwiegend aus B-Lymphozyten bestehenden Mantelwall umgibt. Diese B-Zellen exprimieren IgM (grüne Fluoreszeinmarkierung). Innerhalb des Keimzentrums, in dem Immunkomplexe ebenfalls durch die IgM-Antisera stark angefärbt werden, sind einige T-Zellen eingestreut. Die T-Zellen in der parakortikalen Zone setzen sich aus CD 4$^+$-Helferzellen (rot) und CD 8$^+$-Zellen der Suppressor- bzw. zytotoxischen Klasse (grün) zusammen (unten links). An der Grenze des Keimzentrums (unten rechts) sind B-Lymphozyten nachweisbar, die entweder κ- oder λ-Leichtketten (rot bzw. grün) exprimieren. Freundlicherweise von Dr. M. Chilosi, Prof. G. Janossy und Dr. G. Pizzolo überlassen.

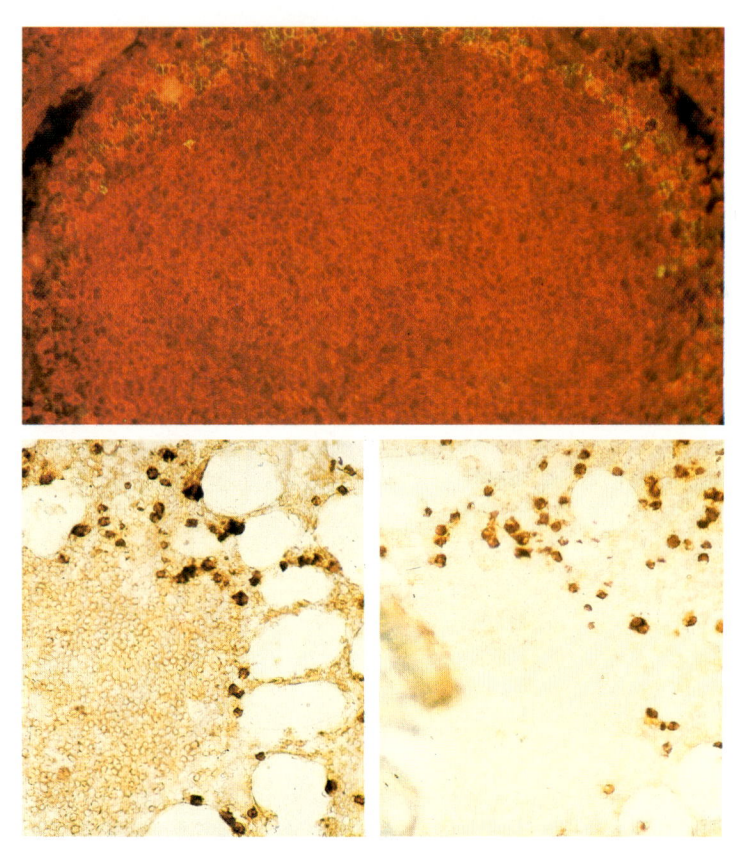

Abb. 10.41
Non-Hodgkin-Lymphom: (Oben) Der Lymphknoten wird von einer monoklonalen Population neoplastischer Zellen infiltriert, die ausschließlich κ-Leichtketten (rot) exprimieren, während die Reaktion auf λ-Ketten (grün) negativ ausfällt. Am Rand des Follikels besteht der residuale Lymphozytenwall aus nicht neoplastischen B-Zellen, die sowohl κ-als auch λ-Leichtketten bilden (indirekte Immunfluoreszenztechnik). Nadelbiopsie mit (unten links) brauner, ringförmiger Markierung der κ-Leichtketten innerhalb des neoplastischen Lymphomherdes und (unten rechts) fehlender Reaktion auf λ-Ketten (Immunperoxidase-Reaktion); diese Befunde bestätigen die monoklonale Herkunft des Lymphoms. Bei den sich stark braun anfärbenden Zellen in der Umgebung der Lymphominfiltrate handelt es sich um Eosinophile, deren endogene Peroxydase nicht blockiert wurde. Freundlicherweise von Prof. G. Janossy und Dr. G. Pizzolo überlassen.

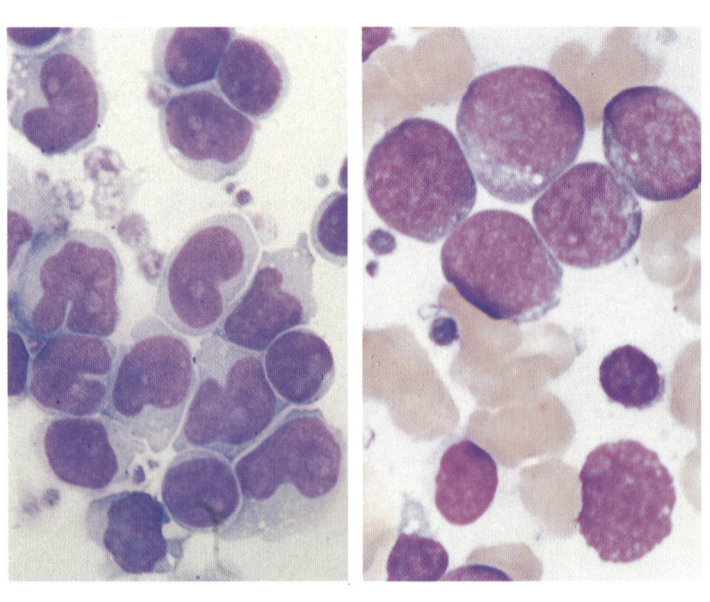

Abb. 10.42
Non-Hodgkin-Lymphom: Feinnadelaspirate (links) von einem zentrozytischen und (rechts) einem zentroblastischen Lymphom. May-Grünwald/Giemsa-Färbung.

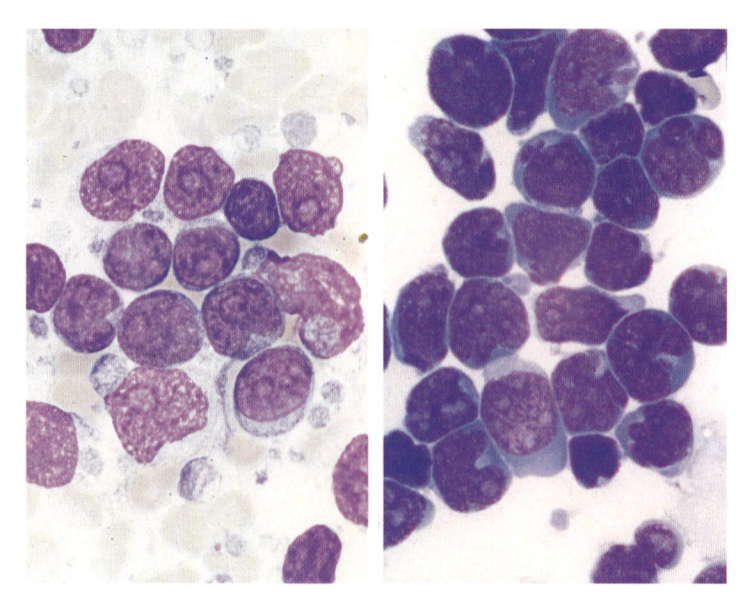

Abb. 10.43
Non-Hodgkin-Lymphom: Feinnadelaspirate eines (links) immunoblastischen und (rechts) lymphoblastischen Lymphoms. May-Grünwald/Giemsa-Färbung.

Immunologische und zytologische Untersuchungen können bei malignen Lymphomen weitere diagnostisch relevante Befunde ergeben (Abb. 10.40–10.44). Das Staging in Analogie zum Verfahren bei Morbus Hodgkin befindet sich derzeit noch im Versuchsstadium. Durch Aspirationszytologie oder Nadelbiopsien (Abb. 10.45–10.47) erfolgt der Nachweis einer Knochenmark-

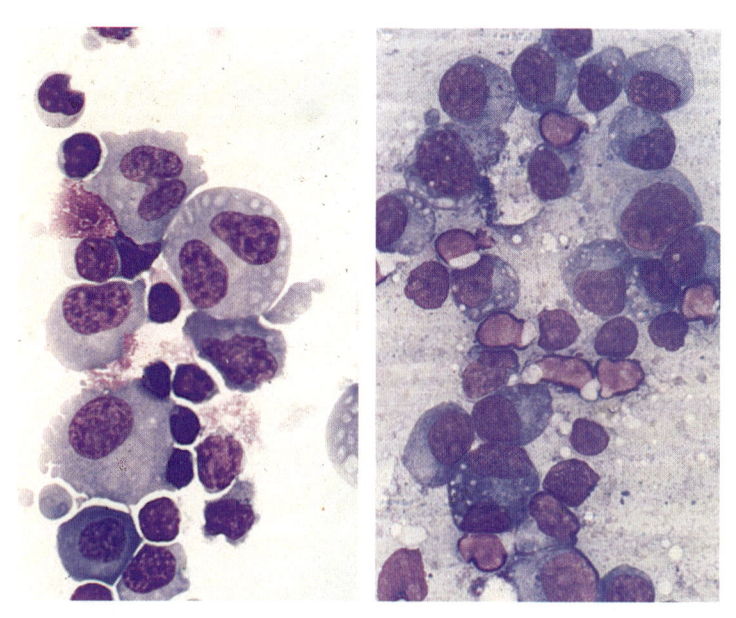

Abb. 10.44
Non-Hodgkin-Lymphom: Feinnadelaspirate eines (links) plasmozytischen Lymphoms und (rechts) immunoblastischen Lymphoms mit plasmozytischer Differenzierung. May-Grünwald/Giemsa-Färbung.

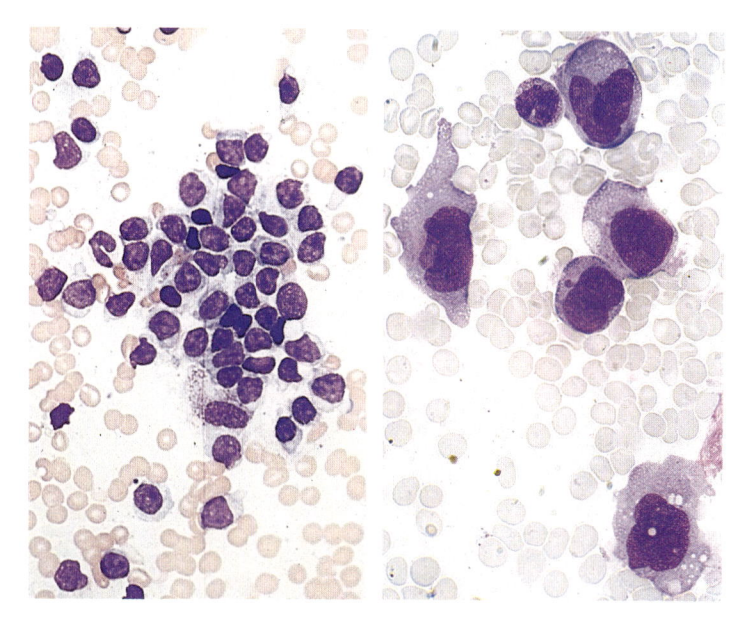

Abb. 10.45
Non-Hodgkin-Lymphom: Knochenmarkaspirate mit (links) zahlreichen neoplastischen Lymphozyten im Ausstrich bei lymphozytischem Lymphom; (rechts) stärkere Vergrößerung großer neoplastischer Immunoblasten beim immunoblastischen Lymphom; die kleinere Zelle ist ein Monozyt.

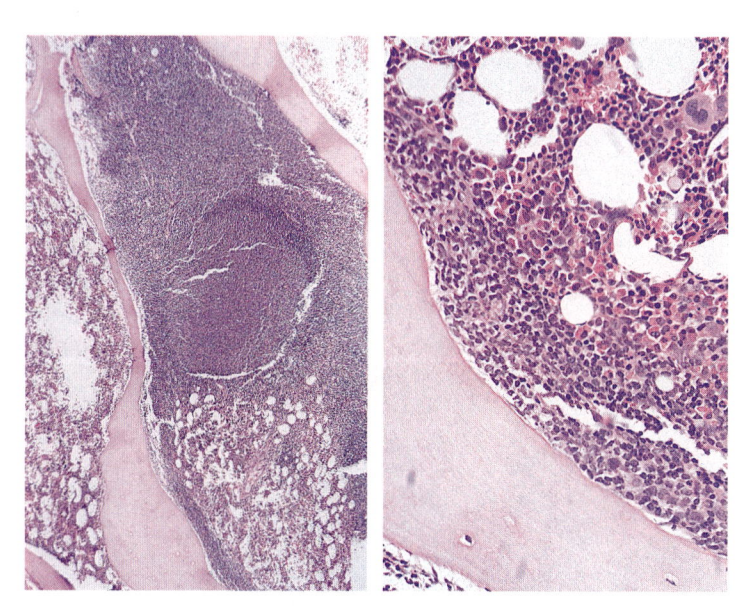

Abb. 10.46
Non-Hodgkin-Lymphom: Nadelbiopsie bei zentrozytisch-zentroblastischem Lymphom mit (links) fast vollständiger Verdrängung der normalen Hämatopoese im oberen Abschnitt und paratrabekulärer Infiltration im unteren Bildabschnitt; (rechts) bei stärkerer Vergrößerung erkennt man die Grenzzone zwischen den paratrabekulären Lymphomzellen (Zentrozyten sowie Zentroblasten) und dem normalen hämatopoetischen Gewebe mit Fettzellen.

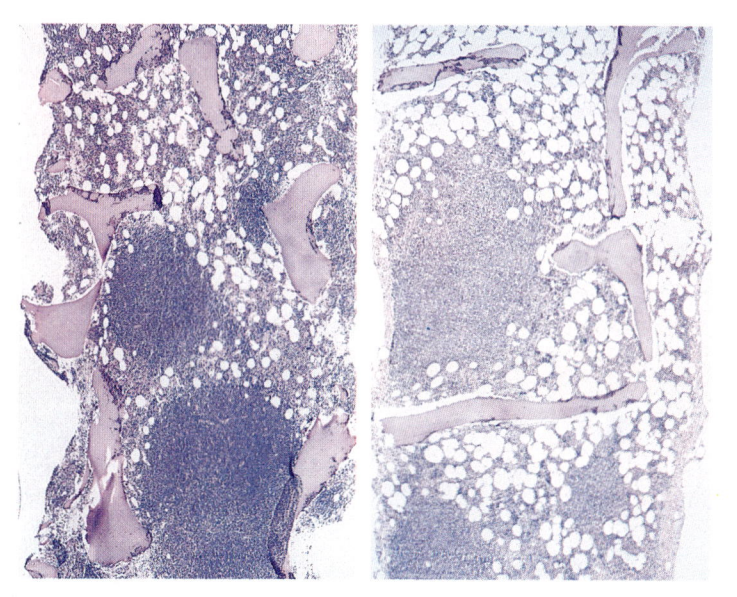

Abb. 10.47
Non-Hodgkin-Lymphom: Nadelbiopsien von zwei Patienten mit ausgedehnten Lymphomherden.

10 Maligne Lymphome

beteiligung; in manchen Fällen besteht auch eine Ausschwemmung ins periphere Blut (Abb. 10.48). Ein Befall thorakaler Organe kann mit Röntgenaufnahmen aufgedeckt werden (Abb. 10.49–10.51); Leberbiopsien, Lymphangiographie und Computer-Tomographie (Abb. 10.52) werden bei der Suche nach okkulten Infiltraten in Bauchorganen (einschließlich Leber und Milz) eingesetzt. Im Gegensatz zum Morbus Hodgkin wird bei Non-Hodgkin-Lymphomen eine explorative Laparatomie mit Splenektomie weniger befürwortet; eine Indikation zur Laparatomie kann allerdings bei Patienten gegeben sein, die ausschließlich abdominelle Lymphome aufweisen.

Bei 10-15% der Patienten mit Non-Hodgkin-Lymphomen besteht eine Infiltration extranodaler Organe, u. a. des Magen-Darm-Trakts (Abb. 10.53), der Schilddrüse (Abb. 10.54), der Lungen (Abb. 10.55), der Haut (Abb. 10.56) und des Gehirns

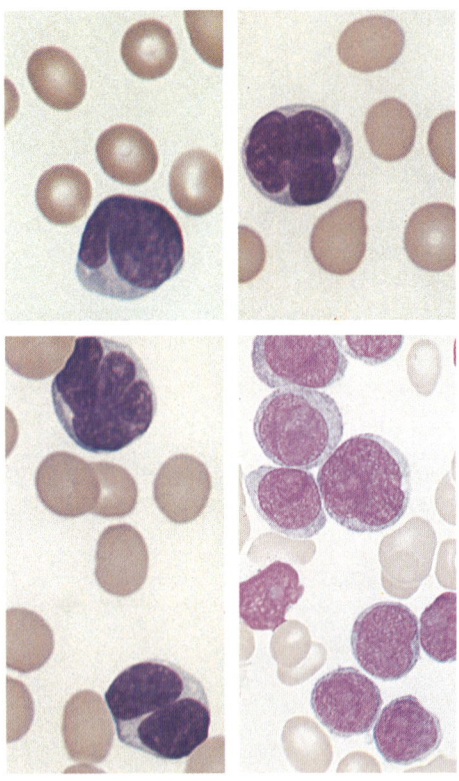

Abb. 10.48
Non-Hodgkin-Lymphom: Periphere Blutausstriche bei follikulärem Lymphom (links und oben rechts) mit abnormen lymphoiden Zellen, deren Kerne deutlich eingekerbt und gefaltet sind; (unten rechts) atypische, große "blastäre" Formen oder "Lymphosarkom"-Zellen bei ausgedehnt generalisiertem zentroblastischem Lymphom in der Terminalphase.

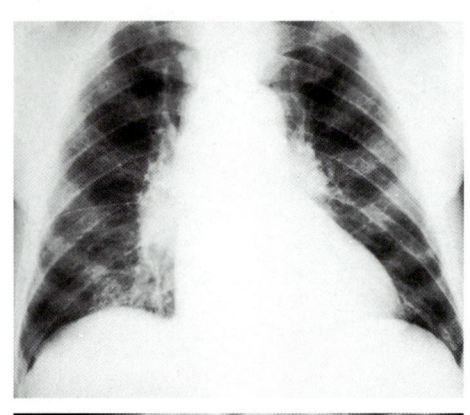

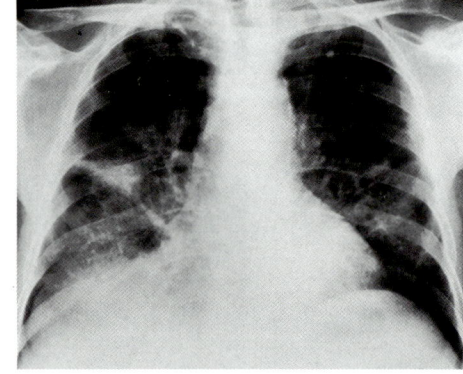

Abb. 10.49
Lymphozytisches Non-Hodgkin-Lymphom: Thorax-Röntgenaufnahmen mit (oben) bilateraler Vergrößerung der hilären Lymphknoten und (unten) konfluierender, interstitieller Verschattung vor allem in den Unter- und Mittelfeldern, bedingt durch eine histologisch gesicherte Lymphominfiltration.

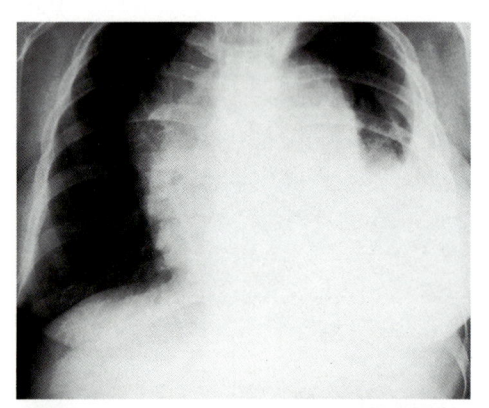

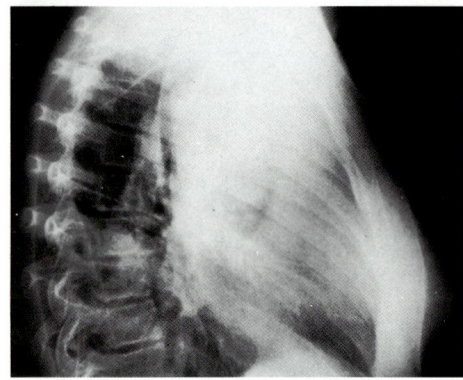

Abb. 10.50
T-lymphoblastisches Non-Hodgkin-Lymphom: Thorax-Röntgenaufnahmen mit (oben) ausgeprägter Vergrößerung der mediastinalen Lymphknoten und linksseitigem Pleuraerguß; (unten) die Seitenaufnahme bestätigt die Infiltration des vorderen Mediastinums mit Verlagerung der Trachea nach hinten.

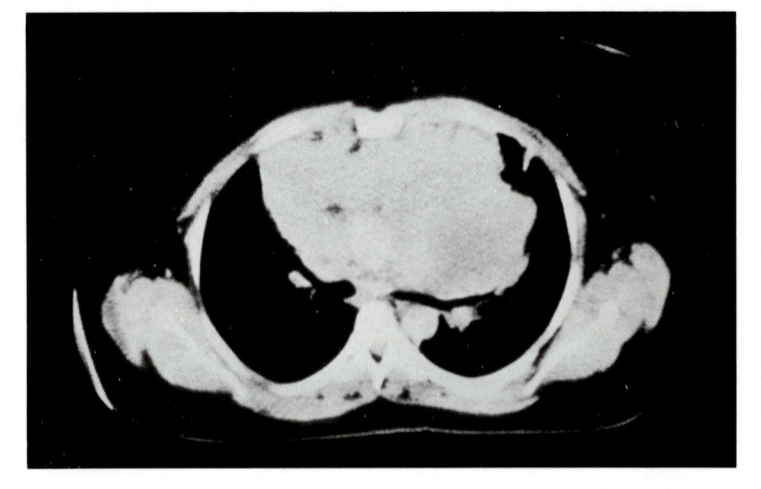

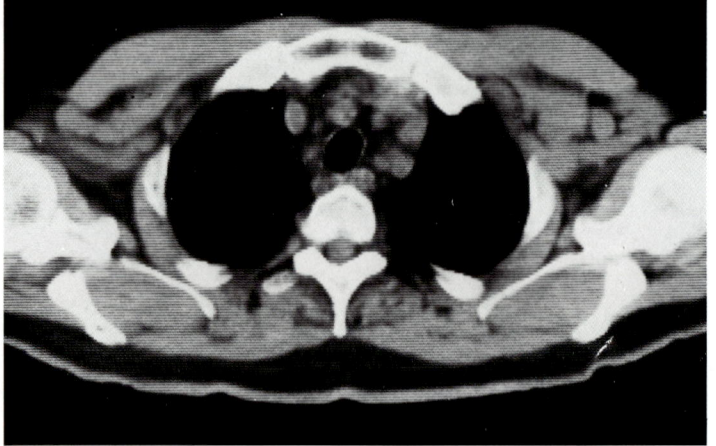

Abb. 10.51
Non-Hodgkin-Lymphom: CT-Aufnahmen in Thoraxmitte mit (links) ausgeprägter Vergrößerung der Lymphknoten im vorderen Mediastinum, paratracheal und hilär bei T-lymphoblastischem Lymphom; (rechts) Lymphknotenvergrößerungen im vorderen Mediastinum und paratracheal bei zentrozytisch-zentroblastischem Lymphom.

Maligne Lymphome 10

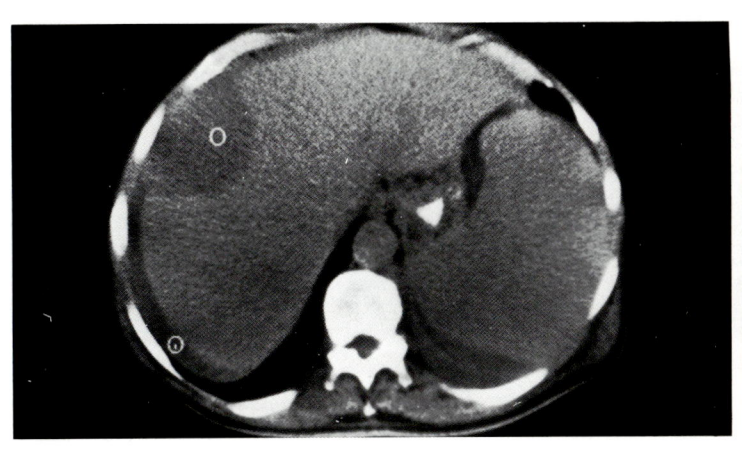

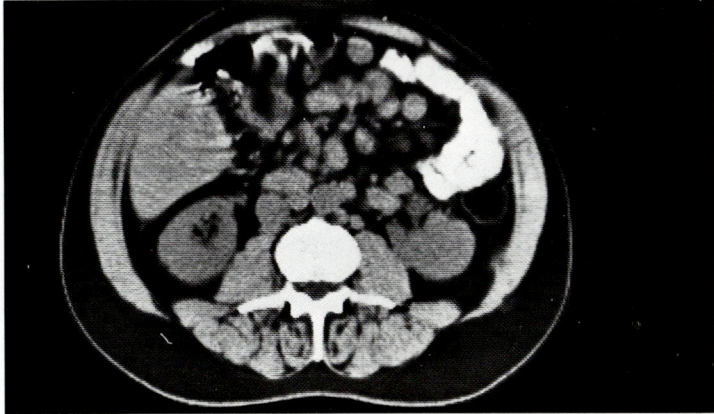

Abb. 10.52
Non-Hodgkin-Lymphom: CT-Aufnahmen des Abdomens mit (links) Hepatosplenomegalie und einem auffälligen hypodensen Herd im rechten Leberlappen; es besteht ein Aszites; im Gastrointestinaltrakt liegt Kontrastmittel; (rechts) Vergrößerung mesenterialer und einiger paraaortaler Lymphknoten.

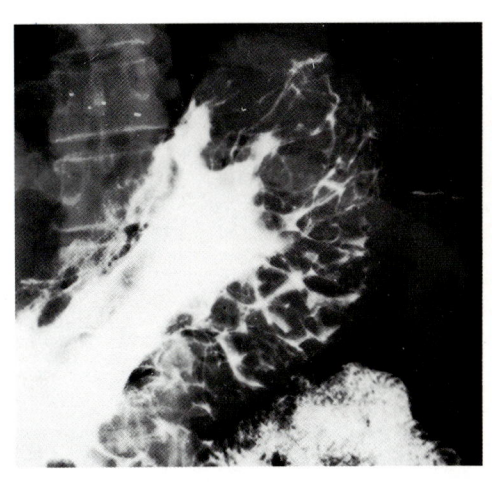

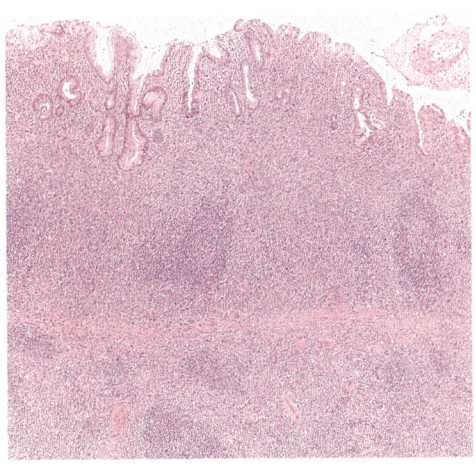

Abb. 10.53
Non-Hodgkin-Lymphom: (Links) Bariumkontrastmittel-Röntgenaufnahme bei Befall von Schleimhaut und Wand des Magenfundus und -corpus; (rechts) histologisches Schnittpräparat eines primären zentrozytisch-zentroblastischen Lymphoms des Magens. Die Magendrüsen, Lamina propria und tiefere Wandbereiche werden rasenförmig von Lymphomzellen infiltriert. Freundlicherweise von Dr. D. Nag (links) überlassen.

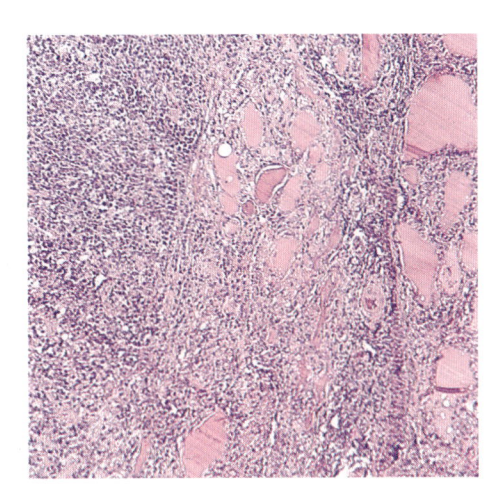

Abb. 10.54
Non-Hodgkin-Lymphom: Histologisches Schnittpräparat der Schilddrüse mit primärem zentroblastischem Lymphom. Die neoplastischen Zentroblasten (auf der linken Seite) durchsetzen dicht gelagert das Gewebe; (auf der rechten Seite) residuale, mit Kolloid gefüllte Schilddrüsenfollikel. Die Immunperoxidase-Reaktion zum Nachweis von Leichtketten bestätigte die Monoklonalität der Lymphomzellen.

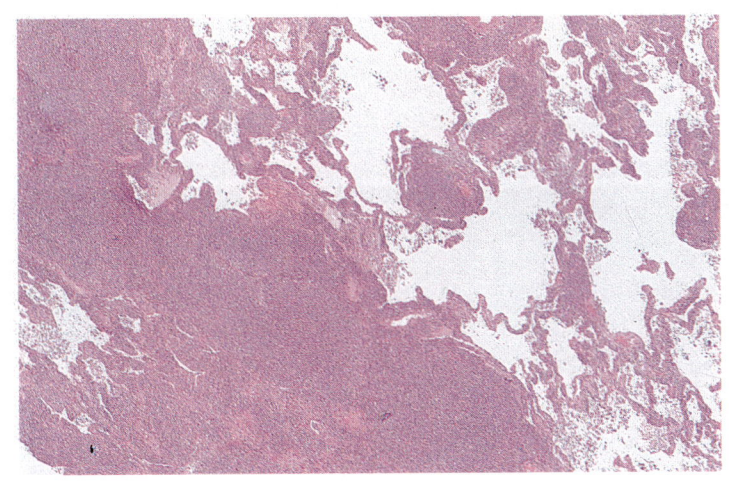

Abb. 10.55
Non-Hodgkin-Lymphom: Schwächere Vergrößerung des histologischen Schnittpräparats eines primären lymphozytischen Lymphoms der Lunge. Die neoplastischen Lymphozyten infiltrieren am Rand des Lymphknotens das bronchovaskuläre Bindegewebe und die Alveolarsepten.

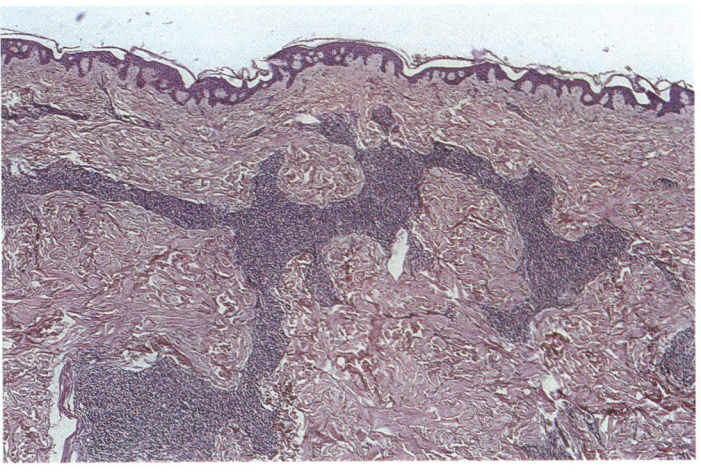

Abb. 10.56
Non-Hodgkin-Lymphom: Histologisches Schnittpräparat der Haut bei zentrozytisch-zentroblastischem Lymphom mit dichten Infiltraten in der retikulären Dermis. Bei Durchführung der Immunperoxidase-Reaktion wiesen die Lymphomzellen monoklonale B-Zelleigenschaften auf.

10 Maligne Lymphome

(Abb. 10.57). Eine Untersuchung des Liquors führt bei Patienten mit Beteiligung des zentralen Nervensystems häufig zum Nachweis von Lymphomzellen (Abb. 10.58). Extradurale Infiltrate können eine Kompression des Rückenmarks hervorrufen (Abb. 10.59).

Behandlung
Die optimale Behandlung für Patienten mit Non-Hodgkin-Lymphomen von niedrigem Malignitätsgrad ist umstritten, wobei ein eher palliatives als kuratives Konzept verfolgt wird. Paradoxerweise sind die Aussichten auf eine endgültige Heilung bei Lymphomen mit hohem Malignitätsgrad besser als bei solchen mit niedrigem Malignitätsgrad.

Einige Patienten mit niedrig malignen Lymphomen, vor allem des lymphozytischen Typs, bedürfen anfänglich oft keiner Behandlung; bei Hinweisen auf eine Progression des proliferativen Prozesses wird meist eine Monochemotherapie mit alkylierenden

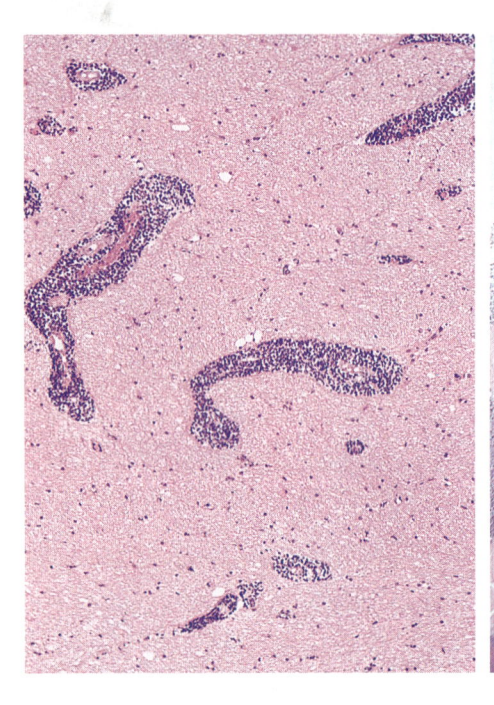

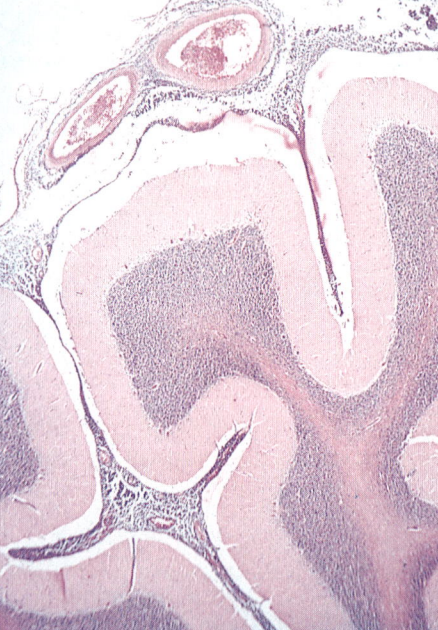

Abb. 10.57
Non-Hodgkin-Lymphom: Histologische Schnittpräparate des Gehirns bei ZNS-Rezidiv eines lymphoblastischen Lymphoms. (Links) Knotige Infiltration entlang der perivaskulären Räume und (rechts) ausgedehnter Befall der weichen Hirnhäute. Ein ähnliches Verteilungsmuster findet sich auch bei primären Lymphomen des Gehirns. Früher wurden diese primären Neoplasien als Mikrogliome eingestuft. Freundlicherweise von Dr. B. B. Berkeley überlassen.

Abb. 10.58
Non-Hodgkin-Lymphom: Starke Vergrößerung eines Liquor-Zytozentrifugats bei ZNS-Rezidiv eines lymphoblastischen Lymphoms mit typischen Lymphoblasten.

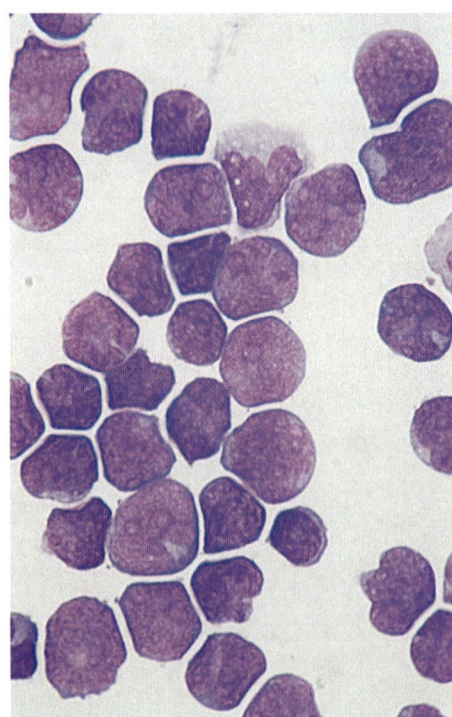

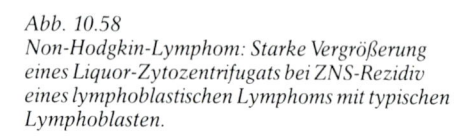

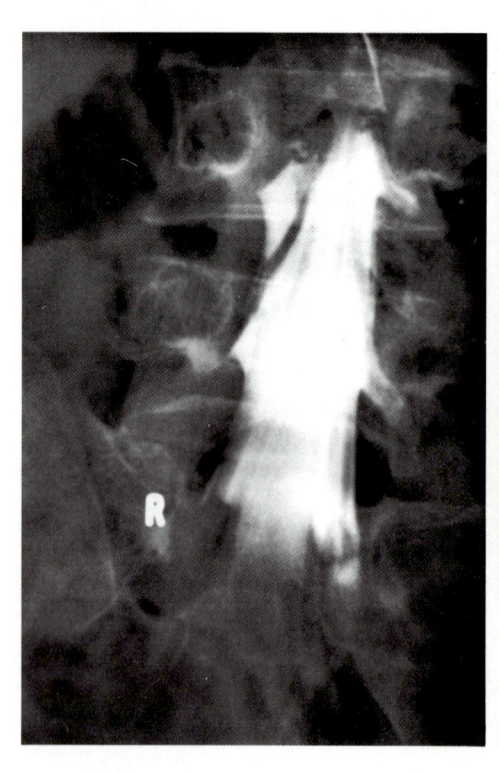

Abb. 10.59
Non-Hodgkin-Lymphom: ap- und Seitenaufnahmen von Myelographien mit extraduralem Kontrastmittel im vorderen lumbalen Rückmarkskanal beginnend bei L 4. Freundlicherweise von Dr. D. Nag überlassen.

Medikamenten, z. B. Chlorambucil, durchgeführt, während in fortgeschrittenen Stadien oft eine Kombinationschemotherapie notwendig ist.

Bei hochmalignen Lymphomen werden die besten Ergebnisse mit mehreren Zyklen intensiver Chemotherapie erreicht, wobei z.B. Kombinationen von Bleomycin, Doxorubicin, Cyclophosphamid, Vincristin, Corticosteroiden, Methotrexat in mittlerer oder hoher Dosierung, Epipodophyllotoxin und Procarbazin zur Anwendung kommen.

Gelegentlich können Patienten mit streng lokalisierten hoch malignen Lymphomen durch hoch dosierte Bestrahlung geheilt werden. Das Burkitt-Lymphom (siehe unten) und die anderen lymphoblastischen Lymphome werden mit zyklischen, aggressiven Chemotherapieprotokollen behandelt, die weitgehend solchen bei akuter lymphatischer Leukämie entsprechen.

(Afrikanisches) Burkitt-Lymphom

Dieses seltene B-lymphoblastische Lymphom tritt bei jungen afrikanischen Kindern auf. In Burkitt-Zellkulturen wurde das Epstein-Barr-Virus nachgewiesen; der Lymphomentstehung liegt wahrscheinlich eine ineffektive Immunantwort auf das Virus zugrunde. Das Burkitt-Lymphom zeichnet sich durch ungewöhnliche Prädilektionsstellen mit ausgeprägter Infiltration der Kieferknochen (Abb. 10.60), extranodaler Manifestation im Abdomen und tumorförmigem Ovarbefall aus (Abb. 10.61). Histologisch ist es durch das typische "Sternhimmel"-Muster der B-lymphoblastischen Lymphome charakterisiert, welches durch verstreut zwischen den neoplastischen Lymphomzellen eingelagerte histiozytische Retikulumzellen hervorgerufen wird (Abb. 10.62). Häufig ist auch eine typische zytogenetische Aberration in den Tumorzellen nachweisbar (Abb. 10.63). Die nicht endemische Variante dieser Erkrankung kommt praktisch in allen Ländern vor, wobei meist ältere Personen betroffen sind und ein Befall ileocoecaler und zervikaler Lymphknoten besteht.

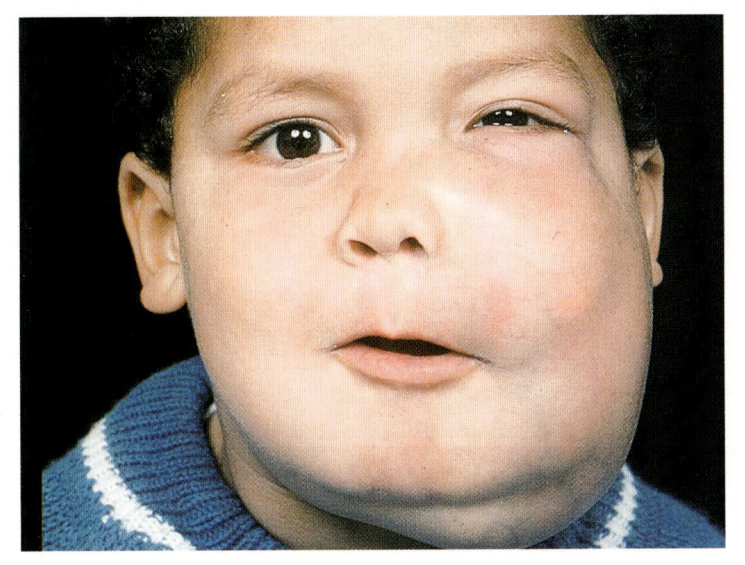

Abb. 10.60
Burkitt-Lymphom: Typische Auftreibung des Gesichts bei ausgedehntem Lymphombefall des Unterkiefers und der umgebenden Weichteile. Freundlicherweise von Dr. J. M. Chessells überlassen.

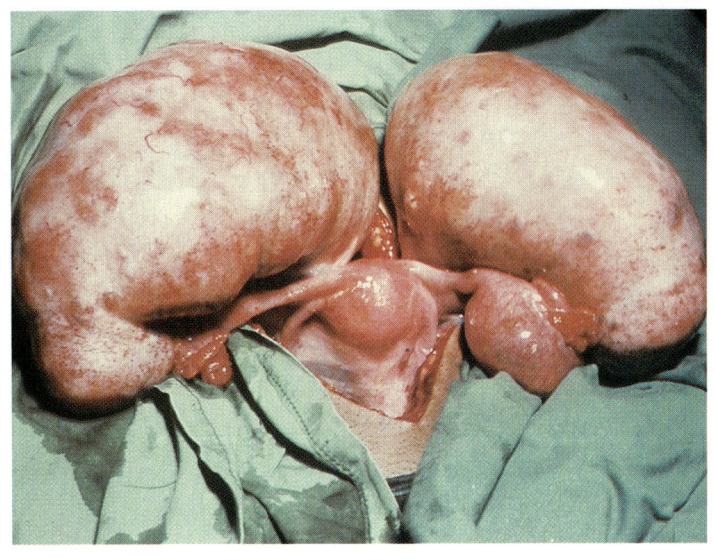

Abb. 10.61
Burkitt-Lymphom: Ausgeprägte bilaterale Infiltration der Ovarien.

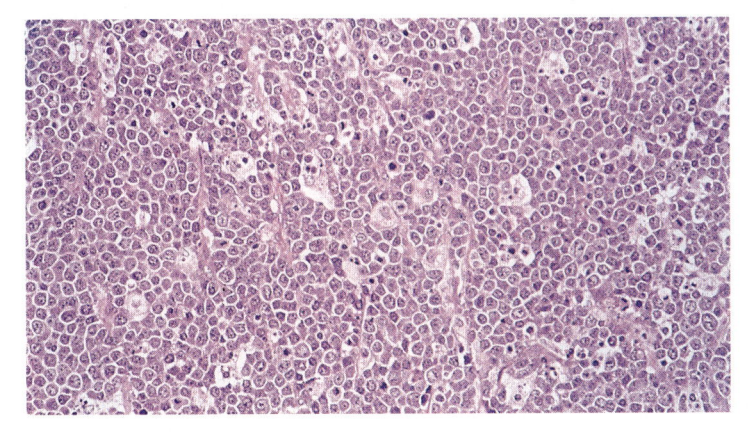

Abb. 10.62
Burkitt-Lymphom: Histologisches Schnittpräparat eines Lymphknotens bei dichter Infiltration durch Lymphoblasten mit scharf begrenzter Kernmembran und "sternhimmelförmig" eingestreuten Makrophagen mit Kerntrümmerphagozytose.

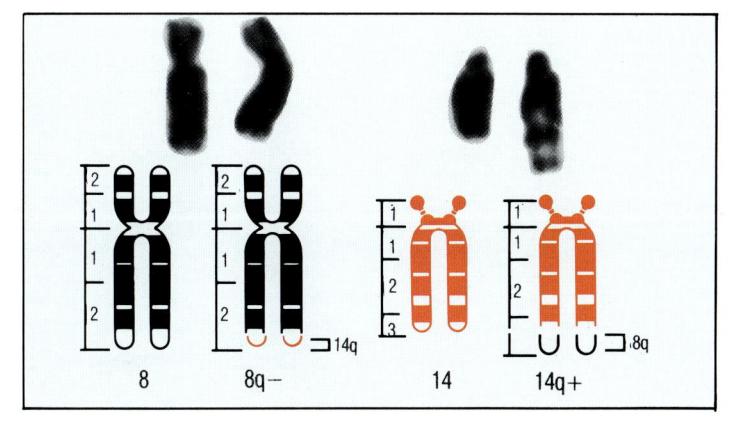

Abb. 10.63
Burkitt-Lymphom: (Oben) Teilansicht der Karyotypen von Chromosom 8 und 14 nach G-Bänderung bei einem Kind. Die translozierten Chromosomen finden sich auf der rechten Seite eines jeden Paars. Das zelluläre Onkogen c-myc wandert mit dem translozierten Teil von Chromosom 8. (Unten) Schematische Darstellung der strukturellen Aberration. Nicht selten sind auch die Translokationen t(8;22) oder t(2;8) nachweisbar. Freundlicherweise von Dr. L. M. Secker-Walker überlassen.

10 Maligne Lymphome

Mycosis fungoides und Sézary-Syndrom

Bei der Mycosis fungoides handelt es sich um ein chronisches Hautlymphom, das meist drei Stadien durchläuft: Ein praemykotisches Stadium mit Ekzem- oder Psoriasis-ähnlichen Hautefloreszenzen (Abb. 10.64); ein infiltratives oder Plaque-Stadium (Abb. 10.65), welches manchmal von einer generalisierten exfoliativen Erythrodermie begleitet wird (Abb. 10.66 und 10.67) und mit einer leukämischen Auschwemmung der neoplastischen lymphoiden Zellen mit charakteristischem gyriertem Kern einhergeht (Abb. 10.68 und 10.69; das sog. Sézary-Syndrom); und ein noduläres oder Tumor-Stadium, in dem eine tiefere Infiltration (Abb. 10.70) mit Befall von Lymphknoten und anderen Organen erfolgt. Die Sézary-Zellen im Blut und die neoplastischen Zellen der Hautinfiltrate tragen T-Zell-spezifische Oberflächenmarker meist des $CD4^+$-Subtyps.

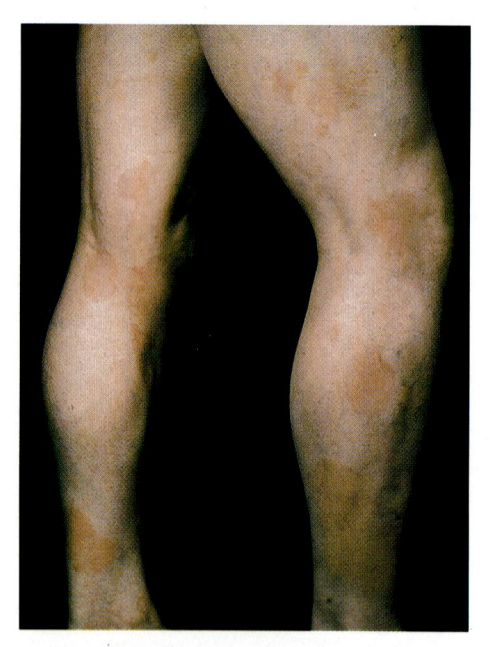

Abb. 10.64
Mycosis fungoides: Typische ekzemartige Effloreszenzen bei Krankheitsbeginn.

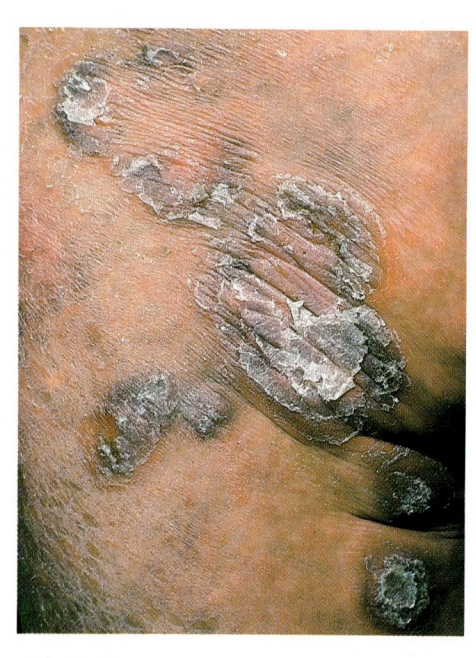

Abb. 10.65
Mycosis fungoides: Die psoriasiformen Plaques traten sechs Monate später auf (gleicher Patient wie Abb. 10.64).

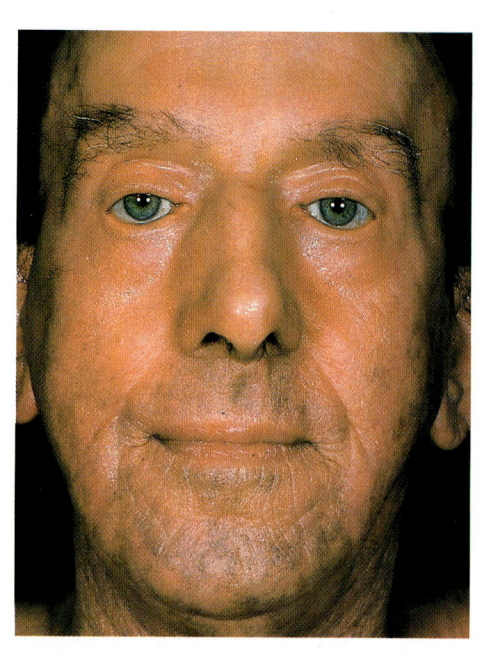

Abb. 10.66
Mycosis fungoides: Erythrodermie bei fortgeschrittener Erkrankung.

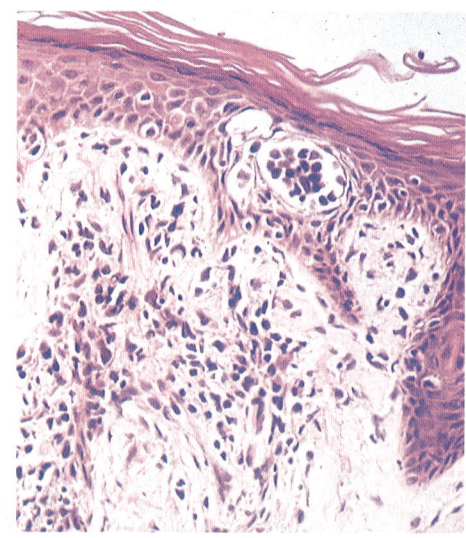

Abb. 10.67
Mycosis fungoides: Histologisches Schnittpräparat mit typischen intraepidermalen Herden abnormer lymphoider Zellen (Pautrier'sche Mikroabszesse) und gleichartigen Gruppen von Lymphomzellen in der papillären Dermis.

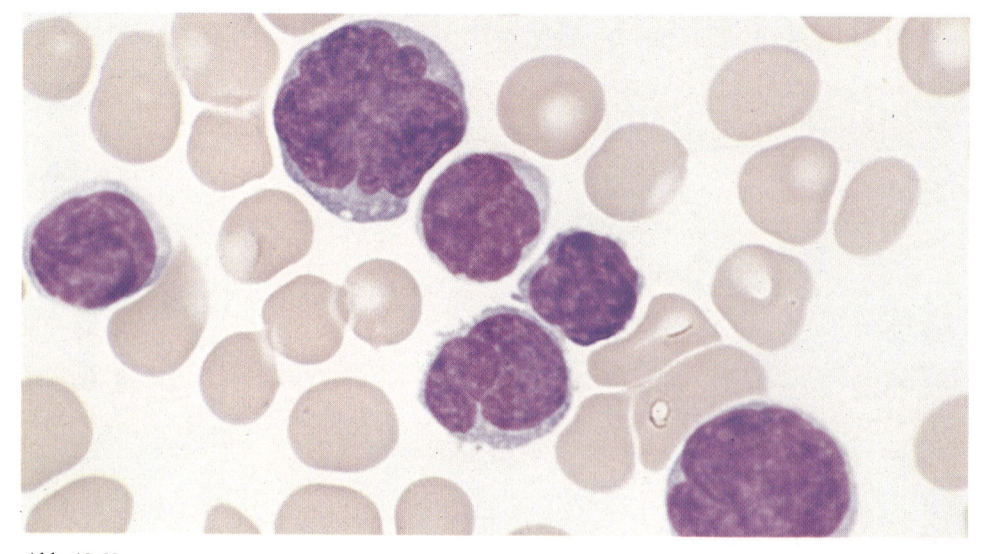

Abb. 10.68
Mycosis fungoides – Sézary Syndrom: Die atypischen Zellen im peripheren Blut besitzen charakteristische große Kerne mit "cerebriformem" oder gekerbtem Aussehen und feinretikulärer Chromatinstruktur sowie ein nur spärliches Zytoplasma. Freundlicherweise von Prof. D. Catovsky überlassen.

Adulte T-Zell-Lymphom/Leukämie-Gruppe

Diese seltene lymphoproliferative Erkrankung tritt vor allem in Japan und den USA sowie bei der schwarzen Bevölkerung westindischer und karibischer Länder auf. Charakteristisch ist die rasche Progredienz des Lymphoms mit früher Beteiligung von Lymphknoten, Haut (*Abb. 10.71*), Blut und Knochenmark. Die Zellen sind CD 4$^+$, CD 3$^+$ und TdT$^-$.

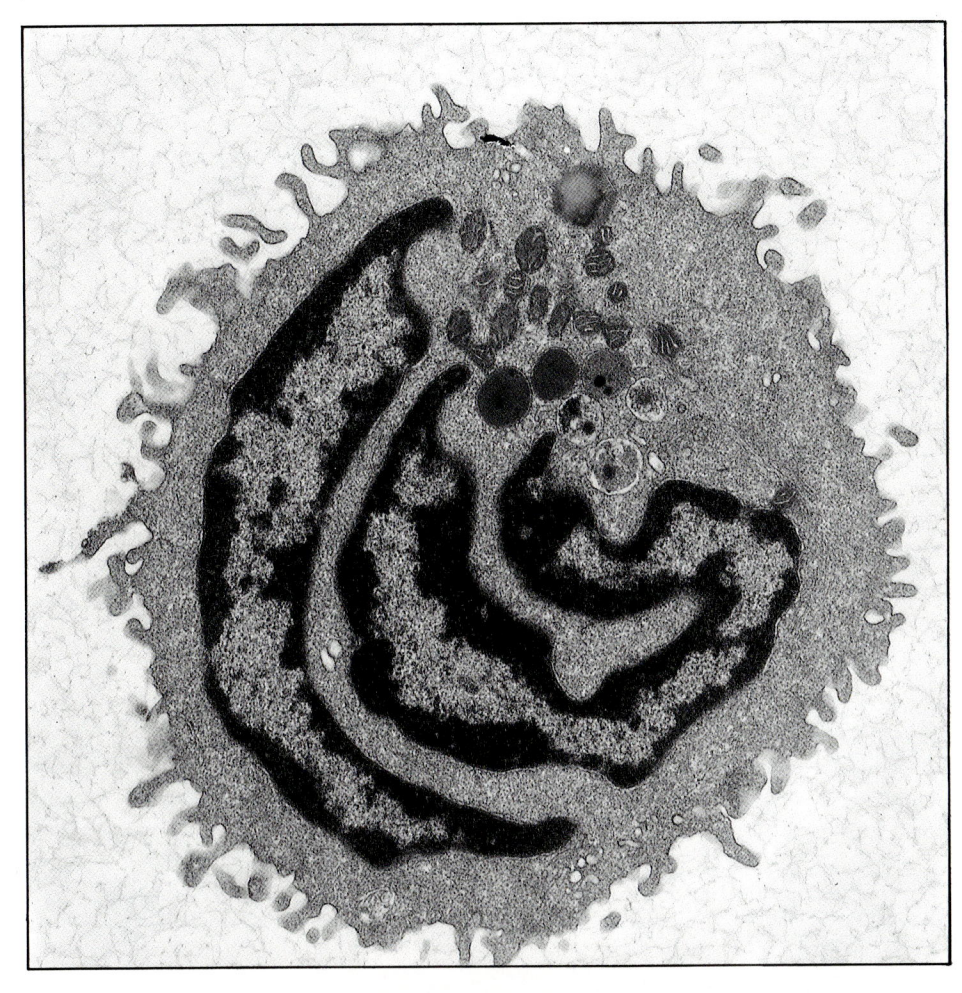

Abb. 10.69
Mycosis fungoides -Sézary-Syndrom: Elektronenmikroskopischer Aspekt eines neoplastischen T-Lymphozyten aus dem peripheren Blut mit tiefen Einkerbungen des Kerns. ×18 000. Freundlicherweise von Dr. E. Matutes und Prof. D. Catovsky überlassen.

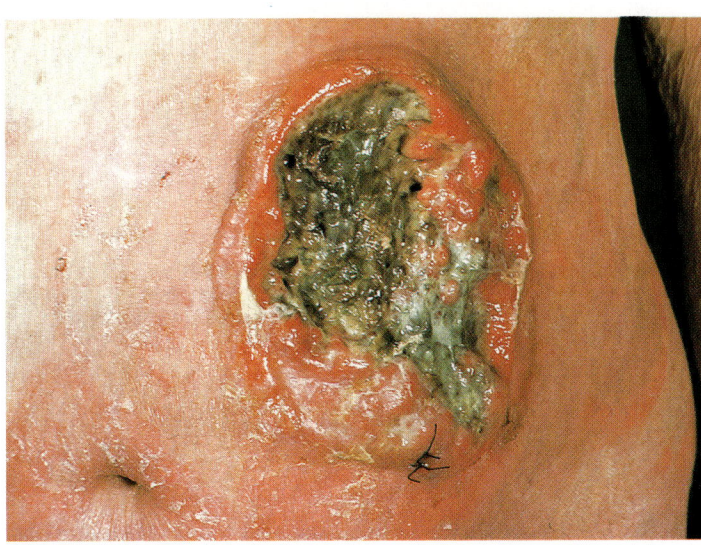

Abb. 10.70
Mycosis fungoides: Die ausgedehnte Ulzeration im Bereich der Bauchhaut weist auf das invasive Tumorstadium hin.

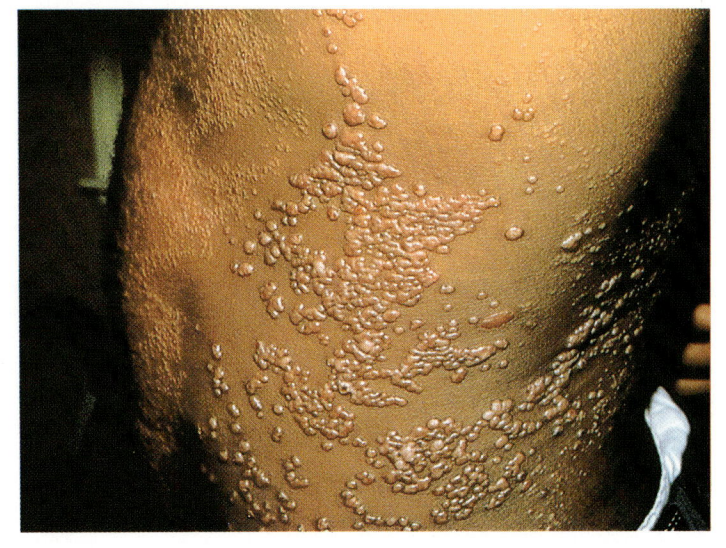

Abb. 10.71
Adultes T-Zell-Lymphom-Leukämie-Syndrom: Ausgedehnte Hautbeteiligung. Freundlicherweise von Dr. J. W. Clark überlassen.

10 Maligne Lymphome

Die Lymphomzellen zeichnen sich durch eine deutliche Anisozytose und einen irregulär gestalteten, stark gelappten Kern aus (*Abb. 10.72-10.74*). Eine Hyperkalzämie kann zu einem tödlichen Koma führen. Die Erkrankung wird durch ein RNA-Retrovirus vom C-Typ ausgelöst, welches auch unter der Bezeichnung humanes T-Zell-Lymphom/Leukämie-Virus I (HTLV I) bekannt ist. Der typische Entwicklungszyklus eines Retrovirus ist in *Abb. 10.75* wiedergegeben. Der Befall der Wirtszellen durch das Virus führt entweder zur Zellproliferation, wie bei der adulten T-Zell-Lymphom/Leukämie, oder zum Zelluntergang, wie beim erworbenen Immundefektsyndrom.

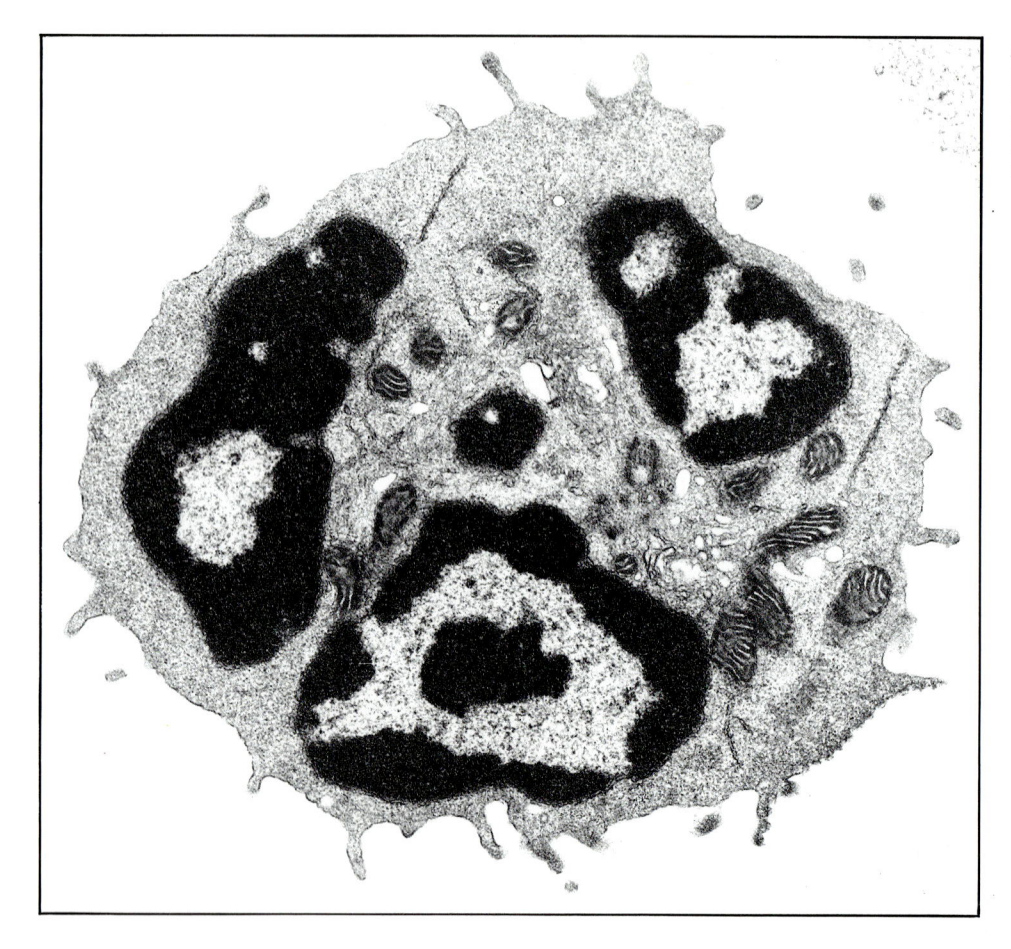

Abb. 10.72
T-Lymphozyt mit charakteristischem stark gelapptem Kern aus dem peripheren Blut eines Patienten mit adulter T-Zell-Lymphom/Leukämie. ×17 250. Freundlicherweise von Dr. E. Matutes und Prof. D. Catovsky überlassen.

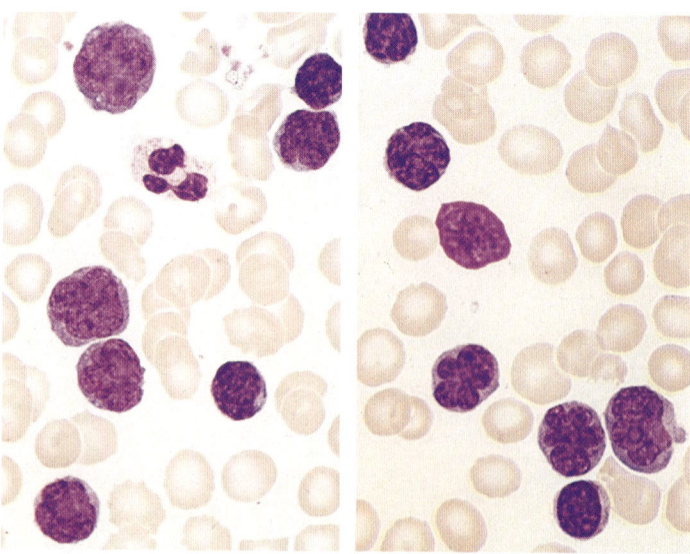

Abb. 10.73
Adultes T-Zell-Lymphom/Leukämie-Syndrom: Im peripheren Blut sind typische neoplastische Lymphozyten mit gelappten Kernen nachweisbar. Freundlicherweise von Prof. D. Catovsky überlassen.

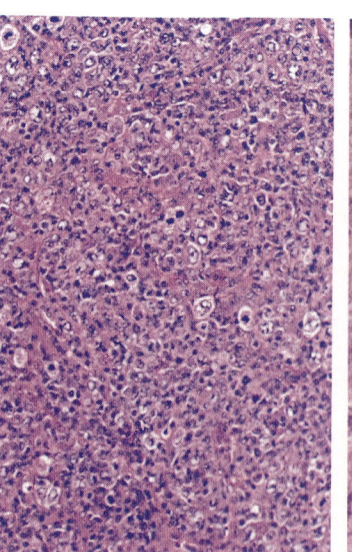

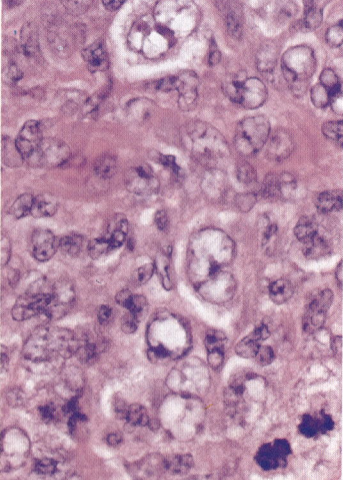

Abb. 10.74
Adultes T-Zell-Lymphom/Leukämie-Syndrom: Histologische Schnittpräparate eines Lymphknotens mit (links) vollständiger Verdrängung des normalen Gewebes durch pleomorphe lymphoide Zellen; (rechts) bei starker Vergrößerung einzelne bizarre Riesenzellen mit multilobulierten Kernen und zahlreiche Mitosen.

T-Zonen-Lymphom

Bei diesem seltenen, aggressiven Lymphomtyp werden die T-abhängigen parakortikalen Zonen des Lymphknotens durch pleomorphe T-Lymphozyten mit polymorphen, gelappten Kernen ausgedehnt infiltriert. Histologisch sind darüber hinaus auch Plasmazellen und Eosinophile sowie proliferierte epitheloide Venolen nachweisbar (*Abb. 10.76*).

Lymphoepitheloides (Lennert-) Lymphom

Dieses Lymphom weist histologisch gewisse Ähnlichkeiten mit dem Morbus Hodgkin auf. Das Infiltrat besteht aus zahlreichen Epitheloidzellgranulomen sowie einer Mischung aus kleinen und großen T-Lymphozyten, wobei mehrkernige Elemente nachweisbar sind, die Reed-Sternberg-Zellen ähneln (*Abb. 10.77*).

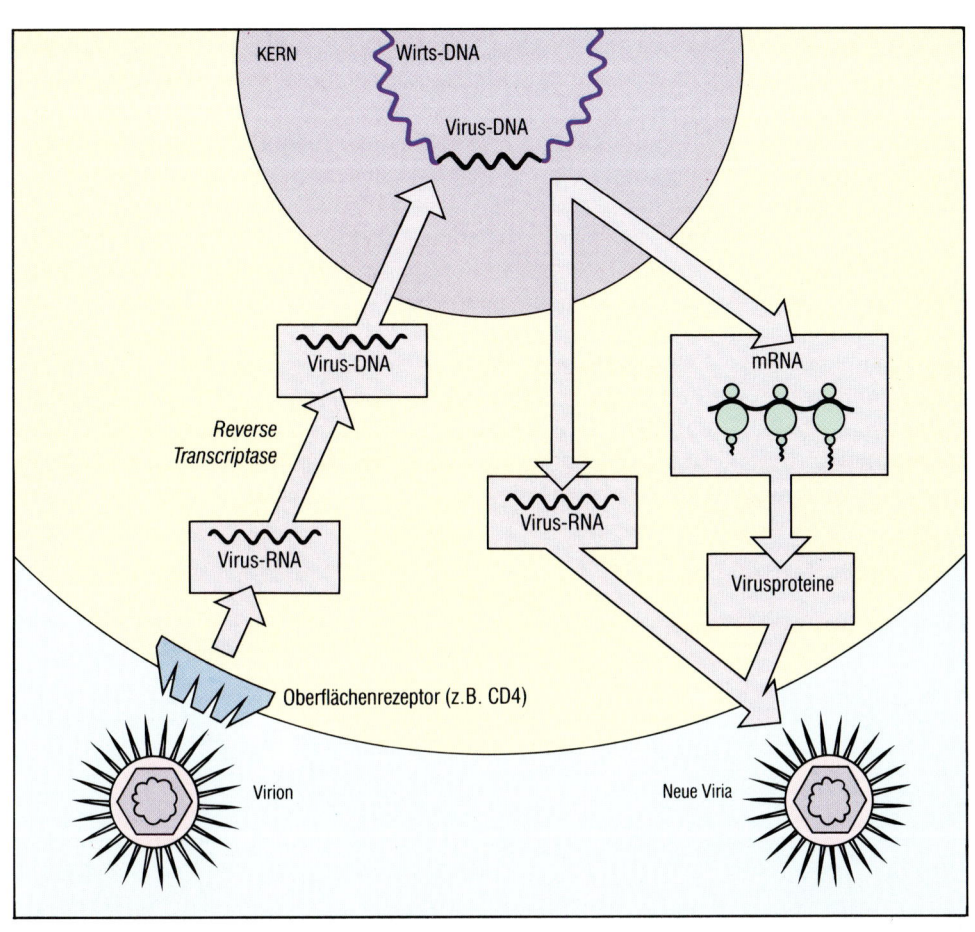

Abb. 10.75
Replikation des Retrovirus innerhalb einer Wirtszelle. Es wird angenommen, daß im Fall des HTLV I die Virusinsertion in die Wirts-DNA ein Onkogen aktiviert.

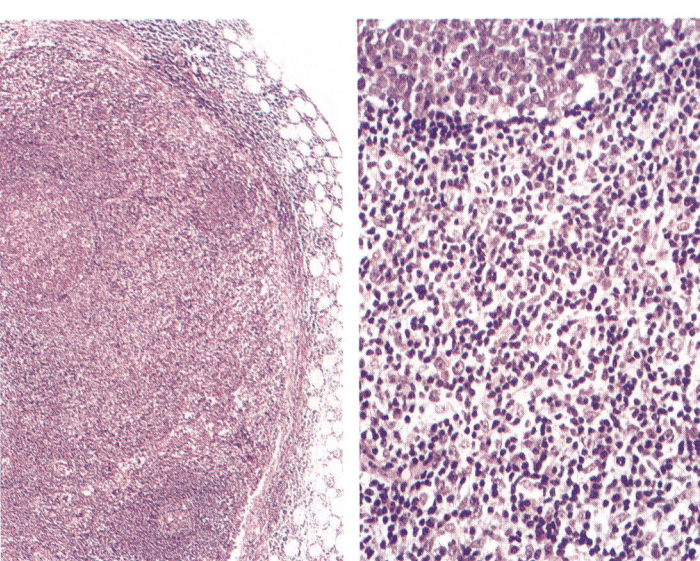

Abb. 10.76
T-Zonen-Lymphom: (Links) Verbreiterung der parakortikalen Zone mit weit auseinander verlagerten Sekundärfollikeln; (rechts) zahlreiche T-Lymphozyten mit hellem Zytoplasma, Eosinophile und proliferierte Venolen bei starker Vergrößerung. Freundlicherweise von Dr. J. E. McLaughlin überlassen.

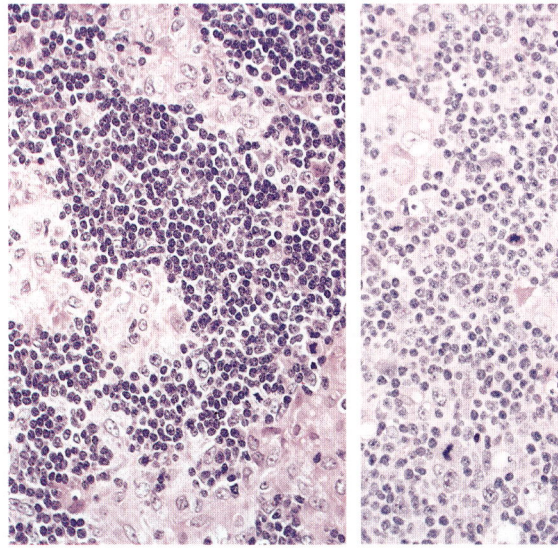

Abb. 10.77
Lymphoepitheloides (Lennert-)Lymphom: In kleinen Herden gruppierte Epitheloidzellen zwischen einer gemischten Population aus kleinen und großen (T-)Lymphozyten mit vereinzelten Mitosen und großen atypischen Zellen, die Reed-Sternberg-Zellen ähneln. Die kleinen Elemente besitzen ungleichmäßig begrenzte, kantige Kerne. Man nimmt an, daß die neoplastischen T-Zellen Lymphokine sezernieren, die zur Bildung von Epitheloidzellen aus Histiozyten führen. Freundlicherweise von Dr. J. E. McLaughlin überlassen.

10 Maligne Lymphome

Angioimmunoblastische Lymphadenopathie

Bei dieser prämalignen lymphoproliferativen Erkrankung ist das normale Lymphknotengewebe durch eine gemischte Population aus Immunoblasten, Lymphozyten, Plasmazellen, Histiozyten und Granulozyten sowie durch eine ausgeprägte Gefäßproliferation ersetzt (*Abb. 10.78*). Eine Knochenmarkbeteiligung kann mit Nadelbiopsien nachgewiesen werden (*Abb. 10.79*); häufig findet sich auch ein Hautexanthem (*Abb. 10.80*).

Die angioimmunoblastische Lymphadenopathie geht mit einer polyklonalen Hypergammaglobulinämie und einer gesteigerten Infektanfälligkeit einher. Ihre Ätiologie ist nicht geklärt, jedoch scheint bei der Pathogenese eine unkontrollierte Immunantwort auf Antigene von Bedeutung zu sein. Nicht selten entwickelt sich daraus ein immunoblastisches Lymphom. Meist ist ein Rearrangement der T-Zell-Rezeptorgene nachweisbar.

ECHTE HISTIOZYTISCHE LYMPHOME UND ANDERE HISTIOZYTISCHE PROLIFERATIONEN

In der Rappaport-Klassifikation stellt das histiozytische Lymphom eine bedeutende Untergruppe dar, die Lymphome mit großen Zellen, mittelbreitem oder ausladendem Zytoplasma sowie ovalen oder runden Kernen einschließt. Untersuchungen des Phänotyps haben ergeben, daß die Mehrzahl dieser Lymphome sich von B-Zellen ableitet (hauptsächlich immunoblastische oder zentroblastische Lymphome), während es sich bei einigen um T-immunoblastische Lymphome handelt.

Echte histiozytische Neoplasien des Lymphknotens, die sich vom Monozyten-Makrophagen-System ableiten, sind selten (*Abb. 10.81-10.83*). Auch andere Proliferationen aus echten Histiozyten werden nur gelegentlich beobachtet; es handelt sich dabei um die Monozytenleukämie Typ Schilling (M_5-Variante der akuten myeloischen Leukämie) mit sekundärer Infiltration von Leber, Milz und Lymphknoten (siehe Kapitel 8), die generalisierte maligne Histiozytose (einschließlich der histiozytischen medullären Retikulose sowie der Letterer-Siwe-Erkrankung des Kindesalters) und die auf den Knochen begrenzte Histiozytose. Noch seltener treten weitere histiozytische Proliferationen auf, wie das Virus-assoziierte hämophagozytische Syndrom, die familiäre hämophagozytische Retikulose und die Sinushistiozytose mit massiver Lymphadenopathie.

Die disseminierte maligne Histiozytose des frühen Kindesalters (Letterer-Siwe-Erkrankung) manifestiert sich zumeist innerhalb der ersten drei Lebensjahre. Klinisch bestehen gewöhnlich eine Hepatosplenomegalie, Lymphadenopathie und ekzemähnliche Hauteffloreszenzen (*Abb. 10.84*).

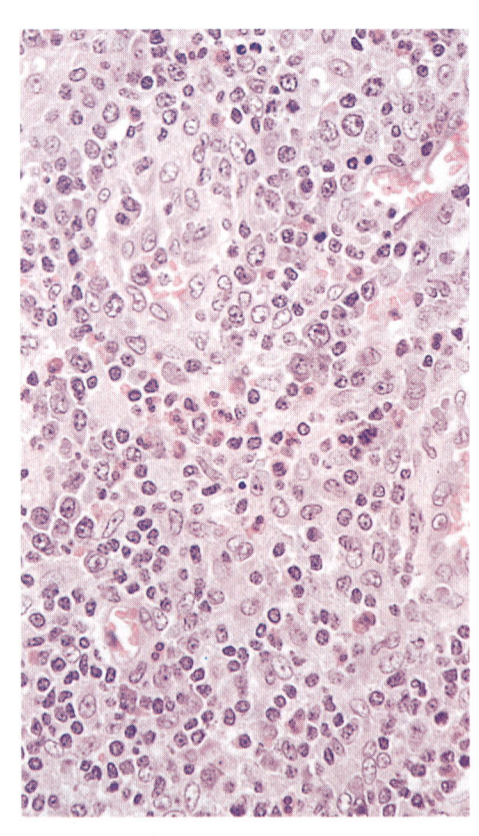

Abb. 10.78
Angioimmunoblastische Lymphadenopathie: Histologisches Schnittpräparat eines Lymphknotens mit polymorphen Infiltraten aus Immunoblasten, Plasmazellen und Lymphozyten sowie Zerstörung der Lymphknotenarchitektur. Die proliferierten postkapillären Venolen werden von plumpen Endothelien ausgekleidet.

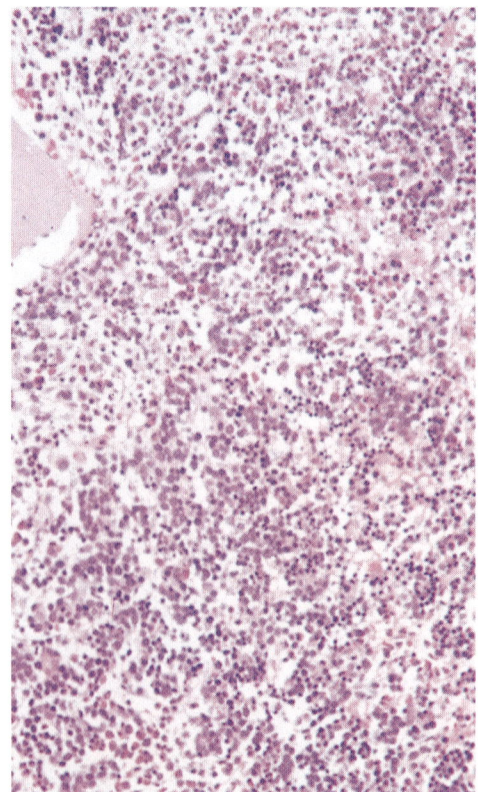

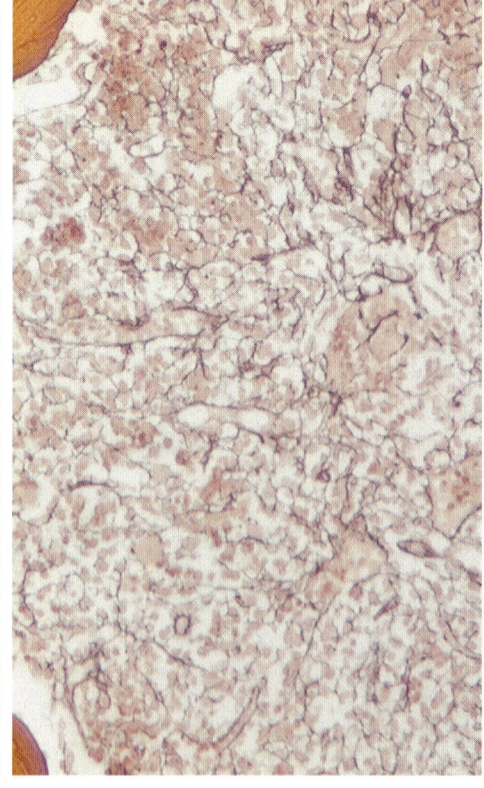

Abb. 10.79
Angioimmunoblastische Lymphadenopathie: Knochenmarknadelbiopsie (gleicher Fall wie Abb. 10.78) mit (links) hämatopoetisch verdrängender, ausgedehnter Infiltration durch atypische lymphoide Zellen; (rechts) in der Silberimprägnation erkennt man die charakteristischen sich verzweigenden Gefäße.

Maligne Lymphome 10

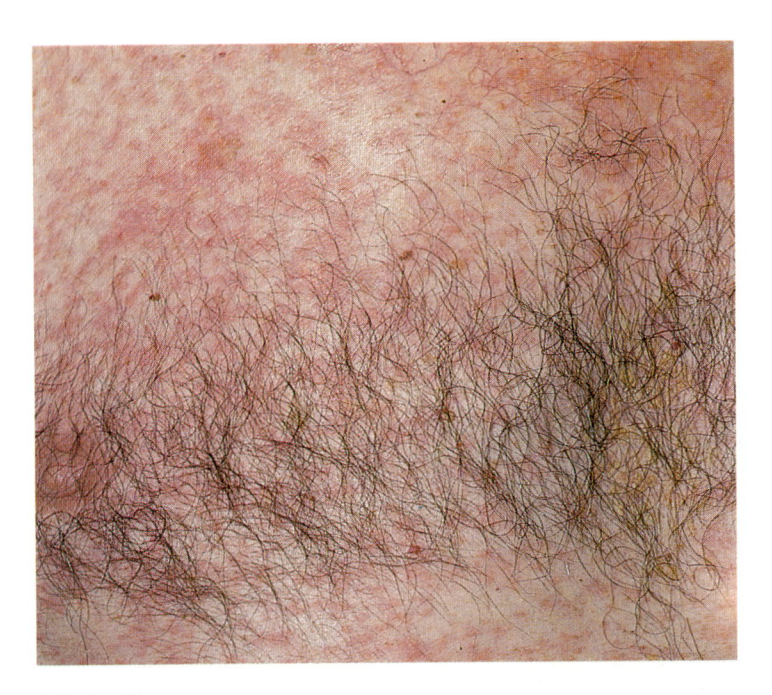

Abb. 10.80
Angioimmunoblastische Lymphadenopathie: Erythematöser Hautausschlag bei einem 65-jährigen Mann mit Fieber und Lymphadenopathie; der Patient verstarb später an einem manifesten Lymphom.

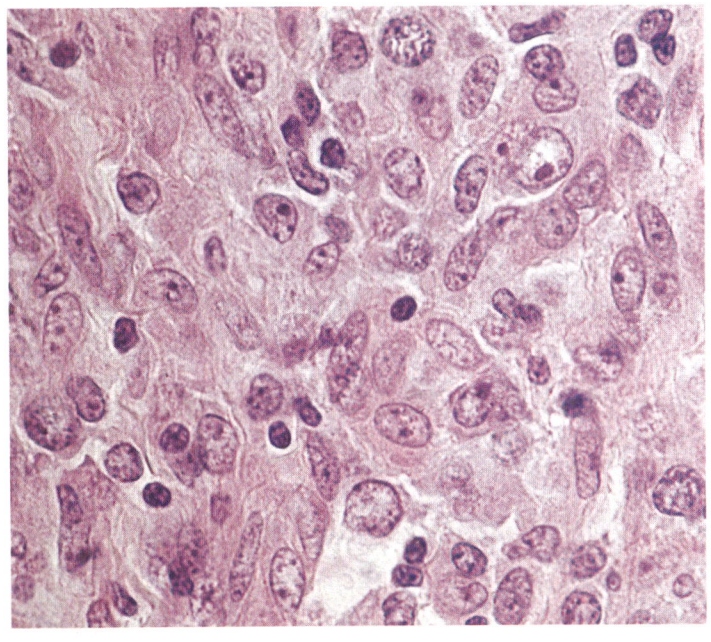

Abb. 10.81
Histiozytisches Lymphom: Histologisches Schnittpräparat eines Lymphknotens mit ausgedehnter Infiltration durch dicht gelagerte neoplastische Histiozyten mit reichlich Zytoplasma und Zerstörung der Lymphknotenarchitektur.

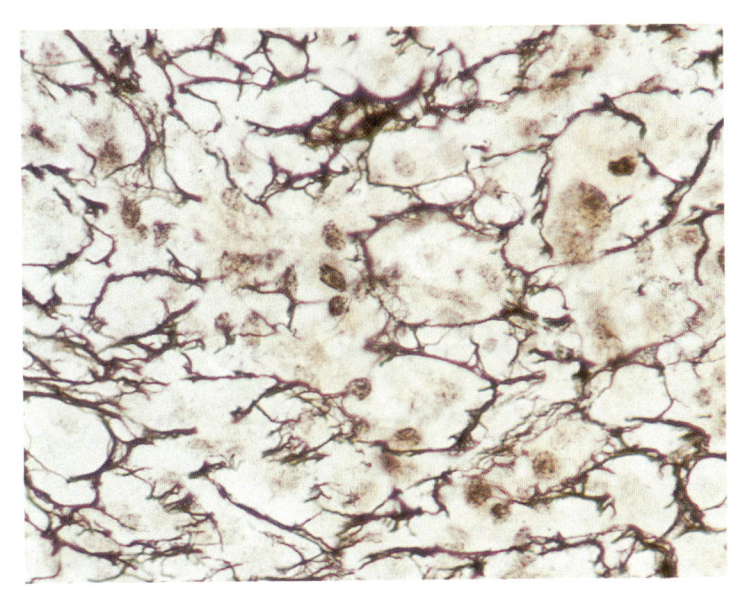

Abb. 10.82
Histiozytisches Lymphom: Silberimprägnation (gleicher Fall wie Abb. 10.81) mit auffallend dichtem Gitterfasernetz, welches die einzelnen neoplastischen Zellen umgibt.

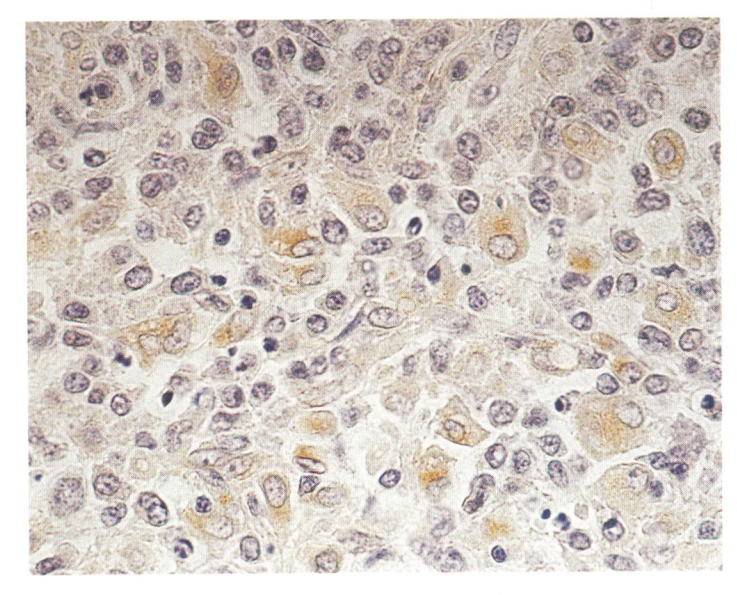

Abb. 10.83
Histiozytisches Lymphom: Immunperoxidase-Reaktion zum Nachweis von Lysozym (Muramidase) (gleicher Fall wie Abb. 10.81). Die meisten Zellen weisen eine positive Zytoplasmaanfärbung auf, wodurch ihre monozytäre Herkunft bestätigt wird. Die Zellen reagierten auch α-1-Antitrypsin-positiv.

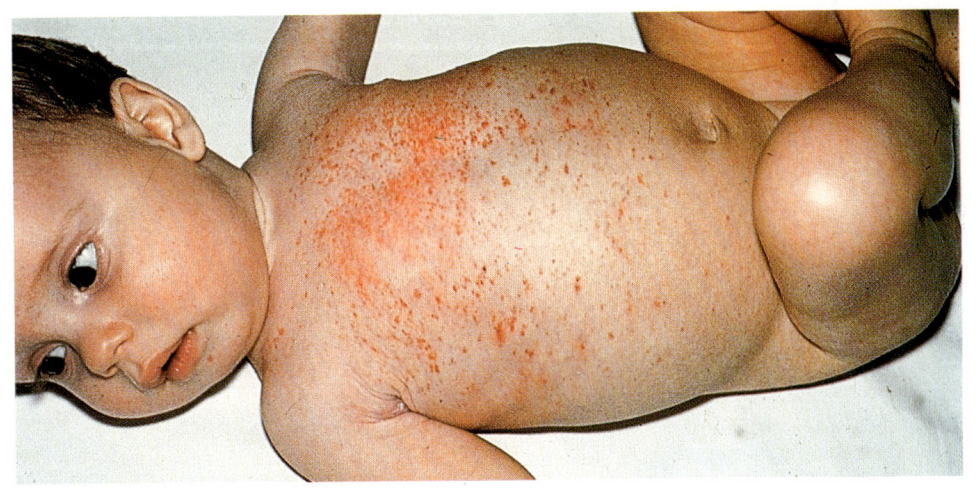

Abb. 10.84
Disseminierte maligne Histiozytose: Typischer hämorrhagischer, ekzemartiger Ausschlag bei einem 10 Monate alten Kind mit Letterer-Siwe-Erkrankung. Freundlicherweise von Dr. M. D. Holdaway überlassen.

10 Maligne Lymphome

Lokalisierte Infiltrate sind häufig in Schädel (Abb. 10.85 und 10.86), Rippen und langen Röhrenknochen nachweisbar; auch eine Knochenmarkbeteiligung wird manchmal beobachtet (Abb. 10.87).

Die "Histiocytosis X" bezeichnet einige Sonderformen der malignen Histiozytose, wie z.B. die Hand-Schüller-Christian-Erkrankung und das eosinophile Knochengranulom (Abb. 10.88). Die auf den Knochen begrenzte Histiozytose weist eine günstigere Prognose auf als die generalisierte maligne Histiozytose.

Die disseminierte maligne Histiozytose geht bei Erwachsenen mit ausgedehnten Infiltraten in Knochenmark, Leber und Milz durch neoplastische Histiozyten einher (Abb. 10.89–10.92). Die

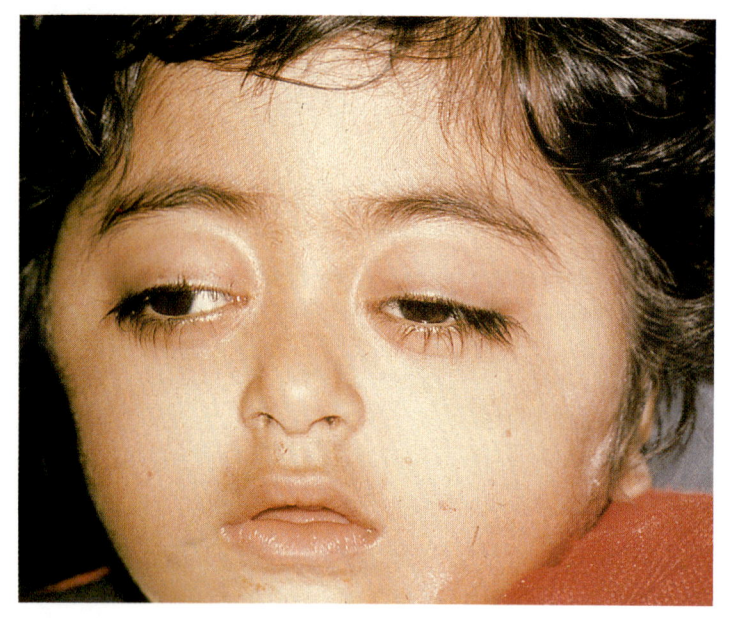

Abb. 10.85
Disseminierte maligne Histiozytose: Ausgeprägte Auftreibung des Os frontale mit Ptosis bei einem Kind mit multiplen Schädelinfiltraten (Hand-Schüller-Christian-Erkrankung). Freundlicherweise von Dr. U. O'Callaghan überlassen.

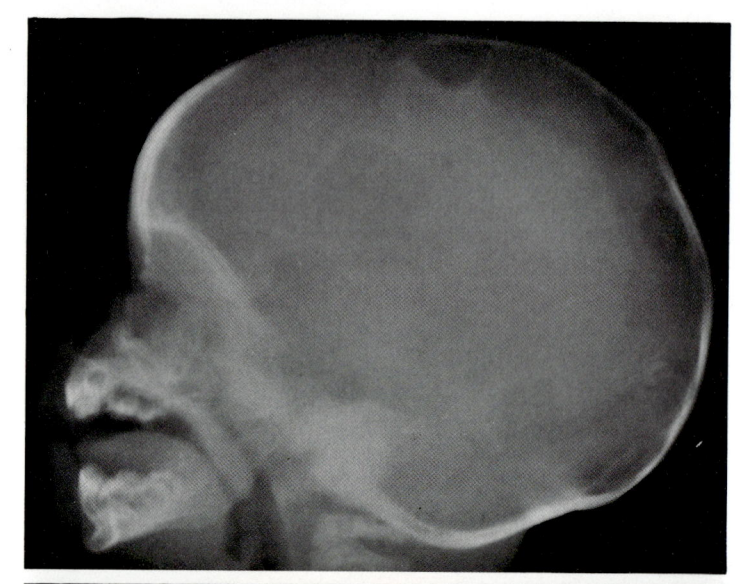

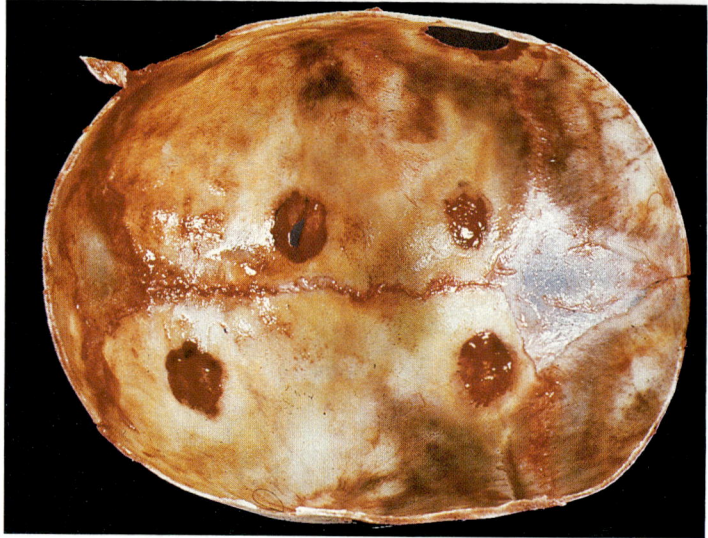

Abb. 10.86
Disseminierte maligne Histiozytose: Schädel eines Kindes mit Letterer-Siwe-Erkrankung (oben) im Röntgenbild und (unten) bei der Obduktion mit typischen osteolytischen Infiltraten im Schädeldach.

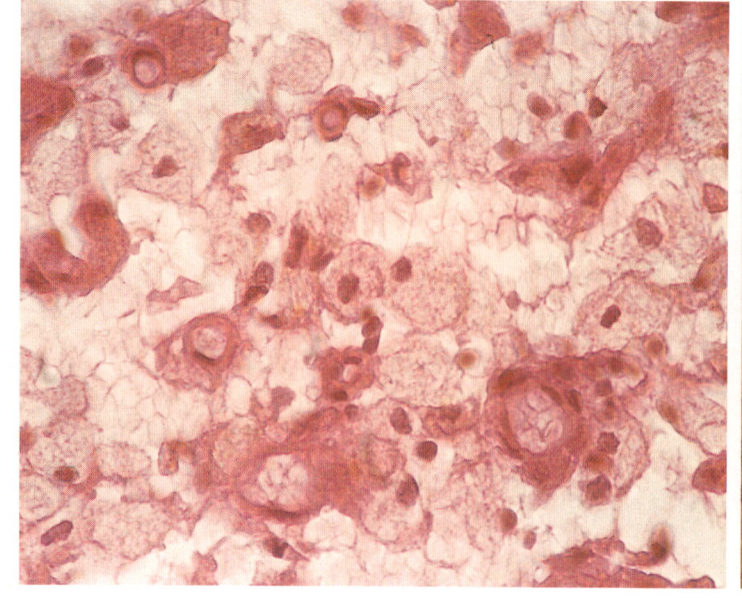

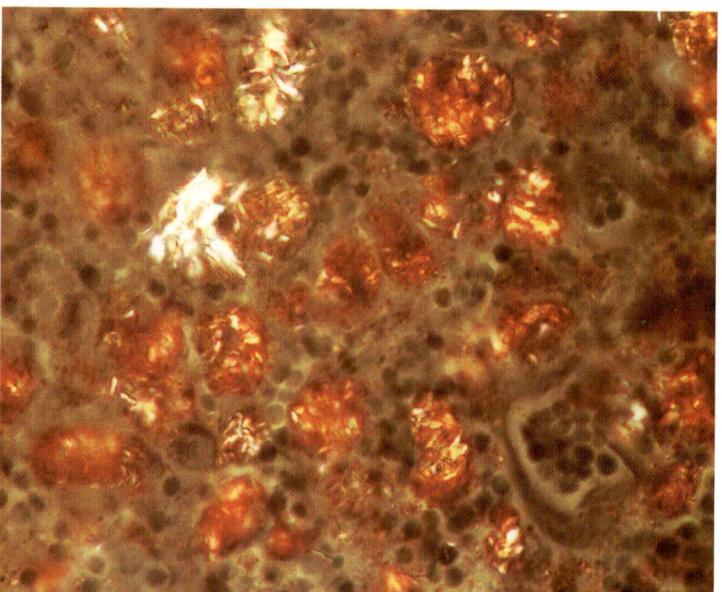

Abb. 10.87
Disseminierte maligne Histiozytose: Gefrierschnitte eines Knocheninfiltrats nach Sudan IV-Färbung im (links) normalen und (rechts) polarisierten Licht. Der Reaktionsausfall weist auf eine Speicherung von Neutralfett und Cholesterin im Zytoplasma hin.

Maligne Lymphome 10

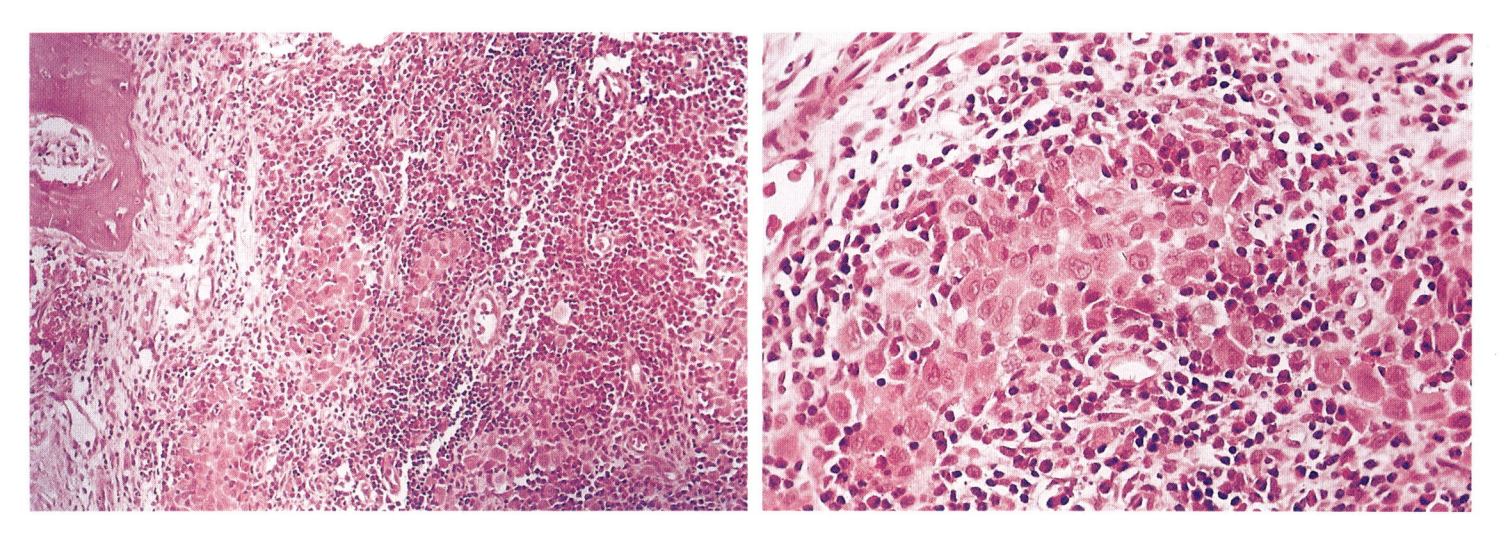

Abb. 10.88
Eosinophiles Knochengranulom: Nadelbiopsie eines 28-jährigen Patienten mit Knocheninfiltraten; (links) hämatopoetisch verdrängende Infiltration durch Herde von Histiozyten und Eosinophilen; (rechts) stärkere Vergrößerung der atypischen Histiozyten und Eosinophilen.

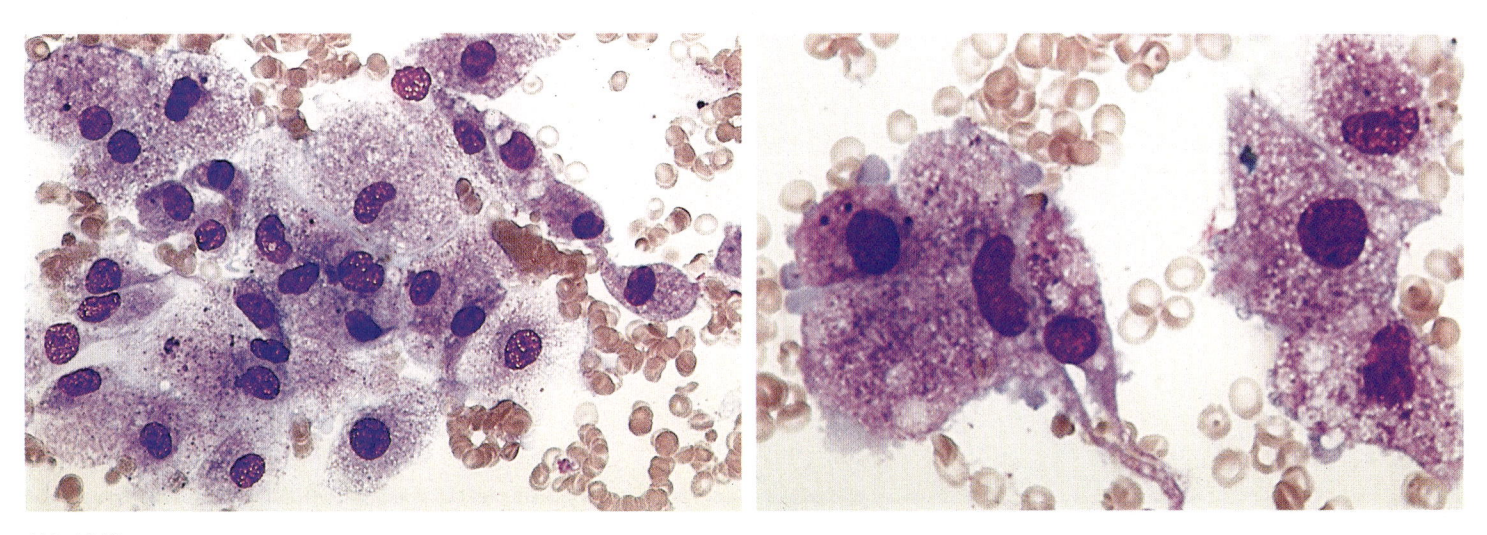

Abb. 10.89
Maligne Histiozytose: Knochenmarkaspirat mit (links) neoplastischen Histiozyten bei einem 64-jährigen Patienten mit Panzytopenie und Hepatosplenomegalie; (rechts) bei stärkerer Vergrößerung erkennt man die ausgeprägte Kernpolymorphie und das ausladende, vakuolisierte Zytoplasma der malignen Zellen.

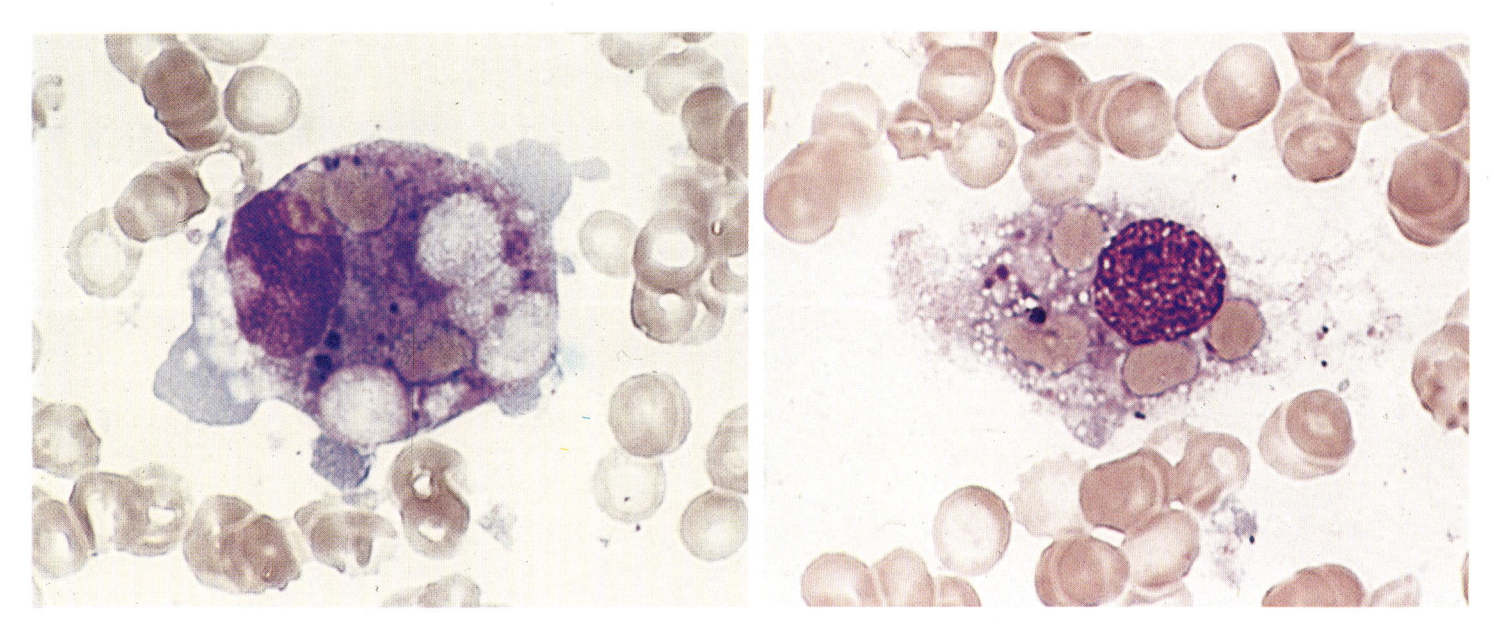

Abb. 10.90
Maligne Histiozytose: Knochenmarkaspirate mit einzelnen malignen Histiozyten und auffälliger Phagozytose von Erythrozyten.

10 Maligne Lymphome

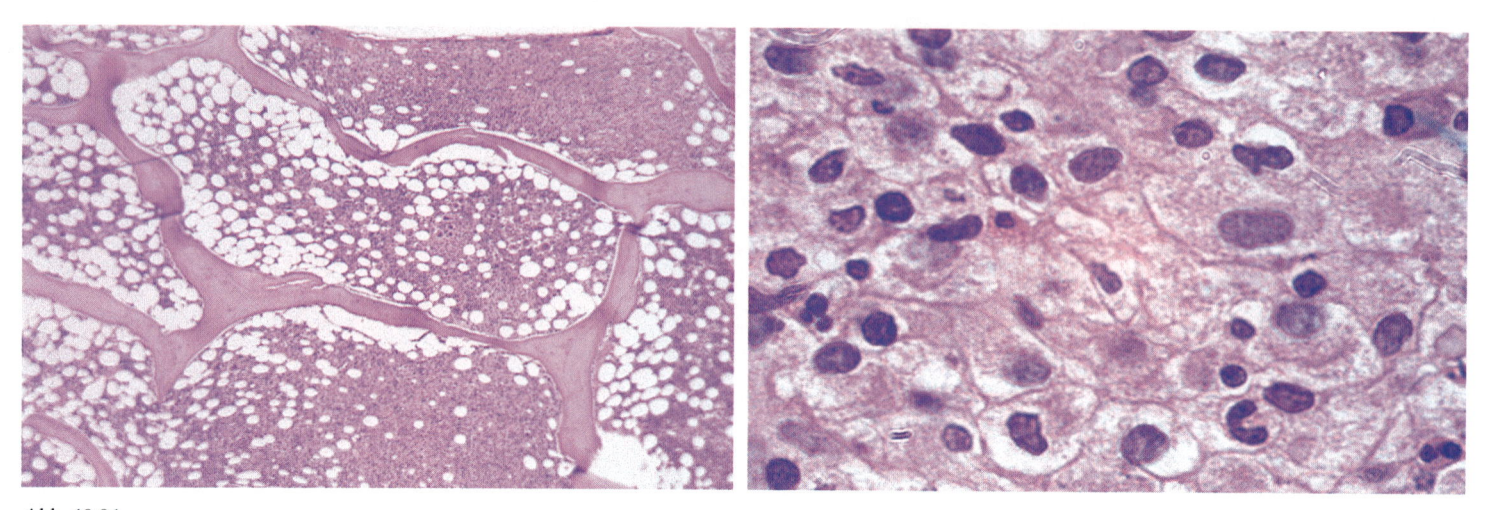

Abb. 10.91
Maligne Histiozytose: Nadelbiopsie mit (links) ausgedehnten Infiltraten atypischer Histiozyten und Verdrängung der normalen intertrabekulären Hämatopoese; (rechts) Tumorzellen mit polymorphen, hyperchromatischen Kernen und breitem, vakuolisiertem Zytoplasma bei stärkerer Vergrößerung.

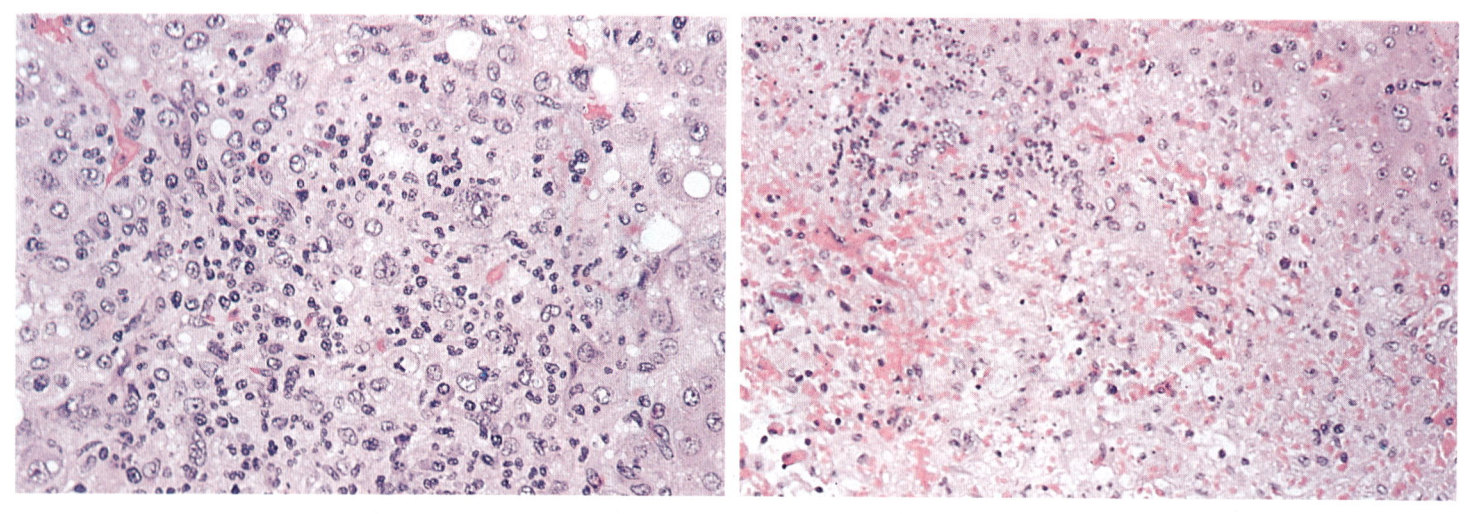

Abb. 10.92
Maligne Histiozytose: Histologisches Schnittpräparat einer Leberbiopsie mit (links) ausgedehnter Verdrängung der Leberparenchymzellen durch dichte Infiltrate aus neoplastischen Histiozyten und (rechts) damit verbundenen Nekrosezonen in der Leber.

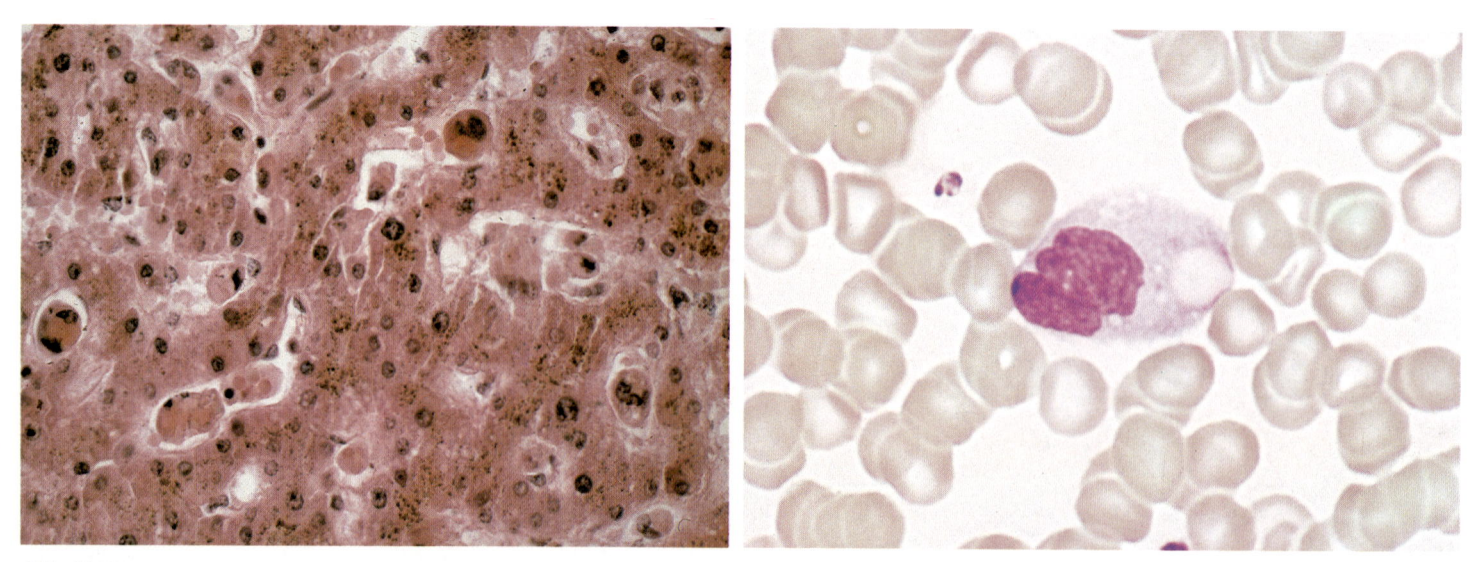

Abb. 10.93
Histiozytische medulläre Retikulose: (links) Histologisches Schnittpräparat der Leber mit Erythrozytophagozytose durch Kupffer'sche Sternzellen; (rechts) peripherer Blutausstrich mit einem phagozytierten Erythrozyten im Zytoplasma eines Monozyten.

histiozytische medulläre Retikulose, eine Sonderform dieser Erkrankung, ist durch eine Erythrozytophagozytose der Histiozyten gekennzeichnet, die zu einer hämolytischen Anämie mit ausgeprägtem Ikterus führt (*Abb. 10.93*).

Beim Virus-assoziierten hämophagozytischen Syndrom wird die histiozytische Proliferation mit einer Infektion durch Herpes- und andere Viren in Zusammenhang gebracht. Klinisch bestehen hohes Fieber, eine Hepatosplenomegalie und Lymphadenopathie sowie im peripheren Blut Zytopenien. Knochenmarkaspirate und histologische Schnittpräparate infiltrierter Gewebe zeigen eine histiozytische Hyperplasie mit ausgeprägter Hämophagozytose (*Abb. 10.94*).

Die familiäre hämophagozytische Retikulose ist eine seltene Erkrankung mit rezessivem Erbgang, die bei Säuglingen und Kleinkindern auftritt. Zumeist leiden die Patienten an hohem Fieber, Hepatosplenomegalie, Panzytopenie und sich rasch entwickelndem Marasmus. Todesursachen sind Blutungen, Sepsis, Leberversagen und zentralnervöser Befall (*Abb. 10.95*).

Auch die Sinushistiozytose mit massiver Lymphadenopathie stellt eine seltene Erkrankung dar, die meist bei jungen Personen schwarzer Hautfarbe auftritt und durch Lymphadenopathie, Fieber, Leukozytose und Hypergammaglobulinämie gekennzeichnet ist. Pathogenetisch wird eine abnorme Reaktion auf eine Virusinfektion angenommen. Am häufigsten sind zervikale Lymphknoten betroffen (*Abb. 10.96*). Histologisch weisen die Lymphknoten eine ausgeprägte Erweiterung der Sinus mit Infiltration

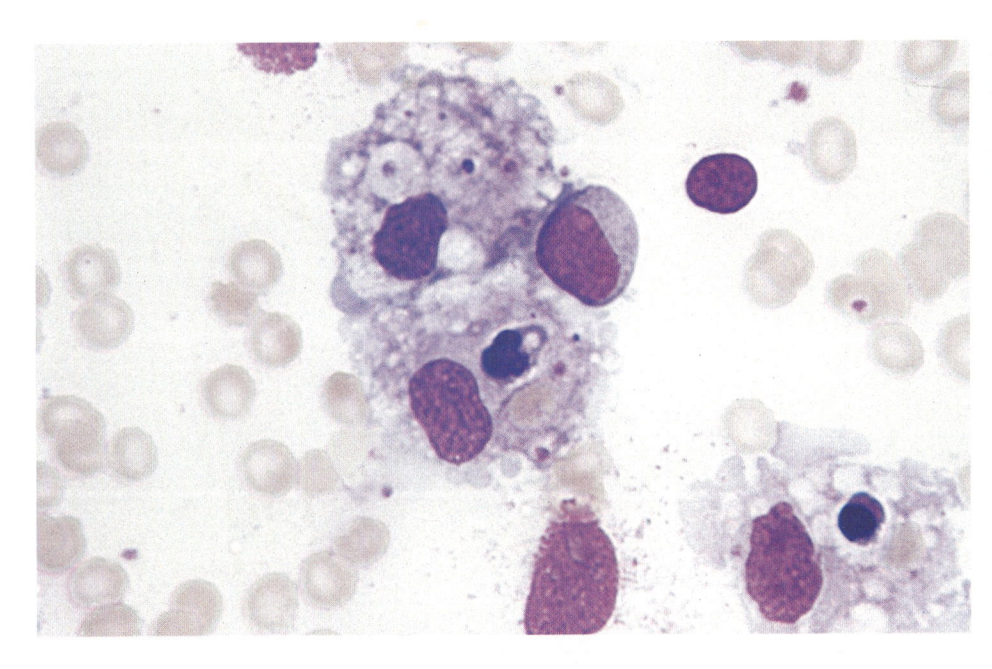

Abb. 10.94
Virus-assoziiertes hämophagozytisches Syndrom: Knochenmarkaspirat mit einer Gruppe von Histiozyten, die Erythrozyten und Erythroblasten phagozytiert haben. Diese reaktive, nicht neoplastische Erkrankung tritt bei Virusinfektionen auf; ihre differentialdiagnostische Abgrenzung von der malignen Histiozytose kann schwierig sein. Freundlicherweise von Dr. S. Knowles überlassen.

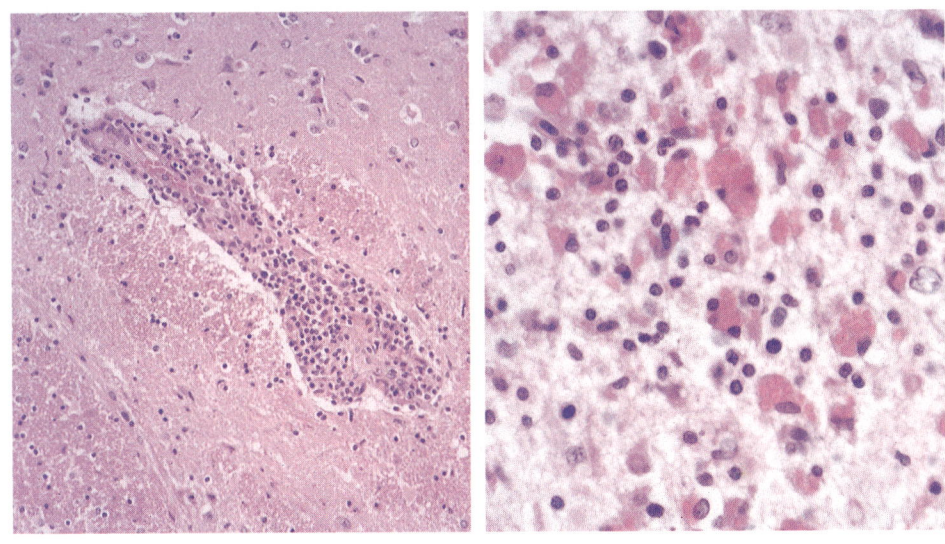

Abb. 10.95
Familiäres hämophagozytisches Syndrom: Histologisches Schnittpräparat des Gehirns mit (links) perivaskulären Lymphozytenansammlungen in den Virchow-Robin'schen Räumen; (rechts) bei stärkerer Vergrößerung erkennt man innerhalb des Parenchyms Histiozyten, die sowohl Erythrozyten (Erythrozytophagozytose) als auch Lymphozyten (Lymphophagozytose) aufgenommen haben. Obduktionsmaterial. Freundlicherweise von Dr. J. E. McLaughlin überlassen.

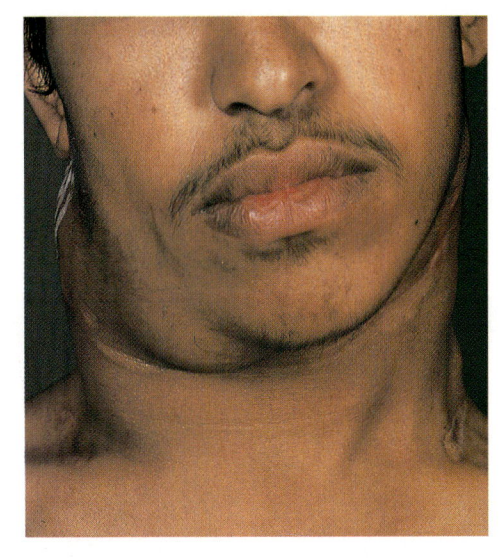

Abb. 10.96
Sinushistiozytose mit massiver Lymphadenopathie: Ausgeprägte, schmerzlose Lymphadenopathie am Hals eines jungen Erwachsenen aus dem mittleren Osten. Die Lymphknotenschwellung bildete sich innerhalb von zwei Jahren spontan zurück.

durch schaumzellige Makrophagen (Abb. 10.97) und Plasmazellen auf. Wenngleich die Erkrankung einen protrahierten Verlauf nehmen kann, so bildet sie sich jedoch gewöhnlich spontan und vollständig zurück.

LIENALES LYMPHOM MIT VILLÖSEN LYMPHOZYTEN
Diese kürzlich beschriebene Entität weist zahlreiche Gemeinsamkeiten mit der chronischen lymphatischen Leukämie, der Haarzell-Leukämie und der Prolymphozytenleukämie als auch mit B-Zell-Lymphomen auf. Sie wird meist bei älteren Patienten beobachtet und ist durch eine ausgeprägte Splenomegalie, zirkulierende B-Lymphozyten mit haarzellähnlicher Morphologie (Abb. 10.98 und 10.99) sowie vielfach durch eine monoklonale Gammopathie gekennzeichnet.

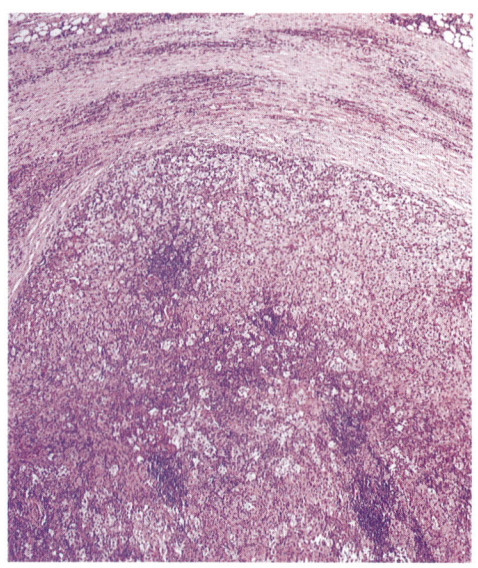

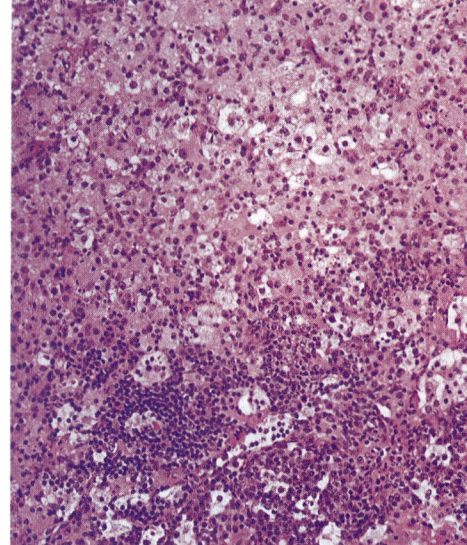

Abb. 10.97
Sinushistiozytose mit massiver Lymphadenopathie: Histologisches Schnittpräparat eines Lymphknotens mit (links) ausgeprägter Fibrose der Kapsel und des umgebenden Gewebes. Die Sinus sind erweitert und mit proliferierten Histiozyten angefüllt. Die Veränderung kann differentialdiagnostische Schwierigkeiten gegenüber einem histiozytischen Lymphom bieten. Bei stärkerer Vergrößerung (rechts) erkennt man konfluierende Ansammlungen von Histiozyten mit breitem, vakuolisiertem Zytoplasma. Dazwischen sind Herde von Lymphozyten und residuale Markstränge nachweisbar.

Abb. 10.98
Lienales Lymphom mit villösen Lymphozyten: Die typischen Lymphozyten im peripheren Blutausstrich zeichnen sich durch eine ungleichmäßig begrenzte Plasmamembran mit kurzen, zarten Villi aus, die oft an einem oder zwei Zellpolen konzentriert sind. Die Zellen sind größer als die Lymphozyten der CLL; der Kern besitzt eine verdichtete Chromatinstruktur, ist rund oder oval und manchmal exzentrisch gelegen.

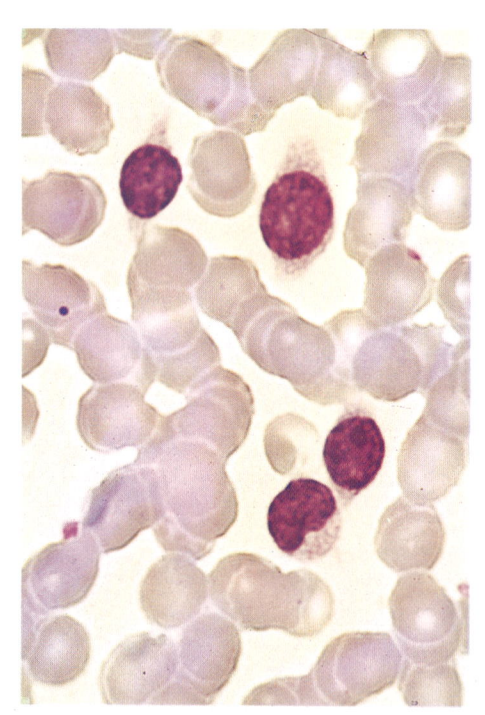

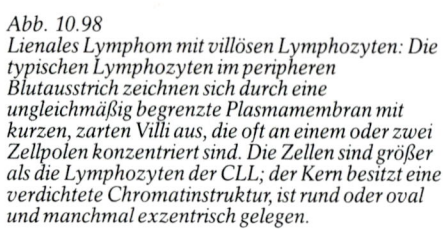

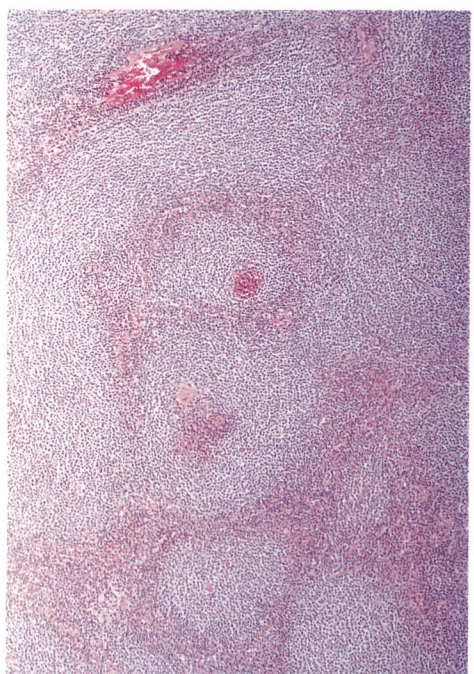

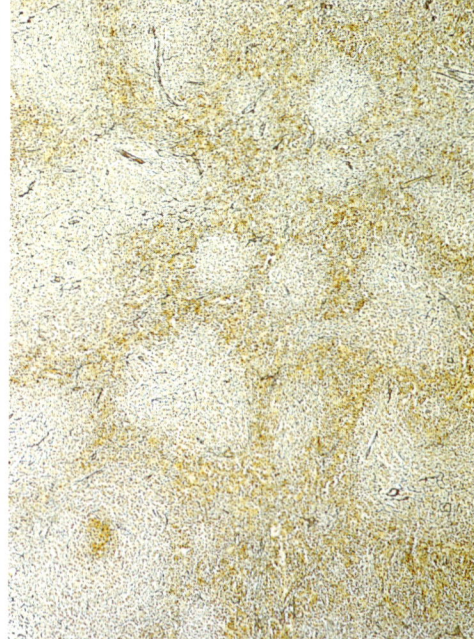

Abb. 10.99
Lienales Lymphom mit villösen Lymphozyten: (Links) Milzgewebe mit bevorzugtem Befall der weißen Pulpa durch eine uniforme Population aus lymphoplasmozytären Zellen mit dichter Chromatinstruktur sowie einer Zellpopulation mit Nukleolen: die Infiltrate zeigen insofern einen "organoiden" Aufbau, als die größeren Zellen am Rand der Knoten und die kleineren Keimzentrumszellen in der Mitte angesiedelt sind (sog. Margination). (Rechts) Die Gitterfaserdarstellung bestätigt die noduläre Wachstumsform des Infiltrates. Freundlicherweise von Dr. S. Hamilton-Dutoit überlassen.

Myelom und Plasmazelldyskrasien

11

11 Myelom und Plasmazelldyskrasien

MULTIPLES MYELOM

Das multiple Myelom ist durch eine maligne Proliferation von Plasmazellen im Knochenmark gekennzeichnet. Ihre Zahl beträgt in Aspiraten meist mehr als 15 Prozent der kernhaltigen Markzellen, in fortgeschrittenen Stadien sogar mehr als 50 Prozent (Abb. 11.1). Morphologisch sind die Zellen vielfach atypisch und durch ein unreifes Aussehen und stärkere Größenunterschiede charakterisiert als normale Plasmazellen (Abb. 11.2–11.4).

Bei den meisten Patienten ergibt die Untersuchung von Serum und/oder Urin ein monoklonales Protein (M-Protein oder Paraprotein). Das Serumgesamteiweiß ist typischerweise erhöht, wobei die Elektrophorese einen abnormen M-Gradienten in der Globulinregion zeigt (Abb. 11.5). Die Klasse der vermehrten Immunglobuline kann mit Immundiffusionstechniken bestimmt werden; die Spiegel der anderen Immunglobulinklassen sind dabei gewöhnlich erniedrigt. Mit der Immun-

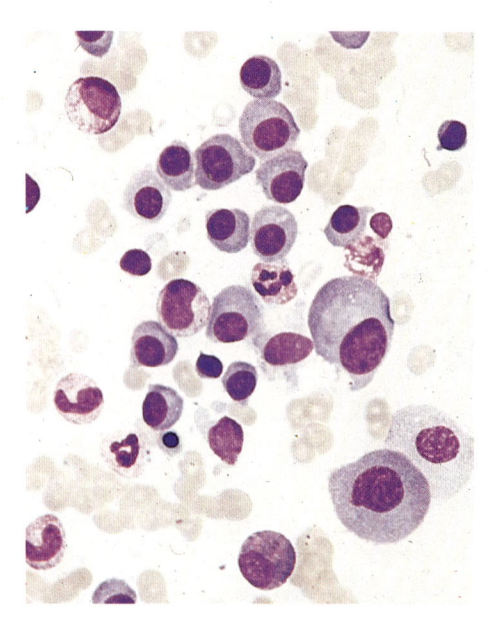

Abb. 11.1
Multiples Myelom: Im Knochenmarkausstrich überwiegen atypische Plasmazellen.

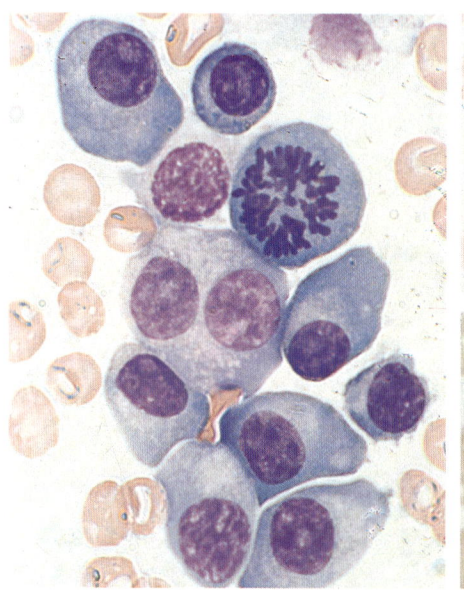

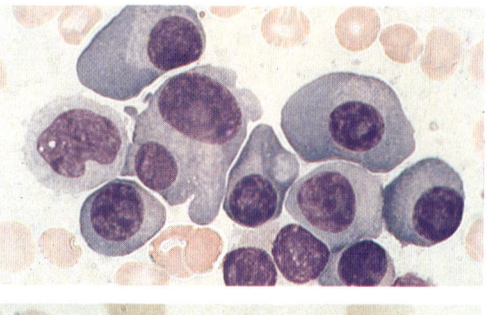

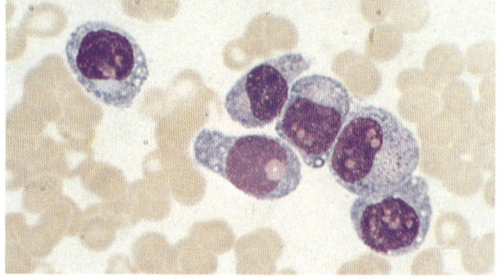

Abb. 11.2
Multiples Myelom: Knochenmarkausstriche von zwei weiteren Fällen mit atypischen Plasmazellen. (Links) Myelomzellen z.T. mit Nukleolen, eine doppelkernige Zelle und eine in Mitose; (oben rechts) die Kerne der binukleären Zelle sind unterschiedlich groß; (unten rechts) abnorme Zytoplasma- und Kernvakuolisierung.

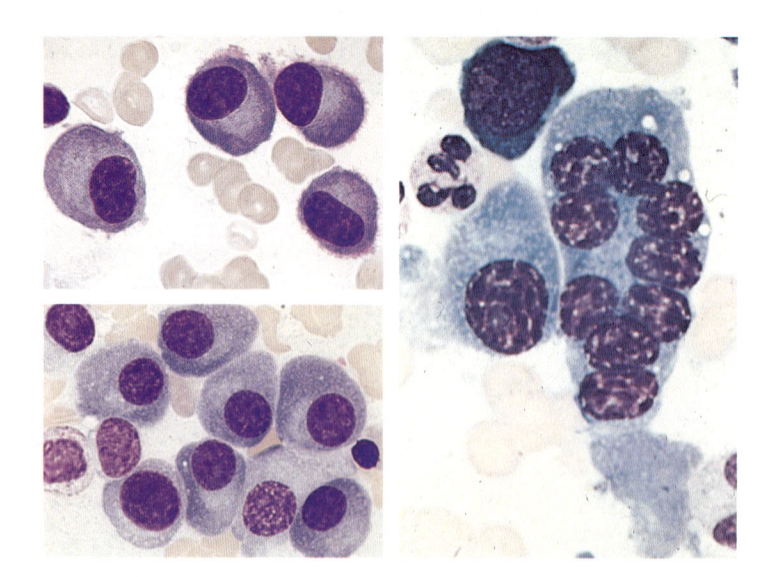

Abb. 11.3
Multiples Myelom: Knochenmarkausstriche mit erheblicher Anisozytose und Anisonukleose der atypischen Plasmazellen; (rechts) eine mehrkernige Myelomzelle.

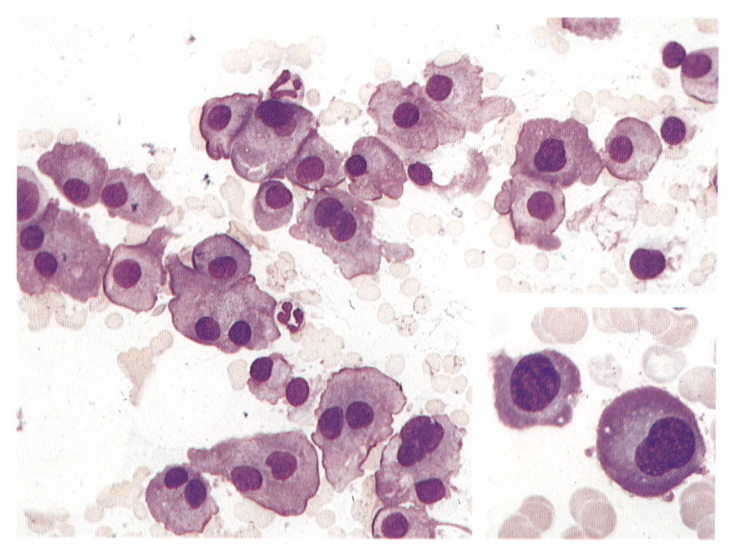

Abb. 11.4
Multiples Myelom: "Flammende" Plasmazellen im Knochenmark bei IgA–Paraproteinämie. Man erkennt zahlreiche Plasmazellen mit Speicherungsphänomenen (Thesaurozyten), große Plasmazellen mit kleinen, manchmal pyknotischen Kernen und breitem, fibrillärem Zytoplasma, das ebenfalls "flammende" Grenzen aufweist (Inset). Dieser "flammende" Aspekt wird am häufigsten bei IgA–bildenden Zellen beobachtet, kann jedoch auch bei anderen Paraproteinen auftreten.

Myelom und Plasmazelldyskrasien 11

elektrophorese läßt sich das abnorme Immunglobulin bestätigen und die Monoklonalität nachweisen (*Abb. 11.6*). Die Häufigkeit der verschiedenen Paraproteintypen ist in *Abb. 11.7* wiedergegeben.

Wird von den neoplastischen Plasmazellen ein vollständiges monoklonales Immunglobulin gebildet, so besteht häufig ein Mißverhältnis in der Synthese von schweren und leichten Ketten mit relativem Überwiegen von Leichtketten. Zwei Drittel der Patienten scheiden im Urin ein Bence-Jones-Protein aus; dieses enthält freie Leichtketten (entweder $\varkappa$ oder λ) derselben Klasse wie das Serum-Paraprotein. In etwa 17 Prozent der Fälle fehlen abnorme Immunglobuline im Serum; eine Bence-Jones-Proteinurie ist dann die einzige Protein-Anomalie. Gelegentlich ist auch eine Doppel- oder Mehrfachparaproteinämie nachweisbar; bei weniger als einem Prozent der Patienten werden weder im Urin noch im Serum Paraproteine gefunden.

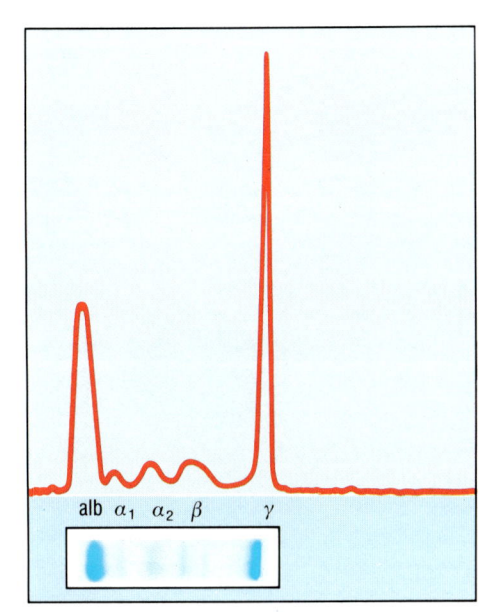

Abb. 11.5
Multiples Myelom: Serumeiweißelektrophorese mit einem M–Gradienten in der γ-Globulinregion und reduzierten β- und α-Globulinfraktionen. Dieser Kurvenverlauf mit dem "Peak" und der α- und β-Hypoglobulinämie ist für das multiple Myelom charakteristisch. Gesamtprotein: 99g/l; IgG-Paraproteinkomponente: 41g/l.

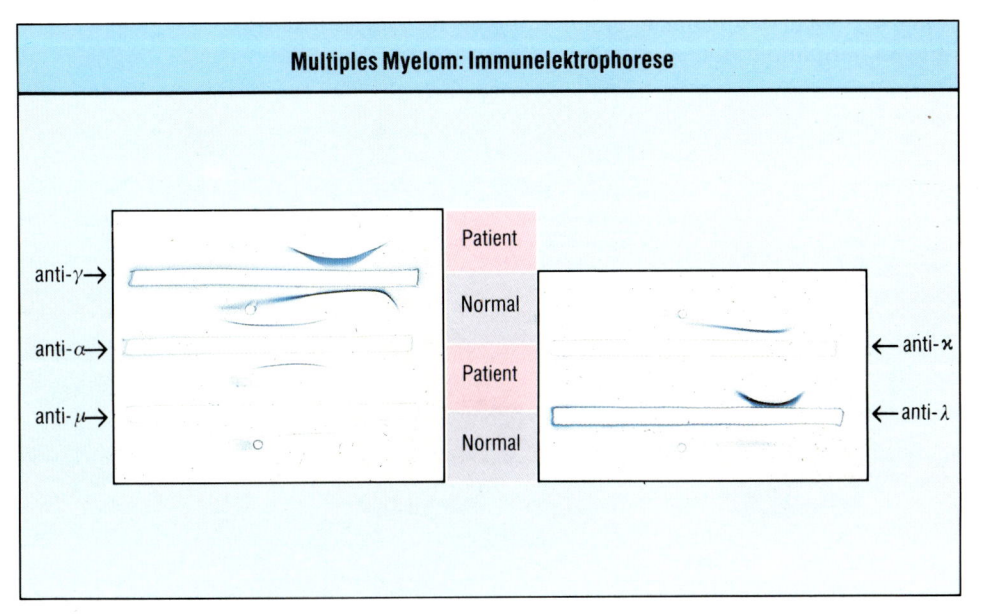

Abb. 11.6
Multiples Myelom: Immunelektrophorese. Normale Proteine weisen einen charakteristischen bogenförmigen Linienverlauf auf. In den Reaktionen mit anti-γ und-λ behält das IgG-λ-Paraprotein zwar seine Stellung in der Elektrophorese, erscheint jedoch als Bogen bzw. als verbreiterte Schleife mit einem kleineren Durchmesser als üblich. Die Verminderung von IgA und IgM ergibt bei der Reaktion mit anti-α und anti-μ schmale oder fehlende Präzipitationslinien.

Verteilung der Paraproteintypen beim multiplen Myelom			
Typ	Prozent	Typ	Prozent
IgG	53	Biklonal	3
IgA	25	Nur Leichtketten	17
IgD	2	Kein Paraprotein nachweis im Serum oder Urin	<1
IgE	sehr selten		

Abb. 11.7
Multiples Myelom: Häufigkeit der Paraproteintypen. Die Werte stammen aus dem ersten British Medical Research Council Therapeutic Trial (276 Fälle).

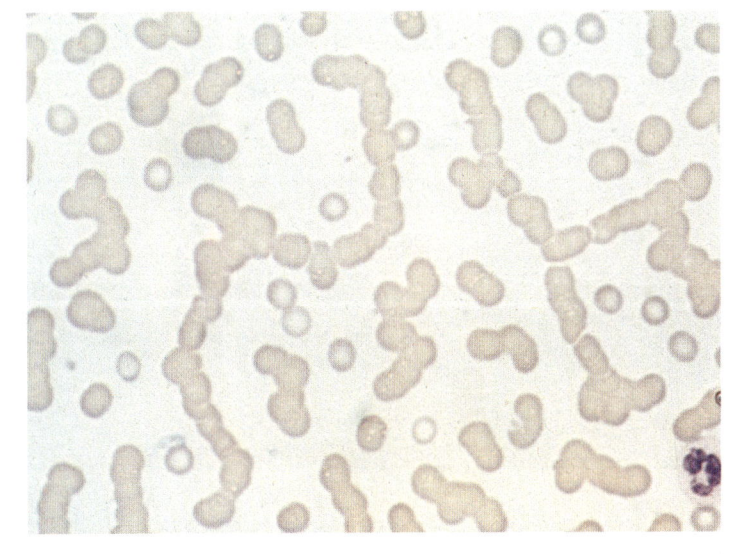

Abb. 11.8
Multiples Myelom: Peripherer Blutausstrich mit ausgeprägter geldrollenförmiger Anordnung der Erythrozyten und verstärkter Hintergrundanfärbung.

11 Myelom und Plasmazelldyskrasien

In fortgeschrittenen Krankheitsstadien entwickeln sich eine normochrome, normozytäre Anämie sowie häufig auch eine Neutro- und Thrombozytopenie als Zeichen der Knochenmarkinsuffizienz. Der erhöhte Globulingehalt des Serums geht meist mit einer beschleunigten Blutkörperchensenkungsgeschwindigkeit (BSG) einher. Im Blutausstrich können eine ausgeprägte Geldrollenbildung der Erythrozyten und eine verstärkte Hintergrundanfärbung (Abb. 11.8) bestehen, manchmal auch ein leuko-erythroblastisches Blutbild. Bei etwa 15 Prozent der Patienten werden atypische Plasmazellen ins Blut ausgeschwemmt (Abb. 11.9); empfindlichere Gen-Rearrangement-Untersuchungen haben jedoch ergeben, daß Zellen des malignen Klons in einem höheren Prozentsatz der Fälle im peripheren Blut erscheinen.

Osteolytische Veränderungen, die typischerweise mit Schmerzen einhergehen, sind radiologisch bei 60 Prozent der Patienten nachweisbar. Es handelt sich dabei u.a. um die klassischen "ausgestanzten" Schädeldefekte (Abb. 11.10 und 11.11), osteolytische Herde und generalisierte Osteopenien in Wirbelsäule, Rippen und Becken sowie um pathologische Frakturen (Abb. 11.12–11.15). Ein ausgeprägter Knochenabbau (Abb. 11.16) führt in der Hälfte der Fälle zu einer Hyperkalzämie; es wird angenommen, daß er auf einer gesteigerten Bildung von Osteoklasten-aktivierendem Faktor (OAF) beruht. Manchmal überschreitet das Myelom auch die Knochengrenzen und infiltriert das umgebende Gewebe (Abb. 11.17 und 11.18).

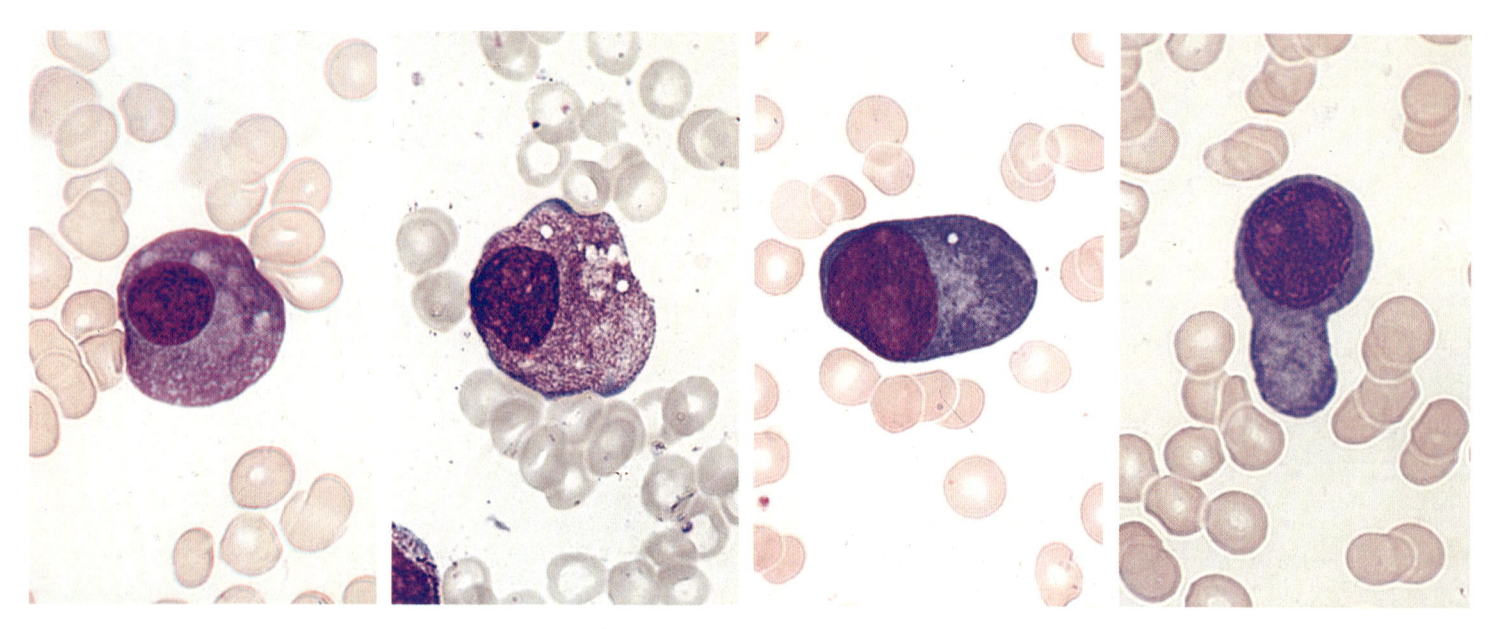

Abb. 11.9
Multiples Myelom: Einzelne Myelomzellen in peripheren Blutausstrichen zweier Patienten.

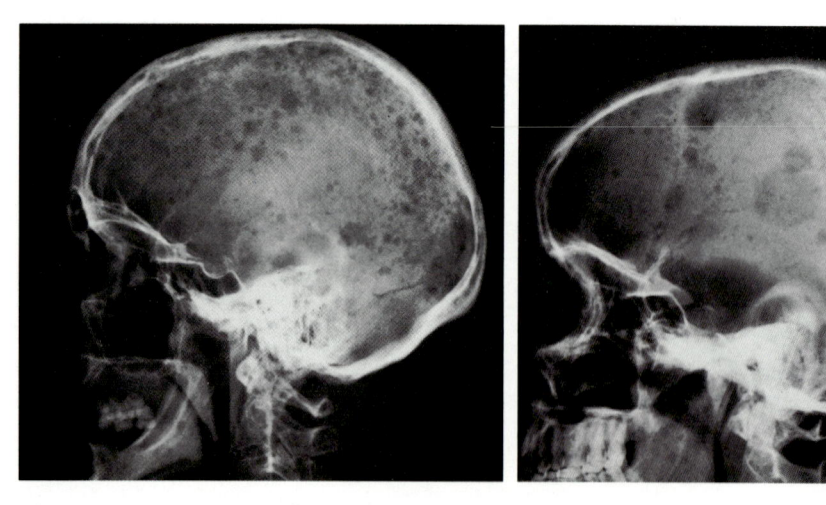

Abb. 11.10
Multiples Myelom: Schädelröntgenaufnahmen mit (links) typischen "ausgestanzten" Osteolyseherden ("Schrotschußschädel") und (rechts) zahlreichen Osteolysen unterschiedlicher Größe.

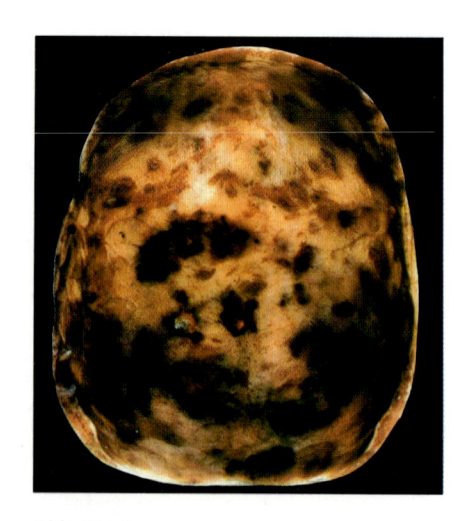

Abb. 11.11
Multiples Myelom: Innenseite der Schädelkalotte mit charakteristischen Mottenfraß-artigen Osteolysen.

Myelom und Plasmazelldyskrasien 11

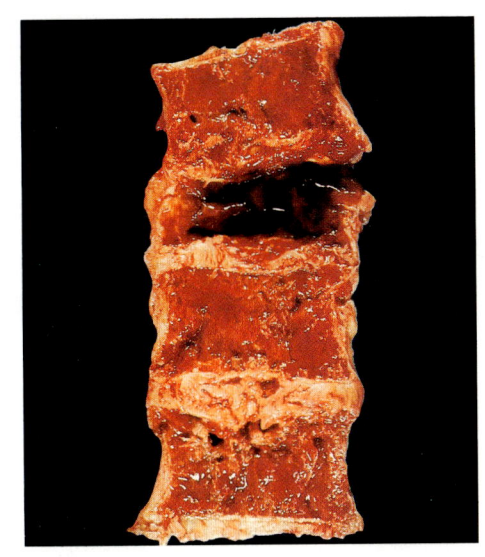

Abb. 11.12
Multiples Myelom: Longitudinaler Sägeschnitt durch die Lendenwirbelsäule mit ausgedehntem Ersatz des normalen spongiösen Knochens durch gefäßreiches Myelomgewebe. Der L2-Wirbelkörper zeigt Blutungen und ist zusammengesintert.

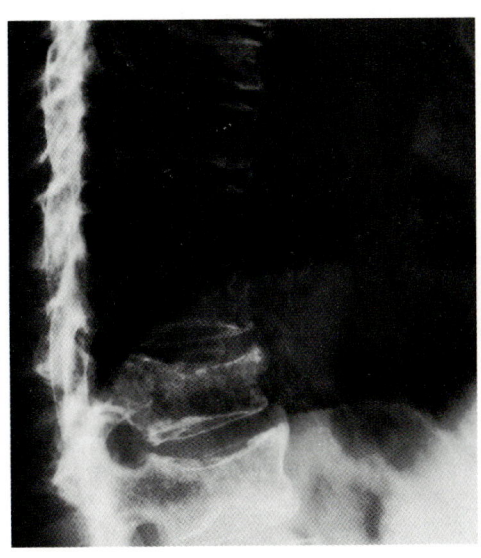

Abb. 11.13
Multiples Myelom: Röntgenaufnahmen der unteren thorakalen (links) und lumbalen (rechts) Wirbelsäule mit schwerer Demineralisierung und partieller Zusammensinterung der Wirbelkörper, vor allem bei T8–T12 und L3.

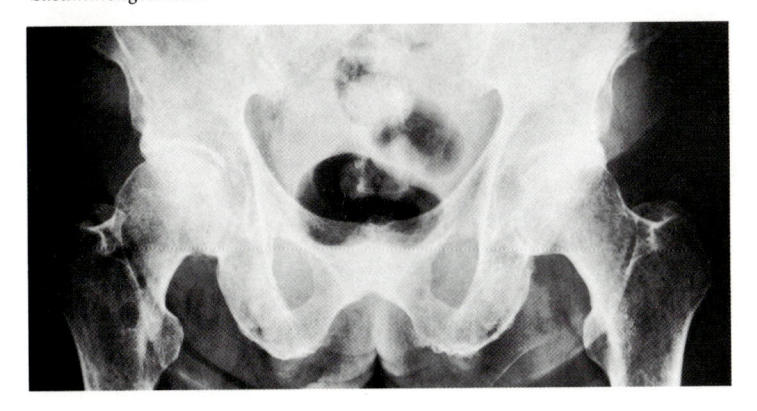

Abb. 11.14
Multiples Myelom: Beckenröntgenaufnahme mit Osteolysen im unteren Beckengürtel und rechten Femur.

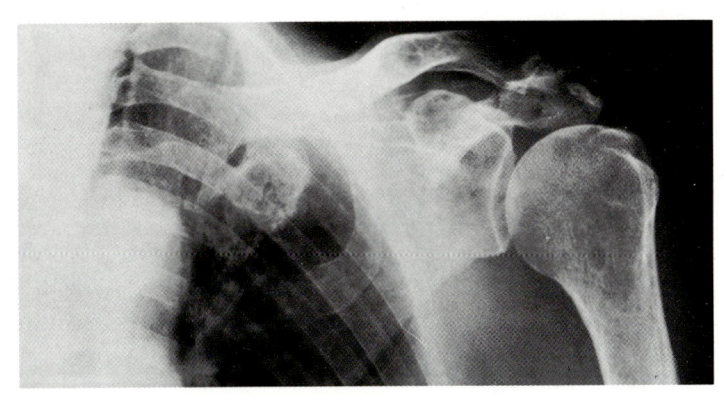

Abb. 11.15
Multiples Myelom: Röntgenaufnahme der linken Schulterregion mit einer pathologischen Fraktur des Processus acromialis scapulae und Osteolysen in Humerus, Clavicula und Rippen.

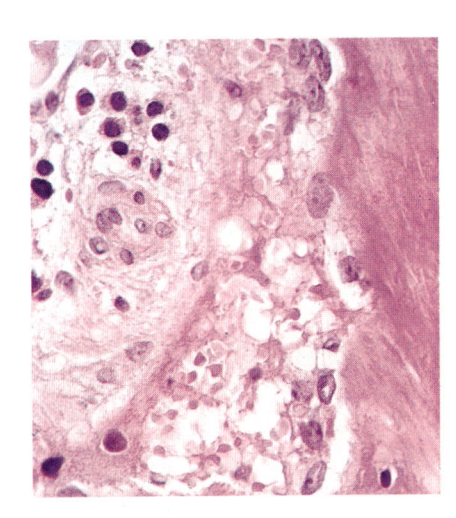

Abb. 11.16
Multiples Myelom: Knochenbiopsie. Die mehrkernigen Osteoklasten entlang der Knochenbälkchen sind für den Knochenabbau im Bereich der osteolytischen Herde verantwortlich. Links oben einige Plasmazellen.

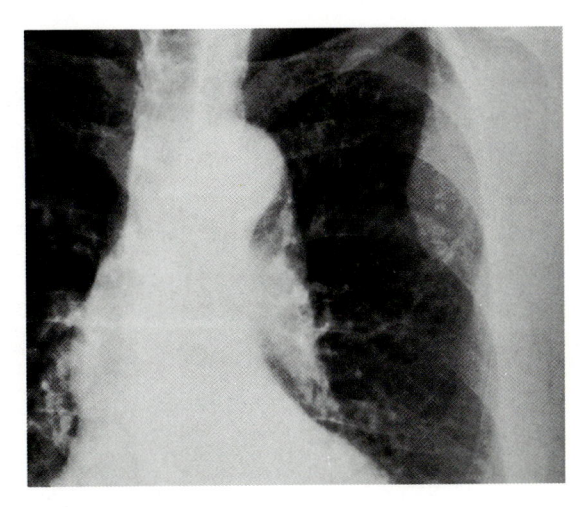

Abb. 11.17
Multiples Myelom: Thorax-Röntgenaufnahme mit einem von der dritten Rippe links ausgehenden Tumorknoten.

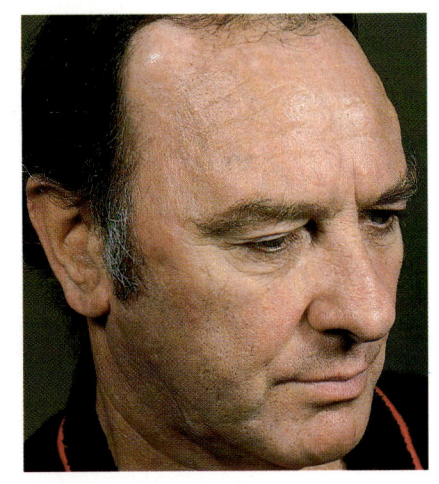

Abb. 11.18
Multiples Myelom: Die primär im Schädelknochen angesiedelten Infiltrate haben sich in die Weichteile ausgebreitet und erscheinen als Beulen an der Stirn. In diesem Fall exprimierte ein Teil der Myelomzellen cALLA bei negativer TdT-Reaktion. Dieser immunologische Phänotyp scheint mit einem aggressiven Krankheitsverlauf einherzugehen.

11 Myelom und Plasmazelldyskrasien

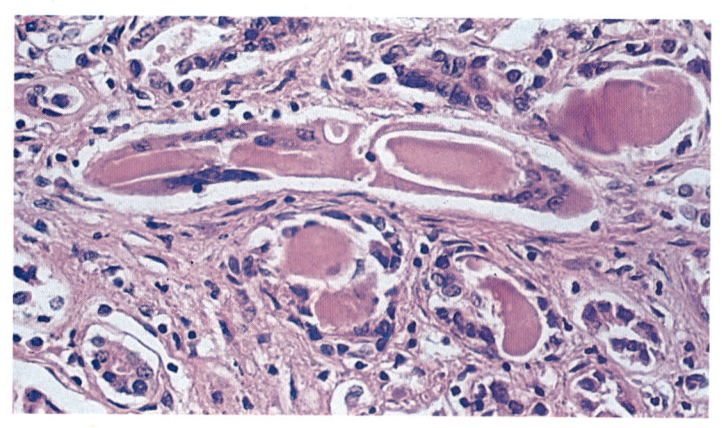

Abb. 11.19
Multiples Myelom: Histologisches Schnittpräparat der Niere mit obliterierenden azidophilen Paraproteinzylindern in den Tubuli, die von Fremdkörper-Riesenzellen umgeben werden. Das Niereninterstitium ist fibrosiert.

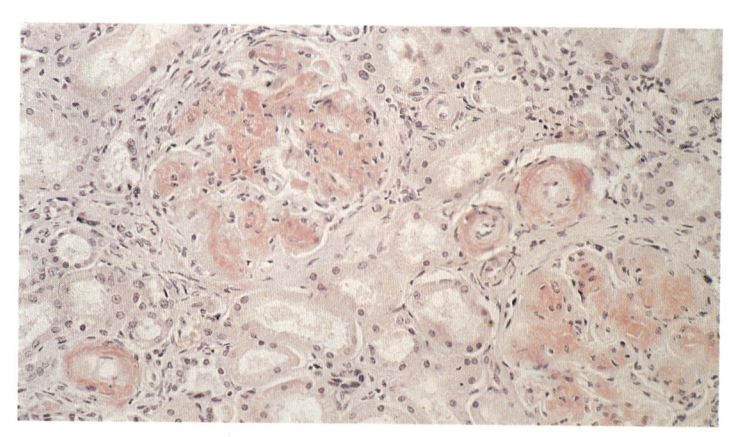

Abb. 11.20
Multiples Myelom: Amyloidose der Niere mit ausgedehnten Amyloidablagerungen in den Glomerula und den benachbarten Arteriolen. Kongorot-Färbung.

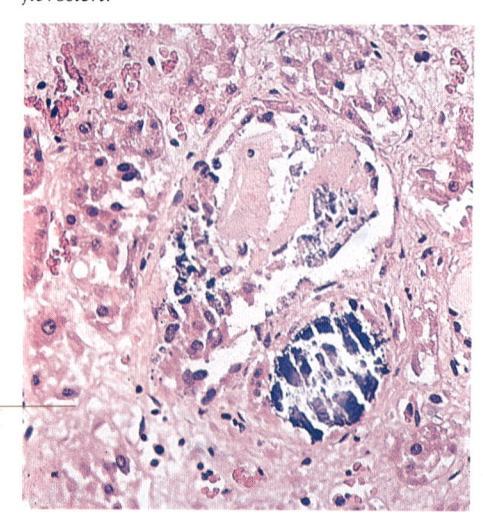

Abb. 11.21
Multiples Myelom: Irregulär geborstene Calciumablagerungen mit starker Hämatoxylin-Anfärbung im fibrosierten Nierengewebe bei Nephrocalzinose.

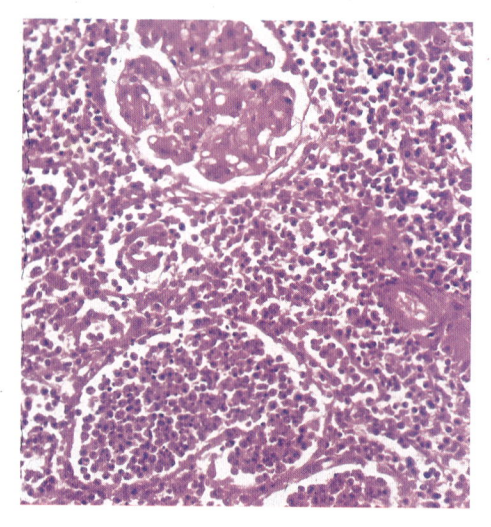

Abb. 11.22
Multiples Myelom: Pyelonephritis mit Zerstörung des Nierenparenchyms durch entzündliche Zellinfiltrate im Interstitium und in den Tubuli.

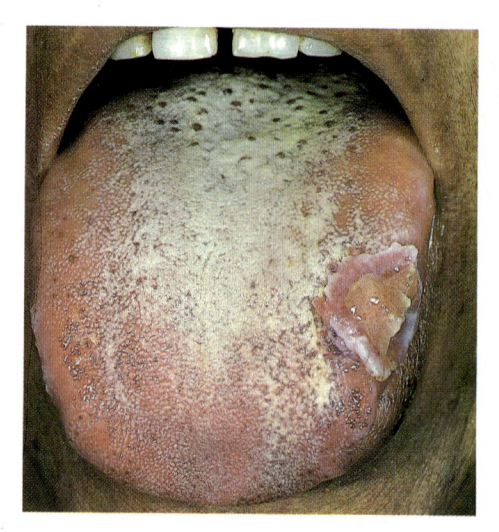

Abb. 11.23
Multiples Myelom: Amyloidose der Zunge mit Makroglossie und einem tiefen Ulkus an der seitlichen vorderen Oberfläche. Der Ulkusgrund zeigt ein für Amyloid typisches wachsartiges Aussehen.

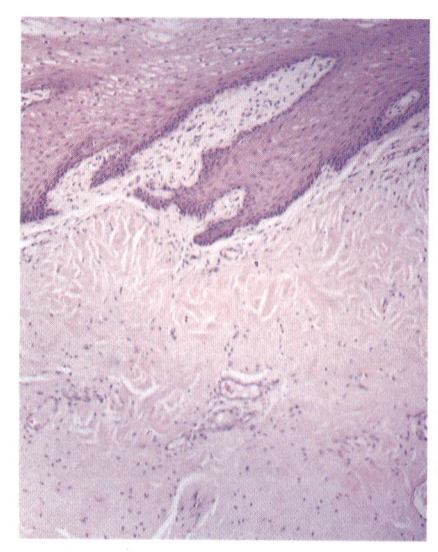

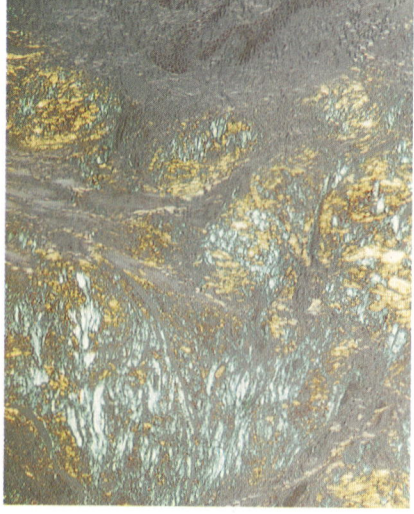

Abb. 11.24
Multiples Myelom: Biopsiepräparat des Ulkus von Abb. 11.23 mit (links) ausgedehnten Ablagerungen eines blassen, azidophilen Materials. In der Kongorot-Färbung (rechts) weist dieses die für Amyloid charakteristische grüne Doppelbrechung im polarisierten Licht auf.

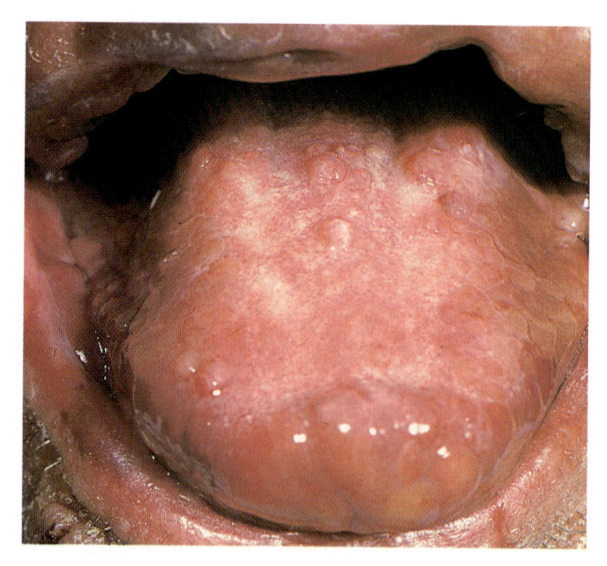

Abb. 11.25
Multiples Myelom: Ausgeprägte Makroglossie. Im Gegensatz zur diffusen Vergrößerung der Zunge in Abb. 11.23 haben sich hier knotige Amyloidablagerungen entwickelt. Ähnliche Knoten sind auch an den Lippen erkennbar.

Von wesentlicher Bedeutung für den Verlauf des multiplen Myeloms sind renale Komplikationen. Eine persistierende Niereninsuffizienz und Blutharnstoffspiegel über 14 mmol/l ergeben eine schlechte Prognose. Pathogenetisch spielen dabei die Schädigung der Niere durch eine ausgeprägte Bence–Jones–Proteinurie (*Abb. 11.19*), Amyloidose (*Abb. 11.20*), Nephrocalcinose (*Abb. 11.21*) und Pyelonephritis (*Abb. 11.22*) eine wichtige Rolle. Mehr generalisierte Amyloidosen entwickeln sich nur bei wenigen Patienten; sie gehen u.a. mit einer Makroglossie und Zungenulzera (*Abb. 11.23–11.25*), einem Karpaltunnelsyndrom (*Abb. 11.26*), Hautinfiltraten (*Abb. 11.27* und *11.28*) sowie Kardiomegalie und Herzinsuffizienz (*Abb. 11.29*) einher.

Behandlung
Eine dringende Therapieindikation kann sich initial durch die Hyperkalzämie, Hyperviskosität oder Niereninsuffizienz ergeben. Für die Chemotherapie der zugrundeliegenden Erkrankung bestehen verschiedene Möglichkeiten. Ältere Patienten werden meist mit einer alkylierenden Substanz, z.B. Melphalan oder Cyclophosphamid, häufig in Kombination mit einem Corticosteroid, behandelt. Bei jüngeren Patienten wird mit dem Ziel einer länger anhaltenden Remission meist eine Kombinationschemotherapie mit drei oder mehr Medikamenten, z.B. Doxorubicin, Nitrosoharnstoffen, Cyclophosphamid, Melphalan, Vincristin und Corticosteroiden, angewandt. Zur Zeit läuft eine Therapiestudie mit Melphalan in hoher Dosierung mit oder ohne autologe Knochenmarktransplantation.

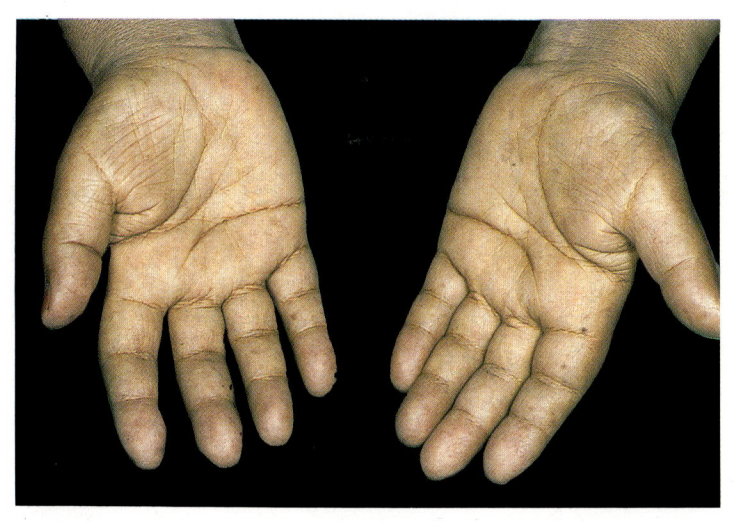

Abb. 11.26
Multiples Myelom: Karpaltunnel-Syndrom durch Amyloidablagerungen im Retinaculum flexorum mit Kompression des N. medianus. Die Daumenballenmuskulatur ist atrophisch. Der Patient litt an Parästhesien und Paresen beider Hände.

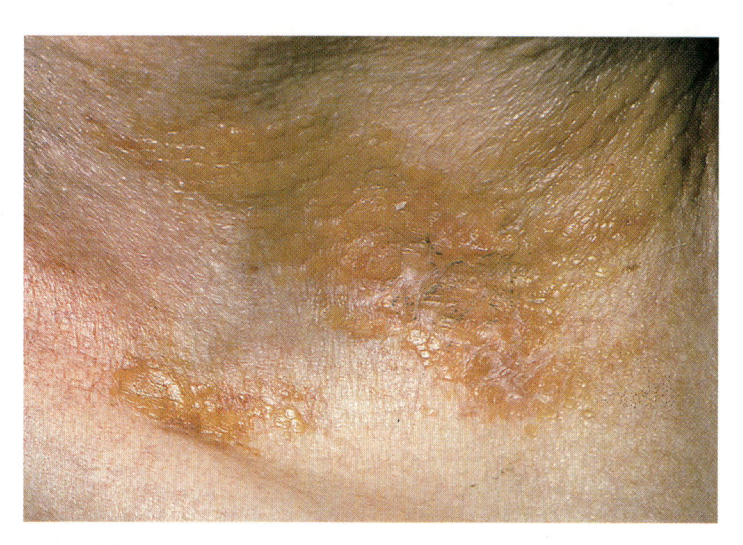

Abb. 11.27
Multiples Myelom: Amyloidose der Haut mit plaqueförmigen hyalinen Infiltraten im Bereich der supraklavikulären Hautfalten.

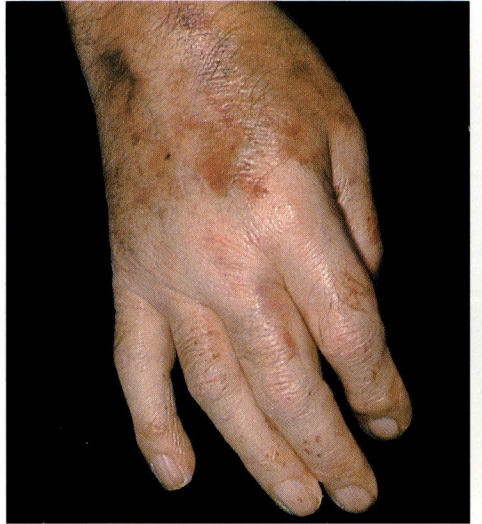

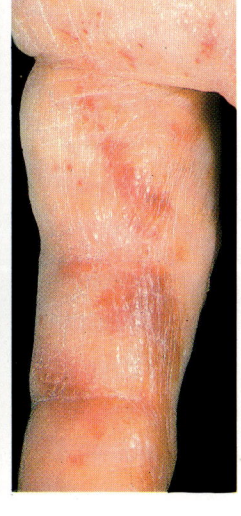

Abb. 11.28
Multiples Myelom: Amyloidose des Handrückens (links). Die ausgedehnten diffusen und nodulären Ablagerungen in Haut, subkutanem Gewebe und Sehnenscheiden haben zu einer ungleichmäßigen Auftreibung über den Metakarpalköpfchen geführt. Die Hautoberfläche erscheint hart, gespannt und wachsartig. (Rechts) Die ausgeprägte charakteristische Purpura ist wahrscheinlich auf eine Amyloidose kleiner Hautgefäße zurückzuführen.

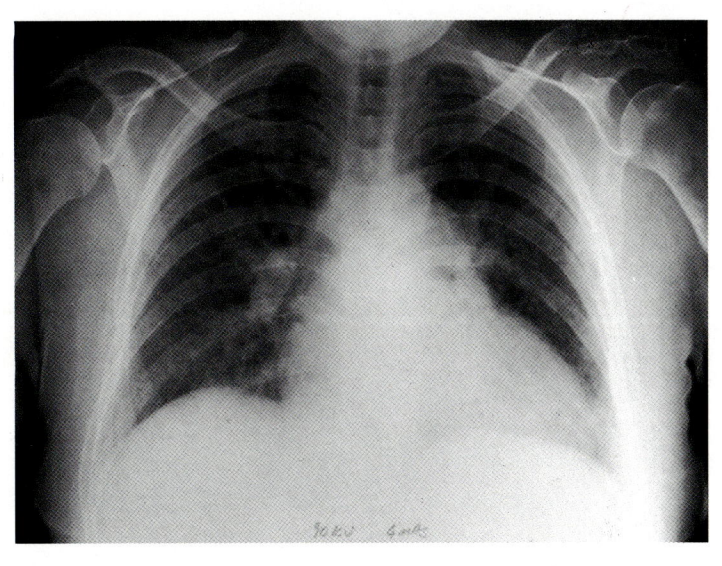

Abb. 11.29
Multiples Myelom: Amyloidose des Herzens. In der Röntgenaufnahme erkennt man eine Kardiomegalie und Stauung der Lungen. Das Myelom hat zu Osteolysen im rechten Humerus und in den Rippen sowie zu pathologischen Frakturen der linken Clavicula und der achten Rippe rechts geführt.

11 Myelom und Plasmazelldyskrasien

ANDERE PLASMAZELL-NEOPLASIEN
Das solitäre Plasmozytom und das Weichteilplasmozytom machen je 3 Prozent der Plasmazell-Neoplasien aus.

Solitäres Plasmozytom des Knochens
Bei dieser Erkrankung (Abb. 11.30–11.35) ist die Plasmazellproliferation auf einen umschriebenen Knochenherd beschränkt; Knochenmarkaspirate außerhalb des Primärtumors ergeben meist keinen pathologischen Befund. Die begleitende Paraproteinämie verschwindet nach Bestrahlung des Tumors vollständig.

Weichteilplasmozytom
Diese Tumoren entwickeln sich am häufigsten in der Submuko-

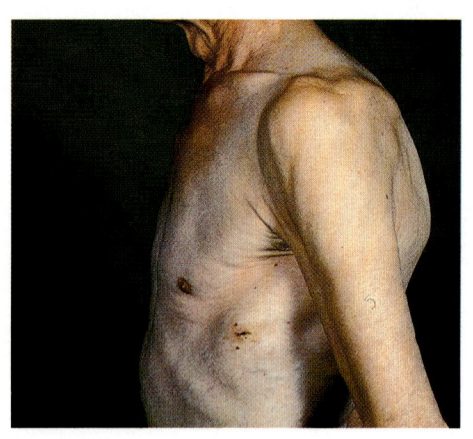

Abb. 11.30
Solitäres Plasmozytom des Knochens: Derbe, eiförmige Tumormasse von 9cm Durchmesser über der unteren lateralen Thoraxwand. Serumproteinwerte, hämatologische Parameter und Knochenmark waren nicht pathologisch verändert. Bei der radiologischen Durchuntersuchung konnten keine weiteren Knochenherde nachgewiesen werden. Freundlicherweise von Dr. S. Knowles überlassen.

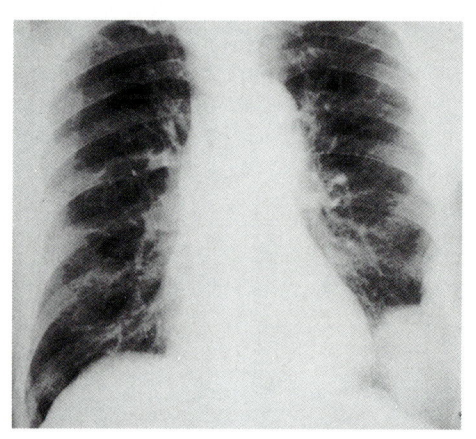

Abb. 11.31
Solitäres Plasmozytom des Knochens: Thorax-Röntgenaufnahme (gleicher Fall wie Abb. 11.30) mit einer scharf begrenzten Tumormasse von etwa 5cm Durchmesser im unteren linken Thorax; sie geht von der neunten Rippe aus und infiltriert die Pleura.

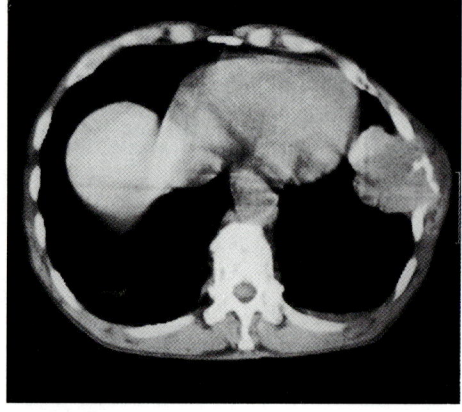

Abb. 11.32
Solitäres Plasmozytom des Knochens: Die CT-Aufnahme (gleicher Fall wie Abb. 11.30) zeigt Erosionen der Rippe sowie eine Infiltration des Pleuraraumes und der äußeren Weichteile.

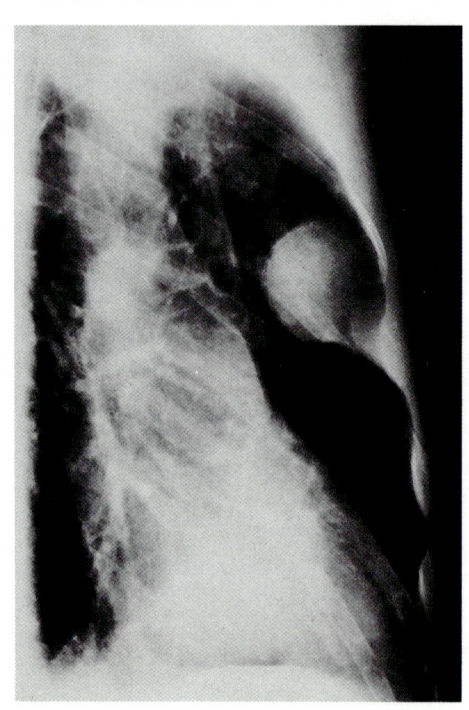

Abb. 11.33
Solitäres Plasmozytom des Knochens: Röntgenschrägaufnahme des linken Thorax mit Auftreibung und Zerstörung der linken vierten Rippe sowie einer darüberliegenden Weichteilverschattung (Tumor).

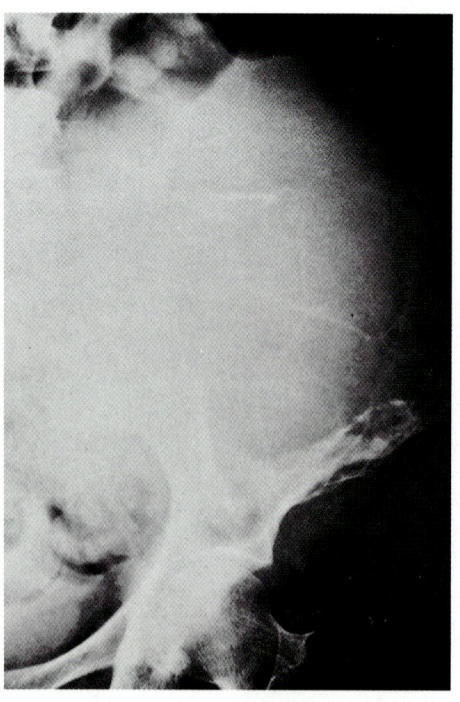

Abb. 11.34
Solitäres Plasmozytom des Knochens: Röntgenaufnahme der linken Beckenregion mit ausgedehnter Zerstörung des Os ilium sowie Tumorausbreitung in Becken und Abdomen. Die linearen Streifen residualen Knochens führen zu dem für diesen Tumortyp charakteristischen "Seifenblasen" – Muster im Röntgenbild.

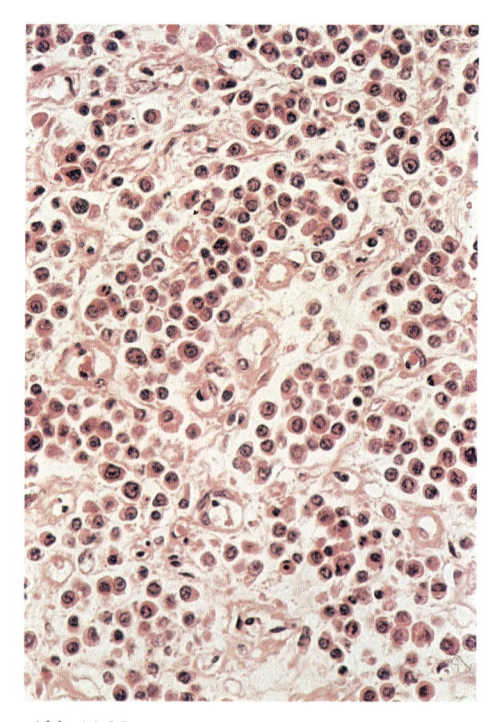

Abb. 11.35
Solitäres Plasmozytom des Knochens: Biopsie mit dichten Plasmazellinfiltraten und vaskulärem Stroma.

Myelom und Plasmazelldyskrasien 11

sa des oberen Respirations- und Gastrointestinal-Traktes, in zervikalen Lymphknoten und der Haut. Sie neigen zu einem lokalisierten Wachstum ohne Metastasierung. Die meisten Fälle lassen sich durch Exzision oder örtliche Bestrahlung erfolgreich behandeln.

MAKROGLOBULINÄMIE WALDENSTRÖM
Diese seltene lymphoproliferative Erkrankung zeigt gewisse Analogien zum multiplen Myelom und zum malignen lymphozytischen Lymphom. Zugrunde liegt eine generalisierte Proliferation aus Lymphozyten, die vielfach eine plasmozytoide Differenzierung aufweisen (Abb. 11.36–11.39). Klinisch bestehen meist eine generalisierte Lymphadenopathie und Hepatosplenomegalie. Im Krankheitsverlauf kommt es zu einer ausgedehnten Knochenmarkinfiltration (Abb. 11.38 und 11.39), so daß manche Patienten den Arzt mit den Zeichen einer Knochenmarkinsuffizienz aufsuchen.

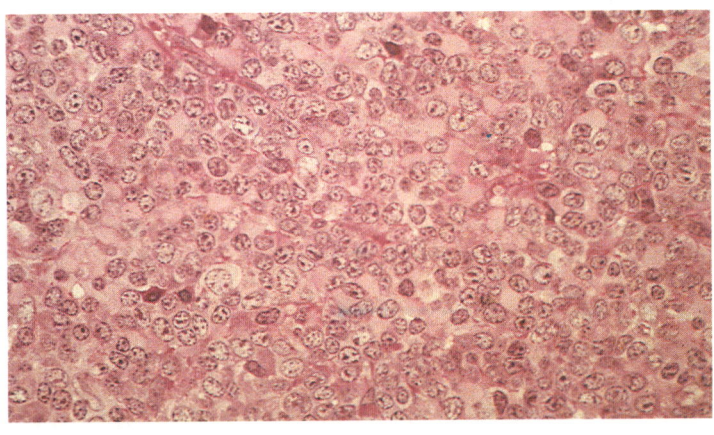

Abb. 11.36
Makroglobulinämie Waldenström: Lymphknotenbiopsie mit plasmozytoiden Lymphozyten. Das Kernchromatin weist ein "Zifferblatt"- oder "Radspeichen"-artiges Muster auf, das durch grobe Chromatinschollen mit abwechselnd eingestreuten hellen Parachromatinbezirken hervorgerufen wird. Typische Plasmazellen sind nur ganz vereinzelt zu finden. Methacrylat–Einbettung und Phloxin–Färbung.

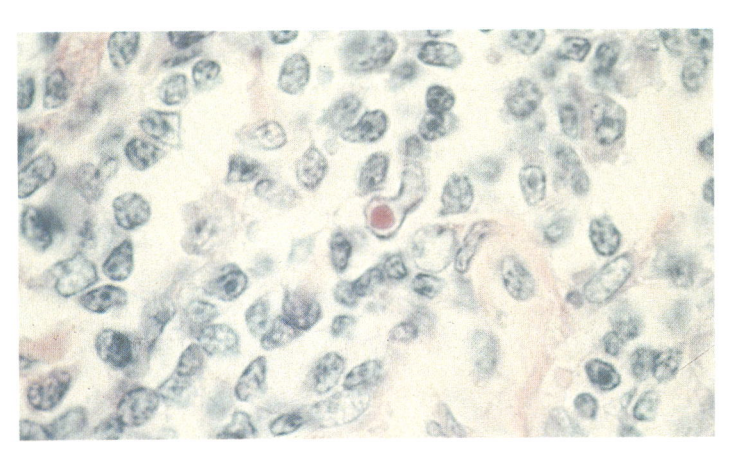

Abb. 11.37
Makroglobulinämie Waldenström: Lymphknotenbiopsie mit einem großen PAS-positiven Kerneinschluß in Bildmitte.

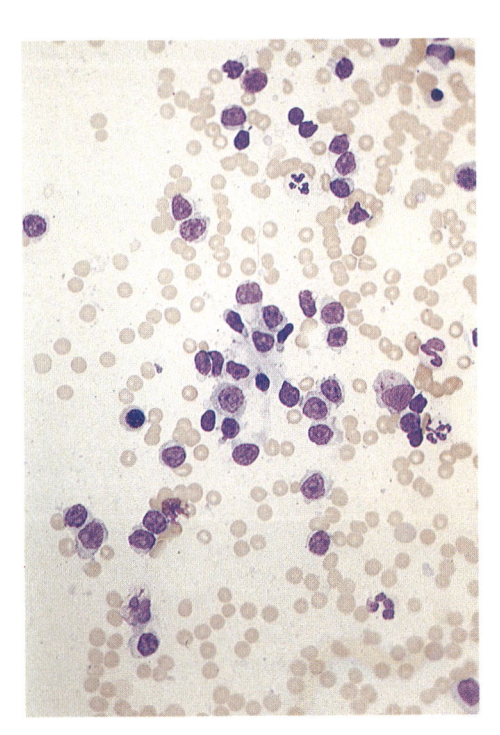

Abb. 11.38
Makroglobulinämie Waldenström: Knochenmarkausstrich mit überwiegend Lymphozyten und lympho-plasmozytoiden Zellen.

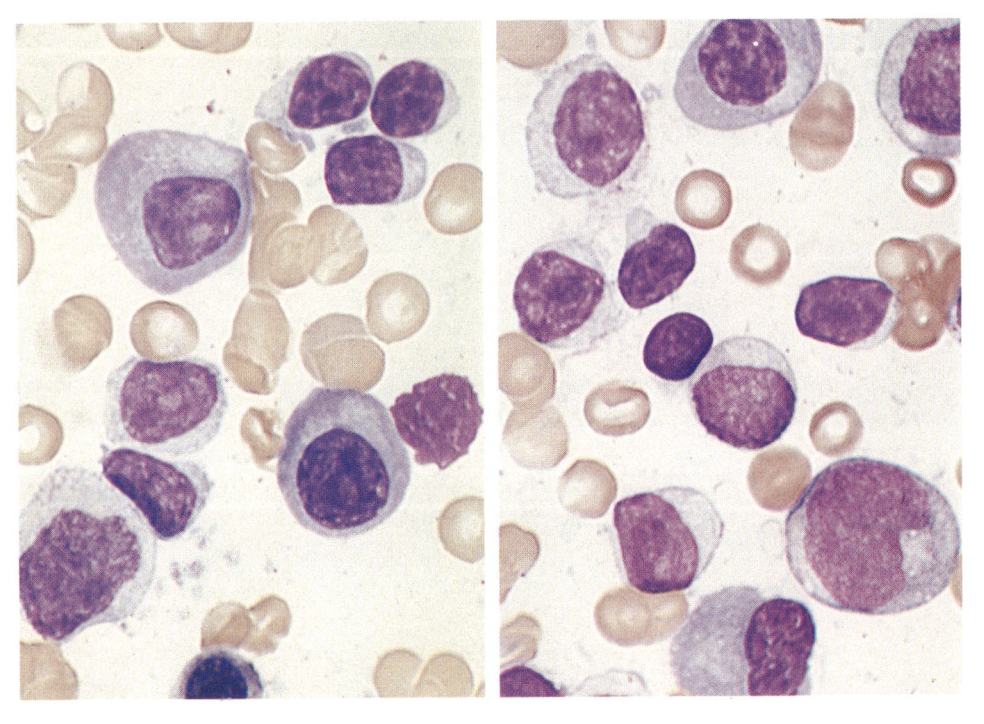

Abb. 11.39
Makroglobulinämie Waldenström: Die Zellmorphologie variiert zwischen derjenigen von typischen Plasmazellen und Lymphozyten. Die Chromatinstruktur der größeren Kerne ist aufgelockert und wirkt unreif.

11 Myelom und Plasmazelldyskrasien

Die neoplastischen Zellen bilden ein IgM-Paraprotein, das die Blutviskosität stärker erhöht als entsprechende Konzentrationen von IgG oder IgA und damit zu einem Hyperviskositätssyndrom führen kann. Dieses geht klinisch mit einem Verlust des Sehvermögens, zentralnervösen Symptomen, hämorrhagischer Diathese und Herzversagen einher; in schweren Fällen kann sich auch ein Koma entwickeln. Die Untersuchung der Retina ergibt u.a. gestaute Venen, Blutungen, Exsudate und eine unscharfe Papille (Abb. 11.40).

Ein Hyperviskositätssyndrom kann auch beim multiplen Myelom (Abb. 11.41) auftreten, vor allem dann, wenn eine Polymerisierung der Paraproteine erfolgt; in seltenen Fällen wird ein ähnliches Syndrom nicht durch Paraproteine, sondern eine Vermehrung anderer Blutbestandteile verursacht (Abb. 11.42).

Patienten mit akutem Hyperviskositätssyndrom können mit einer Plasmapherese erfolgreich behandelt werden. Cyclophosphamid oder Chlorambucil führen in Kombination mit Corticosteroiden zur Reduktion der Tumormasse.

WEITERE URSACHEN VON PARAPROTEINÄMIEN

Ein M-Gradient bildet sich in der Serum-Elektrophorese meist erst dann aus, wenn die Konzentration des Paraproteins 5g/l überschreitet. Unkontrollierte Proliferationen von Paraprotein-bildenden Zellen, wie beim multiplen Myelom oder Morbus Waldenström, zeichnen sich durch eine ständige Zunahme der Paraproteinkonzentration im Serum aus. Bei der benignen monoklonalen Gammopathie und der chronischen Kälteagglutininkrankheit (autoimmunhämolytische Anämie vom Kälteagglutinintyp) besteht dagegen eine nicht progrediente, konstante Paraproteinbildung. Gelegentlich wird eine nur vorübergehende Paraproteinämie beobachtet, z.B. nach einer Infektion oder als Reaktion auf Medikamente (Abb. 11.43).

Benigne monoklonale Gammopathie

Es handelt sich dabei um die häufigste Ursache einer Paraproteinämie. Der gutartige Verlauf dieser Veränderung wird durch die Tatsache belegt, daß die Paraproteinkonzentration im Serum (Abb. 11.44) über viele Jahre konstant bleibt. Sie ist nicht mit einer Bence–Jones–Proteinurie, Knochenläsionen oder einem Weichteilplasmozytom (Abb. 11.45) assoziiert. Das Knochenmark enthält meist 5–15 Prozent Plasmazellen, wobei die Patienten im allgemeinen asymptomatisch sind ohne Zeichen einer Knochenmarkinsuffizienz. Innerhalb eines Zeitraums von 10 Jahren entwickeln 20 Prozent der betroffenen Patienten ein Myelom oder Lymphom.

In den meisten Fällen verläuft die benigne Paraproteinämie symptomlos; sie kann allerdings mit peripheren Neuropathien, einem erworbenen von Willebrand–Syndrom, einer Mucinosis papulosa, Kälteagglutininkrankheit (siehe Kapitel 4), Kryoglobulinämie und Amyloidose (siehe Kapitel 15) einhergehen. Diese Syndrome werden jedoch auch bei eindeutig maligner Ursache der Paraproteinämie, wie z.B. bei Lymphomen, Myelom oder Makroglobulinämie, beobachtet.

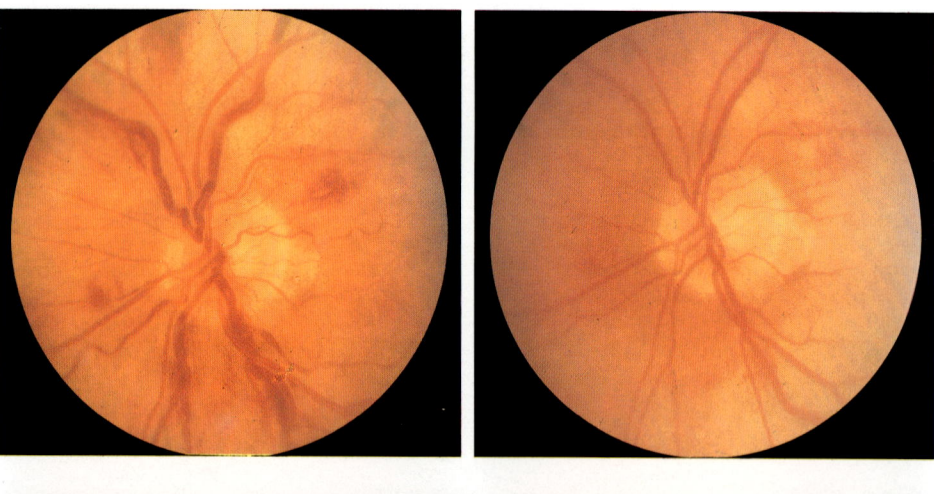

Abb. 11.40
Makroglobulinämie Waldenström: Hyperviskositätssyndrom. Der Patient litt an Schleiersehen, Kopfschmerzen und Schwindel. Retina vor Plasmapherese (links) mit Blutungsherden und besonders im venösen Bereich stark erweiterten Gefäßen, die neben Ektasien auch Verengungen aufweisen; (rechts) nach Plasmapherese besitzen dei Gefäße wieder einen normalen Durchmesser, die Blutungen sind resorbiert.

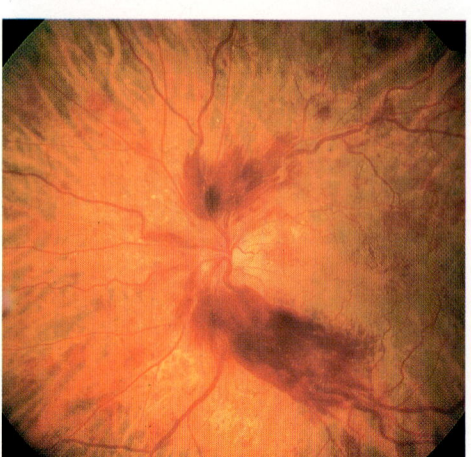

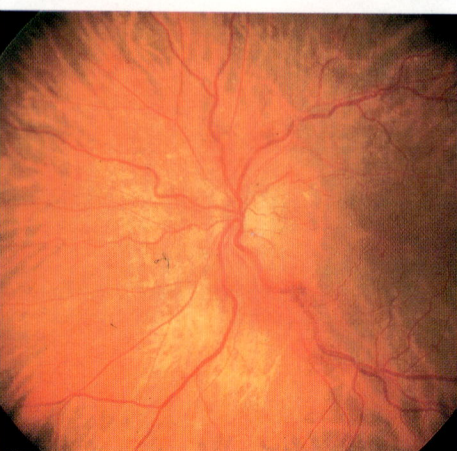

Abb. 11.41
Multiples Myelom: (Links) Ektasie der retinalen Venen und ausgedehnte Blutungen bei Hyperviskositätssyndrom; (rechts) zwei Monate nach Plasmapherese und Chemotherapie sind die Gefäße wieder normal weit und fast alle Blutungen resorbiert. Der Patient hatte wegen einer Verschlechterung des Sehvermögens und Kopfschmerzen den Arzt aufgesucht.
Freundlicherweise von Prof. J. C. Parr überlassen.

Schwerketten–Krankheiten (Heavy chain diseases – HCD)

Bei dieser seltenen Gruppe von Krankheiten sezernieren die neoplastischen Zellen freie Schwerketten γ, α oder μ, die nicht an Leichtketten gebunden sind. Ein einziger Fall mit Sekretion von δ-Schwerketten ist bisher beschrieben worden; morphologisch entsprach er einem Myelom. Bei allen Typen von HCD sind die synthetisierten Schwerketten in der Regel inkomplett.

γ-HCD weist einen klinischen Verlauf wie ein Lymphom auf. Das Paraprotein setzt sich gewöhnlich aus zwei miteinander verbundenen γ-Ketten zusammen; in einigen Fällen besteht eine Deletion der variablen Region und eines Teils der ersten Domäne der konstanten Region. Die Erkrankung tritt meist bei Männern mit einem Häufigkeitsgipfel in der siebten Lebensdekade auf und geht mit Lymphadenopathie, Fieber und Anämie einher. Im Knochenmark ist eine Mischung aus Lymphozyten und Plasmazellen, vielfach auch eine Eosinophilie, im Serum ein M-Gradient in der γ-, α- oder β- Region nachweisbar.

α-HCD ist der häufigste Typ der Schwerketten-Krankheiten und zeigt eine Reihe von Besonderheiten. Er wird überwiegend im Mittelmeerraum und Afrika, meist bei Patienten mit arabi-

Ursachen des Hyperviskositätssyndroms	
Ursachen	Erkrankungen
Paraproteine	Makroglobulinämie Waldenström, Multiples Myelom
Polyzythämie	Polycythaemia vera, Schwere sekundäre Polyglobulie
Leukostase	Chronische myeloische Leukämie, andere Leukämien mit sehr hoher Leukozytenzahl
Hyperfibrinogenämie	Nach Faktor VIII-Substitutionstherapie mit großen Mengen an Kryopräzipitaten

Abb. 11.42
Ursachen des Hyperviskositätssyndroms: Paraproteine stellen die Hauptursache dar; allerdings können eine Polyzythämie, Leukostase und Hyperfibrinogenämie ebenfalls dazu führen.

Erkrankungen mit Paraproteinbildung
Maligne oder unkontrollierte Bildung Multiples Myelom Makroglobulinämie Waldenström Malignes Lymphom Primäre Amyloidose Schwerketten-Krankheiten (γ, α und μ)
Benigne oder konstante Bildung Benigne monoklonale Gammopathie Chronische Kälteagglutininkrankheit Vorübergehende Paraproteinbildung Gelegentlich bei Carcinomen, Kollagenosen, Hauterkrankungen und zahlreichen anderen Zuständen

Abb. 11.43
Paraproteine: Eine unkontrollierte Bildung von Paraproteinen wird bei Plasmazell-Dyskrasien, lymphoproliferativen Erkrankungen und primärer Amyloidose beobachtet. Die häufigste Ursache ist die benigne monoklonale Gammopathie ohne Beziehung zu einer erkennbaren Erkrankung. Eine Reihe von Krankheiten bzw. Zuständen, u.a. Carcinome und andere Tumoren, gehen mit einer gutartigen begrenzten Paraproteinbildung einher, wobei sich die Bezeichnung "gutartig" auf den beschränkten Klon Paraprotein-sezernierender Zellen bezieht.

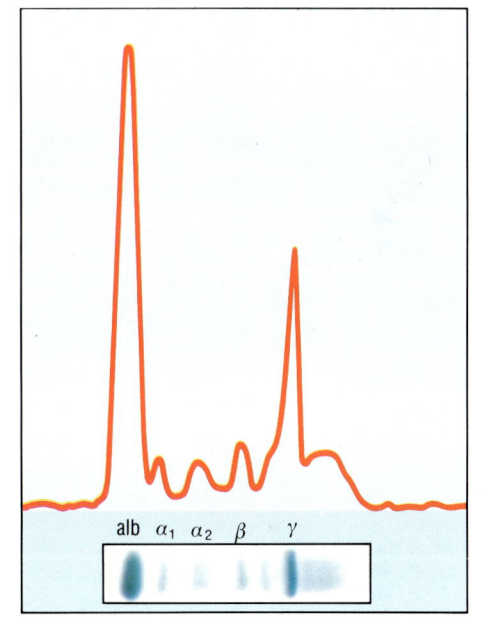

Abb. 11.44
Benigne monokolonale Gammopathie: Serumeiweiß-Elektrophorese mit einem M-Gradienten in der Gamma-Region. Im Gegensatz zum multiplen Myelom (siehe Abb. 11.5) besteht keine Verminderung der anderen β- und α-Globuline. IgG-Paraproteinanteil: 19g/l; Gesamtprotein: 78g/l.

Paraprotein-Merkmale		
	Benigne	Maligne
Bence–Jones–Proteinurie	Nein	Möglich
Serum–Paraproteinkonzentration	Meist<20g/l und stationär	Meist>25g/l und ansteigend
Immunparese	Nein	Ja
Zugrundeliegende lymphoproliferative Erkrankung oder Myelom	Nein	Ja

Abb. 11.45
Unterscheidungsmerkmale zwischen maligner und benigner Paraproteinämie.

scher Abstammung, sowie in Zonen mit hoher Darmparasitendurchseuchung beobachtet. Anfangs besteht eine relativ benigne Plasmazellproliferation im Gastrointestinaltrakt (Abb. 11.46); im weiteren Verlauf entwickelt sich daraus ein gering differenziertes Lymphom des Dünndarms, das metastasieren kann, zumeist jedoch auf intraabdominelle Bereiche begrenzt bleibt (Abb. 11.47). Die Serumeiweißelektrophorese ergibt bei 50 Prozent der Fälle ein monoklonales Protein in der α_2- oder β-Region; auch eine Paraproteinurie aus α-Schwerketten mit einer internen Deletion kann auftreten.

Eine seltene Variante der α-HCD wird gelegentlich außerhalb von Gebieten mit häufigen Darminfektionen beobachtet und ist durch lymphoplasmozytoide Infiltrate im Respirationstrakt charakterisiert.

Die μ-HCD ist äußerst selten; sie tritt meist bei Afrikanern auf und wie die α-HCD überwiegend in Zonen mit hoher parasitärer Durchseuchung. Das klinische Bild der μ-HCD entspricht einer chronischen lymphatischen Leukämie oder einem Lymphom (mit Hepatosplenomegalie und plasmazellulärer Markinfiltration). Im Urin können Leichtketten nachweisbar sein, die allerdings nicht mit den μ-Schwerketten verbunden sind.

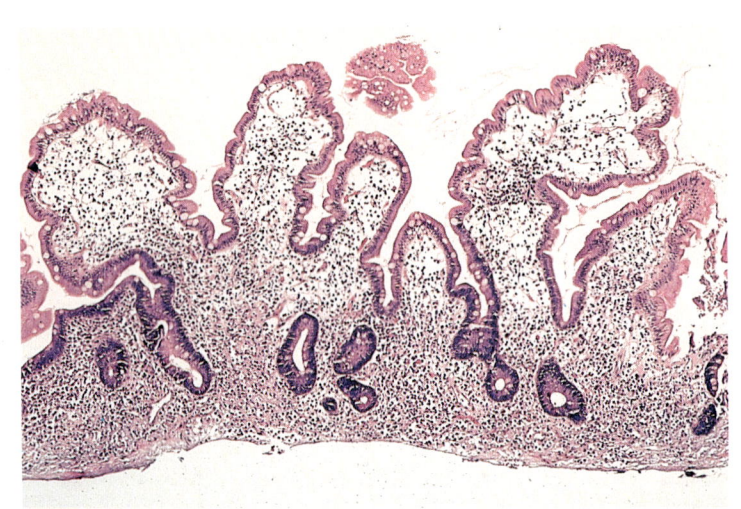

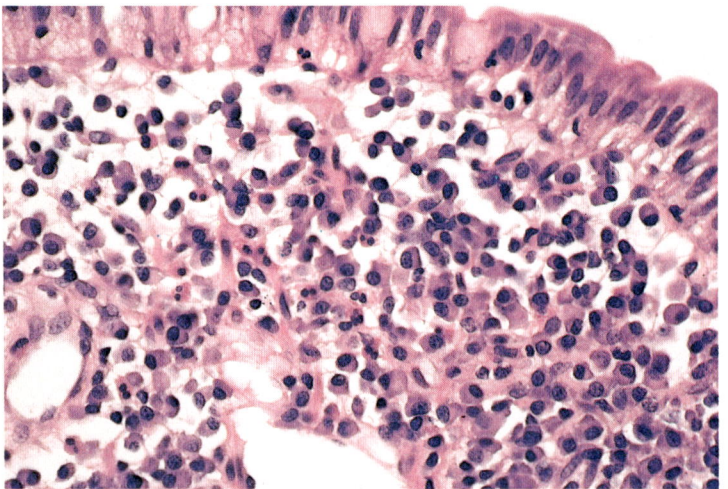

Abb. 11.46
α-HCD: Der 25-jährige algerische Patient erkrankte 1983 an einem Malabsorptions-Syndrom mit Gewichtsverlust, chronischer Diarrhoe, Steatorrhoe und Hypocalcämie, welches auf Breitspektrum-Antibiotika ansprach. Zu diesem Zeitpunkt bot die Dünndarmbiopsie (links) das Bild einer diffusen Infiltration der Lamina propria durch Lymphozyten, Plasmazellen und plasmozytoide Zellen (rechts). Immunhistochemisch exprimierte die überwiegende Mehrzahl dieser Zellen isolierte α-Schwerketten bei negativer Reaktion auf ϰ- oder λ-Leichtketten. Im Serum und Urin war eine breite Bande in der α_2-Region nachweisbar, die eine Präzipitation mit anti-IgA, jedoch nicht mit anti-ϰ oder anti-λ aufwies. Freundlicherweise von Dr. J. E. McLaughlin überlassen.

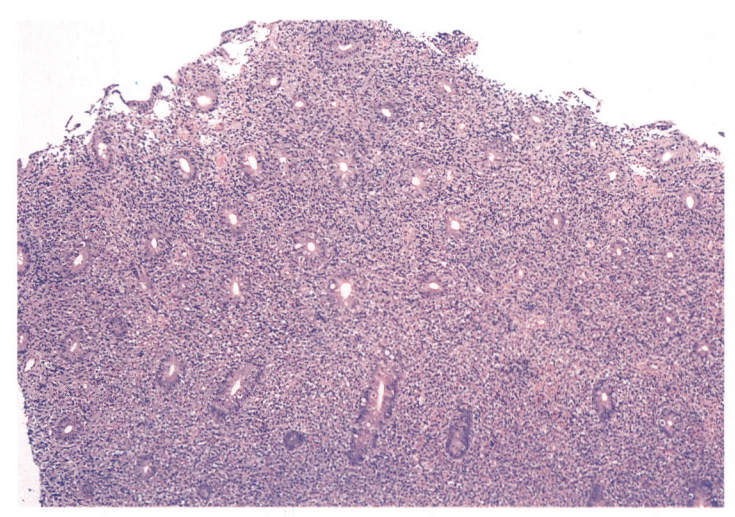

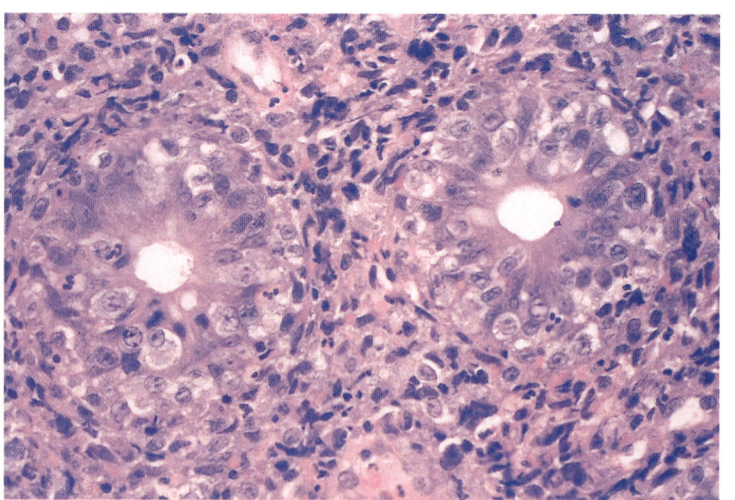

Abb. 11.47
α-HCD (gleicher Fall wie Abb. 11.46): Zwei Jahre später wurde der Patient mit einem Dünndarmileus aufgenommen. Das Darmresektat wies eine ausgedehnte Infiltration des Dünndarms durch ein großzelliges immunoblastisches Lymphom mit eingestreuten Neutrophilen, Plasmazellen und Makrophagen auf. Trotz intensiver Chemotherapie kam es zu einem Rezidiv mit Befall von Dünn- und Dickdarm sowie intraabdominellen Lymphknoten durch Infiltrate des gleichen Typs. Die Rektumschleimhaut zeigt bei schwacher (links) und starker (rechts) Vergrößerung eine fast vollständige Zerstörung der normalen Architektur; die residualen Krypten werden diffus von Immunoblasten und verschiedenen Entzündungszellen umgeben. Bei diesem Rezidiv waren im Serum, jedoch nicht im Urin, monoklonale α-Schwerketten nachweisbar. Freundlicherweise von Dr. J. E. McLaughlin überlassen.

Myeloproliferative Erkrankungen

12

12 Myeloproliferative Erkrankungen

Polycythaemia vera, Osteomyelofibrose und essentielle Thrombozythämie sind myeloproliferative Erkrankungen ohne leukämische Ausschwemmung. Zugrunde liegt eine endogene Proliferation, die eine intermediäre Stellung zwischen gutartiger Hyperplasie und Neoplasie einnimmt. Es wird vermutet, daß die sich überlappende Proliferation von erythropoetischen, granulopoetischen und megakaryozytären Zellen im Knochenmark auf eine klonale Stammzellschädigung zurückzuführen ist (Abb. 12.1), wenngleich bisher keine ätiologischen Faktoren identifiziert werden konnten.

POLYCYTHAEMIA VERA

Das Knochenmark zeigt typischerweise eine hyperplastische Hämatopoese. Bei der Blutuntersuchung sind eine Polyglobulie sowie häufig auch eine neutrophile Leukozytose und Thrombozytose nachweisbar, während unreife Zellen fehlen. Der Index der alkalischen Leukozytenphosphatase ist meist hoch und Basophile können vermehrt sein. Das stets erhöhte Gesamterythrozytenvolumen geht vielfach mit einer leichten bis mäßiggradigen Spleno- und Hepatomegalie einher; eine wesentliche extramedulläre Erythropoese besteht jedoch nicht. Die klinischen Hauptprobleme sind unmittelbar auf die Vermehrung des Blutgesamtvolumens und den Viskositätsanstieg sowie auf den gesteigerten Zellumsatz in Zusammenhang mit der Myeloproliferation zurückzuführen.

Die Polycythaemia vera tritt vorwiegend in mittleren und höheren Altersklassen auf. Zu den klinischen Symptomen zählen eine Plethora (Abb. 12.2 und 12.3), Kopfschmerzen, Apathie, Dyspnoe, Flüssigkeitsretention, Blutungen, Gewichtsverlust, Nachtschweiß, generalisierter Juckreiz (der durch heiße Bäder verstärkt wird), Acne rosacea (Abb. 12.4) und andere unspezifische Dermatitiden. Häufig finden sich Suffusionen der Konjunktiven (Abb. 12.5) und eine ausgeprägte Hyperämie der Retinagefäße (Abb. 12.6 und 12.7).

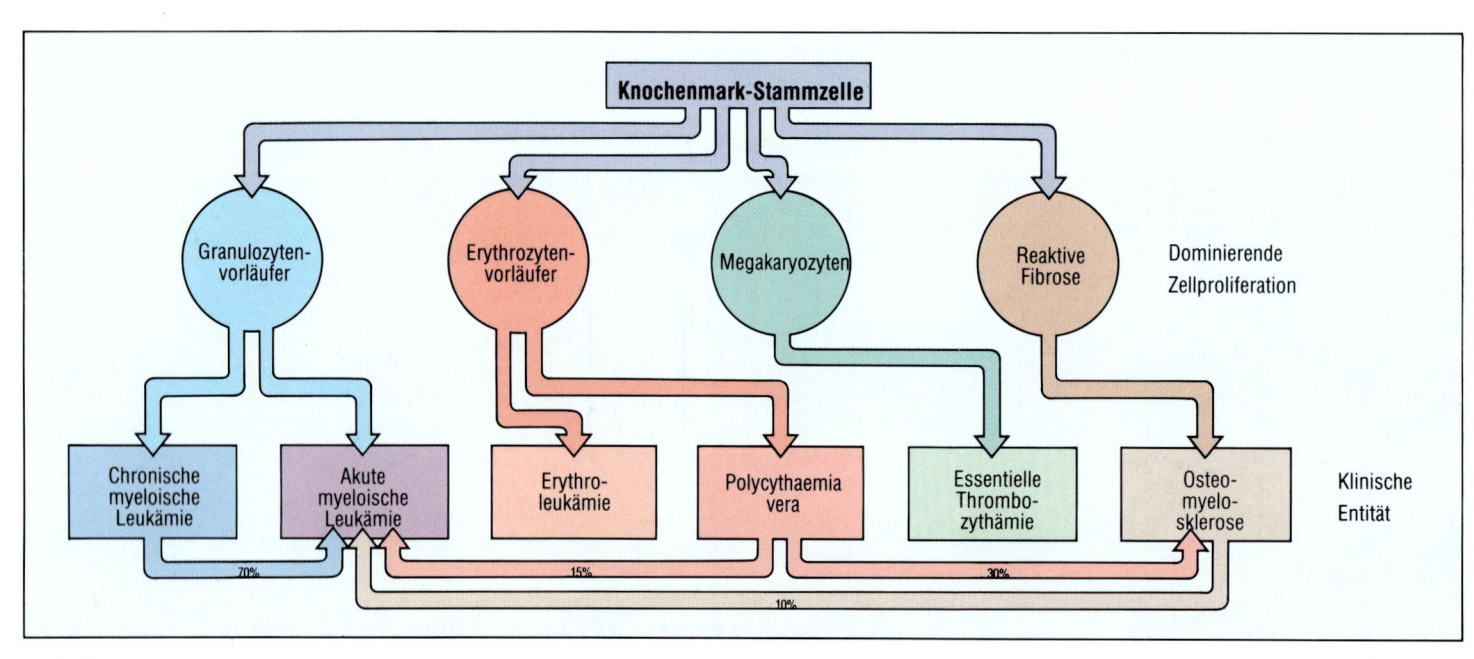

Abb. 12.1
Myeloproliferative Erkrankungen und mittlere Häufigkeit ihrer Transformation.

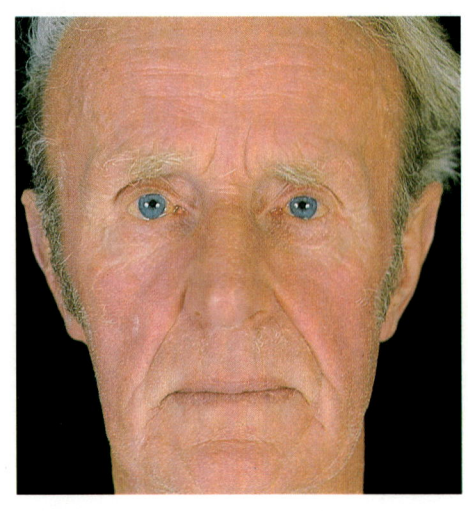

Abb. 12.2
Polycythaemia vera: Gesichtsplethora bei einem 65-jährigen Patienten. Hb: 22 g/dl; Leukozyten: 17×10^9/l; Thrombozyten: 550×10^9/l; Erythrozyten-Gesamtvolumen: 65 ml/kg.

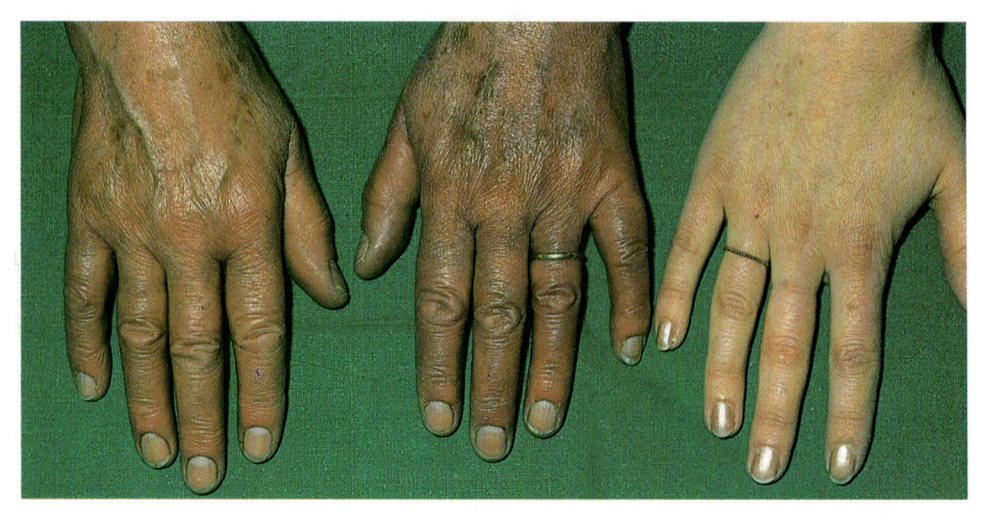

Abb. 12.3
Polycythaemia vera: (Links) Plethora und Stauung der Hände bei einer 50-jährigen Patientin. Hb: 20 g/dl; Leukozyten: 15×10^9/l; Thrombozyten: 490×10^9/l. (Rechts) Zum Vergleich die Hand einer gesunden, 35-jährigen Frau. Hb: 14,5 g/dl.

Myeloproliferative Erkrankungen **12**

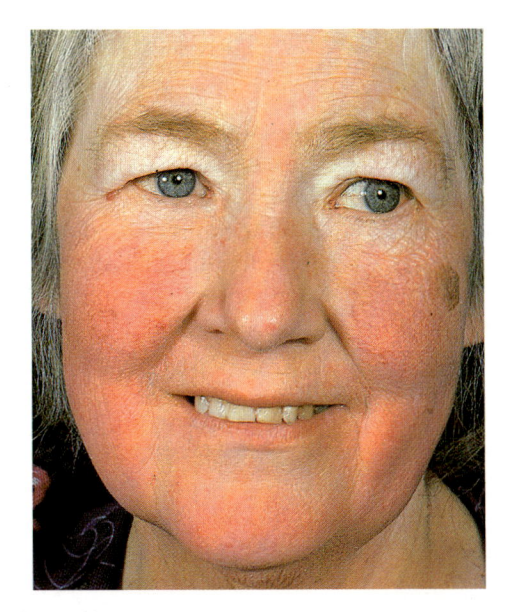

Abb. 12.4
Polycythaemia vera: Acne rosacea bei einer Patientin mittleren Alters nach Aderlaßbehandlung.

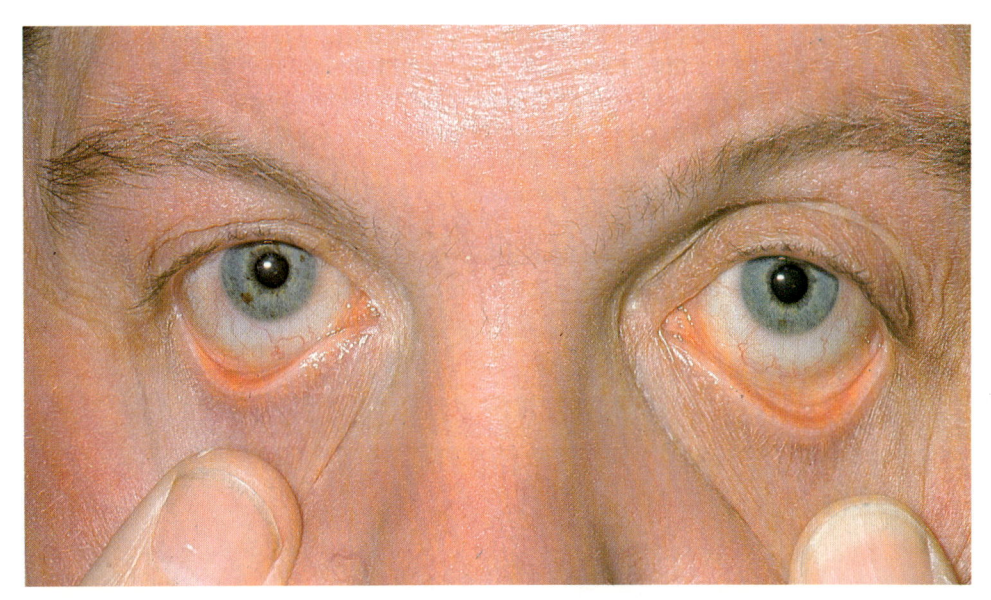

Abb. 12.5
Polycythaemia vera: Gesichtsplethora und Suffusionen der Konjunktiven bei einer 40-jährigen Patientin. Hb: 19,5 g/dl.

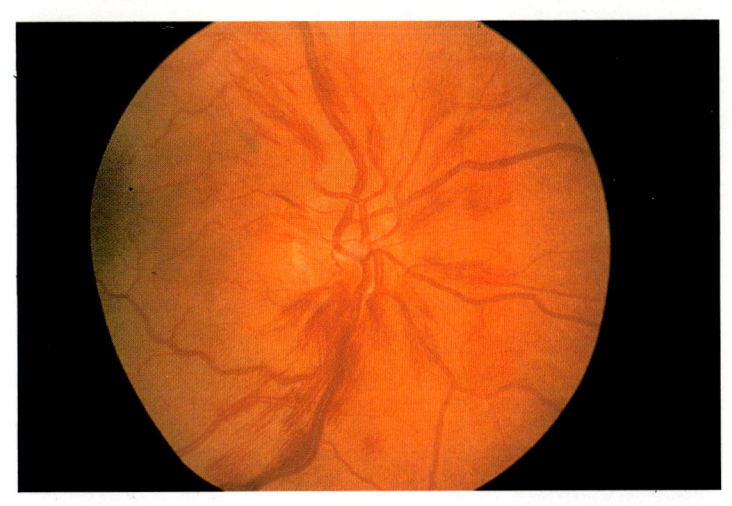

Abb. 12.6
Polycythaemia vera: Ausgeprägte Ektasie und Hyperämie der Retinagefäße mit schweren Blutungen und leichtem Papillenödem bei Hyperviskositätssyndrom. Der Patient litt an Kopfschmerzen, Müdigkeit, Verwirrtheit und Schleiersehen. Hb: 23,5 g/dl; Leukozyten: 35×10^9/l; Thrombozyten: 950×10^9/l. Freundlicherweise von Prof. J. C. Parr überlassen.

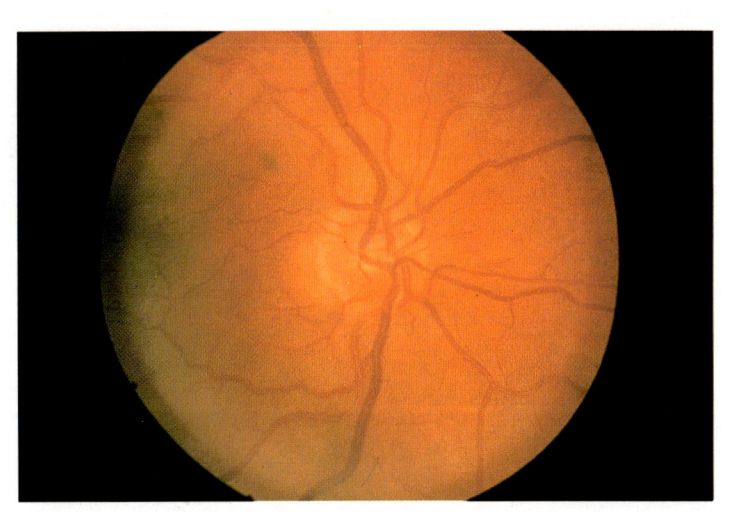

Abb. 12.7
Polycythaemia vera: Gleiche Retina wie in Abb. 12.6 nach Aderlaßbehandlung. Gefäße und Papille weisen wieder ein normales Aussehen auf; auch die Blutungen haben sich zurückgebildet. Freundlicherweise von Prof. J. C. Parr überlassen.

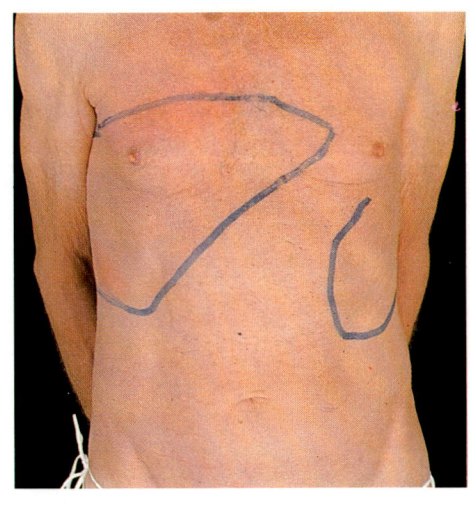

Abb. 12.8
Polycythaemia vera: Hepatosplenomegalie (gleicher Patient wie in Abb. 12.2).

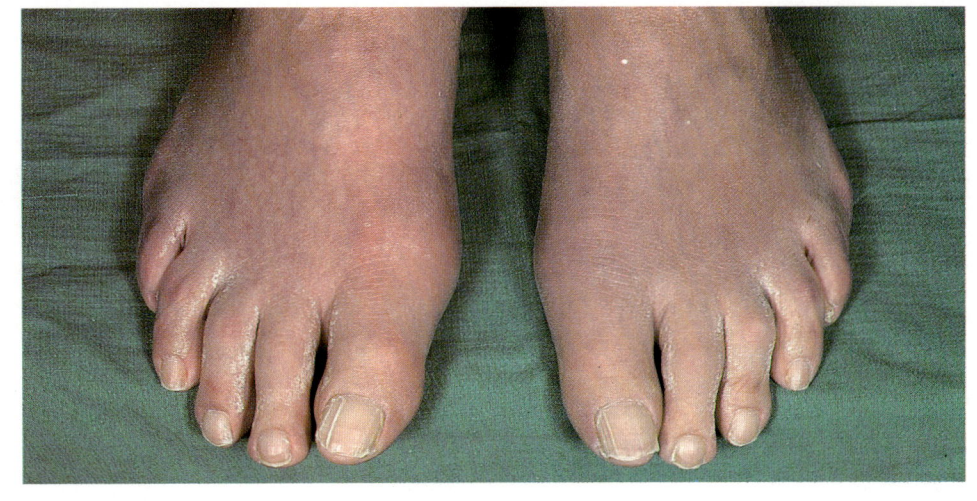

Abb. 12.9
Polycythaemia vera: Akuter Gichtanfall mit Entzündung und Ödem im Bereich der metatarsalen und interphalangealen Gelenke an der rechten Großzehe. Die Haut zeigt eine düstere Plethora. Hb: 21,5 g/dl; Erythrozytengesamtvolumen: 53 ml/kg; Serumharnsäure: 0,9 mmol/l.

12 Myeloproliferative Erkrankungen

Bei 70 Prozent der Patienten besteht eine leichte bis mittelgradige Splenomegalie; die Leber ist in 50 Prozent der Fälle palpabel (*Abb. 12.8*). Etwa 15 Prozent der Patienten leiden an Gichtanfällen bei hohen Serumharnsäurespiegeln (*Abb. 12.9*). Schwere Thrombosen und Blutungen beherrschen den Krankheitsverlauf unbehandelter Polyzythämien.

In 30 Prozent der Fälle entwickelt sich eine Osteomyelofibrose, während bei 15 Prozent der Patienten in fortgeschrittenem Krankheitsstadium ein Übergang in eine akute Leukämie mit letalem Ausgang beobachtet wird.

Das Knochenmarkaspirat zeigt eine Hyperplasie der normoblastischen Erythropoese und der Granulopoese sowie eine Vermehrung von Megakaryozyten (*Abb. 12.10* und *12.11*). Diese Proliferation wird durch die Nadelbiopsie bestätigt, wobei hier vielfach megakaryozytäre Herdbildungen auffallen (*Abb. 12.12* und *12.13*). Bei den meisten Patienten nimmt die

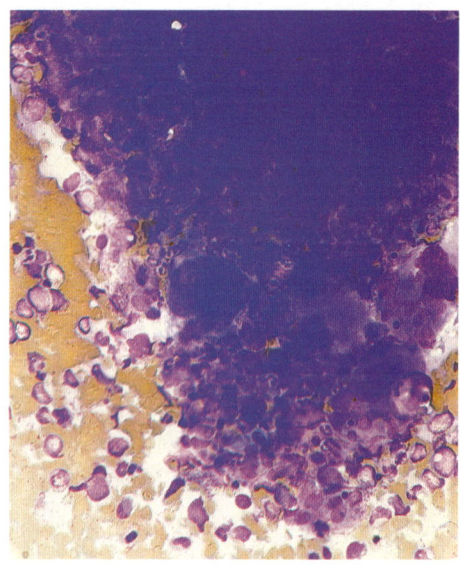

Abb. 12.10
Polycythaemia vera: Knochenmarkaspirat mit Randanteilen eines hyperzellulären Markbröckels. Fettzellen fehlen.

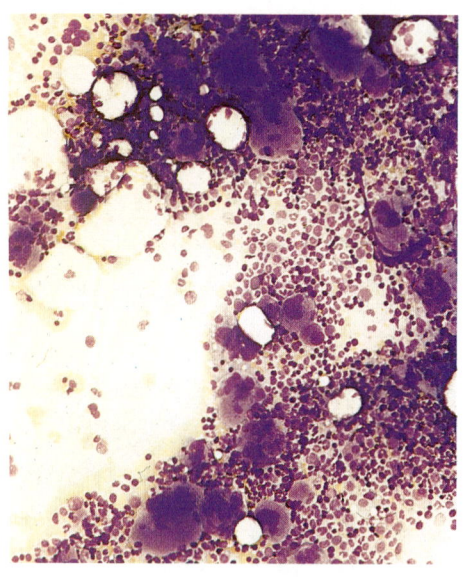

Abb. 12.11
Polycythaemia vera: Knochenmarkaspirat mit hyperzellulären Ausstrichen und Knochenmarkfragmenten sowie unvollständiger Verdrängung der Fettzellen. Die Vermehrung der Megakaryozyten ist besonders in den Ausstrichen auffällig.

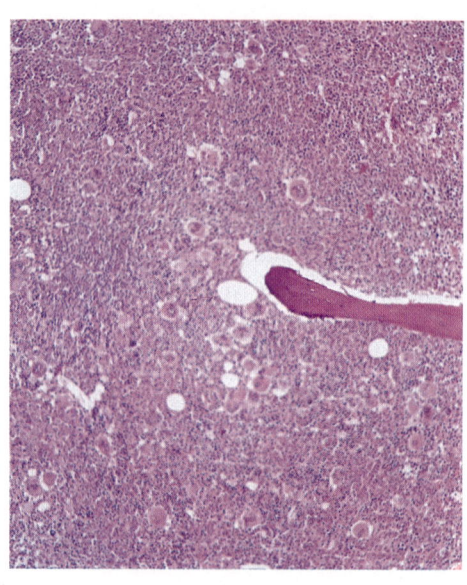

Abb. 12.12
Polycythaemia vera: Nadelbiopsie mit intertrabekulären Räumen, die fast vollständig von der hyperplastischen Hämatopoese eingenommen werden.

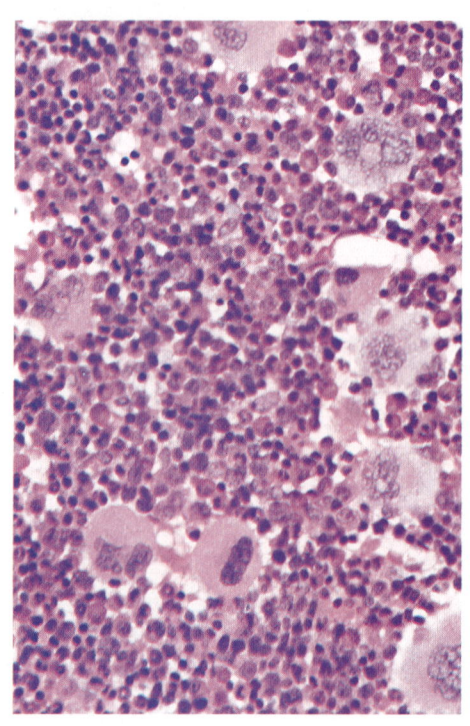

Abb. 12.13
Polycythaemia vera: Stärkere Vergrößerung von Abb. 12.12 mit ausgeprägter Hyperplasie von Erythropoese, Granulopoese und Megakaryopoese.

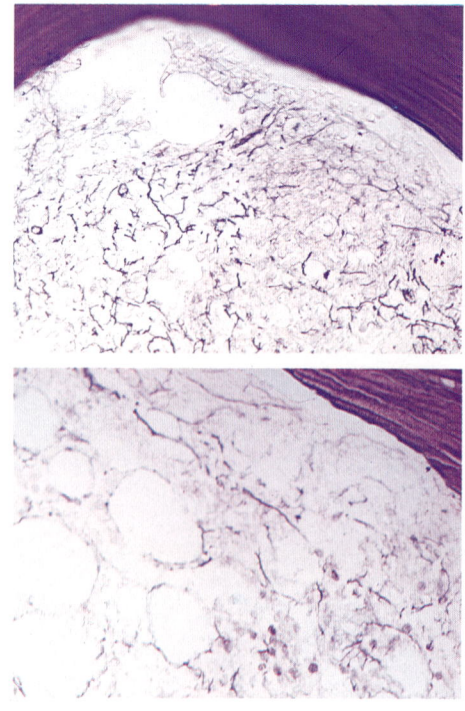

Abb. 12.14
Polycythaemia vera: Verglichen mit normalem Knochenmark (unten) ist das argyrophile Fasernetz mittelgradig verdichtet (oben). Silberimprägnation.

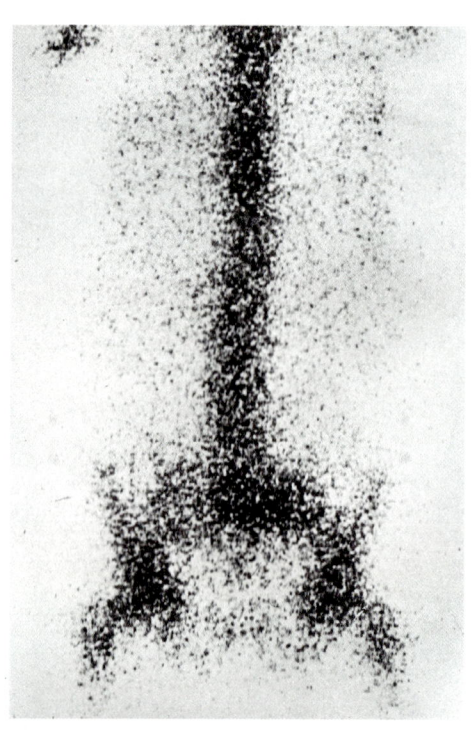

Abb. 12.15
Polycythaemia vera: Stamm-Szintigraphie mit Aufnahme des Eisen-52 (^{52}Fe)-markierten Transferrins im axialen Skelett. Die Verteilung zeigt, daß die aktive Erythropoese auf das Knochenmark beschränkt ist.

Hämatopoese mindestens 90 Prozent der intertrabekulären Räume ein. Die Silberimprägnation zeigt häufig eine gewisse Verdichtung des argyrophilen Fasernetzes (Abb. 12.14).

Aus Untersuchungen mit radioaktivem Eisen geht hervor, daß die Erythropoese meist auf zentrale Skelettregionen beschränkt ist, ohne sich auf extramedulläre Bereiche auszudehnen (Abb. 12.15). Differentialdiagnostisch muß die Polycythaemia vera von Polyglobulien anderer Ursache abgegrenzt werden (Abb. 12.16).

Die Behandlung der Polycythaemia vera versucht, normale Blutparameter aufrechtzuerhalten. Dabei werden Aderlässe, zytostatische Medikamente, z. B. Busulphan oder Hydroxyharnstoff, oder ein radioaktives Phosphor-Isotop (^{32}P; Abb. 12.17) eingesetzt.

Ursachen der Polyglobulie		
Primär	**Sekundär**	**Relativ**
Polycythaemia vera	Bei erhöhter kompensatorischer Erythropoetinausschüttung infolge: Aufenthalt in großen Höhen, starkem Rauchen, kardiovaskulären Erkrankungen, Lungenerkrankungen & alveolärer Hypoventilation, Vermehrung von Hämoglobin-Varianten mit hoher Sauerstoff-Affinität (familiäre Polyglobulie), Methämoglobinämie (selten) Bei erhöhter unphysiologischer Erythropoetinausschüttung infolge: Nierenerkrankungen, Hydronephrose, vaskulären Störungen, Zysten, Carcinom Ausgeprägtem Uterus myomatosus, hepatozellulärem Carcinom, Kleinhirnhämangioblastom	"Streß-" oder "Pseudo-" Polyglobulie Dehydrierung: Wassermangel Erbrechen Diuretika Plasmaverluste: Verbrennungen Enteropathie

Abb. 12.16
Ursachen der Polyglobulie.

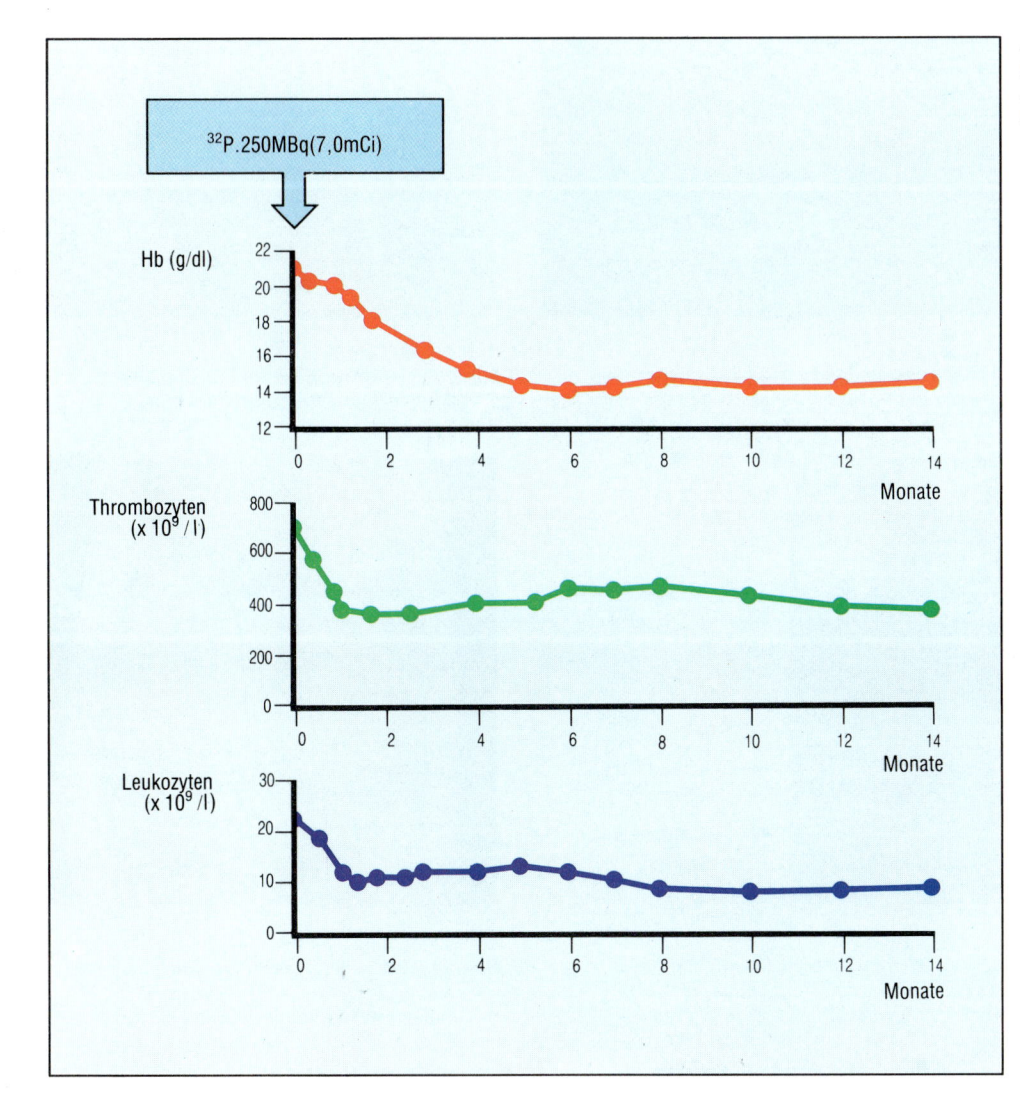

Abb. 12.17
Polycythaemia vera: Typisches hämatologisches Ansprechen auf die Therapie mit dem radioaktiven Phosphor-Isotop ^{32}P.

12 Myeloproliferative Erkrankungen

OSTEOMYELOFIBROSE (OMF)

Diese myeloproliferative Erkrankung wird auch als "Myelosklerose", "agnogenic myeloid metaplasia" oder "aleukämische Myelose" bezeichnet und ist durch eine generalisierte hämatopoetische Proliferation mit Beteiligung von Milz und Leber charakterisiert. Zur Polycythaemia vera, aus der sie sich in einem Viertel der Fälle entwickelt, bestehen enge Beziehungen. Die OMF geht stets mit einer ausgeprägten Faserbildung im Knochenmark und einer entsprechenden Verminderung der effektiven Hämatopoese einher. Neuere Untersuchungen haben ergeben, daß es sich bei der Fibrose um einen polyklonalen Prozeß handelt, der wahrscheinlich als Reaktion auf die zugrunde liegende monoklonale Proliferation der Knochenmarkstammzellen aufzufassen ist.

Die OMF tritt im mittleren und höheren Alter auf. Die initialen klinischen Symptome werden meist durch die Anämie, Splenomegalie (Abb. 12.18) oder den gesteigerten Zellumsatz (Nachtschweiß, Anorexie und Gewichtsverlust) hervorgerufen. Einige Patienten leiden an Knochenschmerzen und Gichtanfällen (Abb. 12.19).

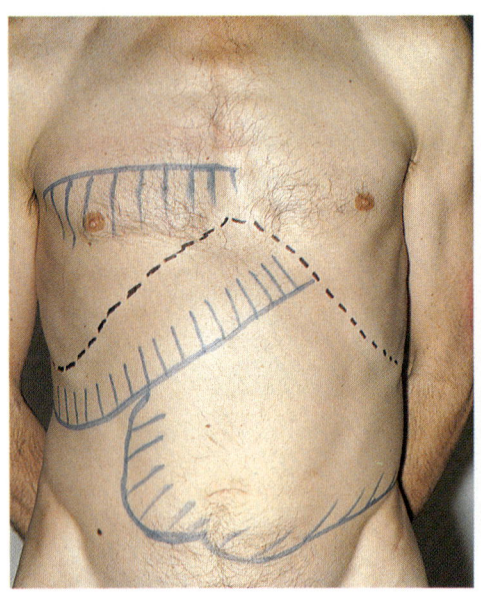

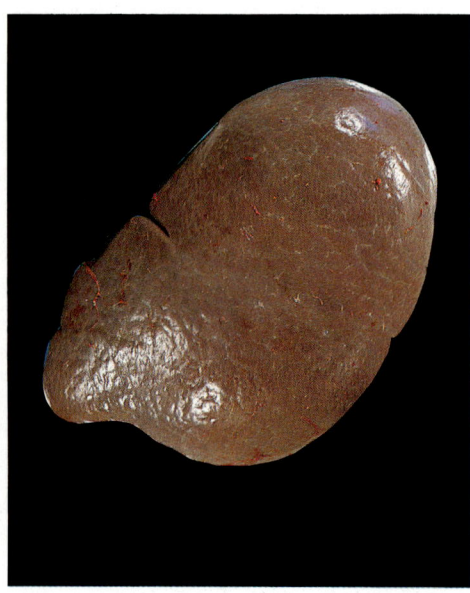

Abb. 12.18
Osteomyelofibrose: (Links) Splenohepatomegalie; (rechts) am oberen Rand weist die Milz eine umschriebene Einkerbung auf. Die tiefe Einziehung am unteren Rand war bei der klinischen Untersuchung tastbar.

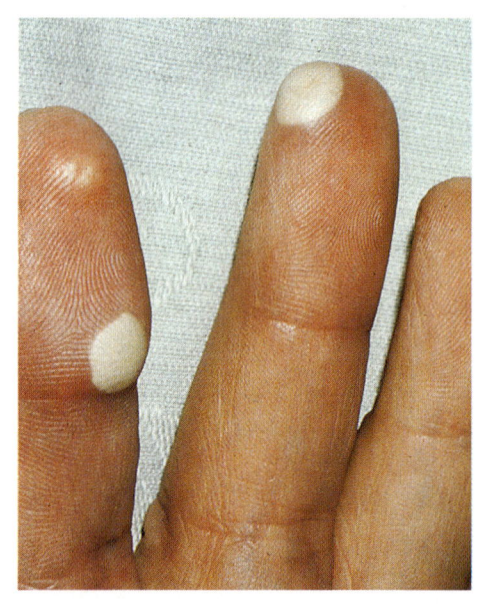

Abb. 12.19
Osteomyelofibrose: Gichttophi an Zeige- und Mittelfinger eines 55-jährigen Patienten.

Abb. 12.20
Osteomyelofibrose: Splenoportographie mit ausgeprägter Erweiterung der Vena lienalis, der Vena mesenterica inferior und der Vena portae. Darüber hinaus erkennt man eine Verdichtung der Knochenstruktur in den Wirbelkörpern. Die starke Zunahme des lienalen Blutflusses führt zu einer hyperkinetischen portalen Zirkulation, die, gemeinsam mit den obstruktiven Wirkungen der extramedullären Hämatopoese, eine wesentliche Rolle bei der Pathogenese der portalen Hyptertension spielt.

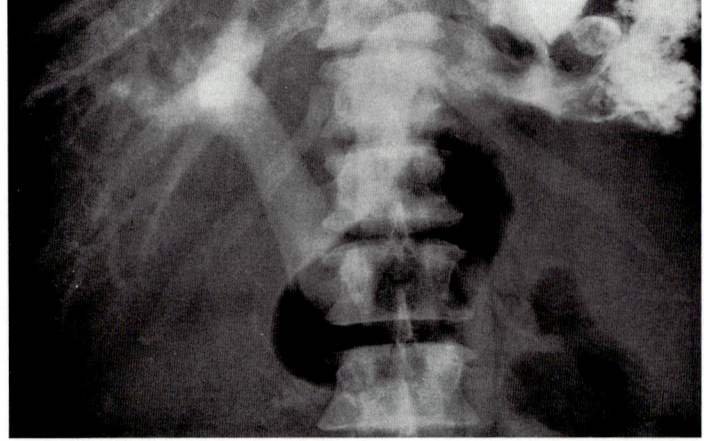

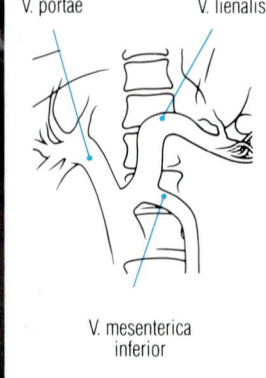

Abb. 12.21
Osteomyelofibrose: Ausgeprägte Kachexie und Auftreibung des Abdomens bei massiver Splenomegalie, Hepatomegalie und Aszites.

Infolge des hyperkinetischen portalen Kreislaufs entwickelt sich nach längerem Verlauf in manchen Fällen eine portale Hypertension mit Ösophagusvarizen-Blutungen oder Aszites (*Abb. 12.20* und *12.21*). Röntgenübersichtsaufnahmen des Skelettsystems zeigen häufig keinen pathologischen Befund; nur bei einem kleinen Teil der Patienten ist eine generalisierte Osteosklerose nachweisbar (*Abb. 12.22*).

In den meisten Fällen besteht eine mittelgradige bis starke normochrome Anämie, die bei Folsäuremangel jedoch auch makrozytär und bei Eisenmangel mikrozytär sein kann. Der periphere Blutausstrich zeichnet sich gewöhnlich durch ein ausgeprägtes leukoerythroblastisches Blutbild aus, wobei häufig mehr Erythroblasten als Leukozyten zu finden sind. Zu den weiteren typischen Veränderungen zählen eine deutliche Polychromasie, Anisozytose und Poikilozytose mit "Tränenformen" der Erythrozyten (*Abb. 12.23*).

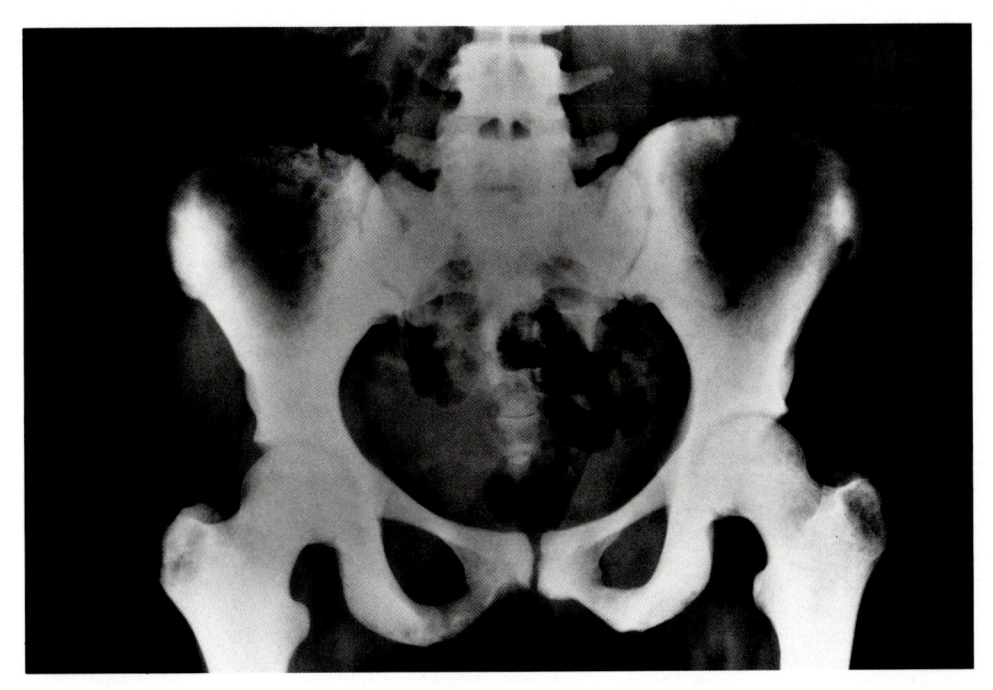

Abb. 12.22
Osteomyelofibrose: Beckenröntgenaufnahme mit generalisierter Verdichtung der Knochenstruktur bei Osteomyelosklerose.

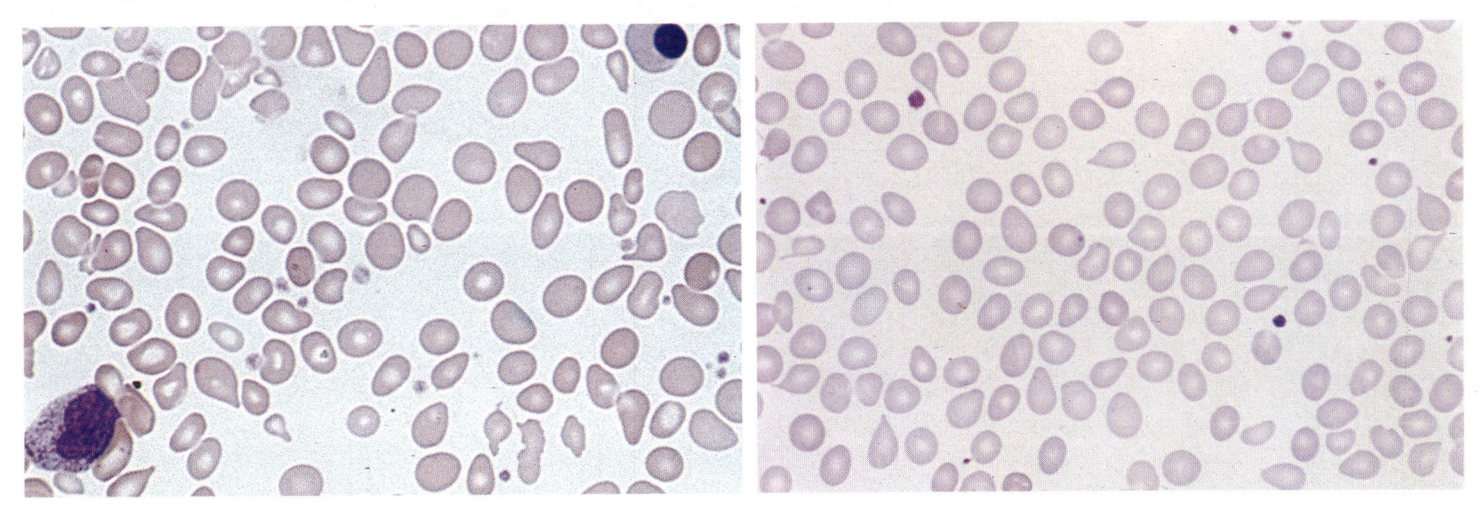

Abb. 12.23
Osteomyelofibrose: Periphere Blutausstriche mit (links) leukoerythroblastischem Blutbild und Polychromasie, Anisozytose, Poikilozytose sowie auch "Tränenformen" der Erythrozyten. Bei den kernhaltigen Zellen handelt es sich um einen Erythroblasten und einen späten Myelozyten; (rechts) Anisozytose und Poikilozytose mit "Tränenformen" der Erythrozyten in einem frühen Krankheitsstadium.

12 Myeloproliferative Erkrankungen

Versuche einer Knochenmarkaspiration ergeben meist eine "punctio sicca"; in der Nadelbiopsie des Beckenknochens stellt sich jedoch eine unterschiedlich aktive Hämatopoese und eine Markfibrose dar (Abb. 12.24–12.26), wobei nach Silberimprägnation eine Verdichtung und Vergröberung des argyrophilen Fasernetzes nachweisbar ist (Abb. 12.27 und 12.28); kollagene Fasern werden nur in fortgeschrittenen Krankheitsstadien gebildet; 10 Prozent der Patienten entwickeln eine Osteosklerose (Abb. 12.29).

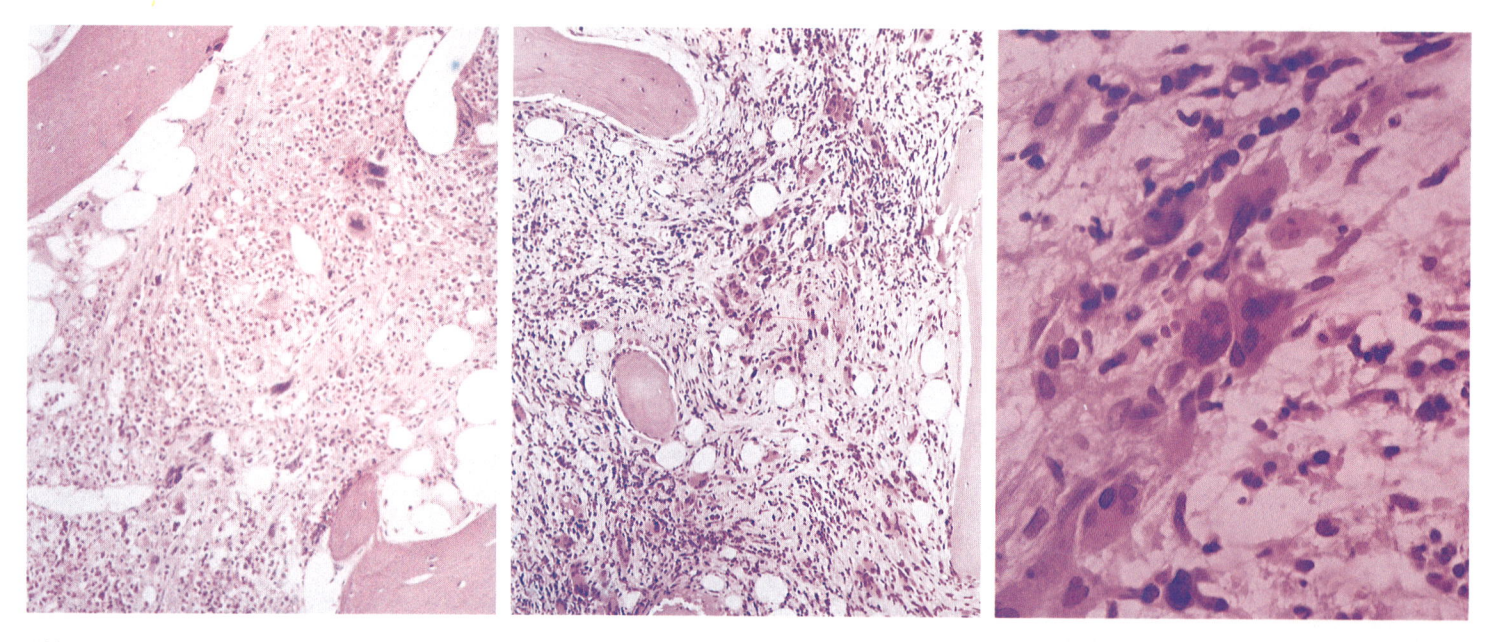

Abb. 12.24
Osteomyelofibrose: Nadelbiopsien mit (links) diffuser Infiltration eines Großteils der intertrabekulären Räume durch zellreiches, lockeres Bindegewebe mit verstreut eingelagerten hämatopoetischen Zellen und auffälligen Megakaryozyten; (Mitte) zwischen den hämatopoetischen Zellen ist reichlich lockeres Bindegewebe eingelagert; Fettzellen nehmen weniger als 15 Prozent des Markraumes ein; (rechts) stärkere Vergrößerung mit atypischen Megakaryozyten im fibrösen Gewebe.

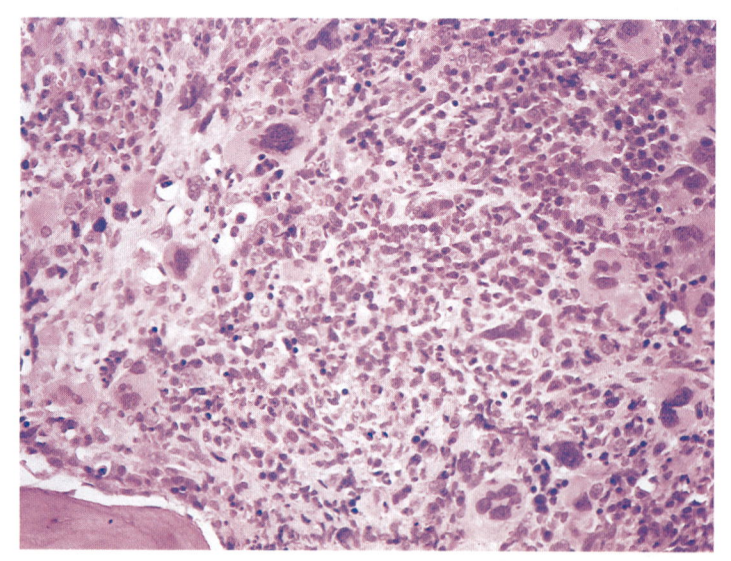

Abb. 12.25
Myeloproliferative Erkrankung im Übergangsstadium: Nadelbiopsie mit ausgeprägter hämatopoetischer Hyperplasie und vollständiger Verdrängung der Fettzellen im intertrabekulären Raum. Man erkennt zahlreiche Megakaryozyten und eine deutliche Fibrose zwischen den hämatopoetischen Zellen. Klinisch bot der Patient Symptome sowohl einer Polycythaemia vera als auch einer Osteomyelofibrose. Im peripheren Blut war ein leukoerythroblastisches Blutbild nachweisbar; die vergrößerte Milz erstreckte sich bis auf 20 cm unterhalb des linken Rippenbogens. Hb: 18,5 g/dl; Leukozyten: 120×10^9/l; Thrombozyten: 450×10^9/l; Erythrozyten-Gesamtvolumen: 49 ml/kg.

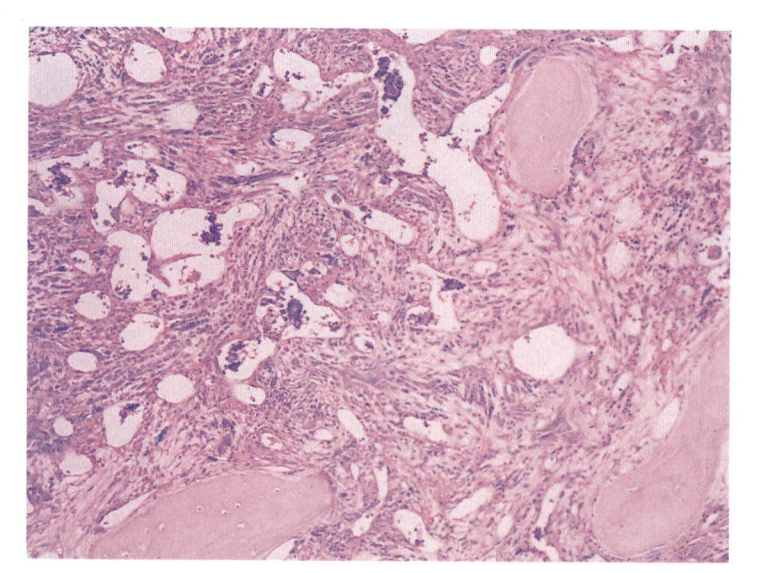

Abb. 12.26
Myeloproliferative Erkrankung im Übergangsstadium: Nadelbiopsie mit deutlich erweiterten venösen Sinus, umgeben von einer hyperplastischen Hämatopoese mit starker Fibrose. Im Ausstrich bestand ein leukoerythroblastisches Blutbild. Hb: 19,5 g/dl; Leukozyten: 38×10^9/l; Thrombozyten: 850×10^9/l; Erythrozyten-Gesamtvolumen: 44 ml/kg.

Myeloproliferative Erkrankungen 12

Untersuchungen mit Radioisotopen sind zur Bestimmung des Schweregrades der Erkrankung nützlich und können auch Aufschluß über die Pathogenese der Anämie geben. Bei Ganzkörper-Szintigraphien wird Eisen-52 (aus dem Zyklotron) zum Nachweis der Verteilung des injizierten Eisenisotops im Körper eingesetzt (*Abb. 12.30* und *12.31*). Die extramedulläre Blutbildung kann auch in Leberbiopsie- oder Splenektomiepräparaten bestätigt werden (*Abb. 12.32* und *12.33*). Differential-

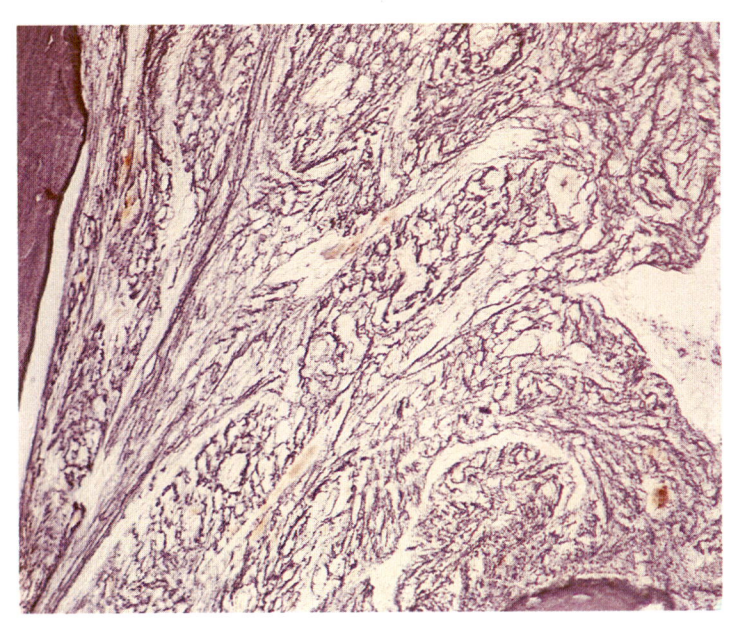

Abb. 12.27
Osteomyelofibrose: Die Silberimprägnation (gleiche Biopsie wie im Mittelteil von Abb. 12.24) zeigt eine ausgeprägte Verdichtung und Vergröberung des argyrophilen Fasernetzes.

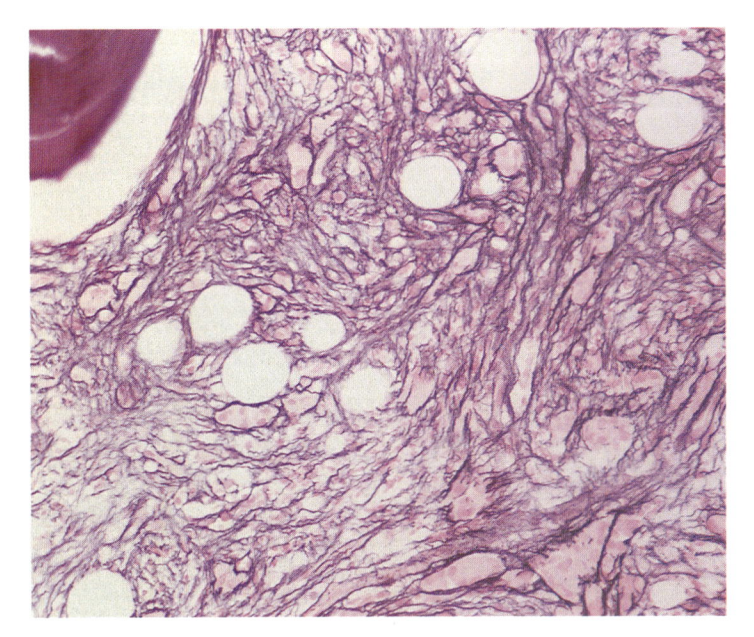

Abb. 12.28
Myeloproliferative Erkrankung im Übergangsstadium: Silberimprägnation der Biopsie von Abb. 12.26 mit deutlicher Verdichtung des argyrophilen Fasernetzes.

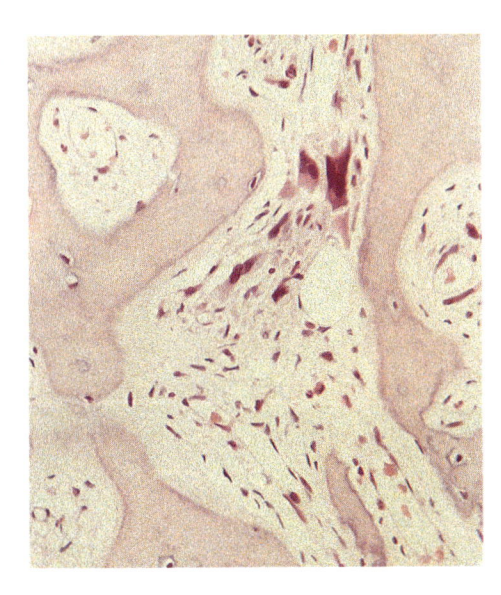

Abb. 12.29
Osteomyelofibrose: Nadelbiopsie mit Verdrängung der normalen intertrabekulären Hämatopoese durch ein fibröses Bindegewebe mit nur vereinzelten hämatopoetischen Zellen (die größeren Zellen im Zentrum sind Megakaryozyten). Darüber hinaus erkennt man eine Neubildung von Knochentrabekeln mit irregulärem Lamellenverlauf.

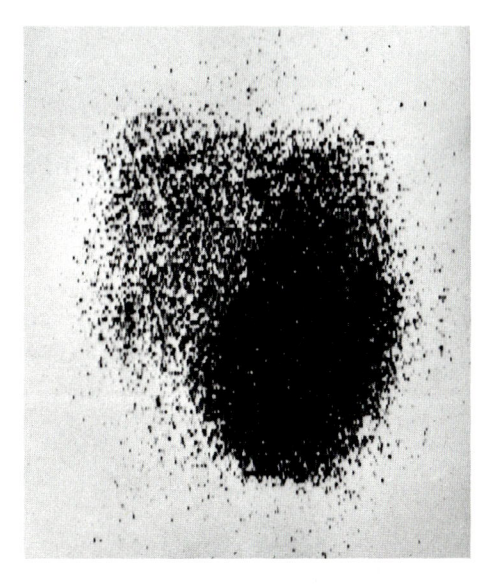

Abb. 12.30
Osteomyelofibrose: Stamm-Szintigraphie mit fast ausschließlicher Aufnahme des ^{52}Fe-markierten Transferrins durch die vergrößerte Milz und Leber ohne Aktivitätsnachweis im Skelett. Dieser Befund ist mit einer überwiegend extramedullären Hämatopoese vereinbar.

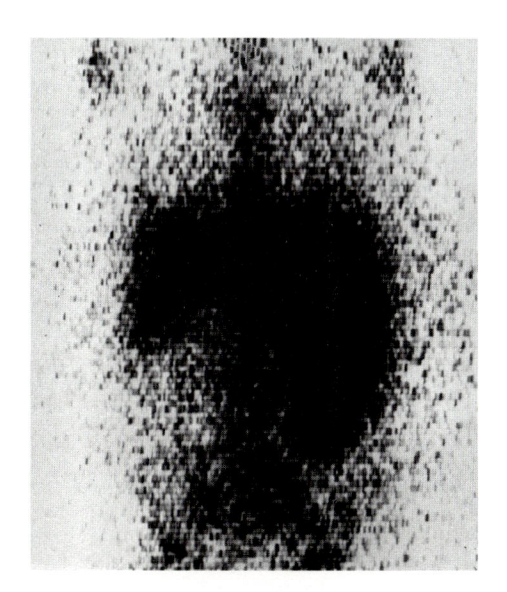

Abb. 12.31
Myeloproliferative Erkrankung im Übergangsstadium: Die Stamm-Szintigraphie zeigt eindeutig die Speicherung des ^{52}Fe-markierten Transferrins in Leber, Milz und axialem Skelett.

12 Myeloproliferative Erkrankungen

diagnostisch muß die Osteomyelofibrose von einer reaktiven Markfibrose anderer Ursache abgegrenzt werden (Abb. 12.34).

Die Behandlung der OMF ist unbefriedigend. Bei schwerer Anämie sind symptomatische Erythrozytentransfusionen notwendig. Alkylierende Medikamente wie Hydroxyharnstoff und Splenektomie können bei ausgewählten Patienten von Nutzen sein. Folsäure wird prophylaktisch verabreicht.

ESSENTIELLE THROMBOZYTHÄMIE

Die Diagnose einer essentiellen Thrombozythämie ist in Erwägung zu ziehen, wenn eine anhaltende Thrombozytose mit Werten von über 1000×10^9 /l festgestellt wird. Häufig besteht auch eine Störung der Thrombozytenfunktion, so daß dann rezidivierende Blutungen und Thrombosen den klinischen Verlauf beherrschen. Bei zahlreichen Patienten bereitet die differentialdiagnostische Abgrenzung dieser Erkrankung von einer Osteomyelofibrose und vor allem von einer Polycythaemia vera Schwierigkeiten; allerdings wird vielfach die Auffassung vertreten, daß es sich bei der essentiellen Thrombozythämie lediglich um eine Variante der Polycythaemia vera handelt. Blutungen im Bereich des Gastrointestinaltraktes sowie, allerdings seltener, Nasenbluten, Menorrhagien, Hämaturien und Hämoptysen gehören zu den

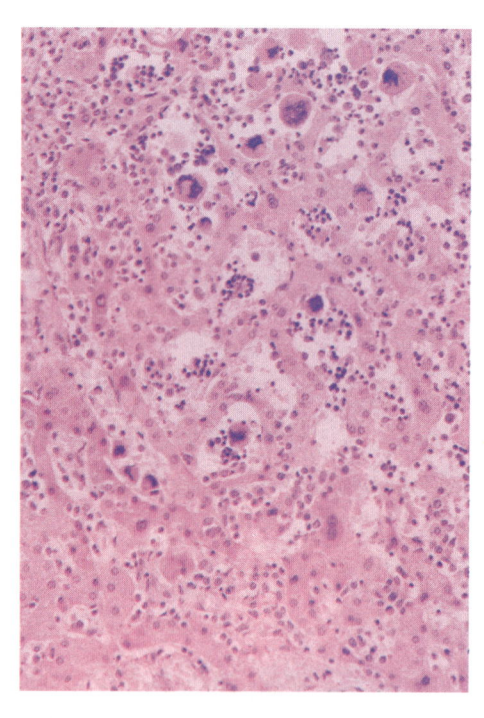

Abb. 12.32
Osteomyelofibrose: Extramedulläre Hämatopoese. Histologisches Schnittpräparat einer Leberbiopsie mit Gruppen von Erythroblasten, granulopoetischen Zellen und mehrkernigen Megakaryozyten in den Sinus.

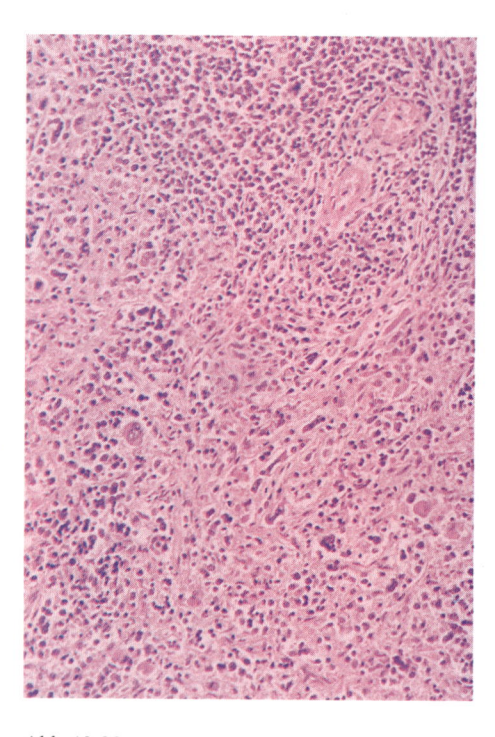

Abb. 12.33
Osteomyelofibrose: Extramedulläre Hämatopoese. Histologisches Schnittpräparat der operativ entfernten Milz mit analogen Infiltraten hämatopoetischer Zellen in den retikuloendothelialen Marksträngen und Sinus.

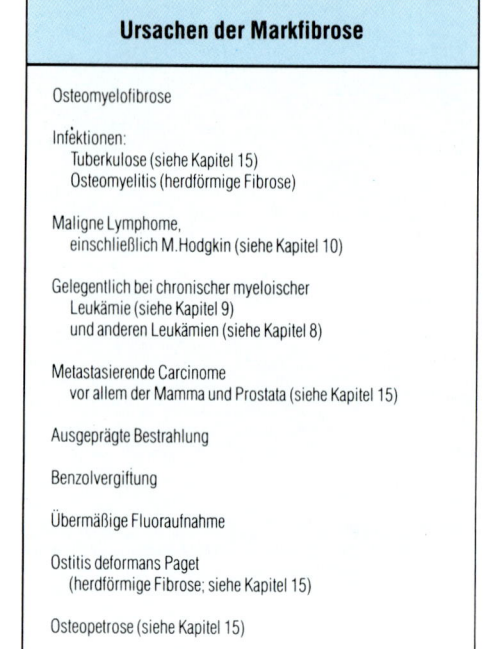

Abb. 12.34
Ursachen der reaktiven Markfibrose.

Ursachen der Markfibrose

Osteomyelofibrose

Infektionen:
 Tuberkulose (siehe Kapitel 15)
 Osteomyelitis (herdförmige Fibrose)

Maligne Lymphome,
 einschließlich M. Hodgkin (siehe Kapitel 10)

Gelegentlich bei chronischer myeloischer
 Leukämie (siehe Kapitel 9)
 und anderen Leukämien (siehe Kapitel 8)

Metastasierende Carcinome
 vor allem der Mamma und Prostata (siehe Kapitel 15)

Ausgeprägte Bestrahlung

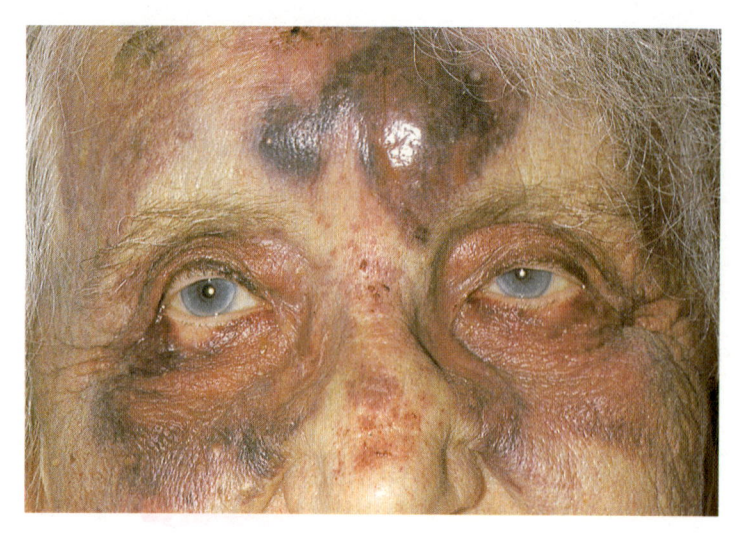

Benzolvergiftung

Übermäßige Fluoraufnahme

Ostitis deformans Paget
 (herdförmige Fibrose; siehe Kapitel 15)

Osteopetrose (siehe Kapitel 15)

Abb. 12.35
Essentielle Thrombozythämie: Subkutane Blutungen nach Bagatelltrauma. Die Plättchenaggregation nach Zusatz von ADP, Adrenalin und Thrombin war erheblich gestört. Thrombozyten: 2300×10^9 /l.

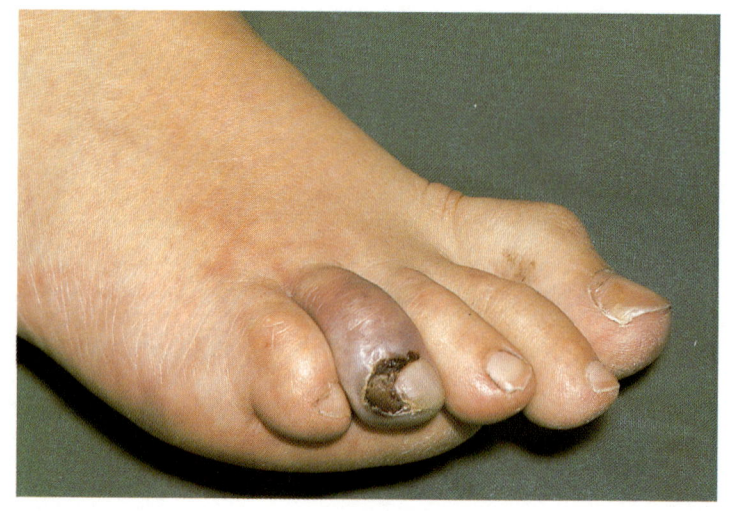

Abb. 12.36
Essentielle Thrombozythämie: Gangrän der 4. linken Zehe. Thrombozyten: 1900×10^9 /l.

Myeloproliferative Erkrankungen 12

klinischen Hauptproblemen; auch spontane Hämatome treten häufig auf (*Abb. 12.35*). Bei vielen Patienten sind cerebrovaskuläre Insulte als Komplikation gefürchtet. Eine Thrombose peripherer Blutgefäße kann schließlich zu Ischämie und Gangrän führen (*Abb. 12.36*).

Der periphere Blutausstrich zeigt eine ausgeprägte Vermehrung von Thrombozyten, die vielfach durch eine atypische Morphologie mit zahlreichen Riesenformen gekennzeichnet sind. Bei einem Drittel der Fälle finden sich Howell-Jolly-Körper und andere Zeichen der Milzatrophie; gelegentlich können bei sorgfältiger Suche Megakaryozytenfragmente nachgewiesen werden (*Abb. 12.37–12.39*).

Die Knochenmarkaspiration kann sich als schwierig erweisen; meist besteht eine Hyperplasie aller blutbildenden Zellsysteme mit auffälliger Vermehrung (*Abb. 12.40*) und Herdbildung (*Abb. 12.41*) der oft hypersegmentierten Megakaryozyten; ihr durchschnittliches Zellvolumen liegt über dem Normbereich (*Abb. 12.42* und *12.43*).

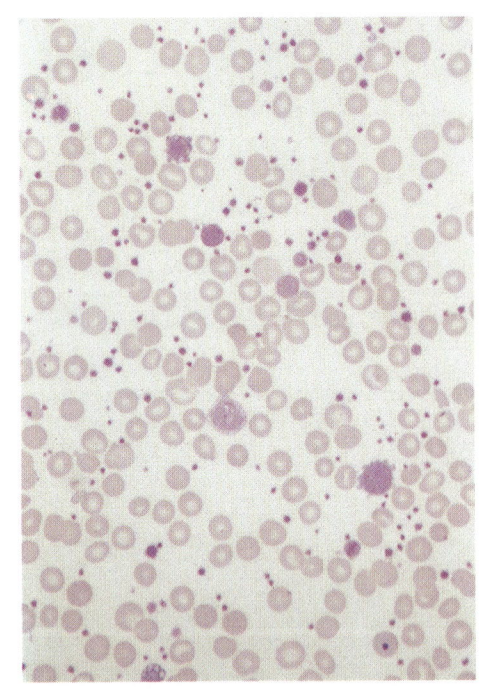

Abb. 12.37
Essentielle Thrombozythämie: Peripherer Blutausstrich mit ausgeprägter Thrombozytose.

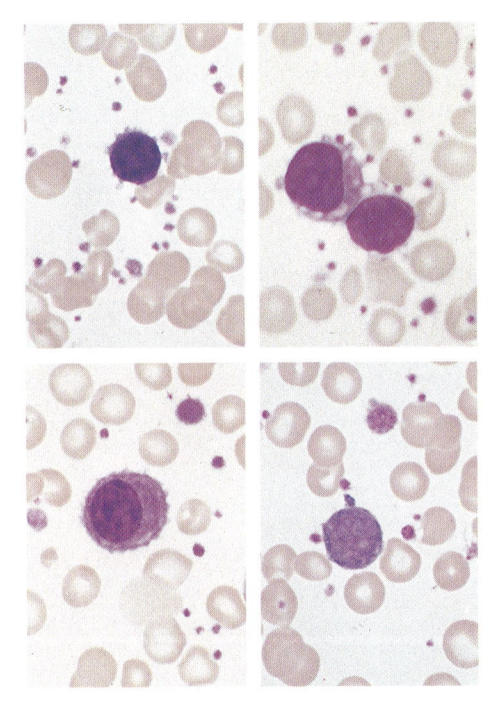

Abb. 12.38
Essentielle Thrombozythämie: Periphere Blutausstriche mit zirkulierenden Megakaryozytenfragmenten.

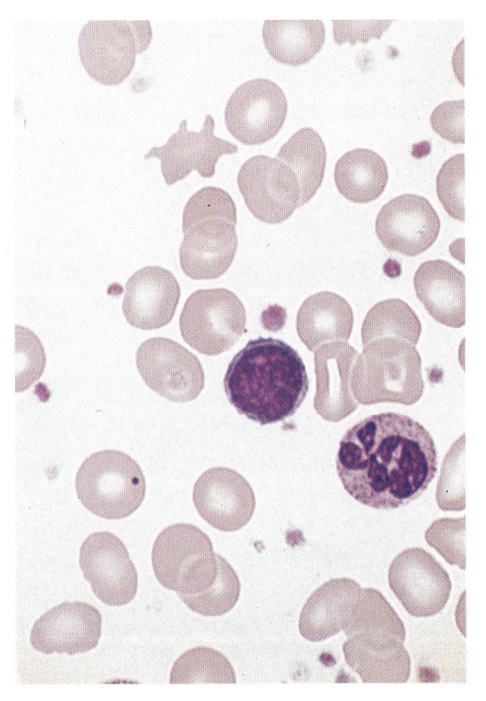

Abb. 12.39
Essentielle Thrombozythämie: Starke Vergrößerung eines peripheren Blutausstriches mit den Zeichen der Milzatrophie (ein Howell-Jolly-Körper sowie Schießscheibenbildung, Einkerbungen und Akanthozytose der Erythrozyten).

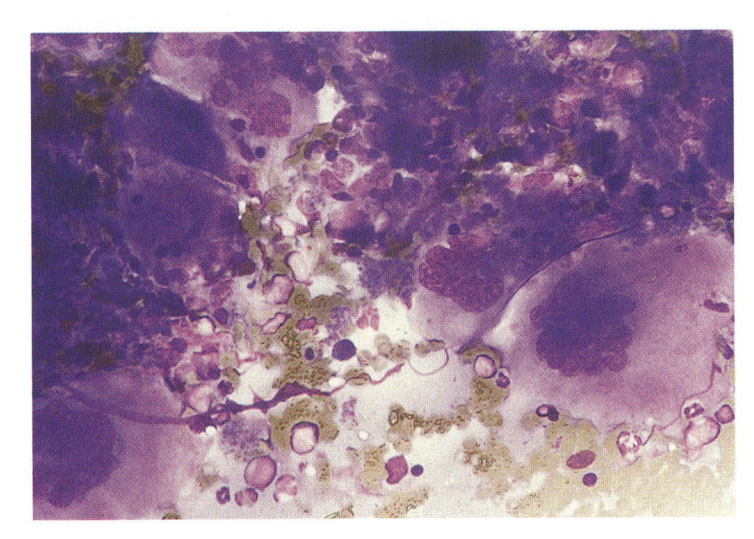

Abb. 12.40
Essentielle Thrombozythämie: Markbröckel eines Knochenmarkaspirats mit ausgeprägter Vermehrung von Megakaryozyten.

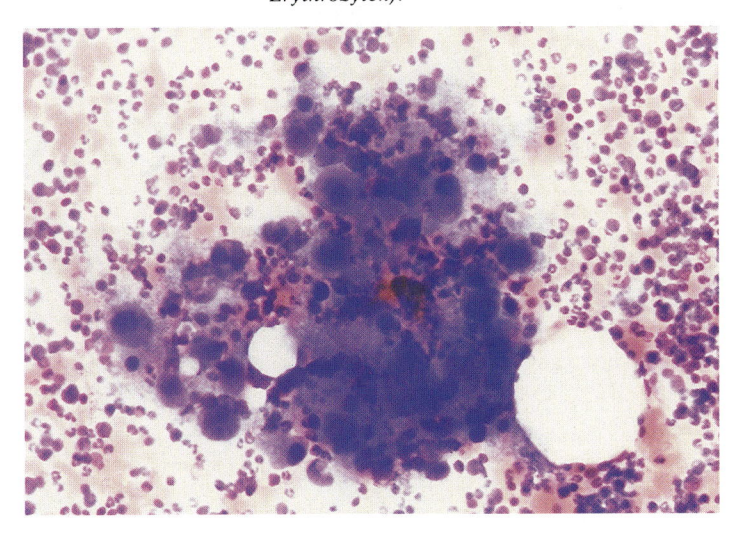

Abb. 12.41
Essentielle Thrombozythämie: Knochenmarkausstrich mit auffälliger megakaryozytärer Herdbildung.

12 Myeloproliferative Erkrankungen

Häufig werden die Knochenmarkaspirate von großen Aggregaten zusammengelagerter Thrombozyten beherrscht, die mit Markfragmenten verwechselt werden können (*Abb. 12.44*). Der erhebliche Umfang der megakaryozytären Proliferation wird besonders gut in der Nadelbiopsie sichtbar, die zahlreiche atypische Megakaryozyten aller Entwicklungsstufen enthält (*Abb. 12.45*). Die Silberimprägnation zeigt eine Verdichtung des Gitterfasernetzes, deren Ausmaß eine Mittelstellung zwischen der Polycythaemia vera und der Osteomyelofibrose einnimmt.

Eine Milzatrophie (*Abb. 12.46*) führt häufig zu einem weiteren Thrombozytenanstieg im peripheren Blut, da die rote Milzpulpa infolge ihrer Verödung nicht mehr für die üblicherweise hier erfolgende Thrombozytenspeicherung zur Verfügung steht, so daß sämtliche im Knochenmark gebildeten Thrombozyten im allgemeinen Kreislauf erscheinen. Die essentielle Thrombozythämie muß differentialdiagnostisch von anderen Ursachen einer Thrombozytose abgegrenzt werden (*Abb. 12.47*).

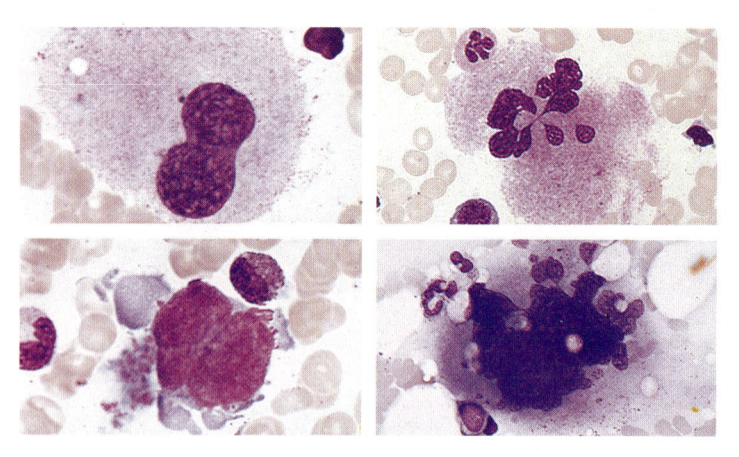

Abb. 12.42
Essentielle Thrombozythämie: Knochenmarkaspirat mit (unten links) einem doppelkernigen Megakaryozyten; (oben links) einem doppelkernigen Megakaryoblasten mit zytoplasmatischer Differenzierung; (oben rechts) relativ geringer und (unten rechts) hoher Kernploidie der hypersegmentierten Megakaryozyten.

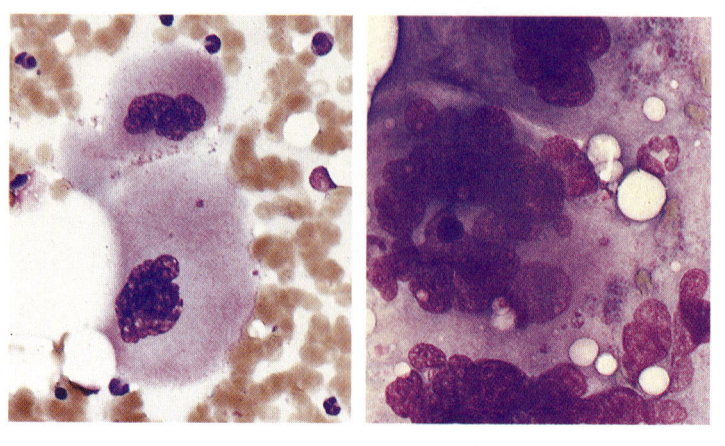

Abb. 12.43
Essentielle Thrombozythämie: Knochenmarkaspirate mit megakaryozytärer Herdbildung und (links) scharfen Zellgrenzen sowie (rechts) fehlender Abgrenzbarkeit des Zytoplasmas.

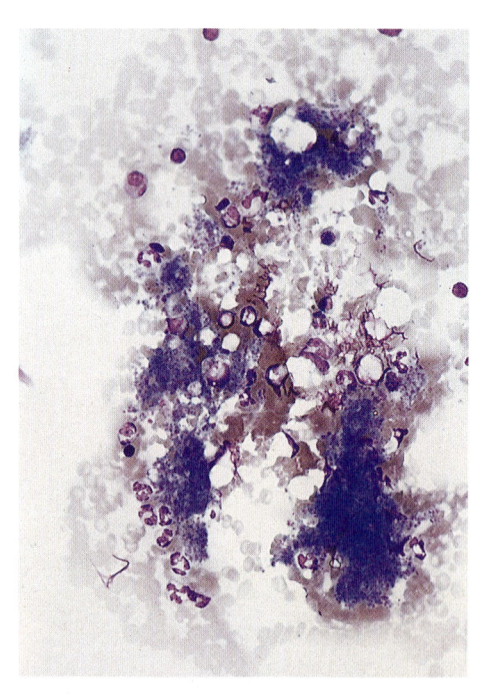

Abb. 12.44
Essentielle Thrombozythämie: Knochenmarkausstrich mit ausgedehnten Herden aggregierter Thrombozyten.

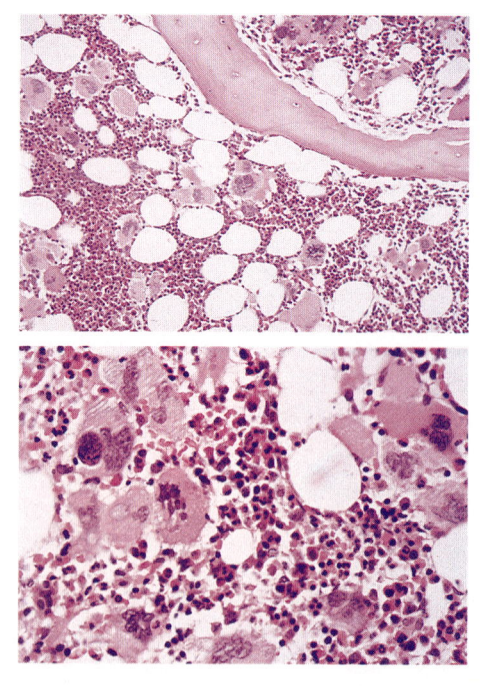

Abb. 12.45
Essentielle Thrombozythämie: Nadelbiopsie mit (oben) nur mittelgradig gesteigerter Zelldichte des hämatopoetischen Markes, jedoch ausgeprägter Vermehrung von Megakaryozyten, besonders gut bei stärkerer Vergrößerung sichtbar (unten).

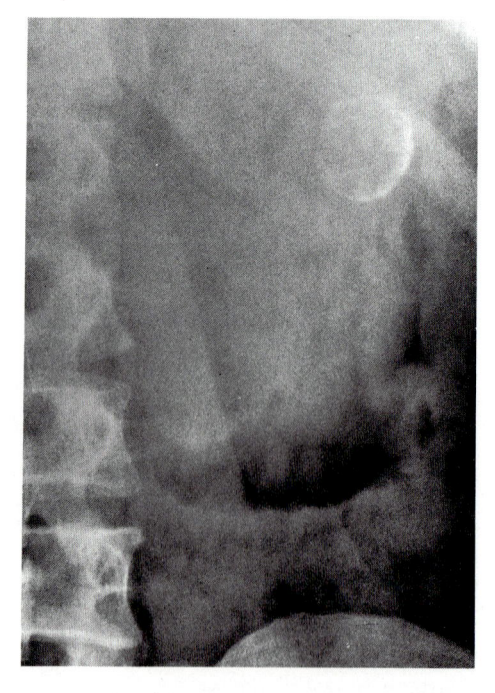

Abb. 12.46
Essentielle Thrombozythämie: Röntgenaufnahme des Abdomens mit einem kleinen, verkalkten Rundherd (oben rechts). Im Blutausstrich waren Zeichen der Milzatrophie nachweisbar. Bei der Obduktion wog das fibrotische Milzresiduum nur 30 g und wies ausgedehnte dystrophische Verkalkungen auf.

Therapeutisch kommen alkylierende Medikamente, Hydroxyharnstoff, α_2-Interferon oder Phosphor-32 zur Anwendung mit dem Ziel, die Thrombozytenbildung zu reduzieren. Bei der Kurzzeitbehandlung von Patienten mit hohen Thrombozytenzahlen und ausgeprägten Symptomen werden Thrombozytentransfusionen erfolgreich eingesetzt.

LEUKÄMISCHE TRANSFORMATION BEI POLYCYTHAEMIA VERA UND OSTEOMYELOFIBROSE

Es wird allgemein angenommen, daß die Transformation zur natürlichen Evolution der myeloproliferativen Syndrome gehört. Die Polycythaemia vera geht in etwa 30 Prozent der Fälle in eine Osteomyelofibrose und in etwa 15 Prozent in eine akute Leukämie, meist des myeloischen und nur ausnahmsweise des lymphatischen Typs, über. Mit ^{32}P oder Chemotherapie behandelte Patienten weisen eine etwa gleich hohe Inzidenz der leukämischen Transformation auf. Bei der Osteomyelofibrose entwickelt sich terminal in 10 Prozent eine Leukämie (Abb. 12.48 – 12.51). Nach einer Transformation ist die Überlebenszeit in jedem Fall kurz.

Ursachen der Thrombozytose	
Reaktiv:	**Endogen:**
Blutungen	Essentielle Thrombozythämie
Trauma	In einigen Fällen von
Postoperativ	Polycythaemia vera,
Chronischer Eisenmangel	Osteomyelofibrose & chronischer
Maligne Neoplasien	myeloischer Leukämie
Chronische Infektionen	
Kollagenosen	
Nach Splenektomie mit fortbestehender Anämie und hyperplastischem Mark	

Abb. 12.47
Ursachen der Thrombozytose.

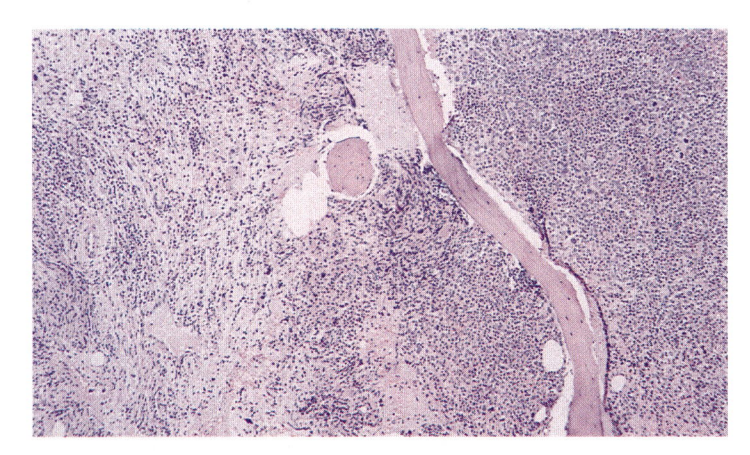

Abb. 12.48
Osteomyelofibrose mit Transformation in eine akute Leukämie: Nadelbiopsie mit Zonen, die mit der Diagnose einer Osteomyelofibrose vereinbar sind (in der linken Bildhälfte) und ausgedehnter dichter Infiltration des intertrabekulären Raumes durch mononukleäre Zellen ohne erkennbare Fibrose in der rechten Bildhälfte.

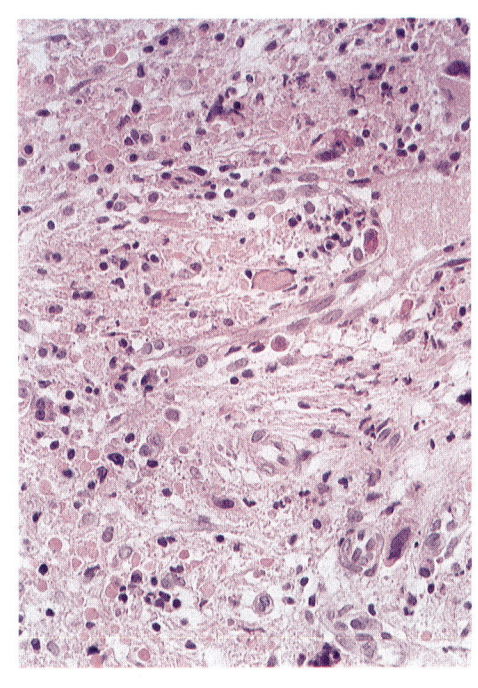

Abb. 12.49
Osteomyelofibrose mit Transformation in eine akute Leukämie: Stärkere Vergrößerung der linken Bildhälfte von Abb. 12.48 mit isoliert liegenden hämatopoetischen Zellen innerhalb eines lockeren fibrösen Bindegewebes.

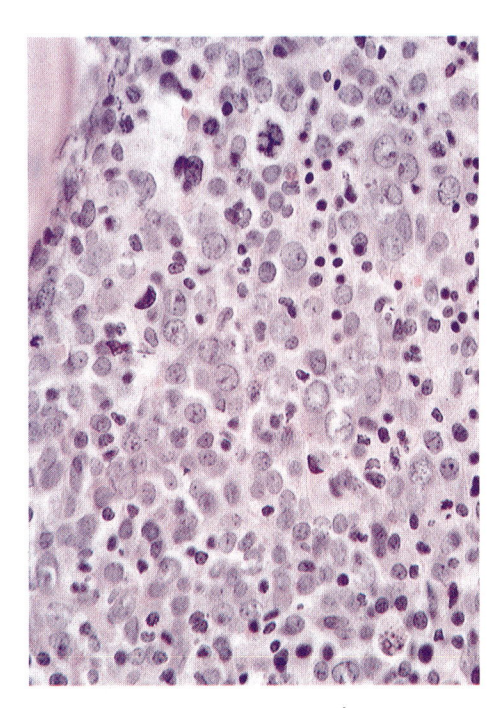

Abb. 12.50
Osteomyelofibrose mit Transformation in eine akute Leukämie: Stärkere Vergrößerung der rechten Bildhälfte von Abb. 12.48 mit dichten Infiltraten aus unreifen myeloischen Blasten und Promyelozyten. Nach 9-jährigem Verlauf der Osteomyelofibrose traten bei dem Patienten eine Bronchopneumonie und Fieber auf. Hb: 7.1 g/dl; Leukozyten: 6×10^9 /l; Blasten: $4,5 \times 10^9$ /l; Neutrophile $0,6 \times 10^9$ /l; Thrombozyten: 40×10^9 /l.

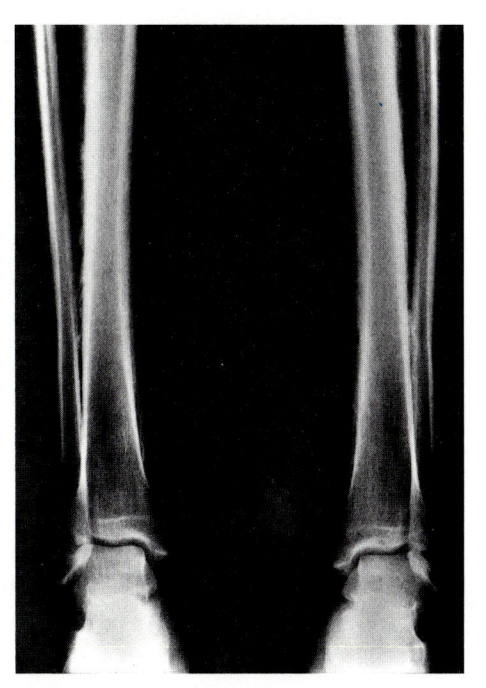

Abb. 12.51
Osteomyelofibrose mit Transformation in eine akute Leukämie: Röntgenaufnahme der unteren Extremitäten bei einem Patienten mittleren Alters mit ausgedehnter Abhebung des Periosts durch Infiltrate myeloischer Blasten aus dem darunterliegenden Knochenmark. Normalerweise enthalten die Markräume dieser Knochen bei Erwachsenen nur Fett; im Verlauf myeloproliferativer Erkrankungen kann sich die Hämatopoese jedoch auf periphere Skelettregionen ausdehnen.

12 Myeloproliferative Erkrankungen

AKUTE MYELOFIBROSE

Dieses Syndrom ist durch einen akuten Krankheitsverlauf gekennzeichnet, der mit Symptomen einer Anämie, Neutropenie und Thrombozytopenie einhergeht. Der periphere Blutausstrich zeigt ein leukoerythroblastisches Blutbild. Die Knochenmarkaspiration ist meist eine "Punctio sicca", während die Nadelbiopsie das Bild einer Markfibrose ergibt (Abb. 12.52 und 12.53). Meist liegt eine akute Megakaryoblastenleukämie (FAB M_7) oder, seltener, ein Lymphom zugrunde. In typischen Fällen bestätigen die morphologischen und zytochemischen Eigenschaften der Blasten die Diagnose einer akuten Megakaryoblastenleukämie (Abb. 12.54). Die Milz ist gewöhnlich nicht besonders vergrößert. Die akute Myelofibrose besitzt eine schlechte Prognose.

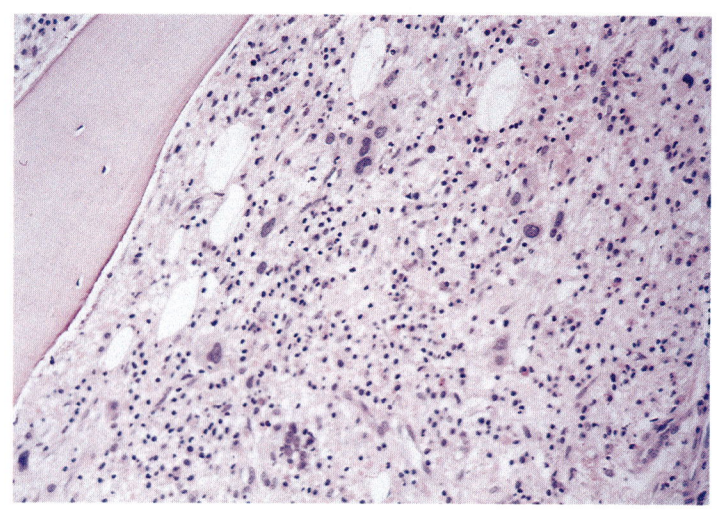

Abb. 12.52
Akute Myelofibrose: Nadelbiopsie mit reichlich fibrösem Stroma und einer atypischen Hämatopoese, die überwiegend aus mononukleären Zellen und isolierten Megakaryozyten besteht.

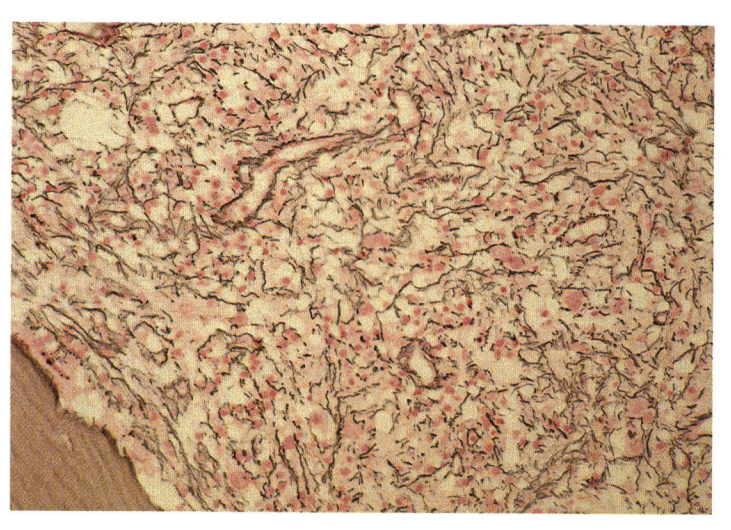

Abb. 12.53
Akute Myelofibrose: Nadelbiopsie nach Silberimprägnation mit deutlicher Verdichtung des argyrophilen Fasernetzes.

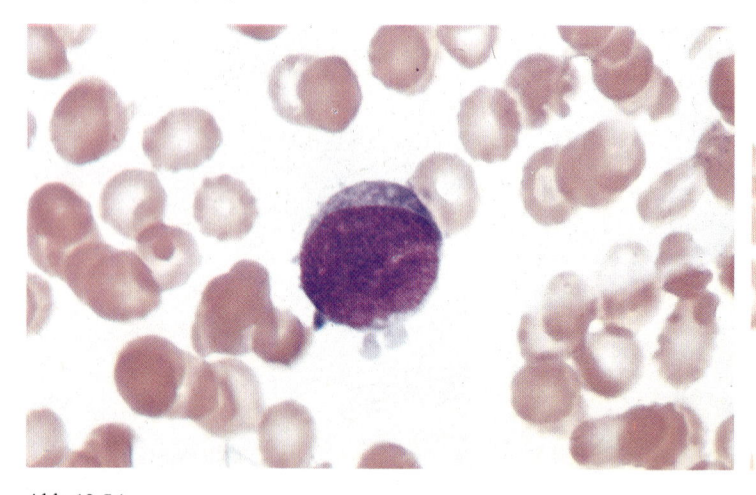

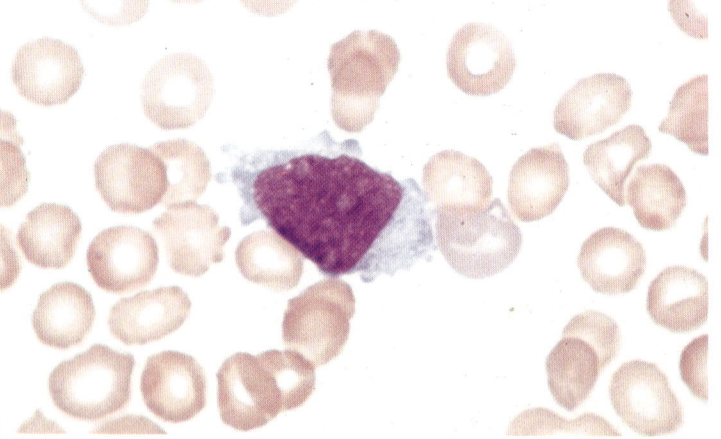

Abb. 12.54
Akute Myelofibrose: Periphere Blutausstriche mit Blasten, die sich von typischen Myeloblasten durch ein etwas breiteres Zytoplasma und irreguläre Zellgrenzen unterscheiden. Elektronenmikroskopische Untersuchungen und der Nachweis der thrombozytären Glykoproteine II b/III a mit monoklonalen Antikörpern bestätigten die megakaryoblastäre Natur dieser Zellen. Hb: 6,3 g/dl; Leukozyten; 3 x 10^9 /l; Blasten; 1,2 x 10^9 /l; Neutrophile: 0,9 x 10^9 /l; Thrombozyten: 65 x 10^9 /l.

Vaskuläre und thrombozytäre hämorrhagische Diathesen

13

13 Vaskuläre und thrombozytäre hämorrhagische Diathesen

HÄMOSTASE UND HÄMORRHAGISCHE DIATHESEN

Der Ablauf der normalen Hämostase beruht auf einer Wechselwirkung zwischen Blutgefäßen, Thrombozyten und Gerinnungsfaktoren (Abb. 13.1). Dabei erfolgt die initiale Blutstillung sowohl durch Vasokonstriktion und elastische Retraktion der geschädigten Blutgefäße als auch durch die Bildung eines Plättchenpfropfes. Die anschließende Aktivierung der Gerinnungsfaktoren wandelt das flüssige Blut in einen unlöslichen Gerinnungsthrombus um, der zusätzlich abdichtend wirkt. Die einzelnen Schritte der Gerinnungskaskade sind in Kapitel 14 wiedergegeben.

Die Hauptfunktion der intakten Gefäßwand besteht darin, Hämostase und Thrombozytenaggregation zu verhindern (Abb. 13.2). Dazu bildet das Endothel zahlreiche Substanzen, die die Thrombozytenaggregation (z. B. Prostacyclin) oder Blutgerinnung (z. B. Antithrombin III und Protein C-Aktivator) hemmen oder die Fibrinolyse aktivieren (z. B. Gewebsplasminogen-Aktivator). Außerdem synthetisieren die Endothelzellen den von Willebrand-Faktor, der für die Interaktion zwischen Thrombozyten und Zellwand verantwortlich ist. Bei einem Gefäßwanddefekt treten Gerinnungsfaktoren und Thrombozyten mit dem subendothelialen Bindegewebe in Kontakt.

Der Thrombozyt besitzt eine trilamelläre Oberflächenmembran mit Einstülpungen in das Zytoplasma. Dadurch entsteht ein offenes kanalikuläres System mit großer Oberfläche, die Gerinnungsfaktoren adsorbieren kann (Plättchenfaktor 3) (Abb. 13.3). Die Mucopolysaccharidschicht außen an der Membran spielt bei der Plättchenadhäsion an die Gefäßwand sowie bei der Aggregation und Adsorption von Gerinnungsfaktoren, vor allem von Fibrinogen und Faktor VIII, eine wichtige Rolle. Zu den Glykoproteinen an der Plättchenoberfläche zählen Ib (Mangel beim Bernard-Soulier-Syndrom), IIb und IIIa (Mangel bei Thrombasthenie). Diese Glykoproteine sind für die Anlagerung der Thrombozyten an den von Willebrand-Faktor und somit an das Gefäßendothel von Bedeutung (Abb. 13.4). Die Bindungsstelle für IIb-IIIa ist gleichzeitig der Rezeptor für Fibrinogen und dient der Aggregation von Thrombozyten untereinander.

Ein submembranöses System aus Mikrotubuli gewährleistet die Plättchenform. Für die Veränderungen bei der Thrombozytenkontraktion und -sekretion sowie bei der Retraktion des Gerinnsels sind Mikrofilamente im gesamten Zytoplasma (einschließlich eines komplexen Netzwerks von Muskelproteinen) verantwortlich. Zudem enthalten die Plättchen u.a. folgende Organellen: α-Granula mit verschiedenen Proteinen (Abb. 13.3), elektronendichte Granula (δ-Granula) mit Kalzium, Adenin-Nukleotiden und Serotonin, Lysosomen mit sauren Hydrolasen, Peroxisomen mit Katalase, Mitochondrien und schließlich ein dichtes tubuläres System mit erheblichem Kalziumgehalt, in dem wahrscheinlich Prostaglandine und Thromboxan A_2 synthetisiert werden.

Nach einer Schädigung der Gefäßwand lagern sich die Thrombozyten, wahrscheinlich durch Vermittlung des von Willebrand-Faktors (vWF), an subendotheliale Strukturen (Abb. 13.4). Dieser Faktor besitzt Bindungsstellen für Kollagen-Mikrofibrillen im freigesetzten subendothelialen Gewebe.

Hämorrhagische Diathesen können durch Veränderungen der Blutgefäße, qualitative oder quantitative Störungen der Thrombozyten (siehe dieses Kapitel) oder einen Mangel an Gerinnungsfaktoren (siehe Kapitel 14) ausgelöst werden. Sie äußern sich klinisch als starke posttraumatische Blutung, Nasenbluten, Bluterbrechen, Teerstuhl, rektale Blutung oder Hämaturie.

Veränderungen der Thrombozyten und kleinen Blutgefäße rufen eine Haut- und Schleimhautpurpura hervor. Eine verlängerte Blutung nach oberflächlichen Schnitt- und Schürfwunden wird bei Thrombozytopenien und Störungen der Plättchenfunktion beobachtet. Menorrhagien sind häufig das klinische Leitsymptom bei Frauen mit schwerer Thrombozytopenie oder Willebrand-Jürgens-

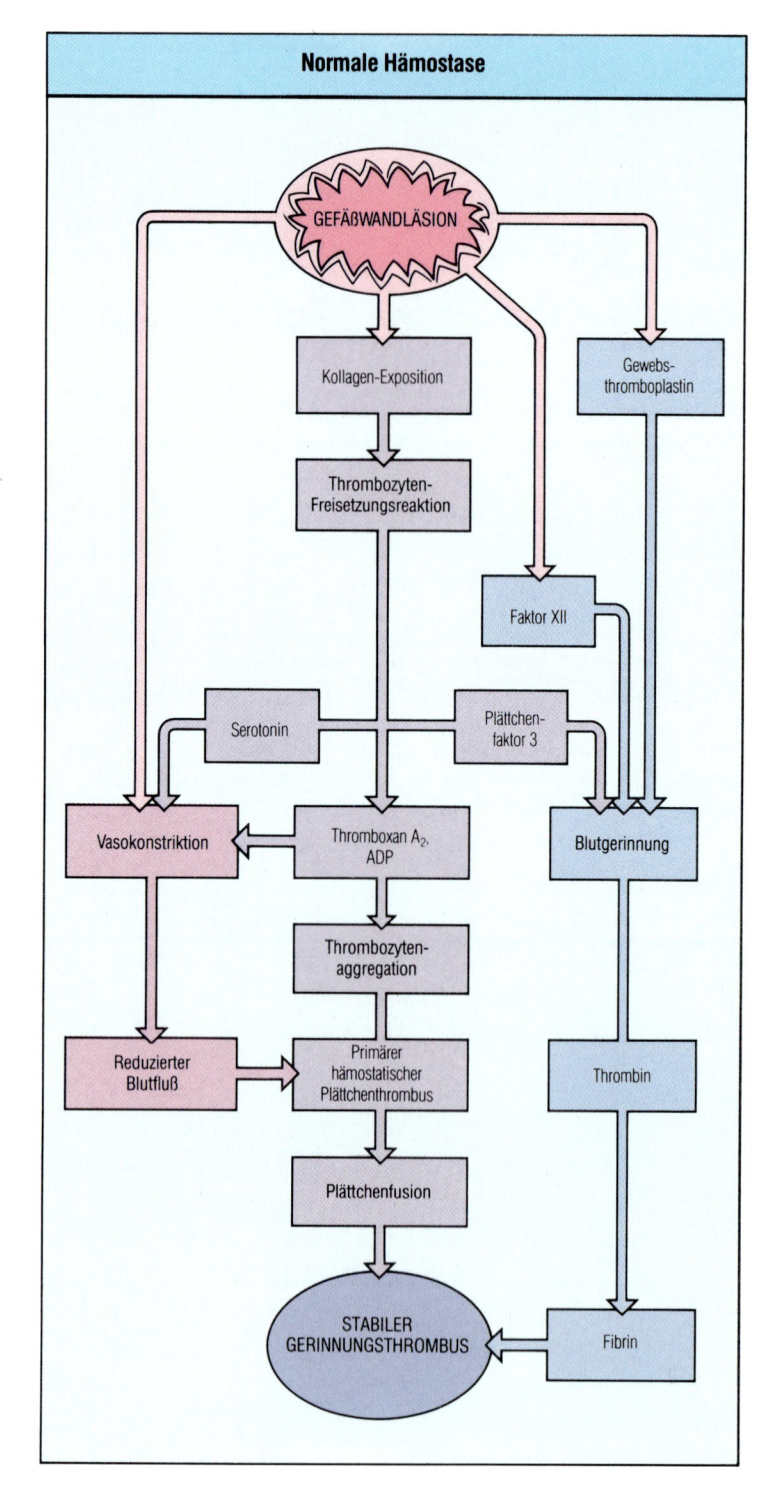

Abb. 13.1
Ablauf der normalen Hämostase.

Vaskuläre und thrombozytäre hämorrhagische Diathesen 13

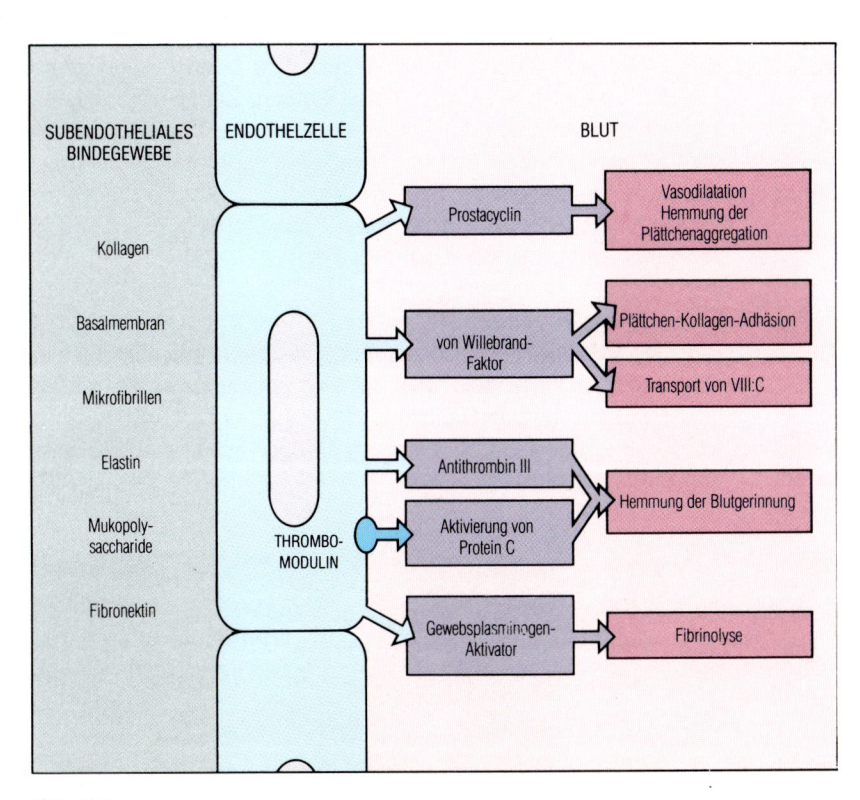

Abb. 13.2
Die Endothelzelle bildet eine Schranke zwischen Thrombozyten bzw. Plasmagerinnungsfaktoren und dem subendothelialen Bindegewebe. Darüber hinaus bildet das Endothel verschiedene Substanzen, die eine Hämostase oder Plättchenaggregation verhindern und die Fibrinolyse aktivieren.

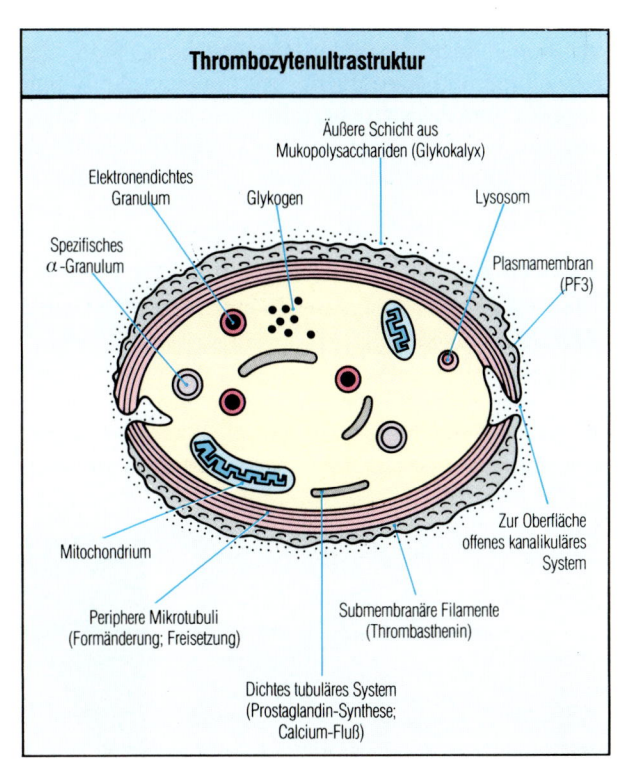

Abb. 13.3
Thrombozytenultrastruktur: Die elektronendichten Granula enthalten Adenin-Nukleotide, Kalzium und Serotonin; spezifische α-Granula enthalten den Wachstumsfaktor, Fibrinogen, Faktor V und vWF, Fibronektin, β-Thromboglobulin, den Heparin-Antagonisten PF4 und Thrombospondin; Lysosomen enthalten saure Hydrolasen. Die Plasmamembran (PF3) besitzt Rezeptoren für Gerinnungsfaktoren und aggregationsfördernde Stoffe.
Freundlicherweise von Dr. R. A. Hutton überlassen.

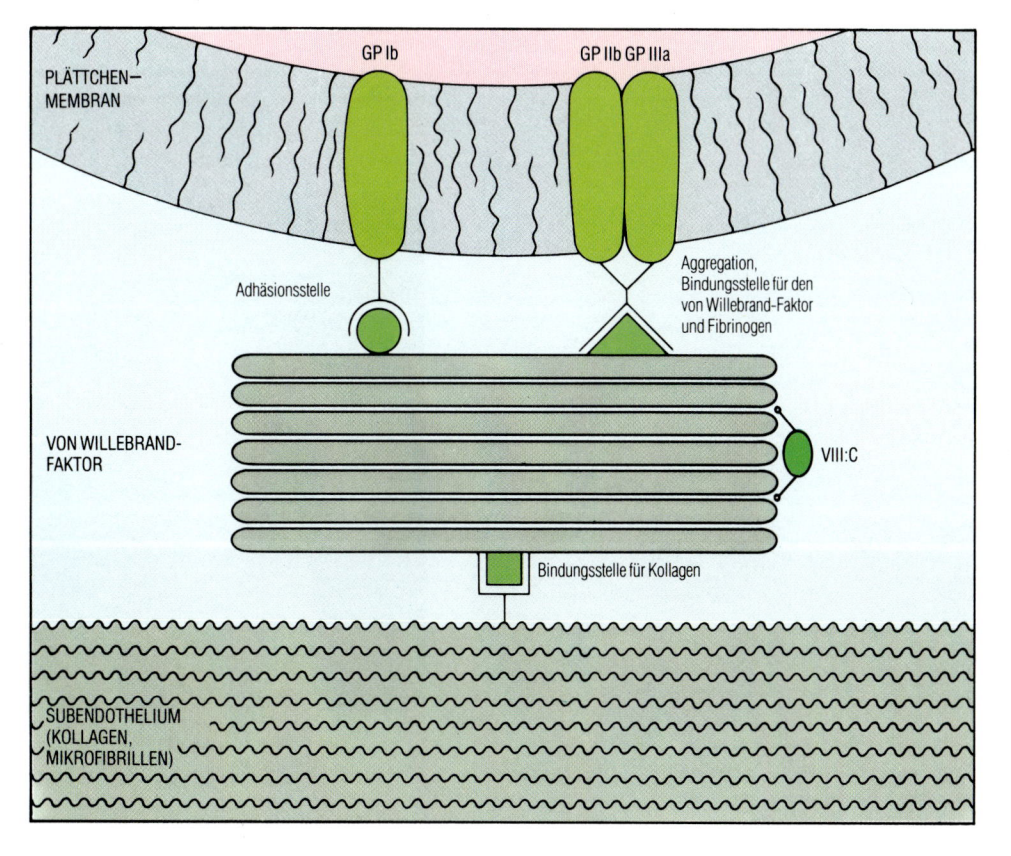

Abb. 13.4
Die Thrombozyten-Adhäsion an das Gefäßendothel wird durch den von Willebrand-Faktor vermittelt, an den auch der koagulatorische Anteil von Faktor VIII (VIII:C) angelagert ist. Die Thrombozytenmembran besitzt zwei Bindungsstellen für den von Willebrand-Faktor: Glykoprotein (GP) Ib und den GP IIb-IIIa-Komplex.
Freundlicherweise von Dr. R. A. Hutton überlassen.

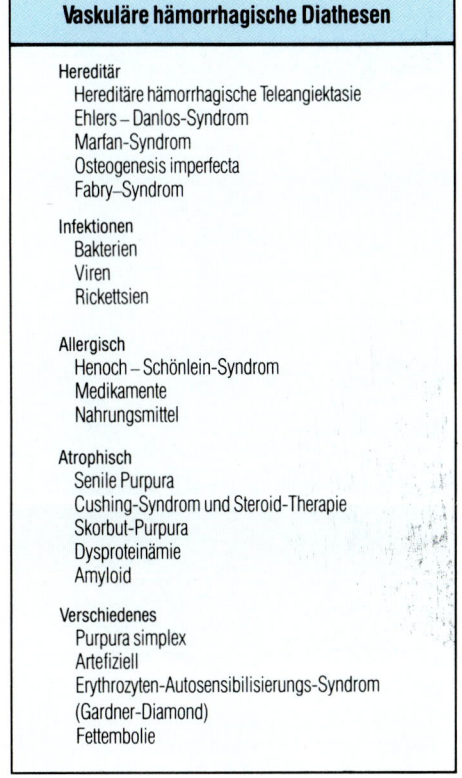

Abb. 13.5
Ursachen der vaskulären hämorrhagischen Diathese.

Vaskuläre hämorrhagische Diathesen

Hereditär
- Hereditäre hämorrhagische Teleangiektasie
- Ehlers–Danlos-Syndrom
- Marfan-Syndrom
- Osteogenesis imperfecta
- Fabry-Syndrom

Infektionen
- Bakterien
- Viren
- Rickettsien

Allergisch
- Henoch–Schönlein-Syndrom
- Medikamente
- Nahrungsmittel

Atrophisch
- Senile Purpura
- Cushing-Syndrom und Steroid-Therapie
- Skorbut-Purpura
- Dysproteinämie
- Amyloid

Verschiedenes
- Purpura simplex
- Artefiziell
- Erythrozyten-Autosensibilisierungs-Syndrom (Gardner-Diamond)
- Fettembolie

13 Vaskuläre und thrombozytäre hämorrhagische Diathesen

Syndrom. Rezidivierende Hämarthrosen, tiefe, dissezierende Hämatome und protrahierte posttraumatische Blutungen treten dagegen typischerweise bei schwerem Mangel an Blutgerinnungsfaktoren auf. Hier kann die Gefäßretraktion und Bildung eines Plättchenpfropfes initial eine vorübergehende Blutstillung bewirken.

VASKULÄRE HÄMORRHAGISCHE DIATHESEN
Die Ursachen der vaskulären hämorrhagischen Diathesen sind in *Abb. 13.5* aufgelistet.

Hereditäre Teleangiektasie (Osler-Rendu)
Kleine Gefäßmißbildungen, die mit Petechien verwechselt werden können, sind die Hauptveränderungen bei dieser Erkrankung. Sie persistieren als leuchtend rote oder purpurfarbene Flecken und sind an Gesicht, Nase, Lippen, Zunge sowie plantaren und palmaren Oberflächen besonders ausgeprägt (*Abb. 13.6 – 13.8*). Meist treten sie erst im Erwachsenenalter auf und nehmen im Laufe des Lebens an Zahl zu. Rezidivierende Blutungen aus Teleangiektasien in der Schleimhaut des Gastrointestinaltraktes führen zu einem schweren Eisenmangel.

Ehlers-Danlos-Syndrom
Bei diesem Syndrom wird die Purpura durch einen Defekt im Hautkollagen verursacht, der die Plättchenaggregation verhindert. Er ist am stärksten beim Typ IV des Ehlers-Danlos-Syndroms (*Abb. 13.9*) entwickelt, dem ein Mangel an Typ III-Kollagen zugrundeliegt.

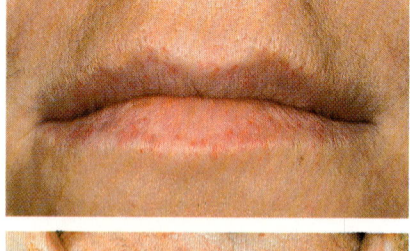

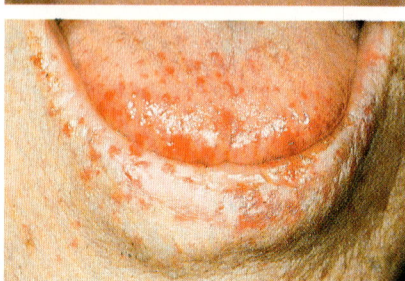

Abb. 13.6
Hereditäre hämorrhagische Teleangiektasie: Die typischen kleinen Gefäßmißbildungen sind vor allem an Lippen und Zunge gut sichtbar.

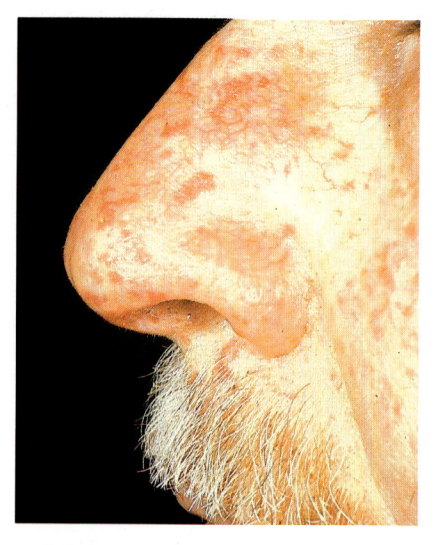

Abb. 13.7
Hereditäre hämorrhagische Teleangiektasie: Charakteristische Gefäßmißbildungen in der Nasenhaut.

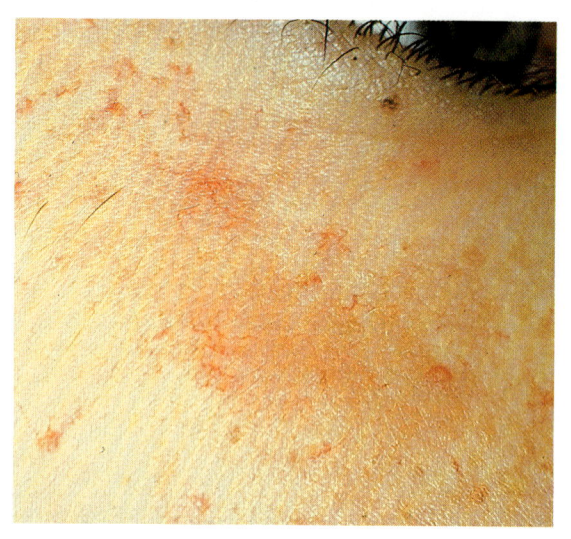

Abb. 13.8
Hereditäre hämorrhagische Teleangiektasie: Nahaufnahme der linearen und punktförmigen Gefäßveränderungen.

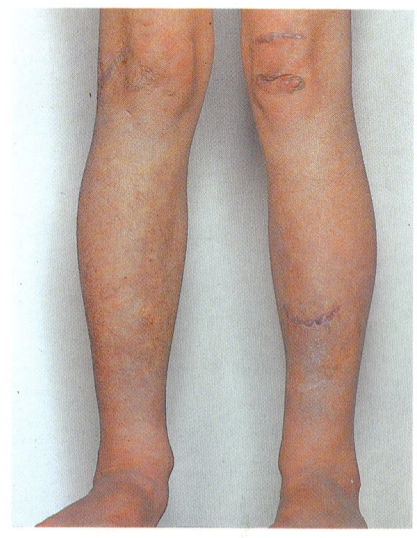

Abb. 13.9
Ehlers-Danlos Syndrom: Purpura im Bereich von Hautnarben (besonders in der Umgebung der Knie) bei einem 16-jährigen Jungen mit Überstreckbarkeit der Gelenke, dünner, leicht verletzlicher Haut und verzögerter Wundheilung. Die Narben sind durch keloidartige Wucherungen des subkutanen Bindegewebes faltenförmig vorgewölbt. Freundlicherweise von Dr. I. Sarkany überlassen.

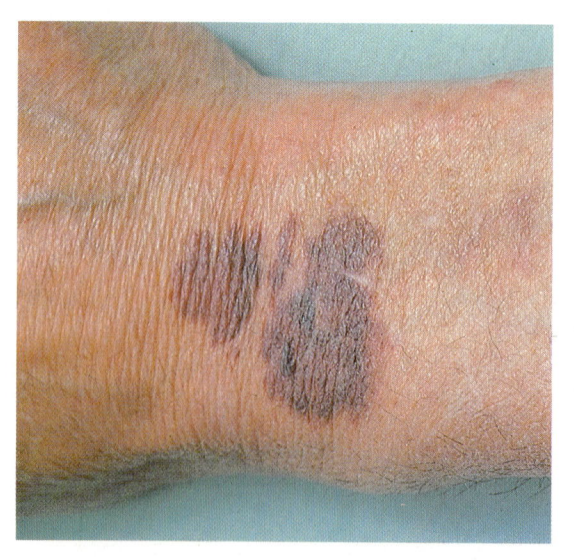

Abb. 13.10
Senile Purpura: Typische Ecchymosen an der Streckseite des Handgelenkes bei einem älteren Mann.

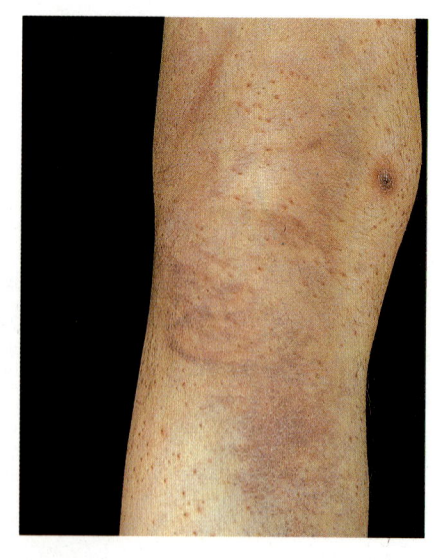

Abb. 13.11
Skorbut: Ausgedehnte petechiale, teils konfluierende, perifollikuläre Blutungen. Auch tiefere Hämatome waren vorhanden.

Vaskuläre und thrombozytäre hämorrhagische Diathesen 13

Purpura senilis
Die meist schmerzlosen Ecchymosen treten häufig bei älteren Patienten vor allem an Sonnen-exponierten Hautstellen (Handrücken und Handgelenke (Abb. 13.10), Unterarmstreckseiten und Nacken) auf. Pathogenetisch dürften eine Atrophie des Hautkollagens und eine Verminderung des subkutanen Fettgewebes mit Degeneration des Stützgewebes der kleinen Hautgefäße von Bedeutung sein, woraus eine erhöhte Empfindlichkeit gegenüber Scherkräften resultiert.

Skorbut
Das charakteristische Merkmal sind perifollikuläre Petechien (Abb. 13.11), die wahrscheinlich auf einen Defekt im mikrovaskulären Stützgewebe zurückzuführen sind. Zudem kann die Plättchenfunktion gestört sein.

Purpura bei abnormen Proteinen
Das multiple Myelom (Abb.13.12), die Makroglobulinämie Waldenström, die benigne monoklonale Gammopathie, Kryoglobulinämie und Kryofibrinogenämie können mit Petechien und Ecchymosen einhergehen. Viele dabei auftretende Proteine beeinträchtigen die Thrombozytenfunktion und die Bildung von Fibrin. Blutungen aus kleinen Gefäßen können auch durch eine Bluthyperviskosität oder Gefäßwandschädigung bei Präzipitation dieser Proteine in kühleren Hautbezirken entstehen. Die Purpura bei Patienten mit Amyloidose kommt durch Amyloidablagerungen in der Mikrozirkulation zustande (Abb. 13.13).

Allergische Purpura
Die Hautefflorescenzen bei allergischer Purpura sind sehr

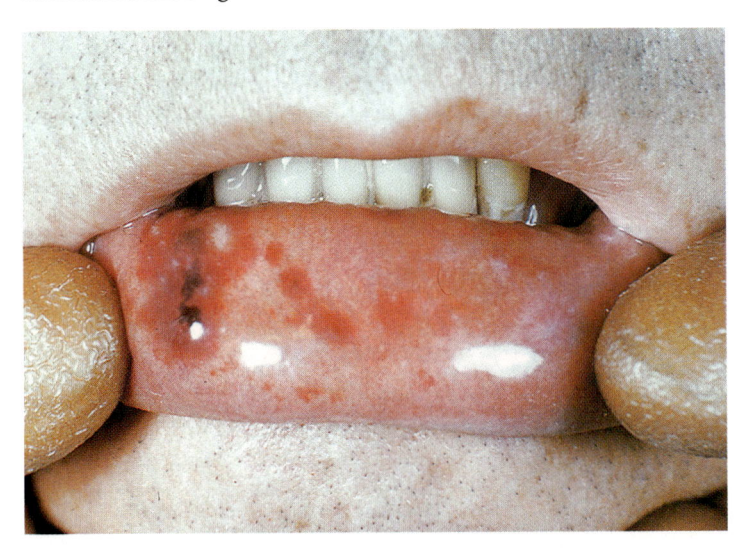

Abb. 13.12
Multiples Myelom: Purpura-artige Blutungen in der Schleimhaut der Unterlippe.

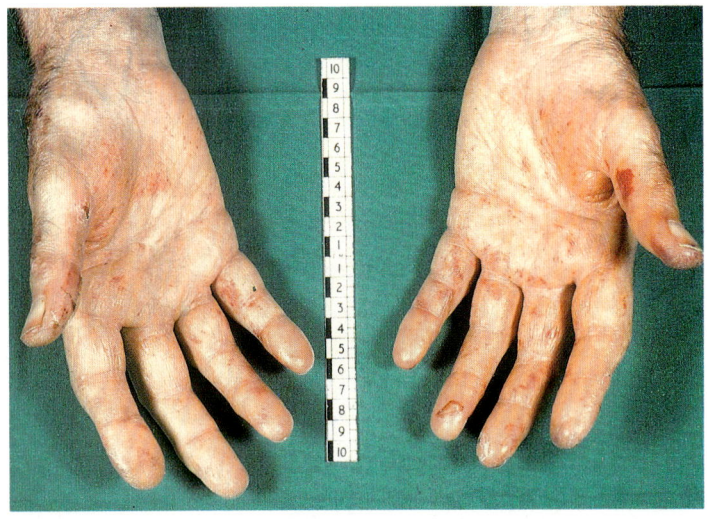

Abb. 13.13
Amyloidose: Hautpurpura mit charakteristischen glatten und gelblich gefärbten Ablagerungen bei multiplem Myelom.

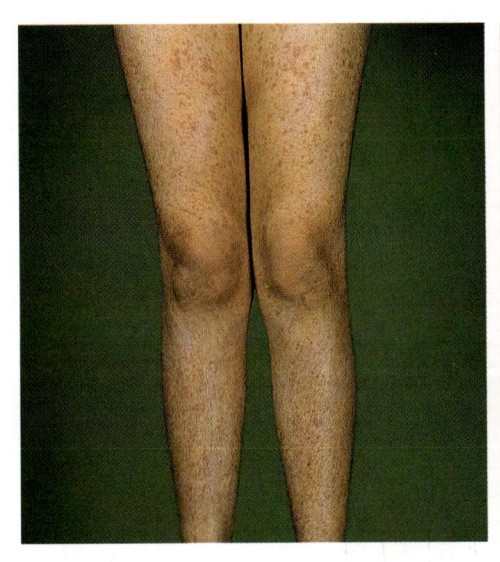

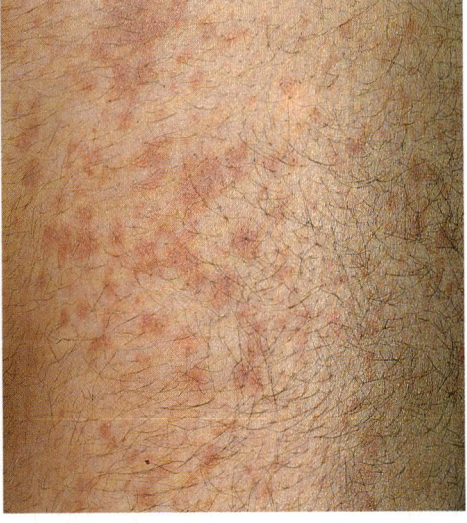

Abb. 13.14
Allergische Purpura: (Links) Ausgedehnte Hautpurpura der Beine bei Henoch-Schönlein-Syndrom; (rechts) die frühen Veränderungen entsprechen mehr einem urtikariellen Erythem als echten petechialen Blutungen.

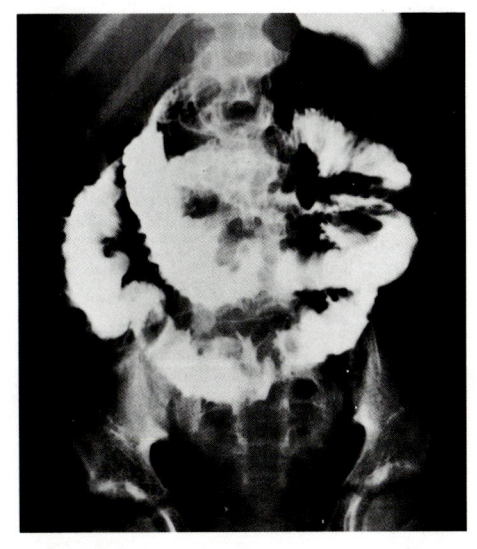

Abb. 13.15
Allergische Purpura: Röntgenaufnahme bei Henoch-Schönlein-Syndrom mit Schleimhautblutungen im Dünndarm. Man erkennt die charakteristischen Eindellungen ("thumbprinting") des Bariumbreis.

13 Vaskuläre und thrombozytäre hämorrhagische Diathesen

variabel. Das Henoch-Schönlein-Syndrom geht mit Petechien und Ecchymosen einher, die von Juck- und Brennreiz, Erythem sowie urtikariellen Schwellungen begleitet werden. Betroffen sind meist Gesäßregion und Beine (Abb. 13.14). Auch submuköse Darmblutungen (Abb. 13.15), Hämaturien und Gelenkschmerzen können auftreten.

Einige allergische Medikamentreaktionen führen zu erythematösen und purpuraartigen Hauteffloreszenzen (Abb. 13.16), die entweder generalisiert sind oder eine symmetrische proximale Verteilung aufweisen. Ausgedehnte purpuraartige Blutungen werden gelegentlich auch bei schweren Vaskulitiden, wie beim fulminanten systemischen Lupus erythematodes (Abb. 13.17) und anderen Kollagenosen, beobachtet.

Parainfektiöse Purpura

Sie kann auf einer toxischen Endothelschädigung oder einer Hypersensitivitäts-Reaktion vom Immunkomplex-Typ beruhen. Bei manchen Formen, z. B. der Meningokokken-Sepsis (Abb. 13.18), besteht zusätzlich eine disseminierte intravaskuläre Gerinnung. Patienten mit Leukämien entwickeln gelegentlich ausgedehnte Blutungen in Herpes zoster-Bläschen (Abb. 13.19), während bei infektiöser Mononukleose petechiale Gaumenblutungen beobachtet werden (Abb. 13.20).

Die seltene Purpura fulminans ist durch konfluierende, schmerzhafte Ecchymosen mit Nekrosen gekennzeichnet (Abb. 13.21). Fast alle Hautregionen können befallen sein, bevorzugt entwickelt sie sich jedoch an Gesicht, Extremitäten, Gesäß und der Haut über dem Sakrum. Betroffen sind meist Kinder in der Erholungsphase nach Scharlach, Varizellen oder anderen Infektionen. Vereinzelt tritt die Purpura fulminans bei disseminierter intravaskulärer Gerinnung mit Thrombozytopenie und Mangel an Gerinnungsfaktoren auf.

THROMBOZYTÄRE HÄMORRHAGISCHE DIATHESEN

Die häufigste Ursache von Blutungsleiden sind thrombozytäre Störungen entweder als Folge einer verminderten Plättchenzahl

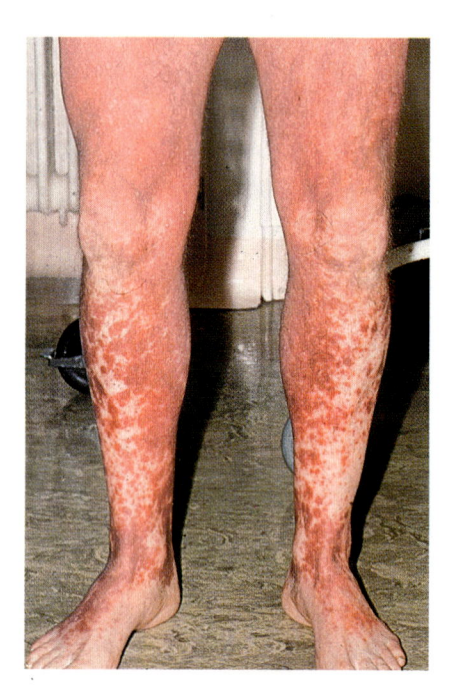

Abb. 13.16
Allergische Purpura: Ausgedehnte, symmetrische, erythematöse und Purpura-artige Hauteffloreszenzen bei Allopurinol-Hypersensitivitätsreaktion.

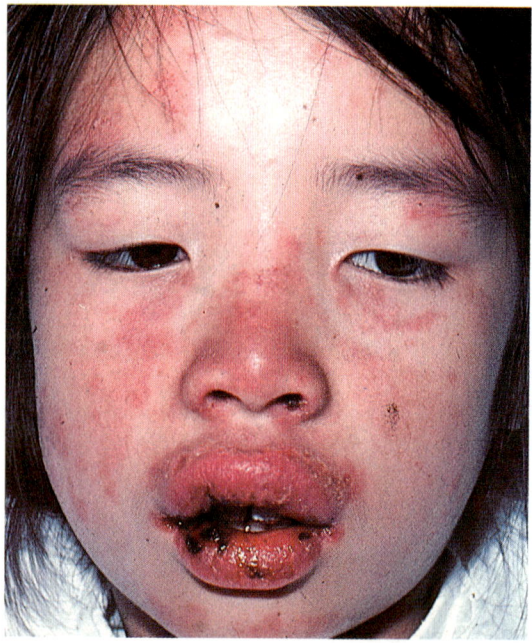

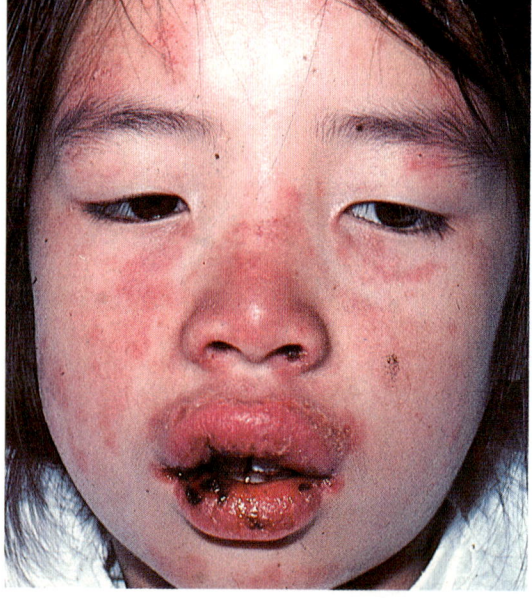

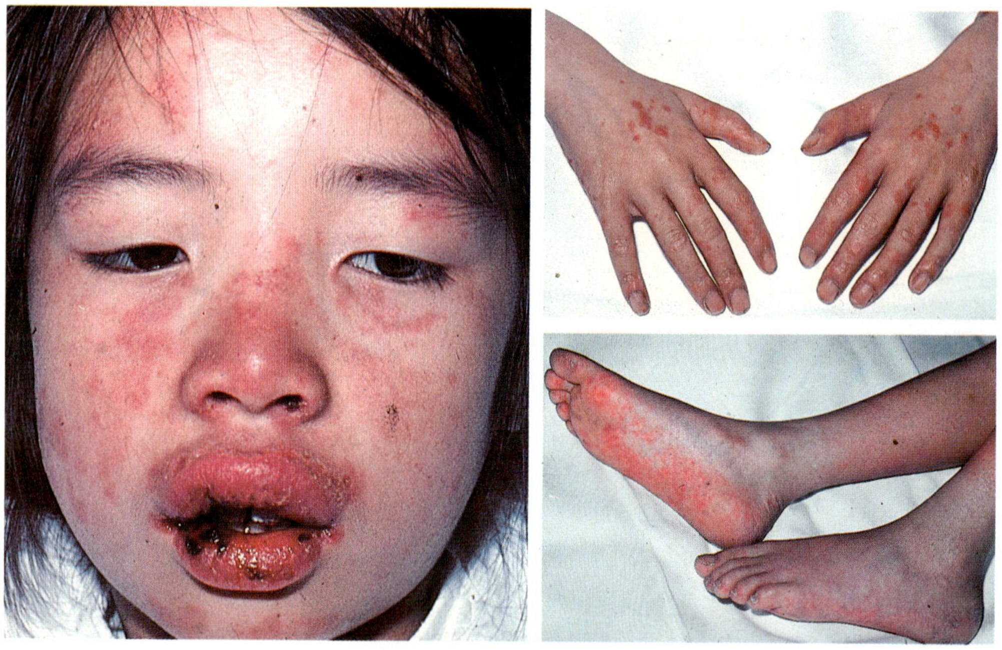

Abb. 13.17
Systemischer Lupus erythematodes: (Links) Typisches fixes Schmetterlingserythem des Gesichtes und petechiale Schleimhautblutungen in Mund und Nase; (rechts) die Haut an Händen und Füßen der gleichen Patientin zeigt erythematöse und Purpura-artige Effloreszenzen. Freundlicherweise von Dr. M. D. Holdaway überlassen.

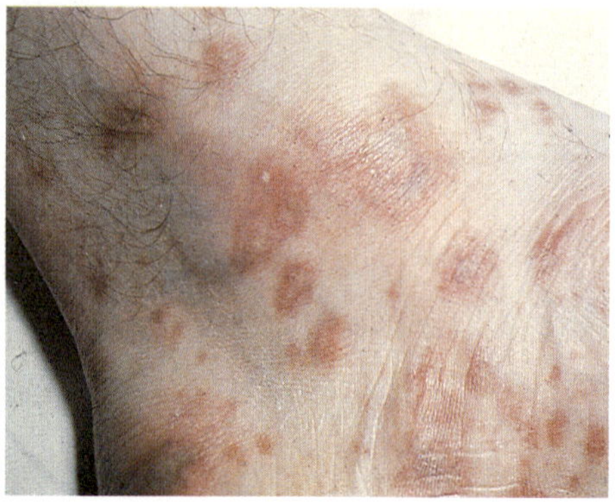

Abb. 13.18
Meningokokkensepsis: Typische Purpura-artige Hautveränderungen in Umgebung des Knöchels bei akutem, fulminantem Krankheitsverlauf mit disseminierter intravaskulärer Gerinnung.

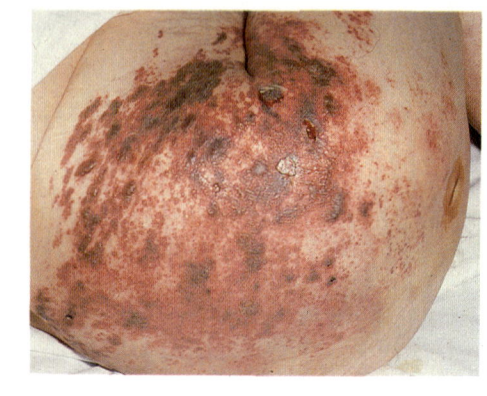

Abb. 13.19
Herpes zoster: Hämorrhagische Herpes-Effloreszenzen über dem Sakrum, der Hüfte und dem proximalen Oberschenkel (laterale Ansicht) bei einem Patienten mit akuter Leukämie.

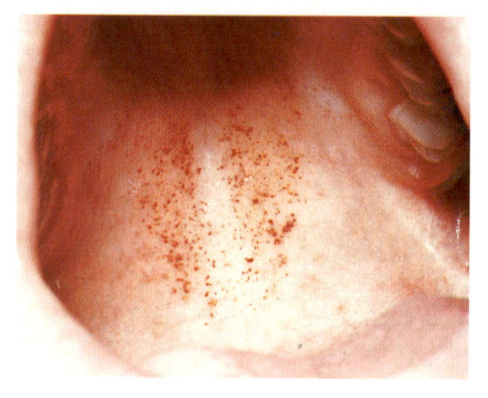

Abb. 13.20
Infektiöse Mononukleose: Ausgedehnte Petechien in der Gaumenschleimhaut.

Vaskuläre und thrombozytäre hämorrhagische Diathesen 13

(Thrombozytopenie; *Abb. 13.22*) oder einer gestörten Thrombozytenfunktion (siehe *Abb. 13.36*). Sie führen zu Schleimhautblutungen, spontaner Hautpurpura (*Abb. 13.23*) und verlängerter posttraumatischer Blutung (*Abb. 13.24*).

Thrombozytopenie

Die meisten Thrombozytopenien beruhen auf einer Bildungsstörung von Thrombozyten. Toxische Medikamente oder Virusinfektionen können zu einer selektiven Schädigung der Megakaryozyten führen, während bei aplastischer Anämie, Leukämien, Osteomyelosklerose, zytotoxischer Chemotherapie oder Knochenmarkinfiltration die verminderte Megakaryozytenzahl aus einer generalisierten Knochenmarkinsuffizienz resultiert. Kongenitale megakaryozytäre Hypoplasien gehen häufig mit Mißbildungen des Skeletts, der Nieren und des Herzens einher;

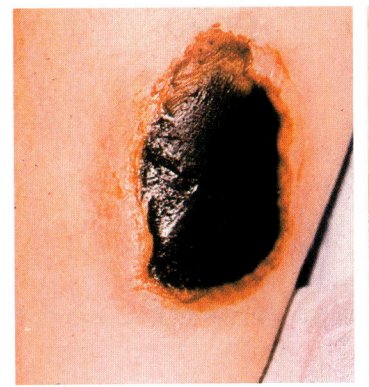

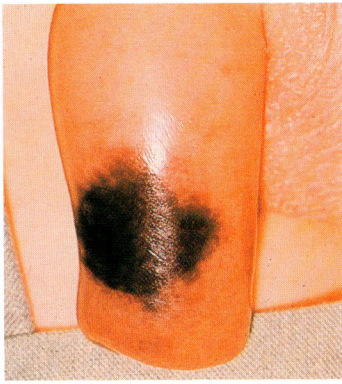

Abb. 13.21
Purpura fulminans: Große nekrotische Hautecchymosen am Bein (links) und Penis (rechts) bei einem Kind nach Varizellen-Infektion. Freundlicherweise von Dr. M. D. Holdaway überlassen.

Ursachen der Thrombopenie

Thrombozytenbildungsstörung
  Generalisierte Knochenmarkinsuffizienz:
    Leukämie, Myelodysplasie, aplastische Anämie, Osteomyelofibrose, megaloblastische Anämie, Urämie, multiples Myelom, Knochenmarkinfiltrate, z.B. Carcinom, Lymphom
  Selektive megakaryozytäre Hypoplasie:
    Medikamente, Chemikalien, Virusinfektionen
  Hereditäre Thrombozytopenien:
    May-Hegglin-, Wiskott-Aldrich-, Bernard-Soulier-Syndrom u.a.

Thrombozyten-Verteilungsstörung
  Splenomegalie

Gesteigerter Thrombozytenabbau
  Immunologisch:
    Alloantikörper: neonatal, nach Transfusionen
    Autoantikörper: primär, sekundär (z.B. systemischer Lupus erythematodes, chronische lymphatische Leukämie, postinfektiös, AIDS, nach Knochenmarktransplantation)
  Medikamenteninduziert:
    Immunologisch oder durch Plättchenaggregation
  Disseminierte intravaskuläre Gerinnung:
    Mikroangiopathische Prozesse: hämolytisch-urämisches Syndrom; thrombotisch-thrombozytopenische Purpura, extrakorporale Zirkulation
    Riesenhämangiom (Kasabach-Merritt-Syndrom)

Verdünnungsverlust
  Massive Transfusionen von Blutkonserven

Abb. 13.22
Häufige Ursachen der Thrombozytopenie.

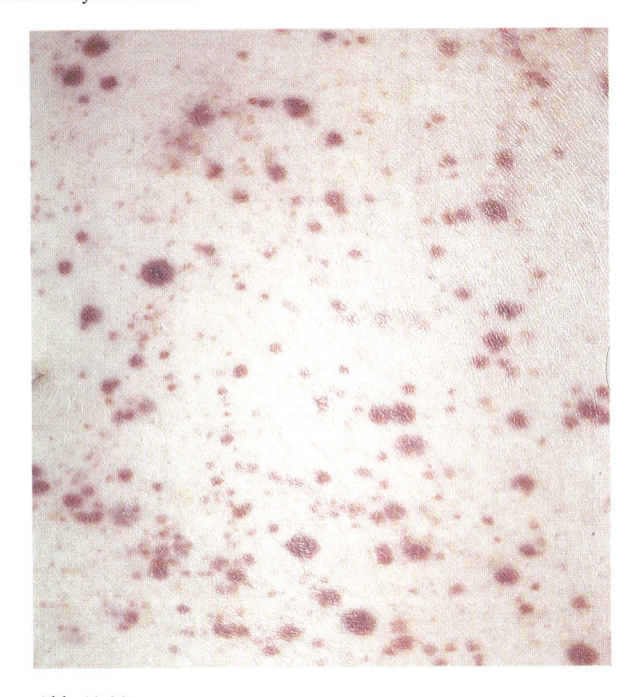

Abb. 13.23
Thrombozytopenie: Hautpurpura am Abdomen bei myelodysplastischem Syndrom. Neben einer Thrombozytopenie bestehen häufig auch funktionelle Plättchendefekte.

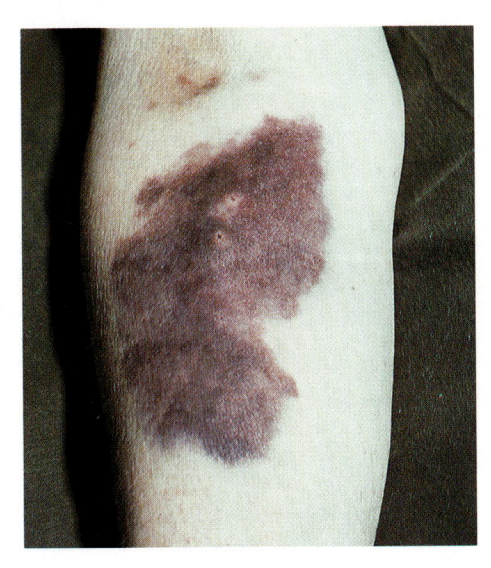

Abb. 13.24
Thrombozytopenie: Ausgedehnte Ecchymose nach Bestimmung der Blutungszeit (Ivy-Methode). Die Einstichstellen sind gut sichtbar.

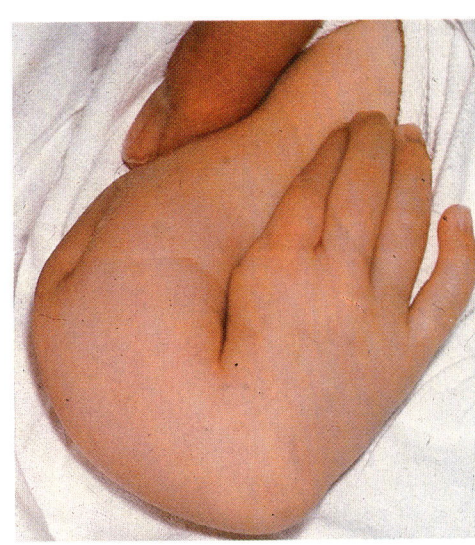

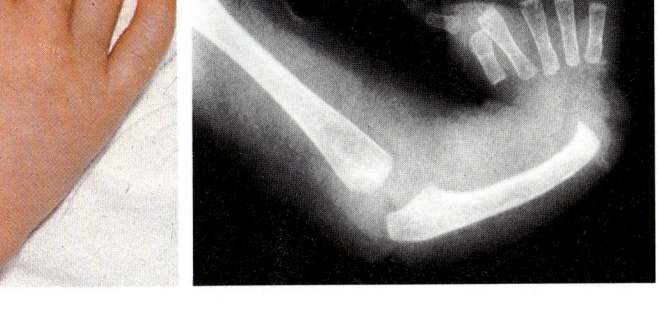

Abb. 13.25
Thrombozytopenie mit Radiusaplasie: (Links) Die charakteristische Beugedeformität; (rechts) die Röntgenaufnahme zeigt eine vollständige Radiusaplasie.

13 Vaskuläre und thrombozytäre hämorrhagische Diathesen

die bilaterale Radiusaplasie (*Abb. 13.25*) ist dabei die häufigste Anomalie.

Neonatale Thrombozytopenien werden bei intrauterinen Infektionen mit dem Rötelvirus oder anderen Krankheitserregern, bei Thrombozytenantikörpern, disseminierter intravaskulärer Gerinnung, hereditären Thrombozytopenien, Riesenhämangiomen oder kongenitaler Megakaryozytenaplasie beobachtet. Das Wiskott-Aldrich-Syndrom, eine der hereditären Thrombozytopenien, geht mit einer Immundefizienz und einem Ekzem einher (*Abb. 13.26*); bei einigen Formen, wie dem Bernard-Soulier-Syndrom, bestehen darüber hinaus Veränderungen der Plättchenmorphologie und -funktion. Andere Syndrome sind vor allem durch die begleitenden Anomalien bekannt (May-Hegglin; Chédiak-Higashi; s. Kapitel 7).

Immunthrombozytopenische Purpura (ITP)

Bei dieser relativ häufigen Erkrankung werden Autoantikörper (gewöhnlich IgG) gegen Thrombozyten gebildet, die eine Plättchensequestration im retikulo-endothelialen System zur Folge haben. Die Patienten leiden an petechialen Hämorrhagien, Blutungsneigung oder Menorrhagien. Im peripheren Blut ist die Zahl der oft vergrößerten Thrombozyten reduziert (*Abb. 13.27*), während das Knochenmark eine megakaryozytäre Hyperplasie aufweist (*Abb. 13.28*).

Die initiale Behandlung besteht in hochdosierten Corticosteroiden; bei fehlendem Ansprechen wird häufig eine Splenektomie durchgeführt (*Abb. 13.29*). Histologische Schnittpräparate des Milzgewebes zeigen in den Pulpasträngen Ansammlungen von Makrophagen mit Lipidspeicherung im Zytoplasma (*Abb.*

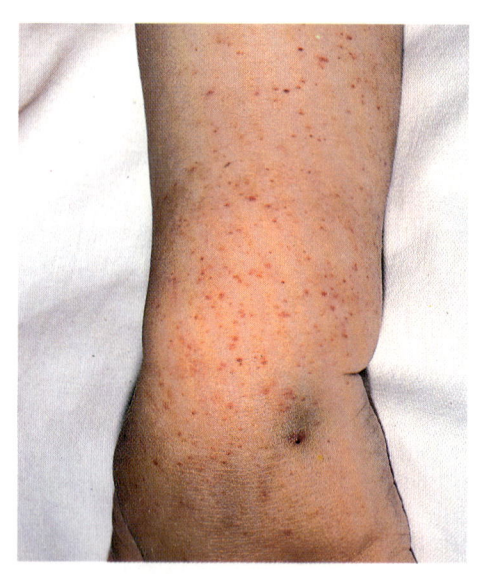

Abb. 13.26
Wiskott-Aldrich-Syndrom: Ekzem und Hautpurpura bei einem Kind. Freundlicherweise von Dr. U. O'Callaghan überlassen.

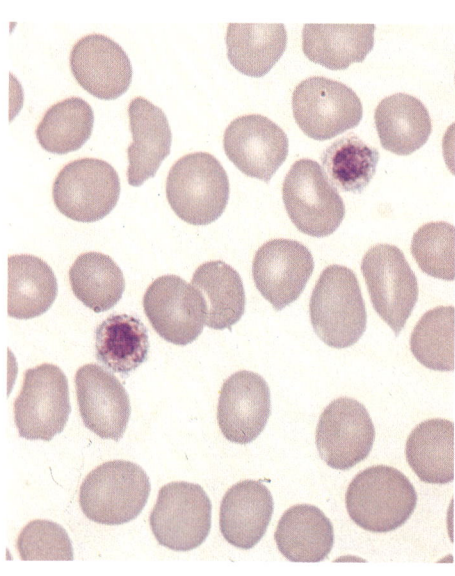

Abb. 13.27
Immunthrombozytopenie: Blutausstrich mit zwei großen Thrombozyten.

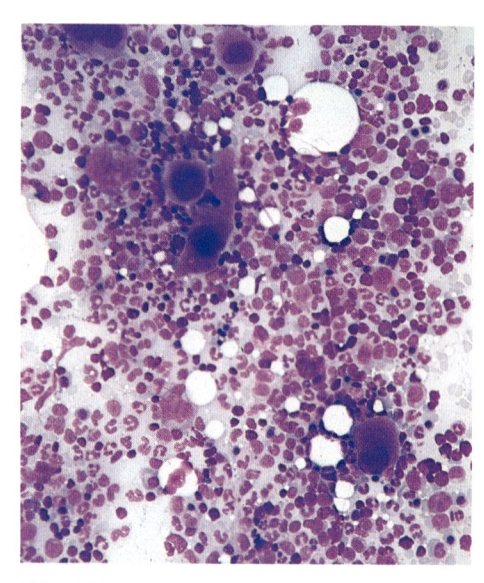

Abb. 13.28
Immunthrombozytopenie: Knochenmarkaspirat mit megakaryozytärer Hyperplasie.

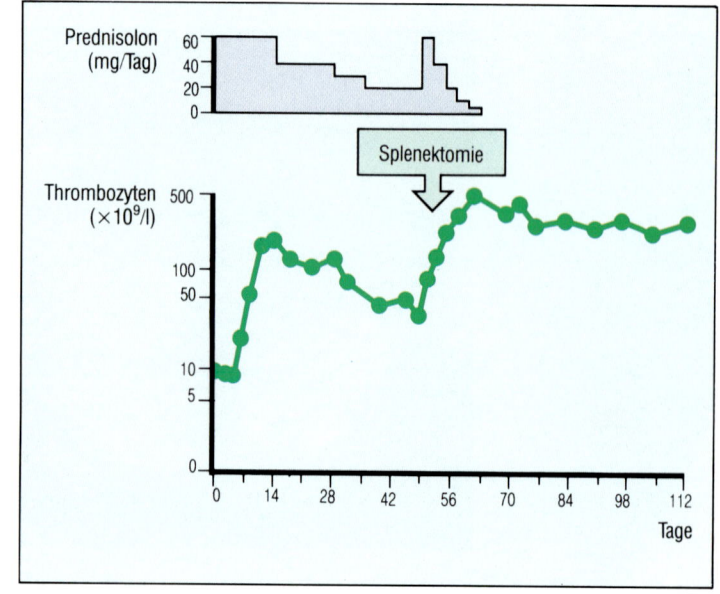

Abb. 13.29
Chronische ITP: Ansprechen auf Prednisolon mit nachfolgendem Rezidiv und Besserung durch Splenektomie.

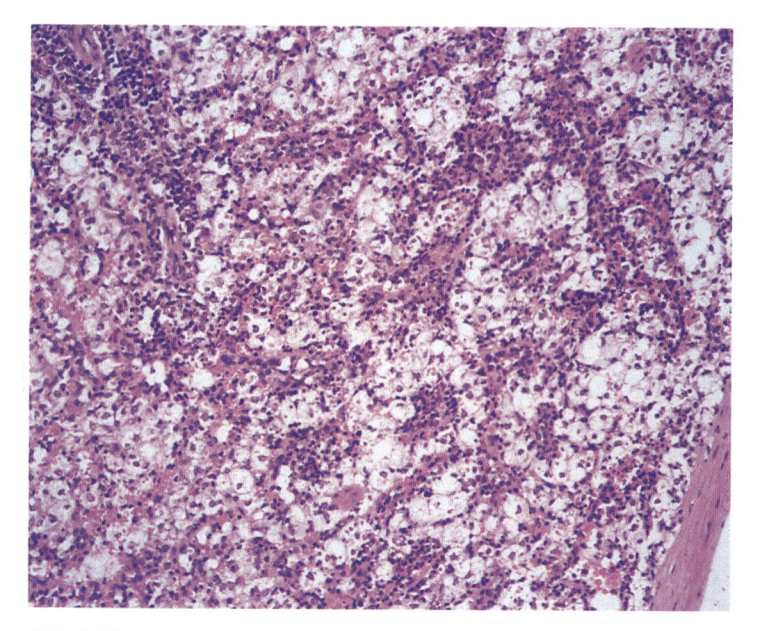

Abb. 13.30
Immunthrombozytopenie: Histologisches Schnittpräparat der Milz mit ausgedehnten Ansammlungen von Lipid-speichernden Makrophagen durch gesteigerten Abbau der Thrombozyten in der Milzpulpa.

13.30). Bei etwa 75 Prozent der Fälle von chronischer ITP führen intravenöse Immunglobuline in hoher Dosierung zu einem deutlichen Anstieg der Plättchenzahl *(Abb. 13.31).* Diese Therapie hat sich besonders bei fortgeschrittener Schwangerschaft, bei akuten Blutungen oder präoperativ bewährt, da eine effiziente Erhöhung der Thrombozytenzahl meist nur etwa vier Wochen anhält. Der Wirkungsmechanismus dieser Behandlung beruht entweder auf einer Blockierung der Fc-Rezeptoren der Makrophagen oder auf einer Biosynthesehemmung der Thrombozytenantikörper.

Medikamenteninduzierte Immunthrombozytopenie
Den meisten Fällen liegt eine allergische Reaktion mit raschem Abfall der Thrombozyten zugrunde, der eine Purpura der Haut und schwere Schleimhautblutungen *(Abb. 13.32)* zur Folge haben kann.

Disseminierte intravaskuläre Gerinnung und thrombotisch-thrombozytopenische Purpura

Die Thrombozytopenie beruht bei diesen Erkrankungen auf einem gesteigerten Plättchenverbrauch. Die disseminierte intravaskuläre Gerinnung wird ausführlich in Kapitel 14 behandelt. Die thrombotisch-thrombozytopenische Purpura ist durch ausgedehnte Thrombozytenaggregate und -ablagerungen in kleinen Blutgefäßen charakterisiert. Klinisch verläuft sie oft fulminant und letal mit konfluierender Purpura und ischämischer Schädigung zahlreicher Organe, u. a. des Gehirns, der Nieren und der Haut *(Abb. 13.33* und *13.34).* Bei der Mehrzahl der Patienten besteht zusätzlich eine mikroangiopathisch-hämolytische Anämie.

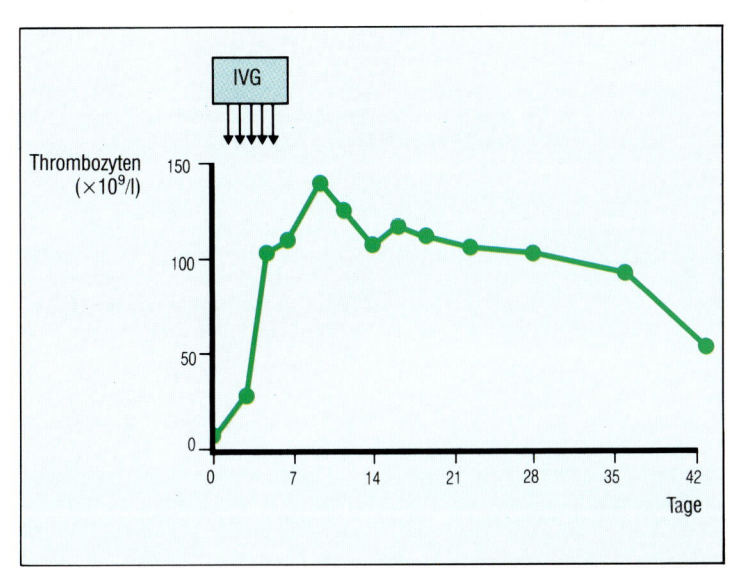

Abb. 13.31
Chronische ITP: Typischer Anstieg der Thrombozytenzahl nach intravenöser Behandlung mit hochdosiertem (IVG) Gammaglobulin (an fünf aufeinanderfolgenden Tagen; 0,4 g/kg/Tag).

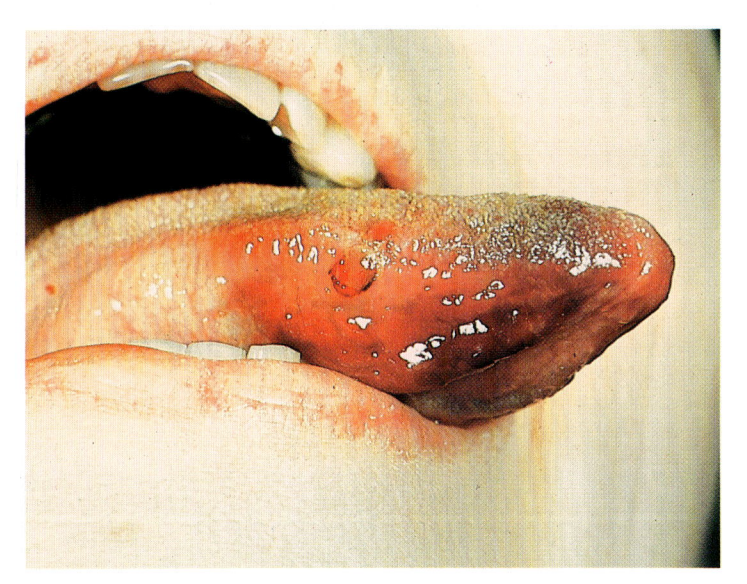

Abb. 13.32
Medikamenteninduzierte Thrombozytopenie: Sublinguale Schleimhautblutung.

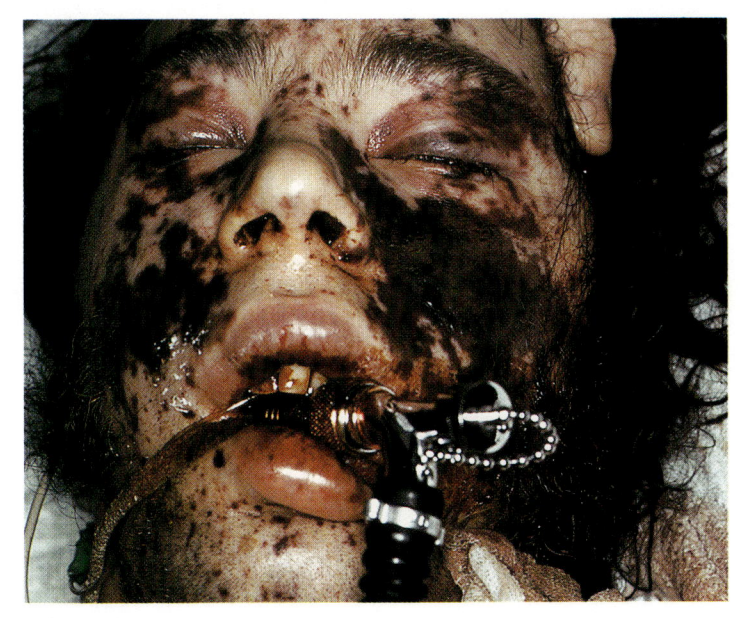

Abb. 13.33
Thrombotisch-thrombozytopenische Purpura: Ausgedehnte konfluierende und nekrotische Ecchymosen in der Gesichtshaut.

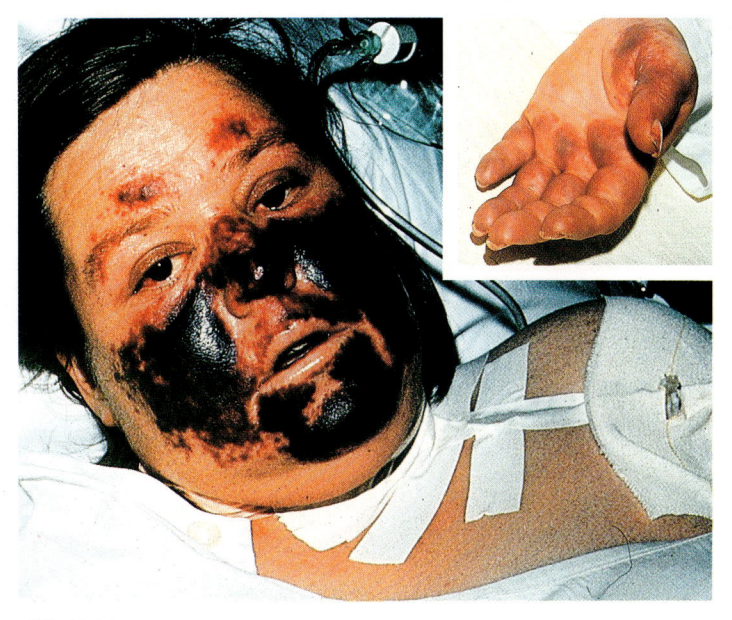

Abb. 13.34
Thrombotisch-thrombozytopenische Purpura: Schwerste hämorrhagische Nekrosen der Gesichtshaut und ausgedehnte konfluierende Ecchymosen an der Hand.

13 Vaskuläre und thrombozytäre hämorrhagische Diathesen

Plättchenfunktionsstörungen
Die meisten Ursachen einer abnormen Plättchenfunktion sind in *Abb. 13.35* aufgeführt.

Hereditäre Plättchenfunktionsstörungen
Die seltenen erblichen Störungen der Plättchenfunktion rufen Defekte auf verschiedenen Stufen der Gerinnung hervor. Bei der Thrombasthenie besteht ein Defekt in der primären Plättchenaggregation (*Abb. 13.36*). Thrombozytenzahl, -größe und -morphologie sind normal. Es fehlen zwei eng benachbarte Membranglykoproteine, GP IIb und IIIa, mit den Rezeptoren für Fibrinogen und für den von Willebrand-Faktor (siehe *Abb. 13.4*).

Plättchenfunktionsstörungen	
Angeboren	**Erworben**
Plasmamembrandefekte: 　Thrombasthenie; Bernard-Soulier-Syndrom; PF3-Mangel Granuladefekte: 　δ-Granula-Defekt ("Dense-granules"-Defekt): 　　Idiopathische "Storage pool"-Erkrankung; 　　Hermansky-Pudlak-, Wiskott-Aldrich- und Chédiak-Higashi-Syndrom 　α-Granula-Defekt: 　　Grey-platelet-Syndrom Cyclooxygenase- und Thromboxansynthetase-Mangel von Willebrand-Krankheit	Myeloproliferative Erkrankungen Myelodysplastische Syndrome Akute myeloische Leukämie Dysproteinämien Urämie Erworbene Granula- ("Storage-pool-") Defekte 　Disseminierte intravaskuläre Gerinnung; hämolytisch-urämisches Syndrom; thrombotisch-thrombozytopenische Purpura; generalisierte Autoimmunerkrankung Erworbene von Willebrand-Krankheit Medikamente 　z.B. Aspirin; Dipyridamol; Sulphinpyrazon; Prostacyclin; Carbenicillin; Imipramin; nicht-steroidale Antiphlogistika

Abb. 13.35
Ursachen von Plättchenfunktionsstörungen

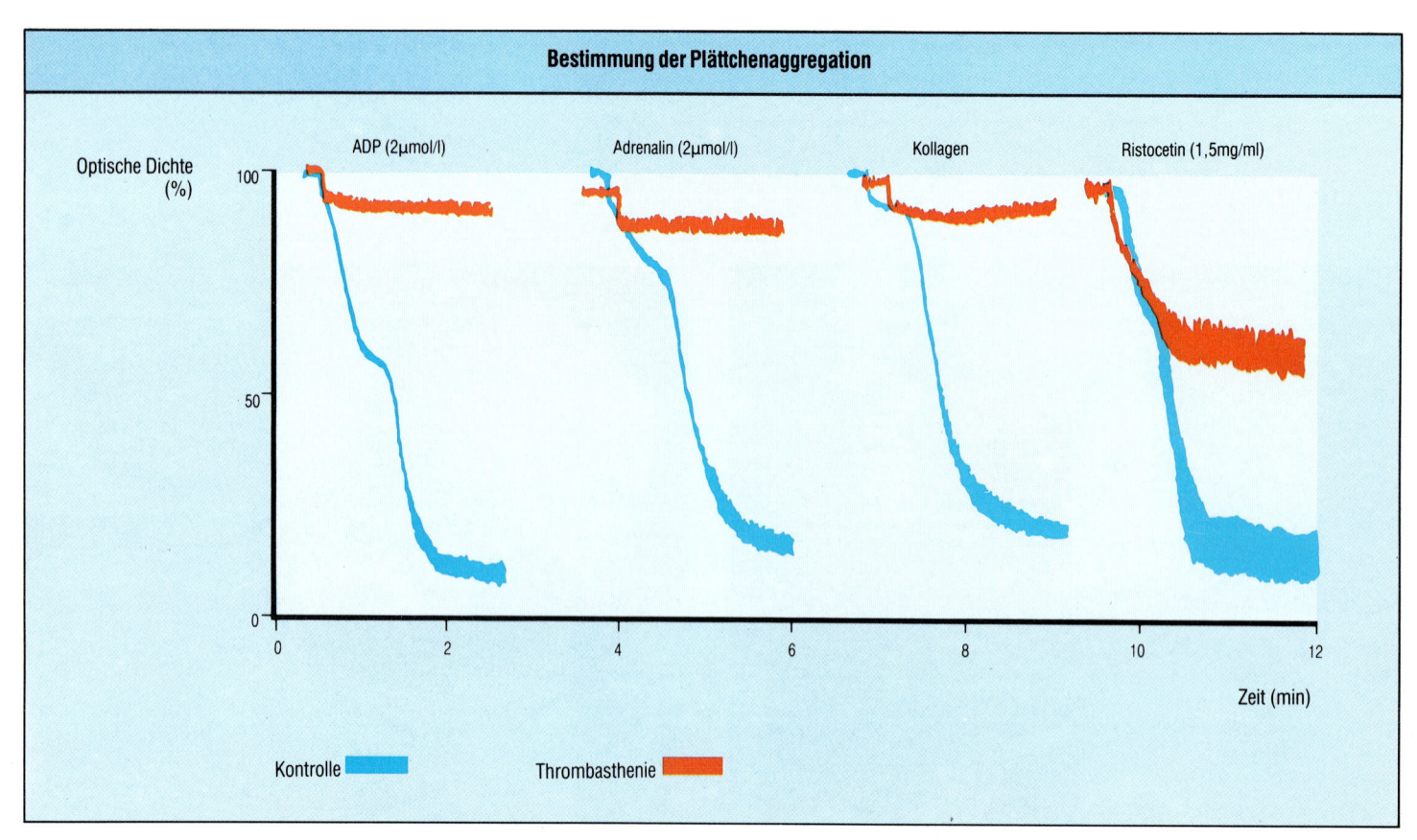

Abb. 13.36
Hereditäre Thrombasthenie: Untersuchungen der Plättchenaggregation ergeben eine Störung der primären und sekundären Aggregation mit Adenosindiphosphat (ADP), Adrenalin und Kollagen, jedoch eine Störung der sekundären Aggregation nur mit Ristocetin. Freundlicherweise von Dr. R. A. Hutton überlassen.

Das Bernard-Soulier-Syndrom ist durch abnorm große Thrombozyten gekennzeichnet (*Abb. 13.37*). Es fehlt das Oberflächen-Glykoprotein Ib, das bei der Interaktion zwischen Thrombozyten und dem von Willebrand-Faktor eine wichtige Rolle spielt (siehe *Abb. 13.4*). Die Plättchenadhäsion ist gestört und es ist zuwenig Thrombozyten-Phospholipid verfügbar. Beim Hermansky-Pudlak-Syndrom geht die defekte Plättchenaggregation mit einem okulokutanen Albinismus und einer Speicherung von Ceroid-artigem Pigment in Knochenmarkmakrophagen (*Abb. 13.38*) einher.

Granuladefekte ("Storage-pool"-Defekte – SPD) führen ebenfalls zu einer gestörten Plättchenaggregation (*Abb. 13.39*), bedingt durch eine starke Verminderung der dichten

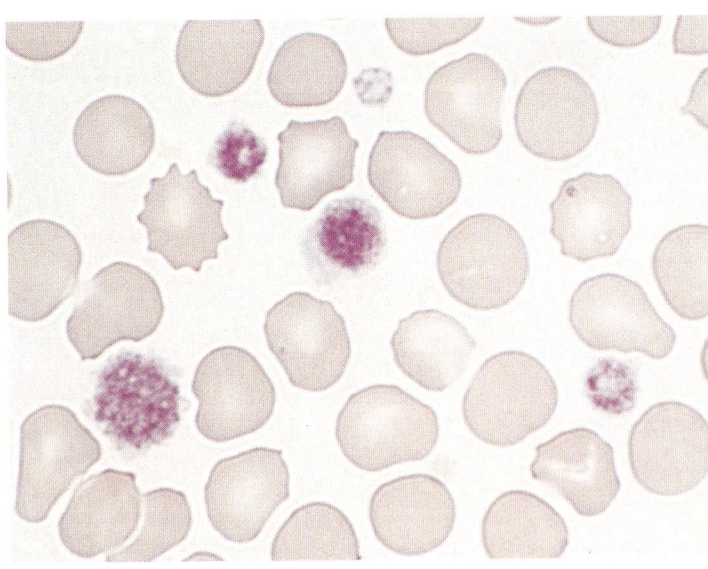

Abb. 13.37
Bernard-Soulier-Syndrom: Blutausstrich mit abnorm großen Thrombozyten.

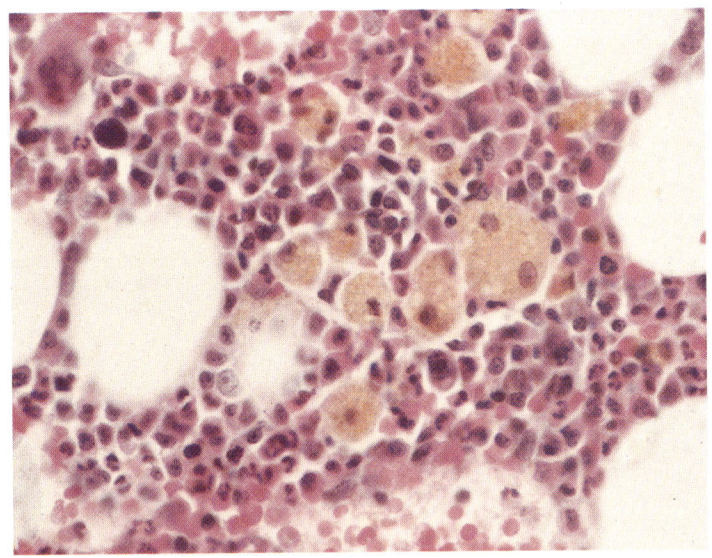

Abb. 13.38
Hermansky-Pudlak-Syndrom: Knochenmarknadelbiopsie mit Vermehrung von Makrophagen, die Ceroid-artiges Pigment gespeichert haben. Freundlicherweise von Dr. E. G. D. Tuddenham überlassen.

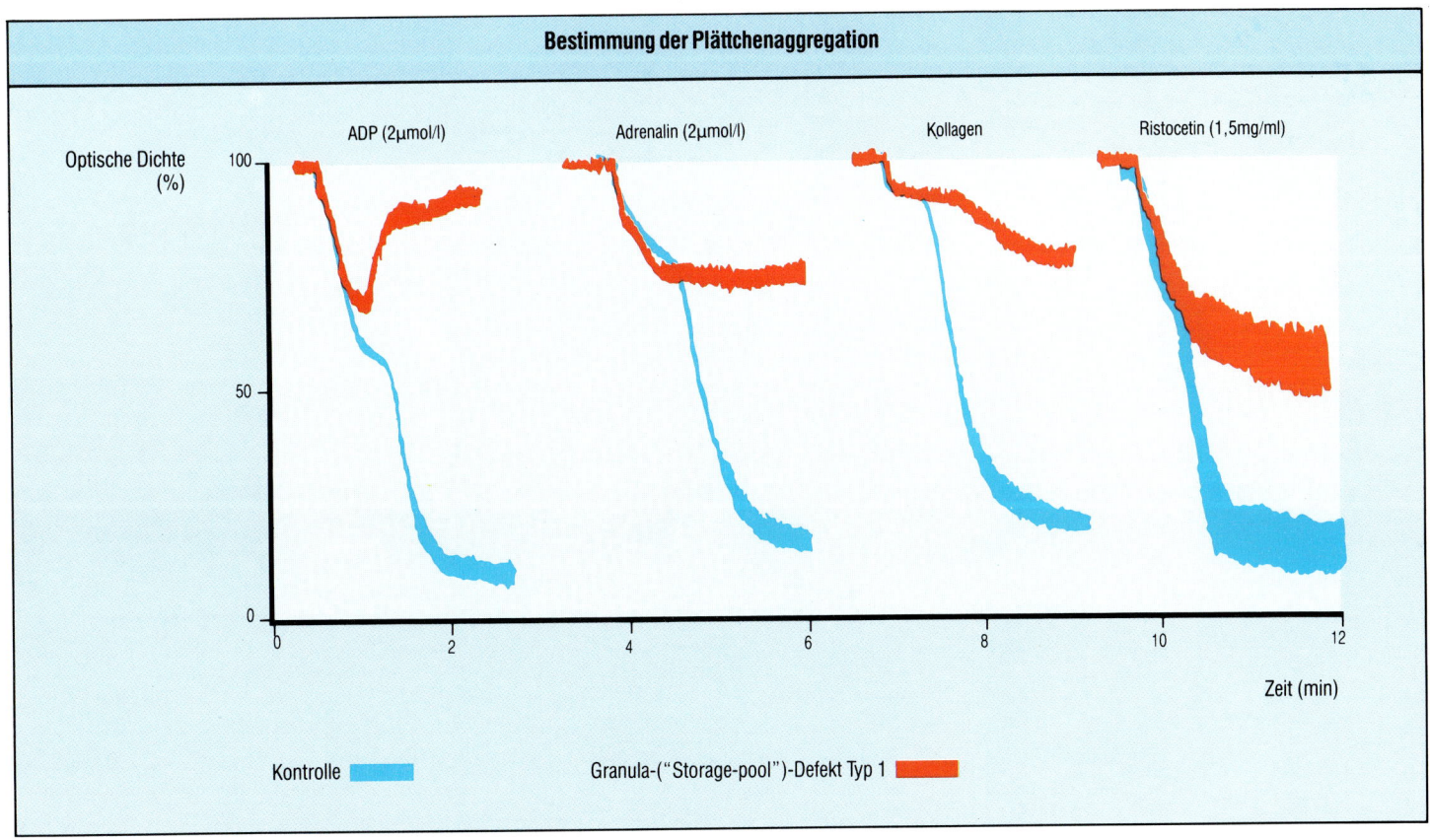

Abb. 13.39
Thrombozytärer Granuladefekt ("Storage-pool"-Defekt): Untersuchungen der Plättchenaggregation ergeben eine Aggregationsstörung mit ADP (keine sekundäre Aggregation), Adrenalin und Kollagen. Freundlicherweise von Dr. R. A. Hutton überlassen.

13 Vaskuläre und thrombozytäre hämorrhagische Diathesen

Thrombozyten-Granula (δ-SPD). Eine Form der SPD, das Grey-platelet-Syndrom (*Abb. 13.40*), zeichnet sich durch eine unterschiedlich starke Thrombozytopenie und große Thrombozyten mit einem spezifischen Mangel an α-Granula aus (α-SPD).

Beim Willebrand-Jürgens-Syndrom besteht zusätzlich zur Plattchenfunktionsstörung eine verminderte Gerinnungsaktivität von Faktor VIII. Die Ursache ist wahrscheinlich eine reduzierte oder fehlerhafte Synthese des von Willebrand-Faktors, die zu einer gestörten Plättchenadhäsion und einer fehlenden Ristozetin-induzierten Aggregation führt (*Abb. 13.41*).

Erworbene Plättchenfunktionsstörungen
Störungen der Thrombozytenfunktion treten in vielen Fällen von essentieller Thrombozythämie (siehe *Abb. 12.35*) und anderen myeloproliferativen Erkrankungen auf sowie bei Urämie, Lebererkrankungen und Hyperglobulinämie. Aspirin und andere nichtsteroidale Antiphlogistika können ebenfalls funktionelle Plättchendefekte erzeugen, welche die Blutungszeit verlängern; allerdings sind spontane Hämorrhagien mit Ausnahme von Magenschleimhautblutungen aus Erosionen während der Behandlung selten.

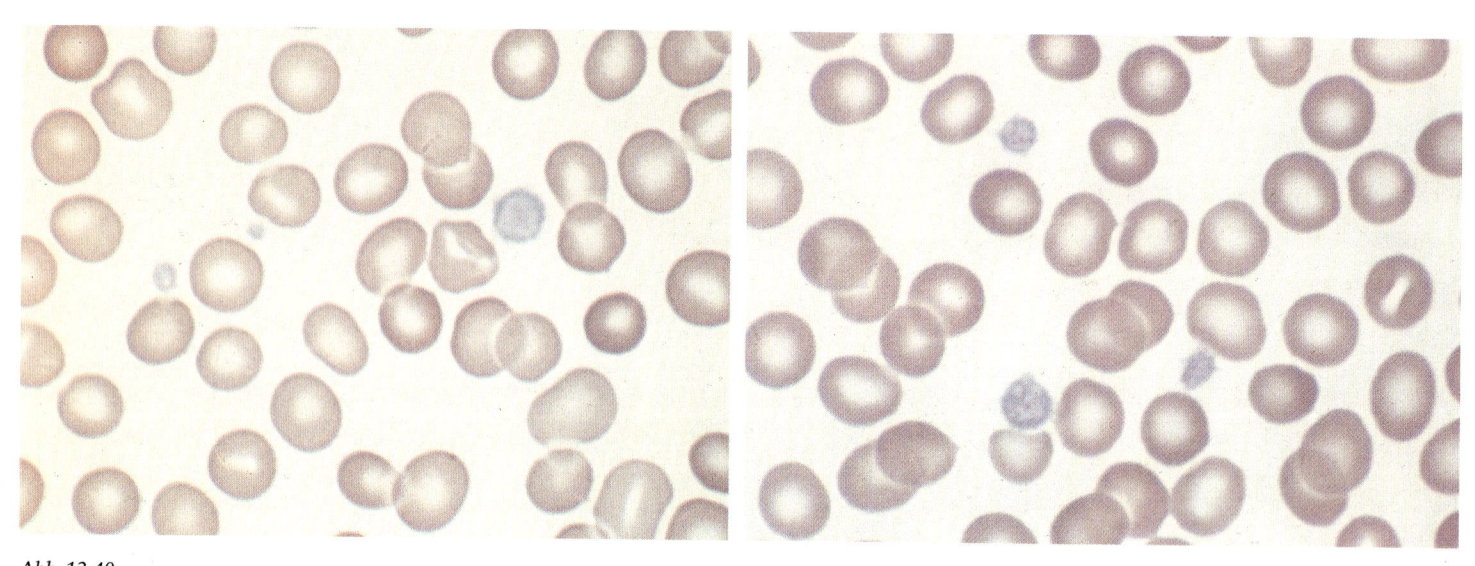

Abb. 13.40
α-Granuladefekt (Grey-platelet-Syndrom): Typische große Thrombozyten, die keine normalen α-Granula enthalten. Freundlicherweise von Dr. P. C. Shrivastava überlassen.

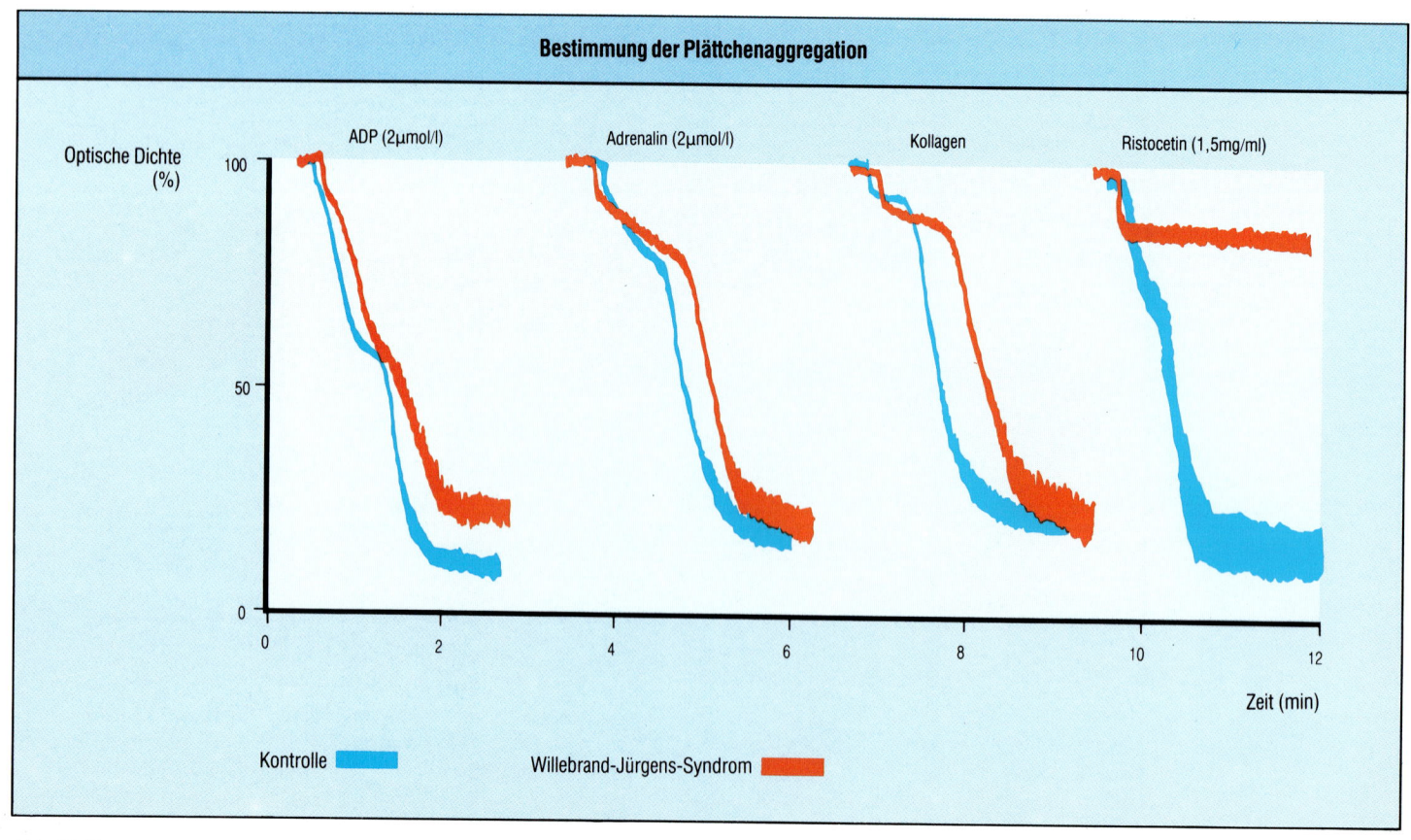

Abb. 13.41
Willebrand-Jürgens-Syndrom: Untersuchungen der Plättchenaggregation ergeben eine normale Aggregation mit ADP, Adrenalin und Kollagen, jedoch keine Aggregation mit Ristozetin. Freundlicherweise von Dr. R. A. Hutton überlassen.

Gerinnungsstörungen
14

14 Gerinnungsstörungen

DER GERINNUNGSABLAUF
Bei der Blutgerinnung werden die enzymatischen Gerinnungsfaktoren nacheinander aktiviert. Dazu sind eine Reihe von Kofaktoren notwendig; am Ende der Kaskade steht die durch Thrombin vermittelte Umwandlung von löslichem Plasmafibrinogen in Fibrin (Abb. 14.1)

HEREDITÄRE GERINNUNGSSTÖRUNGEN.
Die meisten hereditären Gerinnungsstörungen werden durch den Mangel eines einzigen Faktors verursacht, wobei der Faktor VIII-Mangel (Hämophilie A; Willebrand-Jürgens-Syndrom) und der Faktor IX-Mangel (Hämophilie B) die häufigsten sind. Alle anderen angeborenen Defekte sind selten.

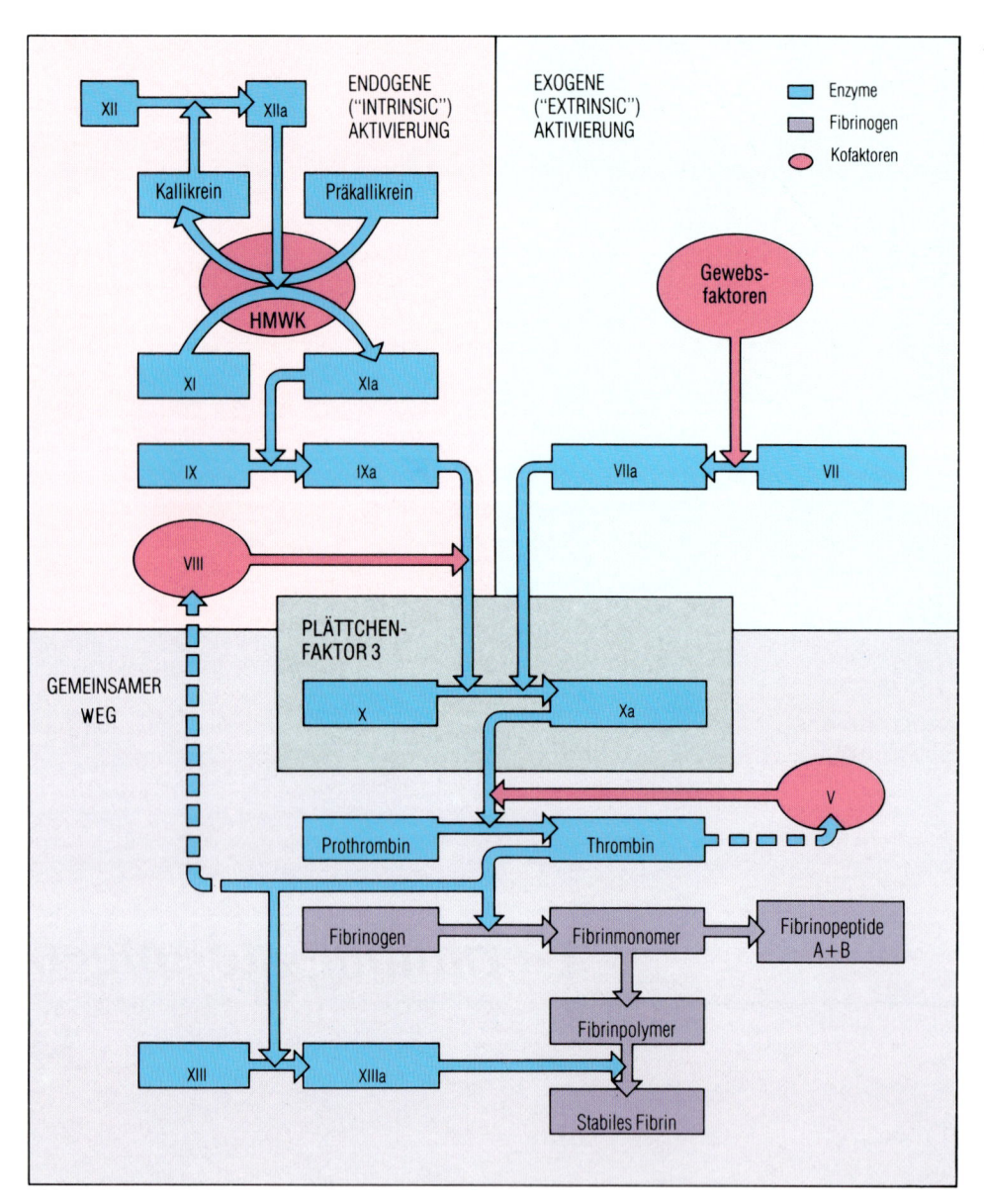

Abb. 14.1
Der Gerinnungsablauf. Die unterbrochenen Pfeile kennzeichnen Rückkopplungs – oder Inhibitionswege. HMWK = Hochmolekulares Kininogen (high molecular weight kininogen).

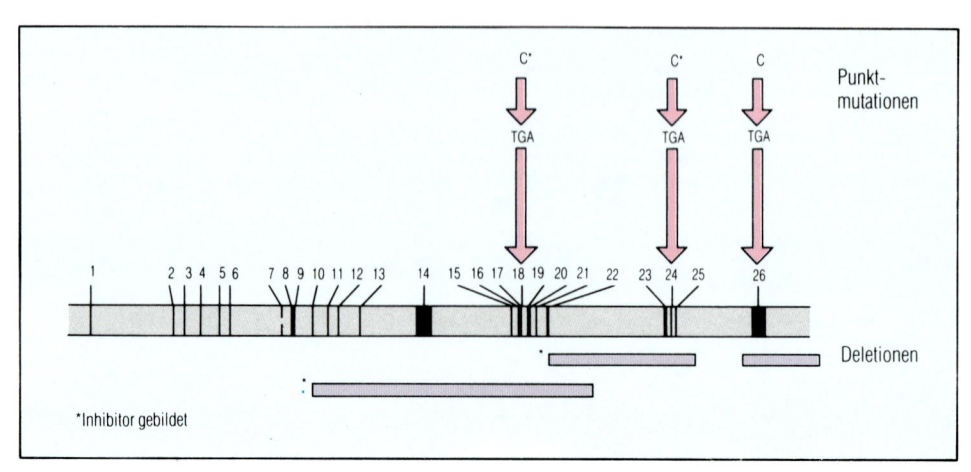

Abb. 14.2
Gen für den gerinnungsaktiven Anteil von Faktor VIII: Es besteht aus 26 Exons, die für das aktive Protein codieren, und 25 dazwischen liegenden, nicht codierenden Sequenzen (Introns); das entspricht insgesamt 18 kb, wodurch ein Protein mit 2332 Aminosäuren und einem Molekulargewicht von 360 000 gebildet wird. Die primäre RNA-Transskription erfolgt sowohl von den Exons als auch von den Introns; letztere werden ausgeschnitten, und das restliche Transskript wird wieder miteinander verbunden (spleißen), so daß die endgültige mRNA nur Transskripte von Exons enthält. Diese gelangt dann mit Hilfe der Transfer-RNA zu den Ribosomen im Zytoplasma. Sechs der molekularen Defekte bei Hämophilie sind eingezeichnet. Freundlicherweise von Dr. E. G. D. Tuddenham überlassen.

Gerinnungsstörungen 14

Hämophilie

Die Hämophilie A ist durch ein Fehlen oder einen niedrigen Plasmaspiegel der Faktor VIII-Gerinnungsaktivität gekennzeichnet. Zugrunde liegt eine gestörte Synthese des gerinnungsaktiven Teils von Faktor VIII oder die Bildung eines strukturell abnormen Moleküls (*Abb. 14.2*). Das Protein setzt sich aus drei homologen Regionen: A_1, A_2 und A_3 zusammen, die reich an Glykosylierungsstellen sind und zwischen denen eine lange B-Domäne gelagert ist. Der A_3-Region schließen sich zwei homologe C-Regionen an (*Abb. 14.3*). Die A-Regionen weisen eine Homologie mit dem kupferbindenden Protein Caeruloplasmin auf. Die Einzelkette des fertigen Polypeptids besitzt ein Molekulargewicht von etwa 267 000. Davon werden durch Thrombin zwei Polypeptide von 90 000 und 80 000 MG abgespalten und durch eine Kalziumbrücke miteinander verbunden. Der auf diese Weise entstandene aktivierte Faktor VIII ist seinerseits in der Lage, den Faktor X zu aktivieren. Bisher wurden neunzehn verschiedene Deletionen und zehn Punktmutationen nachgewiesen, die jeweils mit einem unterschiedlich schweren Krankheitsverlauf einhergehen. *Abb. 14.2* zeigt sechs Beispiele für Defekte des Faktor VIII-Gens. Bei zwei Fällen mit einzelnen Punktmutationen und ebenfalls zwei Fällen mit Deletionen enthielt das Plasma der Patienten einen Faktor VIII-Inhibitor. Aktivität und Konzentration des von Willebrand-Faktors (vWF) sind normal (siehe *Abb. 14.29*).

Die Hämophilie B (Christmas disease) beruht auf einem Fehlen von Faktor IX oder auf einem qualitativen Defekt des Faktor IX-Moleküls. Beide Hämophilien werden geschlechtsgebunden vererbt (*Abb. 14.4*).

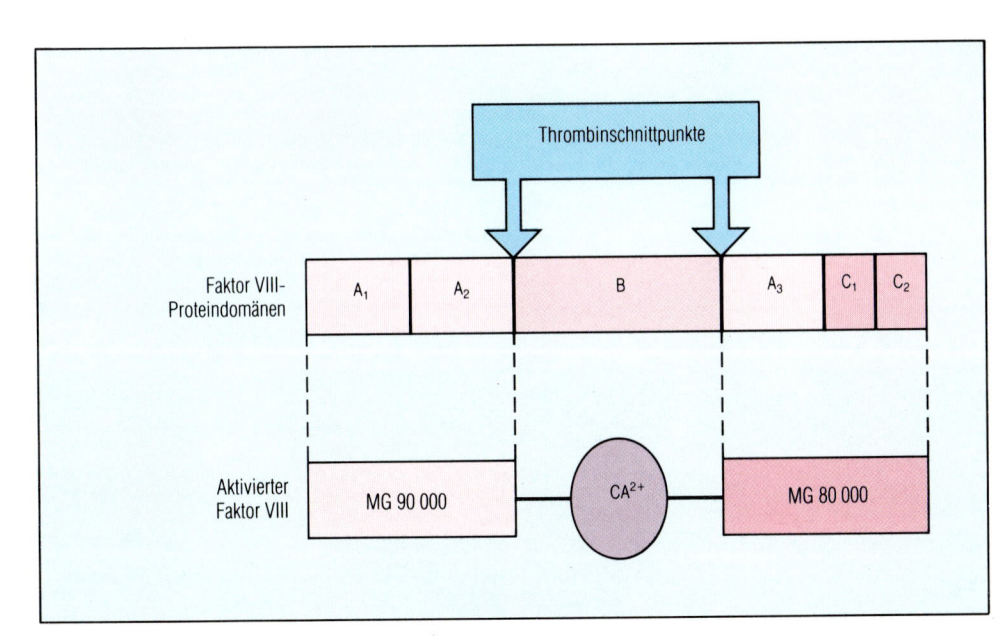

Abb. 14.3
Struktur des gerinnungsaktiven Anteils von Faktor VIII.

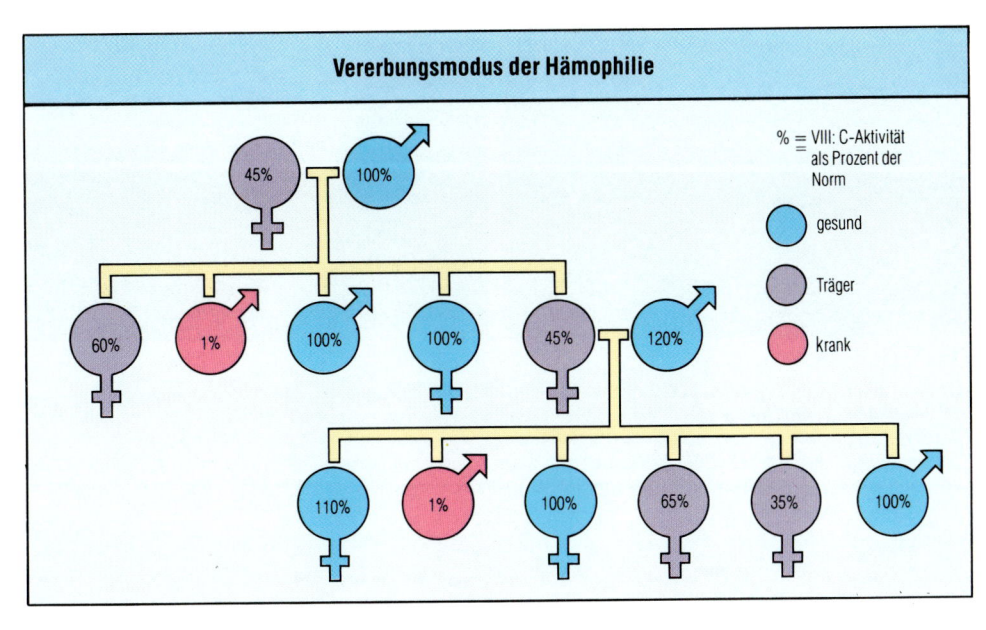

Abb. 14.4
Vererbungsmodus (Stammbaum) bei Hämophilie.

14 Gerinnungsstörungen

Das klinische Leitsymptom bei schwerer Hämophilie A oder B sind ausgeprägte Hämarthrosen, am häufigsten der Knie-, Ellbogen-, Sprung- und Handgelenke; allerdings können auch andere Gelenke befallen sein. Gewöhnlich bestehen starke Schmerzen, und die überwärmten Gelenke weisen eine starke, teigige Schwellung auf (*Abb. 14.5* und *14.6*). Chronisch-

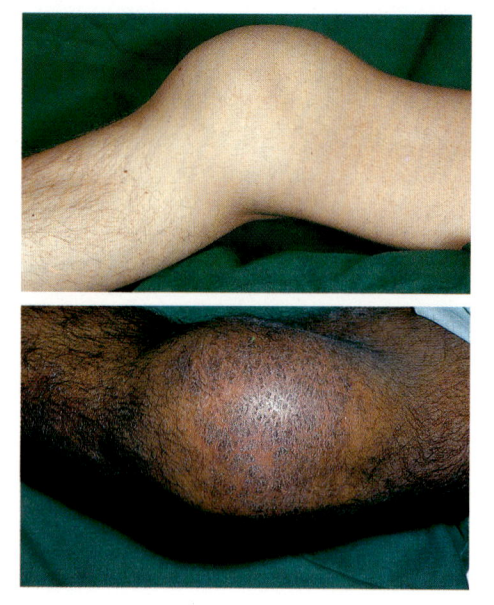

Abb. 14.5
Hämophilie A: Ausgeprägte Schwellung der Kniegelenke bei akutem Hämarthros.

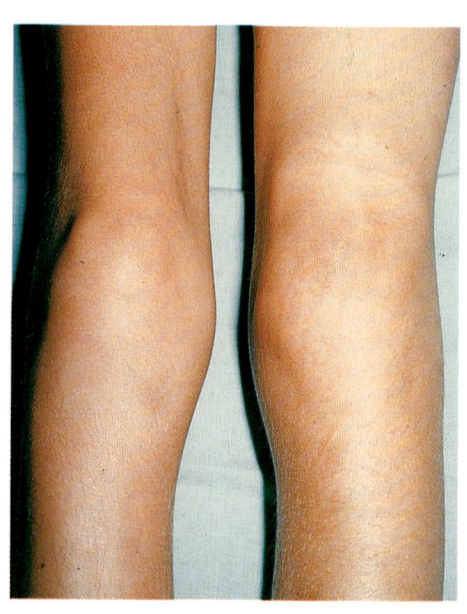

Abb. 14.6
Hämophilie A: Akutes Hämarthros des linken Kniegelenkes mit suprapatellarer Schwellung. Der M. quadriceps ist besonders auf der rechten Seite atrophisch.

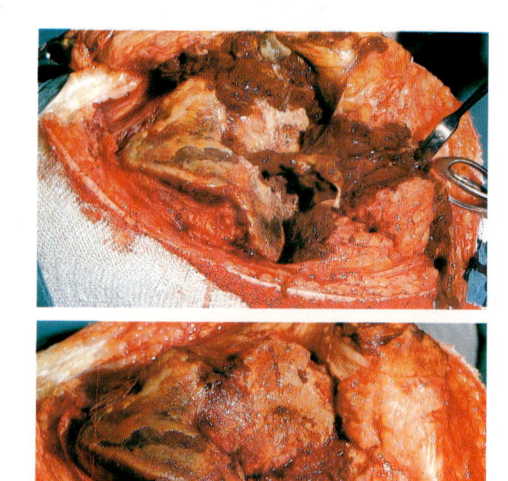

Abb. 14.7
Hämophilie A: (Oben) Nach Eröffnung des Kniegelenkes erkennt man die Femurkondylen sowie eine Hypertrophie und Siderose der Synovialis. Die ausgedehnten Erosionen des Gelenkknorpels haben zu einer Freilegung des siderotisch verfärbten Knochens geführt; (unten) nach Entfernung der Bursa suprapatellaris und der Patella kommen die erheblich geschädigten Gelenkflächen des Femurs zum Vorschein.

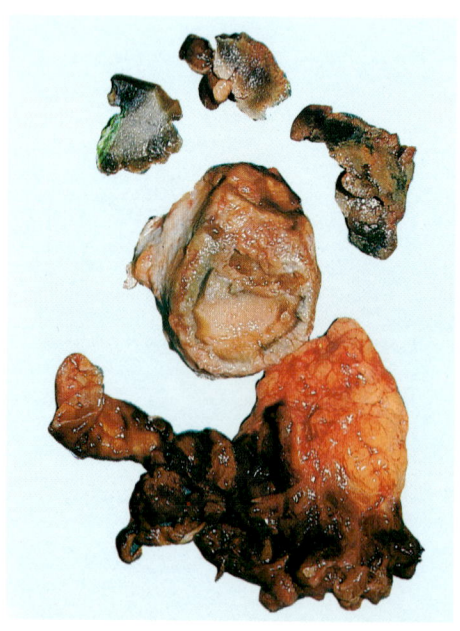

Abb. 14.8
Hämophilie A: Das Resektionsmaterial des Knies von Abb. 14.7 besteht (von oben nach unten) aus Osteophyten der arthritischen Femurkondylen, der Patella (mit durch Hämosiderinablagerungen verfärbter Gelenkfläche und sekundären arthritischen Veränderungen) und aus einem Teil der stark siderotisch verfärbten Synovialis von der Bursa suprapatellaris.

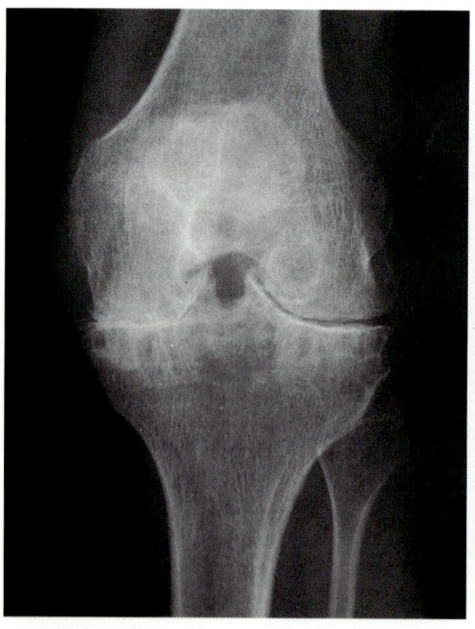

Abb. 14.9
Hämophilie A: Röntgenaufnahmen (links) des Kniegelenkes mit ausgeprägter Verschmälerung des Gelenkspaltes (vor allem medial), erweiterter Fossa intercondylaris und auffallenden osteoarthritischen Veränderungen in Form subchondraler Zystenbildungen und Erosionen der oberen lateralen Tibiagelenkfläche; (rechts) Ellbogengelenk mit starker Verschmälerung des Gelenkspaltes, Verbreiterung des Radiuskopfes, sekundären osteoarthrtischen Veränderungen und subchondraler Zystenbildung.

Gerinnungsstörungen 14

rezidivierende Hämarthrosen führen zu degenerativen Veränderungen and mechanischer Zerstörung der Gelenkflächen (*Abb. 14.7* und *14.8*).

Durch Demineralisierung, Knorpelschwund und Osteophytbildungen kommt es zu Gelenkdeformitäten und Verkrüppelungen (*Abb. 14.9* und *14.10*). Bei ungenügend behandelten Patienten entwickeln sich daraus Ankylosen der betroffenen Gelenke oder Beugedeformitäten (*14.11* und *14.12*).

Traumatische und spontane Blutungen in die Weichgewebe sind weitere Symptome der Hämophilie (*Abb. 14.13-14.16*).

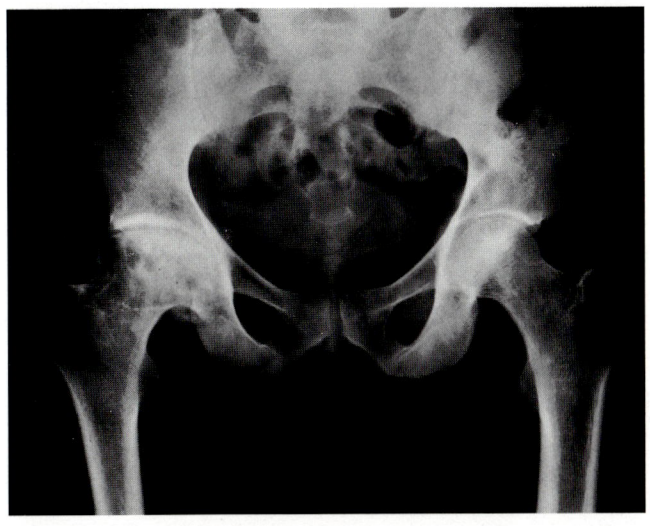

Abb. 14.10
Hämophilie A: Röntgenaufnahme des Beckens mit ausgeprägter Zerstörung und Deformierung des rechten Acetabulums und Femurkopfes. Man erkennt zahlreiche subchondrale Zysten sowie eine Verkürzung and Verbreiterung des rechten Femurhalses.

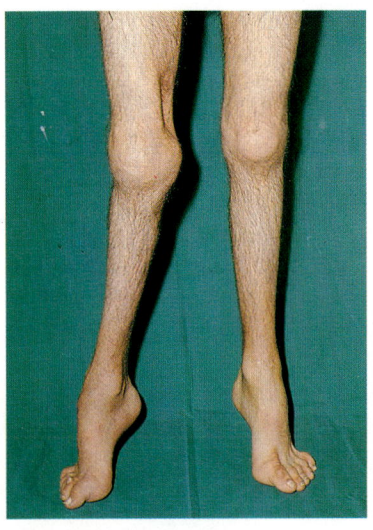

Abb. 14.11
Hämophilie A: Ausgeprägte Gelenkdeformitäten mit Schwellung des rechten Knies und posteriorer Subluxation der Tibia gegenüber dem Femur. Die Sprunggelenke und Füße weisen eine deutliche Spitz- und Klauenfuß-Stellung sowie eine mäßiggradige Hohlfußbildung auf. Die generalisierte Muskelatrophie ist besonders rechts ausgeprägt. Die Narbe medial oberhalb des rechten Knies stammt von der vorangegangenen Exzision eines "Pseudotumors".

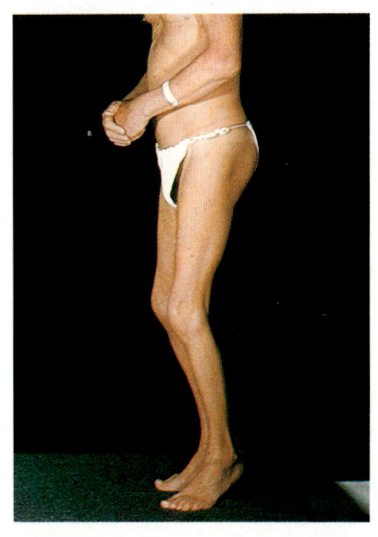

Abb. 14.12
Hämophilie A: Beugedeformitäten von Ellbogen, Hüfte, Knie und Sprunggelenken bei einem Patienten mit multiplen Hämarthrosen seit 35 Jahren.

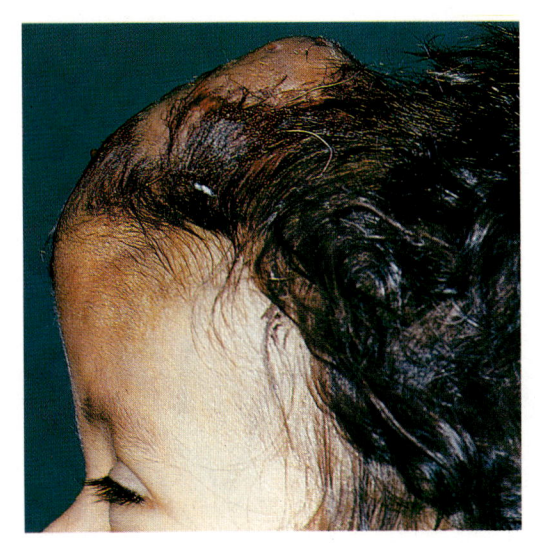

Abb. 14.13
Hämophilie A: Ausgedehntes posttraumatisches Hämatom an der Stirn bei einem Kind.

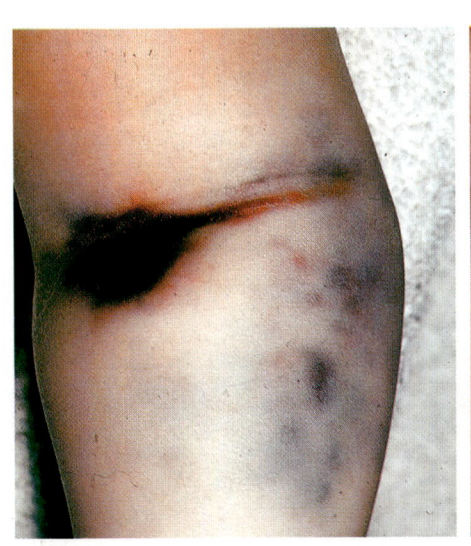

Abb. 14.14
Hämophilie B: (Links) Schwere subkutane Blutung über dem Ellbogen nach Venenpunktion bei einem Kind; (rechts) ausgeprägte Blutung in die Daumenballenmuskulatur und das darüberliegende subkutane Gewebe.

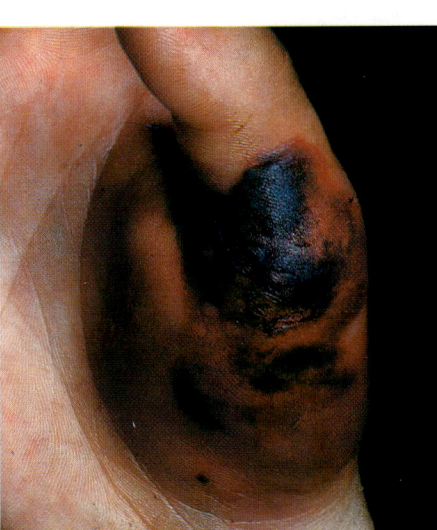

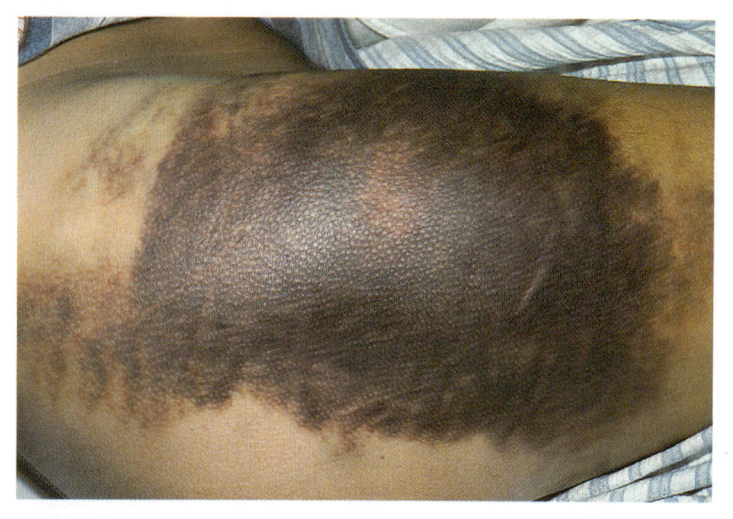

14 Gerinnungsstörungen

Dabei können dissezierende Hämatome ausgedehnt die Muskulatur infiltrieren und tiefe Faszienschichten erreichen (Abb. 14.17). Blutungen ins Retroperitoneum oder den M. psoas bereiten nicht selten erhebliche differentialdiagnostische Probleme (Abb. 14.18-14.20), da die damit verbundenen Schmerzen, Abwehrspannung und Fieber auch bei akutem Abdomen anderer Ursache auftreten.

Eine ernsthafte Komplikation ausgedehnter Faszien- oder subperiostaler Blutungen sind hämophile "Pseudotumoren". Es handelt sich dabei um mehrkammerige, blutgefüllte Zysten, die bei Größenzunahme ausgeprägte Zerstörungen der Weichteile (Abb. 14.21) und des Knochens (Abb. 14.22 und 14.23) hervorrufen.

Nach schweren Hämorrhagien in die Extremitätenmuskulatur (Abb. 14.24) können sich ischämische Kontrakturen entwickeln z.B. die Volkmann'sche Kontraktur am Unterarm (Abb. 14.25).

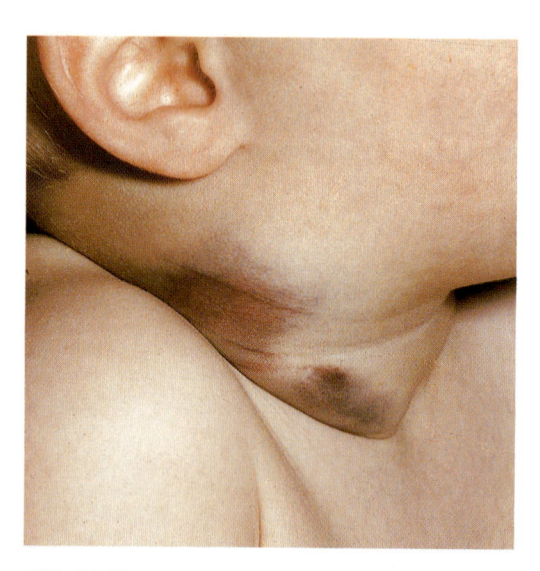

Abb. 14.15
Hämophilie A: Massive Blutung im Bereich der rechten Gesäßhälfte nach intramuskulärer Injektion.

Abb. 14.16
Hämophilie B: Schwere Weichteilblutung am Hals nach Punktion der Vena jugularis externa.

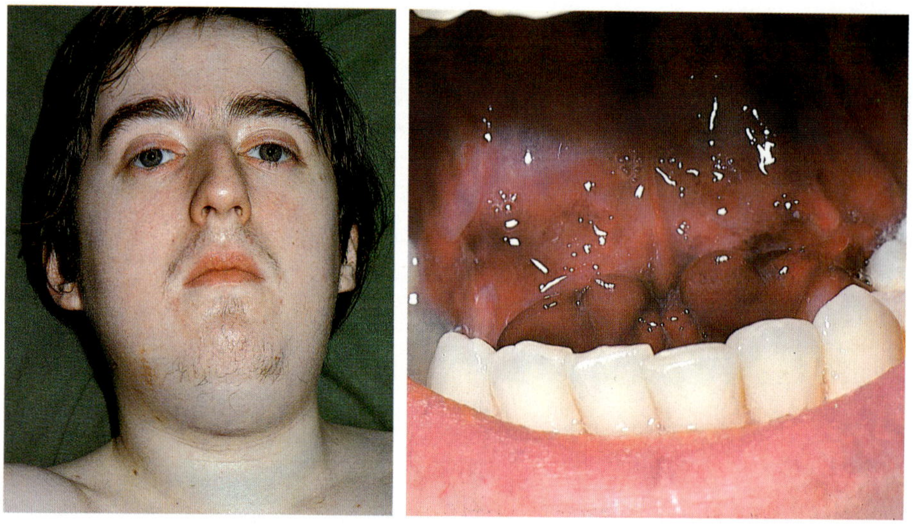

Abb. 14.17
Hämophilie A: (Links) Submandibuläre Schwellung bei ausgedehnter Blutung in die sublingualen Weichteile; (rechts) die oberflächlichen Ausläufer der sublingualen Blutung sind unter der Mundbodenschleimhaut gut sichtbar.

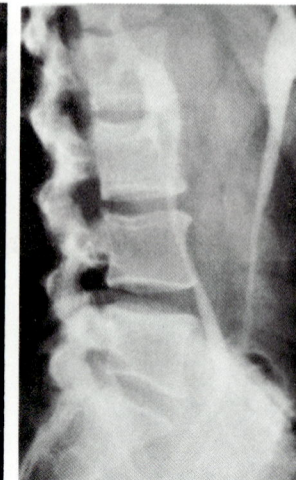

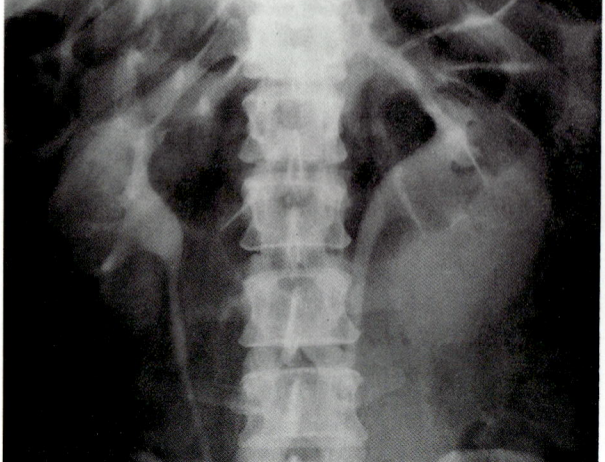

Abb. 14.18
Hämophilie A: Intravenöses Pyelogramm bei akuter retroperitonealer Blutung. Ein raumfordernder Prozeß in den Weichteilen der linken Flanke hat zu einer medialen Rotation der linken Niere und einer Verlagerung des Ureters nach antero-medial geführt. Das laterale Bild bestätigt die Verlagerung der Niere und des Ureters nach vorn.

Gerinnungsstörungen 14

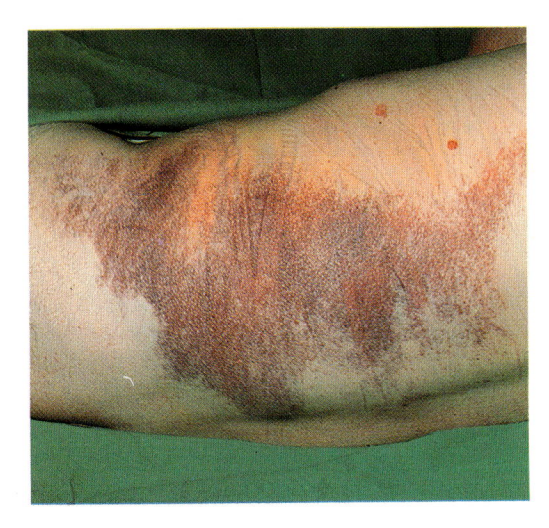

Abb. 14.19
Hämophilie A: Akute retroperitoneale Blutung (gleicher Patient wie Abb. 14.18). Das ausgedehnte subkutane Hämatom an der linken Flanke entwickelte sich 24 Stunden nach der Krankenhausaufnahme.

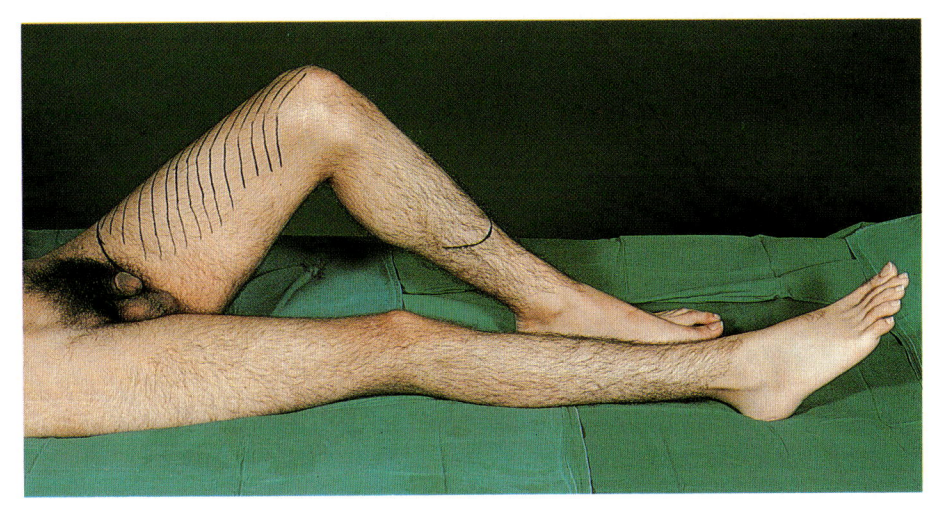

Abb. 14.20
Hämophilie A: Akute retroperitoneale Blutung in den linken M. psoas. Die Linien kennzeichnen den Bezirk des Sensibilitätsausfalls im Versorgungsbereich des N. femoralis. Darüber hinaus bestand eine Schwäche des M. quadriceps und eine Beugekontraktur der linken Hüfte.

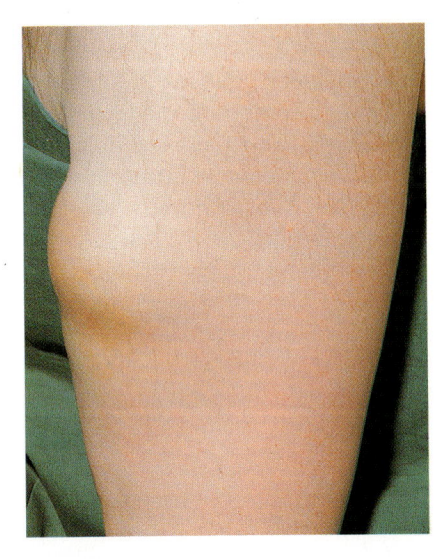

Abb. 14.21
Hämophilie A: "Pseudotumor" des Bizeps. Es handelt sich dabei um eine derbe, umkapselte Schwellung als Restzustand nach unvollständiger Resorption und Vernarbung einer vorangegangenen Muskelblutung.

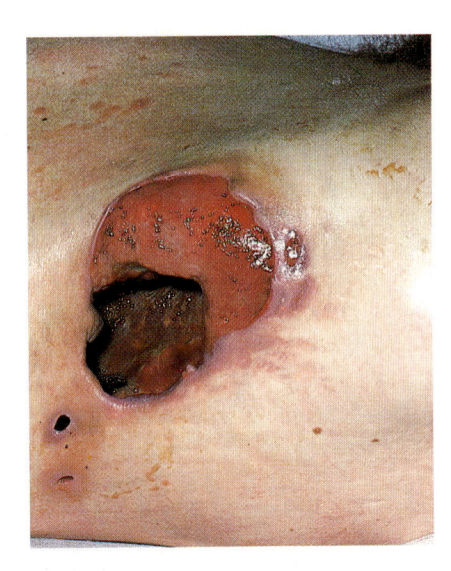

Abb. 14.22
Hämophilie A: Großes Ulkus über einem mehrkammerigen, kavernösen "Pseudotumor" im Bereich des rechten Os ilium und der darüberliegenden Weichteile.

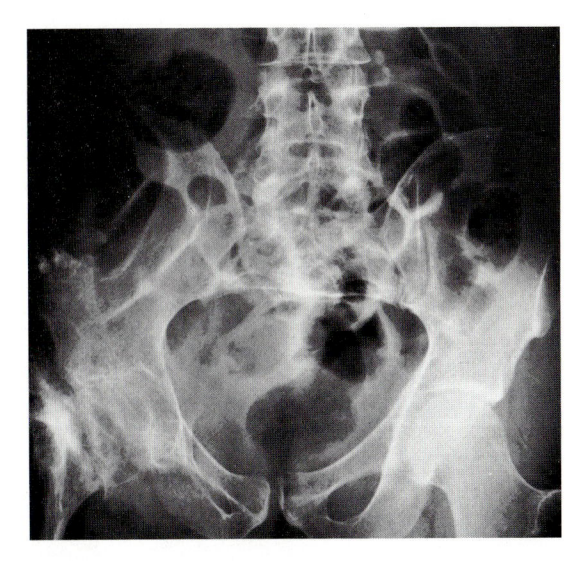

Abb. 14.23
Hämophilie A: Röntgenaufnahme des Beckens (gleicher Patient wie Abb. 14.22). Der "Pseudotumor" hat zu einer ausgedehnten Zerstörung der rechten Beckenschaufel, einschließlich des vorderen Beckenkamms, geführt. Der rechte Hüftgelenkspalt ist obliteriert; außerdem erkennt man eine dislozierte Fraktur im Femurhals mit Pseudarthosenbildung, ausgeprägter Deformierung und Verkürzung.

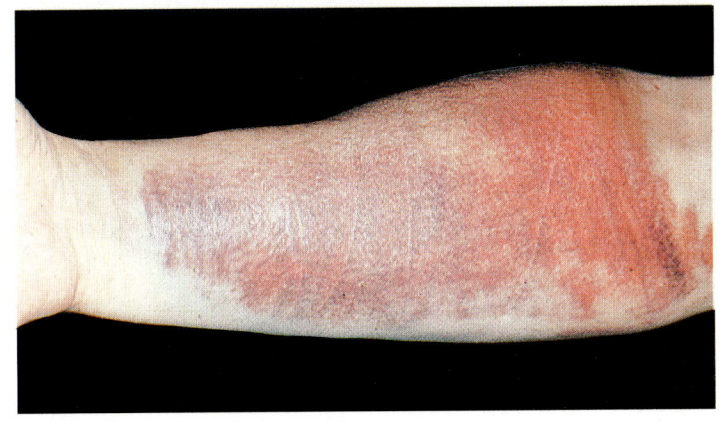

Abb. 14.24
Hämophilie B: Subkutanes Hämatom und ausgedehnte Blutung in die Beugemuskulatur und die angrenzenden Weichteile am rechten Unterarm.

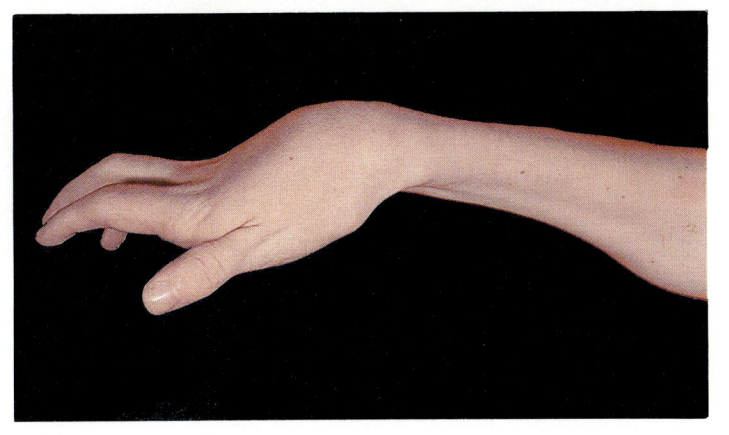

Abb. 14.25
Hämophilie A: Volkmann'sche Kontraktur. Die Atrophie und Beugedeformitäten sind Folge einer ausgedehnten Narben- und Strikturbildung in der durch rezidivierende Hämatome geschädigten Muskulatur.

14 Gerinnungsstörungen

Zahnextraktionen führen oft zu verlängerten Blutungen, während Hämorrhagien bei operativen Eingriffen in schweren und mittelschweren Fällen lebensbedrohlich sein können.

Spontane intrakranielle Blutungen (Abb. 14.26) treten zwar selten auf; sie stellen jedoch bei schweren Krankheitsverläufen die häufigste Todesursache dar.

Die Behandlung der Hämophilien ist durch die Einführung von Gerinnungsfaktor-Konzentraten (Faktor VIII-Konzentrate bei Hämophilie A und Faktor IX-Konzentrate bei Hämophilie B) erheblich verbessert worden. Besonders durch die prophylaktische Therapie und die frühe Behandlung von Blutungsepisoden wurde die Häufigkeit von rezidivierenden und invalidisierenden Hämarthrosen sowie von Weichteilblutungen reduziert. Bei regelmäßiger Behandlung erreichen sogar Patienten mit schwerer Hämophilie das Erwachsenenalter ohne wesentliche degenerative Gelenkschäden. In den meisten Fällen erlaubt die Substitutionstherapie mit den jeweiligen Gerinnungsfaktor-Konzentraten auch größere chirurgische Eingriffe ohne erhöhtes Risiko.

Willebrand-Jürgens-Syndrom

Die Erkrankung wird durch einen Synthesedefekt des von Willebrand-Faktor verursacht. Bei diesem Protein handelt es sich um ein Oligomer aus Untereinheiten mit einem Molekulargewicht von jeweils 210 000. Es dient als Carrier für den gerinnungsaktiven Teil von Faktor VIII und vermittelt die Adhäsion von Thrombozyten an die geschädigte Gefäßwand (siehe Abb. 13.4).

Bei den meisten Patienten wird die Krankheit autosomal dominant vererbt. Klinisch ist sie durch Blutungen nach Operationen oder Trauma (Abb. 14.27), durch Schleimhautblutungen und durch eine verstärkte Blutungsneigung aus oberflächlichen Schnitt- und Schürfwunden charakterisiert. Spontane Hämarthrosen sowie arthritische Veränderungen sind selten und werden nur bei homozygoten Patienten beobachtet (Abb. 14.28). Die Ergebnisse der Gerinnungstests bei Hämophilien und Willebrand-Jürgens-Syndrom sind in Abb. 14.29 wiedergegeben.

Andere hereditäre Gerinnungsstörungen

Patienten mit Defekten anderer Gerinnungsfaktoren als Faktor VIII and IX leiden an einer erhöhten Blutungsneigung sowie spontanen and schweren posttraumatischen Blutungen. Spontane Hämarthrosen und Weichteilhämatome sind sehr selten.

ANGEBORENE KOAGULOPATHIEN MIT THROMBOSENEIGUNG

Protein C-Mangel

Protein C ist ein Vitamin K-abhängiges Plasmaprotein, das in der Leber synthetisiert wird. In seiner aktiven Form hemmt es die aktivierten Gerinnungsfaktoren V and VIII und fördert zudem die Lyse von Blutgerinnseln, indem es ein Protein inaktiviert, welches normalerweise den Gewebsplasminogen-Aktivator abbaut. Die Aktivierung von Protein C erfolgt durch Thrombin, welches auf der Endothelzelloberfläche an das Protein Thrombomodulin gebunden ist (Abb. 14.30).

Bei einem partiellen Protein C-Mangel neigen die betroffenen Personen zu rezidivierenden Venenthrombosen, die vielfach in jüngerem Alter, meist unter 30 Jahren, auftreten. Der homozygote Protein C-Mangel ist durch eine neonatale Purpura fulminans mit typischen oberflächlichen Thrombosen charakterisiert. Die Hautefforeszenzen sind dabei anfänglich erhaben und rot oder purpurfarben; später werden sie blau-schwarz und teilweise nekrotisch (Abb. 14.31). Im Blut sind Veränderungen im Sinne einer disseminierten intravaskulären Gerinnung nachweisbar: niedrige Konzentrationen an Faktor V, Faktor VIII, Antithrombin III und Fibrinogen sowie eine Thrombopenie.

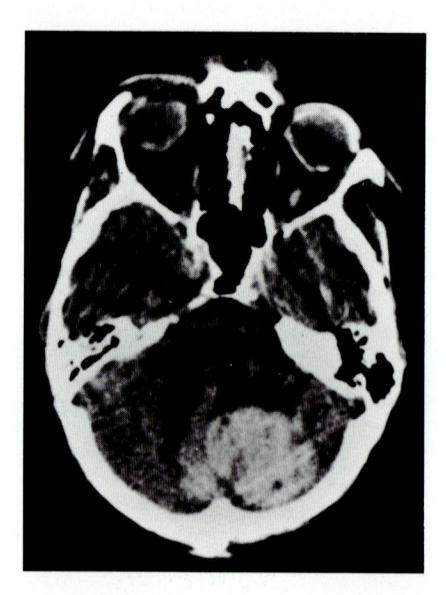

Abb. 14.26
Hämophilie A: CT-Aufnahme mit einem großen Kleinhirnhämatom.

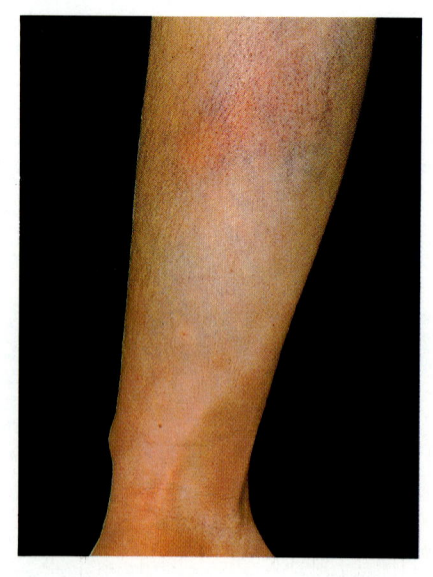

Abb. 14.27
Willebrand-Jürgens-Syndrom: Subkutanes Hämatom über einer Blutung in Muskulatur und Weichteile am linken Unterarm.

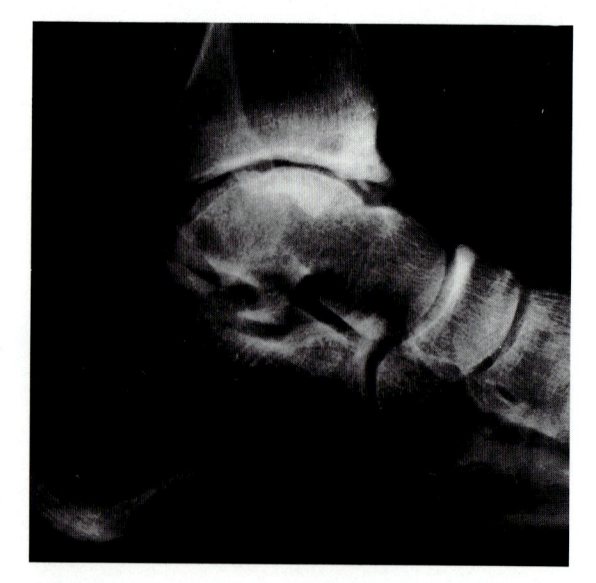

Abb. 14.28
Willebrand-Jürgens-Syndrom: Laterale Röntgenaufnahme des Sprunggelenkes mit Verschmälerung des Gelenkspaltes, Randsklerose und kleinen subchondralen Zysten in der Tibiaepiphyse.

Gerinnungsstörungen 14

Protein S-Mangel
Die gerinnungshemmende Aktivität von Protein C benötigt den Kofaktor Protein S, der ebenfalls Vitamin K-abhängig ist und im Plasma in freier oder gebundener Form vorliegt. Der Protein S-Mangel wird wahrscheinlich dominant vererbt und manifestiert sich klinisch durch rezidivierende Venenthrombosen.

Antithrombin III-Mangel
Antithrombin III bewirkt eine starke Hemmung der aktivierten Serumproteasen Faktor XII a, XI a, X a, IX a, VII a und Thrombin, indem es mit diesen Proteinen hochmolekulare inaktive Komplexe bildet. Ein Antithrombin III-Mangel führt zu rezidivierenden, vielfach schweren Venenthrombosen, die bei Homozygotie schon frühzeitig auftreten. Die Wirkung von Antithrombin III wird durch Heparin potenziert.

Abb. 14.29
Gerinnungstests: Typische Befunde bei Hämophilie und Willebrand-Jürgens-Syndrom.

Gerinnungstests bei hereditären Gerinnungsstörungen			
	Hämophilie A	**Hämophilie B**	**Von Willebrand Krankheit**
Blutungszeit	normal	normal	verlängert
Prothrombinzeit	normal	normal	normal
Aktivierte partielle Thromboplastinzeit	verlängert	verlängert	verlängert
Thrombinzeit	normal	normal	normal
Faktor VIII	erniedrigt	normal	erniedrigt oder normal
vWF	normal	normal	erniedrigt
vWF:RiCof*	normal	normal	erniedrigt
Faktor IX	normal	erniedrigt	normal

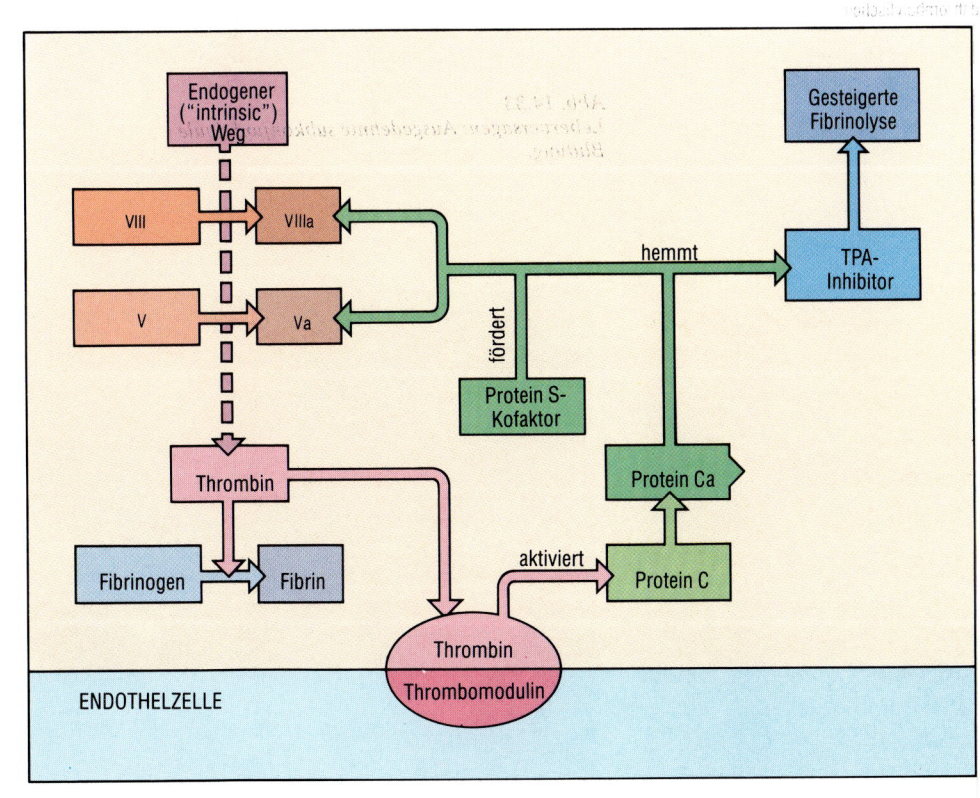

*RiCof = Ristocetin-Cofaktor-Aktivität

Abb. 14.30
Gerinnungshemmende und fibrinolytische Wirkungen von Protein C: TPA = Gewebsplasminogen-Aktivator (tissue plasminogen activator); a = aktiviert.

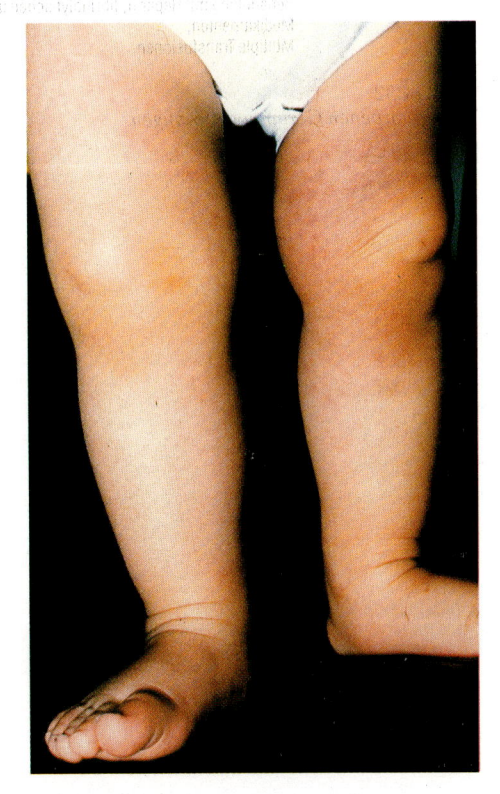

Abb. 14.31
Homozygoter Protein C-Mangel: Das 15 Monate alte Kind wies im ersten Lebensjahr oberflächliche Hautverfärbungen über dem Gesäß und den unteren Extremitäten auf, die nach Frischplasmainfusionen verschwanden. Bei diesem Fall sind die Veränderungen ungewöhnlich leicht; typischerweise besteht eine Purpura fulminans mit Hautnekrosen (siehe Abb. 14.37). Freundlicherweise von Dr. A. Awidi überlassen.

14 Gerinnungsstörungen

ERWORBENE GERINNUNGSSTÖRUNGEN

In der klinischen Praxis sind erworbene Gerinnungsstörungen (Abb. 14.32) viel häufiger als angeborene. Sie beruhen im Gegensatz zu letzteren meist auf einem Mangel an mehreren Gerinnungsfaktoren. Am häufigsten werden Blutungen infolge Vitamin K-Mangel, Überdosierung mit oralen Antikoagulantien oder in Zusammenhang mit Lebererkrankungen und disseminierter intravaskulärer Gerinnung beobachtet.

Lebererkrankungen

Die Hauptursachen der hämorrhagischen Diathese des Neugeborenen sind die Unreife der Leberzellen und eine fehlende intestinale Vitamin K-Synthese. Bei Erwachsenen rufen Obstruktionen der ableitenden Gallenwege sowie Erkrankungen des Pankreas und Dünndarms einen Vitamin K-Mangel hervor. Für die erhöhte Blutungsneigung bei Operationen sind mannigfache Gerinnungsstörungen verantwortlich, die auch zu einer Exazerbation von Ösophagusvarizenblutungen führen können. Ein Gallenwegsverschluß bewirkt eine verminderte Resorption von Vitamin K und eine reduzierte Synthese von Faktor II, VII, IX und X in den Leberparenchymzellen. Häufig entwickelt sich eine Thrombozytopenie als Folge des Hypersplenismus bei portaler Hypertension. Außerdem weisen Patienten mit Leberversagen einen Faktor V-Mangel sowie verschiedene Störungen der Plättchenfunktion auf; sie bilden oft ein funktionell abnormes Fibrinogen. In schweren Fällen

Erworbene Gerinnungsstörungen

Lebererkrankungen

Mangel an Vitamin K-abhängigen Faktoren:
 Hämorrhagische Diathese des Neugeborenen;
 Verschluß der ableitenden Gallenwege;
 Malabsorption von Vitamin K, z.B. Sprue, Zoeliakie;
 Behandlung mit Vitamin K-Antagonisten, z.B. Cumarin- und Indandionpräparate

Disseminierte intravaskuläre Gerinnung

Gerinnungshemmung:
 Spezifische Inhibitoren, z.B. Antikörper gegen Faktor VIII-Komponenten;
 Unspezifische Inhibitoren, z.B. Antikörper bei systemischem Lupus erythematodes, rheumatoider Arthritis

Verschiedene:
 Erkrankungen mit Paraproteinbildung;
 L-Asparaginase;
 Behandlung mit Heparin, fibrinolytischen und thrombolytischen Medikamenten;
 Multiple Transfusionen

Abb. 14.32
Die erworbenen Gerinnungsstörungen.

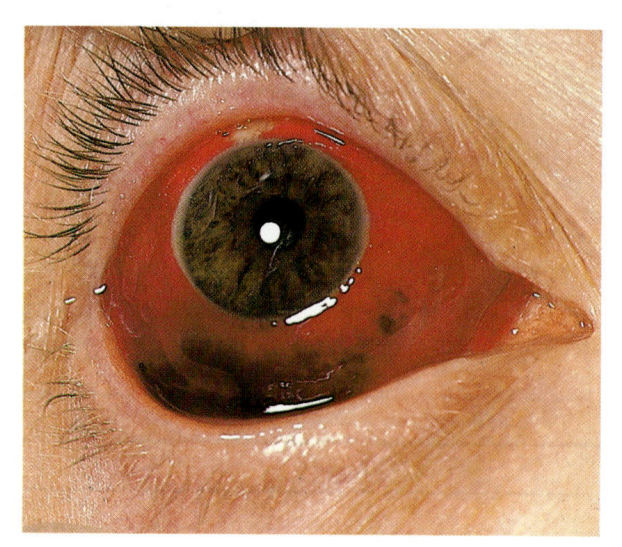

Abb. 14.33
Leberversagen: Ausgedehnte subkonjunktivale Blutung.

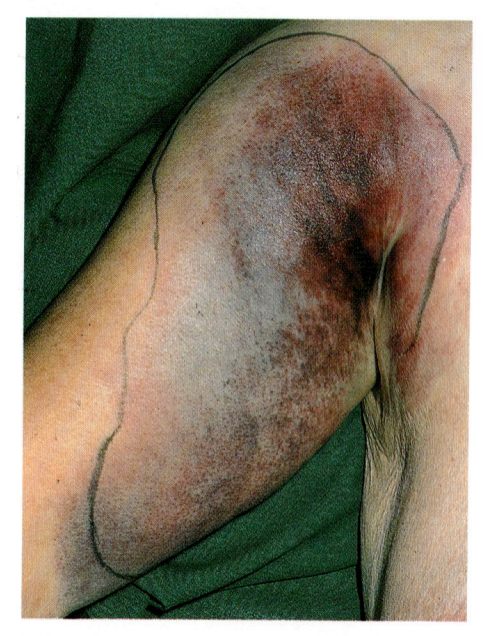

Abb. 14.34
Leberversagen: Subkutane Blutung am Oberarm nach Bagatelltrauma. Laboruntersuchungen ergaben einen Mangel an Faktor II, VII, IX und X und eine Dysfibrinogenämie.

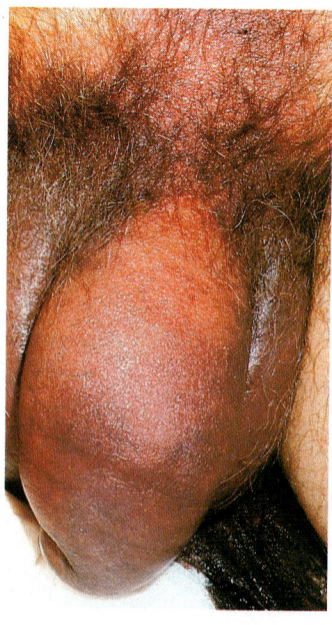

Abb. 14.35
Warfarin-Überdosierung: Massive subkutane Blutung an Penis, Scrotum und Umgebung nach Geschlechtsverkehr.

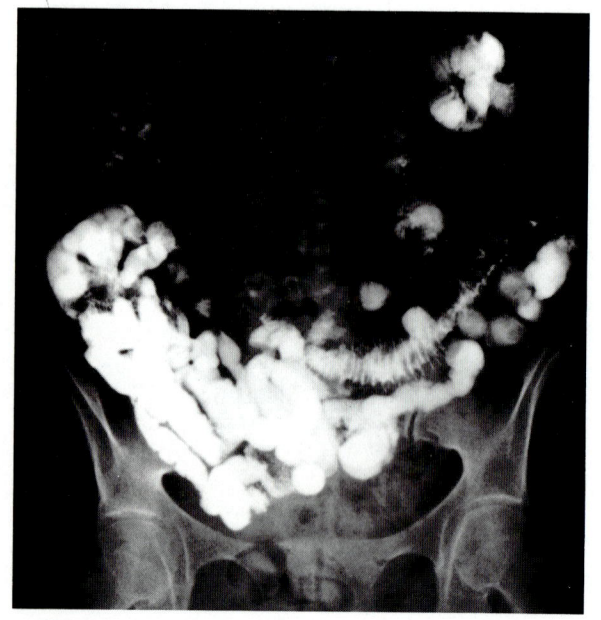

Abb. 14.36
Warfarin-Überdosierung: Röntgenaufnahme mit intramuralen Blutungen im Dünndarm und typischem "Geldrollen"-artigem Muster des Barium-Kontrastmittels. Freundlicherweise von Dr. D. Nag überlassen.

treten Varizenblutungen, erhöhte Blutverluste bei Operationen und spontane oberflächliche Blutungen (*Abb. 14.33* und *14.34*) auf.

Antikoagulantien-Überdosierung
Eine Überdosierung von oralen Antikoagulantien (Vitamin K-Antagonisten) führt zu einem schweren Mangel an Gerinnungsfaktor II, VII, IX und X. Sie manifestiert sich durch ausgedehnte Hauthämatome (*Abb. 14.35*) oder schwere innere Blutungen (*Abb. 14.36*).

Zu Beginn der Antikoagulantien-Therapie mit Cumarin-Derivaten können Hautveränderungen auftreten, die denen bei homozygotem Protein C-Mangel gleichen. Bevor die Spiegel der Vitamin K-abhängigen Gerinnungsfaktoren abfallen, kann sich vorübergehend ein selektiver, schwerer Protein C-Mangel entwickeln (*Abb. 14.37*).

Disseminierte intravaskuläre Gerinnung
Eine disseminierte intravaskuläre Gerinnung (DIC – disseminated intravascular coagulation) tritt bei zahlreichen Erkrankungen auf, die mit einem ausgedehnten Endothelschaden, Thrombozytenaggregation oder Abgabe von gerinnungsfördernden Stoffen in die Blutzirkulation einhergehen (*Abb. 14.38*). Sie ist durch die Bildung multipler intravaskulärer Fibrinthromben und einen Verbrauch an Gerinnungsfaktoren sowie Thrombozyten gekennzeichnet (*Abb. 14.39*). Daraus

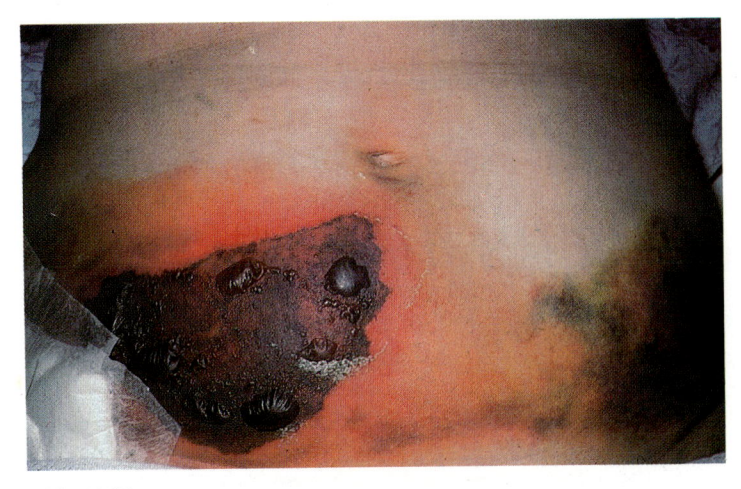

Abb. 14.37
Warfarin-Hautnekrose: Die Hautnekrose über dem unteren Abdomen entwickelte sich bei der 40-jährigen Patientin in den ersten Tagen nach Therapiebeginn mit Warfarin. Ihr Protein C-Spiegel war nicht bestimmt worden; bei neueren Fällen von Cumarin-induzierter Hautnekrose bestand jedoch ein erniedrigter Protein C-Plasmaspiegel. Freundlicherweise von Dr. S. J. Machin überlassen.

Erkrankungen mit disseminierter intravaskulärer Gerinnung	
Infektionen	**Hypersensitivitätsreaktionen**
Gram-negative und Meningokokken-Sepsis	Anaphylaxie
Septischer Abort und Clostridium Welchii-Septikämie	Inkompatible Bluttransfusion
Schwere Falciparum-Malaria	**Ausgedehnte Gewebszerstörung**
Virusinfektion (Purpura fulminans)	Nach Operationen oder Trauma
Maligne Neoplasien	**Verschiedenes**
Ausgedehnt metastasierendes schleimbildendes Adenocarcinom	Leberversagen
	Gift von Schlangen und Invertebraten
Akute Promyelozytenleukämie	Schwere Verbrennungen
	Hypothermie
Geburtshilfliche Komplikationen	Hitzschlag
Fruchtwasserembolie	Hypoxie
Vorzeitige Plazentalösung	Gefäßmißbildungen (Kasabach-Merritt Syndrom)
Eklampsie; verhaltene Plazenta	

Abb. 14.38
Ursachen der disseminierten intravaskulären Gerinnung.

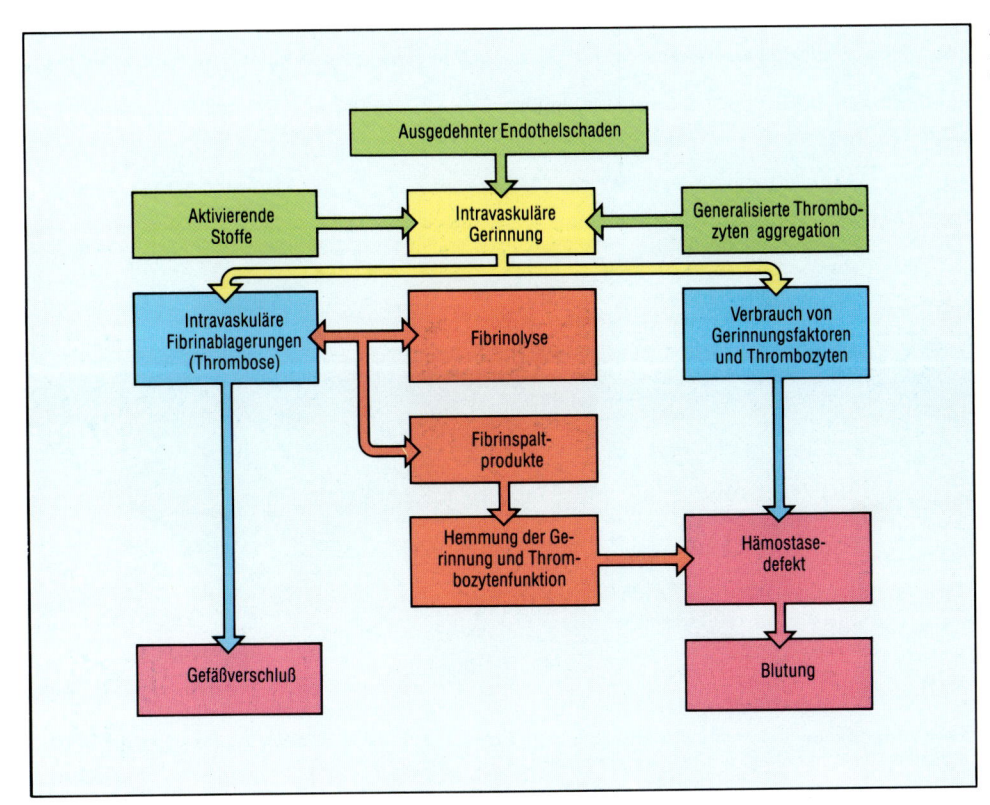

Abb. 14.39
Pathogenese der dissemierten intravaskulären Gerinnung.

14 Gerinnungsstörungen

können sowohl eine verstärkte Blutungsneigung als auch ausgedehnte, oft fulminante Thrombosen resultieren (Abb. 14.40-14.43; siehe auch Kapitel 13); es werden allerdings auch leichtere, mehr chronische Verläufe beobachtet.

Das Kasabach-Merritt-Syndrom ist durch ein kongenitales Hämangiom mit DIC (Abb. 14.44) charakterisiert. Die intravaskuläre Gerinnung wird zwar lokal induziert, wahrscheinlich

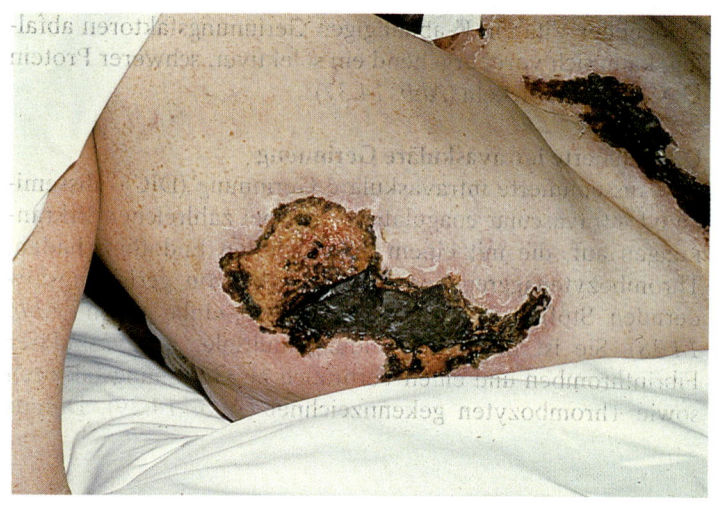

Abb. 14.40
Disseminierte intravaskuläre Gerinnung: Spätstadium einer Hautnekrose (gleicher Patient wie Abb. 14.42). Die Entfernung von oberflächlichem Schorf am Oberschenkel und an der lateralen Bauchwand hat zur Freilegung von großen, tiefen und ungleichmäßig begrenzten Ulzera mit hämorrhagischem Grund geführt. Freundlicherweise von Dr. B. B. Berkeley überlassen.

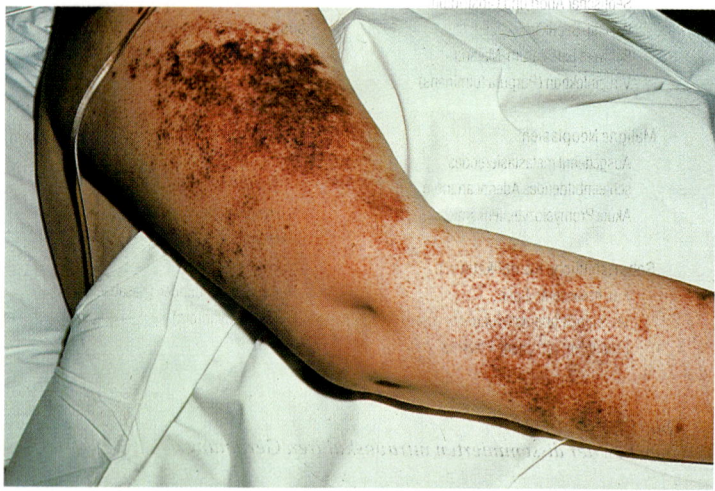

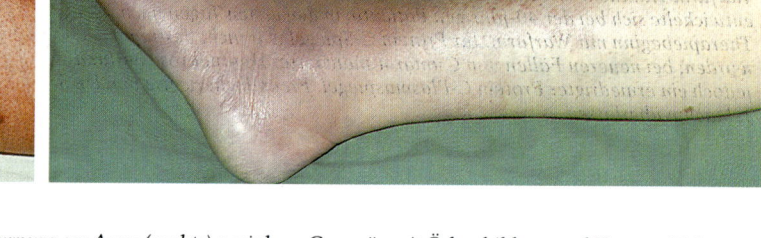

Abb. 14.41
Disseminierte intravaskuläre Gerinnung: (Links) Indurierte, konfluierende Purpura am Arm; (rechts) periphere Gangrän mit Ödembildung und Hautverfärbung an den Füßen bei fulminantem Krankheitsverlauf.

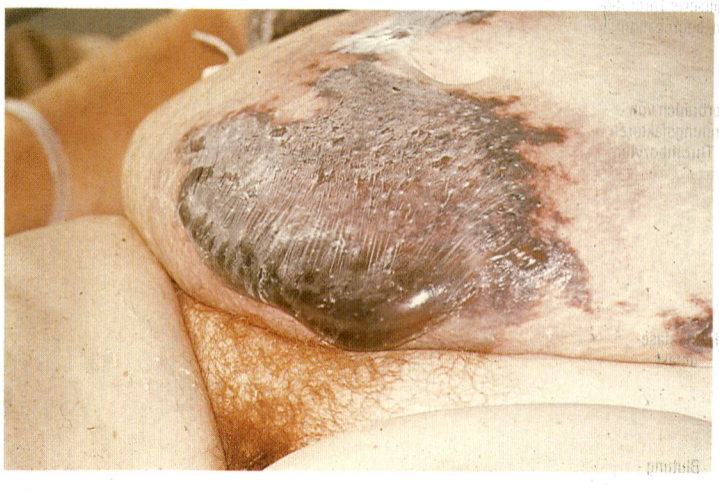

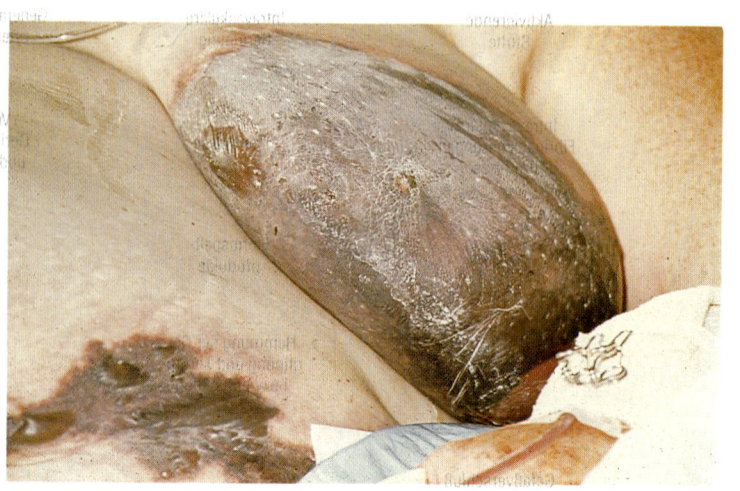

Abb. 14.42
Disseminierte intravaskuläre Gerinnung: Ausgedehnte Nekrose der Haut und des subkutanen Gewebes im Bereich des unteren Abdomens (links) und der Brust (rechts) bei einem stark übergewichtigen Patienten. Freundlicherweise von Dr. B. B. Berkeley überlassen.

erfolgt jedoch durch die gesteigerte proteolytische Aktivität sowohl des Gerinnungs- als auch Fibrinolysesystems eine Generalisierung in der gesamten Blutzirkulation.

Erworbene Inhibitoren der Gerinnungsfaktoren
Gelegentlich erkranken Patienten an Hämostasestörungen (*Abb. 14.45*), die durch zirkulierende Antikörper gegen den Gerinnungsfaktor VIII oder andere Gerinnungsfaktoren hervorgerufen werden. Diese Antikörper treten zumeist post partum, bei systemischem Lupus erythematodes (SLE) oder im hohen Lebensalter auf.

Beim SLE oder anderen Autoimmunerkrankungen sowie, allerdings selten, bei Infektionen kann auch ein weniger spezifischer Inhibitor (der IgG- oder IgM-Klasse) gebildet werden;

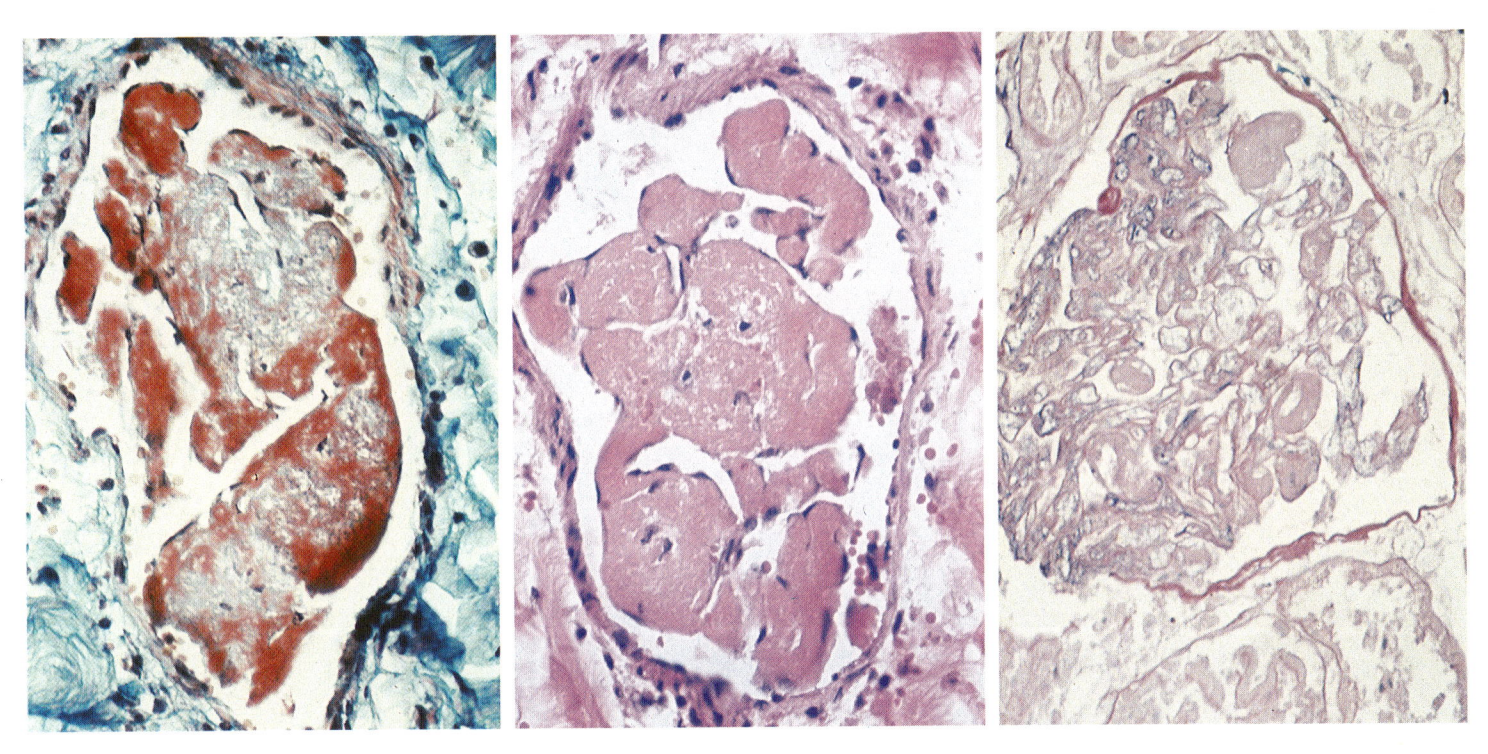

Abb. 14.43
Disseminierte intravasale Gerinnung: (Links und Mitte) Histologische Schnittpräparate einer kleinen Hautvene mit Obliteration durch einen hauptsächlich aus Fibrin bestehenden Thrombus unter einer Nekrosezone; (rechts) Nekrose eines Glomerulums und der umgebenden Tubuli mit unterschiedlich großen Fibringerinnseln in den glomerulären Gefäßen. Hämatoxylin-Eosin- (links), Martius Scharlachblau- (Mitte), Perjodsäure-Schiff-Färbung (rechts).

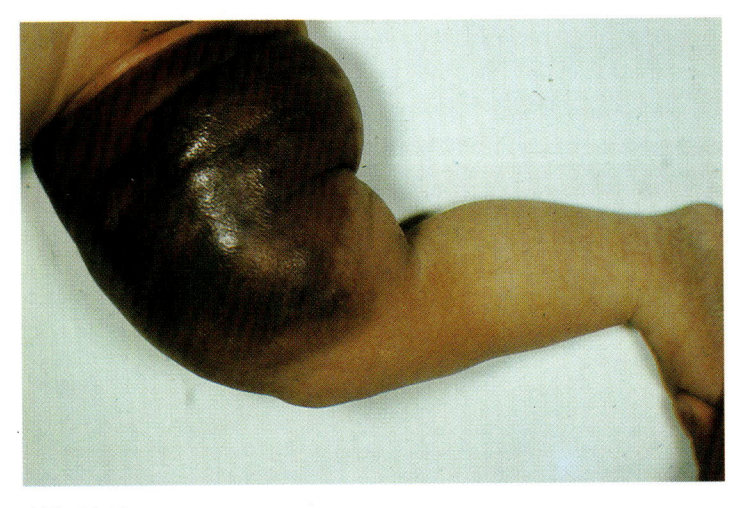

Abb. 14.44
Kasabach-Merritt-Syndrom: Das kongenitale Riesenhämangiom am Oberschenkel ging mit einer DIC einher.

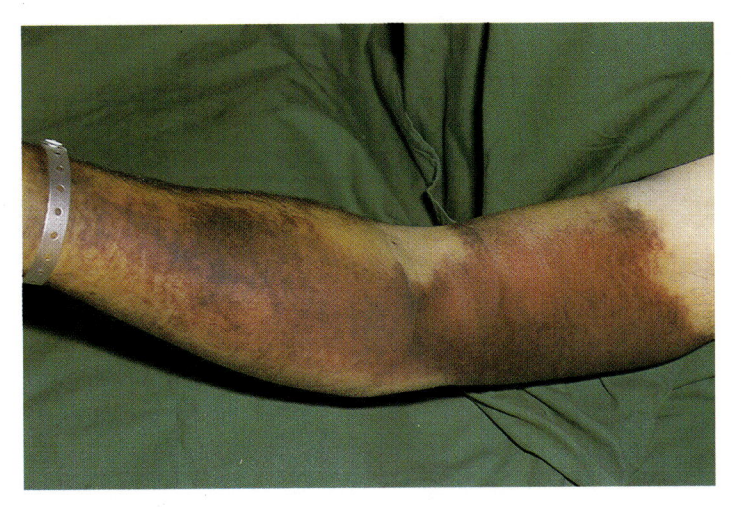

Abb. 14.45
Erworbener Gerinnungsfaktor-Inhibitor: Ausgedehnte Blutung subkutan und in den tiefen Weichteilen am Arm durch zirkulierende Autoantikörper gegen Faktor VIII.

14 Gerinnungsstörungen

dieser ist gegen Phospholipide gerichtet und führt zu einer Verlängerung der partiellen Prothrombinzeit, welche mit normalem Plasma nicht korrigiert werden kann. Klinisch sind die Patienten mit diesem "Lupus-Antikoagulans" entweder symptomlos oder sie leiden an Thrombosen oder erhöhter Blutungsneigung. Die Ergebnisse der Gerinnungstests bei den wichtigsten erworbenen Gerinnungsstörungen sind in *Abb. 14.46* wiedergegeben.

Gerinnungstests bei erworbenen Gerinnungsstörungen				
	Thrombozytenzahl	Prothrombinzeit	Aktivierte partielle Thromboplastinzeit	Thrombinzeit
Lebererkrankungen	niedrig	verlängert	verlängert	normal (selten verlängert)
Disseminierte intravaskuläre Gerinnung	niedrig	verlängert	verlängert	stark verlängert
Massive Transfusionen	niedrig	verlängert	verlängert	verlängert
Heparin	normal (selten niedrig)	gering verlängert	verlängert	verlängert
Zirkulierende Antikoagulantien	normal	normal oder verlängert	verlängert	normal

Abb. 14.46
Gerinnungstests: Typische Ergebnisse bei erworbenen Hämostase-Störungen.

**Knochenmark
bei nicht-hämatologischen Erkrankungen**

15

15 Knochenmark bei nicht-hämatologischen Erkrankungen

Biopsieproben von normalem Knochenmark nach Paraffineinbettung sind in *Abb. 1.19* und *1.20* festgehalten. Auch nach Kunstharzeinbettung ist eine zonale Verteilung der einzelnen hämatopoetischen Zellreihen zu erkennen (*Abb. 15.1*).

Zahlreiche primär nicht hämatopoetische Erkrankungen gehen mit einem Knochenmarkbefall einher. Dabei können Aspirate oder Nadelbiopsien eine Knochenmarkbeteiligung von bereits bekannten extramedullären Erkrankungen aufdecken oder sogar zur Primärdiagnose führen.

KNOCHENMARKMETASTASEN

Die häufigsten malignen Neoplasien des Knochens sind Metastasen von andernorts im Organismus lokalisierten Primärtumoren. Besonders häufig sind Absiedlungen von Carcinomen der Mamma, Lunge, Niere, Schilddrüse und Prostata (*Abb. 15.2–15.4*), während solche des Magens (*Abb. 15.5, links*), Pankreas, Colons (*Abb. 15.5, rechts*) und des Rektums seltener vorkommen. Allerdings kann grundsätzlich jeder maligne Tumor in den Knochen metastasieren.

Das periphere Blut zeigt in fortgeschrittenen Krankheitsfällen ein leuko-erythroblastisches Blutbild; es kann aber auch eine Knochenmarkinsuffizienz auftreten. Die meisten Knochenmetastasen sind osteolytisch und stellen sich im Röntgenbild als strahlendurchlässige Herde dar (*Abb. 15.6*). In der Nadelbiopsie ist dabei ein ausgedehnter Knochenabbau durch Osteoklasten nachweisbar (*Abb. 15.7*). Allerdings gehen nahezu alle Metastasen auch mit einer gewissen Kallus- beziehungsweise mit einer Knochenneubildung einher; diese ist bei Carcinomabsiedlungen der Prostata (*Abb. 15.8*) und der Mamma (*Abb. 15.9*) besonders ausgeprägt.

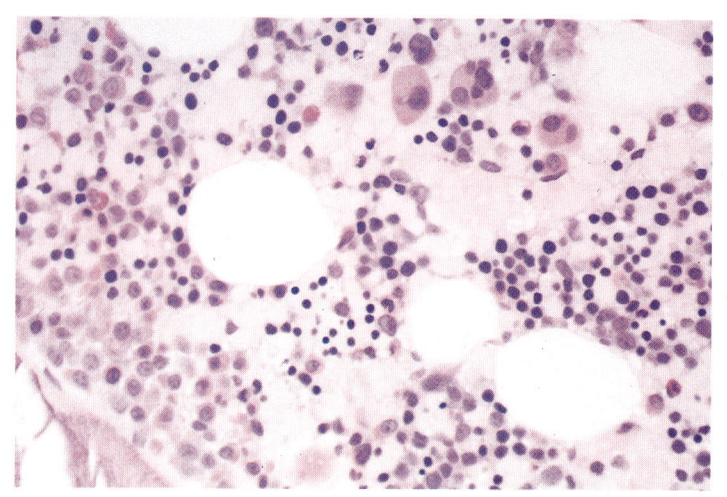

Abb. 15.1
Normale Nadelbiopsie, histologisches Schnittpräparat nach Kunstharzeinbettung: Granulopoetische Vorläufer sind bevorzugt paratrabekulär (ganz links) angesiedelt; erythropoetische Vorläufer nehmen vor allem markzentrale Räume ein (ganz rechts); Megakaryozyten liegen in Umgebung der Zentralsinus.

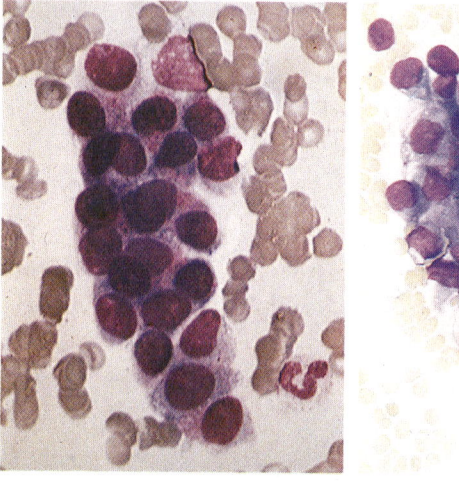

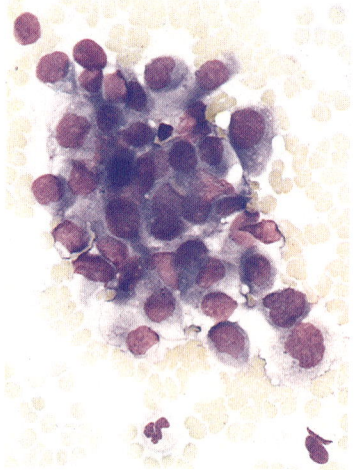

Abb. 15.2
Carcinommetastasen: Verbände maligner epithelialer Zellen im Knochenmark; (links) eine isolierte Gruppe kleiner, relativ uniformer, maligner epithelialer Zellen (primäres kleinzelliges Carcinom der Lunge); (rechts) eine Gruppe epithelialer Zellen mit morphologischen Eigenschaften eines großzelligen undifferenzierten Carcinoms (primäres Mamma-Carcinom).

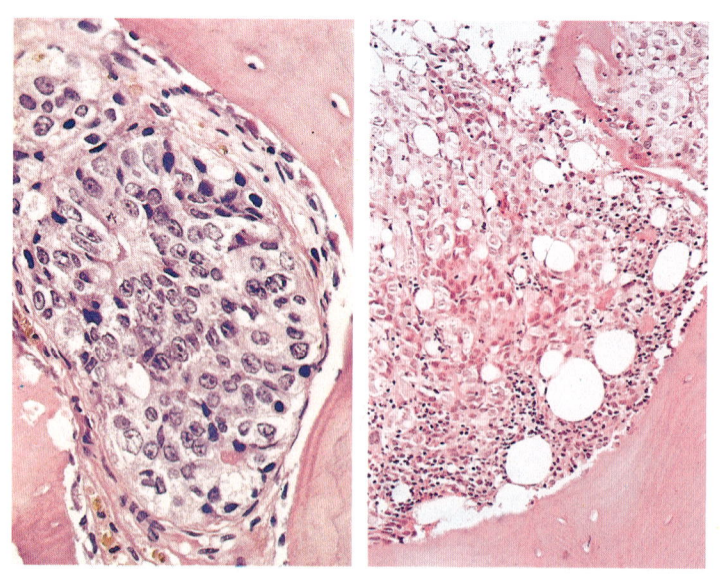

Abb. 15.3
Carcinommetastasen: Verdrängung der normalen Hämatopoese in den intertrabekulären Räumen durch (links) Nester maligner epithelialer Zellen (primäres Prostata-Carcinom) und (rechts) Gruppen polymorpher epithelialer Zellen (primäres Nieren-Carcinom).

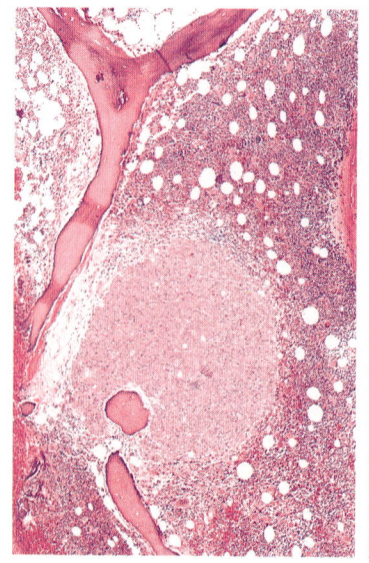

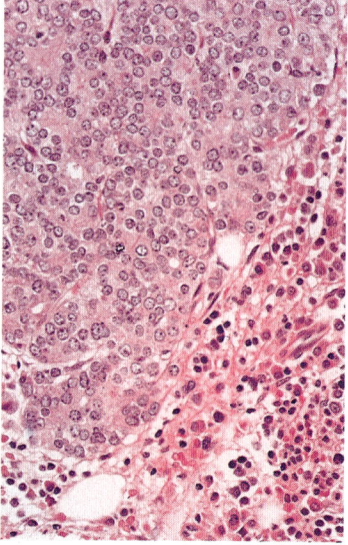

Abb. 15.4
Carcinommetastase: (Links) Auffällige paratrabekuläre Absiedlung neoplastischer epithelialer Zellen; der Patient war an einer chronischen lymphatischen Leukämie und an einem Prostatacarcinom erkrankt; (rechts) bei stärkerer Vergrößerung erkennt man die scharfe Grenze zwischen dem malignen epithelialen Tumor und der Hämatopoese mit vermehrten Lymphozyten.

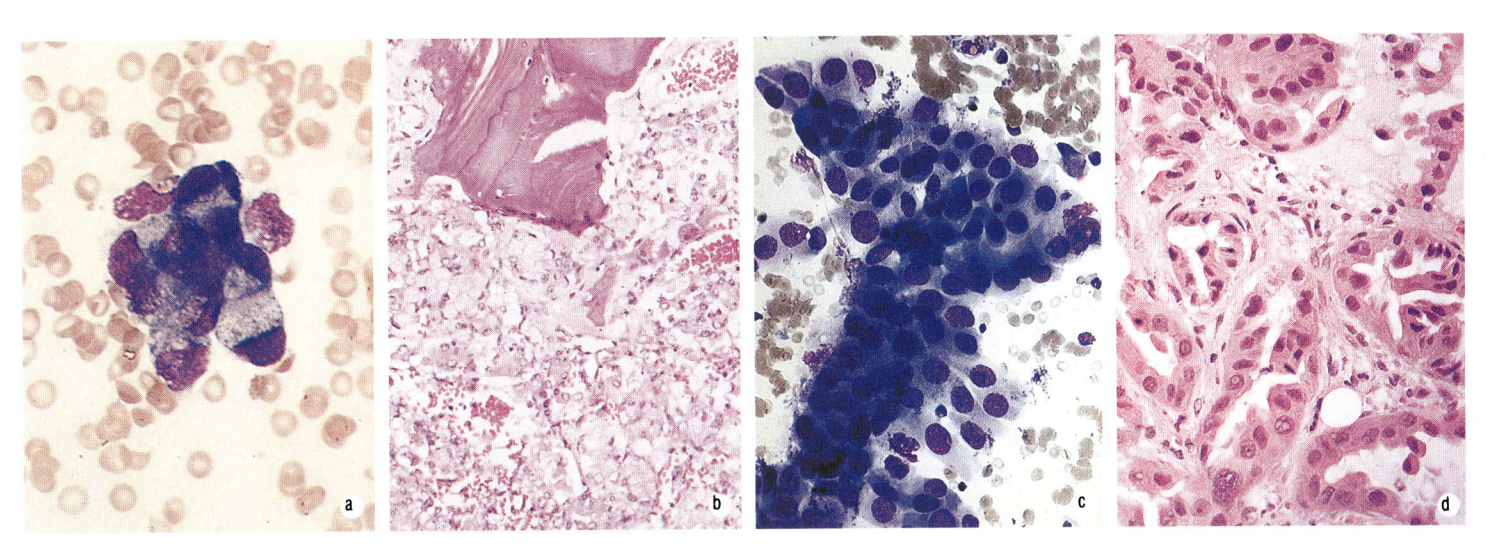

Knochenmark bei nicht-hämatologischen Erkrankungen 15

Abb. 15.5
Carcinommetastasen: (a) Gruppe großer, vakuolisierter epithelialer Tumorzellen bei einem Patienten mit mikroangiopathisch-hämolytischer Anämie und laborchemischen Hinweisen für eine disseminierte intravaskuläre Gerinnung; (b) drüsenförmige Gruppen eines schleimbildenden Adenocarcinoms beim gleichen Patienten, der an einem primären Magen-Carcinom erkrankt war; (c) Gruppe neoplastischer Zylinderepithelien im Knochenmark; (d) Verdrängung der normalen Hämatopoese durch neoplastische Drüsen beim gleichen Patienten, der an einem primären Adenocarcinom des Colon ascendens litt.

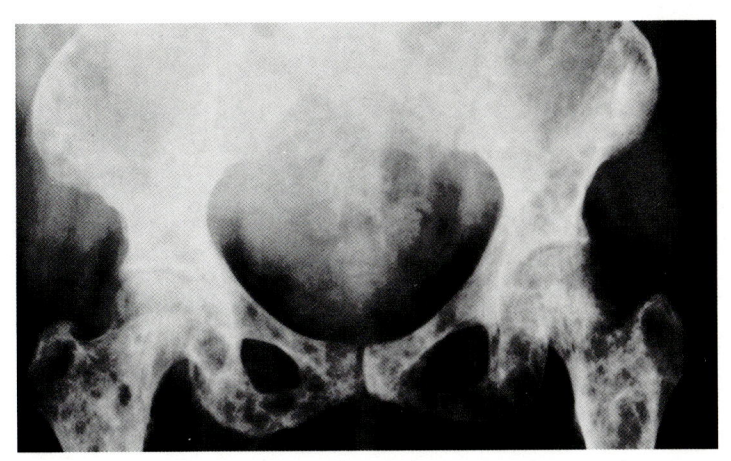

Abb. 15.6
Carcinommetastasen: Beckenröntgenaufnahme eines 58-jährigen Patienten mit primärem Lungen-Carcinom. Die Tumormetastasen haben zu ausgedehnten Osteolysen geführt, vor allem im unteren Becken- und oberen Femurbereich.

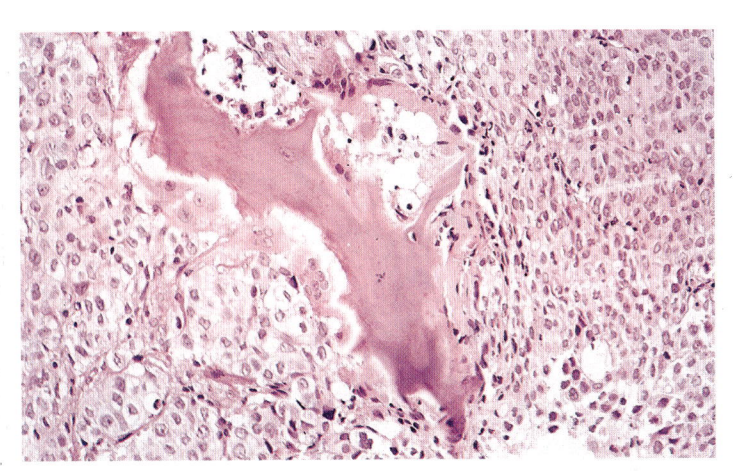

Abb. 15.7
Knochenmetastase eines primären Nieren-Carcinoms: Verbände epithelialer Tumorzellen umgeben ein residuales Knochenbälkchen, das ungleichmäßig von Osteoklasten abgebaut wird.

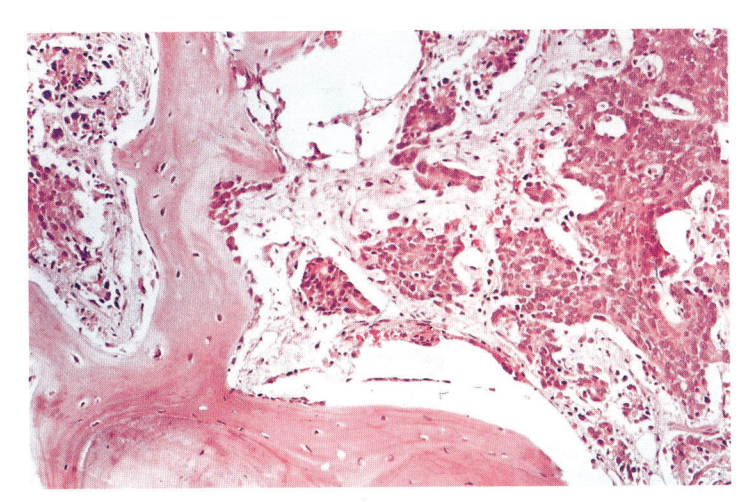

Abb. 15.8
Osteoplastische Carcinommetastase: Verbreiterung der spongiösen Knochenbälkchen mit auffälligen Osteoblasten (auf der rechten Seite des vertikalen Knochenbälkchens). Die intertrabekulären Räume enthalten Gruppen maligner epithelialer Zellen, eingelagert in ein ausgeprägt fibröses Stroma (primäres Prostata-Carcinom).

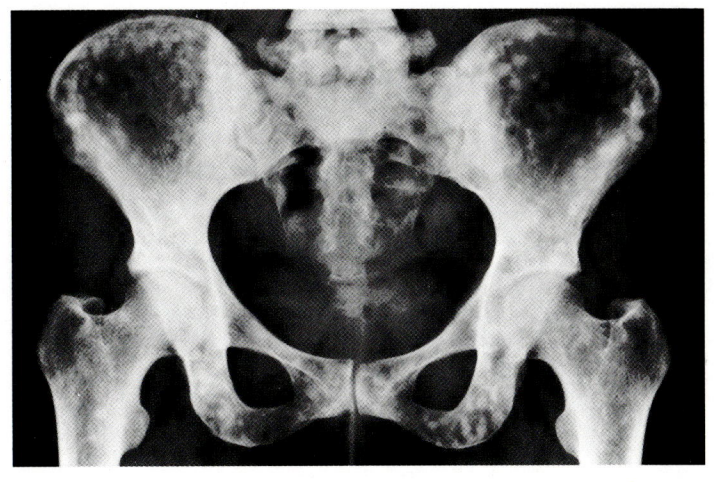

Abb. 15.9
Carcinommetastasen: Beckenröntgenaufnahme einer 45-jährigen Patientin mit primärem Mamma-Carcinom. Die ausgedehnten osteosklerotischen Herde sind Folge der osteoplastischen Aktivität im Bereich der Knochenmetastasen.

15 Knochenmark bei nicht-hämatologischen Erkrankungen

Gelegentlich werden bei der Gewebeentnahme Epidermisfragmente in den Markraum verlagert (Abb. 15.10); diese sind jedoch wegen ihres organoiden histologischen Aufbaus leicht von Carcinommetastasen abzugrenzen.

Selten können auch nicht-epitheliale Tumoren, wie das maligne Melanom, Neuroblastom und Medulloblastom (Abb. 15.11–15.13), in das Knochenmark metastasieren. Infiltrate durch maligne Lymphome und histiozytäre Neoplasien wurden in Kapitel 10 abgehandelt. Wenngleich primäre Knochentumoren in der Regel nicht mit einem Skelettbefall außerhalb ihrer Primärmanifestation einhergehen, können Knochenmarkuntersuchungen beim Ewing-Sarkom des Knochens zum Nachweis von Absiedlungen führen (Abb. 15.14).

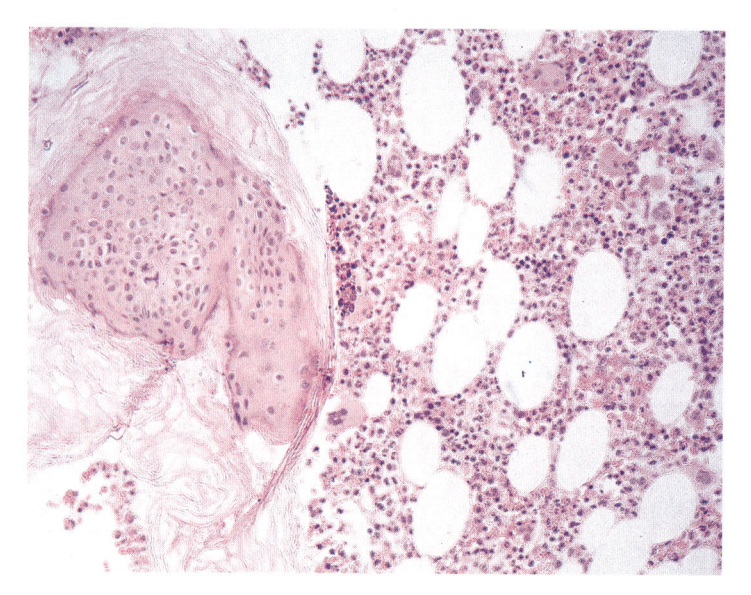

Abb. 15.10
Nadelbiopsie-Artefakt: Ein kleiner Streifen eines regelrecht aufgebauten, verhornenden Plattenepithels wurde in den Markraum verlagert; (rechts) normale Hämatopoese.

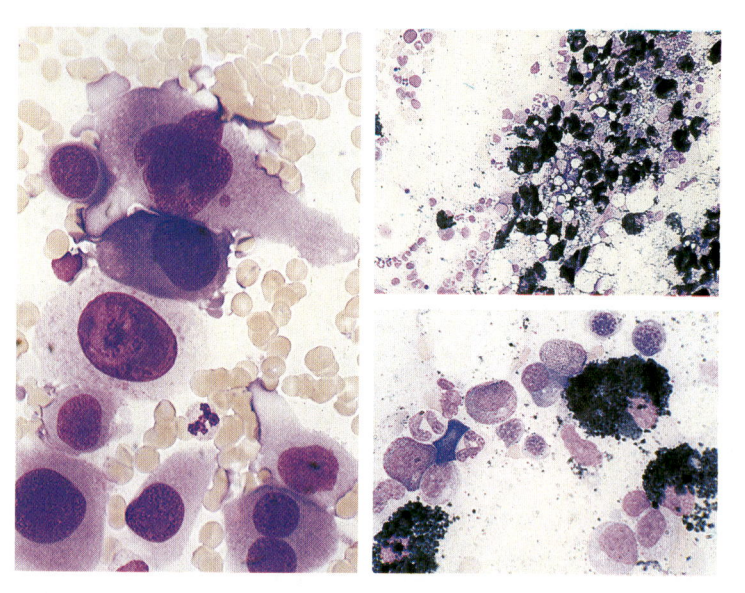

Abb. 15.11
Metastasierendes malignes Melanom: (Links) Große Zellen des malignen Melanoms mit deutlicher Anisozytose, primitiver Chromatinstruktur und Nukleolen. Die schwache und stärkere Vergrößerung auf der rechten Seite lassen keine malignen Zellen, jedoch zahlreiche Melanin-beladene Makrophagen erkennen. Der Patient litt an einem malignen Melanom der Rückenhaut.

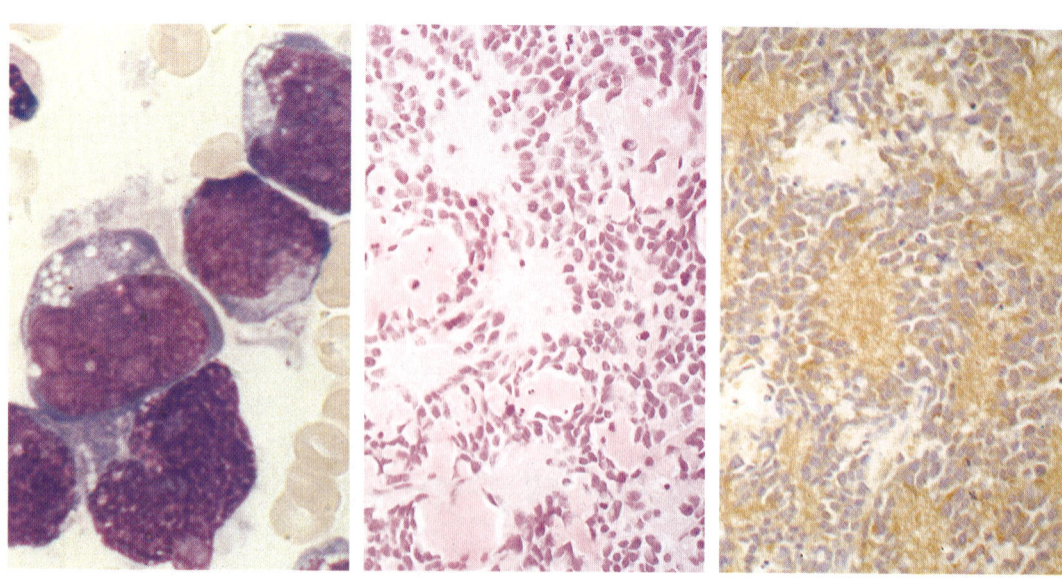

Abb. 15.12
Metastasierendes Neuroblastom: (Links) Maligne "Neuroblasten" im Knochenmarkaspirat eines 3-jährigen Jungen mit einem primären Neuroblastom im rechten Thorax; die Tumorzellen sind etwas größer und polymorpher als hämatopoetische Blasten und verfügen über eine feinretikuläre Chromatinstruktur mit auffälligen Nukleolen; (Mitte) die teils birnenförmigen, teils spindeligen Neuroblastomzellen bilden Rosetten; das amorphe extrazelluläre Material enthält Neurofibrillen; (rechts) beim Nachweis der neuronspezifischen Enolase mittels der Avidin-Biotin-Immunperoxidase-Technik wird das Antigen in den Zellen und extrazellulär im neurofibrillären Material markiert. Freundlicherweise von Dr. P. O. G. Wilson (Mitte und rechts) überlassen.

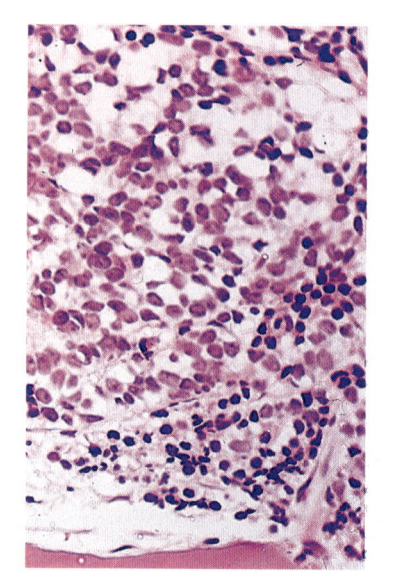

Abb. 15.13
Metastasierendes Medulloblastom: Ausgedehnte Verdrängung der Hämatopoese durch kleine primitive Zellen mit runden Kernen, lockerem Chromatin und spärlichem Zytoplasma.

Knochenmark bei nicht-hämatologischen Erkrankungen 15

Bei der Suche nach Knochenmetastasen können monoklonale Antikörper in Kombination mit der indirekten Immunfluoreszenz- oder Alkalische-Phosphatase-Anti-Alkalische-Phosphatase-(APAAP-)Technik erfolgreich eingesetzt werden. Dabei markieren Antikörper gegen das Milchfettglobulin Mamma-Carcinome, solche gegen Zytokeratine epitheliale Tumoren (*Abb. 15.15*) und solche gegen Desmin (Intermediärfilamente) mesenchymale Tumoren (*Abb. 15.16*).

MASTZELLRETIKULOSE

Bei der systemischen Mastozytose handelt es sich um eine seltene Erkrankung des Erwachsenenalters, die sich typischerweise mit einem persistierenden und progredienten Exanthem manifestiert (*Abb. 15.17*). Die Röntgenuntersuchung des Skeletts ergibt gewöhnlich multiple, unregelmäßig begrenzte Osteolysen oder Knochenneubildungsherde. In schweren Fällen können Lymphadenopathie, Hepatosplenomegalie und ausgedehnte Mastzellin-

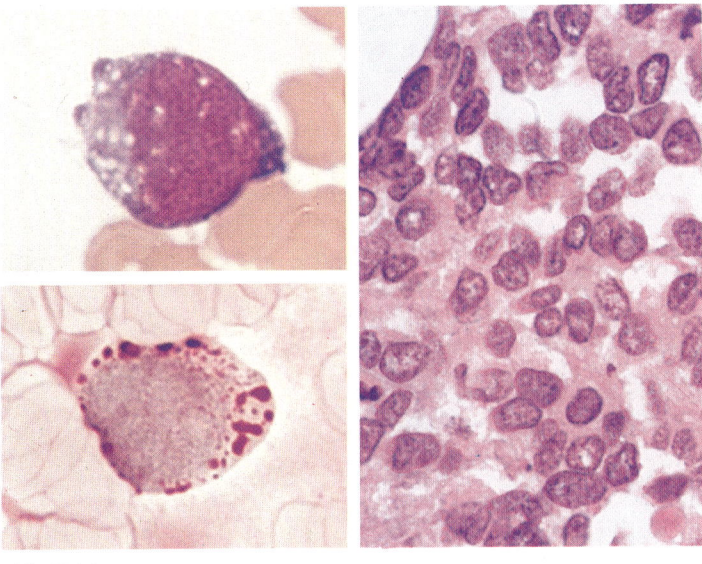

Abb. 15.14
Metastasierendes Ewing-Sarkom des Femurs: (Links) Einzelne Tumorzellen mit feiner, lockerer Chromatinstruktur, schmalem, basophilem Zytoplasma und kleinen Vakuolen; die untere Zelle enthält grobe PAS-positive Granula; (rechts) dicht gelagerte Gruppe relativ uniformer Tumorzellen mit unscharfer Zytoplasmabegrenzung ohne deutliche Nukleolen.

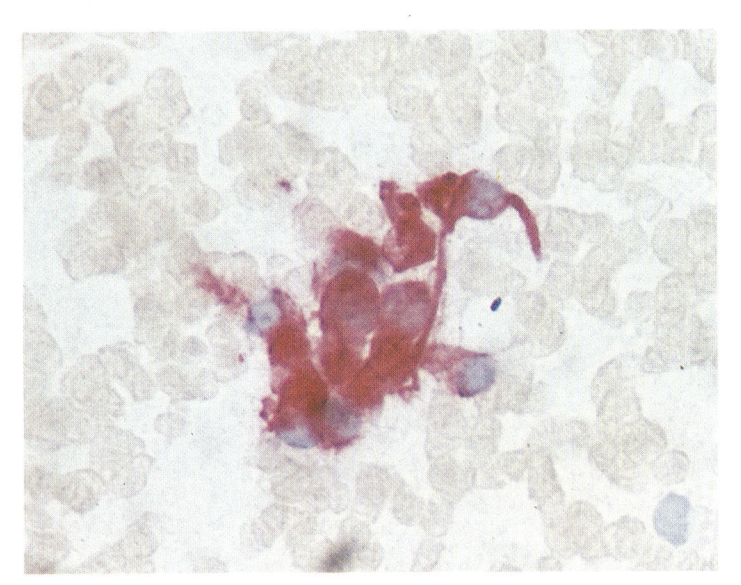

Abb. 15.15
Carcinommetastasen: Anti-Zytokeratin-Antikörper (APAAP-Technik). Freundlicherweise von Dr. D. Y. Mason überlassen.

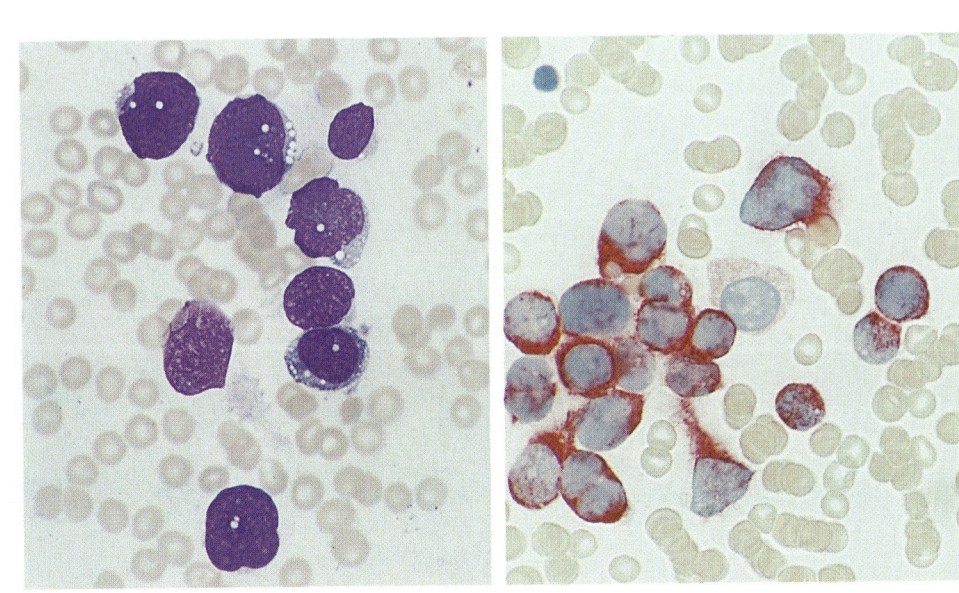

Abb. 15.16
Metastasierendes Rhabdomyosarkom: (Links) May-Grünwald/Giemsa-Färbung; (rechts) Anti-Desmin-Antikörper (APAAP-Technik). Freundlicherweise von Dr. D. Y. Mason überlassen.

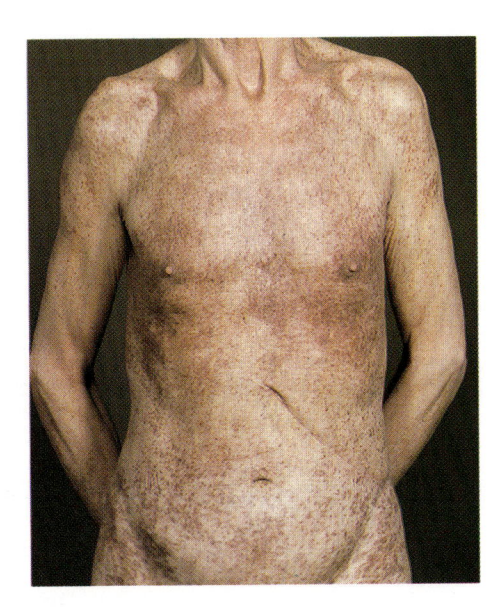

Abb. 15.17
Systemische Mastozytose: Generalisiertes pigmentiert-noduläres Exanthem; Zustand nach Splenektomie (siehe Abb. 15.19) und PUVA-Therapie (Psoralen und UV-Licht-Aktivierung).

filtrate im Knochenmark (Abb. 15.18) entstehen. Auch die histologische Aufarbeitung von Splenektomiepräparaten (Abb. 15.19) kann zur Diagnose führen. Der isolierte Befall von Haut und Knochenmark geht meist mit einer günstigen Prognose einher, während Patienten mit ausgedehnter Infiltration des retikulo-endothelialen Systems oft kurz nach Diagnosestellung sterben.

GRANULOMATÖSE ERKRANKUNGEN
Sarkoidose

Diese granulomatöse Erkrankung unbekannter Ätiologie tritt meist im mittleren Erwachsenenalter auf und ist durch epitheloidzellige Granulome in zahlreichen Organen, eine abgeschwächte Immunantwort vom verzögerten Typ und eine Lymphoproliferation gekennzeichnet. Typischerweise entwickelt sich ein systemischer Befall, wobei 90 Prozent der Patienten eine intrathorakale und je 25 Prozent eine okuläre und kutane Manifestation aufweisen, während ein Erythema nodosum bei etwa einem Drittel der Patienten beobachtet wird.

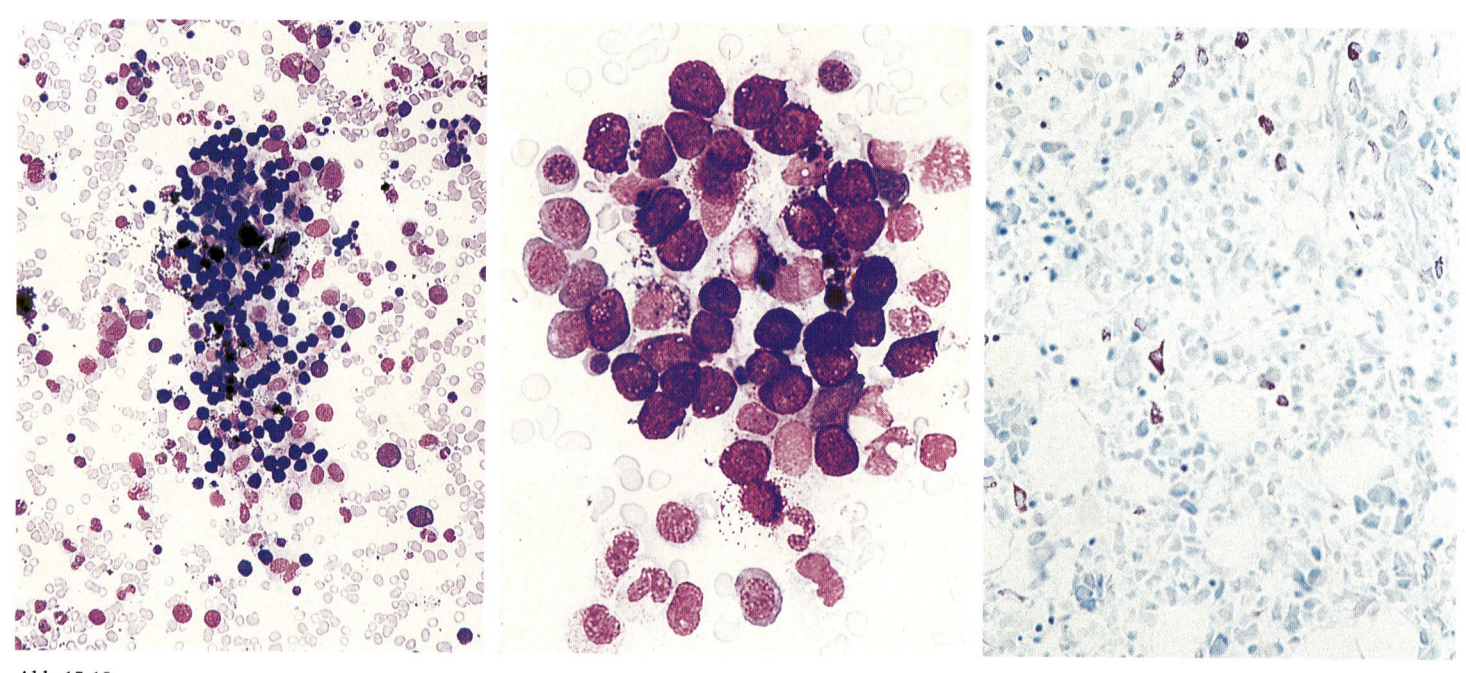

Abb. 15.18
Systemische Mastozytose: Dichte Ansammlung von Mastzellen (links) bei schwacher und (Mitte) stärkerer Vergrößerung; (rechts) typische metachromatische Reaktion der Mastzellgranula im Zytoplasma bei Toluidinblau-Färbung.

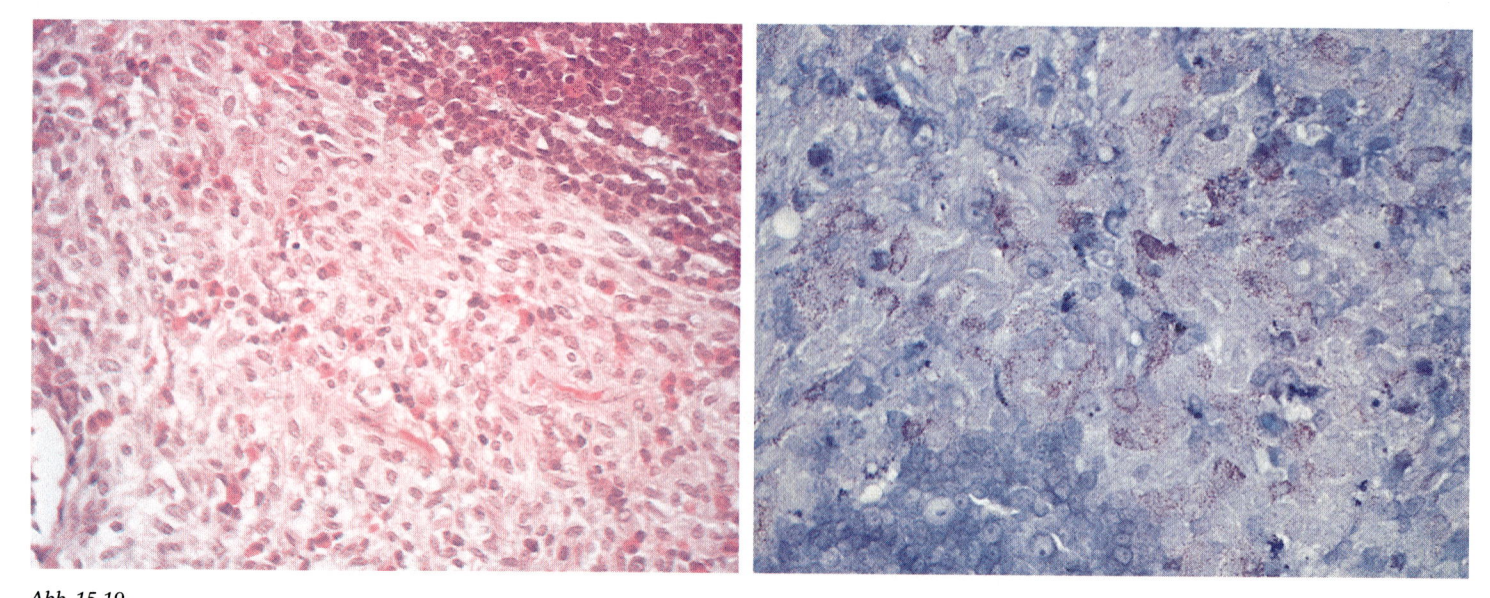

Abb. 15.19
Systemische Mastozytose: Histologische Schnittpräparate der Milz mit mononukleären, histiozytoiden Zellen bei (links) Hämatoxylin-Eosin-Färbung und (rechts) Toluidinblau-Färbung zum Nachweis der zytoplasmatischen Metachromasie. Freundlicherweise von Dr. J. E. McLaughlin überlassen.

Verschiedene Studien haben ergeben, daß das retikuloendotheliale System in bis zu 40 Prozent der Fälle beteiligt ist. Typische histologische Infiltrate finden sich in Knochenmark (Abb. 15.20) und Splenektomiepräparaten (Abb. 15.21).

Tuberkulose
Wenn Tuberkelbakterien auf dem Blutweg das Knockenmark erreichen, können in Aspiraten von Patienten mit vermuteter Miliartuberkulose oder anderer atypischer hämatogener Streuung charakteristische epitheloidzellige Granulome nachweisbar sein (Abb. 15.22). Ohne Behandlung schreitet die Erkrankung fort und befällt bevorzugt die vorderen Anteile der Wirbelkörper sowie die Metaphysen der Röhrenknochen. Im weiteren Verlauf entwickeln sich einschmelzende Osteomyelitisherde, die zu einer Arrosion der Endplatten führen und auf die angrenzenden Gelenke übergreifen. Die tuberkulöse Spondylitis (Pott'sche Erkrankung) manifestiert sich in den ventralen Bereichen der Wirbelkörper mit nachfolgender Keilwirbelbildung und Zusammensinterung (Abb. 15.23).

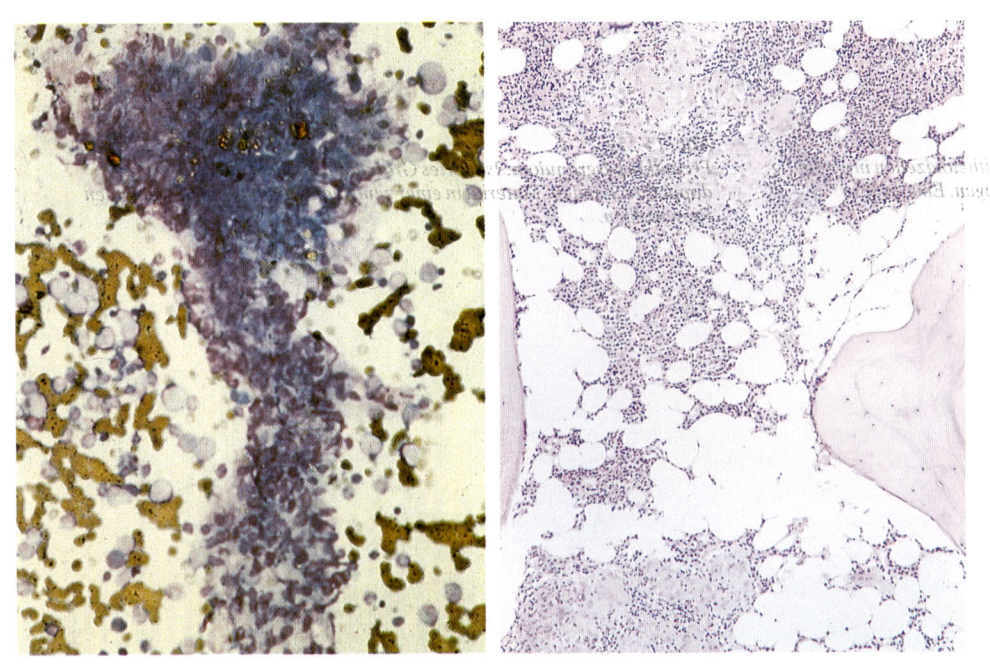

Abb. 15.20
Sarkoidose: (Links) Gruppe von histiozytären Epitheloidzellen, einzelne Lymphozyten und myeloische Zellen; (rechts) zwei kleine Granulome aus Epitheloidzellen und Lymphozyten.

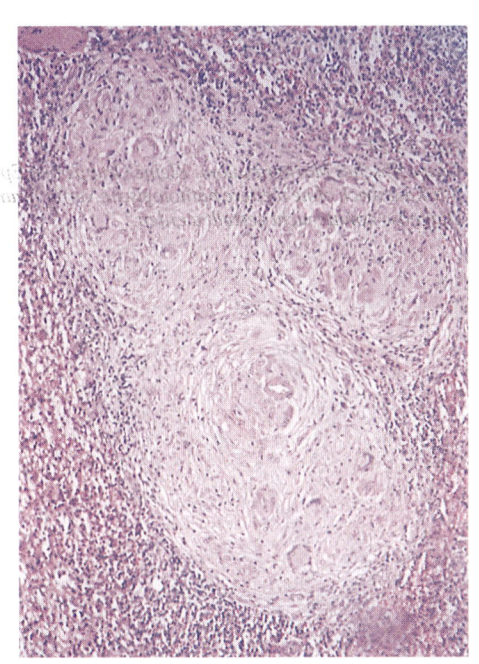

Abb. 15.21
Sarkoidose: Histologisches Schnittpräparat der Milz mit Granulomen aus Epitheloidzellen, auffälligen mehrkernigen Riesenzellen und Lymphozyten.

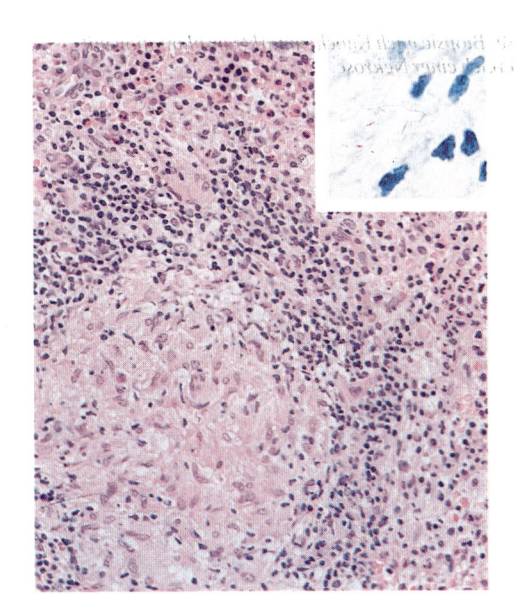

Abb. 15.22
Tuberkulose: Kleines Granulom, umgeben von einer hyperplastischen Hämatopoese; (Inset) wenige säurefeste Stäbchen (Ziehl-Neelsen-Färbung).

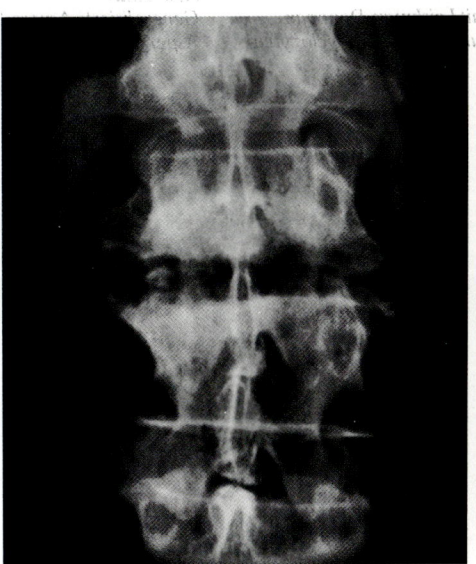

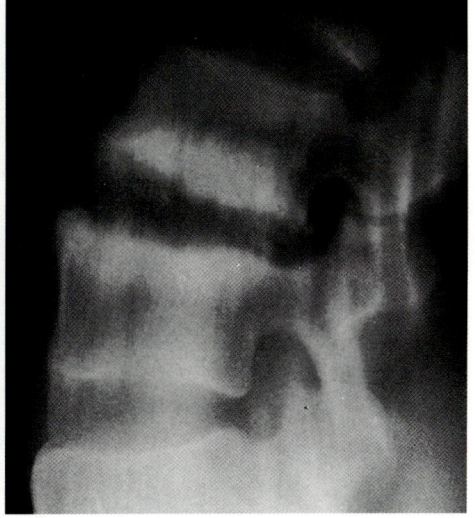

Abb. 15.23
Tuberkulose: ap-Röntgenaufnahme (links) und laterales Tomogramm (rechts) der Lendenwirbelsäule. Man erkennt entzündliche Veränderungen im Bereich des Discus intervertebralis zwischen dem zweiten und dritten Lendenwirbelkörper mit Sklerose der angrenzenden Endplatten. Freundlicherweise von Dr. R. Dick überlassen.

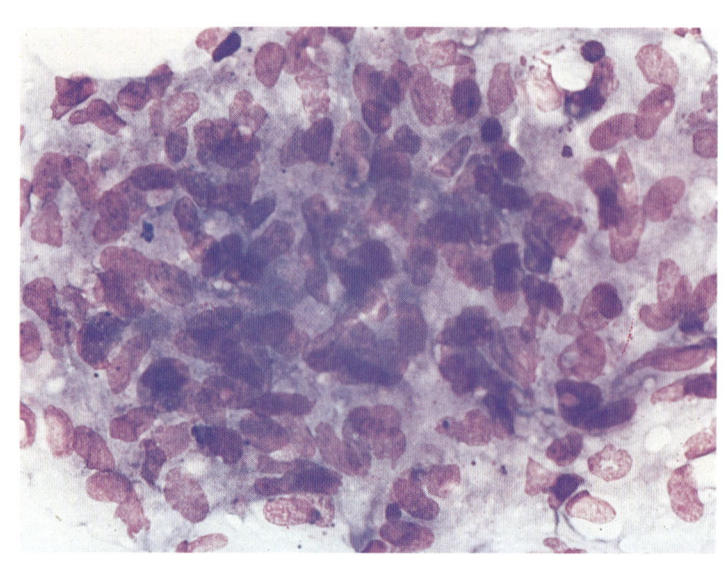

15 Knochenmark bei nicht-hämatologischen Erkrankungen

Abb. 15.24
Unspezifisches Markgranulom: Kleine Gruppe von Epitheloidzellen in einem Markausstrich ohne weitere pathologische Veränderungen. Eine exakte Diagnose konnte nicht gestellt werden.

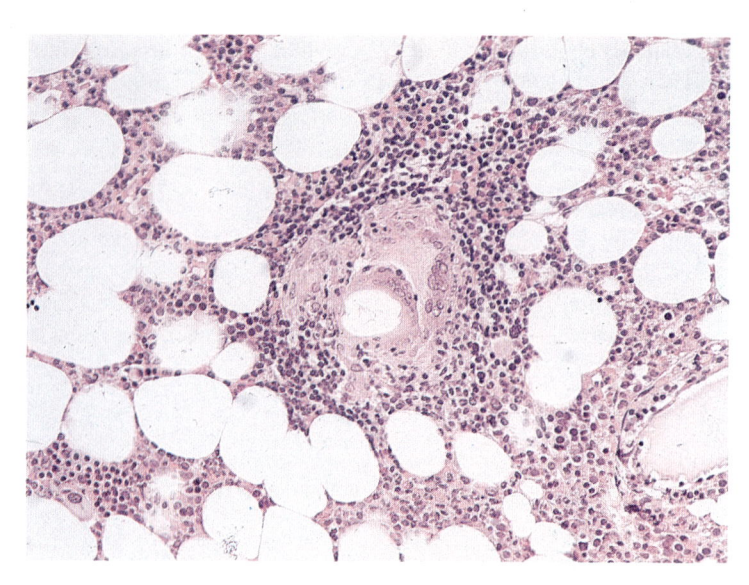

Abb. 15.25
Fremdkörpergranulom: Isoliertes Granulom mit nicht identifiziertem, doppelbrechendem Material in einer zentralen Vakuole und umgebenden Riesenzellen.

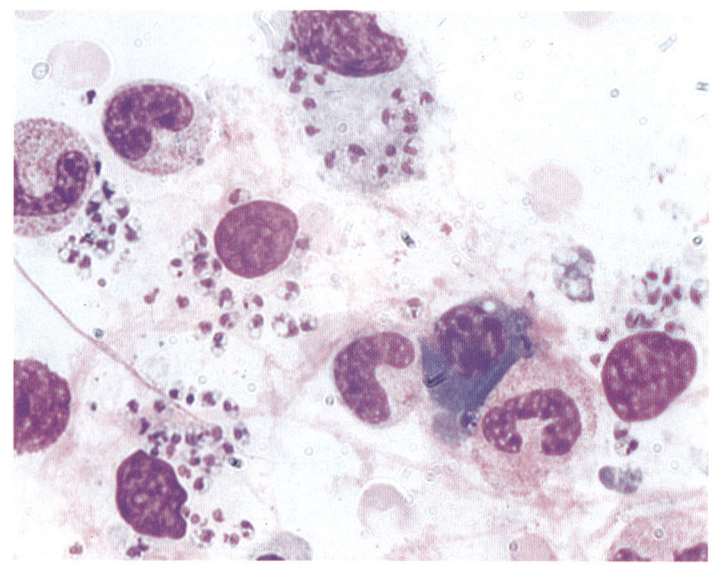

Abb. 15.26
Kala-Azar (viszerale Leishmaniose): Knochenmark mit Leishman-Donovan-Körpern in Makrophagen. Man erkennt außerdem neutrophile Metamyelozyten und eine Plasmazelle.

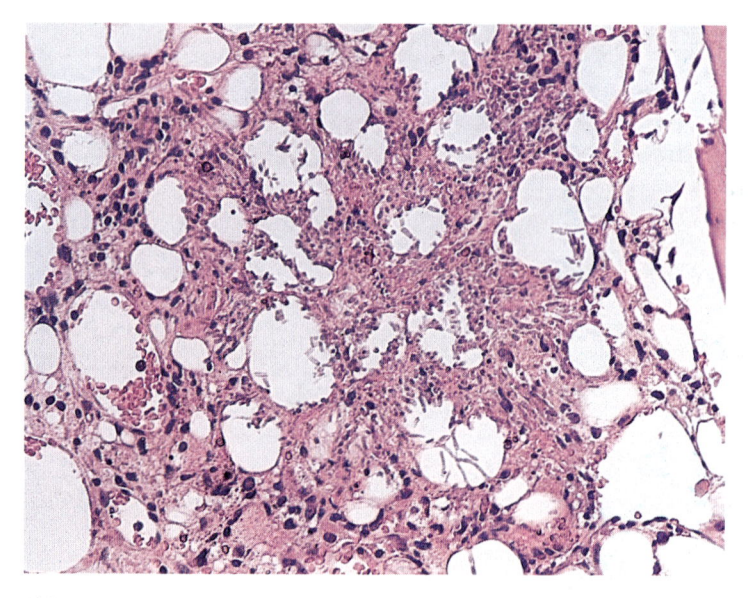

Abb. 15.27
Generalisierte Aspergillose: Biopsie nach Knochenmarktransplantation mit Aspergillus-Hyphen im Bereich einer Nekrose.

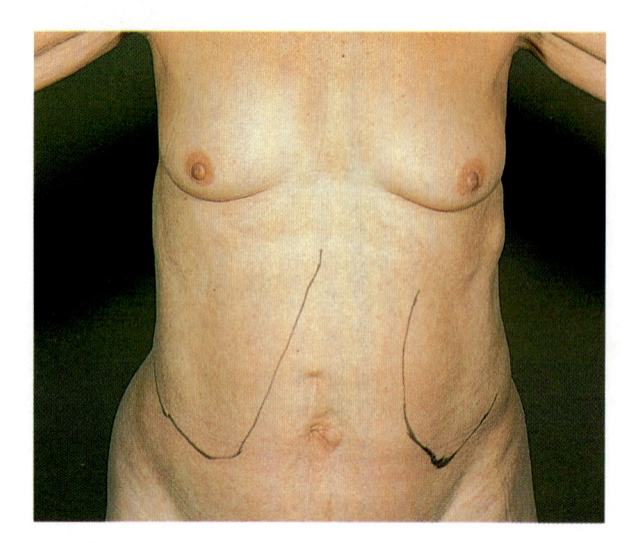

Abb. 15.28
Morbus Gaucher: Mittelgradige Hepatosplenomegalie.

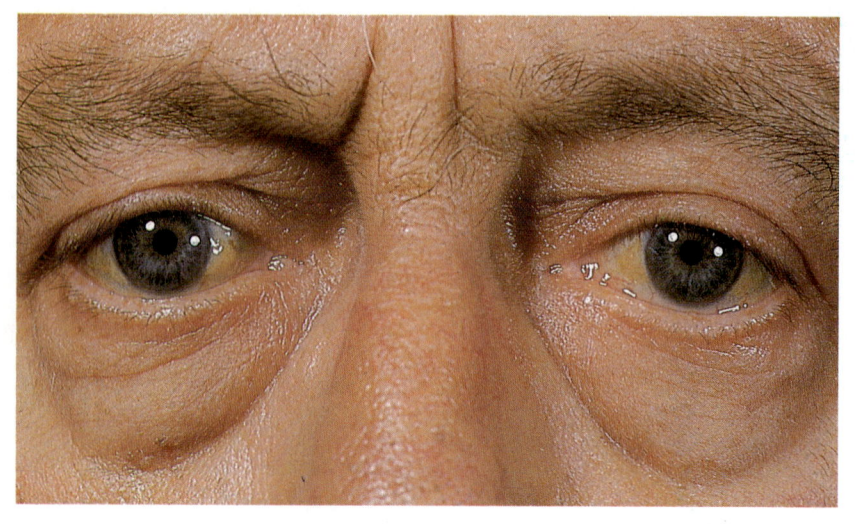

Abb. 15.29
Morbus Gaucher: Pingueculae (bräunlich-gelbe, keilförmige Verdickungen der Conjunctiva bulbi).

Knochenmark bei nicht-hämatologischen Erkrankungen 15

Weitere Granulome

Gelegentlich ergeben sich bei der Untersuchung des Knochenmarks Hinweise für andere granulomatöse Erkrankungen. Ihre Ätiologie kann in manchen Fällen abgeklärt werden, z.B. bei Brucellose; häufig bleibt die Ursache jedoch unbekannt (*Abb. 15.24*). Selten finden sich bei Routineuntersuchungen von Nadelbiopsien Fremdkörpergranulome (*Abb. 15.25*).

KALA-AZAR (Viszerale Leishmaniose)

Die Erkrankung tritt weltweit in tropischen und subtropischen Zonen auf. Sie wird durch *Leishmania donovani* hervorgerufen und mit dem Biß von Sandfliegen der Gattung *Phlebotomus* übertragen. Die retikulo-endothelialen Makrophagen von Knochenmark, Milz und Leber nehmen die nicht begeißelten amastigoten Formen der Protozoen auf. Zur Diagnose führen gewöhnlich Knochenmarkuntersuchungen (*Abb. 15.26*), Aspirate oder Biopsieproben der Milz. Zu den klinischen Symptomen zählen protrahiertes Fieber, Schwäche, Gewichtsverlust, Hepatosplenomegalie, Anämie, Leukopenie und eine polyklonale Hypergammaglobulinämie.

ANDERE INFEKTIONEN

Knochenmarkuntersuchungen spielen bei der Diagnose und Behandlung der Osteomyelitis eine untergeordnete Rolle; nur ausnahmsweise führen sie zur Primärdiagnose einer generalisierten Pilzinfektion (*Abb. 15.27*).

Die disseminierte Histoplasmose kann mit einem Befall von Knochenmark und Milz einhergehen. Dabei sind *Histoplasma capsulatum*-Organismen bei entsprechender Färbung der Aspirate innerhalb von Makrophagen nachweisbar.

MORBUS GAUCHER

Diese relativ häufige familiäre Erkrankung beruht auf einem Mangel des Enzyms β-Glucocerebrosidase, der zu einer Speicherung von Glucocerebrosiden (vor allem Glucosylceramid) in retikulo-endothelialen Zellen führt. Die chronische, nicht neuronopathische, adulte Variante des M. Gaucher geht mit einer Hepatosplenomegalie (*Abb. 15.28*), Knochenläsionen und manchmal auch mit Lymphadenopathie, Hautpigmentierung und Pingueculae (*Abb. 15.29*) einher. Dagegen treten die äußerst akuten, neuronopathischen Formen in früher Kindheit auf; die Patienten überleben selten das dritte Lebensjahr. Die juvenile Variante beginnt in der Kindheit und ist sowohl durch Verläufe wie bei der adulten, chronischen Form als auch durch progressive neurologische Ausfälle gekennzeichnet.

Die Verdachtsdiagnose eines M. Gaucher ist dann zu stellen, wenn Gaucher-Zellen in Knochenmarkaspiraten (*Abb. 15.30, links*) oder Nadelbiopsien (*Abb. 15.30, rechts oben*) identifiziert werden. Die Bestätigung der Diagnose erfolgt durch den Nachweis einer fehlenden oder stark reduzierten Aktivität des Enzyms Glycosylceramid-β-glucosidase in Fibroblastenkulturen. Selten sind Gaucher-Zellen in Splenektomiepräparaten diagnostisch von Bedeutung (*Abb. 15.30, unten rechts*). Die meisten Patienten mit

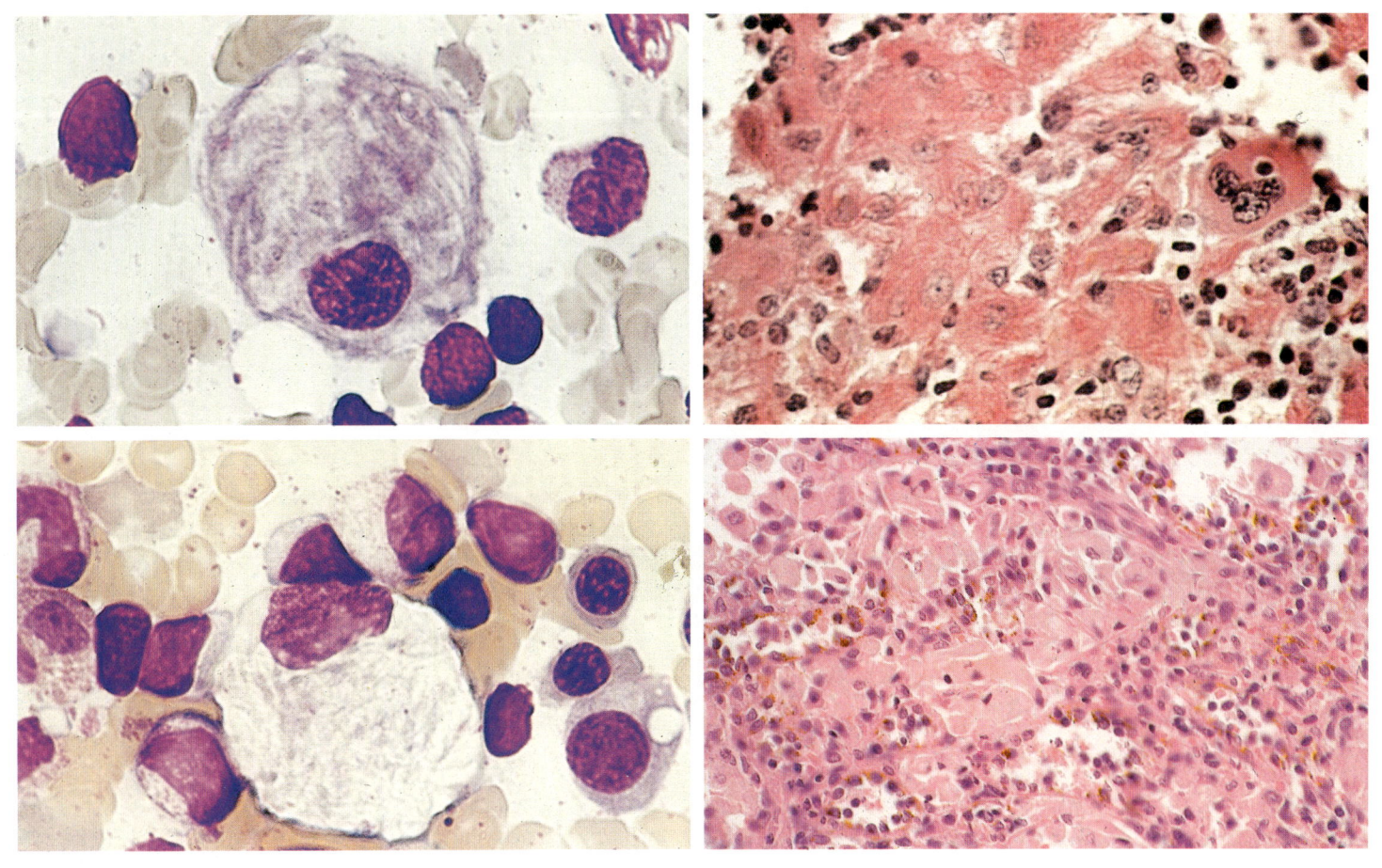

Abb. 15.30
Morbus Gaucher: (Links) Typische Histiozyten mit Speicherung von ungefärbtem Material in fibrillärer oder "zwiebelschalenartiger" Anordnung. In der Biopsie (oben rechts) erscheinen diese Zellen als gewöhnliche Histiozyten mit einer feingranulären PAS-Reaktion im Zytoplasma. Die stark PAS-positive Zelle ist ein Megakaryozyt. In der Milz (unten rechts) stellen sich die Histiozyten als blasse Gruppen in den retikulo-endothelialen Pulpasträngen zwischen den venösen Sinus dar.

15 Knochenmark bei nicht-hämatologischen Erkrankungen

M. Gaucher besitzen einen erhöhten Plasmaspiegel an saurer Phosphatase (die durch L-Tartrat nicht hemmbar ist). In über 50 Prozent der adulten Fälle bestehen asymptomatische radiologische Veränderungen mit kortikaler Auftreibung der distalen Femurenden und typischer Aufhellung im Röntgenbild (Abb. 15.31).

MORBUS NIEMANN-PICK

Bei der Niemann-Pick'schen Krankheit handelt es sich um eine Sphingomyelin-Lipoidose, die durch eine ausgedehnte Speicherung von Sphingomyelin im Gewebe, Hepatosplenomegalie sowie große, lipid-beladene Makrophagen im Knochenmark charakterisiert ist. Sie tritt seltener auf als der Morbus Gaucher. Den am

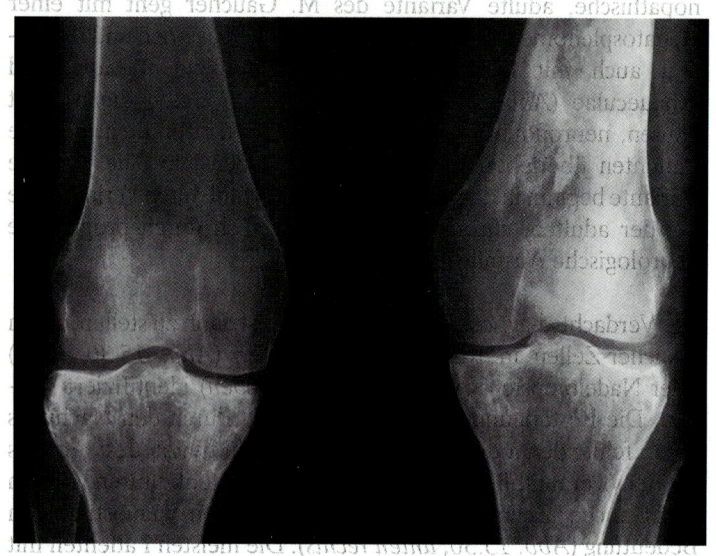

Abb. 15.31
Morbus Gaucher: Röntgenaufnahme der Kniegelenke bei einer 45-jährigen Patientin mit gestörter Knochenstruktur und Auftreibung der distalen Femurenden. Die Rarefizierung des Knochens und der Verlust der trabekulären Zeichnung sind vor allem im rechten Femur gut sichtbar. Die Sklerose im linken Femur und in der rechten Tibia beruht auf Knocheninfarkten.

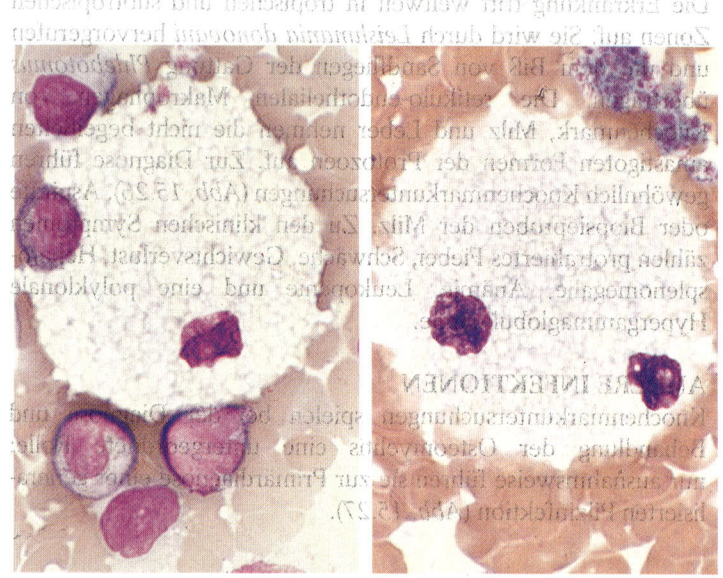

Abb. 15.32
Morbus Niemann-Pick: Histiozyten im Knochenmark mit schaumig aufgelockertem Zytoplasma infolge ausgeprägter Lipidspeicherung.

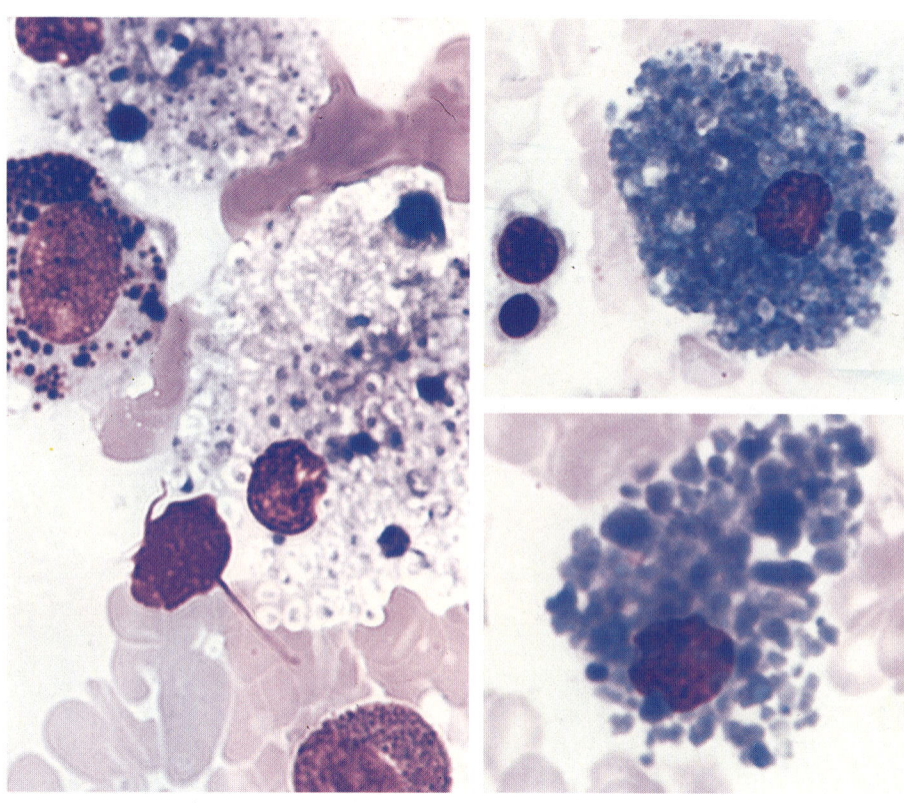

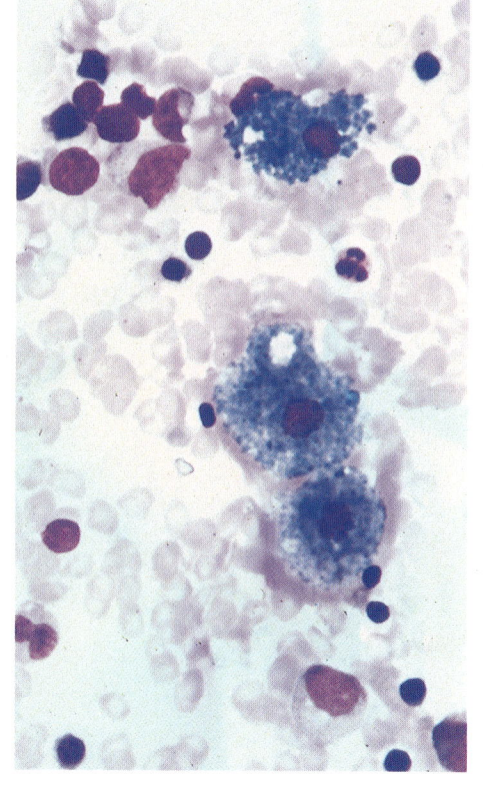

Abb. 15.33
Morbus Niemann-Pick (adulte Form): Auffällige Histiozyten mit meerblauem Zytoplasma und typischen Schaumzellen im Knochenmark.

Abb. 15.34
Syndrom der meerblauen Histiozyten: Knochenmarkausstrich mit typischen Zellen.

besten definierten Formen liegt ein angeborener Sphingomyelinase-Mangel zugrunde mit Anstieg der Sphingomyelin-Gewebskonzentration auf das Hundertfache des Normwertes. Wie beim Morbus Gaucher unterscheidet man akute neuronopathische und chronische nicht-neuronopathische Verläufe.

Die Verdachtsdiagnose eines Morbus Niemann-Pick ist zu stellen, wenn bei Kleinkindern mit Hepatosplenomegalie Schaumzellen im Knochenmark zu finden sind (*Abb. 15.32*). Die Bestätigung der Erkrankung erfolgt durch den Nachweis niedriger Sphingomyelinase-Spiegel in Fibroblastenkulturen von Haut oder Knochenmark. Bei den weniger schweren, adulten Formen enthalten die Knochenmarkausstriche neben klassischen Schaumzellen auch zahlreiche meerblaue (sea-blue) Histiozyten (*Abb. 15.33*).

SYNDROM DER MEERBLAUEN (sea-blue) HISTIOZYTEN

Dieses seltene Syndrom wird autosomal-rezessiv vererbt und geht klinisch gewöhnlich mit einer Splenomegalie und thrombozytopenischen Purpura einher. In manchen Fällen besteht zusätzlich eine Leberzirrhose. Knochenmarkaspirate enthalten zahlreiche meerblaue Histiozyten (*Abb. 15.34*), während im Gewebe eine Vermehrung von Phospholipiden und Sphingomyelinen nachweisbar ist; es scheint eine reduzierte Aktivität an zellulärer Sphingomyelinase zugrundezuliegen. Wahrscheinlich handelt es sich bei diesem Syndrom um eine Variante des Morbus Niemann-Pick.

Andere Erkrankungen bzw. Zustände, die mit meerblauen Histiozyten in Knochenmark oder Milz einhergehen, sind in *Abb. 15.35* aufgeführt.

ZYSTINOSE

Diese rezessiv vererbte Erkrankung zeichnet sich durch Ablagerungen von Zystinkristallen im retikulo-endothelialen System und in der Kornea aus. Ihre schwerste Form, die Zystinose mit Fanconi-Syndrom oder das de Toni-Fanconi-Lignac-Syndrom, geht mit einer progressiven, in der Kindheit letalen Zerstörung von Nierengewebe einher. Klinisch ist sie durch Anorexie, Polydipsie, Polyurie, Entwicklungsstörung, Rachitis und Photophobie charakterisiert. Laboruntersuchungen ergeben eine Glykosurie, Proteinurie, niedriges Serumbikarbonat, Hypokaliämie und Hypophosphatämie. Der Nachweis von Makrophagen mit Speicherung von Zystinkristallen in Knochenmarkausstrichen ist diagnostisch beweisend (*Abb. 15.36*).

Vorkommen von meerblauen Histiozyten
In großer Zahl
Syndrom der meerblauen Histiozyten
Morbus Niemann-Pick
Gelegentlich oder in mittlerer Häufigkeit
Hyperlipoproteinämie
Hereditärer Acyltransferase-Mangel
Wolman'sche Erkrankung
Andere Lipidspeicherkrankheiten
Chronische myeloische Leukämie
Polycythaemia vera
Chronische Immunthrombozytopenie (ITP)
Thalassämie
Sichelzell-Anämie
Sarkoidose
Chronische Granulomatosen

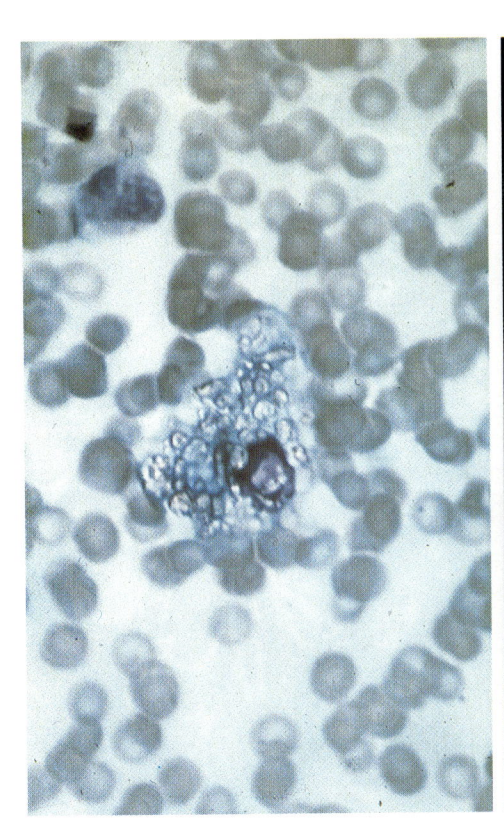

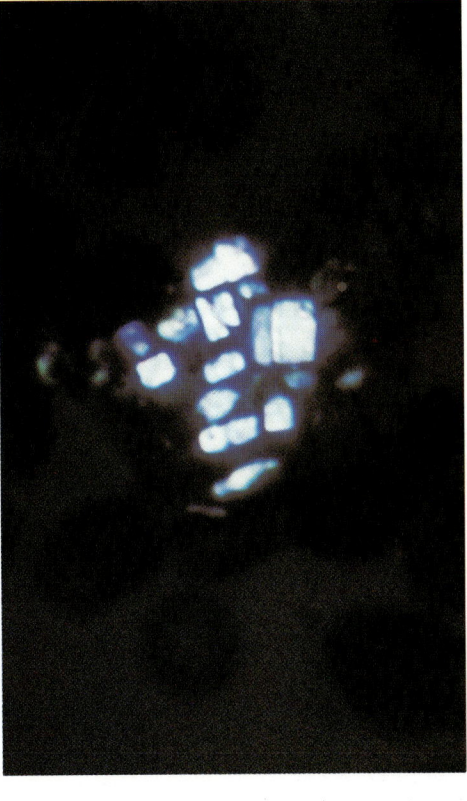

Abb. 15.35
Erkrankungen mit meerblauen Histiozyten in Knochenmark oder Milz.

Abb. 15.36
Zystinose: Knochenmark mit (links) Histiozyten, die im polarisierten Licht (rechts) charakteristische anisotrope Zystinkristalle erkennen lassen.

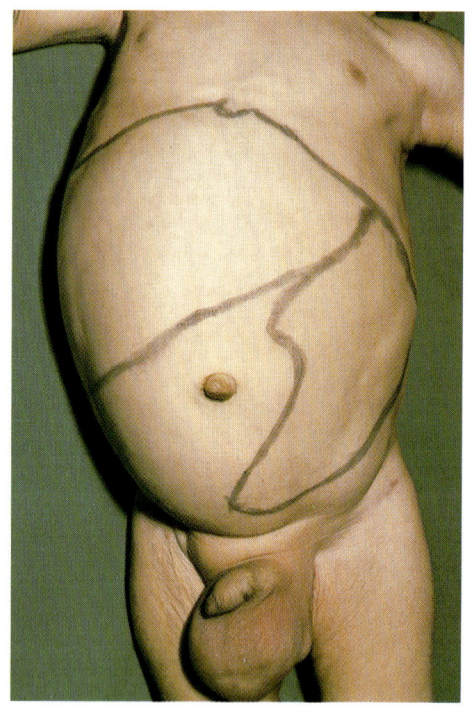

15 Knochenmark bei nicht-hämatologischen Erkrankungen

Abb. 15.37
Osteopetrosis: Ausgeprägte Hepatosplenomegalie bei einem 14-monatigen Kind. Die beidseitigen Leistenhernien sind Folge der intraabdominellen Drucksteigerung.

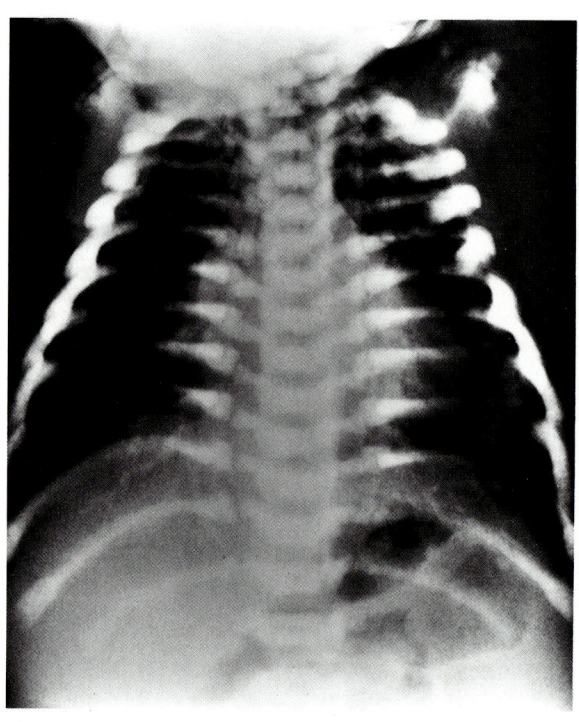

Abb. 15.38
Osteopetrosis: Röntgenaufnahmen des Thorax und der unteren Wirbelsäule bei einem Kind mit starker generalisierter Osteosklerose. Die Veränderungen sind vor allem in den oberen und unteren Abschnitten der Wirbelkörper ausgeprägt. Außerdem zeigen die Wirbelkörper das typische "Knochen-in-Knochen-Phänomen".

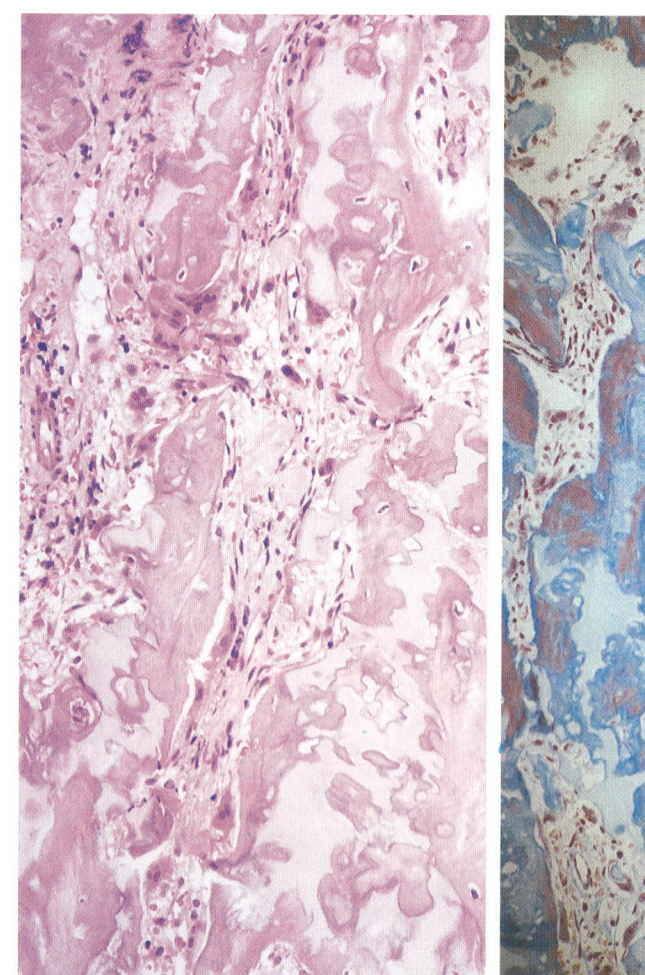

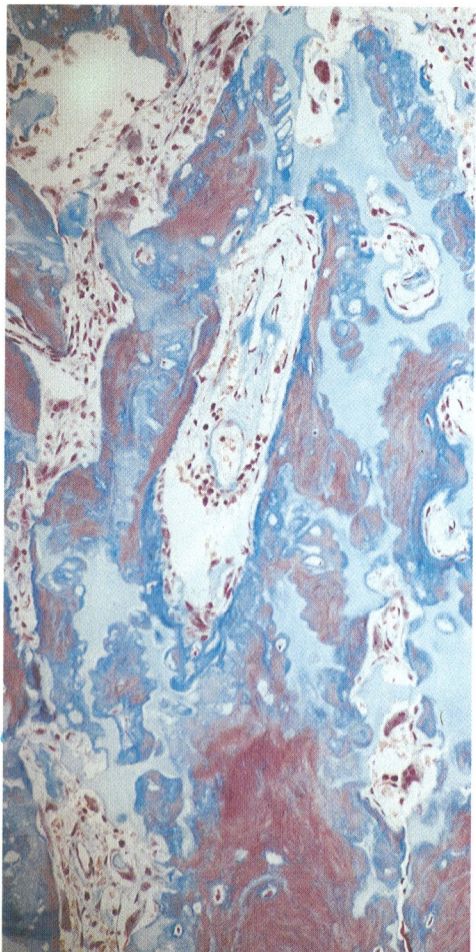

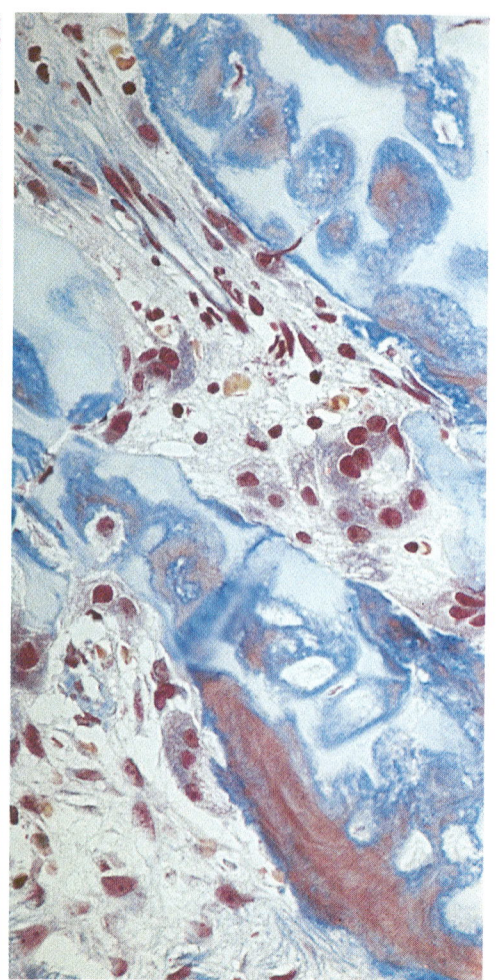

Abb. 15.39
Osteopetrosis: (Links) Die Markräume enthalten kompakten Knochen und kaum hämatopoetisches Gewebe; die zentrale knorpelige Matrix wird von Säumen neugebildeten Knochens umgeben; (Mitte und rechts) Knorpelpersistenz, fehlende Knochenstrukturierung und neugebildeter Knochen an den Rändern und innerhalb des Knorpels. Picro-Mallory-Färbung (Mitte und rechts).

OSTEOPETROSIS (ALBERS-SCHÖNBERG ODER MARMORKNOCHENKRANKHEIT)

Diese seltene familiäre Erkrankung ist durch eine generalisierte Erhöhung der Knochendichte infolge eines osteoklastären Funktionsdefektes mit Verminderung von Knochenresorption und Knochenumbau gekennzeichnet. Schwere Formen manifestieren sich in der Kindheit mit Anämie und Hepatosplenomegalie (*Abb. 15.37*). Die Kinder besitzen nur wenig oder kein Knochenmark; die Blutbildung erfolgt nahezu ausschließlich extramedullär, und Bluttransfusionen sind lebensnotwendig. *Abb. 15.38* zeigt typische Röntgenaufnahmen. Nadelbiopsien des Knochens ergeben charakteristische histologische Veränderungen (*Abb. 15.39–15.40*), während im peripheren Blut ein leuko-erythroblastisches Blutbild nachweisbar ist (*Abb. 15.41*). Als Folge der defekten

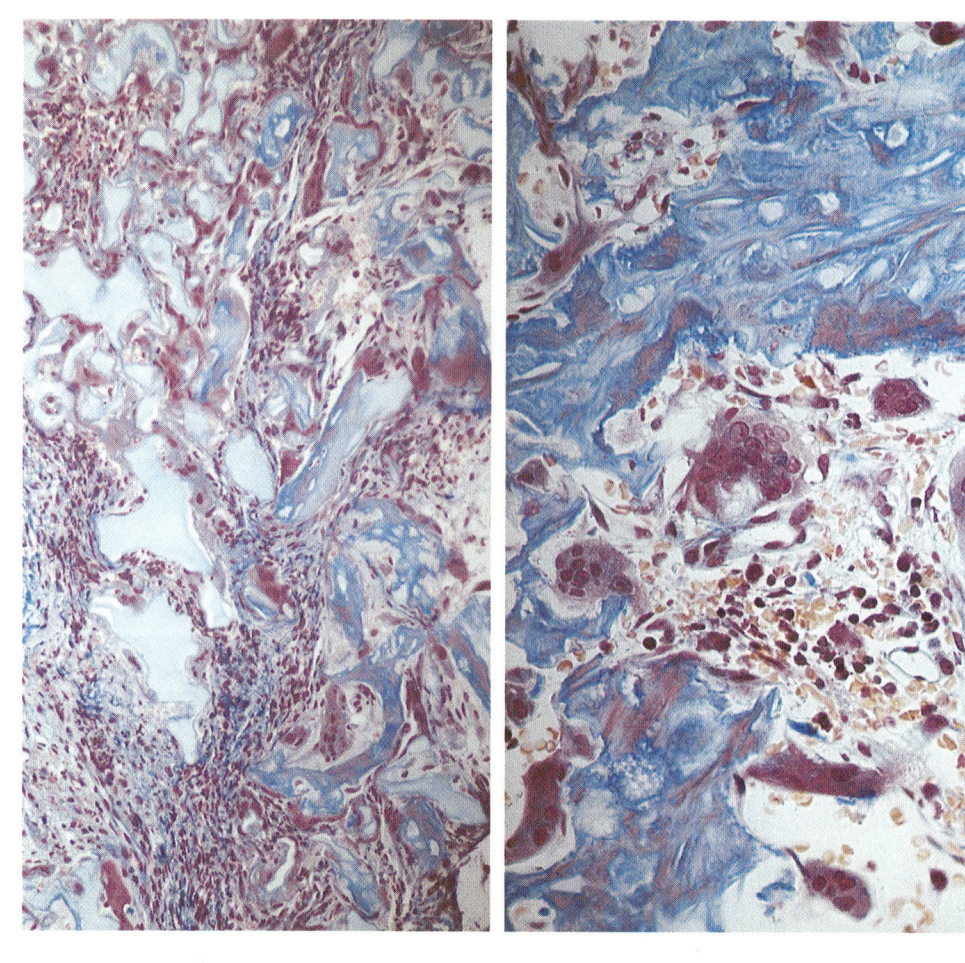

Abb. 15.40
Osteopetrosis: Biopsie (gleicher Fall wie Abb. 15.39) mit zahlreichen Osteoklasten (besser bei starker Vergrößerung sichtbar – rechts). Ein wesentlicher Knochenabbau ist nicht nachweisbar; auch Markräume und Knochentrabekel sind nicht auszumachen. Picro-Mallory-Färbung.

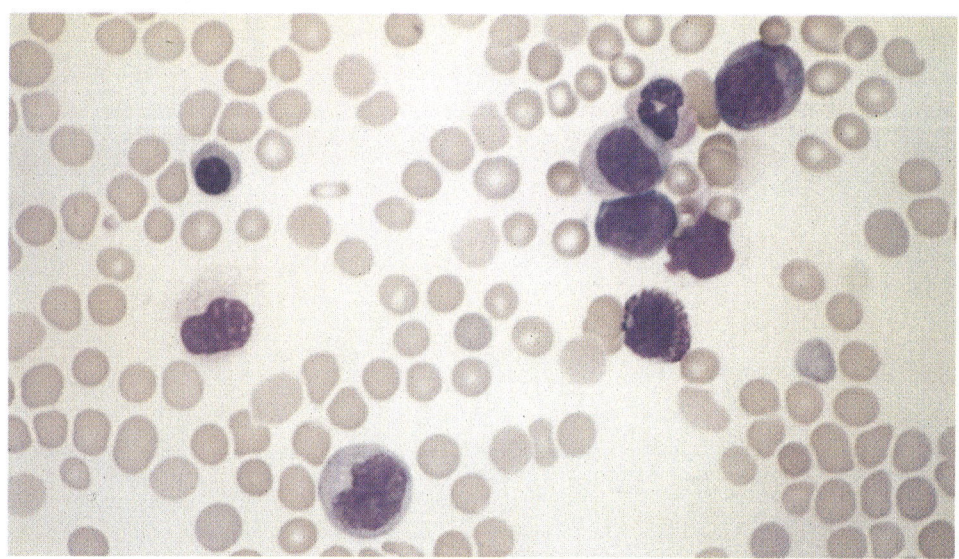

Abb. 15.41
Osteopetrosis: Leuko-erythroblastisches Blutbild. Die Erythrozyten zeigen eine Aniso- und Poikilozytose; unter den kernhaltigen Zellen finden sich ein Myeloblast, ein Promyelozyt, ein Myelozyt und ein Erythroblast.

15 Knochenmark bei nicht-hämatologischen Erkrankungen

Knochenresorption entwickeln sich Optikusatrophie, Taubheit und Hydrozephalus. Leichtere Formen treten später in der Kindheit oder im Erwachsenenalter mit Wachstumsretardierung, Anämie und Splenomegalie auf (Abb. 15.42 und 15.43).

AMYLOIDOSE
Die Amyloidose geht mit Ablagerungen von linearen, unverzweigten Proteinfibrillen in Faltstruktur einher, wobei Polysaccharide mit den Proteinen Komplexe bilden können. Sie tritt bei

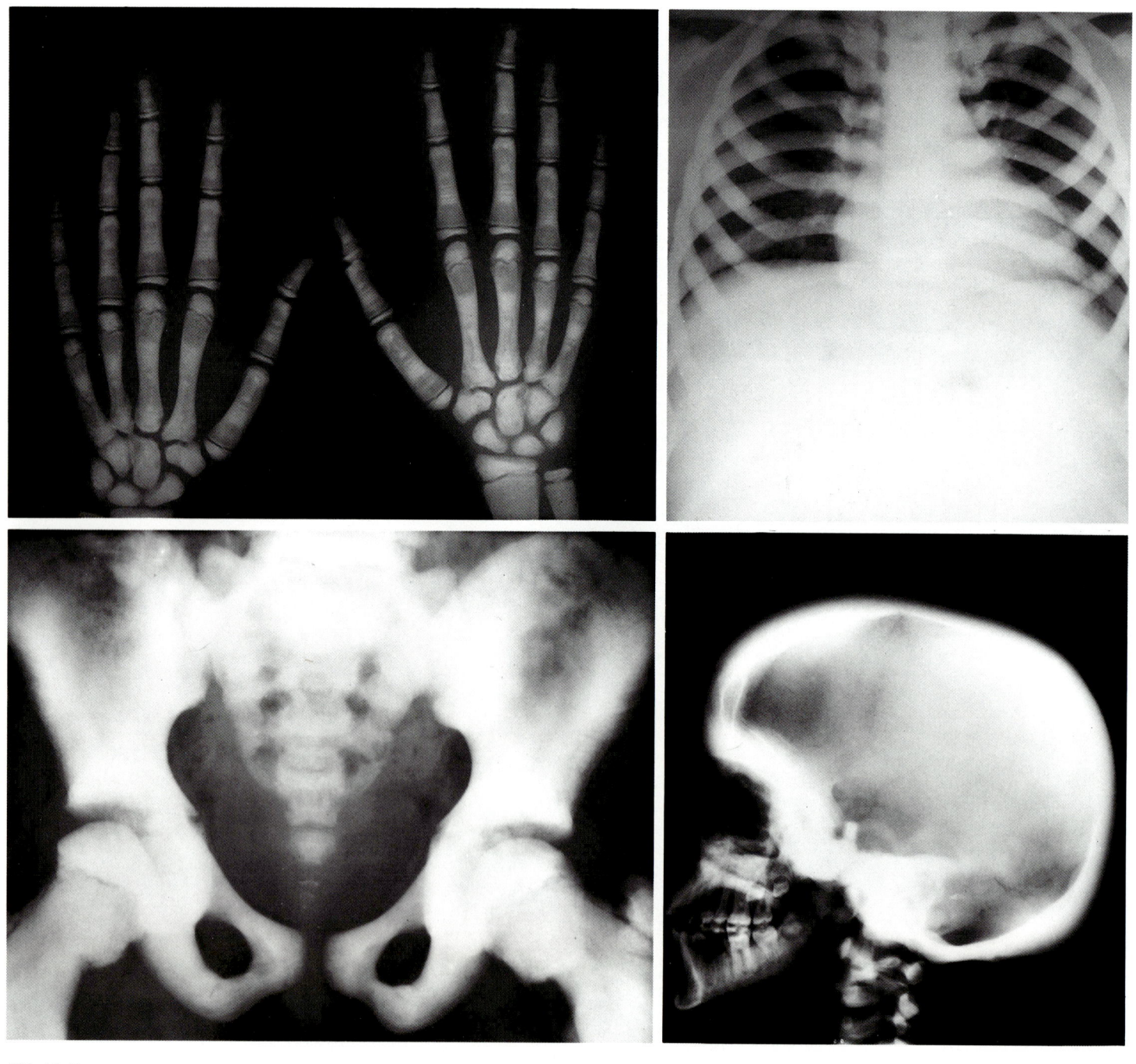

Abb. 15.42
Osteopetrosis: Röntgenaufnahmen der Hände, des Thorax, Beckens und Schädels eines 14-jährigen Mädchens mit Wachstumsretardierung, leuko-erythroblastischer Anämie und ausgeprägter Splenomegalie. Die dichten Knochen bestehen aus groben Trabekeln und lassen eine Abgrenzung von Kompakta und Spongiosa vermissen. Der Unterkiefer erscheint normal.

verschiedenen Krankheiten und Zuständen auf (*Abb. 15.44*). Im Falle einer immunozytären Proliferation scheinen Immunglobulinleichtketten (siehe Kapitel 11) den wesentlichen Proteinbestandteil auszumachen; bei reaktiven Formen leitet sich dagegen das Hauptprotein nicht von Immunglobulinen ab. Beide Amyloidtypen entstehen durch Polymerisierung der jeweiligen Proteinuntereinheiten mit typischem fibrillärem Aufbau; dieser ist elektronenoptisch sichtbar und im polarisierten Licht für die pathognomonische grün-gelbe Doppelbrechung nach Kongorot-Färbung verantwortlich. Bei einigen Patienten, vor allem solchen mit generalisierter reaktiver Amyloidose, kann die Knochenmarkbiopsie den ersten Hinweis für die Erkrankung ergeben (*Abb. 15.45*).

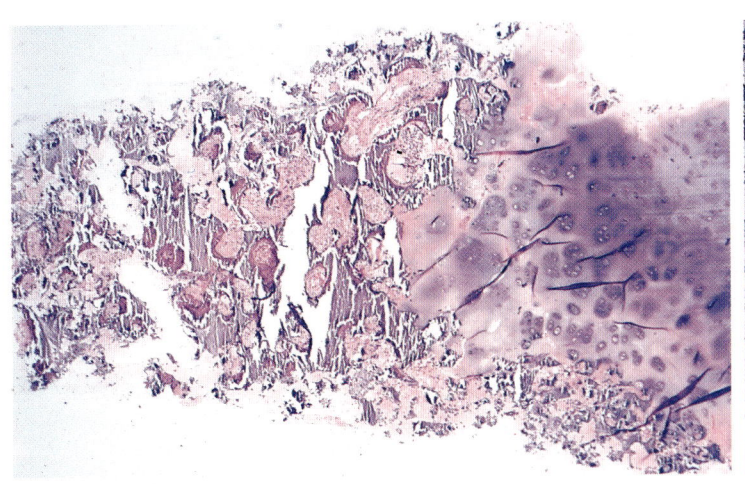

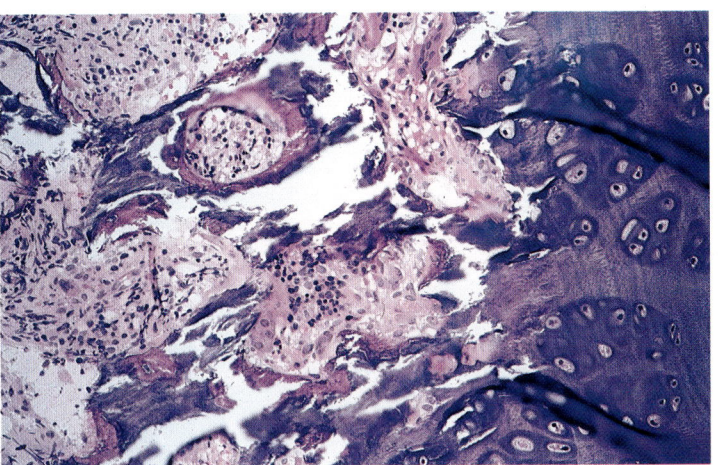

Abb. 15.43
Osteopetrosis: Biopsie des hinteren Beckenkamms (gleicher Fall wie Abb. 15.42) bei schwacher und starker Vergrößerung mit Knorpelpersistenz in Kompakta und Spongiosa, gestörter Markarchitektur und hämatopoetischen Inseln, die von Ablagerungen aus unreifem osteochondroidem Material umgeben werden. Freundlicherweise von Dr. J. E. McLaughlin überlassen.

Klassifikation der Amyloidose		
Typ	Chemische Zusammensetzung	Betroffene Organe
Bei Immunozyten-Proliferation Myelom Makroglobulinämie Waldenström Schwerkettenkrankheit u.a. auch primäre Amyloidose	Ig-Leichtketten und/oder Teile ihrer variablen Regionen (AL)	Zunge Haut Herz Nerven Bindegewebe Nieren Leber Milz
Reaktiv-systemisch Rheumatoide Arthritis Tuberkulose Bronchiektasen Morbus Hodgkin Mittelmeerfieber u.a. auch familiär	Protein (akut reaktiv; AA)	Leber Milz Nieren Knochenmark
Lokalisiert Tumoren Alter auch in der Haut	Hormone Protein A mit anderen Bestandteilen	Bei endokrinen Tumoren Haut

Abb. 15.44
Amyloidose: Klassifikation der Typen, Struktur und Organbeteiligung.

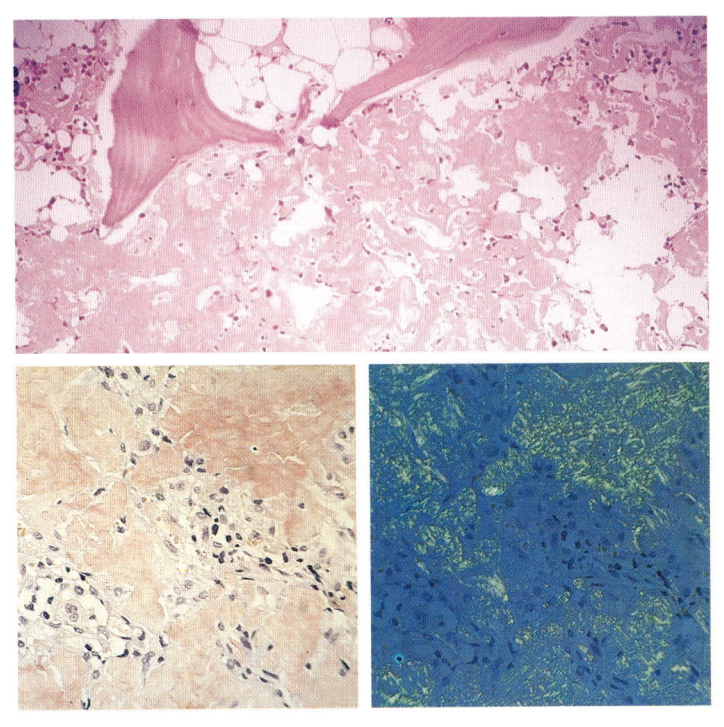

Abb. 15.45
Amyloidose: Knochenmarkbiopsie (oben) mit ausgedehnter Verdrängung der Hämatopoese durch blasses, azidophiles Material bei einem Patienten mit chronischen Bronchiektasen; stärkere Vergrößerungen (unten) mit charakteristischer gelb-grüner Doppelbrechung des Amyloids. Kongorot-Färbung (unten links), im polarisierten Licht (unten rechts).

15 Knochenmark bei nicht-hämatologischen Erkrankungen

RENALE OSTEODYSTROPHIE UND OSTEOMALAZIE

Bei Urämie entwickeln sich eine Vitamin D-Resistenz und kompensatorische Hyperplasie der Nebenschilddrüsen, die zu einem typischen, bioptisch nachweisbaren Knochenumbau führen (Abb. 15.46 und 15.47). In leichten Fällen zeigt der Knochen vor allem malazische Veränderungen; dabei bestehen histologisch eine Vermehrung und Verbreiterung der Knochenbälkchen mit unvollständiger Mineralisierung der Osteoidsäume. Ein gleichartiges Bild wird auch bei diätbedingtem Vitamin D-Mangel beobachtet. Schwere Verläufe zeichnen sich zusätzlich durch eine Ostitis fibrosa aus.

MORBUS PAGET (OSTITIS DEFORMANS)

Diese Erkrankung unbekannter Ursache ist durch eine gesteigerte Neubildung und einen vermehrten Abbau des Knochens in den betroffenen Skelettregionen charakterisiert. Initial manifestiert sie sich meist in umschriebenen, asymmetrisch verteilten Skelettbereichen, wobei Knochen mit hoher Gewichtsbelastung, vor allem das Sakrum und Becken, bevorzugt befallen werden. Gelegentlich führt eine Knochenmarkbiopsie zur unerwarteten Diagnose eines Morbus Paget (Abb. 15.48 und 15.49). Die Calcium- und Phosphatspiegel im Plasma sind im Gegensatz zur stets erhöhten alkalischen Phosphatase in der Regel normal.

Histologisch zeichnen sich die Knochenbälkchen durch den typischen mosaikförmigen Verlauf der Kittlinien aus. In Zonen starker Knochenneubildung bestehen malazische Veränderungen mit breiten Osteoidsäumen. An Stellen mit erheblich beschleunigtem Knochenabbau durch intensive Osteoklastenaktivität und Fibrose kann das Bild mikroskopisch mit einer Ostitis fibrosa verwechselt werden.

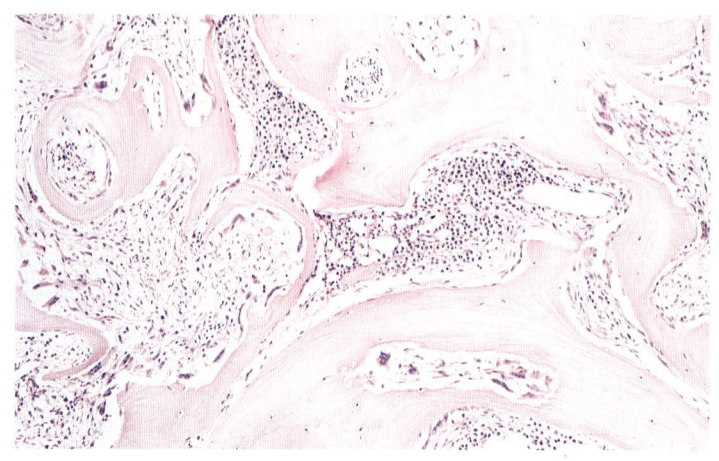

Abb. 15.46
Renale Osteodystrophie/Ostitis fibrosa cystica: Ausgeprägter Abbau der Knochenbälkchen mit fibrösem Ersatz. Die Osteoklasten liegen in den Gebieten des aktiven Knochenabbaus.

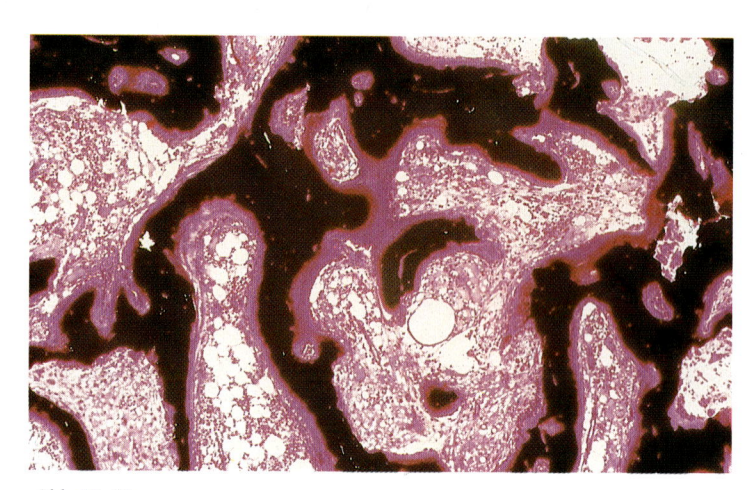

Abb. 15.47
Osteomalazie: Verbreiterte Knochenbälkchen mit auffälligen äußeren Säumen unverkalkten Osteoids. Von Kossa-Färbung. Freundlicherweise von P. G. Bullough und V. J. Vigorita (1984), Atlas of Orthopedic Pathology, New York: Gower Medical Publishing, überlassen.

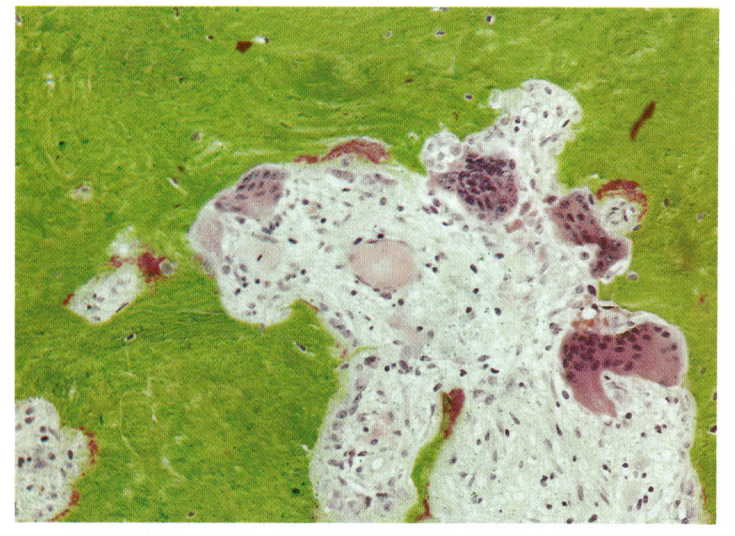

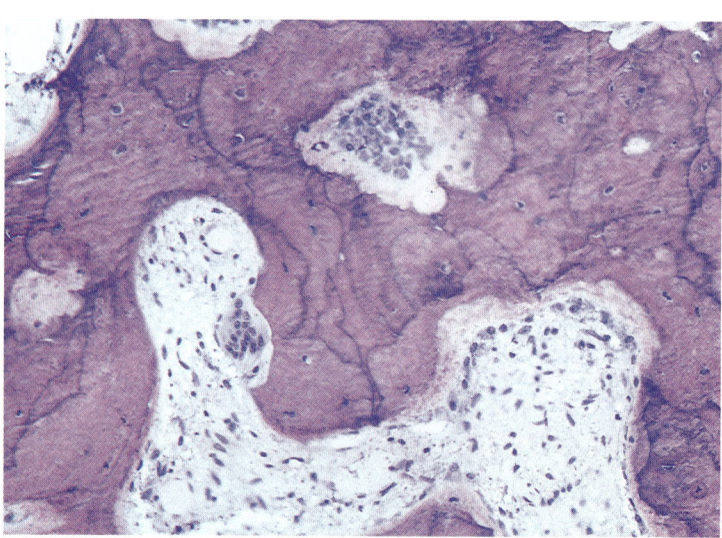

Abb. 15.48
Ostitis deformans Paget: (Links) Histologische Schnittpräparate des Knochens (Obduktionsmaterial) mit gesteigerter Osteoklasten- und Osteoblastenaktivität sowie irregulär gebuchteter Begrenzung des Knochens (grün) im Bereich der Osteoklasten. Bei weiter fortgeschrittener Erkrankung (rechts) ist die gestörte Architektur des (unentkalkten) Knochens klar ersichtlich. Die mosaikförmig gestalteten Kittlinien begrenzen unregelmäßige Knochensegmente, die von aktivierten Osteoblasten und Osteoklasten flankiert werden. (Goldner-Färbung – links). Freundlicherweise von P. G. Bullough und V. J. Vigorita (1984), Atlas of Orthopedic Pathology, New York: Gower Medical Publishing, überlassen.

Knochenmark bei nicht-hämatologischen Erkrankungen 15

ANOREXIA NERVOSA
Die Patienten leiden an einem schweren Kohlehydrat-, Fett- und Kalorienmangel, während eine Proteindefizienz geringer ausgebildet ist. Das periphere Blut kann eine leichte Anämie mit Akanthozytose und eine Thrombozytopenie zeigen; im hypozellulären Knochenmark werden die Fettzellen durch saure Mukopolysaccharide verdrängt, die als rosafarbenes extrazelluläres Material erscheinen (Abb. 15.50).

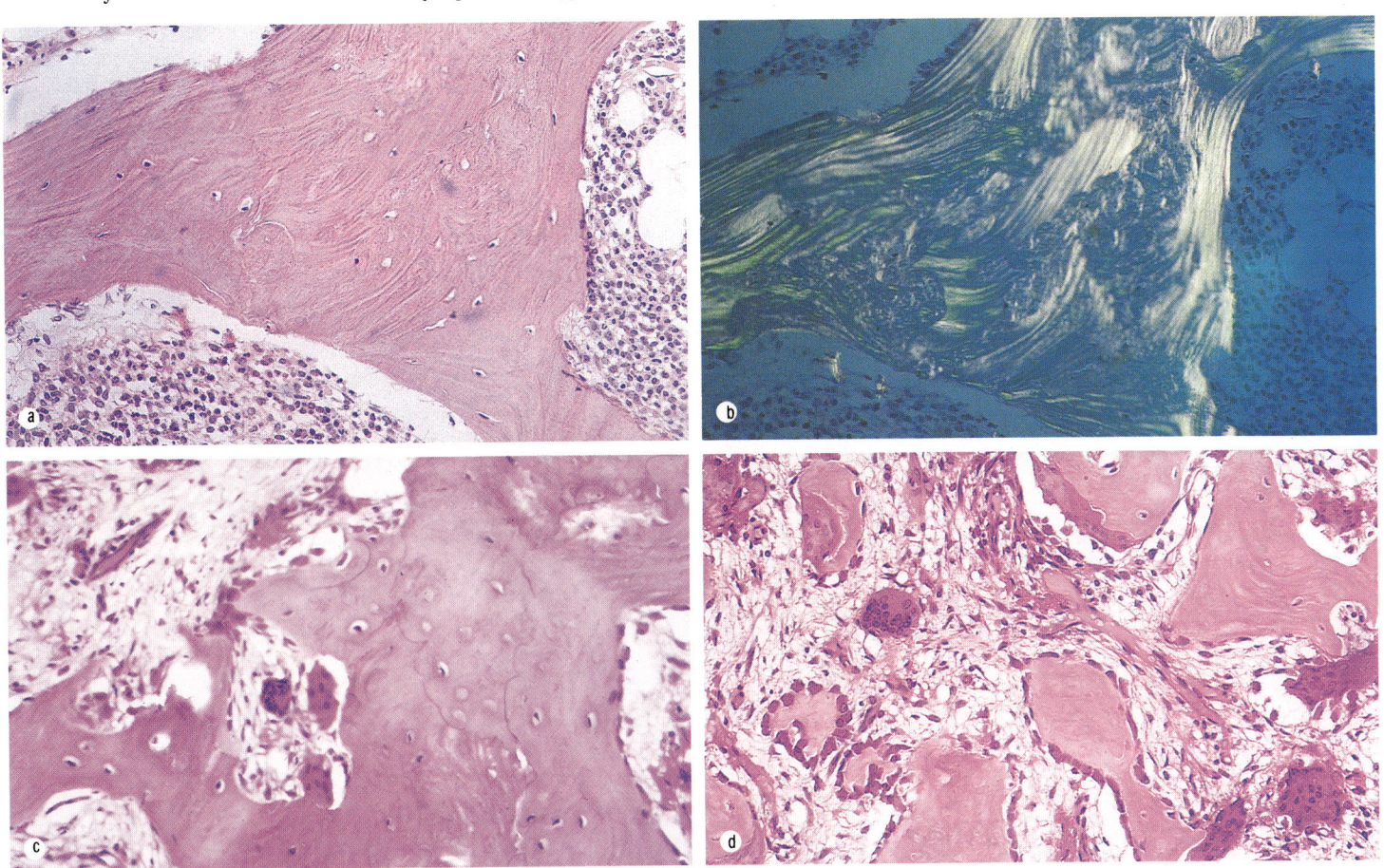

Abb. 15.49
Ostitis deformans Paget: (a) Irregulär gestaltete, verbreiterte Knochenbälkchen, (b) im polarisierten Licht; (c) ausgeprägter Knochenabbau durch Osteoklasten; (d) appositionelle Knochenneubildung durch Osteoblasten in der aktiven Krankheitsphase. Die normale intertrabekuläre Hämatopoese wird ausgedehnt durch lockeres fibrovaskuläres Bindegewebe verdrängt.

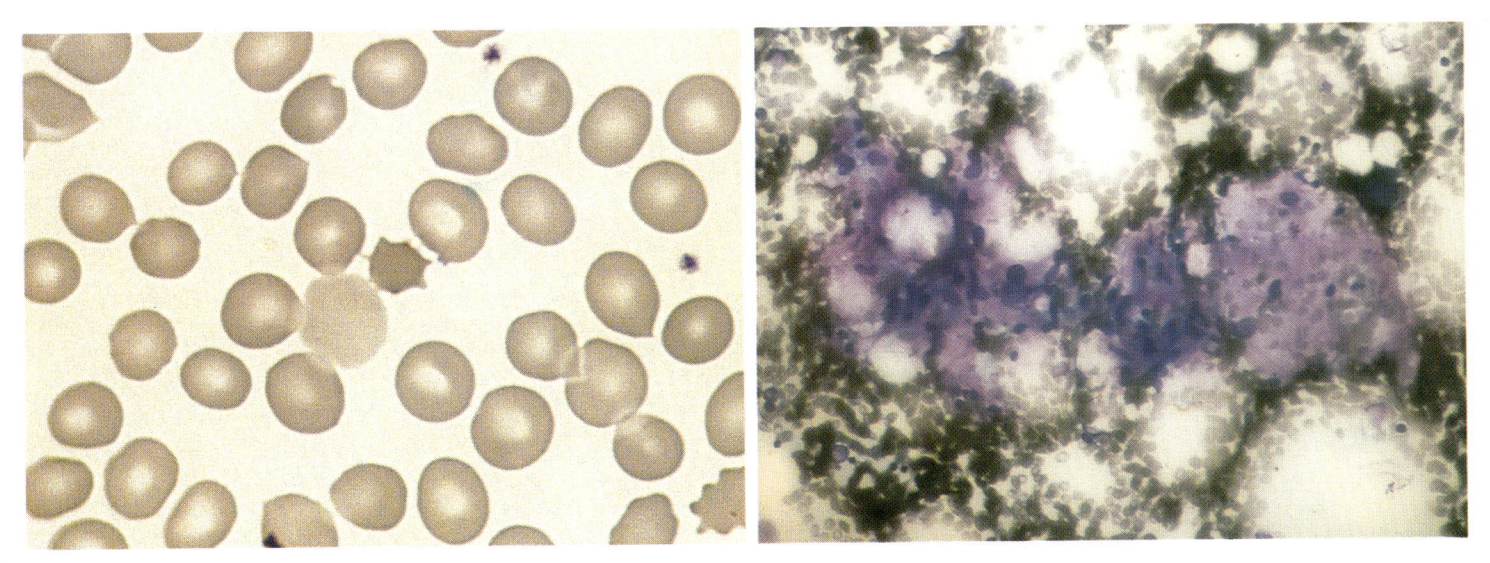

Abb. 15.50
Anorexia nervosa: (Links) Peripherer Blutausstrich mit vereinzelten Akanthozyten und einem dunkel gefärbten Mikrozyten mit Spiculae in Bildmitte; (rechts) Knochenmark mit homogenem, rosa- und purpurfarbenem extrazellulärem Material aus sauren Mukopolysacchariden und Verdrängung der Fettzellen.

15 Knochenmark bei nicht-hämatologischen Erkrankungen

PRIMÄRE OXALURIE

Bei dieser letal verlaufenden, autosomal-rezessiv vererbten Stoffwechselerkrankung kommt es zu ausgedehnten Ablagerungen von Calciumoxalat-Kristallen vor allem in den Nieren, aber auch an anderen Stellen des Organismus, z.B. in Leber, Milz und Knochenmark (*Abb. 15.51* und *15.52*). Die Krankheit wird durch verschiedene Enzymdefekte verursacht.

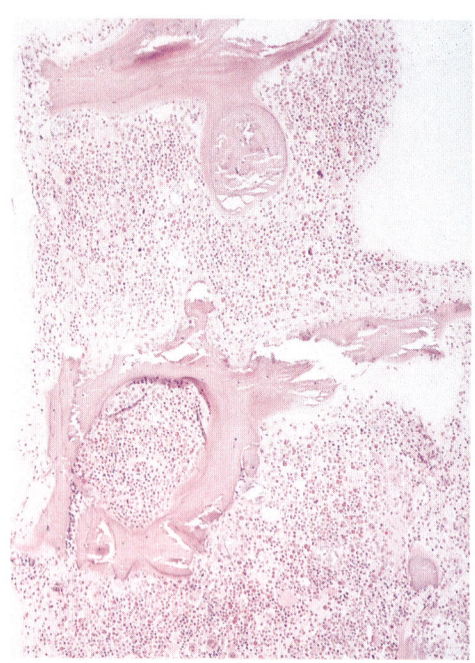

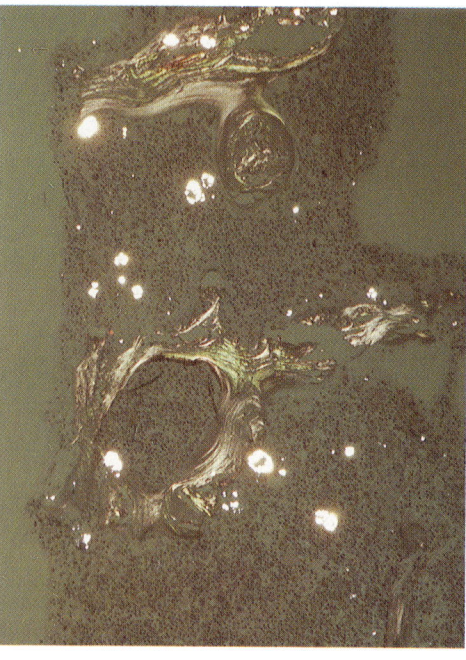

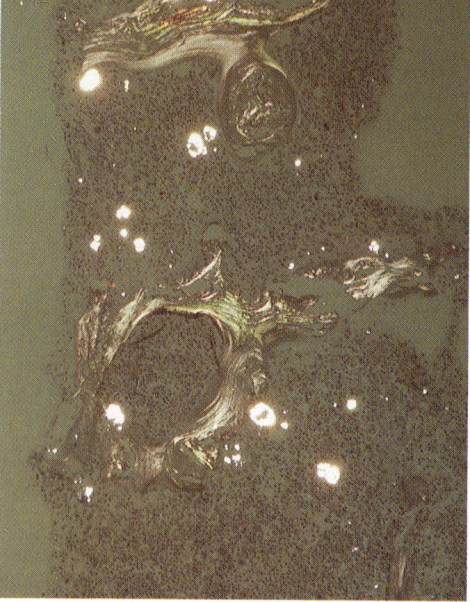

Abb. 15.51
Primäre Oxalurie: (Links) Normales lichtoptisches und (rechts) polarisationsmikroskopisches Bild mit anisotropen Kristallen aus Calciumoxalat-Monohydrat (und normalen doppelbrechenden Knochenbälkchen). Der 3 Monate alte Junge litt an einer Niereninsuffizienz. Freundlicherweise von Dr. S. Milkins überlassen.

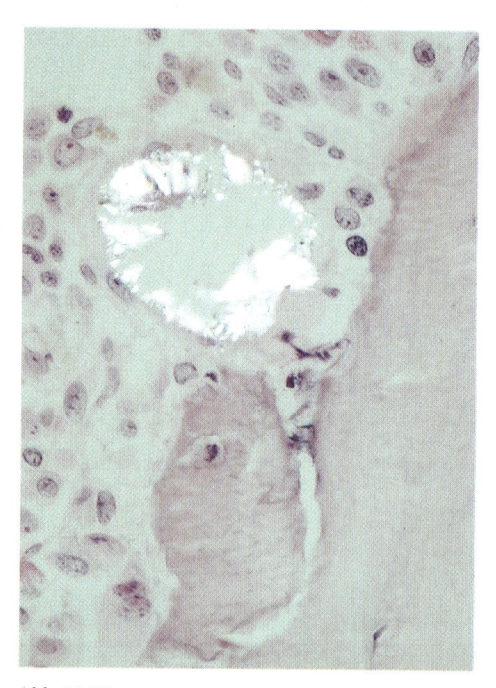

Abb. 15.52
Primäre Oxalurie: Stärkere Vergrößerung (im polarisierten Licht) von Abb. 15.51 mit Oxalatkristallen.

Im Blut diagnostizierbare parasitäre Infektionen

16

16 Im Blut diagnostizierbare, parasitäre Infektionen

MALARIA

Diese Protozoen-Infektion tritt weltweit in tropischen und subtropischen Zonen auf. Sie wird durch Stechmücken übertragen und durch vier Spezies der Gattung Plasmodium verursacht: P. vivax (benigne Malaria tertiana), P. falciparum (maligne Malaria tertiana = Malaria tropica), P. malariae (Malaria quartana) und P. ovale (Malaria tertiana). Am häufigsten sind Infektionen durch P. vivax und P. falciparum, wobei die letztere am ehesten einen lebensbedrohlichen Verlauf nehmen kann.

Der Malaria-Lebenszyklus (Abb. 16.1) beginnt in der weiblichen Stechmücke nach Aufnahme von menschlichem Blut mit Geschlechtsformen (Gametozyten) der Plasmodien. Nach der Befruchtung entwickeln sich aus den Gametozyten die infektiösen Formen (Sporozoiten), die bei einer späteren Blutmahlzeit auf den Menschen übertragen werden.

Die Sporozoiten dringen in Leberzellen ein, vermehren und teilen sich dort, wodurch Merozoiten entstehen (präerythrozytäre Phase). Nach Zerfall der Leberzellen befallen die Parasiten Erythrozyten. Außer bei P. falciparum bleibt die Leber dauernd infiziert.

In den Erythrozyten entwickeln sich die Plasmodien zu frühen Trophozoiten oder Ringformen und darauf zu aktiv amöboiden Formen mit Malariapigment (Hämozoin), die nach Chromatinteilung Merozoiten bilden. Der reife Parasit wird als Meront (Schizont) bezeichnet. Nach Zerfall der Erythrozyten gelangen die Merozoiten ins Plasma, wo sie entweder in andere Erythrozyten eindringen und den Lebenszyklus wiederholen oder männliche oder weibliche Geschlechtsformen (Gametozyten) bilden.

Die vier Plasmodiumarten können anhand ihrer charakteristischen Morphologie in den Erythrozyten differenziert werden (Abb. 16.2). Bei der P. vivax-Infektion (Abb. 16.3) sind die Erythrozyten groß (junge Zellen) und durch die Schüffner'sche Tüpfelung (zerfallene Erythrozytenmikrotubuli) gekennzeichnet; auch die Ringformen und Meronten des Parasiten sind groß mit bis zu 24 Merozoiten pro Meront.

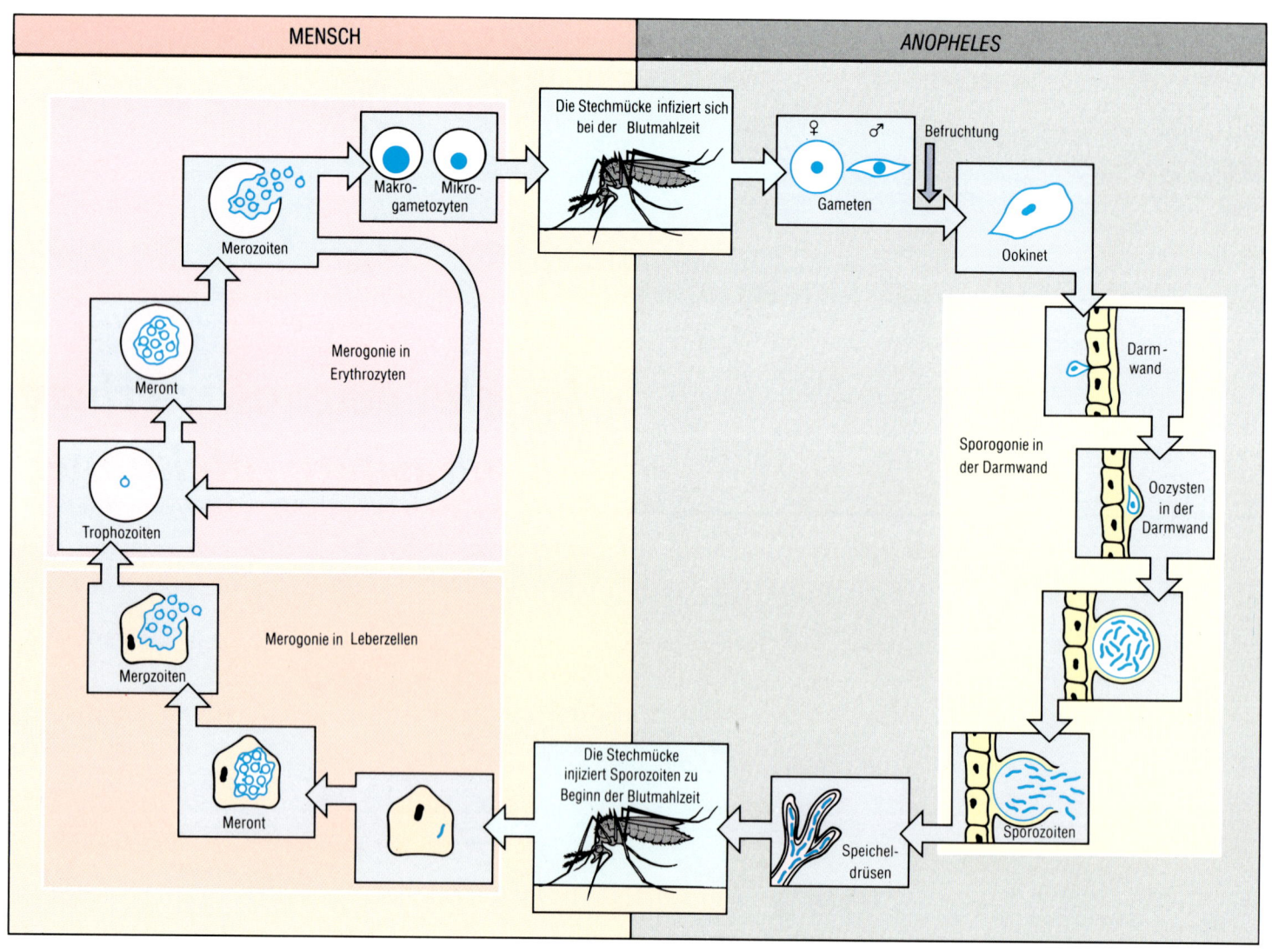

Abb. 16.1
Lebenszyklus der Malaria-Parasiten.

Im Blut diagnostizierbare, parasitäre Infektionen 16

Diagnose der Malaria im peripheren Blut				
	Plasmodium falciparum	*Plasmodium malariae*	*Plasmodium vivax*	*Plasmodium ovale*
Erythrozyten:				
Vergrößerung	Nein	Nein	Ja	Ja; ovale Form; unregelmäßige Begrenzung
Inklusionen (nicht immer vorhanden)	Maurer'sche Fleckung	Ziemann'sche Tüpfelung (selten)	Schüffner'sche Tüpfelung (grobe rote Granula)	Rote Granula, ähnlich der Schüffner'schen Tüpfelung
Ringformen:				
Größe	<1/3 des Erythrozyten	>1/3 des Erythrozyten	>1/3 des Erythrozyten	>1/3 des Erythrozyten
Mehrere Parasiten in einem Erythrozyten	Häufig; vielfach am Zellrand	Selten	Selten	Selten
Aussehen	Zart; oft doppelter Chromatinfleck	Eher kompakt; nach innen gerichteter Chromatinfleck	Grob; einzelner Chromatinfleck	Grob; einzelner Chromatinfleck
Amöboide Formen	Keine	Häufig; oft als Band durch den Erythrozyten	Häufig	Häufig
Meront (Schizont)				
Häufigkeit	Sehr selten	Häufig; dichtes, zentrales, gelb/schwarzes Hämozoin-Pigment	Häufig; mit Hämozoin-Pigment	Häufig
Verteilung	Wahllos	Gänseblümchen	Wahllos	Gänseblümchen
Merozoitenzahl	8–24	8–12	12–24	8–12
Gametozyten:	Halbmondformen; zentral-lokalisiertes Chromatin	Klein und rund; exzentrisch lokalisiertes Chromatin; nimmt ½–⅔ des Erythrozyten ein	Groß und rund; exzentrisch lokalisiertes Chromatin; füllt den Erythrozyten aus	Klein und rund; exzentrisch lokalisiertes Chromatin; nimmt ½–⅔ des Erythrrozyten ein

N.B. Infektionen mit zwei Plasmodienarten sind häufig.

Abb. 16.2
Diagnose der verschiedenen Malariaformen im peripheren Blut.

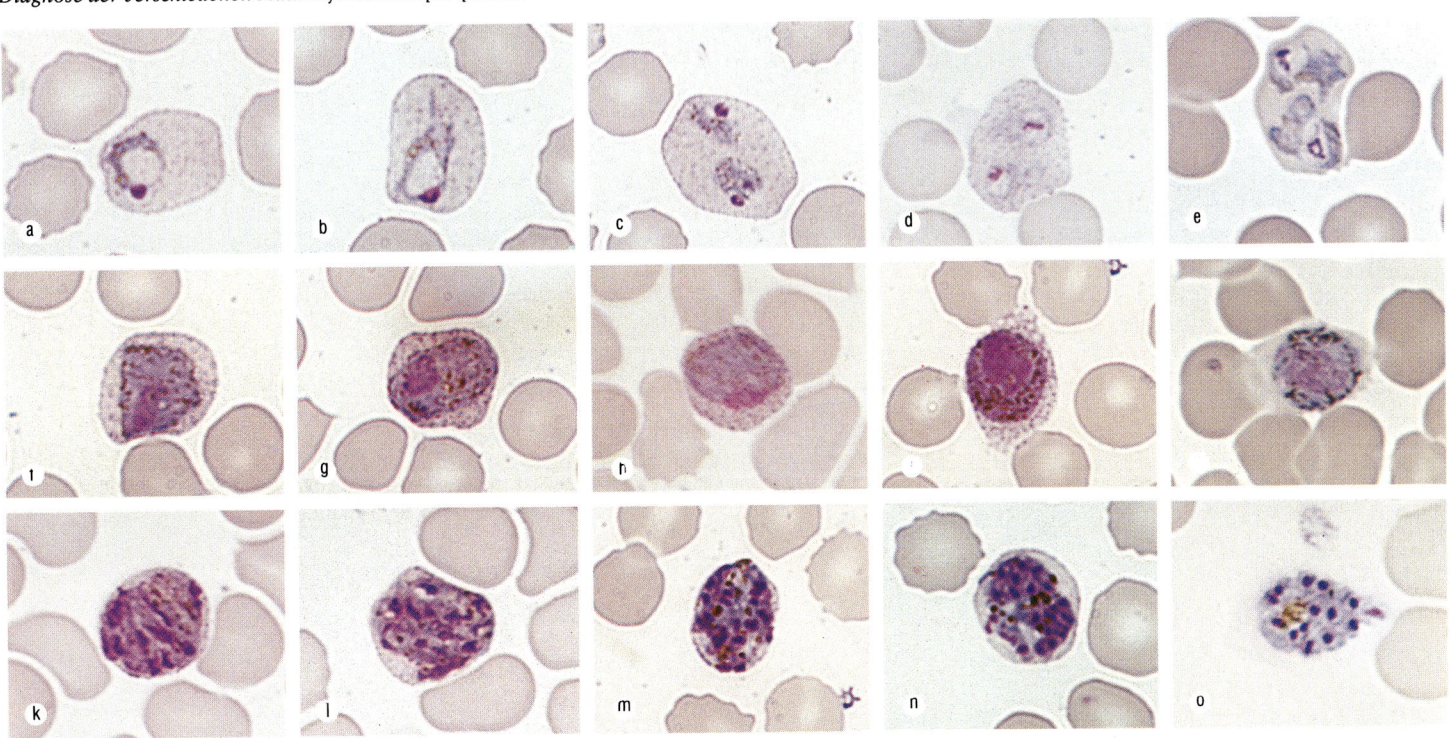

Abb. 16.3
Malaria: Periphere Blutausstriche mit verschiedenen Stadien von P. vivax: (a) Früher Trophozoit oder Ringform; (b-c) junge amöboide Trophozoiten mit Schüffner'scher Tüpfelung; (d-e) reifende Trophozoiten nach ungeschlechtlicher Zweiteilung; (f-h) weibliche Gametozyten mit exzentrisch gelegenem Chromatin; (i-j) männliche Gametozyten mit mehr diffusem Chromatin; (k-o) frühe und späte Meronten mit Hämozoin-Pigment und zahlreichen unregelmäßig verteilten Merozoiten.

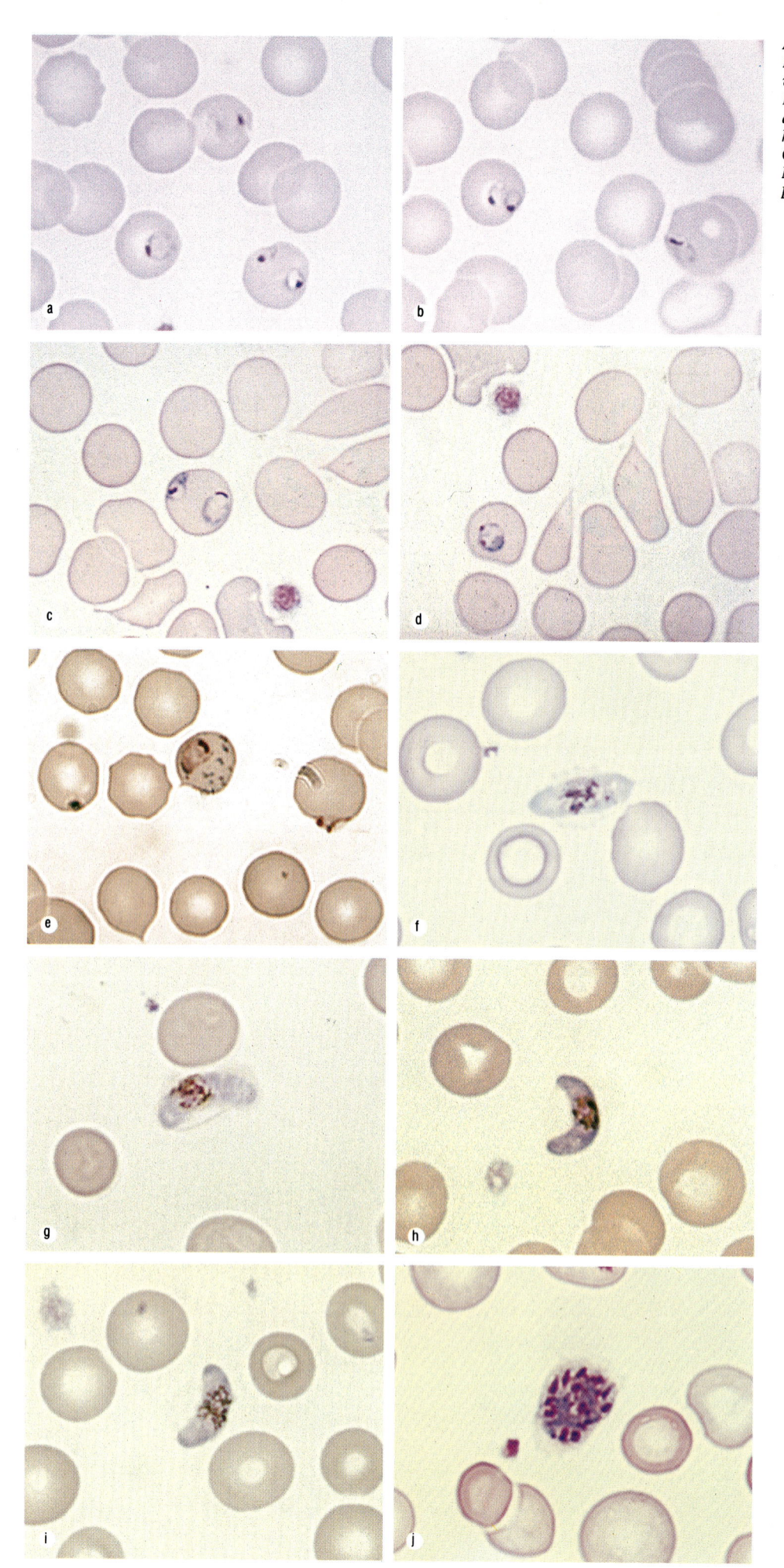

16 Im Blut diagnostizierbare, parasitäre Infektionen

Abb. 16.4
Malaria: Periphere Blutausstriche mit verschiedenen Stadien von P. falciparum: (a-d) Kleine Ringformen; (e) mit Maurer'scher Fleckung, denaturierten Erythrozytenmikrotubuli; (f-i) halbmondförmige Gametozyten mit zentralem Chromatin; (j) Meront mit unregelmäßig verteilten Merozoiten (selten). Abb.(e) freundlicherweise von Dr. S. Knowles überlassen.

Im Blut diagnostizierbare, parasitäre Infektionen 16

P. falciparum-Infektionen (*Abb. 16.4*) weisen gewöhnlich eine starke Parasitämie mit kleinen Ringformen und meist doppelten Chromatinflecken auf; oft enthalten die Erythrozyten auch mehrere Ringformen, die teilweise in der Zellperipherie lokalisiert sind, und die sich blau anfärbende Maurer'sche Fleckung. Die Gametozyten zeichnen sich durch die typische Halbmond-Form aus. Meronten treten nur selten auf.

Bei P. malariae-Infektionen (*Abb. 16.5*) sind die Erythrozyten wie bei P. falciparum nicht vergrößert und pigmentfrei; die Ringformen besitzen einen nach innen gerichteten Chromatinfleck. Gelegentlich ist eine staubähnliche Granulierung (Ziemann'sche Tüpfelung) nachweisbar. Die amöboiden Trophozoiten bilden häufig Bandformen, während Merozoiten eine "Gänseblümchen"-artige Anordnung aufweisen können.

Bei P. ovale-Infektionen (*Abb.16.6*) sind die befallenen Erythrozyten groß, oval und unregelmäßig zipflig begrenzt. Außerdem enthalten sie rote Granula (ähnlich der Schüffner' schen Tüpfelung) und Meronten in "Gänseblümchen"-artiger Verteilung.

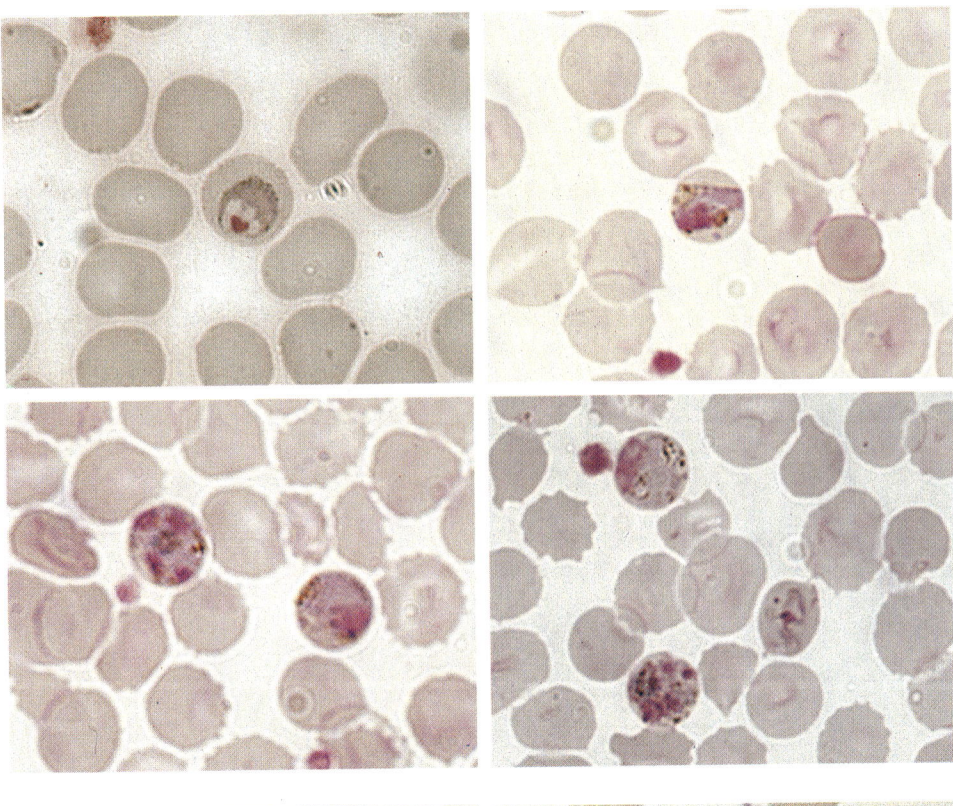

Abb. 16.5
Malaria: Periphere Blutausstriche mit verschiedenen Stadien von P. malariae: (Oben links) Ringform mit nach innen gerichtetem Chromatinfleck; (oben rechts) bandförmiger amöboider Trophozoit; (unten links) reifender Trophozoit und weiblicher Gametozyt; (unten rechts) von oben links im Uhrzeigersinn männlicher Gametozyt, Ringform und reifender Meront mit "Gänseblümchen"-artiger Merozoitenanordnung.
Freundlicherweise von Dr. S. Knowles und J. Griffiths überlassen.

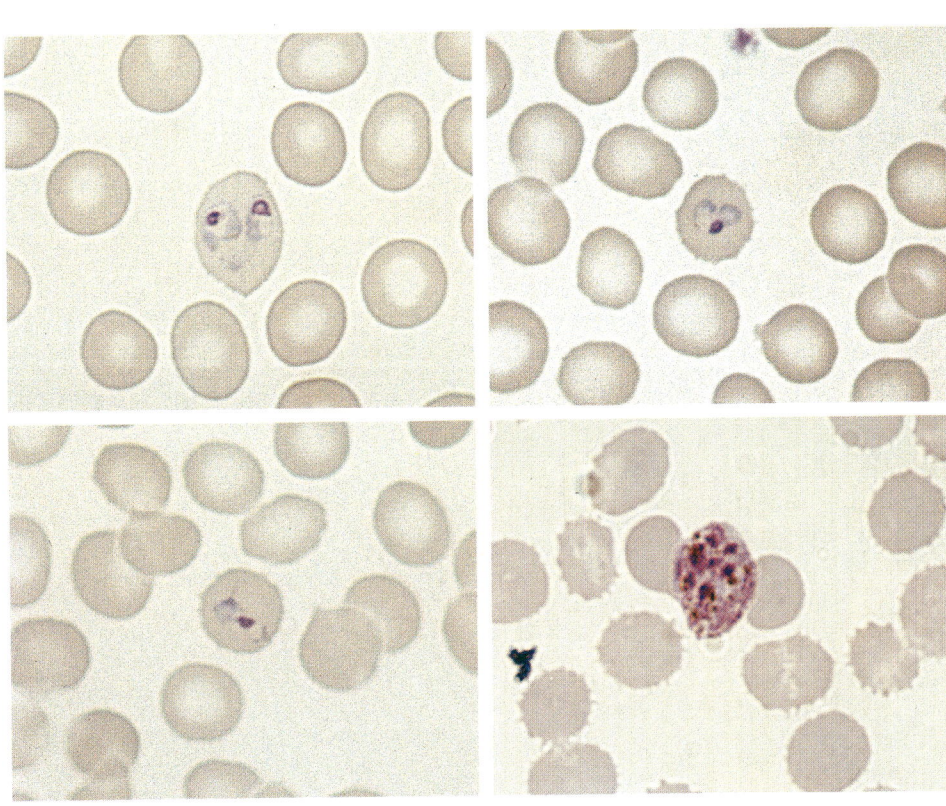

Abb. 16.6
Malaria: Periphere Blutausstriche mit verschiedenen Stadien von P. ovale: (Oben sowie unten links) Ringformen in vergrößerten Erythrozyten mit unregelmäßig zipfliger Begrenzung und zarter roter Granulierung; (unten rechts) Meront mit "Gänseblümchen"-artiger Merozoitenanordnung.

16 Im Blut diagnostizierbare, parasitäre Infektionen

BABESIOSIS
Bei der Babesiosis handelt es sich um eine durch Zecken übertragene Erkrankung, die durch Protozoen der Gattung Babesia verursacht wird. Sie tritt bei zahlreichen Tierarten auf und befällt nur ausnahmsweise den Menschen. Die meisten Fälle zeigen einen leichten Krankheitsverlauf mit Fieber, Unwohlsein, Myalgien, geringer Hepatosplenomegalie und hämolytischer Anämie. Gelegentlich entwickelt sich bei splenektomierten Patienten eine mehr fulminante Infektion mit ausgeprägter, z.T. letal verlaufender intravaskulärer Hämolyse.

Die meisten Infektionen werden beim Menschen durch Babesia microti hervorgerufen, eine Spezies, die gewöhnlich Nager befällt. Bei einigen splenektomierten Patienten wurde Babesia bovis isoliert, die bei Rindern zum Rotwasserfieber führt. Die Diagnose erfolgt durch den Nachweis der Trophozoiten in Erythrozyten, die kleinen Ringformen von Plasmodium falciparum ähneln (Abb.16.7).

TRYPANOSOMIASIS
Die Erreger der ostafrikanischen und westafrikanischen Varianten der Trypanosomiasis sind Trypanosoma rhodesiense bzw. Trypanosoma gambiense. Beide werden durch Tsetse-Fliegen der Gattung Glossina übertragen. Die wichtigsten klinischen Erscheinungen sind durch die Beteiligung des zentralen Nervensystems bedingt. In der akuten Phase können die Organismen im Blut nachgewiesen werden (Abb.16.8).

Die amerikanische Trypanosomiasis oder Chagas-Krankheit ist in Mexiko und zahlreichen anderen mittel- und südamerikanischen Ländern weit verbreitet. Sie wird durch Trypanosoma cruzi ausgelöst und durch Raubwanzen übertragen. Während der akuten fieberhaften Phase der Erkrankung können die begeißelten Parasiten im Blut nachgewiesen werden (Abb.16.9). Die chronische Krankheitsphase geht mit Myokarditis, Megakolon und Megaösophagus einher und ist durch Nester amastigoter Formen im Gewebe gekennzeichnet.

FILARIASIS BANCROFTI
Diese weitverbreitete Erkrankung kommt überall in tropischen und subtropischen Regionen vor und wird durch Wuchereria bancrofti verursacht. Der verwandte Organismus Brugia malayi löst ein ähnliches Krankheitbild aus.

Beide Erreger werden durch infizierte Stechmücken übertragen. Die Larven dringen in Lymphgefäße und Lymphknoten ein, in denen sie zu adulten Würmern ausreifen (Abb.16.10). Die befruchteten Weibchen geben Mikrofilarien über die Lymphgefäße ins Blut ab.

Zahlreiche Patienten sind asymptomatisch, während andere an einer fieberhaften Erkrankung mit Kopfschmerzen, Muskelschmerzen und Lymphadenitis leiden. Chronische Entzündungen in der betroffenen lymphatischen Region können zu Lymphabflußstörungen mit Elephantiasis des Skrotums und der unteren Extremitäten führen. Die Diagnose wird meist durch den Nachweis von Mikrofilarien im Blut gestellt (Abb.16.11 und 16.12). Nachts ist die Mikrofilarämie am stärksten.

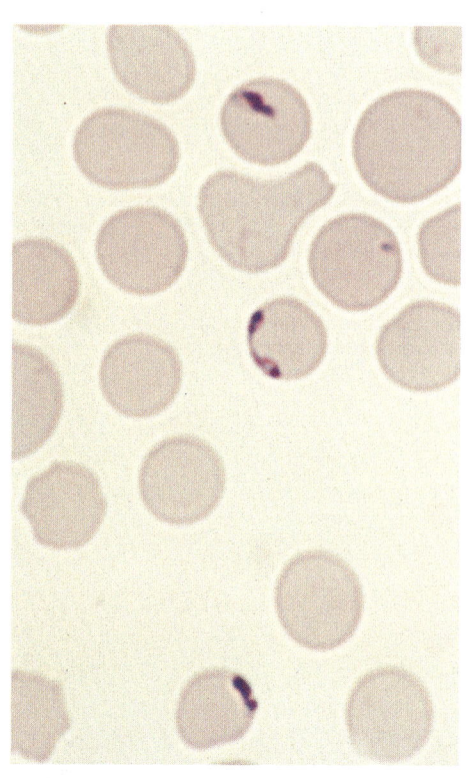

Abb.16.7
Babesiosis: Peripherer Blutaustrich mit Befall der Erythrozyten durch charakteristische kleine, kokkoide und hantelförmige Babesia-Organismen. Freundlicherweise von P.J. Humphries überlassen.

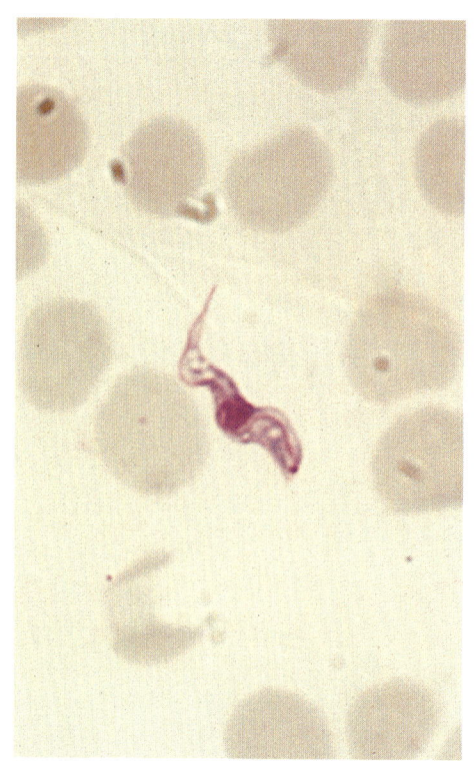

Abb.16.8
Afrikanische Trypanosomiasis: Peripherer Blutausstrich mit Trypanosoma rhodesiense.

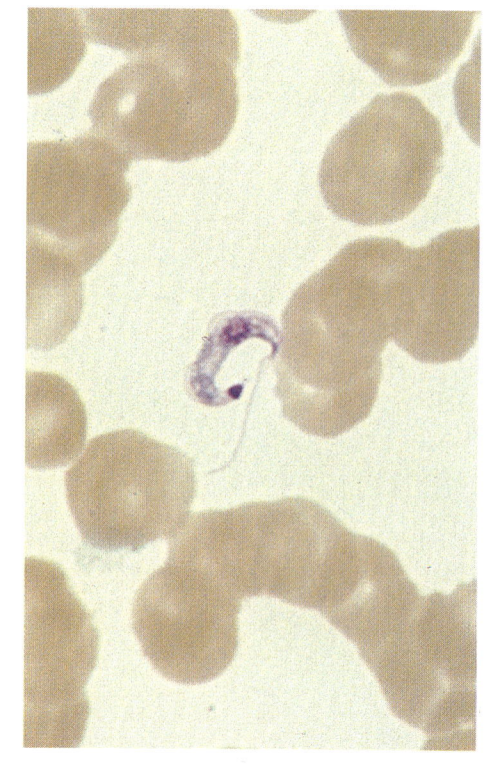

Abb.16.9
Chagas-Krankheit: Peripherer Blutausstrich mit der begeißelten Form von Trypanosoma cruzi. Freundlicherweise von J. Williams überlassen.

Im Blut diagnostizierbare, parasitäre Infektionen 16

LOIASIS

Infektionen mit Loa loa kommen in Zentral- und Westafrika vor. Der adulte Wurm ruft subkutane Schwellungen hervor, dringt gelegentlich jedoch in das subkonjunktivale Gewebe ein und verursacht eine Konjunktivitis mit lokalen Schmerzen. Mikrofilarien sind im Blut nachweisbar (Abb.16.13); die Übertragung erfolgt durch Bremsen.

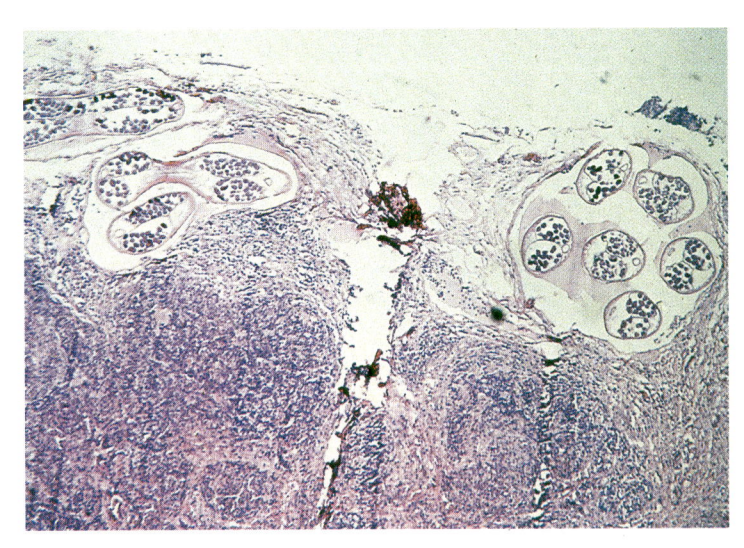

Abb.16.10
Filariasis bancrofti: Histologisches Schnittpräparat eines Lymphknotens mit adulten Formen von Wuchereria bancrofti in den Randsinus.

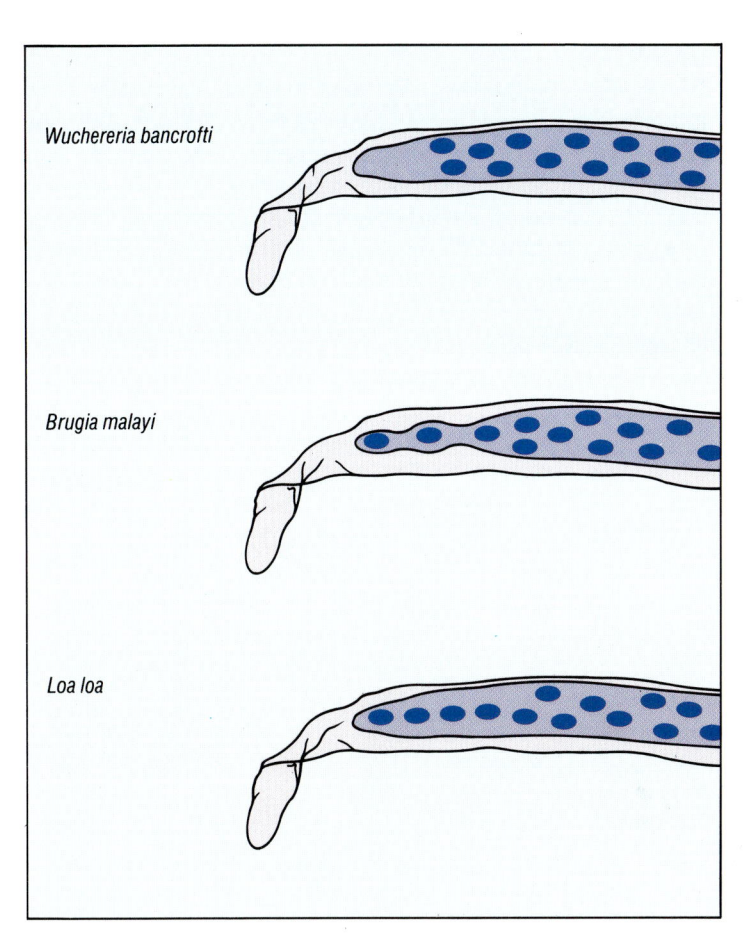

Abb.16.11
Schwanzenden gescheideter Mikrofilarien im Blut. Bei Wuchereria bancrofti erreichen die Kerne nicht das Schwanzspitzenende; bei Loa loa besteht eine ununterbrochene Reihe bis zum Schwanzende; Brugia malayi ist durch eine unterbrochene Kernreihe mit zwei isolierten Kernen an der Schwanzspitze gekennzeichnet.

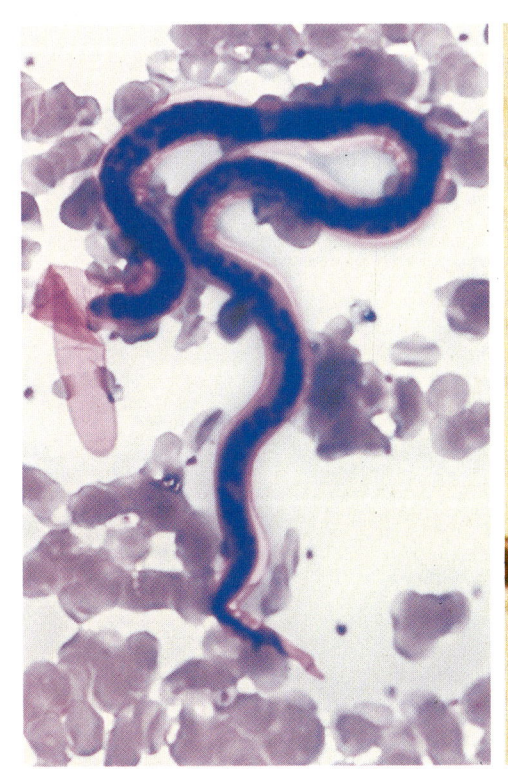

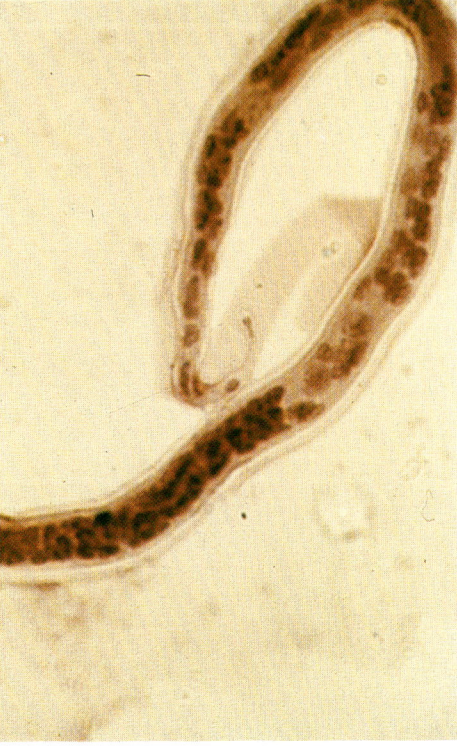

Abb.16.12
Filariasis: Dicker Tropfen-Präparate von peripherem Blut mit zentralen und Schwanzanteilen der Mikrofilarien von (links) Wuchereria bancrofti und (rechts) Brugia malayi. Freundlicherweise von Dr. A.E.Bianco (rechts) überlassen.

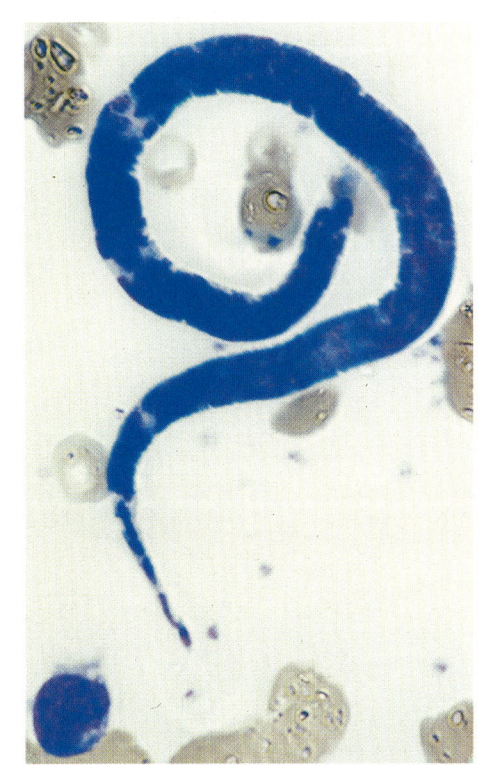

Abb.16.13
Loiasis: Peripherer Blutausstrich mit gescheideten Mikrofilarien von Loa loa.

16 Im Blut diagnostizierbare, parasitäre Infektionen

BARTONELLOSIS
Bartonella bacilliformis ist der Erreger einer schweren, fieberhaften Erkrankung mit hämolytischer Anämie, die in den Anden-Regionen von Peru, Columbien und Ecuador vorkommt und auch unter den Bezeichnungen Oroya-Fieber oder Carrión'sche Erkrankung bekannt ist. Die typischen stäbchenförmigen Kokkobazillen befallen Erythrozyten (Abb. 16.14) und werden durch Phlebotomus-Sandfliegen übertragen.

RÜCKFALLFIEBER
Das Rückfallfieber wird durch verschiedene Spirochäten der Gattung Borrelia hervorgerufen. Das durch Läuse übertragene Rückfallfieber tritt nur bei Menschen auf und wird ausschließlich durch Borrelia recurrentis verursacht. Das durch Zecken übertragene Rückfallfieber ist dagegen eine Zoonose, wobei verschiedene Spezies als Erreger in Betracht kommen. Während der fieberhaften Krankheitsphase sind die Erreger im Blut nachweisbar (Abb. 16.15). Mit der Bildung von Antikörpern verschwinden die Borrelien und der Patient entfiebert. Nach 7–10 Tagen kommt es zu Rezidiven durch neue Antigenvarianten der Erreger. Beim durch Läuse übertragenen Rückfallfieber wird gewöhnlich nur ein einziges Rezidiv beobachtet, während bei den durch Zecken übertragenen Formen mehrere Rezidive auftreten können.

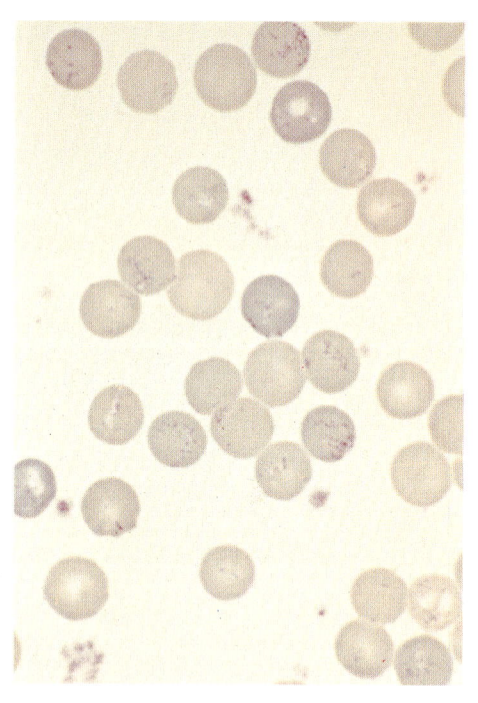

Abb. 16.14
Bartonellosis: Peripherer Blutausstrich mit stäbchenfömigen Kokkobazillen von Bartonella bacilliformis in Erythrozyten bei Oroya-Fieber. Freundlicherweise von H. Furze überlassen.

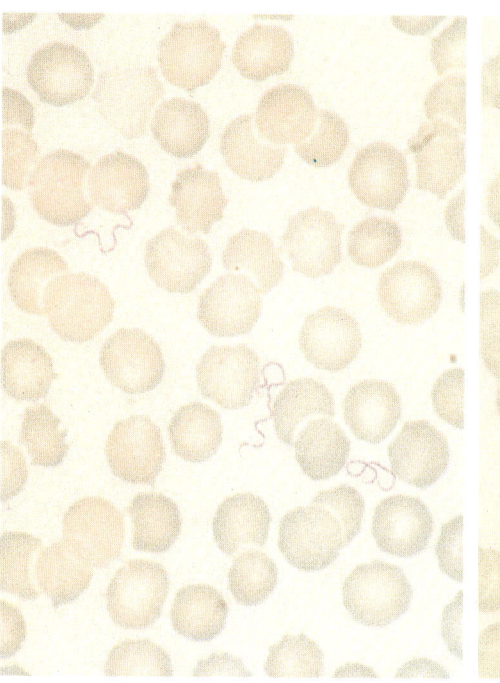

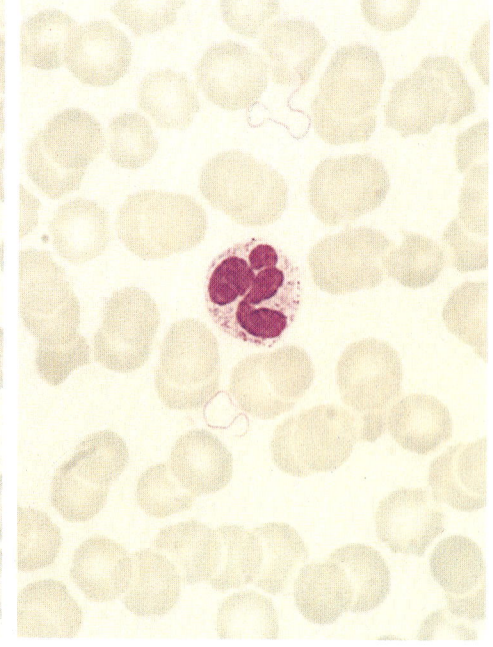

Abb. 16.15
Rückfallfieber: Peripherer Blutausstrich mit geschlängelten Spirochäten der Spezies Borrelia recurrentis.

Raster-Elektronenmikroskopie der Blutzellen

17

17 Raster-Elektronenmikroskopie der Blutzellen

Die Rasterelektronenmikroskopie (REM) ermöglicht eine dreidimensionale Darstellung von Oberflächenstrukturen. Allerdings hängen Aspekt der verschiedenen Zellarten und differentialdiagnostische Aussage sehr von der angewandten Technik ab, da methodische Unterschiede in der Zellgewinnung und Fixation für die Ergebnisse von entscheidender Bedeutung sind. Die hier abgebildeten Zellen wurden in Suspension mit Glutaraldehyd fixiert, in Alkohol dehydriert und nach kritischer Punkt-Trocknung mit Kohlenstoff und Gold beschichtet. Sämtliche Abbildungen sind freundlicherweise von Professor A. Polliack zur Verfügung gestellt worden.

Abb. 17.1 zeigt die typische bikonkave Scheibe eines normalen, reifen Erythrozyten. Davon unterscheidet sich der Retikulozyt

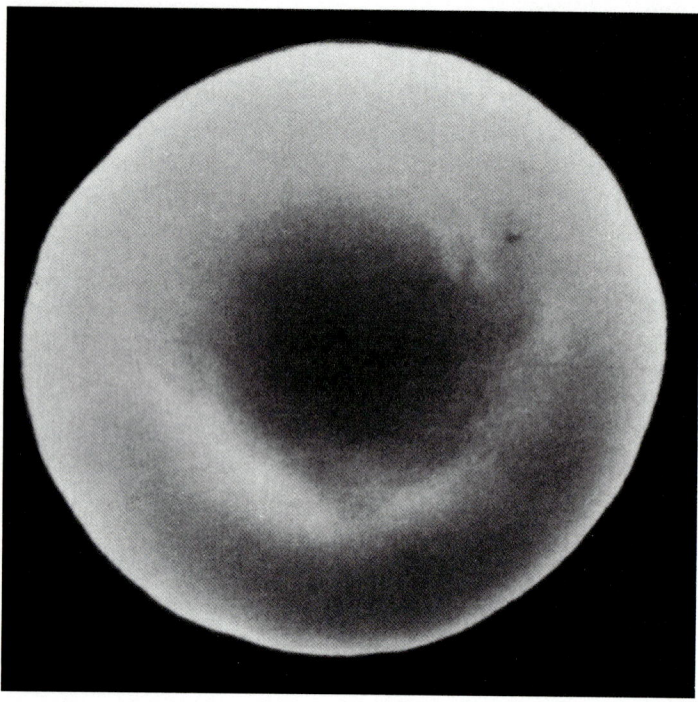

Abb. 17.1
Normaler Erythrozyt: Typische Form einer bikonkaven Scheibe.

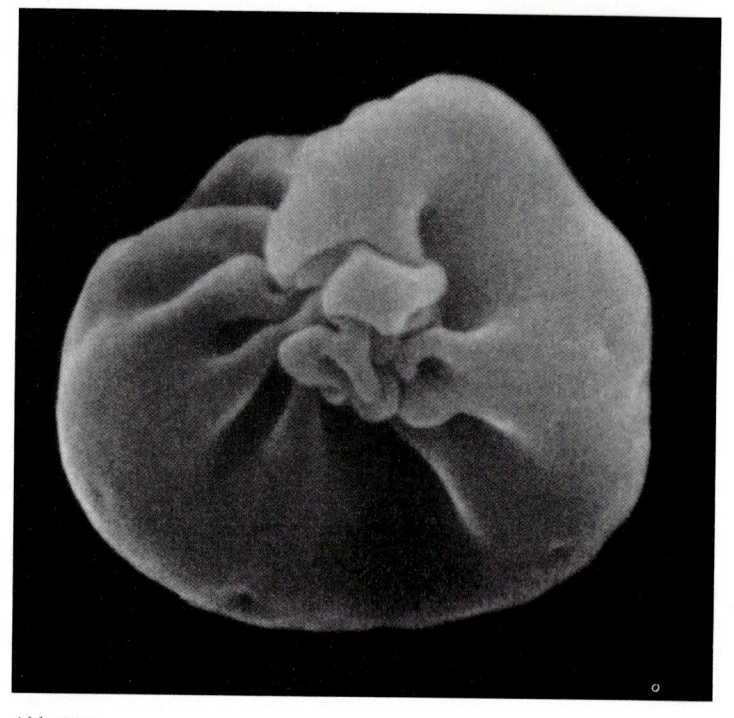

Abb. 17.2
Retikulozyt: Faltenartige Invaginationen der Oberfläche über der Stelle, an der der Kern ausgeschleust wurde.

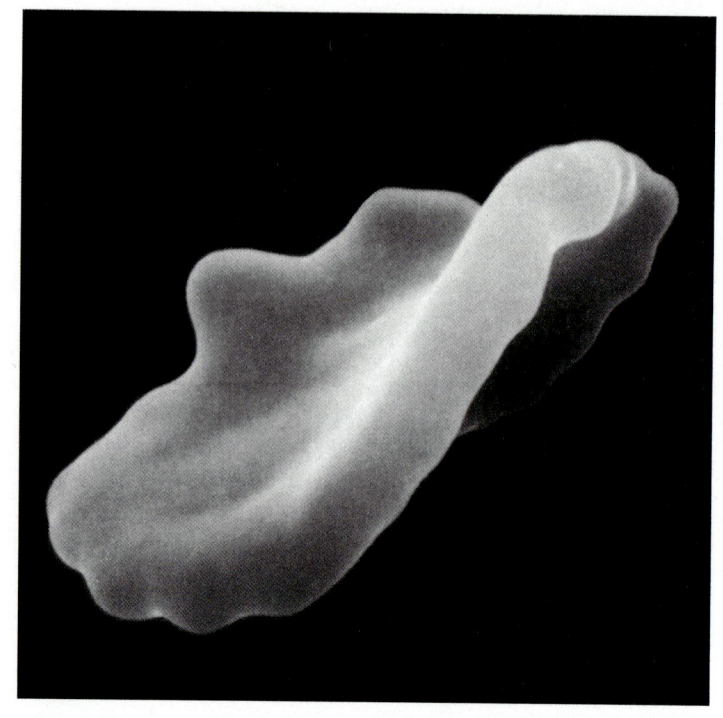

Abb. 17.3
Hypochromer, mikrozytärer Erythrozyt: Typischer dünner, kleiner und irregulär begrenzter Poikilozyt, z.B. bei Eisenmangel oder, wie in diesem Falle, bei ß-Thalassämie-Trait.

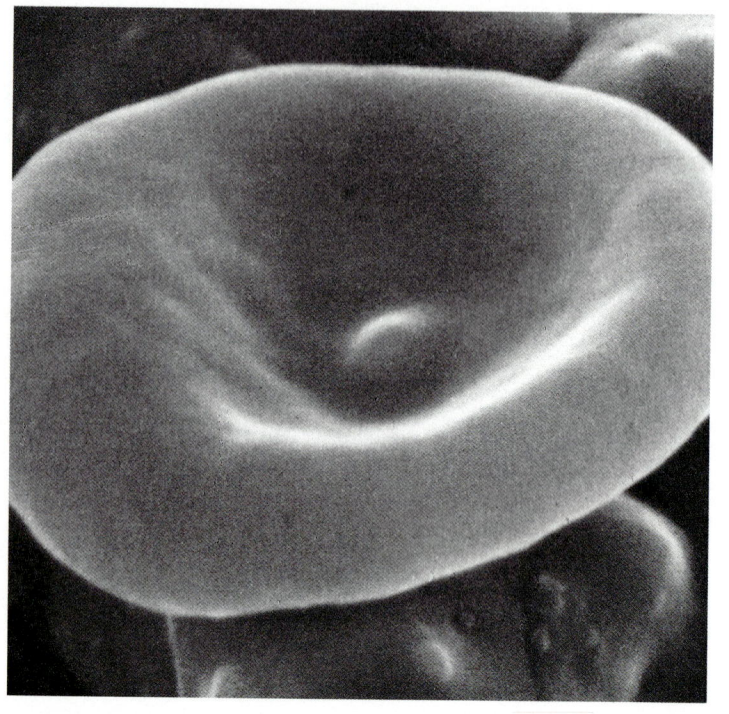

Abb. 17.4
Schießscheibenzelle.

Raster-Elektronenmikroskopie der Blutzellen 17

durch Einfaltungen der Oberflächenmembran über der Stelle, an der der Kern ausgeschleust wurde (*Abb. 17.2*). *Abb. 17.3–17.6* geben einige erythrozytäre Formabweichungen bei verschiedenen Erkrankungen wieder: ein hypochromer, mikrozytärer Erythrozyt (*Abb. 17.3*), eine Schießscheibenzelle (*Abb. 17.4*), ein Akanthozyt (*Abb. 17.5*) und ein Echinozyt (*Abb. 17.6*).

Makrophagen besitzen im REM ein sehr charakteristisches Aussehen mit zahlreichen Oberflächenfalten oder -leisten (*Abb. 17.7*).

Die übrigen Abbildungen stellen verschiedene leukämische Zellen dar. Undifferenzierte Blasten verfügen über eine relativ glatte, rundliche Form mit nur wenigen jener Oberflächenstrukturen (Mikrovilli oder Leisten), die bei differenzierteren

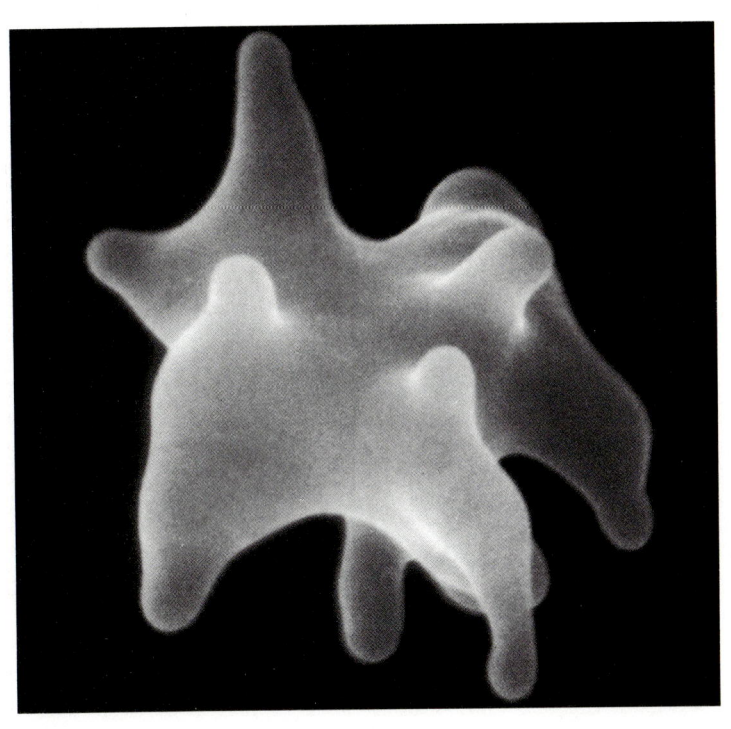

Abb. 17.5
Akanthozyt: Derartige Zellen mit relativ wenigen Fortsätzen an der Oberfläche kommen u.a. bei Abetalipoproteinämie und Lebererkrankungen vor.

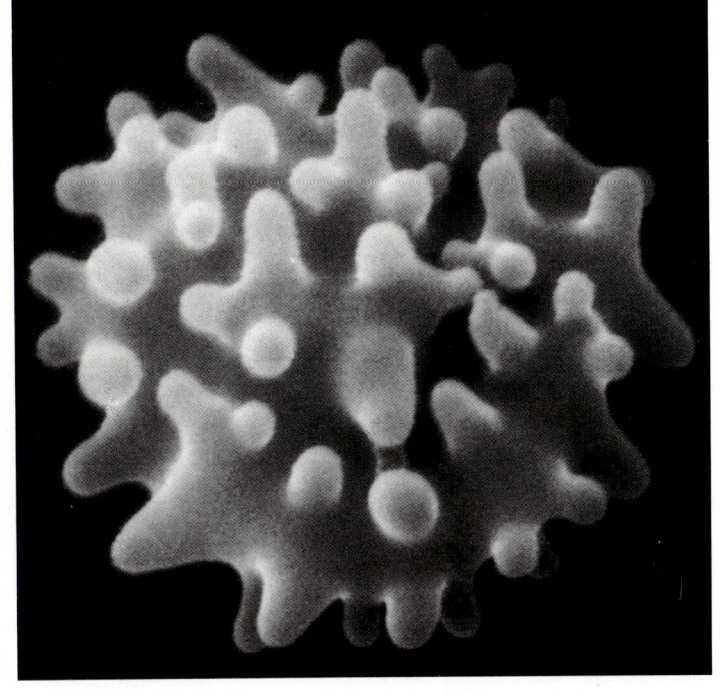

Abb. 17.6
Echinozyt: Diese Oberflächenveränderung mit multiplen, kleinen Fortsätzen kann artefiziell durch lange Lagerung von Erythrozyten erzeugt werden; sie wird jedoch auch bei Nierenversagen und anderen Zuständen beobachtet.

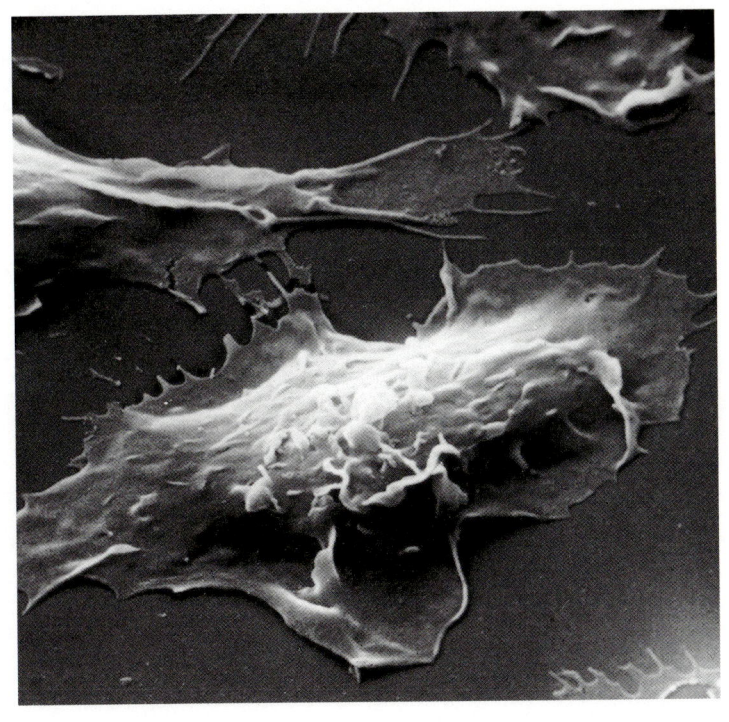

Abb. 17.7
Monozyt: Die Zelle haftet auf Glas und hat sich ausgebreitet. Sie besitzt breite undulierende Leisten mit strangartigen Ausläufern auf der Glasoberfläche.

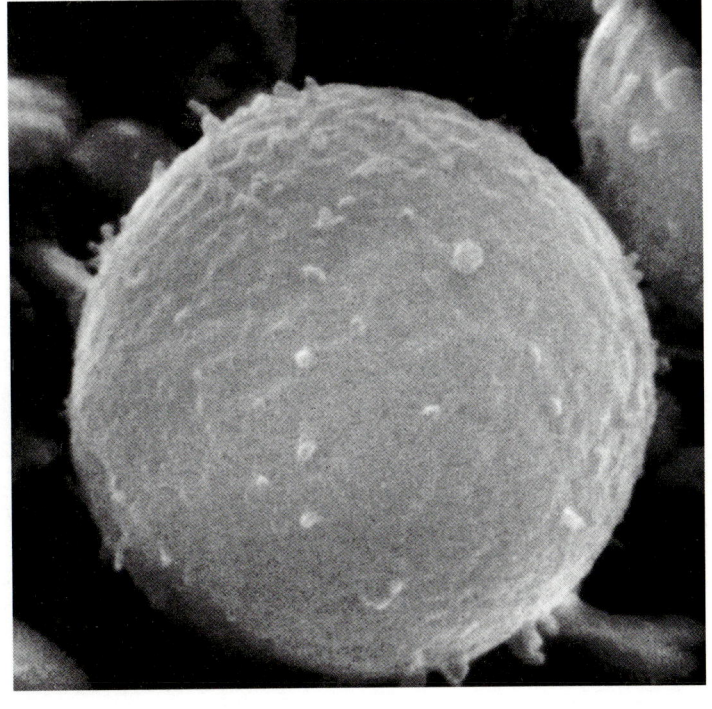

Abb. 17.8
Akute Leukämie: Ein undifferenzierter Blast mit relativ glatter Oberfläche und spärlichen, kleinen Oberflächenfortsätzen.

17 Raster-Elektronenmikroskopie der Blutzellen

Blasten beobachtet werden (*Abb. 17.8*). In *Abb. 17.9–17.14* sind Beispiele für einige Formen von akuter myeloischer Leukämie aufgeführt. Bei monozytärer Differenzierung treten an der Oberfläche in zunehmendem Umfang Querfalten oder Leisten in Erscheinung (*Abb. 17.11* und *17.12*). Megakaryoblasten sind dagegen durch zahlreiche Blasen an der Oberfläche oder durch Thrombozytenknospen charakterisiert (*Abb. 17.13* und *17.14*).

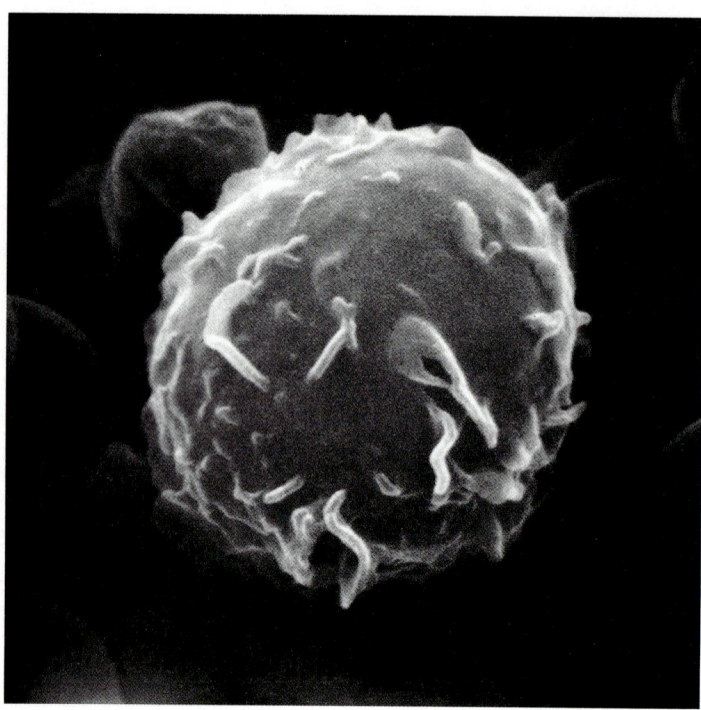

Abb. 17.9
Akute myeloische Leukämie (FAB M$_2$): Ein Blast mit Oberflächenleisten und Falten in mittlerer Zahl.

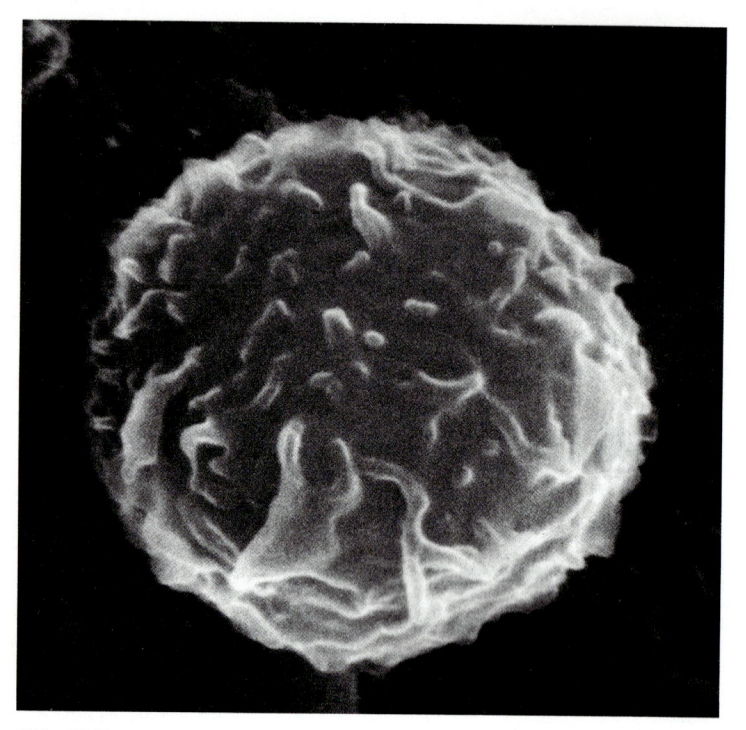

Abb. 17.10
Akute myeloische Leukämie (FAB M$_2$): Ein ähnlicher Blast wie in Abb. 17.9, jedoch mit mehr Oberflächenleisten, von denen einige breit sind und konfluieren.

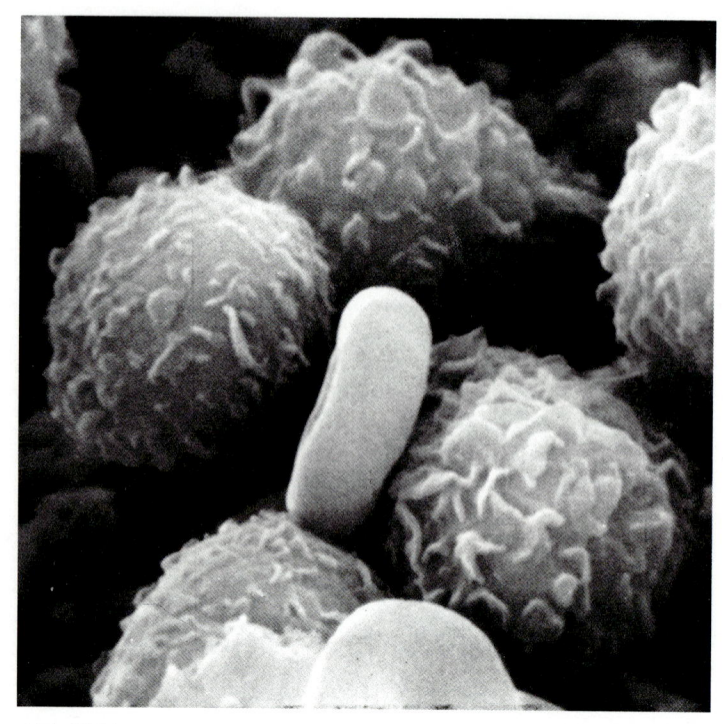

Abb. 17.11
Akute myeloische Leukämie (FAB M$_4$): Blasten mit mehr Oberflächenleisten und Falten als in Abb. 17.9 und 17.10.

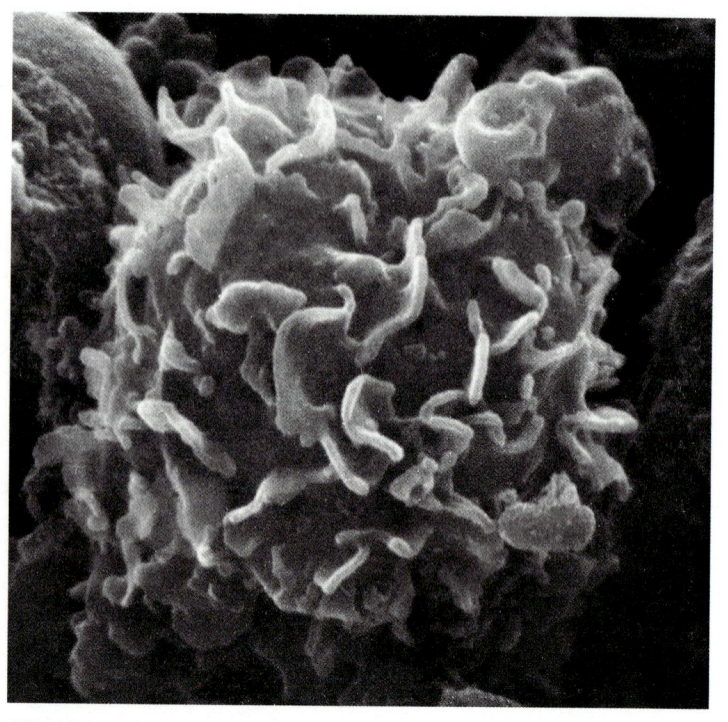

Abb. 17.12
Akute myeloische Leukämie (FAB M$_5$): Ein Blast mit zahlreichen, gut entwickelten Falten an der Oberfläche, die z.T. eine breite Basis besitzen und konfluieren.

Raster-Elektronenmikroskopie der Blutzellen 17

Sowohl normale als auch maligne lymphatische Zellen der B- oder Prä-B-Klasse weisen Oberflächenmikrovilli auf. Diese sind bei den Blasten der akuten lymphatischen Leukämie vom "Common"-Typ (c-ALL) ziemlich spärlich (Abb. 17.15). Reifere B-Zellen, z.B. bei der chronischen lymphatischen Leukämie vom B-Zelltyp (B-CLL), besitzen dagegen viele kurze Mikrovilli; auch leistenartige Vorwölbungen können vorkommen (Abb. 17.16).

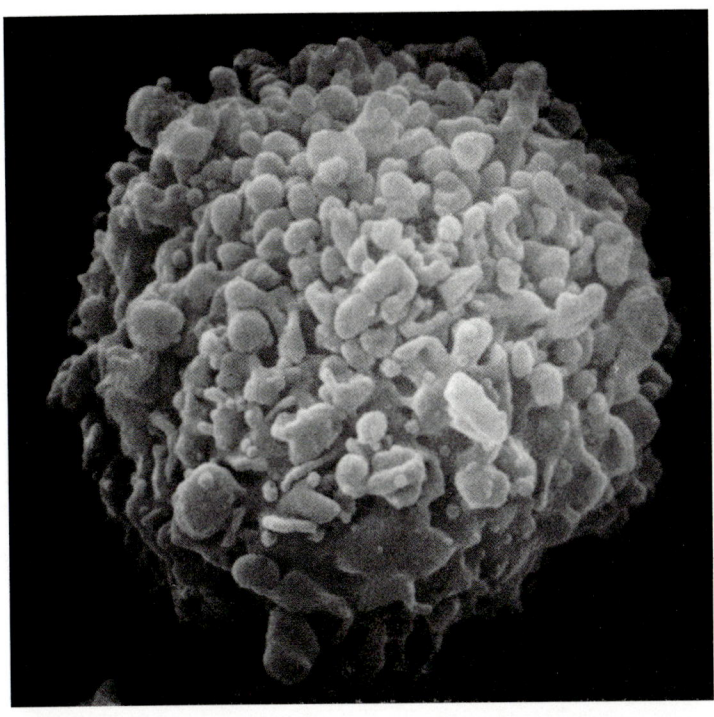

Abb. 17.13
Akute myeloische Leukämie (FAB M$_7$): Megakaryoblast mit zahlreichen, unterschiedlich großen Blasen und einzelnen Leisten an der Oberfläche.

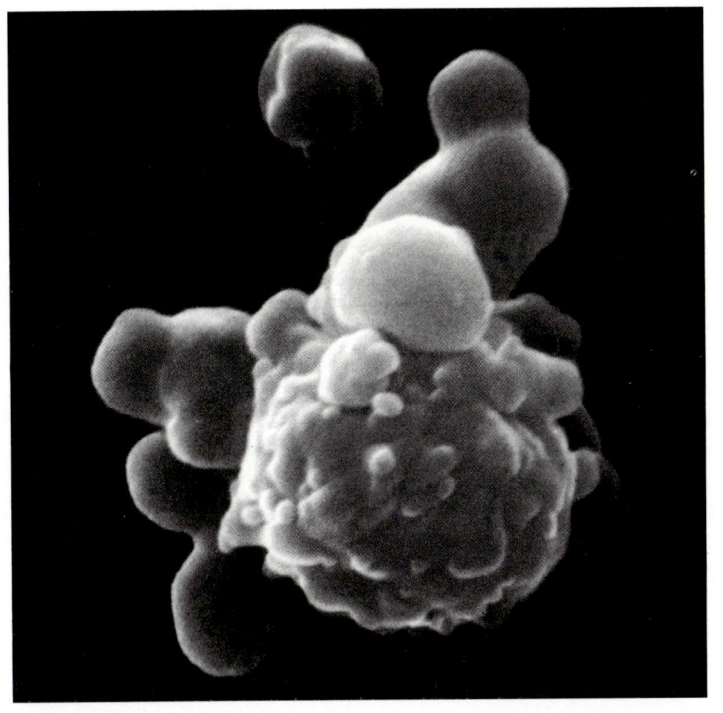

Abb. 17.14
Akute myeloische Leukämie (FAB M$_7$): Zelle mit zahlreichen kleineren Oberflächenblasen und ausgeprägter Pseudopodienbildung durch Thrombozytenknospen.

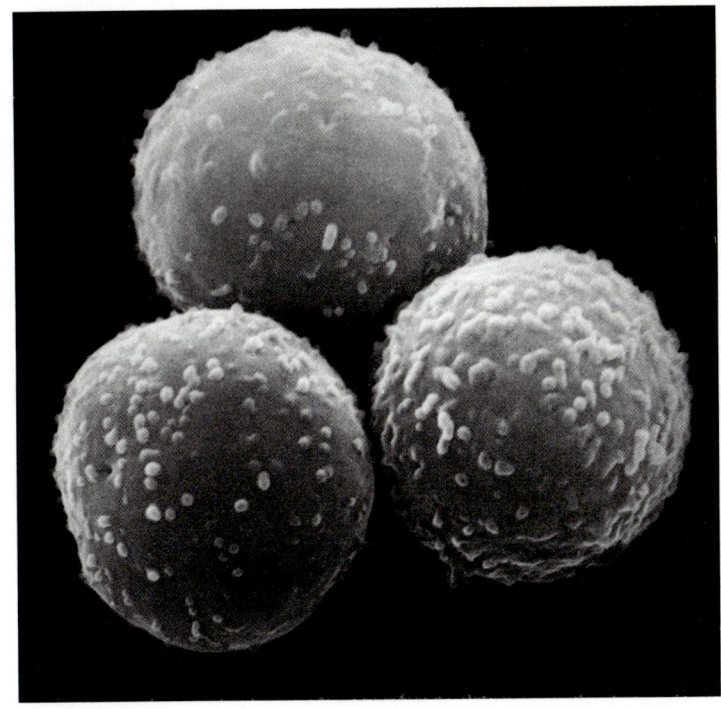

Abb. 17.15
Akute lymphatische Leukämie vom "Common-" (CD10$^+$)- Subtyp: Blasten mit kurzen Oberflächenmikrovilli in unterschiedlicher Zahl.

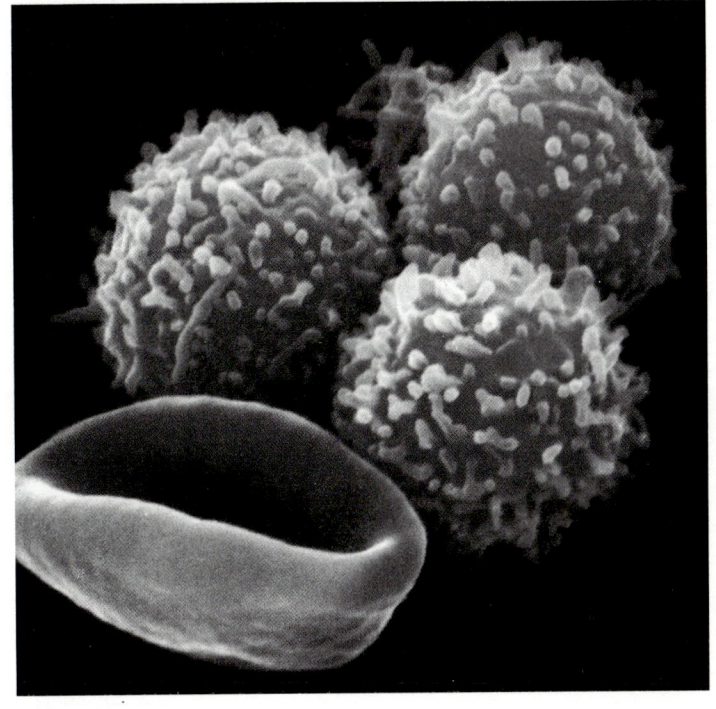

Abb. 17.16
Chronische lymphatische Leukämie vom B-Zelltyp: Zellen mit zahlreichen, meist plumpen Oberflächenmikrovilli und vereinzelten Leisten.

17 Raster-Elektronenmikroskopie der Blutzellen

Diese Oberflächenstrukturen sind (entsprechend der zunehmenden Immunglobulin-Konzentration an der Oberfläche) bei B-Zell-Lymphomen besonders stark entwickelt, und zwar in Form zahlreicher, grober Mikrovilli (Abb. 17.17). Auch Plasma- und Myelomzellen besitzen viele grobe Mikrovilli, zwischen denen jedoch häufig unterschiedlich große Blasen eingestreut sind (Abb. 17.18).

Die Haarzell-Leukämie zeigt die typische hybride Differenzierung mit Merkmalen sowohl von B-Lymphozyten (Mikrovilli) als auch von Monozyten (Falten) (Abb. 17.19). Bei manchen Zellen können allerdings die einen oder anderen Oberflächenstrukturen überwiegen.

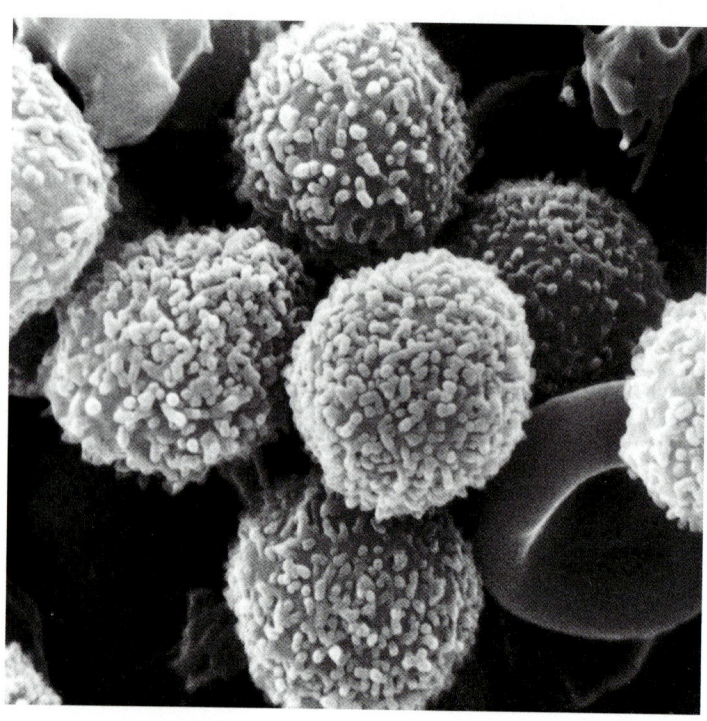

Abb. 17.17
B-Zell-Lymphom: Zellen mit sehr zahlreichen Mikrovilli in dichterer Anordnung als in Abb. 17.15 und 17.16.

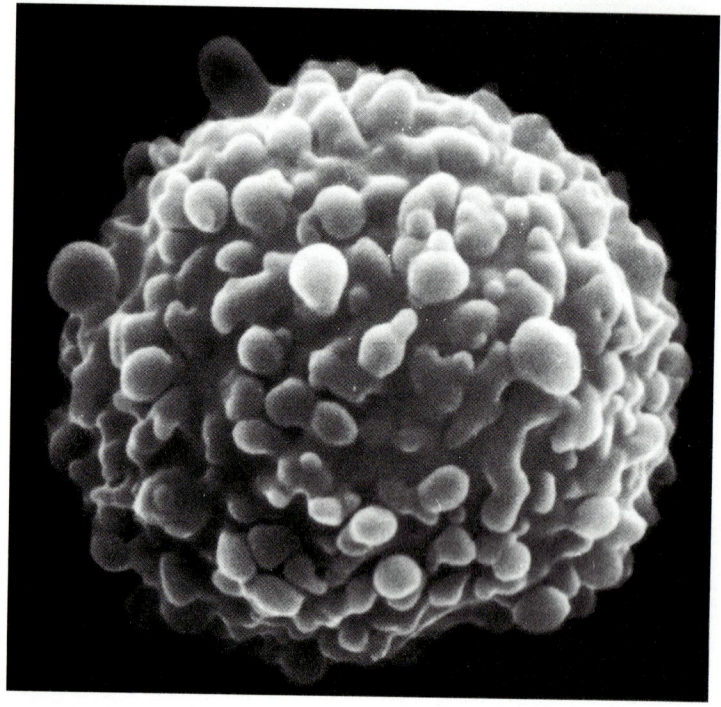

Abb. 17.18
Multiples Myelom: Plasmazelle mit zahlreichen groben, knollenförmigen Fortsätzen unterschiedlicher Größe.

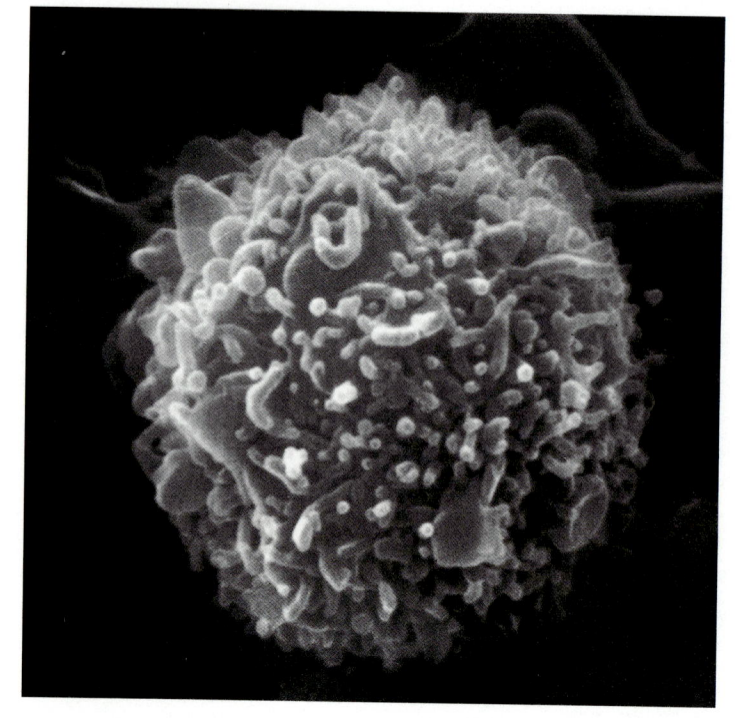

Abb. 17.19
Haarzell-Leukämie: Die Zelle zeigt eine hybride Morphologie mit Eigenschaften sowohl von B-Lymphozyten (zahlreiche Mikrovilli an der Oberfläche) als auch von Monozyten (Falten und Leisten).

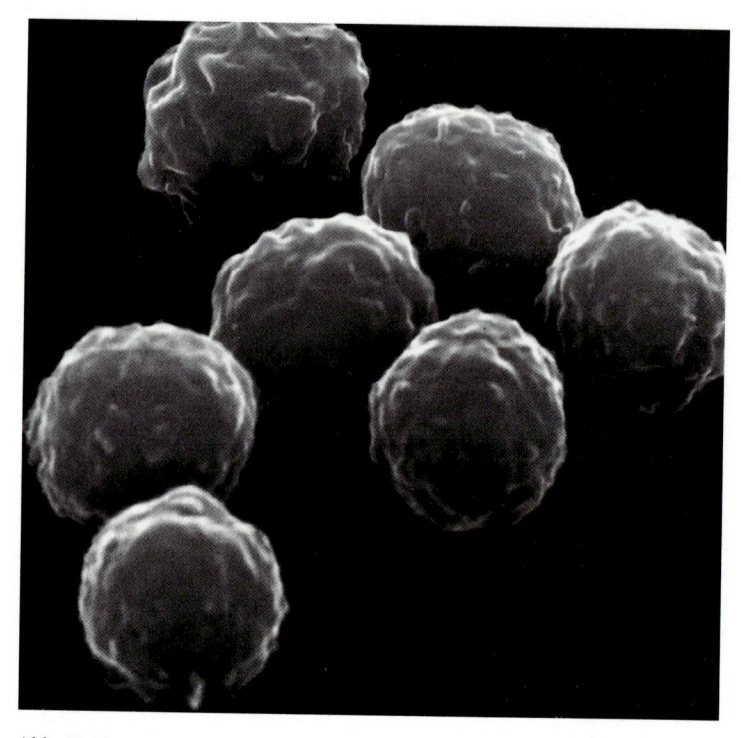

Abb. 17.20
Akute lymphatische Leukämie vom T-Zelltyp: Die Blasten besitzen eine ungleichmäßig gewellte Oberfläche.

Bei akuter lymphatischer Leukämie vom T-Zelltyp (T-ALL) sind die Blasten durch eine bogenförmig gewellte Oberfläche (*Abb. 17.20*) gekennzeichnet. Spezifische Oberflächenantigene können mit Antikörpern, die an Latexpartikel gekoppelt sind, nachgewiesen und im REM sichtbar gemacht werden. *Abb. 17.21* zeigt die Anwendung dieser Technik bei der immunologischen Oberflächentypisierung in einem Fall von T-ALL.

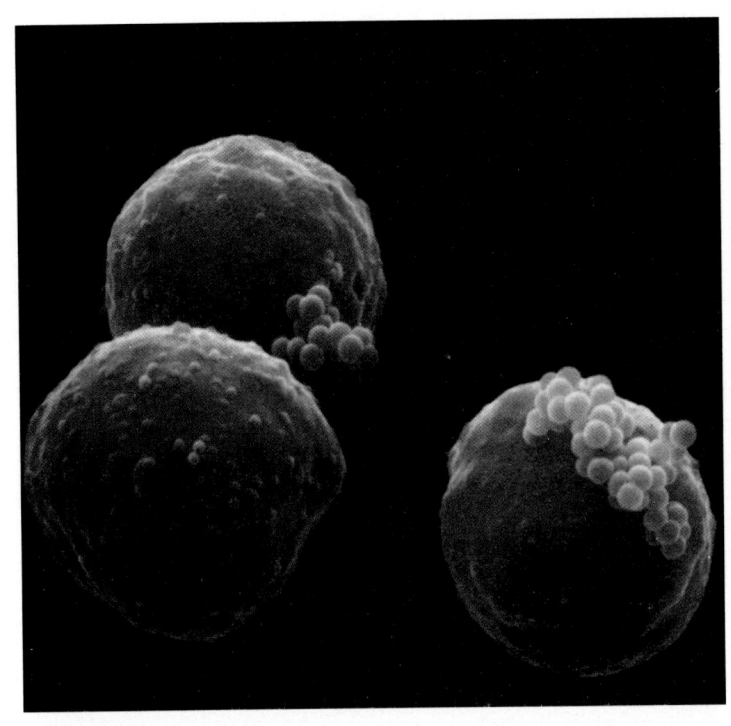

Abb. 17.21
Akute lymphatische Leukämie vom T-Zelltyp: Die Zellen sind mit einem Pan-T-Antikörper markiert, der an Latexpartikel gekoppelt ist.

Weitere Literatur

Bartl, R., Frisch, B. & Burkhardt, R. (1985) *Bone Marrow Biopsies Revisited. 2nd edition.* Basle: Karger.

Begemann, H. & Rastetter, J. (1979) *Atlas of Clinical Hematology. 3rd edition.* Berlin: Springer Verlag.

Bloom, A.L. & Thomas, D.P. (eds) (1987) *Haemostasis and Thrombosis. 2nd edition.* Edinburgh: Churchill Livingstone.

Bunn, H.F. & Forget, B. (1985) *Hemoglobin: Molecular, Genetic and Clinical Aspects.* Philadelphia: W.B. Saunders.

Catovsky, D. (ed.) (1981) *The Leukaemic Cell.* Edinburgh: Churchill Livingstone.

Chanarin, I. (1979) *The Megaloblastic Anaemias. 2nd edition.* Oxford: Blackwell Scientific Publications.

Coleman, R.W., Hirsh, J., Marder, V.J. & Salzman, E.W. (eds) (1987) *Hemostasis and Thrombosis: Basic Principles and Clinical Practice.* Philadelphia: J.B. Lippincott.

Dacie, J.V. (1985) *The Haemolytic Anaemias: The Hereditary Haemolytic Anaemias. Volume 1, 3rd edition.* Edinburgh: Churchill Livingstone.

Dacie, J.V. & Lewis, S.M. (1984) *Practical Haematology. 6th edition.* Edinburgh: Churchill Livingstone.

Delamore, I.W. (ed.) (1986) *Multiple Myeloma and other Paraproteinaemias.* Edinburgh: Churchill Livingstone.

Frisch, B., Lewis, S.M., Burkhardt, R. & Bartl, R. (1985) *Biopsy Pathology of Bone and Bone Marrow.* London: Chapman and Hall.

Hann, I.M., Rankin, A., Lake, B.D. & Pritchard, J. (1983) *Colour Atlas of Paediatric Haematology and Oncology.* Oxford: Oxford Medical Publications.

Hardisty, R.M. & Weatherall, D.J. (1982) *Blood and Its Diseases. 2nd edition.* Oxford: Blackwell Scientific Publications.

Hayhoe, F.G.J. & Flemans, R.J. (1982) *A Colour Atlas of Haematological Cytology. 2nd edition.* London: Wolfe Medical Publishers.

Hayhoe, F.G.J. & Quaglino, D. (1988) *Haematological Cytochemistry.* Edinburgh: Churchill Livingstone.

Heim, S. & Mitelman, F. (1987) *Cancer Cytogenetics.* New York: Alan R. Liss.

Hoffbrand, A.V. & Pettit, J.E. (1984) *Essential Haematology. 2nd edition.* Oxford: Blackwell Scientific Publications.

Hoffbrand, A.V. & Lewis, S.M. (eds) (1981) *Postgraduate Haematology.* London: Heinemann Medical Books.

Issett, P.D. (1985) *Applied Blood Group Serology.* Miami: Montgomery Scientific.

Jaffe, E.S. (1985) *Surgical Pathology of the Lymph Nodes and Related Organs.* Philadelphia: W.B. Saunders.

Jandl, J.H. (1987) *Blood.* Boston: Little, Brown & Company.

Kaplan, H.S. (1980) *Hodgkin's Disease. 2nd edition.* Cambridge, MA: Harvard University Press.

Linch, D. & Yates, A.P. (1986) *Colour Aids Haematology.* Edinburgh: Churchill Livingstone.

McDonald, G.A., Cruickshank, B. & Paul, J. (1988) *Atlas of Haematology. 5th edition.* Edinburgh: Churchill Livingstone.

Mollison, P.L., Engelfriet, C.P. & Contreras, M. (1987) *Blood Transfusion in Clinical Medicine. 8th edition.* Oxford: Blackwell Scientific Publications.

Nathan, D.G. & Oski, F.A. (1987) *Hematology of Infancy and Childhood. 3rd edition.* Philadelphia: W.B. Saunders.

Roitt, I.M. (1988) *Essential Immunology. 6th edition.* Oxford: Blackwell Scientific Publications.

Roitt, I.M., Brostoff, J. & Male, D.K. (1985) *Immunology.* Edinburgh–London: Churchill Livingstone–Gower Medical Publishing.

Serjeant, G.R. (1985) *Sickle Cell Disease.* Oxford: Oxford University Press.

Stamatoyannopoulos, G., Nienhuis, A.W., Leder, P. & Majerus, P.W. (1987) *The Molecular Basis of Blood Diseases.* Philadelphia: W.B. Saunders.

Stansfield, A.G. (ed.) (1985) *Lymph Node Biopsy Interpretation.* Edinburgh: Churchill Livingstone.

Undritz, E. (1973) *Sandoz Atlas of Haematology. 2nd edition.* Basle: Sandoz.

Weatherall, D.J. & Clegg, J.B. (1981) *The Thalassaemia Syndromes. 3rd edition.* Oxford: Blackwell Scientific Publications.

Whittaker, J.A. & Delamore, I.W. (1987) *Leukaemia.* Oxford: Blackwell Scientific Publications.

Wickramasinghe, S.N. (ed.) (1986) *Blood and Bone Marrow.* Edinburgh: Churchill Livingstone.

Wickramasinghe, S.N. (ed.) (1986) *Blood and Bone Marrow; Systemic Pathology. Volume 2, 3rd edition.* Edinburgh: Churchill Livingstone.

Williams, W.J., Beutler, E., Erslev, A.J. & Rundles, R.W. (1983) *Hematology. 3rd edition.* New York: McGraw-Hill.

Wintrobe, M.M., Lee, G.R., Boggs, D.R., Bithell, T.C., Foerster, J., Athens, J.W. & Lukens, J.M. (1981) *Clinical Hematology. 8th edition.* Philadelphia: Lea & Febiger.

Wittels, B. (1985) *Surgical Pathology of the Bone Marrow – Core Biopsy Diagnosis.* Philadelphia: W.B. Saunders.

Zucker-Franklin, D., Greaves, M.F., Grossi, C.E. & Marmont, A.M. (1988) *Atlas of Blood Cells. 2nd edition.* Philadelphia: Lea & Febiger.

Sachverzeichnis

kursiv gesetzte Zahlen beziehen sich auf Abbildungen

Adenocarcinom,
    Colon, und Eisenmangel-Anämie 2.22
    und Erythrozytenfragmentation 4.49
    Magen, und Knochenmarkbeteiligung 5.15
Adenosindeaminase 128, 7.42
Aderlaß-Behandlung, bei Polycythaemia vera 12.4, 12.7
Adulte T-Zell Lymphome/Leukämie 191–2
    Blutausstrich 10.73
    klinisches Bild 10.71
    Lymphknotenhistologie 10.74
    T-Zell-Ultrastruktur 10.72
AIDS *siehe* erworbenes Immundefekt-Syndrom
Akanthozyt, REM-Morphologie 17.5
Akanthozyten, bei Pyruvatkinase-Mangel 4.32
Akanthozytose,
    bei essentieller Thrombozythämie 12.39
    bei Hypothyreose 6.37
    bei Lebererkrankungen 6.34
    bei leukoerythroblastischem Blutbild 7.20
    und McLeod-Blutgruppe 4.26, 71
    bei Nierenversagen 4.53, 6.35
    bei Pyruvatkinase-Mangel 4.32
    bei sekundären hämolytischen Anämien 78
Akne rosacea, und Polycythaemia vera 12.4
Alder- (Alder–Reilly-) Anomalie 119, 7.4
Alkoholabusus, hämatologische Paramter 3.45
Allopurinol, Hypersensitivitätsreaktion 13.16
Amyloidose, 266–7, 15.44
    Knochenmarkbefunde 15.45
    und multiples Myelom 11.20, 11.24–11.29, 207, 13.13
Anämie,
    aplastische, 100–106
        Behandlung 104, 6.21, 6.41
        Eisenkinetik 104, 6.20
        hämatologische Parameter 6.2
        klinisches Bild 100, 6.3–6.8
        Knochenmarkbefunde 103–4, 6.15–6.19
        kongenitale 102–3, 6.9–6.14
        Ursachen 100, 6.1
    Eisenmangel-, 34–40
        und Adenocarcinom 2.22
        und Angiodysplasie 2.23
        Behandlung 2.13, 40, 2.25
        Blutausstriche 2.11–2.13
        und Duodenalulkus 2.21
        Erythropoese 2.15, 2.17
        hämatologische Parameter 2.14
        klinisches Bild 34, 36, 2.2–2.10
        Knochenmarkbefunde 36, 2.15, 2.16
        und Hakenwurmbefall 2.19
        und Hiatushernie 2.20
        und pulmonale Hämosiderose 2.24
        Ursachen 38–40, 2.18
    hämolytische, 64–80
        autoimmun-, 72–76
            Behandlung 76, 4.44
            Blutausstriche 4.9, 4.39–4.41, 4.43
            und CLL 9.11, 9.14
            klinisches Bild 74, 4.2, 4.3, 4.42
            und Pneumonie 4.37
            Ursachen 4.38
        erworbene, 72–80
            Blutausstriche 4.57–4.59
            Ursachen 79, 4.35
        hereditäre 66
            Ursachen 4.13
        isoimmun- 76, 4.46
        klinisches Bild 64, 4.4, 4.29
        Knochenmarkbefunde 4.8
        Medikamenten-induziert 76, 80
            Blutausstriche 4.60, 4.61
        und metastasierendes Carcinom 6.36
        Retikulozytose 4.7
    hypochrome, 34–44
        Differentialdiagnose 44
    kongenitale dyserythropoetische (CDA), 107–8
        Blutausstriche 6.27, 6.29, 6.31
        Klassifikation 107–8
        klinisches Bild 107
        Knochenmarkbefunde 6.28, 6.30, 6.32
    megaloblastische 48–61
        Behandlung 60, 3.43
        Blutausstriche 3.10–3.15, 3.18, 3.19, 3.21
        und Divertikulose 3.33
        hämatologische Parameter 3.9
        klinisches Bild 50, 3.4–3.8
        Knochenmarkbefunde 52, 54, 3.16, 3.17, 3.20–3.23
        und Syndrom der blinden Schlinge 3.34
        und Transcobalamin II-Mangel 3.42
        und tropische Sprue 3.40
        Ursachen 48, 3.1, 56–60
        und Zoeliakie 3.35–3.39
    perniziöse,
        Autoantikörper 3.31
        Behandlung 3.43
        Magenschleimhautatrophie 3.30, 3.32
        und Myxödem 3.29
        und Vitamin B_{12}-Neuropathie 3.26
        und Vitiligo 3.27, 3.28
    sekundäre 109–110
    Sichelzell-, 93–98
        Behandlung 97–98
        Blutausstriche 5.59, 5.60, 5.63, 5.64
        geographische Verteilung 5.3
        Hämoglobin-Elektrophorese 5.62
        und Infektionen 95–96, 5.51–5.55
        klinisches Bild 93–96, 5.43–5.58
        Knochenmarkbefunde 5.61
        pränatale Diagnostik 5.35
    sideroblastische, 40–44
        kongenitale,
            Behandlung 40, 44, 2.37
            Blutausstrich 2.29
            Genetik 40
            klinisches Bild 2.27, 2.28
            Knochenmarkbefunde 43, 2.35, 2.36
            Ursachen 2.26
        primär erworbene
            Blutausstriche 2.30, 2.31, 9.57
            Knochenmarkbefunde 2.32–2.34, 9.60
            Übergang in akute Leukämie 40
            Ursachen 2.26
Ancylostoma duodenale, und Eisenmangel-Anämie 2.19
Angiodysplasie, und Eisenmangel-Anämie 2.23
Angioimmunoblastische Lymphadenopathie, 194
    klinisches Bild 10.80
    Knochenmarkbefunde 10.79
    Lymphknotenhistologie 10.78
Anisozytose, 16
    bei Adenocarcinom 4.49
    bei kongenitaler dyserythropoetischer Anämie 6.29, 6.31
    bei leukoerythroblastischem Blutbild 7.19
    bei megaloblastischer Anämie 3.10–3.12
    bei Myelodysplasie 9.56, 9.57
    bei Osteomyelofibrose 12.23
    bei Osteopetrosis 15.41
    bei Pyruvatkinase-Mangel 4.31
    bei sideroblastischer Anämie 40
Anorexia nervosa 269, 15.50
Antigen-präsentierende Zellen 21, 1.63, 26, 1.77, 1.78
Antithrombin III-Mangel 247
Asparaginase, Behandlung von akuten Leukämien 8.68
Aspergillus, 15.27
    und Knochenmark-Transplantation 6.42, 6.43
Auer-Stäbchen, bei AML 8.22, 8.23, 8.39
Autohämolyse, bei hereditärer Sphärozytose 69, 4.20

Babesia 276, 16.7
Bartonella bacilliformis 278, 16.14
Basophile Leukozytose (Basophilie), 122
    bei Leukämien 7.17
Basophile,
    Funktion 20
    Morphologie 1.50
    Vorläuferzellen 1.1, 1.9, 13, 1.28, 1.32
Basophile Tüpfelung,
    bei Bleivergiftung 44, 2.39
    und instabiles Hämoglobin 5.67
    bei kongenitaler dyserythropoetischer Anämie 6.31
    bei Pyrimidin 5-Nukleotidase-Mangel 4.34
    bei sideroblastischer Anämie 2.33
    Ursachen 2.40
Bence–Jones-Proteinurie, bei multiplem Myelom 203
Bernard–Soulier-Syndrom, 234
    Blutausstrich 13.37
    Thrombozytendefekte 237
Bestrahlung,
    Behandlung der ALL 8.68
    Behandlung der CLL 158
    Behandlung des Morbus Hodgkin 10.3, 181
    Behandlung der Non-Hodgkin-Lymphome 189
    Nebenwirkungen 114, 6.49, 6.50
Blei,
    Anämieentstehung 34
    Vergiftung 44, 2.38, 2.39
Blutausstrich, Herstellung 16, 1.43
Blutgruppen 67–68, 4.15, 4.16
Bluttransfusion,
    ABO-Inkompatibilität 4.45
    Behandlung der Erythroblastophthise 107
    Behandlung der Sichelzellanämie 97–98
    Behandlung der β-Thalassämie 87, 5.21–5.29
    Eisenüberladung 5.9, 87, 5.17–5.19, 88–89, 5.21–5.27, 90, 9.70
Blutung,
    bei AML 8.11, 8.12
    bei aplastischer Anämie 100, 6.3–6.5
    bei CLL 9.4
    bei CML 9.38, 9.38
    bei DIC 14.40–14.42
    bei Ehlers–Danlos-Syndrom 13.9
    und Eisenmangel-Anämie 38–39
    mit erworbenem Gerinnungsfaktor-Inhibitor 14.45
    bei essentieller Thrombozythämie 12.35
    bei Hämophilie 14.5–14.8, 14.13–14.26
    und Infektionen 13.18–13.21
    bei Kasabach–Merritt-Syndrom 14.44
    bei Leberversagen 14.33, 14.34
    bei multiplem Myelom 13.12, 13.13
    bei Myelodysplasie 9.55
    bei Protein C-Mangel 14.31
    bei Skorbut 13.11
    bei systemischem Lupus erythematodes 13.17
    bei Thrombozytopenie 13.23, 13.24, 13.26, 13.32–13.34
    bei Warfarin-Überdosierung 14.35–14.37
    bei Willebrand-Jürgens-Syndrom 14.27

Sachverzeichnis

Borrelia recurrentis 278, *16.15*
Brugia malayi 276, *16.11, 16.12*
Budd–Chiari-Syndrom *4.55*
B-Zell-Differenzierungsfaktor 4, *1.8*, 26, *1.78*
B-Zell-stimulierender Faktor 1 4, *1.8, 1.78*
B-Zell-Wachstumsfaktor 4, *1.8, 1.78*

Candida albicans-Infektion *siehe* Candidiasis
Candidiasis,
 bei AML *8.7, 8.9*
 bei aplastischer Anämie *6.8*
 bei CLL *9.8*
Carcinommetastasen *6.36*
Chagas-Erkrankung 276, *16.9*
Chédiak-Higashi-Syndrom 118–119, *7.3*
Cheilosis *siehe* Mundwinkelrhagaden
Chlorambucil, Behandlung der CLL *9.18*
Clostridium-Sepsis, und hämolytische Anämie *4.57*
Colony-forming units *siehe* koloniebildende Einheiten
Colony-stimulating factors *siehe* koloniestimulierende Faktoren
Coombs-Test *4.36*
Corticosteroide, Behandlung der Erythroblastophthise 106
Cyclophosphamid, Behandlung der CLL 158
Cyclosporin A, Behandlung der Erythroblastophthise 107
 und allogene Knochenmarktransplantation 111, *6.41*
Cytosin-Arabinosid,
 Behandlung der akuten Leukämien *8.67, 8.68*
 Behandlung der myelodysplastischen Syndrome 172
 Ursache der megaloblastischen Anämie 60

Dapson, Ursache der hämolytischen Anämie 80, *4.61*
Daunorubicin, Behandlung der akuten Leukämien *8.67, 8.68*
Dermatitis herpetiformis,
 Blutausstrich *7.12*
 und Folsäure-Mangel *3.41*
Desferrioxamin, Behandlung der transfusionsbedingten Eisenüberladung 88–89, *5.19*
Diamond–Blackfan-Syndrom 106–107, *6.23, 6.24*
Disseminierte intravaskuläre Gerinnung (DIC) 249–250, *14.38–14.43*
Döhle-Körper, bei neutrophiler Leukozytose *7.10*
Drumstick *1.47*
Dyserythropoese, bei myelodysplastischen Syndromen *9.63, 9.64*
Dyskeratosis congenita, bei aplastischer Anämie *6.13, 6.14*, 103

Echinozyten, bei Nierenversagen 78, *4.53*
Ehlers–Danlos-Syndrom 230, *13.9*
Eisen,
 Behandlung der Eisenmangel-Anämie *2.13*, 40
 Chelat-Bildung,
  Desferrioxamin 88–89, *5.19*
  orale 172, *9.70*
 im Knochenmark 14, *1.38, 2.16, 2.36, 9.62, 9.65*
 in Leber, bei aplastischer Anämie 104, *6.20*
 Resorption 39–40
 transfusionsbedingte Überladung *5.9*, 87, *5.17–5.19*, 88–89, *5.21–5.27*, 90, *9.70*
Elliptozytose,
 hereditäre
  Blutausstriche 70, *4.22, 4.24*
  klinisches Bild *4.23*, 71
Endothelzellen, Artefakt in Blutausstrichen 18, *1.55*
Eosinophilie 120, *7.12–7.14*
Eosinophiles Knochengranulom 196, *10.88*

Eosinophile,
 Funktion 20
 Morphologie *1.49*
 Vorläuferzellen *1.1*, 3, *1.6, 1.9*, 13, *1.28, 1.32*
Epipodophyllotoxin, Behandlung der akuten Leukämien *8.67, 8.68*
Epithelzellen, Artefakt in Blutausstrichen 18, *1.54*
Erythroblasten, *1.27*
 bei AML *8.41*
 basophile 10, *1.21–1.23, 1.41*
 bei myelodysplastischen Syndromen *9.61, 9.63, 9.64*
 polychromatische 10, *1.21–1.24*
 pyknotische 10, *1.21, 1.23, 1.24*
 zirkulierende *4.9, 4.39, 4.47, 5.13, 5.63, 6.36*, 122, *7.19, 7.20*
Erythroblastophthise 106–107
 erworbene 107, *6.25, 6.26*
 kongenitale *6.23, 6.24*
 Ursachen *6.22*
Erythroblastosis fetalis *siehe* Morbus haemolyticus neonatorum
Erythrophagozytose *10.93–10.95*
Erythropoese, 10–13, *1.21–1.27*
 bei Eisenmangel-Anämie *2.15–2.17*
 extramedulläre 86, *3.24*
 fetale 54, *3.24*
 bei hämolytischer Anämie *4.8*
 bei kongenitaler dyserythropoetischer Anämie *6.28, 6.30, 6.32*
 bei megaloblastischer Anämie 52, *3.16, 3.17*
 bei sekundärer Anämie *6.33*
Erythropoetin *1.9*
Erythrozyten, 18–19
 Abbau *4.1*
 Autoagglutination *4.41, 4.45*
 Geldrollen-Bildung *11.8*
 Morphologie 16–17, *1.44*, 280–281
 osmotische Resistenz 69, *4.19*
 REM-Morphologie *17.1, 17.3–17.6*
 Rosettenbildung um Neutrophile 74, *4.43*
 Stoffwechsel 19, 71, *4.27, 4.28*
 Vorläuferzellen *1.1*, 3, *1.5–1.7, 1.9*
 Zellmembran, Antigene 66–68, *4.14–4.16*
Erythrozytenfragmentations-Syndrom 76, *4.49–4.52*
Erworbener Gerinnungsfaktor-Inhibitor 251–2, *14.45*
Erworbenes Immundefekt-Syndrom (AIDS), 130–2
 klinisches Bild 131–2, *7.49, 7.50*
 Lymphknotenveränderungen 131–2, *7.47, 7.48*
 Pathogenese 130–1, *7.44, 7.45*
Escherichia coli, bei AML *8.5*

Faktor VIII,
 Autoantikörper 251
 Gen *14.2*
 Struktur 241, *14.3*
Familiäres hämophagozytisches Syndrom 199, *10.95*
Fanconi-Anämie 102–103, *6.9–6.12*
Felty-Syndrom 124, *7.27, 7.28*
Filariasis 276–277
Schaumzellen, bei Morbus Niemann–Pick *15.32, 15.33*
Folsäure,
 Mangel, 48, *3.15*, 58–60
  Behandlung 60, *4.44*
  und Dermatitis herpetiformis *3.41*
  und megaloblastische Anämie 48, 56–58
  und tropische Sprue *3.40*
  und Zoeliakie *3.35–3.39*
 Rolle bei DNA-Biosynthese 48, *3.2*
 Stoffwechselstörungen 60
 Vorkommen in Nahrungsmitteln 56

Gallensteine,
 und Sichelzellanämie *5.56*
 und Thalassaemia major *4.5, 4.6*
Gammaglobulin, Behandlung der ITP 234–235, *13.31*
Gamna–Gandy-Körper, bei Sichelzellanämie *5.58*
Gammopathie, benigne monoklonale 210, *11.44*
Gangrän, bei essentieller Thrombozythämie *12.36*
Gerinnungsfaktoren, Bedeutung bei der Hämostase 228, *13.1, 13.2, 13.4, 14.1*
Gerinnung,
 Ablauf 240, *14.1*
 Störungen 240–252
 siehe auch spezielle Erkrankungen
Gigantoblasten,
 bei AML *8.30*
 bei CDA 108
Glossitis, und Anämie *2.8, 3.6*
Glucose-6-Phosphatdehydrogenase (G6PD),
 Mangel, 72
  und Hämoglobinurie *4.11*
  und hämolytische Anämie *4.13, 4.29*
  medikamenteninduzierte Hämolyse *4.30*
'Golfball'-Zellen, bei α-Thalassämie *5.41*
Gicht,
 bei CML *9.40*
 bei Osteomyelofibrose *12.19*
 bei Polcythaemia vera *12.9*
α-Granuladefekt 238, *13.40*
Granulome, Knochenmark 261, *15.24, 15.25*
Granulopoese, 13–15, *1.28–1.32*
 abnorme *9.67*
Granulozyten, 20–21
 Vorläuferzellen 3, *1.4–1.6, 1.9, 1.28–1.32, 6.26*
Gray-platelet-Syndrom *siehe* α-Granuladefekt
Große granulierte Lymphozyten 24, *1.53*
Gumprecht'sche Schollen, bei CLL *9.10*

Haarzellen *9.24–9.27*
hämatologische Parameter,
 bei Alkoholabusus *3.45*
 Differentialblutbild 17
 bei Eisenmangel-Anämie *2.14*
 bei Hämoglobin H-Erkrankung *5.39*
 bei hereditärer Sphärozytose *4.17*
 bei megaloblastischer Anämie *3.9*
 Normbereiche *1.42*
 bei paroxysmaler nächtlicher Hämoglobinurie *4.54*
 bei Thalassämie *5.32, 5.42*
Hämatopoese, 2–15, *1.1, 1.2*
 extramedulläre 52, *4.48*
 Steuerung 4–7, *1.8–1.11*
Hämoglobin,
 fetales 19, *1.58*, 98, *5.68*
 Klassen 18–19, *1.58*
 Sauerstofftransport 19, *1.60*, 71
 Struktur 18, *1.59*, 83
 Synthese 19, *2.1*, 82–83, *5.1*
Hämoglobin C-Erkrankung *5.64, 5.65*
Hämoglobin E-Erkrankung *5.66*
Hämoglobin H-Erkrankung, 92–93
 Blutausstriche *5.38, 5.40, 5.41*
 hämatologische Parameter *5.39*
Hämoglobinopathien, geographische Verteilung *5.3*
 siehe auch spezielle Erkrankungen
Hämoglobinurie,
 bei G6PD-Mangel *4.11*
 paroxysmale nächtliche 78–79, *4.12, 4.54–4.56*, 104
Hämolyse,
 intravaskuläre 66, *4.11, 4.12*, 74
 medikamenteninduziert *4.30*

Sachverzeichnis

Hämophilie, 241–246
    Behandlung 246
    klinisches Bild 242–246, *14.5–14.26*
    Gerinnungstests *14.29*
    Ursachen 241
    Vererbung *14.4*
Hämorrhagische Diathesen 228–238
    siehe auch Blutung *und spezielle Blutungsstörungen*
Hämosiderinurie *4.12*
Hämostase,
    Ablauf 228, *13.1, 13.2*
    Gerinnungstests *14.29, 14.46*
'Hand-Fuß'-Syndrom, bei Sichelzellanämie *5.47–5.50*, 95
Hand–Schüller–Christian-Erkrankung *10.85*
Haut,
    leukämische Infiltration *9.47, 9.48*
    bei Lymphomen *10.56*
    bei Mycosis fungoides *10.67*
Heinz'sche Innenkörper,
    bei G6PD-Mangel 66, *4.10*
    und instabiles Hämoglobin *5.67*
Henoch–Schönlein-Syndrom 231, *13.14, 13.15*
Hereditäre hämorrhagische Teleangiektasie 230, *13.6–13.8*
Hermansky–Pudlak-Syndrom 237, *13.38*
Herpes simplex,
    bei AML *8.9*
    bei aplastischer Anämie *6.7*
    bei CLL *9.7*
    bei Knochenmarktransplantation *6.46*
    bei Myelodysplasie *9.53*
Herpes zoster
    und Blutung *13.19*
    bei CLL *9.5, 9.6*
    bei Morbus Hodgkin *10.7*
Histiozytische medulläre Retikulose 199, *10.93*
Histiozytose,
    disseminierte maligne 196, *10.85–10.87*
    maligne,
        Knochenmarkbefund *10.89–10.91*
        Leberhistologie *10.92*
Histokompatibilitäts-Antigene (HLA), 29–31, *1.84–1.86*
    Bedeutung bei der Leukämie-Klassifikation 145
Histoplasma capsulatum 261
Hoden, leukämische Infiltration *8.20, 8.37, 8.51*
Hohlnagelbildung, und Eisenmangel-Anämie *2.6*
Howell–Jolly-Körper,
    bei essentieller Thrombozythämie *12.39*
    bei lymphoretikulärer Dysgenesie *7.43*
    bei megaloblastischer Anämie 52, *3.15, 3.17*
    bei Sichelzellanämie *5.60*
    bei Thalassämie *5.14*
Humanes Immundefizienz-Virus (HIV),
    AIDS-Pathogenese 130–131
    Infektion von T-Lymphozyten *7.44, 7.45*
Humanes T-Zell-Lymphom/Leukämie-Virus I 192
Hydrops fetalis, und Thalassämie 92, *5.37*
Hydroxycobalamin, Behandlung der megaloblastischen Anämie 60, *3.43*
Hydroxyharnstoff, und megaloblastische Anämie 60
Hyperviskositätssyndrom 210, *11.40–11.42*
Hypochromie,
    und Anämie 34
    bei Bleivergiftung 45
    bei Eisenmangel 36, *2.11*
    bei leukoerythroblastischem Blutbild *7.20*
    bei Myelodysplasie *9.57*
    bei Sichelzellanämie *5.59*
    bei sideroblastischer Anämie 40, *2.31*
    bei Thalassämie *5.13, 5.14, 5.33, 5.40*
Hypothyreose, Blutausstriche *6.37*

Immunantwort,
    Rolle der Basophilen 20
    Rolle der Eosinophilen 20
    Rolle der Lymphozyten 22, 26, 27, *1.77–1.79*
    Rolle der Mastzellen 21
    Rolle der Monozyten 21
    Rolle der Neutrophilen 20, *1.61*
    Rolle der NK-Zellen 25
Immundefekt, 128–132
    lymphoretikuläre Dysgenesie 128, *7.43*
    primärer, Ursachen *7.39*
    schweres kombiniertes Immundefektsyndrom (SCID) 128, *7.40, 7.41*
    siehe auch erworbenes Immundefektsyndrom
Immunglobuline 24, *1.72*
Immunoblasten, und infektiöse Mononukleose *7.37*
Infektiöse Mononukleose, 124–128
    Blutausstriche *7.36*
    und Blutung *13.20*
    Differentialdiagnose 128
    klinisches Bild *7.30–7.35*
    Lymphknotenbefunde *7.37*
Instabiles Hämoglobin *5.67*
Interferone,
    und Hämatopoese 4, *1.8*
    bei Immunantwort 25
Interleukine,
    und Hämatopoese 4, 5, *1.8–1.10*
    bei Immunantwort 25, 26, *1.78*
Intestinale Malabsorption, und Schwerketten-Krankheit *11.46*
Intestinales Syndrom der blinden Schlinge, und megaloblastische Anämie *3.34*

Kala-Azar *siehe* Leishmaniose
Kaposi-Sarkom, und AIDS *7.50*
Kardiomegalie, und β-Thalassaemia major *5.25*
Karpaltunnel-Syndrom, und multiples Myelom *11.26*
Karyorrhexis,
    bei CDA *6.32*
    bei megaloblastischer Anämie *3.17*
Kasabach–Merritt-Syndrom 250, *14.44*
Keratozyten, bei Nierenversagen *4.53, 6.35*
Kleihauer-Technik *5.68*
Knochen,
    Deformitäten,
        bei β-Thalassämie 85, *5.6, 5.10, 5.20*, 90
        bei Hämophilie *14.9–14.12, 14.23*
    eosinophiles Granulom 196, *10.88*
    bei Histiozytose *10.86, 10.87*
    leukämische Infiltration *8.21, 12.51*
    bei multiplem Myelom 204, *11.10–11.18*
    Ostitis deformans Paget 268, *15.48*
    Plasmozytom 208, *11.30–11.35*
    bei Tuberkulose *15.23*
    Tumormetastasen *15.6, 15.9*
Knochenmark, *9.15*
    Aspirate, 9
        Normalbefund *1.15, 1.16*
    Ausweitung
        bei β-Thalassaemia major 85–86, *5.10*
        bei Sichelzellanämie *5.61*
    Biopsien, 10
        Kunststoffeinbettung *15.1*
        Normalbefund *1.18–1.20, 15.1, 15.10*
    Eisenspeicher 14, *1.38, 2.16, 2.36*, 109, *6.33, 9.62, 9.65*
    Fremdkörpergranulome *15.65*
    Kultur 3, *1.3–1.7*
    Lymphozytenverteilung *1.82*
    normale Zellzusammensetzung *1.17*
    Transplantation 110–116
        allogene 110, *6.39*
        autologe 110, *6.40*

        Behandlung der AML 151
        Behandlung der ALL 152
        Behandlung der aplastischen Anämie 104, *6.41*
        Behandlung der β-Thalassaemia major 89, *5.28*
        Behandlung des schweren kombinierten Immundefekt-Syndroms (SCID) 128
        Behandlung von myelodysplastischen Syndromen 172
        Graft-*versus*-host-disease 114–116, *6.50–6.60*
        Komplikationen 113–114, *6.42–6.49*
    Tumormetastasen 254–257, *15.2–15.5, 15.7, 15.8, 15.11–15.16*
    unspezifische Granulome *15.24*
Koilonychie *siehe* Hohlnagelbildung
Koloniebildende Einheiten 3, *1.1, 1.3–1.6, 1.9*
Koloniestimulierende Faktoren 4, *1.8, 1.9*
Korbzellen, bei medikamenteninduzierter Hämolyse *4.30, 4.61*

Langerhans-Zellen 21, *1.63*
Leber,
    Eisenanreicherung, bei aplastischer Anämie 104, *6.20*
    Erkrankungen,
        und Anämie 109, *6.34*
        und Blutung 248–249, *14.33, 14.34*
    bei Haarzell-Leukämie *9.32, 9.33*
    bei Histiozytose *10.92, 10.93*
    bei Lymphomen *10.52*
    bei Thalassämie *5.23*
Legionärskrankheit, und Myelodysplasie *9.54*
Leishmania donovani 261, *15.26*
Leishmaniose, 261
    Knochenmarkbefund *15.26*
Letterer–Siwe-Erkrankung 194–196, *10.34, 10.86*
Leukämie,
    akute, 134–152
        Ableitung *8.1*
        Behandlung 150–152
        Blasten, REM-Morphologie *17.8*
        Elektronenmikroskopie 148
        Entstehung aus Osteomyelofibrose 225, *12.48–12.51*
        Gen-Rearrangement *8.46*
        immunologische Marker *8.46*, 145–147
        klinisches Bild 135–139
        Zytochemie 142–145, *8.38–8.45*
        Zytogenetik 148–150, *8.61*
    akute lymphatische (ALL),
        Behandlung 152, *8.68*
        Blasten, REM-Morphologie *17.15, 17.20, 17.21*
        DNA-Analyse (southern blot-Technik) *8.57*
        Hodeninfiltrate *8.37, 8.51*
        immunologische Marker *8.47–8.51, 8.54–8.56*
        klinisches Bild *8.15–8.21*
        Knochenmarkbefund 140–142, *8.32–8.35, 8.43–8.45, 8.47–8.49, 8.54–8.56*
        Liquorbefund *8.36, 8.50*
        Zytochemie 143–145, *8.43–8.45*
        Zytogenetik *8.61, 8.63, 8.64*
    akute mit gemischt lymphomyeloischer Differenzierung,
        Knochenmarkbefund *8.52, 8.53*
    akute myeloische (AML),
        Behandlung 150–151, *8.67*
        Blasten, REM-Morphologie *17.9–17.14*
        Elektronenmikroskopie *8.59*
        klinisches Bild *8.3–8.14*
        Knochenmarkbefund *8.22–8.31*, 139–140, *8.39–8.42*
        kongenitale *8.60*
        megaloblastische Veränderungen 60
        Transformation aus sideroblastischer Anämie 40

Sachverzeichnis

Zytochemie *8.39–8.42*, 142–143
Zytogenetik *8.61, 8.65, 8.66*
Blasten, REM-Morphologie 281–285, *17.8–17.21*
chronische 154–166
chronische lymphatische (CLL), 154–158
    Behandlung 158, *9.18*
    Blutausstriche *1.81, 4.40, 9.9–9.11*
    B-Zell-Ultrastruktur *9.20*
    immunologische Marker 156–157, *9.15*
    klinisches Bild 154, *9.1–9.8*
    Knochenmarkbefund *9.12, 9.13*, 156
    Milzhistologie *9.14*
    REM-Morphologie *17.16*
    Zytochemie *9.16*
    Zytogenetik 157
chronische myeloische (CML), 163–166
    Behandlung 164, *9.44*
    Blutausstriche *7.17, 9.41–9.43, 9.45, 9.46, 9.50, 9.51*
    juvenile 166, *9.49–9.51*
    klinisches Bild 163–164, *9.37–9.40, 9.47, 9.48*
    Zytogenetik *9.34–9.36*
chronische myelomonozytäre,
    Blutausstriche *9.58, 9.59*
Haarzell- (HZL), 161–163
    Behandlung 163
    Blutausstriche *9.24*
    Knochenmarkbefund *9.26, 9.28, 9.29*
    Leberhistologie *9.32, 9.33*
    Milzhistologie *9.30, 9.31*
    REM-Morphologie *17.19*
    Ultrastruktur der Haarzellen *9.25*
    Zytochemie *9.27*
Prolymphozyten-, 158
    Blutausstriche *9.21, 9.22*
    Ultrastruktur der Prolymphozyten *9.19*
    Zytochemie *9.22*
Leukämische Retikuloendotheliose *siehe* Leukämie, Haarzell-
Leukämoide Reaktion 122, *7.8*
Leukozytenantigene *1.87*
Leukozytose 120–122
Leukoerythroblastisches Blutbild 122, *7.19–7.21*
Liquor cerebrospinalis
    bei ALL *8.36, 8.50*
    bei Lymphomen *10.58*
Loa loa 277, *16.11, 16.13*
Lupus erythematodes, LE-Zellphänomen *6.38*
Lymphadenopathie,
    bei AML *8.15*
    bei CLL *9.1, 9.2*
    bei Lymphomen *10.1, 10.2, 10.21–10.26, 10.29, 10.49–10.52*
    siehe auch angioimmunoblastische Lymphadenopathie
    und Sinushistiozytose 199, *10.96*
Lymphknoten,
    bei speziellen Erkrankungen *7.37, 7.38, 7.47, 7.48, 10.8, 10.10, 10.12–10.16, 10.32, 10.34, 10.36–10.44, 10.62, 10.74, 10.76–10.78, 10.81, 10.97, 11.36, 11.3*
    Lymphozytenverteilung *1.82, 1.83*, 29
    Normalbefund *1.63*
Lymphokine 4–5, *1.8–1.10*, 26
Lymphom, 174–200
    Ableitung 174–200
    Blasten, REM-Morphologie *17.17*
    Burkitt-Typ 189
        klinisches Bild *10.60, 10.61*
        Lymphknotenhistologie *10.62*
        Zytogenetik *10.63*
    histiozytisches, 194–200
        Lymphknotenhistologie *10.81–10.83*
    immunoblastisch, 182–183

        Lymphknotenhistologie *10.38*
        klinisches Bild *10.29, 10.32, 10.33*
        Knochenmarkbefund *10.43–10.45*
    lienales mit villösen Lymphozyten, 200
        Blutausstriche *10.98*
        Milzhistologie *10.99*
    lymphoblastisch, 183
        Lymphknotenhistologie *10.39*
        klinisches Bild *10.50, 10.51, 10.57, 10.58*
        Knochenmarkbefund *10.43*
    lymphoepitheloides (Lennert-) 193, *10.77*
    lymphozytisch, 182
        Lymphknotenhistologie *10.34, 10.37*
        klinisches Bild *10.29, 10.30, 10.49, 10.55*
        Knochenmarkbefund *10.45*
    Morbus Hodgkin, 174–181
        Behandlung 181
        Klassifikation 176–177, *10.11*
        klinisches Bild 174–175, *10.1–10.9, 10.21–10.28*
        klinisches Staging 178–180, *10.17*
        Knochenmarkbefund *10.18–10.20*
        Lymphknotenhistologie 176, *10.10–10.16*
        Zytochemie *10.15, 10.16*
    plasmozytisch *10.44*
    bei Schwerkettenkrankheit 212, *11.47*
    T-Zonen- 192, *10.76*
    zentroblastisch,
        Blutausstriche *10.48*
        Knochenmarkbefund *10.42*
        Lymphknotenhistologie *10.36*
    zentrozytisch,
        Knochenmarkbefund *10.42*
        Lymphknotenhistologie *10.34, 10.36*
    zentrozytisch/zentroblastisch,
        klinisches Bild *10.31, 10.51, 10.53, 10.56*
        Knochenmarkbefund *10.46*
Lymphopenie, bei lymphoretikulärer Dysgenesie *7.43*
Lymphophagozytose *10.95*
Lymphoretikuläre Dysgenesie *7.43*
Lymphotoxin 4
Lymphozyten 22–24
    B, 23–24
        Gen-Rearrangement *1.73*
        Oberflächenimmunglobuline 23, 24, *1.70, 1.71*
        Genetik 24, *1.73, 1.75, 1.76*
        Rolle bei der Immunantwort 22, 26–27, *1.78*
        Verteilung 29, *1.82, 1.83*
        Vorläuferzellen *1.81*
        zytoplasmisches Immunoglobulin *1.74*
    große granuläre *1.53*
    Morphologie *1.52*
    T, 22–23
        Antigen-Rezeptor,
            Gen-Rearrangement *1.68, 1.69*
            Morphologie 22, *1.67*
        Helfer ($CD4^+$)-Zellen 22
        HIV-Infektion *7.44, 7.45*
        Marker 22, *1.64–1.66*, 23
        Rolle bei AIDS 131, 132
        Rolle bei der Immunantwort 26, *1.77*, 27, *1.78, 1.79*
        Suppressor ($CD8^+$)-Zellen 22
        Verteilung *1.82*, 29, *1.83*
        zytotoxische ($CD8^+$)-Zellen 22
    Vakuolisierung 119, *7.5, 7.6*
    Vorläuferzellen *1.1*
Lymphozytose, 124–128
    chronische T-Zell- 161, *9.23*
    Ursachen *7.29*
Makroglobulinämie Waldenström, 209–210
    klinisches Bild 209–210, *11.40, 11.41*
    Knochenmarkbefund *11.38, 11.39*
    Lymphknotenbefund *11.36, 11.37*

    Proteinämie *11.42*
Makroglossie, bei multiplem Myelom *11.23, 11.25*
Makrophagen, *1.3, 1.26, 1.27, 1.62*, 281
    Bedeutung in Hämatopoese *1.2, 1.8*
    Erythrozytenabbau 19
    REM-Morphologie *17.7*
    Rolle bei Immunantwort 21, *1.78*
    Vorläuferzellen *1.4*
Makropolyzyten, bei megaloblastischer Anämie 52, *3.13*
Makrozytose
    bei Hypothyreose *6.37*
    bei kongenitaler dyserythropoetischer Anämie *6.27, 6.31*
    bei Lebererkrankungen 109
    bei megaloblastischer Anämie 48, *3.10–3.12*
    Ursachen *3.44*, 62
Malaria 272–275, *16.2–16.6*
Mannosidose *7.6*
Marmorknochenkrankheit *siehe* Osteopetrosis
Maroteaux–Lamy-Syndrom 119, *7.5*
Masern, und AML *8.10*
Mastzellen, Funktion 21
Mastozytose, systemische 257–258, *15.17–15.19*
Mastzellretikulose *siehe* Mastozytose
Maurer'sche Fleckung *16.2, 16.4*
May–Hegglin-Anomalie 118, *7.2*
Meerblaue Histiozyten 263, *15.33–15.35*
Megakaryoblasten,
    bei akuter Myelofibrose *12.54*
    bei AML *8.31*
    bei MDS *9.68*
    Morphologie *1.34*
    Ultrastruktur *8.58*
Megakaryozyten,
    Entwicklung 14, *1.33, 1.34*
    bei essentieller Thrombozythämie *12.38, 12.40–12.43, 12.45*
    bei MDS *9.68*
    bei megaloblastischer Anämie *3.19*
    Morphologie *1.35*
Megaloblasten
    im Knochenmark *3.17, 3.25*
    im peripheren Blut *3.14*
Meningitis, und Purpura *13.18*
Metamyelozyten,
    bei CML *9.42, 9.43*
    bei leukämoider Reaktion *7.18*
    bei megaloblastischer Anämie *3.16, 3.18*
    Morphologie 13, *1.28–1.32*
Methämalbuminämie, bei intravaskulärer Hämolyse 66
Methotrexat, Behandlung der ALL *8.68*
Migrations-hemmender Faktor, 5
    Bedeutung in Hämatopoese *1.8*
Mikrozytose,
    bei Eisenmangel-Anämie *2.12, 2.13*
    bei kongenitaler sideroblastischer Anämie *2.29*
    bei Thalassämie *5.13, 5.33, 5.40*
Milz,
    Lymphozytenverteilung *1.82*
    bei speziellen Erkrankungen *5.58, 9.30, 9.31, 10.9, 10.33, 10.99, 12.18, 13.30, 15.19, 15.21, 15.30*
Monoblasten 13
Monozyten,
    Morphologie *1.51*
    Rolle bei Immunantwort 21
    Vorläuferzellen *1.1*, 3, *1.9*, 13
Monozytose 122, *7.15, 7.16*
Monokine 4, *1.8, 1.9*
Morbus Albers–Schönberg *siehe* Osteopetrosis
Morbus Gaucher 261–262, *15.28–15.31*
Morbus haemolyticus neonatorum *4.46–4.48*
Morbus Hodgkin *siehe unter* Lymphom

Sachverzeichnis

Morbus Niemann–Pick 262–263, *15.32, 15.33*
Morbus Paget des Knochens 268, *15.48*
Morbus Wilson, und Hämolyse 80
'Mottzellen' *1.37*
M-Proteine *siehe* Paraproteinämie
Mundwinkelrhagaden, und Eisenmangel-Anämie 2.7
Mycosis fungoides, 190
    Blutausstrich *10.68*
    klinisches Bild *10.64–10.67, 10.70*
    Sézary-Zelle, Ultrastruktur *10.69*
Myeloblasten,
    bei AML *8.26, 8.27, 8.60*
    bei CML *9.42, 9.46*
    Morphologie 13, *1.28–1.30, 8.59*
Myelodysplasie, und sideroblastische Anämie 40
Myelodysplastische Syndrome (MDS), 167–172
    Behandlung 172
    Blutausstriche *9.56–9.59*
    klinisches Bild 167–168, *9.53–9.55*
    Knochenmarkbefund 168–170, *9.60–9.69*
    Zytogenetik 170
Myelofibrose, 218–222
    akute, 226
        Blutausstriche *12.54*
        Knochenmarkbefund *12.52, 12.53*
    Behandlung 222
    Blutausstriche *7.19, 12.23*
    extramedulläre Hämatopoese *12.32, 12.33*
    klinisches Bild 218–219, *12.18–12.22*
    Knochenmarkbefund 220, *12.24, 12.27*
    Transformation *12.1, 12.25, 12.28, 12.31*, 225, *12.48–12.51*
Myelokathexis 172, *9.71*
Myelom,
    Ableitung *8.1*
    multiple, 202–207
        Behandlung 207
        Blutausstriche *11.8, 11.9*
        klinisches Bild 202–207, *11.10–11.29, 13.12, 13.13*
        Knochenmarkbefund *11.1–11.4*
        Proteinämie 203, *11.5–11.7*
        REM-Morphologie *17.16*
Myelomonozytäre Zellen *9.67, 9.69*
Myeloproliferative Erkrankung,
    im Übergangsstadium *12.25, 12.26, 12.28*
Myelozyten,
    bei CML *9.42, 9.43*
    Mitose *1.41*
    Morphologie 13, *1.28–1.32*

Natürliche Killer- (NK-) Zellen, 24–25
    Morphologie *1.53*
    Rolle bei der Immunantwort 25
Neutropenie, 122–124
    klinisches Bild 122, *7.23–7.25*
    Knochenmarkbefund *7.26*
    Ursachen 122–123, *7.22*
Neutrophile Granulozytose (Neutrophilie), 120
    Blutausstriche *7.7, 7.9, 7.10*
    Ursachen *7.8*
Neutrophile,
    Alder-Anomalie *7.4*
    alkalische Phosphatase-Aktivität *7.11*
    Aggregation 18, *1.57*
    Autoantikörper 124
    bei Chédiak–Higashi-Syndrom *7.3*
    Döhle-Körper *7.10*
    Funktion 20, *1.61*
    hypersegmentierte *3.10, 3.13, 3.16, 9.71*
    bei Maroteaux–Lamy-Syndrom *7.5*
    May–Hegglin-Anomalie *7.2*
    Morphologie *1.31, 1.39, 1.47, 1.48*
    Pelger–Huët-Anomalie *7.1*

Rosettenbildung mit Erythrozyten 74, *4.43*
Rosettenbildung mit Thrombozyten 18, *1.56*
segmentkernige *7.7, 7.9, 9.42, 9.43, 9.51, 9.71*
stabkernige *7.7, 7.9, 9.42, 9.43, 9.51, 9.71*
toxische Veränderungen *7.9*
Vakuolisierung *7.9*
Vorläuferzellen *1.1, 1.5, 1.9*, 13, *1.28, 1.30*
Neutrophilie *siehe* neutrophile Granulozytose
Nierenerkrankungen,
    Blutausstriche *4.53, 6.35*
    und multiples Myelom *11.19–11.22*
'Null'-Zellen 24–25

Onkogene 7–9, *1.12*
Orotazidurie, und megaloblastische Anämie 60
Ostitis deformans *siehe* Morbus Paget des Knochens
Osteoblasten, 14
    Abgrenzung von Plasmazellen *1.39*
Osteoklasten, 14
    Abgrenzung von Megakaryozyten *1.40*
Osteomalazie 268, *15.47*
Osteomyelofibrose *12.29*
Osteopetrosis, 265–266
    Blutausstrich *15.41*
    klinisches Bild *15.37, 15.38, 15.42, 15.43*
    Knochenhistologie *15.39, 15.40*
Osteosklerose, bei Osteomyelofibrose *12.22*
Ovar, bei Burkitt-Lymphom *10.61*

Pankreas, bei β-Thalassämie *5.22*
Pappenheimer-Körper,
    bei megaloblastischer Anämie *3.15*
    bei Myelodysplasie *9.57*
    bei Sichelzellanämie *5.60*
    bei sideroblastischer Anämie *5.60*
    bei β-Thalassämie *5.14*
Paraproteinämie 202, 203, *11.5, 11.6, 11.7*, 210, *11.42–11.45*
Paresen, bei ALL *8.17*
Parvovirus,
    bei Erythroblastophthise 107
    und Sichelzellkrise 95, *5.55*
Pelger–Huët-Anomalie 118, *7.1*
Plasmazellen, Morphologie *1.36, 1.37, 1.39, 1.80*
Plasmapherese, Behandlung des Hyperviskositätssyndroms *11.40, 11.41*
Plasmodium, Lebenszyklus 272, *16.1*
Plasmodium falciparum 272, *16.4*, 275
Plasmodium malariae 272, 275, *16.5*
Plasmodium ovale 272, 275, *16.6*
Plasmodium vivax 272, *16.3*
Plasmozytom,
    des Knochens 208, *11.30–11.35*
    Weichteil- 208–209
Plethora, bei Polycythaemia vera *12.2, 12.3, 12.5, 12.9*
Pneumocystis carinii,
    Pneumonie,
        bei AIDS *7.49*
        bei AML *8.8*
        und Knochenmarktransplantation *6.47, 6.48*
Poikilozytose, 16
    bei Eisenmangel-Anämie *2.11, 2.12*
    bei Hypothyreose *6.37*
    bei kongenitaler dyserythropoetischer Anämie *6.27, 6.29, 6.31*
    bei leukoerythroblastischem Blutbild *7.19, 7.20*
    bei megaloblastischer Anämie *3.10–3.12*
    bei Myelodysplasie *9.56, 9.57*
    bei Osteomyelofibrose *12.23*
    bei Osteopetrosis *15.41*
    bei Pyruvatkinase-Mangel *4.31*
    bei sideroblastischer Anämie *2.30*
    bei Thalassämie *5.33, 5.40*
Polychromasie,

bei autoimmunhämolytischer Anämie *4.9, 4.39, 4.40*
bei CLL *9.11*
bei Erythrozytenfragmentations-Syndromen *4.50, 4.52*
bei hereditärer Sphärozytose *4.18*
bei leukoerythroblastischem Blutbild *7.19, 7.20*
bei medikamenteninduzierter hämolytischer Anämie *4.60*
bei metastasierendem Carcinom *6.36*
bei Osteomyelofibrose *12.23*
bei Sichelzellanämie *5.59, 5.63*
Polycythaemia vera, 214–217
    Ableitung 214, *12.1, 12.16*
    Behandlung *12.4, 12.7*, 217, *12.17*
    klinisches Bild 214–216, *12.2–12.9*
    Knochenmarkbefund 216–217, *12.10–12.14*
Porphyrie, kongenitale erythropoetische 44–46, *2.41–2.44*
Portale Hypertension, bei Osteomyelofibrose *12.20*, 219
Prednisolon,
    Behandlung der ALL *8.16, 8.68*
    Behandlung der autoimmunhämolytischen Anämie *4.44*
    Behandlung der CLL *9.18*
    Behandlung der ITP *13.29*
Primaquin, und autoimmunhämolytische Anämie *4.29*
Primäre Oxalurie 270, *15.51, 15.52*
Proerythroblasten, Morphologie 10, *1.21*
Prolymphozyten *9.19, 9.21, 9.22*
Promegaloblasten, bei megaloblastischer Anämie *3.17*
Promonozyten 13, *7.3*
Promyelozyten, 13, *1.28–1.30*
    bei AML *8.23, 8.24, 8.26*
    bei CML *9.42, 9.46*
    bei MDS *9.67*
Protein C, 246
    Mangel 246, *14.31*
    Funktion *14.30*
Protein S-Mangel 246
Proto-Onkogene, 7
    Lokalisation im Genom *1.14*
    Wirkungen *1.13*, 9
Protoporphyrie, kongenitale erythropoetische 46
Pseudomonas pyocyanea,
    und AML *8.3, 8.6, 8.10*
    und aplastische Anämie *6.6*
    und Neutropenie *7.25*
Pulmonale Hämosiderose, und Eisenmangel-Anämie 2.24
Purinnukleosidphosphorylase 128, *7.42*
Purpura,
    und abnorme Proteine 231, *13.12, 13.13*
    allergische 231–232, *13.14–13.16*
    fulminans 232, *13.21*
    immunthrombozytopenische,
        Behandlung 234–235, *13.29, 13.31*
        Blutausstrich *13.27*
        klinisches Bild 234, *13.30*
        Knochenmarkbefund *13.28*
        medikamenteninduziert 235, *13.32*
        Ursachen 234
    und Infektionen 232, *13.18–13.20*
    senile 230, *13.10*
    thrombotisch-thrombozytopenische, 235
        und Erythrozytenfragmentation *4.50*
        klinisches Bild *13.33, 13.34*
Pyridoxin, Behandlung der sideroblastischen Anämie 40
Pyrimidin 5′-nukleotidase-Mangel,
    basophile Tüpfelung *4.34*
    und hämolytische Anämie 72
Pyropoikilozytose, bei hereditärer Elliptozytose *4.24*

Sachverzeichnis

Pyruvatkinase-Mangel,
  Blutausstriche 4.31–4.33
  und hämolytische Anämie 72

Radioaktiver Phosphor, Behandlung der Polycythaemia vera 12.17
Rasterelektronenmikroskopie von Blutzellen 280–285, 17.1–17.21
Raynaud-Phänomen, bei autoimmunhämolytischer Anämie 74, 4.42
Reed–Sternberg-Zellen 10.10, 10.12–10.16, 10.18, 10.19
Reisigbündel, bei AML 8.24
Renale Osteodystrophie 268, 15.46
Retikulozyten,
  Hämoglobinsynthese 19
  Morphologie, 10–13, 1.25
  in REM 17.2
Retikulozytose,
  bei hämolytischer Anämie 4.7
  bei Pyruvatkinase-Mangel 4.33
Retinopathie,
  bei ALL 8.18
  bei aplastischer Anämie 6.5
  bei CML 9.38, 9.39
  bei Eisenmangel-Anämie 2.10
  bei Makroglobulinämie Waldenström 11.40
  bei Morbus Hodgkin 10.6
  bei multiplem Myelom 11.41
  bei Polycythaemia vera 12.6, 12.7
  bei Sichelzellanämie 5.57
Retrovirus-Replikation 10.75
Ringsideroblasten 2.35, 2.36, 9.62
Rote Blutkörperchen siehe Erythrozyten
Rückfallfieber 273

Salmonella, Osteomyelitis, und Sichelzellanämie 5.53
Sarkoidose 258–259, 15.20, 15.21
Schaumzellen, bei Morbus Niemann–Pick 15.32, 15.33
Schießscheiben-Zellen,
  bei Eisenmangel-Anämie 2.11, 2.13
  bei essentieller Thrombozythämie 12.39
  bei Hämoglobin C-Erkrankung 5.65
  bei Hämoglobin E-Erkrankung 5.66
  bei Lebererkrankungen 78, 6.34
  bei medikamenteninduzierter hämolytischer Anämie 4.61
  REM-Morphologie 17.4
  bei Sichelzellanämie 5.59, 5.60, 5.63, 5.64
  bei Thalassämie 5.13, 5.14, 5.33, 5.40
Schilddrüse, bei Lymphomen 10.54
Schüffner'sche Tüpfelung 272, 16.2, 16.3
Schwerketten-Krankheiten 211–212, 11.46, 11.47
Seablue histiocytes siehe meerblaue Histiozyten
Sepsis, und Erythrozytenfragmentation 4.52
Sézary-Zellen 190, 10.68, 10.69
Sichelzellen 5.59, 5.60, 5.63, 5.64
Siderose 87
Sideringranula, in Erythroblasten 1.38
Sinushistiozytose mit massiver Lymphadenopathie 199–200, 10.96, 10.97
Skorbut 13.11, 231
Sphärozytose,
  bei autoimmunhämolytischer Anämie 4.9, 74, 4.39, 4.40
  bei CLL 9.11
  hereditäre, 68–70
    Autohämolyse 4.20
    Behandlung 70
    Blutausstrich 4.18
    hämatologische Parameter 4.17
    klinisches Bild 69

    Milzhistologie 4.21
    osmotische Resistenz 4.19
  bei leukoerythroblastischem Blutbild 7.20
  bei Morbus haemolyticus neonatorum 4.47
  bei Sepsis 4.52, 4.57
  bei Transfusionsreaktion 4.45
  nach Verbrennungen 4.58, 4.59
Spielmeyer–Vogt-Syndrom 7.6
Splenektomie,
  Behandlung der autoimmunhämolytischen Anämie 76
  Behandlung der Haarzell-Leukämie 163
  Behandlung der hereditären Sphärozytose 70
  Behandlung der ITP 13.29
Stabkernige,
  bei leukämoider Reaktion 7.18
  Morphologie 13, 1.28, 1.30, 1.31
Staphylococcus aureus, bei AML 8.4
Staphylokokken siehe Staphylococcus,
  bei Morbus Hodgkin 10.4
  bei Neutropenie 7.25
  Osteomyelitis, und Sichelzellanämie 5.54
  Pneumonie, leukämoide Reaktion 7.18
Stomatozytose, hereditäre 4.25, 71
Streptococcus faecalis, bei AML 8.5
Sulfasalazin, und hämolytische Anämie 80, 4.60
Syndrom der meerblauen Histiozyten 263, 15.34
Systemischer Lupus erythematosus, Blutung 13.17

Target-Zellen siehe Schießscheiben-Zellen
Tetanie, und β-Thalassämie 5.26
Thalassämie, 82–93
  Blutausstriche 5.38, 5.40, 5.41, 7.20
  genetische Aberrationen 5.4, 85, 90–92, 5.36, 93
  hämatologische Parameter 5.39, 5.42
  klinisches Bild 92, 5.37
β, 85–90
  genetische Aberrationen 5.5, 85
  intermedia, klinisches Bild 90, 5.29–5.31
  major,
    Behandlung 89
    Blutausstriche 5.13, 5.14
    Eisenüberladung 88, 5.9, 5.17, 5.22–5.27
    klinisches Bild 4.5, 4.6, 85–89, 5.6–5.12, 5.17–5.21
    Knochenmarkbefund 5.15, 5.16
  pränatale Diagnose 5.35
  Trait, 90
    Blutausstrich 5.33
    hämatologische Parameter 5.32
    REM-Morphologie der Erythrozyten 17.3
  pränatale Diagnose 90, 5.34
  Klassifikation 5.2, 85
  geographische Verteilung 5.3
  major, klinisches Bild 4.5, 4.6
Thesaurozyten 11.4
Thioguanin, Behandlung der akuten Leukämie 8.67, 8.68
Thrombasthenie, hereditär, Thrombozytenstörungen 236, 13.36
Thrombozytärer Granuladefekt 237, 13.39
Thrombozyten,
  Aggregationsuntersuchungen 13.36, 13.39, 13.41
  Bildung 14, 1.33
  Defekte 13.35
  Morphologie 17, 1.44–1.46
  Rolle bei der Hämostase 228, 13.4
  Ultrastruktur 13.3
  Vorläuferzellen 1.1, 1.9, 1.33
Thrombozythämie, essentielle, 222–225
  Behandlung 225
  Blutausstriche 12.37–12.39

  klinisches Bild 222–223, 12.35, 12.36, 12.46
  Knochenmarkbefund 223–224, 12.40–12.45
Thrombozytopenie, 233–234
  bei AML 8.11
  Immun- 234–235
  klinisches Bild 13.23, 13.24, 13.26
  mit Radiusaplasie 13.25
  Ursachen 13.22
Thrombozytose, Ursachen 12.47
Thymektomie, Behandlung der Erythroblastophthise 107
Thymom, und Erythroblastophthise 6.25
Thymus,
  bei ALL 8.16
  Atrophie, bei SCID 7.41
  Lymphozytenverteilung 1.82
Toxoplasmose, Abgrenzung von infektiöser Mononukleose 7.38
Tränenformen, Erythrozyten,
  bei leukoerythroblastischem Blutbild 7.19
  bei Osteomyelofibrose 12.23
Tropische Sprue, und Folsäure-Mangel 3.40
Trypanosoma brucei 276, 16.8
Trypanosoma cruzi 276, 16.9
Trypanosoma gambiense 276
Tuberkulose 259, 15.22, 15.23
Tumoren, Knochenmarkmetastasen 254–257, 15.1–15.16
Tumornekrose-Faktor, Bedeutung in Hämatopoese 4, 1.8, 1.9

Verbrennungen, und hämolytische Anämie 4.58, 4.59
Vincristin, Behandlung der ALL 8.68
Virus-assoziiertes hämophagozytisches Syndrom 199, 10.94
Vitamin B_{12},
  Störungen des Stoffwechsels 60, 3.42
  Resorption 48, 3.3
  Mangel 56–58, 3.6, 3.25
    Behandlung 60
    und intestinales Syndrom der blinden Schlinge 3.34
    und Jejunum-Divertikulose 3.33
    und megaloblastische Anämie 48, 56–58
  Neuropathie 3.26
  Rolle bei DNA-Biosynthese 48, 3.2
Vitiligo, und perniziöse Anämie 3.27, 3.28
von Willebrand-Erkrankung siehe Willebrand–Jürgens-Syndrom
von Willebrand-Faktor 228, 13.2, 13.4, 241, 246

Warfarin, und Blutung 14.35–14.37, 249
Willebrand–Jürgens-Syndrom 238, 13.41, 246, 14.27–14.29
Wiskott–Aldrich-Syndrom 234, 13.26
Wuchereria bancrofti 276, 16.10–16.12

Zellzusammensetzung, Knochenmark 1.17
Zentroblasten, bei infektiöser Mononukleose 7.37
Zentrozyten, bei infektiöser Mononukleose 7.37
Ziemann'sche Tüpfelung 16.2, 275
Zoeliakie, und megaloblastische Anämie 3.35–3.39
Zyanose 19, 1.60
Zystinose 263, 15.36
Zytogenetik
  akute Leukämien 148–150, 8.61–8.66, 9.36
  Burkitt-Lymphom 10.63
  chronische lymphatische Leukämie 157
  chronische myeloische Leukämie 9.34–9.36, 163
  Myelodysplasie 170
Zytomegalievirus-Pneumonie, und Knochenmarktransplantation 6.44, 6.45